Eulenburg, Albert

Real-Encyclopädie der gesamten Heilkunde

24. Band, Tabacosis-Tulipin

Eulenburg, Albert

Real-Encyclopädie der gesamten Heilkunde

24. Band, Tabacosis-Tulipin

Inktank publishing, 2018

www.inktank-publishing.com

ISBN/EAN: 9783747777831

Real-Encyclopädie

der gesammten Heilkunde

Medicinisch-chirurgisches

Handwörterbuch für praktische Aerzte

Herausgegeben

von

Geh. Med.-Rath Prof. Dr. Albert Eulenburg

Mit zahlreichen Illustrationen in Holzschnitt und Farbendrucktafeln

Dritte, gänzlich umgearbeitete Auflage

Vierundzwanzigster Band

Tabacosis — Tulipin.

URBAN & SCHWARZENBERG

BERLIN — WIEN

NW., DOROTHEENSTRASSE 38/39 — I., MAXIMILIANSTRASSE 4

1900.

Verzeichniss der Mitarbeiter.

1. *Hofrath Prof. Dr.* **Albert**, *Director d. chirurg. Klinik*	*Wien*	Chirurgie.
2. *Prof. Dr.* **H. Albrecht**	*Gr.-Lichterfelde (Berlin)*	Hygiene.
3. *Stadtwundarzt Dr.* **Ascher**	*Königsberg*	Medicinalstatistik und Hygiene.
4. *Weil. Prof. Dr.* **Leop. Auerbach**	*Breslau*	Physiologie.
5. *Sanitätsrath Dr.* **Em. Aufrecht**, *Oberarzt am städt. Krankenhause*	*Magdeburg*	Innere Medicin.
6. *Prof. Dr.* **Adolf Baginsky**, *Director des Kaiser und Kaiserin Friedrich-Krankenhauses*	*Berlin*	Pädiatrie.
7. *Prof. Dr.* **Benno Baginsky**	*Berlin*	Hals- und Ohrenkrankheiten.
8. *Prof. Dr.* **Ballowitz**, *Prosector*	*Greifswald*	Anatomie, vergl. Anatomie.
9. *Weil. Geh. Ob.-Med.-Rath Prof. Dr.* **Ad. von Bardeleben**, *Director der chir. Klinik*	*Berlin*	Chirurgie.
10. *Hofrath Prof. Dr.* **Karl v. Bardeleben**, *Prosector des anat. Instituts*	*Jena*	Anatomie u. Histologie.
11. *Prof. Dr.* **G. Behrend**	*Berlin*	Dermat. u. Syphilis.
12. *Geh. Med.-Rath Prof. Dr.* **Behring**, *Director des hyg. Instituts*	*Marburg*	Infectionskrankh.
13. *Kgl. Bade-Inspector Sanitätsrath Dr.* **Beissel**	*Aachen*	Balneologie.
14. *Prof. Dr.* **Benedikt**	*Wien*	Neuropathologie.
15. *Prof. Dr.* **Bernhardt**	*Berlin*	Neuropathologie.
16. *Hofrath Prof. Dr.* **Binswanger**, *Director der psychiatrischen Klinik*	*Jena*	Neuropathologie u. Psychiatrie.
17. *Geh. Med.-Rath Prof. Dr.* **Binz**, *Director des pharmakol. Instituts*	*Bonn*	Arzneimittellehre.
18. *Geh. Med.-Rath Prof. Dr.* **Birch-Hirschfeld**, *Director des patholog. Instituts*	*Leipzig*	Allg. Pathologie u. pathol. Anatomie.
19. *Hofrath Prof. Dr.* **K. v. Böhm**	*Wien*	Krankenhäuser.
20. *Dr.* **Maxim. Bresgen**	*Frankfurt a. M.*	Nasen- und Rachenkrankheiten.
21. *Dr.* **Ludwig Bruns**	*Hannover*	Neuropathologie.
22. *Dr.* **Anton Bum**, *Redacteur der »Wiener Med. Presse«*	*Wien*	Chirurgie und Massage.

23.	Dr. **Buschan**	Stettin	Anthropologie und Neuropathologie.
24.	Docent Dr. **L. Casper**	Berlin	Urogenitalkrankheiten.
25.	Prof. Dr. **H. Chiari**, Director des patholog. Institute	Prag	Path. Anatomie.
26.	Prof. Dr. **H. Cohn**	Breslau	Augenkrankheiten.
27.	Stabsarzt a. D. Dr. **Franz Daffner**	München	Anatomie.
28.	Dr. **Ernst Delbanko**	Hamburg	Hautkrankheiten.
29.	Prof. Dr. **Dietrich**	Prag	Gerichtl. Medicin.
30.	Dr. **Max Levy Dorn**	Berlin	Roentgen-Untersuchung.
31.	Dr. **E. v. Düring Pascha**, Professor an der École impériale de médecine	Constantinopel	Dermatologie u. Syphilis.
32.	Prof. Dr. **Edinger**	Frankfurt a. M.	Neuropathologie.
33.	Prof. Dr. **Eichhorst**, Director d. med. Klinik	Zürich	Innere Medicin.
34.	Primararzt Prof. Dr. **Englisch**	Wien	Chirurgie.
35.	Geh. Med.-Rath Prof. Dr. **Eulenburg**	Berlin	Neuropathologie u. Elektrotherapie.
36.	Geh. Med.-Rath Prof. Dr. **Ewald**, dir. Arzt am Augusta-Hospital	Berlin	Innere Medicin.
37.	Dr. **Florschütz**, Bankarzt u. Physicus	Gotha	Medicinalstatistik.
38.	Prof. Dr. **A. Fraenkel**, dir. Arzt am städt. Krankenhause auf dem Urban	Berlin	Innere Medicin.
39.	Geh. M.-R. Prof. Dr. **B. Fraenkel**, Director der Klinik und Poliklinik für Hals- und Nasenkrankheiten	Berlin	Rachen- und Kehlkopfkrankheiten.
40.	Prof. Dr. **E. Fraenkel**	Breslau	Gynäkologie.
41.	Docent Dr. **Sigm. Freud**	Wien	Neuropathologie.
42.	Dr. **Edmund Friedrich**	Dresden	Balneologie.
43.	Med.-Rath Prof. Dr. **Fürbringer**, Director d. städtischen Krankenhauses Friedrichshain	Berlin	Innere Medicin.
44.	Prof. Dr. **Gad**, Director des physiol. Instituts an der deutschen Universität	Prag	Physiologie.
45.	Prof. Dr. **J. Geppert**, Director des pharmakologischen Instituts	Giessen	Arzneimittellehre.
46.	Prof. Dr. **Goldscheider**, dirig. Arzt am städt. Krankenhause Moabit	Berlin	Innere Medicin.
47.	Prof. Dr. **W. Goldzieher**, Primar-Augenarzt am Elisabethspital	Budapest	Augenheilkunde.
48.	Prof. Dr. **Günther**, Custos des Hygiene-Museums	Berlin	Hygiene, Bakteriologie.
49.	Weil. Geh. Med.-Rath Prof. Dr. **Gurlt**	Berlin	Chirurgie.
50.	Weil. San.-Rath Docent Dr. **P. Guttmann**	Berlin	Innere Medicin.
51.	Dr. **H. Gutzmann**	Berlin	Sprachstörungen.
52.	Weil. Prof. Dr. **v. Halban (Blumenstok)**	Krakau	Gerichtl. Medicin.
53.	Geh. Med.-Rath Prof. Dr. **Heubner**, Director der Kinderklinik	Berlin	Pädiatrie.
54.	Weil. Hofrath Prof. Dr. **E. v. Hofmann**	Wien	Gerichtl. Medicin.
55.	Weil. Prof. Dr. **Ludwig Hollaender**	Halle	Zahnheilkunde.
56.	Prof. Dr. **Horstmann**	Berlin	Augenkrankheiten.
57.	Prof. Dr. **K. Hürthle**, Director des physiol. Instituts	Breslau	Physiologie.

58.	Prof. Dr. **Th. Husemann**	Göttingen	Arzneimittellehre.
59.	Prof. Dr. **v. Jaksch**, Director d. 1. med. Klinik an der deutschen Universität	Prag	Innere Medicin.
60.	Docent Dr. **Joachimsthal**	Berlin	Orthopädie.
61.	Prof. Dr. **Carl Jung**, Director d. zahnärztlichen Institutes	Heidelberg	Zahnheilkunde.
62.	Prof. Dr. **v. Kahlden**	Freiburg i. B.	Allg. Pathologie und pathol. Anatomie.
63.	Hofrath Prof. Dr. **Kaposi**, Director d. dermatol. Klinik	Wien	Hautkrankheiten.
64.	Docent Dr. **H. Kionka**, Assistent am pharmakologischen Institut	Breslau	Arzneimittellehre.
65.	Dr. **Kirchhoff**	Berlin	Chirurgie.
66.	Med.-Rath Prof. Dr. **Kisch**	Marienbad-Prag	Balneologie u. Gynäkologie.
67.	Docent Dr. **S. Klein**	Wien	Augenheilkunde.
68.	Prof. Dr. **Kleinwächter**	Czernowitz	Geburtshilfe und Gynäkologie.
69.	Prof. Dr. **Klemensiewicz**	Graz	Allg. Pathologie.
70.	Prof. Dr. **R. Kobert**, kais. russ. Staatsrath, Director des pharmakolog. Institutes	Rostock	Arzneimittellehre.
71.	Weil. Prof. Dr. **Kochs**	Bonn	Histologie und Embryologie.
72.	Docent Dr. **L. Königstein**	Wien	Augenheilkunde.
73.	Sanitätsrath Prof. Dr. **W. Koerte**, dirig. Arzt am städtischen Krankenhause auf dem Urban	Berlin	Chirurgie.
74.	Kgl. Rath Prof. Dr. **v. Korányi**, Director der med. Klinik	Budapest	Innere Medicin.
75.	Prof. Dr. **J. Kratter**	Graz	Gerichtl. Medicin.
76.	Prof. Dr. **Krönig**, dirig. Arzt am Krankenhause Friedrichshain	Berlin	Innere Medicin.
77.	Oberstabsarzt Dr. **Paul Kübler**, ehem. Mitglied des Reichs-Gesundheitsamtes	Berlin	Militärsanitätswesen.
78.	Geh. Med.-Rath Prof. Dr. **Küster**, Director der chirurg. Klinik	Marburg	Chirurgie.
79.	Dr. **Arthur Kuttner**	Berlin	Laryngologie, Elektrolyse.
80.	Dr. **H. Landau**	Nürnberg	Innere Medicin.
81.	Geh. Med.-Rath Prof. Dr. **Landois**, Director des physiol. Instituts	Greifswald	Physiologie.
82.	Prof. Dr. **Langgaard**, Assistent am pharmakologischen Institute	Berlin	Arzneimittellehre.
83.	Prof. Dr. **L. Laqueur**, Director der Augenklinik	Strassburg	Augenheilkunde.
84.	Prof. Dr. **Lassar**	Berlin	Hautkrankheiten.
85.	San.-R. Dr. **Julius Lazarus**, dirig. Arzt der inneren Abtheilung am jüdischen Krankenhause	Berlin	Pneumatische Therapie.
86.	Dr. **Lersch**, ehem. kgl. Bade-Inspector	Aachen	Balneologie.
87.	Weil. Geh. Med.-Rath Prof. Dr. **G. Lewin**	Berlin	Dermat. u. Syphilis.
88.	Prof. Dr. **L. Lewin**	Berlin	Arzneimittellehre.
89.	Geh. Med.-Rath Prof. Dr. **v. Leyden**, Director der ersten med. Klinik	Berlin	Innere Medicin.
90.	Geh. Med.-Rath Prof. Dr. **O. Liebreich**, Director des pharmakologischen Institutes	Berlin	Arzneimittellehre.

91. Prof. Dr. **M. Litten**, dirig. Arzt der städt. Hilfsstation Gitschinerstrasse	Berlin	Innere Medicin.
92. K. k. San.-Rath Prof. Dr. **Loebisch**, Vorstand des Laboratoriums für med. Chemie	Innsbruck	Medicin. Chemie.
93. San.-Rath Prof. Dr. **Löbker**, Director des Krankenhauses »Bergmannsheil«	Bochum	Chirurgie.
94. Reg.-Rath Prof. Dr. **Lorenz**	Wien	Orthopädie.
95. Geh. Med.-Rath Prof. Dr. **Lucae**, Director d. königl. Universitäts-Ohrenklinik	Berlin	Ohrenkrankheiten.
96. Geh. Med.-Rath Prof. Dr. **Marchand**, Dir. d. path. Instituts	Marburg	Path. Anatomie.
97. Prof. Dr. **A. Martin**, Director der geburtshilflichen und gynäkolog. Klinik	Greifswald	Gynäkologie.
98. Weil. Prof. Dr. **L. Mauthner**	Wien	Augenkrankheiten.
99. Prof. Dr. **Mendel**	Berlin	Psychiatrie.
100. Prof. Dr. **M. Mendelsohn**	Berlin	Innere Medicin.
101. Prof. Dr. **v. Metnitz**	Wien	Zahnkrankheiten.
102. Dr. **George Meyer**	Berlin	Medicinalstatistik und Hygiene.
103. Prof. Dr. **A. Monti**	Wien	Kinderkrankheiten.
104. Geh. Med.-Rath Prof. Dr. **Mosler**, Director der med. Klinik	Greifswald	Innere Medicin.
105. Docent Dr. **E. Münzer**, Assist. d. 2. med. Klinik	Prag	Innere Medicin.
106. Prof. Dr. **I. Munk**	Berlin	Physiologie u. med. Chemie.
107. Oberstabsarzt Dr. **P. Musehold**	Strassburg i. Els.	Militärsanitätswesen.
108. Docent Dr. **Neuber**	Kiel	Chirurgie.
109. Dr. **B. Nocht**, Hafenarzt	Hamburg	Seesanitätswesen.
110. Prof. Dr. **Carl v. Noorden**, dirig. Arzt am städt. Krankenhause	Frankfurt a. M.	Innere Medicin.
111. Weil. San.-Rath Dr. **A. Oldendorff**	Berlin	Medicinalstatistik.
112. Dr. **Orthmann**	Berlin	Geburtshilfe und Gynäkologie.
113. San.-Rath Prof. Dr. **L. Oser**	Wien	Magenkrankheiten.
114. Prof. Dr. **Peiper**	Greifswald	Innere Medicin.
115. Geh. Med.-Rath Prof. Dr. **Pelman**, Director der psychiatr. Klinik	Bonn	Psychiatrie.
116. Docent Dr. Rob. Steiner Frh. **v. Pfungen**, Primararzt d. k. k. Franz Josefspit. in Favoriten	Wien	Innere Medicin.
117. Prof. Dr. **A. Pick**, Director der psychiatr. Klinik	Prag	Psychiatrie und Neuropathologie.
118. Prof. Dr. **Posner**	Berlin	Krankheiten d. Urogenitalsystems.
119. Prof. Dr. Frh. **v. Preuschen von und zu Liebenstein**	Greifswald	Gynäkologie.
120. Weil. Hofrath Prof. Dr. **W. Preyer**	Wiesbaden	Biologie, Psychophysik.
121. Oberstabsarzt Prof. Dr. **Rabl-Rückhard**	Berlin	Anatomie.
122. Prof. Dr. **v. Ranke**, Director der kgl. Universitäts-Kinderklinik	München	Pädiatrie.
123. Prof. Dr. **E. Remak**	Berlin	Neuropathologie u. Elektrotherapie.
124. Prof. Dr. **v. Reuss**	Wien	Augenkrankheiten.

125.	*Prof. Dr.* **Ribbert**, *Director des patholog. Institute*	*Zürich*	Allg. Pathologie u. pathol. Anatomie.
126.	*San.-Rath Prof. Dr.* **L. Riess**	*Berlin*	Innere Medicin.
127.	*Prof. Dr.* **Rinne**, *dirig. Arzt des Elisabeth-Krankenhauses*	*Berlin*	Chirurgie.
128.	*Hofrath Prof. Dr.* **Alex. Rollett**, *Director des physiolog. Institute*	*Graz*	Physiologie.
129.	*Prof. Dr.* **O. Rosenbach**	*Berlin*	Innere Medicin.
130.	*Prof. Dr.* **Rosenheim**	*Berlin*	Krankheiten d. Verdauungsorgane.
131.	*Docent Dr.* **H. Rosin**, *Assistenzarzt der Universitäts-Poliklinik*	*Berlin*	Circulations- u. Respirationsorgane.
132.	*Prof. Dr.* **L. Rotter**, *dirig. Arzt der chirurg. Abtheilung am St. Hedwigs-Krankenhause*	*Berlin*	Chirurgie.
133.	*Prof. Dr.* **Wilh. Roux**, *Director des anat. Institute*	*Halle*	Anatomie.
134.	*Prof. Dr.* **B. Sachs**	*New-York*	Neuropathologie.
135.	*Weil. Prof. Dr.* **Samuel**	*Königsberg*	Allg. Pathologie und Therapie.
136.	*Geh. Med.-Rath Dr.* **W. Sander**, *Director der städt. Irren-Siechenanstalt*	*Dalldorf-Berlin*	Psychiatrie.
137.	*Prof. Dr.* **Fr. Schauta**, *Director d. geburtsh. Klinik*	*Wien*	Geburtshilfe.
138.	*San.-Rath Fürstl. Physicus* **Scheube**	*Greiz*	Tropenkrankheiten.
139.	*Prof. Dr.* **Otto Schirmer**, *Director der Augenklinik*	*Greifswald*	Augenkrankheiten.
140.	*Weil. Geh. Med.-Rath Prof. Dr.* **Rudolf Schirmer**	*Greifswald*	Augenkrankheiten.
141.	*Geh. Med.-Rath Prof. Dr.* **Schmidt-Rimpler**, *Director der Augenklinik*	*Göttingen*	Augenkrankheiten.
142.	*Dr. Freiherr v.* **Schrenck-Notzing**	*München*	Suggestivtherapie.
143.	*Geh. Med.-Rath Prof. Dr.* **H. Schulz**, *Director des pharmakologischen Institute*	*Greifswald*	Arzneimittellehre.
144.	*San.-Rath Dr.* **Schwabach**	*Berlin*	Ohrenkrankheiten.
145.	*Dr.* **Julius Schwalbe**	*Berlin*	Innere Medicin.
146.	*Weil. Prof. Dr.* **Schwimmer**	*Budapest*	Hautkrankheiten.
147.	*Prof. Dr.* **Seeligmüller**	*Halle*	Neuropathologie.
148.	*Geh. Med.-Rath Prof. Dr.* **Senator**, *dir. Arzt am Charité-Krankenhause und Director der med. Universitäts-Poliklinik*	*Berlin*	Innere Medicin.
149.	*Med.-Rath Prof. Dr.* **Soltmann**, *Director der Kinderklinik*	*Leipzig*	Pädiatrie.
150.	*Geh. Med.-Rath Prof. Dr.* **Sommer**	*Greifswald*	Anatomie, vergl. Anatomie.
151.	*Geh. Med.-Rath Prof. Dr.* **Sonnenburg**, *Director des städtischen Krankenhauses Moabit*	*Berlin*	Chirurgie.
152.	*Prof. Dr.* **Sticker**	*Giessen*	Innere Medicin.
153.	*Dr. med.* **Thiersch**	*Leipzig*	Schulgesundheitspflege.
154.	*Stabsarzt Dr.* **Tobold**	*Berlin*	Militärsanitätswesen.
155.	*Weil. Prof. Dr.* **J. Uffelmann**	*Rostock*	Hygiene.

156. Dr. **Unna** . . . . Hamburg . . . Hautkrankheiten.

157. Med.-Rath Prof. Dr. **Unverricht**, Director des städt. Krankenhauses . . . . Sudenburg bei Magdeburg — Innere Medicin.

158. Prof. Dr. **Veit**, Dir. d. Universitäts-Frauenklinik — Leiden . . . . Gynäkologie.

159. Generaloberarzt Dr. **Villaret** . . . . . . Frankfurt a. M. Militärmedicin.

160. Hofrath Prof. Dr. **Vogl**, Director des pharmakologischen Institutes . . . . Wien . . . . Arzneimittellehre.

161. Reg.- und Med.-Rath Dr. **Richard Wehmer** — Berlin . . . . Hygiene, Zoonosen.

162. Dr. C. **Werner**, Director der Provinzial-Irren-Heilanstalt . . . . Owinsk (Posen) Psychiatrie.

163. Weil. Reg.- und Med.-Rath Dr. **Wernich** . . Berlin . . . . Med. Geograph., Endemiol. u. Hyg.

164. Docent Dr. **Th. Weyl** . . . . Charlottenburg-Berlin — Med. Chemie und Hygiene.

165. Reg.-Rath Prof. Dr. **Winternitz** . . . . . Wien . . . . Hydrotherapie.

166. Geh. Med.-Rath Prof. Dr. **J. Wolff**, Director der Poliklinik für orthopädische Chirurgie . — Berlin . . . . Chirurgie.

167. Stabsarzt a. D. Dr. **Wolzendorff** . . . Wiesbaden . . Chirurgie.

168. Prof. Dr. **Max v. Zeissl** . . . . Wien . . . . Dermatologie und Syphilis.

169. Geh. Hofrath Prof. Dr. **E. Ziegler**, Director des pathologischen Institutes . . . . Freiburg i. B. . Allg. Pathologie u. pathol. Anatomie.

170. Prof. Dr **Ziehen** . . . . Jena . . . . Neuropathologie u. Psychiatrie.

171. Prof. Dr. **E. Zuckerkandl**, Director des anatomischen Institutes . . . . Wien . . . . Anatomie.

172. Weil. Prof. Dr. **Zuelzer** . . . . Berlin . . . . Innere Medicin.

T.

Tabacosis (pulmonum), s. Staubkrankheiten, XXIII, pag. 304.

Tabak (hygienisch). Unter den sogenannten narkotischen oder besser alkaloidhaltigen Genussmitteln ist der Tabak auf der Erde am weitesten verbreitet. Während alle alkoholischen Genussmittel im wesentlichen durch ihren Gehalt an Aethylalkohol wirken, finden wir in den alkaloidhaltigen Genussmitteln Körper von verschiedenem chemischem Bau und von verschiedener physiologischer Wirkung als wirksame Principe. Welcher Unterschied ist zwischen Opium und Kaffee, Haschisch und Cocablatt, Betel und Tabak in ihrer toxischen Wirkung auf den Organismus und welche grosse Aehnlichkeit ist andererseits in der eigenthümlichen restaurirenden Wirkung aller dieser Körper auf den Menschen, wenn sie in jenen Mengen und in jener Form genossen werden, in denen sie als Genussmittel in Gebrauch stehen. Wer wollte den Einfluss messen, den die von einzelnen geographisch abgesonderten Völkergruppen ausschliesslich benutzten alkaloidhaltigen Genussmittel auf deren culturelle Entwicklung hatten? Der Ostasiate geniesst Opium, Haschisch, Thee, der Araber Kaffee, der Brasilianer Maté, die Bewohner des peruanischen Hochlandes erquicken sich an den Blättern des Cocastrauches seit uralten Zeiten, ebenso wie die Bewohner des nördlichen Europas am Hopfen, Sumpfporst (Ledum palustre) und Fliegenschwamm. Diesen Localisationen der alkaloidhaltigen Genussmittel gegenüber ist nun die rasche Ausbreitung des Tabaks aus Mittelamerika über die ganze Erde, in die Heimat und Verbreitungsbezirke aller übrigen alkaloidischen Genussmittel, wo er neben diesen, ebenso wie neben den alkoholischen Genussmitteln immer mehr und mehr zum Bedürfnisse des Menschen wird, von grossem Interesse.

Der Name Tabak rührt von der Provinz Tabaco in Domingo her. Hier lernte der spanische Mönch Roman Pano im Jahre 1496 die Pflanze kennen, benannte sie nach ihrem Fundorte und brachte sie als Heilmittel gegen Geschwüre nach Europa. Columbus sah schon 1492 auf Guanahani die Einwohner musketenförmige Blattrollen, die sie Tabacos nannten, rauchen. Im Jahre 1559 kam der erste Tabaksamen nach Portugal und im nächsten Jahre überreichte Jean Nicot, der französische Gesandte am Hofe zu Lissabon, der Königin Katharina von Medici die ersten Tabakpflanzen. Von Linné wurde die zur Familie der Solanaceen gehörende Pflanze als Nicotiana tabacum L. bezeichnet. (Die Blätter einer anderen Solanacee, von Datura strammonium, werden nur von einigen Völkerstämmen der neuen und alten Welt, auf den Anden, an den Abhängen des Himalaya als Genussmittel verwerthet.)

Für die eigentliche Heimat des Tabaks hält man den zwischen den Wendekreisen gelegenen Theil Amerikas, jedoch war zur Zeit der Entdeckung Amerikas das Tabakrauchen schon über sämmtliche bekannte Länder dieses Welttheils verbreitet. Nach England brachte Francis Drake den Tabak 1586, aber erst 50 Jahre später wurde er hier in grösserem Massstabe angebaut. In Deutschland wurde der Tabak namentlich durch die spanischen Soldaten unter Karl V. bekannt, doch wurde das Rauchen am meisten während des 30jährigen Krieges verbreitet. Schon im Jahre 1601 wurde der Tabak von den Holländern nach Java verpflanzt, zu dieser Zeit kam er auch nach der Türkei und nach Arabien.

Die Tabakpflanze, als eine gegen Einflüsse des Klimas und der Lage ungemein unempfindliche Pflanze, gedeiht bis zum 50. Breitegrade auf jedem Boden, welcher reich an stickstoffhaltigen organischen und an mineralischen Nährstoffen ist; da sie den Boden sehr erschöpft, kann ihre Cultur nur dort durchgeführt werden, wo Düngemittel zur Verfügung stehen. In Europa bildet der Tabak besonders in Ungarn, Deutschland, Flandern und Frankreich ein wichtiges landwirthschaftliches Product. Die feinsten Tabaksorten finden sich unter dem 15.—35. Grad nördlicher Breite, namentlich in Cuba, auf den Philippinen und bei Latakia (Laodicea) in Syrien.

Der durchschnittliche jährliche Tabakconsum auf der ganzen Erde wird auf ungefähr 10 Millionen Metercentner geschätzt. Deutschland allein producirt 200—250 Tausend metrische Center. Der grösste Tabakconsum ist in Belgien und Holland. Nach Angaben von König verbraucht pro Kopf und Jahr: Belgien 2,500 Kgrm., Niederlande 2,000, Schweiz 1,600, Oesterreich 1,245, Deutschland 1,205, Norwegen 1,025, Dänemark 1,003, Russland 0,883, Frankreich 0,803, Grossbritannien 0,616, Italien 0,571, Spanien 0,490.

Die im Handel vorkommenden Tabaksorten stammen höchst wahrscheinlich von 3—4 Arten ab, jedoch haben sich unter dem Einflusse der verschiedenen Culturbedingungen so viel Varietäten gebildet, dass es immer schwerer wird, die Zusammengehörigkeit der Art und der Abweichung festzustellen.

Die wichtigsten Arten des Tabaks sind:

1. Nicotiana tabacum L., virginischer, edler Tabak, in Virginien und Südamerika einheimisch, in der heissen und gemässigten Zone fast aller tabakbauenden Länder cultivirt. Die Blätter der typischen Species sind länglich lanzettlich, die unteren weit grösser als die oberen, zumeist sitzend, die unteren stengelumfassend, ganzrandig. Von der einen Medianrippe zweigen einfache Nebenrippen unter sehr spitzen Winkeln ab und vereinigen sich nach einem sanften Bogenverlauf nahe dem Blattrande zu einfachen Schlingen. Frische Blätter sind klebrig, kurzdrüsig, behaart, bleichgrün, trocken, braun und leicht zerbrechlich.

2. Nicotiana makrophylla Sprengel, Maryland oder grossblätteriger Tabak, in Maryland, Ohio, auf Cuba und Portorico, in der Türkei und in Ungarn cultivirt. Die Blätter breit, fast eiförmig, die untersten oft dreieckig, entweder sitzend oder mit einem sehr kurzen, weit geflügelten Blattstiel versehen; die Blattspreite wellenförmig blasig, die Seitenrippen gehen von der Mittelrippe unter einem fast rechten Winkel ab.

3. Nicotiana rustica L., Bauern- oder Veilchentabak, in Ungarn, Türkei, England, Mexico, Brasilien. Die Blätter sind gestielt, rundlich, eiförmig, zuweilen fast herzförmig mit abgerundetem Rande.

4. Nicotiana quadrivalvis Pursh., vierklapperiger oder Missouritabak, in Nordamerika mit vorzüglichen Sorten.

5. Nicotiana paniculata L., rippiger oder Jungferntabak mit gestielten Blättern, in Brasilien und Peru gebaut.

Bei der Cultur der Tabakpflanze fällt das Hauptgewicht auf die gedeihliche, wenn möglich monströse Entwicklung der Blätter. Um dies zu erreichen, dienen: das Köpfen, d. i. das Abnehmen der Blütenknospen tragenden Sprosse und das Geizen, d. i. die Entfernung der Seitentriebe. Die Ernte erfolgt von unten nach oben, in Deutschland von September an, die mittleren Blätter bilden das Bestgut, die obersten vier Blätter das Mittelgut, die untersten Blätter werden als Erd- oder Sandgut bezeichnet. Das Tabakblatt hat einen scharfaromatischen Geruch, einen bitterscharfen Geschmack.

Der anatomische Bau des Tabakblattes ist für alle Arten ein so gleichartiger, dass eine Unterscheidung der einzelnen Formen auf mikroskopischem Wege nicht durchführbar ist. Die mikroskopische Untersuchung kann also hier nur den Zweck haben, irgend einen Pflanzenrest als vom Tabaksblatt herrührend zu erkennen, beziehungsweise beim negativen Ergebniss derselben die Gegenwart von Tabak auszuschliessen.

Die Oberhaut beider Blattseiten ist grosszellig, trägt dieselben Haarformen und Spaltöffnungen. Das Zellenpaar der Spaltöffnungen hat bei Nicotiana rustica einen fast kreisrunden, bei N. tabacum einen elliptischen Contour. Wiesner fand für die Spaltöffnungen von N. tabacum die Länge 0,042 Mm., die Breite 0,029 Mm.; für die von N. rustica die Länge 0,038 Mm., die Breite 0,030 Mm. Die in grosser Anzahl vorhandenen Haare kommen in zweierlei Typen vor: 1. als mehrzellige einfache, selten verzweigte, spitz endigende und 2. diesen ähnliche, jedoch mit einem mehrzelligen Drüsenköpfchen abschliessende und immer unverästigte Haare. Während diese beiden Trichome hauptsächlich auf den Rippen vorkommen, kommen nahe den Rippen kurze Drüsenhaare vor, welche jedoch keinen dritten Typus bilden, sondern sich von den übrigen Drüsenhaaren nur durch die Kleinheit des einzelligen Stieles unterscheiden. Die Membranen der Haare sind dünner als die der Oberhautzellen und zeigen daher oft nur eine kaum merkliche Streifung. Das Mesophyll ist bifacial, indem es eine einfache chlorophyllreiche Palissadenschicht und ein aus unregelmässigen sternförmigen Zellen mit grossen Intercellularräumen bestehendes Schwammparenchym besitzt. Unter den Zellen dieser Schicht fallen einzelne rundliche Zellen durch ihren schwarzen feinkörnigen — aus Calciumoxalat bestehenden — Inhalt auf, es sind dies die charakteristischen Krystallsandschläuche, welche sammt der Epidermis mit ihren Trichomen und Spaltöffnungen die sicheren Kennzeichen für die Erkennung des Blattes als Tabaksblatt liefern.

Die mikroskopische Untersuchung von Rauchtabak und Cigarrenblättern gelingt an der in Wasser erweichten Probe mittels Schnitt- oder Quetschpräparaten ohne weiteres.

Bei der Untersuchung von Schnupftabak wird man die Prise in Wasser oder Glycerin lösen, hierbei wird man auf einzelne Fragmente von Haaren und von Epidermis stossen. Da zur Bereitung des Schnupftabaks zumeist die aus den Blättern herausgeschnittenen grossen Blattrippen verwendet werden, so findet man in demselben sehr zahlreiche Gefässbündel, welche sich durch ihren stark entwickelten Holztheil, mehr noch durch den Mangel sklerotischer Bastfasern (wie die Solanaceen überhaupt) auszeichnen. Um im Schnupftabak fremdartige Beimengungen aufzufinden, wird die Probe zweckmässig früher in einer Eprouvette mit stark verdünnter Kalilauge gekocht, filtrirt und dann wiederholt mit Wasser gewaschen. Man erhält als Rückstand ein feines hellbraunes Pulver, welches man mikroskopisch prüfen kann — doch wird man wegen der zahlreichen berechtigten Beimischungen zum Schnupftabak kaum imstande sein, sämmtliche Bestandtheile desselben zu bestimmen, höchstens, dass eine oder die andere Zuthat auf Grund früherer Erfahrungen erkannt wird.

Ueber das chemische Verhalten des Tabakblattes haben insbesondere die eingehenden Untersuchungen von Nessler Aufschluss gegeben. Während die Menge der Trockensubstanz bei den unreifen und reifen Tabakblättern beinahe gleich ist, sie schwankt bei den unreifen zwischen 13,3–15,0%, bei den reifen zwischen 12,0–15,0%, ist doch die Zusammensetzung beider wesentlich verschieden. Es nimmt der Aschegehalt bei der Reife beständig zu, nur bei den überreifen Blättern scheint er etwas abzunehmen, in gleicher Weise verhält es sich mit dem kohlensauren Kalium und dem Nicotin.

Die organischen Bestandtheile des Tabaks sind: Nicotin, Nicotianin (Tabakcampher), flüchtiges Oel, Proteinstoffe, Fett, organische Säuren, Zucker, Stärkemehl, Pectinstoffe und Holzfaser. Die grünen Tabakblätter zeigen keinen Geruch nach Nicotin. Rindvieh kann beträchtliche Mengen grüner Tabakblätter ohne Nachtheil verzehren. Der Geruch nach Nicotin tritt erst bei der Fermentation auf, welcher das getrocknete Blatt ausgesetzt wird; es scheint also das Nicotin im nicht fermentirten Tabak in einer Verbindung, vielleicht an organische Säuren gebunden, vorhanden zu sein. Sowohl das Trocknen als das Fermentiren des Tabaks hat auf die Zusammensetzung und demgemäss auf die Qualität desselben einen bedeutenden Einfluss. Schon beim Trocknen der Blätter findet eine allmähliche Zersetzung der stickstoffhaltigen Bestandtheile des Tabakblattes statt, wobei Ammoniak, Kohlensäure und Wasser gebildet werden. Diese Zersetzung geht umso weiter, je weniger Luft zutreten kann. Bei ungehindertem Zutritt von Luft wird ein Theil des gebildeten Ammoniaks zu Salpetersäure oxydirt. Durch ein Fermentationsverfahren, welches den Zutritt der Luft stark ausschliesst (indem man die feuchten Blätter dicht gepresst gähren lässt), erfährt auch der Nicotingehalt eine ganz bedeutende Abnahme, die so weit gehen kann, dass sämmtliches Nicotin verschwindet. Zum mindesten glaubt J. Nessler auf diese Weise erklären zu müssen, dass er in einigen Tabaken, z. B. den syrischen, nur sehr wenig oder gar kein Nicotin fand, da nicht anzunehmen ist, dass die syrischen Tabakpflanzen schon ursprünglich kein Nicotin enthalten. Man kann also unter Umständen den Tabak auch nicotinfrei finden. Im allgemeinen schwankt der Gehalt an Nicotin in den grünen Blättern von 1,5—9,0%, in den trockenen Blättern ist nur noch 1—8%, im fertigen Tabak 0—4%.

Der fermentirte Tabak, welcher zur Bereitung von Rauchtabak oder von Cigarren bestimmt ist, wird sodann, um seine Verbrennbarkeit zu erhöhen, mit Salpeter gebeizt. Nessler empfiehlt, um die Verbrennlichkeit des Tabaks zu steigern, das getrocknete Blatt in eine verdünnte (½- bis 1%ige) Lösung von Kaliumcarbonat zu tauchen, welches die schwer verbrennliche Humussäure löst und überdies die Verbrennlichkeit des Blattes direct steigern soll.

Beim Ablagern des fertigen Rauchtabaks, beziehungsweise der Cigarren, findet neben dem Wasserverluste ebenfalls noch eine stetige langsame Zersetzung statt, infolge deren die organische Substanz im Verhältniss zu den Mineralstoffen wieder abnimmt; von ersterer geht namentlich ein Theil des Nicotins und des flüchtigen Oeles beim Lagern weg, so dass von einem gewissen Zeitpunkt an der Tabak oder die Cigarren nicht besser, sondern schlechter werden. Dass abgelagerter Tabak besser brennt, ist durch den Wasserverlust allein genügend erklärt.

Bezüglich der Verwerthung der Blattrippen zur Bereitung des Schnupftabaks sei bemerkt, dass die Blattrippen bedeutend weniger Nicotin enthalten als die Blattsubstanz.

Die Stärke und Güte eines Tabaks hängt keineswegs von dessen Gehalt an Nicotin ab. So fand J. Nessler, dass z. B. syrischer Tabak, der beim Rauchen bekanntlich sehr betäubend wirkt, gar kein Nicotin enthielt. Die geschätztesten Tabaksorten: Havanna, Portorico, der Latakia, enthalten 0,6—1,2% Nicotin, während der als schlechter Rauchtabak bekannte Badische Unterländer 3,36% davon enthält. Es wird durch das Nicotin nach Nessler hauptsächlich die Schärfe des Tabaks bedingt.

Bei der fabrikmässigen Zubereitung des Rauchtabaks werden Tabakblätter verschiedener Art miteinander gemengt und zur Gährung häufig mit sogenannten Saucen übergossen. So lautet z. B. die Vorschrift für »besten Halbkanaster« nach König: 50 Th. ausgelaugter Ungartabak, 50 Th. leichte virginische Blätter; Sauce für 100 Kgrm.: 130 Grm. feiner Zimmt, 130 Grm. Cardamom ohne Hülse, 75 Grm. Vanille, 32 Grm. guter Thee, 260 Grm. Salpeter, 520 Grm. Zucker, 12 Liter schlechter Süsswein. Andere Saucen enthalten Storax, Cascarille, Cubeben, Honig, Rosenwasser.

Ueber die toxischen Eigenschaften des Nicotins s. XVII, pag. 169.

Zur Bestimmung des Nicotins wird der gepulverte, trockene Tabak nach Schlösing wiederholt mit ammoniakhältigem Aether extrahirt, der Auszug auf dem Wasserbade destillirt, wobei das vorhandene Nicotin als Rückstand bleibt. Das Ammoniak diente, die organische Base frei zu machen, es geht dann beim Siedepunkt des Aethers mit diesem in das Destillat über. Der Destillationsrückstand wird mit Aether aus dem Kolben in eine Schale gespült, hierauf lässt man den Aether an der Luft verdunsten, setzt Wasser zu und bestimmt das Nicotin durch Titration mit Schwefelsäure. Ein Aequivalent Nicotin (162) wird durch ein Aequivalent SO_3 (40) neutralisirt: man findet durch Multiplication der verbrauchten Säure mit $\frac{162}{40} = 4,05$ die Menge des Nicotins.

Neben dem Nicotin fand Hermbstädt in den Tabakblättern noch eine sauerstoffhaltige krystallisirende Base von tabakartigem Geschmack und Geruch, Nicotianin, $C_{23}H_{32}N_2O_3$, welche in ihren physiologischen Wirkungen Aehnlichkeit mit der des Nicotins zeigt.

Ein Theil der Wirkung des Tabaks und des Tabakrauchens wird dem flüchtigen Oel zugeschrieben, welches im Tabak nur in der Menge von 0,03 % enthalten ist. Destillirt man Tabakblätter mit Wasser, so geht dieses Oel mit über und erstarrt auf der Oberfläche des erkalteten Destillates. Es hat den Geruch und Geschmack des Tabaks, bewirkt Kratzen im Rachen, erregt in der Nase Niesen und bewirkt innerlich verabreicht Schwindel, Ekel und Neigung zum Erbrechen.

Ueber die Proteinstoffe des Tabaks ist nur wenig bekannt. Die Menge des Gesammtstickstoffes schwankt im trockenen Tabak von 2,25—8,16 %, demgemäss ist der Tabak das stickstoffreichste aller Pflanzenproducte. Der Aetherextract des Tabaks beträgt 1,81 bis 9,80 % der Trockensubstanz und enthält neben Chlorophyll, Farbstoffen und harzigen Substanzen noch Fett; Nicotin kommt im Aetherextract nur in Spuren vor, was ebenfalls einen Beweis dafür liefert, dass es im Tabak im gebundenen Zustande vorhanden ist. Von organischen Säuren findet man im Tabak: Aepfel- und Citronensäure 10—14 %, Oxalsäure 1—2 %, Essigsäure ist in den Blättern des grünen Tabaks nur in geringer Menge vorhanden, sie bildet sich in grösserer Menge bei der Gährung des Tabaks und kommt im Schnupftabak bis zu 3 % der Trockensubstanz vor. Der getrocknete Tabak enthält auch Huminsäure.

Zucker, in den Blättern des grünen Tabaks in geringer Menge vorhanden, ist im fermentirten Tabak nicht mehr auffindbar. Amylum findet sich im grünen Blatt nur in geringer Menge. Pectinstoffe sind darin zu etwa 5 % vorhanden, an Holzfaser fand J. Nessler im Tabak 34—46,6 % der Trockensubstanz.

Der Wassergehalt schwankt in den frischen Tabaksblättern zwischen 85—89 %; beim fertigen Tabak zwischen 8—13 %.

Die Asche des Tabakblattes beträgt mehr wie bei irgend einer anderen Pflanze (s. Tabelle). Das pflanzensaure Kalium und Calcium findet sich in der Asche als Kaliumcarbonat. Natron kommt nur in geringer Menge darin vor.

König berechnet in der Trockensubstanz des Tabaks für den Gehalt an den nachstehenden Bestandtheilen nach zahlreichen Analysen folgende Zahlen:

	Minimum	Maximum	Mittel
	in Procenten		
Gesammt-Stickstoff	2,25	8,16	4,01
Nicotin	—	3,78	1,32
Ammoniak	0,06	1,82	0,57
Salpetersäure	0,07	0,96	0,49
Salpeter	Spur	3,38	1,08
Fett	1,61	9,80	4,32
Asche	19,04	27,90	22,81
Gesammt-Kali	1,81	6,25	3,29
Natron	—	1,10	0,49
In der Asche: kohlensaures Kali	0,06	5,21	1,96
In der Asche: kohlensauren Kalk	9,70	20,80	15,06

Die **kohlensäurefreie Asche** ergab nach E. Wolff im Mittel von 12 Analysen folgende procentische Zusammensetzung: Kali 20,07, Natron 3,39, Kalk 41,59, Magnesia 11,72, Eisenoxyd 3,07, Phosphorsäure 3,16, Schwefelsäure 3,86, Kieselsäure 8,92, Chlor 5,22%.

Auf den Werth des Tabaks als Genussmittel sind von Einfluss: das Klima, die Bodenbeschaffenheit, die Art des Düngers, die Zeit der Ernte, die Behandlung beim Trocknen, die Art der Gährung, die der Aufbewahrung, das Alter und die Länge des Transportes — europäischer Tabak soll in Amerika weit besser sein als in seiner Heimat. Die Gegenden, wo das Product die höchste Vollkommenheit erreicht, sind ebenso wie beim Wein, Kaffee, Thee, nur gering an Zahl und von beschränkter Ausdehnung. Der feinste amerikanische Tabak wächst auf der Insel Cuba; auf der Insel Lucon (Philippinen) wächst beinahe eine gleich vorzügliche Sorte, welche zur Herstellung der Manillacigarren dient. Einen feinen, aber starken Tabak gewinnt man in der Provinz Cadoe auf Java. In der Provinz Malva in Hindostan. Alle diese Sorten stammen von N. **tabacum**. Eigenthümlich mild und angenehm ist der gelbe Tabak von China und Thibet. Der berühmte Latakia in Syrien stammt von N. **rustica**, der Schiras in Persien von N. **persica**. Der holländische Tabak zeichnet sich dadurch aus, dass er frei von dicken Rippen ist er wird daher als Deckblatt für Cigarren sehr geschätzt und nach Nordamerika, selbst nach Cuba verkauft. Auch der chinesische Tabak liefert feine Cigarrendeckblätter (Johnston, Dornblüth).

Die Formen, in welchen der Tabak als Genussmittel verbraucht wird, sind fast in allen Ländern: das Rauchen, Schnupfen oder Kauen des Tabaks. Es scheint die Wirkung des Tabaks bei jeder Art des Genusses die gleiche zu sein und sich nur dem Grade nach zu unterscheiden. Die stärksten Allgemeinwirkungen erzeugt das Rauchen, die geringsten das Schnupfen, während die localen Wirkungen, die Reizung der Einverleibungsstelle, umgekehrt beim Schnupfen am stärksten sind, beim Rauchen aber von der Art des Rauchens — verschiedene Arten der Pfeifen, Cigarren — und von der Qualität des Tabaks abhängen.

Um den **Tabak für das Rauchen** tauglich zu machen, wird er, wie schon oben erwähnt, einer Fermentation unterworfen, bei welcher in manchen Fällen sogar eine Temperatur von 35° C. erreicht wird, dann werden Stoffe beigemischt, welche seine Verbrennlichkeit erhöhen und überdies den Geschmack und den Geruch verbessern sollen. Die Zusammensetzung der Beimischungen bildet ein Geheimniss der Fabriken. Man verwendet hierzu Lösungen von Kochsalz, Salpeter, Salmiak, weinsaurem Kali, Abkochungen von Weintrauben, Himbeeren, Wachholderbeeren, Aepfel, Kaffee, Thee, Zimmt, Vanille, Mastix, Wein, Branntwein, Zucker u. a., manchmal auch Harn. Durch die Fabrication wird zugleich der Nicotingehalt der Tabakblätter vermindert und beim Lagern des Tabaks und der Cigarren verflüchtigt sich ein weiterer nicht geringer Theil des Nicotins.

Die **Wirkung des Rauchens auf den Organismus** hängt von den Producten ab, welche durch die beim Rauchen stattfindende Art der Verbrennung des Tabaks sich entwickeln. Das Rauchen ist eine trockene Destillation des präparirten Tabakblattes bei Zutritt von mehr oder weniger Luft. Die Producte dieser trockenen Destillation werden variiren je nach dem Feuchtigkeitsgehalt des Tabaks und je nach der Zusammensetzung, welche das Präparat durch die vorherige Präparation erfährt. Indem der Tabakrauch durch Gefässe, welche mit passenden absorbirenden Flüssigkeiten gefüllt waren, geleitet wurde, sind in demselben bis nun folgende Bestandtheile gefunden worden: Nicotin, Nicotianin, beide können im Rauche gerade der feinsten Tabake fehlen, Kohlensäure (9,2—13,6 Th. in 100 Th. Tabakrauch), Kohlenoxyd (5,2—13,8 Th. in 100 Th. Tabakrauch), Wasser, Schwefelwasserstoff, Essig-, Ameisen-, Butter- und Valeriansäure, Blausäure (3—8 Mgrm. in 100 Grm. Tabakrauch), kohlensaures und essigsaures Ammoniumoxyd, Salmiak, Pyridin, Picolin, Lutidin, Collidin, überdies Stickstoff, Cyanammonium, Anilin, Carbolsäure und sonstige empyreumatische Substanzen und Russ.

Die grosse Verschiedenheit in der Zusammensetzung der Destillationsproducte ist dadurch bedingt, dass während des Rauchens der Tabak, je nachdem er näher oder weiter von der verbrennenden Stelle entfernt ist, Veränderungen erleidet, die seine ursprüngliche Verbrennlichkeit beeinflussen, indem hierbei der Tabak selbst mit einem Theil der Destillationsproducte imprägnirt wird. Die hierbei stattfindenden Erscheinungen lassen sich namentlich beim Rauchen einer Cigarre verfolgen.

Nach J. Nessler kann man an dem angezündeten Ende einer Cigarre vier Stellen unterscheiden. Am äussersten Ende ist die vollkommen verbrannte Asche, dann kommt die eigentlich brennende Zone, hierauf folgt Kohle und schliesslich kommt die Uebergangsstelle von Kohle zu Tabak, also jene Stelle, wo der Tabak eben zu verkohlen beginnt. Je nach der Verbrennlichkeit des Tabaks, welche von seinem Gehalt an Salzen, an atmosphärischem Wasser, von der Wicklung der Cigarre u. s. w. abhängt, sind diese vier Stellen in Beziehung auf ihre Ausdehnung und ihre physikalische und chemische Beschaffenheit sehr verschieden. Das eigentliche dampfförmige Destillat — der Rauch — entsteht vorzugsweise an der Stelle, wo der Tabak verkohlt. Geht die Verkohlung unter günstigen Umständen — bei genügendem Luftzutritt u. s. w. — vor sich, dann wird der Rauch die aromatischen Bestandtheile, welche den angenehmen Geruch desselben bedingen, in vollem Masse entfalten. Diese Umstände sind beim Anzünden einer trockenen Cigarre oder des Tabaks vorhanden, sie ändern sich aber im Verlaufe des Rauchens, weil der durch die Cigarre und den Tabak gesaugte Rauch die schwerer flüchtigen Destillationsproducte diesseits der kohlenden Stelle ablagert. Es wird daher der Tabak in der Pfeife, ebenso wie die Cigarre während des Rauchens mit Nicotin und dessen Zersetzungsproducten Pyridin, Collidin, ferner mit theerigen Destillationsproducten immer mehr und mehr durchtränkt. Diese Durchtränkung vermindert aber die Verbrennlichkeit des Rauchmateriales und es wird der aus dessen späteren Antheilen entstehende Rauch noch mehr scharfe brenzliche Stoffe enthalten. Der Umstand, dass bei der Cigarre der Luftzutritt während des Rauchens viel leichter erfolgt, bringt es mit sich, dass Tabake, welche in Form der Cigarren vom Raucher ganz gut vertragen werden, in der Pfeife geraucht sehr scharf schmecken und betäubend wirken.

Eine zu rasche Verbrennung des Rauchmaterials liegt aber ebenfalls nicht in der Absicht des Rauchers, da es hierbei nicht zur Bildung der aromatischen Bestandtheile des Rauchens kommen kann. Verbrennt man welchen

Tabak immer rasch über einer Gas- oder Spirituslampe, so bemerkt man verhältnissmässig sehr wenig Geruch. Bei der lebhaften Oxydation entstehen eben weniger riechende Stoffe und auch diese werden alsobald in die geruchlosen Endproducte der Oxydation aller organischen Substanzen umgewandelt. Es bilden daher die Verkohlung ohne Luftzutritt einerseits und die möglichst vollständige Verbrennung des Tabaks mit Hilfe einer Flamme andererseits die beiden Endpunkte, zwischen welchen jener Process der trockenen Destillation des Tabaks abläuft, den man als Rauchen bezeichnet und dessen Verlauf, wie schon bemerkt, von der Qualität des Rauchmateriales und von der Art des Rauchens so wesentlich beeinflusst wird.

So sehen wir, dass die oben erwähnten vier Stellen der glimmenden Cigarre sich nach Grösse und chemischer Beschaffenheit sehr verschieden verhalten. Bei einer guten Cigarre fällt der brennende der verkohlte und der eben verkohlende Theil fast in eine Linie zusammen, es bildet sich weniger Rauch und verhältnissmässig weniger Geruch, besonders der unangenehme brenzliche Geruch tritt nicht oder nur in geringem Masse auf, weil eben das Verkohlen und das Verbrennen sehr nahe zusammengerückt sind. Die wohlriechenden Stoffe, welche allgemein schon bei einer Temperatur flüchtig sind, welche unterhalb der Verkohlungstemperatur liegt, werden in diesem Falle umsomehr zur Geltung kommen, als ihre Wirkung nicht durch üblen Geruch der theerartigen Producte beeinträchtigt wird. Bei den schlechten Cigarren nehmen der verkohlte und der verkohlende Theil einen weit grösseren Raum ein. Dadurch, dass eine grössere Menge Tabak vor dem Verbrennen verkohlt, wird die Stelle, wo das Verkohlen stattfindet, weiter vom Feuer entfernt; bei der niederen Temperatur entstehen jedoch mehr übelriechende brenzliche Stoffe, die desto schwerer verbrennen, je entfernter der verkohlende Theil von dem Feuer der Cigarre ist. Dass hinter der Kohle das Blatt auf einer grösseren Strecke verändert wird, verräth sich manchmal auch dadurch, dass sich das Blatt aufbläht, was bekanntlich eine schlechte Qualität des Tabaks andeutet. Cigarren und Tabak, die beim Verbrennen hinter dem Feuer eine ziemlich grosse Strecke Kohle erzeugen — die mehr weniger stark kohlen — sind entweder feucht, oder sie enthalten zu wenig Salpeter, oder es ist der Luftzutritt während des Rauchens ein ungenügender. Die Asche soll beim guten Tabak weiss, höchstens grau, niemals schwarz sein; in letzterem Falle finden sich Reste der unverbrannten Kohle in der Asche, die Verbrennung des Tabaks war eine unvollständige.

Abgesehen von den oben erwähnten Bedingungen wird die Verschiedenartigkeit der Destillationsproducte, also die Zusammensetzung des Rauches, insbesondere noch von den einzelnen Sorten des Tabaks beeinflusst; beruht ja doch hierauf der Handelswerth der sogenannten feinen Tabaksorten. Doch liegen bis jetzt noch zu wenige Untersuchungen vor, um in dieser Hinsicht bestimmte Angaben machen zu können. So fand LE BON, dass, während 110 Grm. gewöhnlicher französischer Tabak nur 3—4 Mgrm. Blausäure unter den Verbrennungsproducten liefern, man von der gleichen Menge türkischen Tabaks dagegen 7—8 Mgrm. davon erhält. Die Versuche, welche in der Pariser Tabakmanufactur ausgeführt wurden, um die aromatischen Stoffe kennen zu lernen, welche verschiedenen Tabaken die eigenthümliche Nuance des Geruches verleihen, waren ohne Erfolg. Man erhielt aus 500 Kgrm. Tabak nur 2—3 Grm. einer dicklichen Flüssigkeit von einem eigenthümlichen Dufte, der weder mit dem Geruche des Tabakrauches, noch mit dem des Tabaks vor der Verbrennung Uebereinstimmung zeigte. LE BON fand, dass Tabakdampf, dem durch Schwefelsäure das Ammoniak und Nicotin entzogen wurde, einen sehr angenehmen, ausserordentlich penetranten Geruch annimmt, der bei Havannatabaken so ausgesprochen ist, dass 2 Cigarren hinreichen, um 50 Ccm. Wasser diesen sich länger als ein Jahr unverändert haltenden Duft zu verleihen.

Das fragliche Parfum soll aus zwei Stoffen von verschiedenem Siedepunkte gebildet sein, und zwar soll der bei niederer Temperatur übergehende, sehr toxische Körper identisch mit Collidin, einem höheren Homologen des Pyridins, dem Trimethylpyridin, sein. Doch ist mir nicht wahrscheinlich, dass das Collidin als Base nicht in der Schwefelsäure zugleich mit dem Nicotin zurückgeblieben wäre: nach ihrem chemischen Verhalten müssten jene Riechstoffe saurer Natur oder ätherartige Körper sein.

EULENBERG und VOHL fanden, dass sich in den Verbrennungsproducten von Cigarren mehr Collidin findet als in denen des Tabaks, bei dessen Rauchen in Pfeifen sich mehr das flüchtigere Pyridin entwickeln soll. Nach LE BON sollten ebenfalls nicotinarme feinere Tabake mehr Collidin und Blausäure liefern als die starken nicotinreichen Tabake. Damit wäre wohl ein Erklärungsgrund dafür gefunden, dass z. B. feine syrische Tabake trotz der darin enthaltenen geringen Nicotinmenge stärker sind als die auf deutschem Boden wachsenden Tabake.

Der Rauchende saugt die Verbrennungsproducte des Tabaks in seine Mundhöhle, bringt sie mit den Wänden derselben, mit der hinteren Rachenwand, unter Umständen auch mit der Nasenhöhle, dem Larynx und den Bronchien in Berührung und stösst den Rauch wieder aus. Dabei ist auf die Qualität des Rauches, der aufgesogen wird, ausser der Dauer der Zeit, während welcher der Rauch mit der Schleimhaut in Berührung bleibt, die Form des Rauchens von wesentlichem Einfluss. Beim Rauchen aus dem im Orient üblichen Nargileh, wo der Rauch des langsam glimmenden Tabaks durch einen Wasserbehälter geht, bleibt eine grosse Anzahl scharfer Producte im Wasser zurück, überdies wird der Rauch abgekühlt, so dass er milder schmeckend wird. In dem Abguss der deutschen Pfeife sammeln sich ebenfalls Verbrennungsproducte von niederem Siedepunkt, ein Theil derselben schlägt sich überdies an den Wänden des langen Rohres nieder, welches gleichfalls den Rauch abkühlt. Von der Cigarre gelangen wohl sämmtliche Verbrennungsproducte in den Mund des Rauchers; jedoch gebe ich zu bedenken, dass der Rauch der Cigarre, weil diese unter reichlichem Luftzutritt verbrennt, viel ärmer an brenzlichen Stoffen, auch gewiss ärmer an Kohlenoxyd ist als der des in der Pfeife gerauchten Tabaks. Rasches Rauchen beeinflusst die Qualität des Rauches insofern, als die Möglichkeit der Ablagerung von Rauchbestandtheilen in der Pfeife oder in der Cigarre verringert wird. Beim Rauchen mit den kurzen belgischen dichten Thonpfeifen werden beinahe sämmtliche Bestandtheile des Tabakrauchs in den Mund gelangen.

Welche Bestandtheile des Tabakrauches die eigenthümliche Wirkung hervorbringen, die demselben als Genussmittel zukommt, lässt sich bis jetzt nicht aussagen. Gewiss ist, dass sie nicht allein vom Nicotingehalte des Tabaks abhängig ist, denn die feinsten Tabaksorten zeichnen sich durch ihren geringen Nicotingehalt aus. Besser gelingt es, die Substanzen aufzuzählen, welche die Symptome der acuten und chronischen Vergiftung mit Tabakrauch hervorbringen. Die Erscheinungen, welche sich beim erstmaligen Genuss des Tabakrauchens einstellen, zeigen zum Theil eine grosse Aehnlichkeit mit denjenigen, welche nach Einathmung der Dämpfe von Pyridin auftreten — bekanntlich wurden auch bei der medicamentösen Anwendung des Pyridins in Form von Dämpfen als üble Nebenerscheinungen Uebelkeit, Gliederzittern, Schwindel, Kopfschmerz und starkes Erbrechen beobachtet (LUBLINSKI). Der Tabakrauch enthält aber überdies noch das dem Pyridin, vom Siedepunkte 117° C., homologe Collidin (Trimethylpyridin), vom Siedepunkte 179° C., welches, wie die neueren Versuche von HARNACK und MEYER lehren, bedeutend giftiger als jenes wirkt. Es wirken nämlich sämmtliche Pyridinbasen auf den Organismus qualitativ gleichartig, jedoch umso intensiver, je höher ihr Siedepunkt liegt.

Ausser den Pyridinbasen kommt dem Kohlenoxydgas eine wesentliche Rolle bei der Tabakvergiftung zu. Für die nachtheiligen Folgen des Aufenthaltes in mit Tabakrauch geschwängerter Atmosphäre ist nach FOKKER das Kohlenoxyd verantwortlich. Nicotinvergiftung ist auszuschliessen, da diese Folgen auch bei Nichtrauchern auftreten und weil Arbeiter in den Tabakfabriken gewöhnlich keine Zeichen chronischer Tabakvergiftung darbieten. Das Kohlenoxyd, zu 5—10%, im Tabakrauch vorhanden, wirkt schon durch seine Menge energischer wie die oben erwähnten, nur in geringer Menge darin vorhandenen Pyridinbasen. FOKKER fand bei Thieren nach Aufenthalt in mit Tabakrauch geschwängerter Luft schon nach einer Stunde nachweisbare Mengen von CO im Blute. Hier hindert das Kohlenoxyd eine entsprechende Menge Hämoglobin, an der Aufnahme des Sauerstoffs beim Athmen mitzuwirken; es werden geringe Mengen von Kohlenoxyd, welche nicht hinreichen, Asphyxie zu erzeugen, indem sie eine gewisse Menge Hämoglobin seiner Function entziehen, immerhin dieselben Folgen haben wie eine Anämie und wie diese zu Kopfschmerz, zu gestörter Verdauung, zu Neuralgien u. s. w. disponiren. Dass jedoch Kohlenoxyd nicht der einzige schädliche Bestandtheil im Tabakrauch ist, ergiebt sich aus der Erfahrung FOKKER's, dass Mäuse, auch wenn der Tabakrauch früher durch Palladiumchlorür und Kupferchlorür geleitet und dadurch von Kohlenoxyd befreit wurde, doch unter denselben Erscheinungen wie nach reinem Tabakrauch, wenn auch nicht so rasch, starben.

Der Annahme von FOKKER, der den feinen Kohlentheilchen, die im Tabakrauch vorkommen, eine bedeutende Schädlichkeit zuschreibt, möchte ich nicht beipflichten. Er meint, dass diese Kohlentheilchen wegen ihrer leichten Oxydirbarkeit von Bedeutung sind, wodurch sie in den Alveolen zu CO umgewandelt werden, welches ins Blut gelangt. Nun ist aber bis jetzt nicht erwiesen, dass noch so feine Kohlentheilchen sich bei Körpertemperatur mit Sauerstoff verbinden, also sich zu CO umwandeln können; im Gegentheile weiss man, dass Kohlenpartikelchen unverändert in der Lunge liegen bleiben. Da diese Kohlentheilchen, wie jeder feine Russ, nie ganz frei von brenzlichen Bestandtheilen sind, die ihnen adhäriren, so möchte ich eher annehmen, dass ihnen in der Aetiologie des Kehlkopfkrebses eine Bedeutung zukommt, indem sie hier in analoger Weise wie der Russ bei der Entstehung des Schornsteinfegerkrebses mitwirken. Die feinen Kohlentheilchen sind es auch, welche Zähne und Zahnfleisch des Rauchers missfärbig machen.

Der im Rauch enthaltene Ammoniak reizt die Speicheldrüsen (SELLDEN), insofern er resorbirt wird, vermehrt er überdies die Basicität des Blutes.

Die Versuche, welche ZULINSKI an zahlreichen Thierarten (Kalt- und Warmblütern) mit verschiedenen Arten von Tabakrauch ausführte, ergaben, dass die Thiere durch den Rauch tödtlich vergiftet werden können. An der Schwimmhaut des Frosches verengerten sich unter dem Einflusse des Rauches die Arterien, während die Venen sich erweiterten. In seinen Versuchen wirkte Cigarrenrauch stärker als der Pfeifenrauch, wenn man in die Pfeife ein zerschnittenes Stück von derselben Cigarre hineinlegt (widerspricht meinen Erfahrungen und der von mir ausgesprochenen Begründung des Umstandes, dass Cigarrenrauch an unoxydirten Producten ärmer wie der Tabakrauch ist, s. pag. 15). Tabaksaft auf die Zunge gebracht, subcutan oder innerlich applicirt, wirkte weit heftiger und schneller als der Rauch. Rauch, dem man Nicotin, Ammoniak und andere basische Stoffe, sowie Kohlenoxyd entzogen hatte, vergiftete die Thiere ebenfalls, das Blut wurde aber dabei nicht hellroth, sondern dunkel.

Wollte man die eigenthümliche Wirkung des Tabaks als Genussmittel charakterisiren, so gelingt dies schwerer als bei den übrigen Genussmitteln, und zwar weil sie nur wenig augenfällig ist. Die Wirkung eines Glas Weines oder einer Tasse Thee auf das Allgemeinbefinden ist viel augenfälliger als die einer Cigarre, sie ist aber auch viel intensiver, was sich auch darin bekundet, dass wohl viele Leute den ganzen Tag hindurch rauchen. Es ist also die Wirkung des Rauchens, wenn es sich nicht um starke und ungewöhnliche Tabaksorten handelt, beim daran Gewöhnten keine tiefgehende auf den Organismus, sie äussert sich als ein Gefühl der Beruhigung, und zwar nicht nur der Bewegungsimpulse, sondern auch als Herabsetzung der Empfindlichkeit der sensitiven Nerven und der Centren der Denkthätigkeit. Ist jemand durch einen Streit, durch ihn treffende Widerwärtigkeiten socialen Charakters, durch widersprechende Ansichten, die des Ausgleiches bedürfen, aufgeregt, so wird, um Beruhigung zu erlangen, ohne Gefahr durch das Beruhigungsmittel seine Sinne betäuben zu müssen, die Pfeife oder die Cigarre bessere Dienste leisten wie Wein oder Bier. Diese Thatsache drückt sich in dem Gebrauche der Friedenspfeife bei den Ureinwohnern Nordamerikas deutlich aus. Gewiss wirken die wirksamen Substanzen des Tabakrauches ebenfalls die Thätigkeit der Nervencentren und der peripheren Nerven herabsetzend, jedoch ist diese Wirkung eine so geringe, dass der Raucher weder am mechanischen Arbeiten, noch am Denken gehindert ist; sie genügt aber, um beim Gewohnheitsraucher jene Stimmung des Allgemeinbefindens zu schaffen, welche die Ausführung der Arbeit als weniger anstrengend erscheinen lässt. Als Mittel gegen das Gefühl der Muskelermüdung selbst wird man allgemein dem Thee oder dem Kaffee gegenüber dem Rauchen den Vorzug einräumen müssen, jedoch wird die geistige Uebermüdung, welche leicht in Aufregung übergeht, besser durch das Rauchen gestillt werden. In dieser Weise möchte ich die enorme Bedeutung des Tabaks als Genussmittel, durch dessen calmirende Wirkung, welcher nur eine äusserst geringe narkotische Nebenwirkung zukommt, wodurch es möglich wird, dass der Genuss desselben ohne Verlust an Arbeitsleistung möglich ist, erklären. Wie jedem Genussmittel, so kommt auch dem Tabak eine gewisse, die »Zeit vertreibende« Wirkung zu, d. h. auch der Tabakgenuss mildert den natürlichen Drang des Menschen, die Zeit durch Arbeit auszufüllen und erleichtert somit das Nichtsthun. Neben diesem Einfluss auf das Nervenleben kommt der bekannte Einfluss des Rauchens auf die Magenverdauung, auf die Peristaltik des Darmes, die desinficirende Wirkung desselben in der Mundhöhle für die Bedeutung desselben als Genussmittel erst in zweiter Reihe. Nicht unwichtig ist die Thatsache, dass die Abgewöhnung von gewohnheitsmässigem Tabakrauchen ohne irgend welche Reaction des Organismus auf die Entziehung, also ohne Abstinenzerscheinungen, mit einiger Willensstärke leicht ausführbar ist. Immerhin befindet sich der Gewohnheitsraucher, wenn er aus privaten oder öffentlichen Rücksichten auf das Rauchen verzichten muss, in einer unbehaglichen Stimmung, welche sich in einem stets wachsenden Wunsche nach dem entbehrten Genussmittel kundgiebt. H. Frölich meint, dass es sich hierbei nicht »vornehmlich« um die Wirkung des Tabaks auf die Nerven handelt, sondern dass auch die Macht der Gewohnheit dabei im Spiele ist, ähnlich wie beim Kinde, welches nicht mehr schreit, wenn es den Zulp oder etwas Aehnliches erhält. Ich möchte hierzu bemerken, dass es sich auch beim Zulpe nicht allein um den Wickel handelt, sondern darum, was er enthält oder was er zum mindesten vortäuscht. So wenig eingreifend auch der Genuss des Rauchens auf den Lebensprocess des Gewohnheitsrauchers zu sein scheint, so bildet doch die chronische Tabakvergiftung der Raucher ein inhaltsreiches Capitel der Pathologie.

Am auffallendsten ist entsprechend der Wirkung des Nicotins auf die Herzbewegung und den Blutdruck die Wirkung des gewohnheitsmässigen Tabakrauchens auf den Puls. TROITZKY, der diesbezüglich 600 Personen untersuchte, fand bei Rauchern durchwegs eine höhere Pulsfrequenz wie bei Nichtrauchern gleicher Constitution, jedoch war die Temperatur des Rauchers nicht entsprechend erhöht; letzteres stimmt mit der Beobachtung von TSCHESCHICHIN, der zuerst eine Abnahme der Temperatur an der Körperoberfläche nach Nicotin beobachtet hat (s. Nicotiana, Bd XVII). Im Durchschnitt betrug bei Nichtrauchern die Pulsfrequenz 71,55, die Temperatur 36,73° C., bei Rauchern Pulsfrequenz 81,24, Temperatur 37,02. Nach FAVARGER führt jahrelanges Rauchen starker Cigarren zu fettiger Degeneration des Herzens. Sie wird durch die Ischämie des Herzens herbeigeführt, welche durch die Contraction der Arterien und folglich auch der Coronararterien infolge des Nicotismus chronicus entsteht. Herzklopfen, Pulsus intermittens, Herzschwäche, Athemnoth, Asthma cardiale sind Zeichen des Nicotismus chronicus, welche in manchen Fällen bei Abstinenz von Tabak rasch verschwinden, manchmal trotz Abstinenz noch fortbestehen. Bei Asthma cardiale soll das Verbot des Rauchens in der Behandlung niemals fehlen. Von den Schleimhäuten ist es zunächst die der Mundhöhle und des Rachens, welche durch die brenzlichen Bestandtheile des Rauches gereizt wird. Die Angina der Raucher ist durch Trockenheit der Schleimhaut charakterisirt. Bei höheren Graden der Reizung treten Tubenschwellung und Congestion der Trommelhöhle mit ihren Folgezuständen ein. Bei den höheren Graden der chronischen Tabakvergiftung wird die Functionsfähigkeit der Rachenmusculatur herabgesetzt und im letzten Stadium kommt es zu Parese und Paralyse der Hörnerven (DE LACHARRIÈRE).

Auf die Zähne wirkt der Tabakrauch wegen seiner antiseptischen Eigenschaften, abgesehen davon, dass er dieselben schwärzt, nicht ungünstig ein; auch sollen Leute, die der Gewohnheit des Tabakkauens huldigen, nur selten an Zahnweh leiden.

Auch die ersten Verdauungswege werden sehr bald in Mitleidenschaft gezogen. Während einerseits durch Abstumpfung der Geschmacksnerven die Esslust im allgemeinen, insbesondere die Lust an Süssigkeiten, herabgemindert wird, beeinflusst der Tabakrauch die Magennerven wieder in der Weise, dass das beengende Sättigungsgefühl, wenn man nach einer starken Mahlzeit raucht, rascher verschwindet; hierzu trägt auch die Wirkung des Rauches auf die Darmperistaltik bei. Uebrigens scheint weder die diastatische Wirkung des Speichels, noch die peptische des Magensaftes durch den Tabakrauch herabgesetzt zu werden. Beim Nicotismus chronicus kommt es jedoch häufig zu Schmerzen im Epigastrium, völligen Appetitmangel, Gefühl von Völle, Obstipation abwechselnd mit Diarrhoe (FAVARGER). Bekanntlich schliesst das Rauchen weder den Genuss der Alkoholica, noch den von Kaffee und Thee aus, dabei lehrte mich die Erfahrung, dass beim Rauchen der Alkohol stärker betäubend wirkt, und dass Thee und Kaffee den Einfluss des Tabaks auf das Gefässsystem und auf die Nerven steigern. Ich hatte häufig Gelegenheit, stundenlang andauernde Fälle von Tachykardie zu beobachten, wenn dem Genusse von Thee das Rauchen von starken Cigarren folgte.

Bei starken Rauchern treten als Störungen des Centralnervensystems Ohnmachten, häufiger noch Schlaflosigkeit auf. Eine medicinische Capacität in Wien kämpfte monatelang mit Schlaflosigkeit, ohne hierfür einen Grund zu finden; es wurde eines Tages schliesslich der Versuch gemacht, des abends nicht mehr zu rauchen und damit war das Uebel gehoben. Uebrigens werden als hierhergehörige Symptome der chronischen Tabakvergiftung beobachtet: Kopfschwindel, Skotome, Mydriasis, Amblyopia nicotinica. Gehörsstörungen; auf dem Gebiete der psychischen Functionen treten Depressionserscheinungen auf, Abschwächung des Gedächtnisses; selbst geistige Störungen, Nicotinpsychosen, besonders aber die Paralysis progressiva sollen durch Abusus des Tabaks entstehen, doch dürfte in letzterer Beziehung eine strenge Anamnese zu anderen Resultaten gelangen.

Auch für den Lippen- und Zungenkrebs wird der Tabakrauch wegen seiner localen Wirkungen als Ursache angeführt. Vielleicht, dass das Creosot, welches namentlich im Rauch der Papiercigarette in grösserer Menge vorkommt, stärker reizend wirkt. Der deutsche Landmann hält seine schwere Pfeife jahrelang oft Tag und Nacht im selben Mundwinkel; im Drange der Arbeit rinnt ihm der mit Tabakdestillaten gesättigte Speichel über Lippe und Kinn herab; ist es sichergestellt, dass er häufiger an Lippenkrebs erkrankt wie der Banquier, der seine Uppmann nur bis zur Hälfte raucht oder sich beim Rauchen stets einer reinen Bernsteinspitze bedient?

Nach Jacquemart sollen starke Raucher auch gegen gewisse giftige Arzneistoffe, namentlich gegen Strychnin, sich refractär erweisen. Er berichtet auch über einen Fall von Impotentia coeundi, welche bei einem Techniker infolge seiner Anstellung in einer Staatstabakfabrik auftrat; nachdem Patient die Stellung aufgegeben, stellte sich die normale Functionsfähigkeit wieder ein. Die Kinder der Arbeiterinnen in den Tabakfabriken zeigen eine grössere Mortalität, sie sterben häufig in den ersten Tagen der Geburt; Abortus und Frühgeburt sind bei jenen Frauen sehr häufig; im Amnionwasser derselben konnte Nicotin nachgewiesen werden.

Die Gefahren, welche die Gesundheit der in Tabakfabriken beschäftigten Arbeiter bedrohen, werden durch die Befolgung eines Regulativs vermieden, welches vom deutschen Bundesrath vom 9. Mai 1888, »betreffend die Einrichtung und den Betrieb der zur Anfertigung von Cigarren bestimmten Anlagen«, erlassen wurde.

Den Schädlichkeiten des usuellen Tabakrauchens wird am sichersten durch das Innehalten folgender hygienischer Vorschriften entgegengewirkt.

Im allgemeinen wird das Pfeifenrauchen für weniger schädlich als das Cigarrenrauchen gehalten. In dieser Fassung ist der Satz nicht haltbar, da es ja doch auch auf die Qualität des Tabaks ankommt, der geraucht wird und auch auf das Wie und Wieviel man raucht. Ich habe schon oben begründet, warum ich das Destillat des als Cigarre gerauchten Tabaks für weniger schädlich als das des aus der Pfeife gerauchten halte. Da der hinter der brennenden Stelle befindliche Theil der Cigarre einen Theil der Destillate deponirt enthält, so wird die Cigarre umso reicher an Nicotin und den übrigen fixen Rauchproducten, je länger sie geraucht wird, sie schmeckt daher, je näher dem Mundende, desto stärker beim Rauchen. Nur bei sehr feinen und trockenen Cigarren, welche mit einer Spitze geraucht werden, sind jene fixen Destillate so wenige, dass sich die Cigarre bis ans Ende gleich gut raucht. Für gewöhnlich soll man weder Cigarren, noch Pfeifen bis am Schlusse ausrauchen, da auch in der Pfeife der zuletzt bleibende Tabak mit nicotinhältigem Saft durchtränkt ist.

Der Gebrauch des Mundstückes — am besten aus Bernstein und Meerschaum — vermindert die Schädlichkeit des Rauchens insoferne, als die Cigarre nicht direct mit der Mundhöhle in Berührung kommt, wo sie vom alkalisch reagirenden Mundspeichel benetzt, an diesen Nicotin und scharfe Stoffe direct aus dem Blatte abgiebt.

Für das Pfeifenrauchen wird allgemein das Nargileh als in hygienischer Beziehung zweckmässig empfohlen. Man vergisst aber dabei, dass der Orientale im Nargileh stets einen stark mit Salpeter gebeizten Tabak

2*

raucht der sehr leicht und vollständig verbrennt. Unsere Tabake schmecken, aus der Wasserpfeife geraucht, viel schlechter, der Rauch wird scharf und wirkt betäubend, und zwar weil unser Tabak zu langsam verbrennt; das sich in letzterem Falle bildende Kohlenoxyd und andere Destillationsproducte des Tabaks werden eben durch das Wasser nicht absorbirt. Sollte die Wasserpfeife sich bei uns einbürgern, so müsste die hierfür passende Tabaksorte überall erhältlich sein. Wir rauchen den Tabak am zweckmässigsten aus einer porösen Meerschaum- oder Thonpfeife (Schemnitzer), welche mit einem langen Weichsel- oder Jasminrohr armirt ist; das Mundstück aus glattpolirtem Horn soll behufs leichter Reinigung mit dem Rohr durch ein mehr minder langes, fixes oder bewegliches Zwischenstück verbunden sein. Kurze Pfeifen, insbesondere aus gebranntem Thon (belgische Pfeifen), aus einem Stück, mit dem kurzen Rohr, sind schädlich. Das Rauchen in freier Luft ist viel weniger schädlich als in geschlossenem Raume. Am schädlichsten wirkt das Rauchen vor dem Frühstücke bei nüchternem Magen und bei Nacht, wenn Thür und Fenster geschlossen sind, ferner bei dem sogenannten Verschlucken des Rauches, eine in Frankreich, Russland und in der Levante häufige Sitte, wobei der Rauch jedoch nicht in den Magen, sondern in die Bronchien, beziehungsweise in die Lunge gelangt.

In Bezug auf das Rauchen der Cigaretten sei bemerkt, dass der beim Verbrennen des Cigarettenpapieres entstehende Rauch die Augen reizt und die Mundhöhle stärker austrocknet, auch Rachenkatarrh erzeugt. Durch das Einlegen von Watta in die Mundstücke wird die Schädlichkeit des Rauches gemindert, jedoch in gleicher Weise der Genuss des Rauchens — weil der Rauch an Geschmack einbüsst. In neuerer Zeit werden aus Cassel Einlagen in den Handel gebracht, welche in die Pfeifen- oder Cigarrenröhren eingefügt, ebenfalls den Zweck haben, den Tabakrauch von seinen scharfen Bestandtheilen zu befreien. Diese Einlagen bestehen aus mehreren Lagen von Filzscheiben, welche in einer patronenartigen Hülse in der Weise angebracht sind, dass der Rauch, indem er durch die Scheiben streicht, zugleich durch einen gewundenen Canal ziehen muss. Namentlich Pfeifenraucher loben die Einrichtung als zweckmässig; selbstverständlich werden durch diese Einlagen zumeist die brenzlichen Stoffe und die weniger flüchtigen Destillate zurückgehalten, das Rauchen verliert dabei einen grossen Theil des Geschmackes.

Für die systematische Mundpflege des Tabakrauchers, welche nach Frölich geeignet ist, die örtlichen und allgemeinen Schädlichkeiten wettzumachen, welche durch längeres Verweilen der Rauchbestandtheile in der Mundhöhle entstehen können, empfiehlt dieser häufige Spülungen des Mundes, besonders aber vor dem Schlafengehen mit einer 4‰ wässerigen Kochsalzlösung, bis der Tabakgeschmack aus dem Munde vollständig geschwunden ist.

Prophylaktisch sollte das Tabakrauchen Menschen unter 16 Jahren verboten werden. Kinder sollen Tabakrauch nicht einathmen.

Der Schnupftabak wird hergestellt, indem man die Tabakblätter oder auch nur deren Rippen oder Tabakabfälle fein pulverisirt, mit wohlriechenden Saucen vermengt und sie dann längere Zeit hindurch gähren lässt. Durch das zweimalige Gähren des Tabaks geht ein grosser Theil von dessen Nicotingehalt verloren. Zur Darstellung der trockenen Schnupftabake wird der Tabak künstlich getrocknet und geröstet, wobei ein Theil des flüchtigen Oeles und noch ein weiterer Theil des Nicotins verloren geht; selbst die Rapés, welche in der Regel aus den stärksten europäischen und virginischen Tabaksorten bereitet werden, enthalten nicht über 2% Nicotin.

Der Schnupftabak wirkt im allgemeinen nur local, die Schleimhaut der Nase reizend, und zwar kommt, da der Tabak nicht verbrannt wird, nur die Wirkung des Nicotins und des flüchtigen Oeles in Betracht. Der Schnupfer acquirirt einen chronischen Nasenkatarrh, den er gerne erträgt im Glauben, dass er dadurch im Besitze eines Derivans für hyperämische Zustände des Gehirnes ist. Bei übermässigem Schnupfen breitet sich der Katarrh auf den Thränennasengang, von hier auf die Conjunctiva und andererseits auf den Nasenrachenraum aus. Wie schon oben erwähnt, ist das Schnupfen die auf den Organismus am schwächsten wirkende Form des Tabakgenusses. Immerhin wurde aus Lunge und Leber eines jahrelang schnupfenden Menschen Nicotin dargestellt (LEWIN).

Der **Kautabak** wird aus schweren, fetten, längere Zeit gegohrenen Blättern bereitet, welche dann in Rollen zusammengefügt (Knaster) oder auch fein zerschnitten (Kraustabak) werden. Das Tabakkauen ist in einigen südlichen und westlichen Staaten von Nordamerika, ferner in Island und im nördlichen Schweden in Gebrauch. Auch in dieser Form des Tabakgenusses kommen nur, wie beim Schnupftabak, das Nicotin und das ätherische Oel des Tabaks zur Wirkung, da jedoch dabei unwillkürlich beträchtliche Mengen von Tabaksaft verschluckt werden, so pflegt dadurch Schwächung des Appetites und der Verdauungsorgane zu entstehen. Die Nicotinpsychosen sollen am häufigsten bei Schnupfern und Tabakkauern vorkommen.

Bei den **Verfälschungen** des Tabaks sind die sogenannten **Tabaksurrogate** von den fabriksmässigen Zusätzen zu unterscheiden, welche der Tabak bei seinen verschiedenen Zubereitungsformen erfährt, von denen einige gesundheitsschädlich sind. Cigaretten aus dem Orient enthalten häufig Zusätze von Opium, und orientalische Tabake sind mit Blättern von Hyoscyamus niger, Datura strammonium, auch mit solchen von Atropa belladonna gemengt. Als eigentliche Tabaksurrogate sind die wertlosen und unschädlichen Blätter verschiedener Pflanzen (Runkelrüben, Rhabarber, Huflattich, Nussbaum, Kirschbaum, Platanen) zu bezeichnen, welche besserem Tabak zugesetzt werden.

In England werden Tabaksurrogate öffentlich gehandelt. Als **Cigarrendeckblätter** verkauft man daselbst fermentirte Blätter der Runkelrübe, welche durch Anspritzen verdünnten Salpeters die Tingirung des echten Tabakblattes erhalten; **Rauchtabak** und **Cigarreneinlagen-Surrogate** bestehen aus mit Holzaschenlauge benetzten und dann fermentirten Blättern des Huflattichs. **Domitabak**, ein viel gesuchtes Surrogat, welches auf folgende Weise erzeugt wird: Stärkster südamerikanischer Tabak wird mit siedendheissem Wasser übergossen und letzteres nach einiger Zeit abgepresst. Dieses Wasser, welches den starken Tabak schwächt, hat einen Theil der wirksamen Bestandtheile desselben aufgenommen, es wird daher befähigt, dieselben wieder an indifferente Blätter abzugeben und diesen die Eigenschaften des Tabaks zu verleihen. Die Tabakbrühe wird mit Salpeter gesalzen und mit aromatischen Stoffen saucirt, in welchem Zustande sie zum Benetzen von Rübenblättern dient, die nach beendigter Fermentation auf Hürden, getrocknet, schliesslich in Ballen verpackt in den Handel kommen.

Der **Nachweis** dieser Verfälschungen ist, wenn man die fremden Blätter nicht mit freiem Auge oder mit dem Mikroskope erkennt, häufig unmöglich. In Anbetracht, dass sämmtliche als Surrogat benützte Blätter ärmer an Stickstoff und an Aschenbestandtheilen als das Tabakblatt sind, wird eine Stickstoff- und Aschebestimmung das sichere Constatiren der Fälschung ermöglichen. Durch den Zusatz der **Saucen** werden die in Wasser löslichen Bestandtheile des Tabaks vermehrt. Tabak, welcher mehr als 55% in Wasser löslicher Stoffe enthält, ist nach PHILIPPS mit Saucen versetzt.

Der Schnupftabak hat seine eigenthümlichen Verfälschungen, unter denen Nieswurz die schädlichste ist. In Indien und in Nordamerika werden demselben gepulverte Blätter verschiedener Rhododendronarten, welche narkotische Eigenschaften besitzen, beigemengt. Ueberdies wird der Schnupftabak durch Zusatz indifferenter, staubförmig zerriebener Stoffe (Kalk, Sand, Oker, Seegras, Moos u. a.) beschwert.

Literatur: J. Nessler, Der Tabak, seine Bestandtheile und seine Behandlung. Mannheim 1867, 2. Aufl. — F. Dornblüth, Die chronische Tabakvergiftung. Leipzig 1877. — J. König, Die menschlichen Nahrungs- und Genussmittel. Berlin 1880, 3. Aufl. — T. F. Hanausek, Die Nahrungs- und Genussmittel aus dem Pflanzenreiche. Kassel 1884. — J. Möller, Mikroskopie der Nahrungs- und Genussmittel aus dem Pflanzenreiche. Berlin 1886, J. Springer. — Ladreit de Lacharrière, Einfluss des Tabaks auf die Entstehung von Ohrenkrankheiten und Taubheit. Annal. des malad. de l'oreille. 1878. — Jacquemart, Wirkung des Tabaks auf die Geschlechtsorgane. Paris méd. 2 Juin 1881. — A. P. Fokker, Ueber die hygienische Bedeutung des Tabakrauches. Weekblatt van het Neerl. Tijdskr. voor Geneeskunde. 1884, 35; Schmidt's Jahrb. 1884, 8. — Zulinski, Ueber den Einfluss des Tabakrauchens auf den thierischen und menschlichen Organismus. Przeglad lekarski. 1884; Deutsche Med.-Ztg. 1884. — H. Seldan, Ueber die Gefahren des Tabakrauchens. Helsovännen. Arg. 1. Nr. 5; Allg. med. Central-Ztg. 1886, 42. — Favarger, Ueber chronische Tabakvergiftung und ihren Einfluss auf Herz und Magen. Bericht der Gesellschaft der Aerzte in Wien. Sitzung vom 18. Februar 1887; ausserdem Gerold's Verlag, Wien 1887. — Decaisne, Ueber die Folgen des Tabakmissbrauches. Sitzung der Acad. de méd. in Paris. 17. April 1887. — L. Jankau, Tabakrauchen von Kranken und Reconvalescenten. Zeitschr. f. Krankenpflege. 1895. — Jakoby, Die chronische Tabakintoxication. New-Yorker med. Monatsschr. 1897. — L. Lewin, Lehrbuch der Toxikologie. 2. Aufl., Wien und Leipzig 1897. — H. Frölich, Gesundheitspflege für Tabakraucher. Centralbl. f. allg. Gesundheitspflege. XVI. Jahrgang.

Loebisch.

Tabarz, Ortschaft in Sachsen-Coburg-Gotha, mit Wasserheil-Anstalt.

Monographie: Lear, 1882. *H. M. L.*

Tabernacula, Zeltchen, sind eine selten gebrauchte Arzneiform, die angewendet wurde, um schlecht schmeckende Arzneistoffe, wie namentlich Santonin, annehmbarer zu machen. Die Grundlage der Tabernacula ist ein steifer Brei aus Zucker und Eiweiss, dem die Arzneistoffe beigemischt werden. Die Masse wird dann durch eine Trichterform gepresst, und erhält so eine schneckenhausartige Gestalt. Die Dosirung ist bei dieser Arzneiform eine unvollkommene, denn die Mischung der Masse mit dem Arzneistoff ist keine gleichmässige, und die einzelnen Tabernacula haben ungleiches Gewicht.

Geppert.

Tabes, Schwund, Auszehrung = φθίσις; fast nur noch in Zusammensetzungen (Craniotabes, Tabes dorsualis, meseraica u. dergl.) gebräuchlich.

Tabes dorsualis (Rückenmarksschwindsucht, Ataxie locomotrice progressive, graue Degeneration der hinteren Rückenmarkstränge).

Vorbemerkung.

Seit der ersten und zweiten Auflage dieser Encyklopädie, 1881 und 1889, und meiner Bearbeitung des Artikels Tabes dorsualis hat die Literatur dieser Krankheit eine ausserordentlich grosse Bereicherung, zum Theil von grosser Bedeutung, erfahren. Fast alle zahlreichen Capitel nehmen daran Theil durch neue Untersuchungen, neue Thatsachen, neue Erfahrungen und neue Erfindungen. Ueber alle Punkte dieser interessanten und vielgestaltigen Krankheit haben lebhafte und zum Theil sehr lang ausgesponnene Discussionen stattgefunden, infolge dessen die herrschenden Ansichten vielfach gewechselt und nur langsam zu bestimmterer Form sich abgeklärt haben. Um einigermassen einen Einblick in diese lebhafte Arbeit — nicht blos deutscher, sondern namentlich auch französischer Autoren — zu geben und daraus die jeweilige Gestaltung der herrschenden Ideen abzuleiten, müsste ich eine sehr tiefgreifende Vervollständigung und Umgestaltung der meisten Capitel unternehmen. Unstreitig würde dadurch die Lebendigkeit und Originalität der ersten Bearbeitung wesentliche Einbusse erleiden. Ich habe daher vorgezogen, die erste Bearbeitung mit einigen Verbesserungen und Vervollständigungen — nicht sehr eingreifender Art — beizubehalten und ihr die nach den Capiteln zusammengeordneten Nachträge folgen zu lassen, welche die seitherige Entwicklung der Arbeiten darstellen sollen.

Hierzu bin ich um so mehr ermuthigt und berechtigt, als ich schon in der ersten Bearbeitung dem Widerstreit der Ansichten und dem Kampf gegen meinen eigenen Standpunkt Ausdruck gegeben habe. Da ich mit Befriedigung sagen kann, dass die seitherige Entwicklung der wissenschaftlichen Arbeiten mir fast überall Recht gegeben hat und dass ich auch während dieses Zeitraumes in die Richtigstellung der wissenschaftlichen Frage selbstthätig eingegriffen habe, so hoffe ich, dass es für den Leser nicht ohne Interesse sein wird, in solcher Weise den Kampf der Meinungen — ich möchte fast sagen dramatisch entwickelt — zum Ausdruck gebracht zu haben.

Begriffsbestimmung und Bezeichnung. Unter Tabes dorsualis verstehen wir eine chronische, in der Regel progressiv verlaufende Rückenmarkskrankheit, welche in ihrem ausgebildeten Stadium durch eine eigenthümliche, als Ataxie bezeichnete, Störung der Muskelaction charakterisirt ist, und welcher eine Degeneration der hinteren Stränge des Rückenmarks zugrunde liegt.

Diese Definition geht von dem typischen Bilde der vollkommen ausgebildeten Krankheit aus; die Aufgabe eingehender Studien ist es, die Krankheit in ihren verschiedenen Stadien und Modificationen, wo sie von dem typischen Bilde mehr oder minder abweicht, wieder zu erkennen. Die Begriffsbestimmung muss sich an die typischen Symptome halten; die obige unterscheidet unsere Krankheit einerseits von den acuten Ataxien, andererseits von den noch etwas unklaren Krankheitsprocessen, welche eine gewisse Aehnlichkeit der Symptome darbieten, aber ihrem ganzen Verlaufe nach eine tiefe Alteration des Rückenmarks *nicht* annehmen lassen.

Die Möglichkeit, dass der Process der Tabes in seinen Anfangsstadien nicht im Rückenmark selbst, sondern in den peripheren Nerven gelegen ist, wird durch Untersuchungen nahegelegt, welche in den letzten Jahren von Déjérine, Oppenheim, Siemerling, C. Westphal, wie auch von mir selbst (1863), sowie von Goldscheider über die Betheiligung der peripheren Nerven an der Tabes angestellt worden sind. Auch der Umstand, dass in mehreren Fällen von Tabes dorsualis mit Muskelatrophie eine Neuritis der motorischen Nerven constatirt wurde (Goldscheider), spricht zu Gunsten einer solchen Auffassung.

Was die *Bezeichnung* der Krankheit betrifft, so hat sich der seit Romberg in Deutschland allgemein acceptirte Name *Tabes dorsualis* auch in der Literatur des Auslandes eingebürgert, und mit Recht schon deshalb, weil Romberg unter dieser Bezeichnung die erste, trotz mancher Mängel, classische Schilderung gab; aber auch deshalb, weil diese Bezeichnung am wenigsten über die Natur der Krankheit präjudicirt, gleichsam als Eigenname derselben gelten kann.

Die deutsche Uebersetzung »*Rückenmarksdarre*«, »*Rückenmarksschwindsucht*« entbehrt des letztgenannten Vorzuges und ist zu sehr geeignet, den an der Krankheit Leidenden Schrecken einzuflössen, ein Eindruck, der, wie auch sonst häufig, durch das Fremdwort gemildert wird.

Der von Duchenne eingeführte Name der Krankheit: *Ataxie locomotrice progressive*, ist von den vorherrschendsten Eigenschaften der Symptome und des Verlaufes hergenommen und hat sowohl die Vorzüge, wie die Nachtheile einer solchen symptomatologischen Bezeichnung. Sehr geeignet für die typische Form, wird es schwer, auf Anfangsstadien oder complicirte Formen diesen Namen anzuwenden, wenn das Symptom der Ataxie fehlt. Die Bezeichnung, noch vielfach angewendet, besonders in Frankreich, wird augenscheinlich durch die alte deutsche verdrängt.

Endlich die anatomische Benennung: *Hinterstrangsklerose*, *Degeneration der hinteren Rückenmarksstränge* kann als Krankheitsname nicht gelten, zumal gegenwärtig, da wir wissen, dass der Process nicht auf die Rückenmarksfasern beschränkt ist, sondern das ganze sensible Neurom umfasst. Die anatomische Bezeichnung hat sich denn auch bei den Aerzten nicht eingebürgert, die Mehrzahl der Aerzte bezeichnet die Krankheit als Tabes dorsualis.

Geschichtliches.

Das Krankheitsbild der Tabes dorsualis ist unstreitig in Deutschland zuerst erkannt und präcisirt worden. ROMBERG, in seinem Lehrbuche der Nervenkrankheiten, hat die erste classische Schilderung dieser Krankheit gegeben.

Der Ausgangspunkt der klinischen Studien bildete allerdings die Hippokratische Tabes dorsualis, welche, wie jetzt allseitig anerkannt ist, eine ganz andere Krankheit darstellt, nämlich einen infolge von Geschlechtsausschweifungen eintretenden und mitunter zur Phthise (?) fortschreitenden Marasmus, welcher eine gewisse Aehnlichkeit mit Rückenmarkskrankheiten darbieten kann. Allmählich wurde der Begriff der Tabes dorsualis auf chronische Rückenmarkskrankheiten beschränkt, unter denen die häufigste die uns beschäftigende Krankheitsform ist. Nach den Vorarbeiten von W. HORN[1]), STEINTHAL[2]) u. a. (der letztere brachte eine sehr ausführliche Krankengeschichte und die erste werthvolle Autopsie in Deutschland) fasste ROMBERG[3]) das Krankheitsbild in der bekannten Schilderung zusammen. Alle deutschen Aerzte und Studirenden waren hinlänglich mit demselben vertraut. Indessen bei dem Mangel genügender anatomischer Untersuchungen fehlte ein erwünschtes Verständniss von dem Wesen und der Bedeutung der Krankheit; sie begann wieder ins Unbestimmte zu verschwimmen. WUNDERLICH schlug die ganz vage Bezeichnung der progressiven Spinalparalyse vor (1861). Eine frische Anregung zum Studium und zum Verständniss der Krankheit wurde durch DUCHENNE (1857/58[4]) gegeben, als er sie, freilich zuerst als eine ganz neue Krankheit, unter dem Namen Ataxie locomotrice progressive beschrieb, dabei aber die wesentlichste Eigenthümlichkeit derselben, die Coordinationsstörung der Muskelaction bei erhaltener motorischer Kraft, richtig erkannte. Dieses führte zum Verständniss des Symptomenbildes.

Der Aufschwung, den die Nervenkrankheiten in jener Zeit, zum Theil durch die Elektrophysiologie (DU BOIS-REYMOND), zum anderen Theil durch die Einführung der Elektrotherapie (DUCHENNE und R. REMAK) erfuhren, regte auch zu zahlreichen Studien über die Natur der in Rede stehenden Krankheit an. Von vielen Seiten wurden nun auch pathologisch-anatomische Untersuchungen beigebracht, welche die Identität der ROMBERG'schen und DUCHENNE'schen Krankheit, sowie ihren Zusammenhang mit einer sklerotischen Atrophie der hinteren Rückenmarksstränge nahe legten.

Diese graue Degeneration des Rückenmarks war bereits durch eine nicht ganz unbeträchtliche Anzahl von Leichenuntersuchungen bekannt, welche in den Werken von HUTIN, OLLIVIER und CRUVEILHIER niedergelegt sind; in England kamen einige Beobachtungen von TODD[5]), in Deutschland die bereits erwähnte von STEINTHAL hinzu. Allein der innere Zusammenhang dieser anatomischen Läsion mit der Tabes erschien noch so wenig plausibel, dass ROKITANSKY 1856 einen diffusen chronischen Entzündungsprocess, durch welchen das Rückenmark schliesslich in einen knotigen Bindegewebsstrang verwandelt würde, als Grundlage der Rückenmarksdarre bezeichnete.

Zahlreiche Untersuchungen aus dem Anfange der Sechzigerjahre liessen kaum mehr einen Zweifel darüber, dass die Degeneration der hinteren Rückenmarksstränge anatomisch einen bestimmten Krankheitsprocess constituire und dass dieser mit dem Krankheitsbilde der Tabes dorsualis in Zusammenhang stehen müsse. In Frankreich erschienen mehrere Beobachtungen und Untersuchungen von OULMONT, DUMESNIL, CHARCOT, VULPIAN, BOURDON, LUYS u. a., welche sich ebensowohl mit der pathologischen Anatomie beschäftigen, als auch ein theoretisches Verständniss dafür anbahnten, wie der Symptomencomplex mit der Function der erkrankten Rückenmarkspartien in Einklang zu bringen sei. Die französischen Arbeiten sind dann in der ausführlichen, als Preisarbeit erschienenen Monographie von TOPINARD[6]) zusammengefasst. In Deutschland erschienen fast gleichzeitig die Arbeiten von EISENMANN[7]), N. FRIEDREICH[8]) und die Monographie von mir.[9]) In den Resultaten der anatomisch-histologischen Untersuchung stimmen die beiden letztgenannten Arbeiten hinreichend überein, weniger in der klinischen Seite und der pathologischen Physiologie. FRIEDREICH hatte schon hier die hereditäre Form mehr ins Auge gefasst, deren Kenntniss er später vervollständigte und welche wir jetzt von der Tabes gänzlich trennen. Ich selbst hatte mir die Aufgabe gestellt, aus einer sorgfältigen pathologisch-anatomischen und klinischen Analyse der Krankheit die Möglichkeit eines pathologisch-physiologischen Verständnisses und damit eine sichere klinische und anatomische Diagnose zu begründen. Mit Rücksicht hierauf habe ich dem Studium der Sensibilitätsstörungen eine grössere Aufmerksamkeit zugewendet, als es bis dahin geschehen war, und diejenige Theorie der Krankheit aufgestellt, die ich weiter unten entwickeln werde, welche zwar vielfach scharf angegriffen, doch die einzige ist, welche überhaupt Bestand gehabt hat und welche, wenn ich nicht irre, nunmehr zur allgemeinen Geltung gekommen ist.

Das Studium der Tabes dorsualis ist in der Folge durch zahlreiche Arbeiten gefördert und vervollständigt worden; als wesentlichste Fortschritte in der Symptomatologie haben wir die Erkenntniss zahlreicher Complicationen (Muskelatrophie, viscerale Krisen — Crises gastriques, laryngées, uréthrales, nephritiques etc. —, Herzaffectionen) zu nennen, namentlich aber das für die Diagnose wichtige, zuerst von C. WESTPHAL (1878), bald darauf auch von W. ERB studirte Verhalten der Sehnenreflexe. Die pathologische Anatomie ist durch die neueren Methoden der mikroskopischen Färbung (WEIGERT, NISSL u. A.) wesentlich bereichert worden. Aetiologisch ist die Entstehung der Tabes nach Trauma durch zahlreiche Beobachtungen gestützt, die Discussionen über die ätiologische Bedeutung der Syphilis sind noch immer nicht abgeschlossen, neigen sich aber immer mehr meinem Standpunkte zu. Therapeutisch ist die Nervendehnung (LANGENBUCH, 1879) wohl vollständig verlassen, dagegen wird die Suspensionsbehandlung (nach MOTSCHUTKOWSKY), welche auch von CHARCOT empfohlen wurde, noch heute geübt. Von viel grösserer Bedeutung hat sich die mechanische Uebungs- oder Compensationstherapie entwickelt, welche zuerst von E. FRAENKEL (Heiden) begründet, dann in meiner Klinik von GOLDSCHEIDER, P. JACOB und mir selbst weiter ausgebildet worden ist.

Pathologische Anatomie.

Schon nach Eröffnung des Wirbelcanals und des Sackes der Dura mater erscheint das Rückenmark gewöhnlich auffällig dünn und an der hinteren Fläche abgeplattet. Hier zwischen dem Eintritt der hinteren Wurzeln ist die Pia verdickt und trübe und lässt auf der ganzen Länge des Rückenmarks jederseits neben der Mittellinie einen grauen oder graurothen Streifen durchschimmern; nach unten zu verbreitert sich dieser Streifen in der Regel über die ganze Hinterfläche, nach oben, d. h. nach der Medulla oblongata zu, verschmälert er sich und schwindet allmählich. Die diesen Streifen begrenzenden hinteren Wurzeln erscheinen von ihrem Eintritte an bis zu ihrer Vereinigung mit den vorderen auffallend dünn, zumal im Gegensatz zu den runden, markig-weissen vorderen Wurzeln; sie sind grauweiss, grauröthlich, schwärzlichgrau, durchschimmernd, in gleicher Weise haben viele Fäden der Cauda equina, und zwar, wie man sich überzeugen kann, diejenigen, welche von der Hinterfläche des Lendenmarkes herstammen.

eine ebenfalls dünne, graue oder graurothe, durchscheinende Beschaffenheit. Die Intensität der Rückenmarkserkrankung nimmt in der Regel von unten nach oben ab und ist im Lendenmarke am intensivsten; doch giebt es auch

Fig. 1.

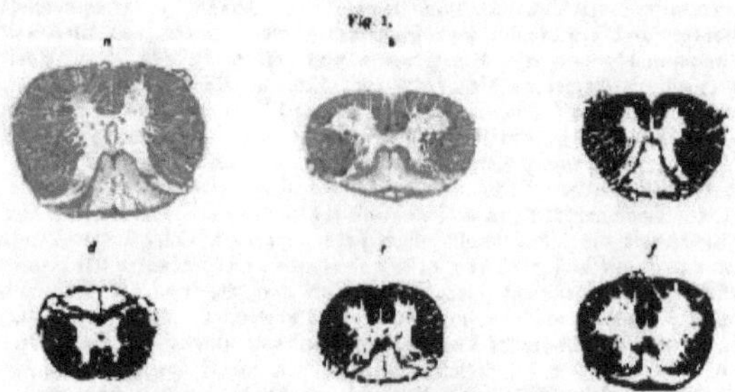

a–f sind Querdurchschnitte des Rückenmarks von dem Halstheile a bis zum Lendenwirbel f. Vergr. 2. Die erkrankten Hinterstränge sind hell, die normalen Partien dunkel dargestellt (wie bei durchfallendem Lichte).

Fälle, wo das Lendenmark relativ wenig, dagegen der mittlere Brusttheil, oder gar die Cervicalanschwellung viel stärker ergriffen sind.[10])

Fig. 2.

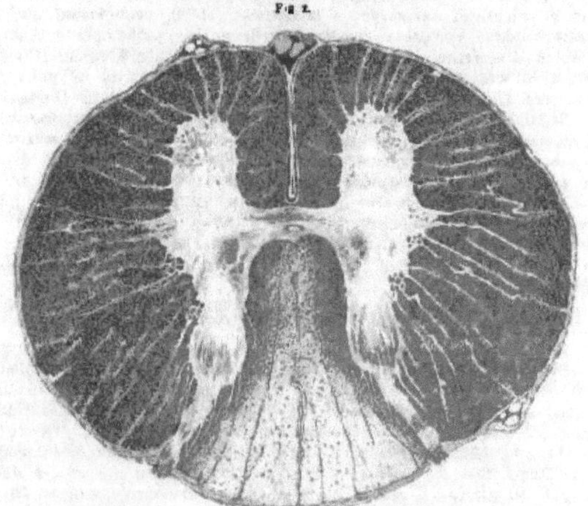

Stärkere Vergrösserung (10) des mittleren Brusttheiles. In den degenerirten Hintersträngen sieht man noch Reste vom Nervengewebe.

Es muss bemerkt werden, dass diese äusserlich auffällige Beschaffenheit der hinteren Rückenmarksstränge sehr gering sein und selbst ganz fehlen kann, obgleich sich auf dem Querschnitt eine intensive graue Degeneration kundgiebt, ja in noch anderen Fällen kann die makroskopische Degeneration auch am frischen Querschnitt des Markes geringfügig erscheinen, während sich nach der Chromfärbung oder durch die mikroskopische Untersuchung eine ziemlich intensive Erkrankung zu erkennen giebt.

Auf Querschnitten des frischen Rückenmarks zeigt sich meist in evidenter Weise jene, zuerst von OLLIVIER und CRUVEILHIER beschriebene graue Degeneration der hinteren Rückenmarksstränge. Statt der normalen markigen, weissen Substanz findet sich ein wasserhelles, graues oder grauröthliches Gewebe, welches unter die Schnittfläche einsinkt. Dasselbe nimmt in den höchsten Intensitätsgraden die ganze Substanz der Hinterstränge zwischen den Wurzeln ein, lässt aber fast immer noch mehr oder minder beträchtliche Inseln von restirender weisser Substanz frei. Solche Reste finden sich fast ausnahmslos an der Kuppe der hinteren Stränge nahe der grauen Commissur von mehr oder minder beträchtlicher Grösse, desgleichen an den äusseren Partien neben den hinteren Hörnern der grauen Substanz. Gewöhnlich ist der mittlere Theil (GOLL'sche Stränge) am stärksten afficirt; doch dürfte sich kaum je, wenigstens in grösserer Ausdehnung, die Degeneration auf sie beschränken. (PIERRET[11] hat eine solche Beobachtung mitgetheilt.) Mitunter sind sie weniger stark afficirt als die äusseren Keilstränge; dies fand ich allemal dann, wenn der Cervicalabschnitt des Rückenmarks stärker ergriffen war als der Lendentheil (Tabes cervicalis).[10])

Meist beschränkt sich die Degeneration auf die Region zwischen den hinteren Wurzeln, zuweilen jedoch überschreitet sie dieselbe. Am häufigsten breitet sie sich im unteren Brusttheile an der hinteren Peripherie über die Seitenstränge zuweilen bis zum Aequator des Rückenmarks aus, entsprechend dem Bezirk der Kleinhirnseitenstrangbahn (FLECHSIG). Diese Verbreitung kann noch als typisch gelten, zuweilen geht sie aber auch noch weiter, an der Peripherie fast immer am stärksten und greift weit in die Substanz der Seitenstränge über, nach vorn bis an die Vorderseitenstränge reichend. In einzelnen Fällen sind noch intensivere Affectionen der Seitenstränge geschildert. Wie diese Fälle zu deuten sind, ob es sich hier noch um Fälle handelt, welche unzweifelhaft als Tabes dorsualis aufzufassen sind, ob es sich um combinirte Processe handelt und wie sich diese Fälle zu den sogenannten combinirten Systemerkrankungen verhalten, darüber sind die Meinungen noch nicht geeinigt: unseren eigenen Standpunkt werden wir am Schlusse dieses Abschnittes darzulegen haben.

Die hinteren Wurzeln nehmen an dem Degenerationsprocesse regelmässig theil. Freilich ist die atrophische Beschaffenheit der in das Rückenmark noch nicht eingetretenen Stämme nicht in allen Fällen constatirt, doch ist sie fast immer deutlich; constant aber ist, soweit meine eigenen Beobachtungen reichen, eine atrophische Verdünnung derjenigen Wurzelfäden, welche von der Peripherie her durch die hinteren grauen Hörner zu den CLARK'schen Säulen treten, sowie derjenigen, welche die äusseren (Wurzel-) Zonen der Hinterstränge durchsetzen; auch die weissen Markfasern der CLARK'schen Säulen selbst sind atrophisch (LEYDEN, BERNHARDT, LISSAUER).

Die graue Substanz des Rückenmarks erscheint makroskopisch mitunter in ihren hinteren Partien atrophisch, unter dem Schnitt einsinkend; selten erstreckt sich diese Beschaffenheit auf die vordere graue Substanz.

Die Verbreitung, Anordnung und Intensität der Degeneration, wie wir sie bisher beschrieben haben und wie sie am frischen Rückenmark vom blossen Auge an der eigenthümlichen grauen Verfärbung zu erkennen ist, markirt sich nun in viel schärferer Weise nach der Erhärtung des Rückenmarks in Chrom (MÜLLER'sche Lösung, chromsaures Kali oder Ammoniak). In den genannten Chromlösungen erhärtet das Rückenmark, um zu feinen mikroskopischen Schnitten geeignet zu werden, und gleichzeitig treten die erkrankten, degenerirten Partien sehr deutlich hervor, indem sie heller gefärbt bleiben, als die mit dem Chrom gesättigt gefärbten, markhaltigen, gesunden Partien. Auf diese Weise erhält man auf jedem Querschnitte eine sehr anschauliche Zeichnung des gesunden und des kranken Gewebes, welche man nun mit dem blossen Auge oder mit der Loupe untersuchen kann (vergl. die vorstehenden Zeichnungen).

In solcher Anordnung verbreitet sich die Degeneration ziemlich regelmässig durch die ganze Länge des Rückenmarks von den hinteren Partien des Filum terminale beginnend bis hinauf zur Medulla oblongata. Am Apex des Calamus scriptorius trennen sich die Hinterstränge und mit ihnen die Degeneration, sie setzt sich in die zarten Stränge fort, welche den vierten Ventrikel umfassen, und verschwindet mit ihnen ganz unmerklich. Weiterhin ist die Degeneration nicht zu verfolgen. Nur zuweilen wurde eine grau durchscheinende Beschaffenheit der oberflächlichen unteren Schichten des Pons, zuweilen auch an der oberflächlichen Schicht der Corpp. quadrigemina beobachtet.

Die mikroskopische Untersuchung der Degeneration bietet ziemlich einfache Verhältnisse. Bei kleiner Vergrösserung (am Präparate mit schwacher Natronlösung behandelt) erkennt man, dass das Gewebe an Nervenfasern stark verarmt ist, dass die Querschnitte derselben von sehr wechselnder Grösse, zum Theil fast ganz marklos und atrophisch geworden sind und nur sparsam in dem restirenden, aufgequollenen Grundgewebe zerstreut daliegen; die (am stärksten degenerirten) Partien an der Peripherie und neben der Mittellinie der hinteren Stränge entbehren der Nervenfasern ganz oder fast ganz; in dem Fasergewebe der Neuroglia liegen mehr oder minder reichliche Corpp. amylacea, die arteriellen Gefässe haben eine verdickte, mit Zellen und Pigmentgranulationen besetzte Adventitia.

Fig. 3.

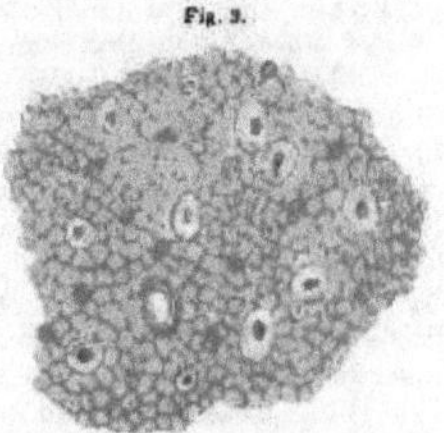

Vergrösserung [illegible]. Stellt die netzförmig-atrophische Grundsubstanz der degenerirten Hinterstränge dar, in welcher ovale Kerne liegen und einzeln zerstreute schmale Nervenfasern übrig geblieben sind.

Schnitte, nach der bekannten Clark-Gerlach'schen Methode oder nach den neueren Färbungsmethoden behandelt (Weigert'sche[12]) Fuchsinfärbung, Hämatoxylin-Blutlaugensalzfärbung etc.; Färbung nach Adamkiewicz[13]) mit Safranin und Methylenblau; Sahli's[14]) Färbung mit Methylenblau und Säurefuchsin, Nissl'sche Färbung) zeigen bei stärkerer Vergrösserung, dass die gut erhaltenen Nervenfasern keine wesentliche Degeneration erfahren haben, dass aber in den atrophischen Fasern die Achsencylinder hart, derb, etwas verdickt und glänzend erscheinen. Das Grundgewebe zeigt eine feine, netzförmige Structur und auf schiefen Schnitten bietet es öfters das Aussehen eines wellenförmigen, immer aber ziemlich kernarmen Bindegewebes. Die Kerne sind länglich, entsprechen den Kernen der Neuroglia. Die Pia mater an der Hinterfläche der Hinterstränge ist meist verdickt und ziemlich kernreich. Die hinteren Wurzeln sind in den intensiveren Fällen der Degeneration allemal deutlich atrophisch und in dünne, faserige Streifen verwandelt, in welchen nur hie und da eine markhaltige Faser restirt. Die Atrophie der Wurzelfasern ist durch das graue Hinterhorn und durch die Wurzelzonen der Hinterstränge hindurch deutlich bis in die Clark'schen Säulen[15]) zu verfolgen.

Was die graue Substanz betrifft, so erscheint dieselbe in ihren hinteren Partien gewöhnlich weitmaschig, atrophisch, die vordere Partie gewöhnlich normal, doch ist es nicht selten, dass auch hier eine gewisse Armuth an markhaltigen Nervenfasern auffällt. Die *Ganglienzellen* zeigen nur in vereinzelten Fällen eine deutliche Atrophie, und zwar sind dies Fälle, in welchen sich schon bei Lebzeiten die Tabes dorsalis mit Muskelatrophie (am häufigsten der oberen Extremitäten [14]) combinirt zeigte; in diesen Fällen besteht eine deutliche, zum Theil hochgradige Schwundatrophie der grossen multipolaren Ganglienzellen in den Vorderhörnern der Cervicalanschwellung. Diese Complication ist im ganzen selten; häufiger ist eine andere, zwar weniger prägnante, aber doch nicht zu vernachlässigende Betheiligung der Ganglienzellen, vorzüglich in der Lendenanschwellung. Sie erscheinen hier stark pigmentirt, glänzend, derb, härter und runder als gewöhnlich, auch mehr oder minder deutlich verkleinert, ihre Fortsätze ebenfalls schmal, hart und brüchig.

Es ist noch zu bemerken, dass sich die graue Degeneration der hinteren Rückenmarksstränge selten, aber doch zuweilen mit anderen anatomischen Processen combinirt. Ich selbst beobachtete einen Fall, wo gleichzeitig ein sklerotischer Herd im Halstheile bestand. Westphal [17]) beschreibt Combination mit fleckweiser Degeneration des Rückenmarks. Auch J. Wolff [18]) hat strangförmige Degeneration der Hinterstränge des Rückenmarks mit gleichzeitigen meningo-myelitischen Herden beschrieben. Combination mit symmetrischer Seitenstrangsklerose ist mehrfach angegeben worden. Dieselbe ist mit den combinirten Systemerkrankungen näher zu besprechen. Hier sei nur erwähnt, dass es sich dabei wohl kaum um Fälle von typischer Tabes handelt, sondern um combinirte Processe, über deren Deutung verschiedene Auffassungen berechtigt sind.

Von wesentlicher Bedeutung ist es nun, dass, wie namentlich die Untersuchungen von Westphal und Déjérine gelehrt haben, auch die *peripheren Nerven* an dem Processe theilnehmen. Zwar war es schon lange bekannt (Cruveilhier), dass die *Nervi Optici* mitunter eine Atrophie mit Abplattung von grau durchscheinender Beschaffenheit eingehen, welche der Rückenmarksaffection gleicht, auch ist die Atrophie an den Nerven der Cauda equina bekannt, welche oft eine Länge von mehreren Zoll einnimmt. Jedoch wurden erst in den letzten Jahren umfangreichere planmässige Untersuchungen nach dieser Richtung hin angestellt.

Die ersten Beobachtungen über die Degeneration peripherer sensibler Nerven bei Tabes rühren von mir selbst her (1863), blieben aber wie vieles Andere wenig beachtet. Dann haben C. Westphal (Berlin 1878) und Pierret nachgewiesen, dass bei Tabikern zuweilen die spinalen und cerebralen sensiblen Nerven der Sitz peripherer Atrophien sein könnten. Déjérine [141]) publicirte 1883 eine grössere bedeutende Abhandlung über denselben Gegenstand, Pitres und Vaillard [142]) gaben 1886 eine kritische Zusammenstellung aller bisher bekannten Fälle; endlich sind die sorgfältigen Untersuchungen von Oppenheim und Siemerling [138]) und Nonne [143]) zu erwähnen. Auch an den motorischen peripheren Nerven der Unterextremitäten sind analoge Degenerationen von Goldscheider beschrieben, übrigens schon früher an gelähmten Augenmuskeln der Tabischen bekannt gewesen. Atrophie der Zunge, auch der Larynxmuskeln ist mehrfach beobachtet.

Deutung des pathologisch-anatomischen Processes.

Gehen wir nun nach der Beschreibung des anatomischen Befundes zu der Frage über, *wie derselbe zu deuten und wie er zu bezeichnen ist.*

Dass es sich um einen eigenthümlichen, schwer verständlichen Process handelt, drückt bereits Cruveilhier aus, indem er sagt, er wisse dies eigenthümliche Gewebe mit keinem anderen zu vergleichen. Indessen unterscheidet er in dieser Beziehung noch nicht die disseminirte, inselförmige graue Degeneration von der strangförmigen. Ich selbst gehöre zu den ersten, welche die graue Degeneration der Hinterstränge von den chronisch entzündlichen Processen unterschieden und habe diese Ansicht am bestimmtesten vertreten, obwohl ich lange Zeit mit derselben ziemlich allein stand. Ich hob hervor, dass das Gewebe der grauen Degeneration fast vollkommen durch Schwund und Atrophie der Nervenfasern erklärt werden kann, während alle übrigen Veränderungen nebensächlich seien. Andere Autoren behaupteten die Charaktere chronischer Entzündung und fanden dieselben in den reichlichen Kernen und der zu fibrillären Faserzügen fortschreitenden Bindegewebsbildung, welche ich nur für die zusammengerückten Fasern des Grundgewebes hielt. Namentlich FROMMANN und später CYON hoben diese Bindegewebsentwicklung hervor und erklärten den Process für einen chronisch entzündlichen. Auch N. FRIEDREICH, obgleich er von degenerativer Atrophie spricht, rechnet sie zu den chronisch-entzündlichen Vorgängen mit secundärer Atrophie der Nervenfasern. CHARCOT bezeichnete den Process als chronische parenchymatöse Entzündung, was insofern eine Annäherung an meine Auffassung ist, als hiermit der eigentliche Vorgang in die Nervenfasern selbst verlegt wird. Auch ERB zählt die Krankheit zur chronischen Myelitis, lässt aber zwei verschiedene Entstehungsweisen zu, eine interstitielle und eine parenchymatöse. Ob er hierunter zwei verschiedene Formen verstehen will, darüber spricht er sich nicht deutlich genug aus.

Es ist nicht zu verkennen, dass die Rückenmarkserkrankung der Tabes sich von dem Typus der entzündlichen Processe wesentlich schon durch ihre Verbreitung unterscheidet, indem sie sich dem Verlauf bestimmter Faserbahnen anschliesst. Diese Differenz, welche ich bereits 1863 als wesentlich hervorgehoben habe, ist so durchgreifend, dass man seither nach dem Vorgange VULPIAN's die strangförmigen (funiculären) Erkrankungen des Rückenmarks von den herdförmigen principiell unterscheidet. Während die letzteren sich mehr an den Typus der Entzündung (in Herden) anschliessen, gehören jene dem Typus der seit L. TÜRK vielfach studirten secundären Degenerationen an. Um auszudrücken, dass diese Stränge einer Abtheilung Fasern von gleicher Bedeutung entsprechen, deren Besonderheit schon in der frühesten Entwicklung begründet ist, hat man sie seit FLECHSIG als Fasersysteme und die betreffenden Krankheitsformen als Systemerkrankungen des Rückenmarks bezeichnet. Die Tabes würde demnach in erster Linie zu den Systemerkrankungen des Rückenmarks gehören, allein dieser Schluss, so sehr er mit der Richtung der modernsten Rückenmarkspathologie harmonirt, stösst auf mancherlei Schwierigkeiten und kann nicht ohne weiteres acceptirt werden.

Man müsste doch voraussetzen, dass der Bezirk der tabischen Erkrankung einem und demselben Fasersystem entspricht. Allein dieses Verhältniss stösst auf Widersprüche. Man unterscheidet die Systeme der GOLL'schen Stränge und der BURDACH'schen Stränge, ja auch noch der Kleinhirnseitenstrangbahnen, so dass STRÜMPELL nicht ohne Berechtigung zu dem Schlusse kommt, die Tabes muss als eine combinirte Systemerkrankung bezeichnet werden. Physiologisch kann man sich noch immer nicht darüber einigen, dass die hinteren Rückenmarksstränge aus Fasern von gleicher Bedeutung (wenigstens ihrem wesentlichen Inhalte nach) zusammengesetzt seien. Diejenigen, welche in den Hintersträngen besondere coordinirende Fasern annehmen, können unmöglich zugeben, dass die Hinterstränge ein Fasersystem bilden und dass es sich um eine Systemerkrankung handle.

Noch einen empfindlichen Stoss hat die Lehre der Systemerkrankungen durch die beachtenswerthe Arbeit von KAHLER[134]) erfahren, welcher infolge experimenteller Untersuchungen zu dem Resultate gelangte, dass die

Hinterstränge sich aus der Einstrahlung der hinteren Wurzeln aufbauen.

So hat man sich in der Lehre von den Systemerkrankungen in Schwierigkeiten und Widersprüche verwickelt dadurch, dass man mit einem Worte zu viel sagen und in diesem Worte Thatsachen ausdrücken wollte, die noch nicht genügend feststehen. Der in die Rückenmarkspathologie eingeführte Begriff der Fasersysteme und der Systemerkrankungen hat zu einem Schematismus geführt, welcher den erwiesenen Thatsachen Gewalt anthut, indem er die Verhältnisse recht einfach und klar hinstellen und demonstriren will. Die Bezeichnung strangförmige (funiculäre) Erkrankung, welche nur beschreibt, nichts erklärt oder präjudicirt, würde ich vorziehen, wenn sie nicht schwerfällig wäre. In dieser Beziehung ist der Ausdruck Systemerkrankung bequemer und hat sich auch leichter eingebürgert; indessen verstehe ich denselben nur in dem gleichen Sinne, d. h. System gleich Faserstränge des Rückenmarks. Nach meiner Ansicht ist also die anatomische Rückenmarksläsion der Tabes als eine strangförmige (oder systematische) Degeneration der hinteren Stränge aufzufassen.*

a) Hinsichtlich der Bezeichnung des anatomischen Processes sind zwei gebräuchlich, die von CRUVEILHIER: graue Degeneration, und die ältere, dann verdrängte, aber seit einer Reihe von Jahren durch die französische Schule wieder in Mode gekommene Bezeichnung Sklerose. So wenig es für den Specialisten darauf ankommt, wie der Process bezeichnet wird, wenn er nur einen bestimmten, allgemein acceptirten Namen hat, so ist dies doch für den Arzt, welcher die anatomische Läsion nur selten sieht, nicht gleichgiltig; denn er fragt sich, warum der anatomische Zustand als Sklerose, als Verhärtung, bezeichnet wird. In der That ist das degenerative Gewebe der Tabes nichts weniger als verhärtet, es ist weich und succulent. Die Bezeichnung graue Degeneration sollte daher vorgezogen werden. Sie war in der deutschen Literatur eingebürgert, bis sie durch den Einfluss der französischen Arbeiten, besonders CHARCOT's und seiner Schüler verdrängt wurde.

b) Der Ausgangspunkt der anatomischen Processe wird jetzt allgemein in die nervösen Elemente verlegt. Discutirt wird nur noch über den Ausgangspunkt und über die Wege seiner progressiven Verbreitung. Die Zunahme der Neuroglia und des Bindegewebes zwischen den Nervenfasern wird nach den von WEIGERT formulirten Principien dahin erklärt, dass Atrophie des einen constituirenden Gewebes Hypertrophie des anderen bedingt. Hieran schliesst sich die wichtige Frage, von welchen Regionen der Hinterstränge der Process seinen Ausgang nimmt. In der grossen Mehrzahl der zur anatomischen Untersuchung gelangten Fälle ist der Bezirk der Hinterstränge in mehr oder minder gleichmässiger Weise ergriffen und die Läsion auf demselben so gleichmässig, dass man von einem verschiedenen Alter, also auch von einem Ausgangspunkte nicht wohl reden kann. Einige seltenere Fälle jedoch haben Gelegenheit gegeben, die Krankheit in sehr frühen Stadien

* Ich habe den vorhergehenden Passus aus meiner Bearbeitung vom Jahre 1881 unverändert stehen lassen, um auch hier darzuthun, dass ich die richtige Auffassung von dem pathologischen Wesen der Tabes, wie sie heute nach dem Princip der Neurontheorie erwiesen und allgemein angenommen ist, nicht nur hier, sondern schon seit 1863 durchgeführt und mit der Consequenz der festen Ueberzeugung aufrecht erhalten habe. Neue Thatsachen, welche inzwischen aufgefunden wurden und meiner Theorie zur allgemeinen Anerkennung verholfen haben, stehen mit meinen Deductionen durchaus in Einklang, so der Aufbau der spinalen Hinterstrangfasern zu den hinteren Wurzelfasern. Ich habe immer behauptet, dass die Hinterstränge zu ihrem wesentlichen Theile aus Leitungsfasern für sensible Eindrücke bestehen und habe principiell nur zwei Fasersysteme im Rückenmark anerkannt, das motorische und das sensible, eine Auffassung, mit welcher die moderne Neurontheorie durchaus im Einklang steht. Auch den Ganglienzellen der Spinalganglien habe ich meine Aufmerksamkeit geschenkt, ebenso den peripheren Nervenzweigen und den atrophischen Muskeln.

zu untersuchen. Solche Beobachtungen hat namentlich Pierret[21]) mitgetheilt; er kam zu dem Resultate, dass die Krankheit mit zwei symmetrischen Inseln beginnt, welche in den äusseren Abschnitten der Hinterstränge (Bandelettes externes) neben den Hinterhörnern gelegen sind. Diese Partie bilde die einzig wesentliche anatomische Erkrankung, während die Betheiligung der Goll'schen Stränge nur ein der aufsteigenden secundären Degeneration analoger Vorgang sei, bedingt durch die Compression und Atrophie der Wurzelfasern, welche die Bandelettes externes durchsetzen. Die mitgetheilten Details weisen darauf hin, dass der erste Anfang der grauen Degeneration des Rückenmarks in dem, dem hinteren Horn und der Einstrahlung der hinteren Wurzeln zunächst gelegenen Region zu suchen sei. Dagegen bleibt die Frage offen, ob dies der erste Anfang des Processes überhaupt ist. Man wird unwillkürlich gedrängt, noch einen weiter zurückliegenden Grund zu suchen. Die bisher berichteten, anscheinend sich mehrfach widersprechenden Thatsachen werden meiner Ansicht nach verständlich und drängen daher zu der Auffassung, welche ich seit 1863 vertreten habe, dass es sich bei der Tabes dorsualis um eine Erkrankung der sensiblen, d. h. der centripetal leitenden Faserelemente des Rückenmarks handelt. Inwieweit diese Auffassung auch zur Erklärung der Symptome und des Verlaufes genügt, werden wir später zu erörtern haben. Hier sei nur so viel hervorgehoben, dass nach allen seit Ch. Bell und van Deen angestellten physiologischen Untersuchungen anerkannt werden muss, dass die hinteren Stränge des Rückenmarks jedenfalls zum wesentlichen Theile der Leitung centripetaler, i. e. sensibler Eindrücke gewidmet sind. Die Verbreitung der aufsteigenden secundären Degeneration, das anatomische Verhalten der einstrahlenden Wurzelfasern zu den äusseren Abschnitten der Hinterstränge unterstützen diese Auffassung, während keine einzige sichergestellte Thatsache existirt, welche im Bereich der hinteren Stränge andere als sensible Fasern nachweist. Damit soll eine solche Möglichkeit nicht abgeleugnet werden, aber blosse Möglichkeiten dürfen nicht zur Erklärung anderer Erscheinungen benützt werden.

Ich habe, entsprechend meiner Auffassung der Krankheit, auf die Betheiligung der hinteren Wurzeln an dem anatomischen Processe grosses Gewicht gelegt und theils ihr häufiges Mitergriffensein nachgewiesen, theils hervorgehoben, wie leicht eine geringe Erkrankung derselben übersehen werden kann. Alle diejenigen, welche periphere Nerven untersucht haben, wissen, wie schwer es ist, einen mässigen Grad von Atrophie derselben zweifellos zu constatiren, da ein constantes Verhältniss der schmalen zu den breiten Nervenfasern nicht existirt, überdies durch die Erhärtung Veränderungen gesetzt werden.[33]) Es ist daher meines Erachtens die Annahme unzulässig, dass die hinteren Wurzeln, an denen sich Erkrankungen nicht nachweisen liessen, auch unbedingt intact gewesen sein müssen. Im Gegentheil, die Untersuchungen von Pierret u. a. über das Verhalten der Bandelettes externes und der sie durchsetzenden Wurzelfäden machen es nahezu zweifellos, dass die hinteren Wurzelfasern regelmässig an dem Processe theilnehmen. Die weitere Verbreitung des Processes von den äusseren Wurzelzonen auf die Goll'schen Stränge, die Theilnahme der Hinterhörner und der hinteren grauen Substanz, die gelegentliche Betheiligung der peripheren hinteren Seitenstränge stimmen vollkommen mit dem Verlaufe der sensiblen Elemente überein. Hierdurch wird die anatomische Verbreitung genügend erklärt, während sie sich nun einmal nicht in das Schema der Systemerkrankungen gefügig einreihen lässt.

Eine wesentliche Stütze haben meine Untersuchungen und Ansichten über die Natur und den Anfang des tabischen Processes durch die oben schon erwähnten Arbeiten über die Betheiligung der peripheren Nerven erhalten. Da diese Betheiligung ganz wesentlich die sensiblen Nerven in den peripheren Stämmen betrifft, so liegt hierin eine wichtige Stütze für meine Anschauung, dass der Process der Tabes sich in den sensiblen Nervengebieten verbreitet, und ferner auch eine Stütze dafür, dass es eben kein entzündlicher, sondern ein degenerativer Process ist, der sich nicht an die embryonalen Fasersysteme, sondern an die gleiche Function der Nervenfaserung anschliesst. Hiermit wird die Frage nahegelegt, ob der anatomische Process der Tabes stets im Rückenmark oder zuweilen auch von der Peripherie aus sich entwickelt. Man sieht, dass mir dieser Gedanke nahe lag, da ich auf die Erkrankung der hinteren Wurzeln ein entscheidendes Gewicht legte. Diese Consequenz war so unmittelbar, dass E. Cyon sie mir unterlegte und als eine willkürliche bekämpfte. Ich bedauere heute, dass ich mich, durch die heftige Opposition gedrängt, zurückzog und mich gegen diese Consequenz meiner Deductionen verwahrte. Heute will ich mich nur dagegen verwahren, als ob ich jetzt schon den peripheren Ursprung bereits für thatsächlich nachgewiesen und für den regelmässigen erklären wollte. Darüber können erst weitere Beobachtungen entscheiden.

Es bleibt uns noch übrig, einige Worte über das Verhältniss der tabischen grauen Degeneration zu anderen ähnlichen anatomischen Processen hinzuzufügen.

a) Die hereditäre Ataxie Friedreich's. Diese Krankheitsform weicht in ihrem Symptomenbilde trotz mancher Aehnlichkeit von der typischen Tabes in nicht unwesentlichen Punkten ab. Die ihr zugrunde liegende anatomische Läsion, welche Friedreich zum Theil als Grundlage für seine Untersuchungen über die degenerative Atrophie der spinalen Hinterstränge genommen hat, zeigt gleichfalls Abweichungen vom typischen Verhalten der tabischen Degeneration. Kahler und Pick haben zu erweisen gesucht, dass den Friedreich-schen Fällen eine sogenannte combinirte Systemerkrankung zugrunde liege, und man kann sich wohl nach den Zeichnungen des Friedreich-Schultze-schen Falles dieser Ansicht anschliessen. Friedreich's Ataxie wird jetzt allgemein als eine besondere Krankheit von der Tabes dorsualis unterschieden. Trotz der eifrigen Forschungen zahlreicher Neurologen ist die von Friedreich (1863) beschriebene Krankheit noch heute nicht in eine bestimmte Form gebracht.

b) Die combinirten Systemerkrankungen stehen insofern zur tabischen Degeneration in Beziehung, als dabei eine typische Degeneration der hinteren Rückenmarksstränge nebst der Degeneration anderer Faserzüge vorliegen soll. Das Vorkommen solcher echter combinirter Systemerkrankungen soll nicht unbedingt in Abrede gestellt werden, doch halte ich meine an anderer Stelle begründete Behauptung aufrecht, dass die Mehrzahl der als combinirte Systemerkrankungen veröffentlichten Fälle zur diffusen Myelitis (mit eigenthümlicher Anordnung von auf- und absteigender Degeneration, sowie von Randdegeneration) zu rechnen ist; in Uebereinstimmung damit steht es, wenn die klinische Beobachtung solcher Fälle nur sehr selten tabische Symptome erkennen liess.

c) Von grossem Interesse sind Untersuchungen, welche Tuczek[34]) über den Ergotismus veröffentlicht hat. In vier derartigen Fällen, welche zur Autopsie kamen, konnte Tuczek im Rückenmark Veränderungen constatiren, welche analog waren denen der Tabes, nur war es nicht zur Schrumpfung der Hinterstränge gekommen. Dem entsprechend hatten sich auch bei Lebzeiten ähnliche Symptome wie bei Tabes dargeboten, nämlich in allen Fällen Fehlen der Kniephänomene, Parästhesien, blitzartige Schmerzen, Gürtelgefühl, Herabsetzung der Schmerzempfindlichkeit, Schwanken bei geschlossenen Augen.

Uebrigens scheint es, dass auch bei Pellagra etwas ähnliches vorkommt, auch hier sind Atrophien der hinteren Rückenmarksstränge beobachtet.

d) Endlich noch einige Worte über diejenigen strangförmigen Erkrankungen der Hinterstränge, welche bei Hydromyelus vorkommen. Die exquisiteste Beobachtung der Art ist der vielgenannte Fall von SPAETH-NIEMEYER, bei welchem die Hinterstränge in einer grossen Ausdehnung am Rückenmark atrophirt zu sein schienen. Analoge, nicht so intensive Verhältnisse sieht man öfters. Da sich der Hydromyelus gewöhnlich in dem Bereich der Hinterstränge entwickelt, so werden diese letzteren auseinander gedrängt, an die Seite geschoben, sie atrophiren wohl zum Theil, jedoch nicht leicht in solchem Grade, wie es bei der erstgenannten Beobachtung der Fall gewesen zu sein scheint. Man kann in einzelnen Fällen die ganz zur Seite gedrängten und bandförmig gestreckten Hinterstränge noch am inneren Saum der Hinterhörner entdecken; es handelt sich daher mehr um Verschiebung und Compression, als um Schwund, ebenso werden die auseinandergedrängten hinteren Wurzeln gedrückt, ohne dass nothwendigerweise die Leitung in ihnen ganz unterbrochen ist. Solche Fälle sind daher von der Tabes sehr wesentlich verschieden und auch in ihren Symptomen trotz der Anästhesie gar nicht mit derselben zu verwechseln.

Pathologische Physiologie.

Theorie der Krankheit.

Die Aufgabe einer wissenschaftlichen Nosologie ist es, die im Krankheitsbilde beobachteten Symptome aus der anatomischen Läsion verständlich zu machen. Diese Aufgabe ist bei der vorliegenden Krankheit umsomehr von Interesse gewesen, als eine solche Uebereinstimmung keineswegs auf den ersten Blick einleuchtet. Schon bei den ersten Autopsien (STEINTHAL) überraschte es den Beobachter, dass nach einer Krankheit, die mit auffälligen motorischen Störungen verbunden war, nicht die vorderen Partien des Rückenmarks, sondern gerade die hinteren erkrankt waren. Noch waren die Entdeckungen von CH. BELL und die Experimente von VAN DEEN im frischen Gedächtniss der Aerzte und harrten der Bestätigung durch pathologische Beobachtungen am Menschen. Hier stiess man auf einen Widerspruch, der kaum lösbar erschien, und welchem CRUVEILHIER im Anschluss an seine Beobachtungen drastischen Ausdruck gab.

Mit dem genaueren Studium der Krankheit ist auch die theoretische Frage vielfach discutirt und sind verschiedene Auffassungen laut geworden, ohne dass es bisher zu einer genügenden Einigung der Ansichten gekommen wäre. Wir werden die einzelnen Theorien kurz besprechen und diejenige Theorie etwas mehr beleuchten, welche ich im Jahre 1863 aufgestellt habe, und an welcher ich auch heute als der richtigen festhalte.

Ein Vergleich der Symptome mit der anatomischen Läsion der Tabes führt sogleich zu der Ueberzeugung einer bemerkenswerthen Uebereinstimmung in einem Punkte, nämlich darin, dass anatomisch die motorischen Bezirke des Rückenmarks, sowie andererseits die motorischen Apparate, d. h. die Muskeln selbst intact geblieben sind, und dass dem entsprechend bei dem Kranken die Function der einzelnen Muskeln nach keiner Seite hin eine Abnormität darbietet; nur das Zusammenwirken der Muskeln ist gestört. Ebenso ist es verständlich, wenn sich im Verlaufe der Krankheit zahlreiche und wichtige Symptome im Gebiete der Sensibilität erkennen lassen, da die sensiblen Stränge des Rückenmarks und die sensiblen Wurzeln erkrankt sind. Zwar findet sich hier keine ganz constante Beziehung, da trotz der Erkrankung der hinteren Rückenmarksstränge und Wurzeln nicht in allen Fällen Sensibilitätsstörungen constatirt werden konnten, allein theils bestanden andere Symptome, namentlich die rheumatoiden Schmerzen, theils ist es begreiflich, dass eine gewisse Intensität der Erkrankung erforderlich wird, um deutliche sensible Symptome zu bedingen. Bis hieher ist die Sache einfach. Die Schwierigkeit beginnt erst da, wo wir das Hauptsymptom der Krankheit, die Ataxie, zu erklären verlangen. Fast alle Discussionen drehen sich wesentlich um diesen Punkt, auf welchen wir näher eingehen müssen.

Zunächst ist die Frage aufzuwerfen, ob dieses Symptom überhaupt von den anatomisch erkrankten Partien des Rückenmarks herzuleiten sei und von welchen. Die meisten Autoren stimmen wenigstens darin überein, dass die Ursache der Ataxie auf einen Verlust der Function in den anatomisch erkrankten Partien zu beziehen sei. Man möchte es für fast selbstverständlich halten, dass man den Grund eines fast constanten und so wesentlichen Symptoms auch in der constanten wesentlichen anatomischen Läsion suchen muss. Allein die Schwierigkeit einer befriedigenden Lösung der theoretischen Aufgabe hat von Zeit zu Zeit einige Autoren dazu geführt, die Ursache der Ataxie gar nicht in den anatomisch degenerirten Rückenmarkspartien, sondern anderwärts zu suchen. Ich sehe hierbei von DUCHENNE ab, welcher den Sitz der Krankheit im kleinen Gehirn, dem Centrum der Bewegungscoordination, suchte, jedoch zu einer Zeit, als er glauben durfte, dass überhaupt keine grobe anatomische Läsion vorliege. Seit aber die Constanz dieser anatomischen Läsion unzweifelhaft erwiesen ist, weise ich es als unlogisch zurück, das Hauptsymptom der Krankheit in anderen Partien zu suchen, welche gar keine anatomische Läsion darbieten, und ich halte es für eine Verirrung, wenn ein Autor meinte, die spinale Natur der Tabes fange nachgerade an, zweifelhaft zu werden.

Wenn wir es somit als feststehendes Princip betrachten, dass die Ursache der Ataxie in den erkrankten Rückenmarkspartien zu suchen sei, so zerfällt die weitere Untersuchung in zwei gesonderte Fragen: 1. Ist an diesem Symptome der Ataxie das ganze erkrankte Bereich gleichmässig betheiligt oder nur einzelne Partien? 2. Wie kommt die Ataxie zustande, welche Function muss durch die Atrophie ausfallen, um die Ataxie zu bedingen? — In Bezug auf den ersten Punkt haben namentlich CHARCOT und PIERRET zu erweisen gesucht, dass der regelmässige und wesentliche Erkrankungsbezirk der Tabes in den äusseren Bändern der Hinterstränge gelegen sei. CHARCOT leitet die Ataxie von der äusseren Hälfte der Hinterstränge (Bandelettes externes) ab, derart, dass die coordinatorischen Fasern zwischen den äusseren Wurzelbündeln liegen sollen. Verbreitet sich der Process auf die Hinterhörner der grauen Substanz und die hinteren Wurzeln, so entstehen hochgradige Anästhesien. Verbreitung auf die Seitenstränge bedingt motorische Schwäche und Lähmung, während die Verbreitung auf die GOLL'schen Stränge keine neuen Symptome bedingt. Aehnlich ist die Theorie, welche IMMERMANN (Ueber die Theorie der Tabes dorsualis. »Centralbl. d. Schweizer Aerzte.« 1881, 19) formulirt hat: die Ataxie sei auf die Erkrankung der Keilstränge des Rückenmarks, die Sensibilitätsstörungen auf die Degeneration der angrenzenden hinteren Wurzeln und der grauen Substanz der Hintersäulen zu beziehen.

Durch diese Deutungen und Beziehungen ist an sich eine Theorie der Ataxie noch nicht gegeben, sondern nur eine anatomische Vertheilung der verschiedenen bei der Tabes vorkommenden Symptome. Ich für meinen Theil kann nicht verhehlen, dass ich diese minutiös-exacte Eintheilung für schematisch und willkürlich halte und z. B. nicht einsehen kann, wie man die Symptome, welche die Erkrankung der zwischen den inneren Wurzelbündeln gelegenen Substanz der Hinterstränge bedingt, von diesen Wurzelbündeln selbst trennen will.

Die Frage, auf welche Localität die Ataxie zu beziehen ist, wird sich erst im Zusammenhang mit dem gesammten Probleme lösen lassen und ihre Beantwortung von der Anschauung abhängen, welche man über das Wesen der Tabes überhaupt acceptirt.

Die bisher aufgestellten Theorien über das Wesen der Tabes kann man in drei Gruppen unterscheiden.

Nach der einen, welche wir zuerst nennen wollen, ist die Ursache der Ataxie in einer Störung der **reflectorischen Thätigkeit** innerhalb des Rückenmarks zu suchen. Diese zuerst von BROWN-SÉQUARD aufgestellte, später von E. CYON[136]) gegen mich wieder aufgenommene Theorie steht keineswegs mit meiner Deduction in Widerspruch, befriedigt aber in keiner Weise. Zwei Einwände sind gegen dieselbe zu erheben: *a)* dass das Rückenmark nicht Centrum der Coordination ist, dass also eine Erkrankung des Rückenmarks für sich, welche nur die dem Rückenmark zugehörigen Commissurfasern betrifft, nicht ausreicht, um eine Störung der Coordination zu erklären, es müssen die höher gelegenen Centren der Coordination oder ihre Verbindungen mit dem Rückenmark lädirt sein; *b)* sodann ist es unlogisch, wie ich schon oben sagte, die Ursachen der wichtigsten Symptome der Krankheit von einer nebensächlichen und inconstanten anatomischen Läsion, nämlich der Betheiligung der grauen Substanz, herzuleiten. — Für sich allein kann demnach die Coordination nicht in die graue Substanz des Rückenmarks verlegt und eine Störung der Coordination nicht von ihr allein hergeleitet werden, doch ist damit nicht ausgeschlossen, dass die Atrophie der grauen Substanz und die Störung der Reflexbahnen an der eigenthümlichen Art der Bewegung, dem stossweisen, excessiven, motorischen Effect, einigen Antheil habe.

Als **zweite** Theorie, welche durch mehrere Modificationen, die sie erfahren hat, auch zu einer Gruppe geworden ist, nenne ich diejenige, welche ich seit 1863 formulirt und vertreten habe, nach welcher ich, um mich den Bezeichnungen von FRIEDREICH und ERB anzuschliessen, die Ataxie als **sensorische** auffasse. Nachdem französische Autoren, und zwar LONGET und CL. BERNARD, auf Grund physiologischer Untersuchungen und Experimente, sowie BOURDON und VULPIAN im Anschluss an ihre Untersuchungen über Tabes auf die Bedeutung der Sensibilität für die Coordination der Bewegung hingewiesen hatten, habe ich die Theorie dahin formulirt, dass die normale Sensibilität für die normale Coordination der Bewegungen nothwendig sei und dass aus einem (mehr oder minder beträchtlichen) Ausfall an Sensibilität die Störung der Coordination, die Ataxie, zu erklären sei. Diese Theorie, von vielen Seiten mit Beifall aufgenommen, von anderen heftig angegriffen, kann sich zwar auch jetzt noch einer allgemeinen Billigung nicht erfreuen. Doch glaube ich mich nicht zu irren, wenn ich meine, dass die fortgesetzten klinischen Studien über die Tabes, insbesondere die Studien über die Mannigfaltigkeit der sensiblen Symptome, auch in den letzten Jahren nur Beiträge geliefert haben, welche zu ihren Gunsten sprechen. Wichtige Stützen hat dieselbe auch durch den Nachweis der Betheiligung peripherer sensibler Nerven am tabischen Processe, sowie durch die sinnreichen Untersuchungen GOLDSCHEIDER's (l. c.) gewonnen. Ebenso glaube ich constatiren zu können, dass sie auch in der letzten Zeit mehr und mehr Anhänger gewonnen hat, dass ich zu den früheren hervorragenden Namen, welche sie acceptirten (RÜHLE, AXENFELD, LANDRY u. a.), neuerdings auch VULPIAN, sowie KAHLER und PICK hinzuzählen darf.

Wenn diese Theorie auch jetzt noch nicht mit völliger Sicherheit erwiesen werden kann, so ist sie doch die einzige, welche wirklich die Symptome der Tabes erklärt, und die einzige, welche bis dato standgehalten hat, während alle anderen sich alsbald als ganz unhaltbar erwiesen.

Nur als eine Modification meiner Theorie kann ich es ansehen, wenn TAKÁCS[137]) die Ataxie von der verlangsamten sensiblen Leitung abhängig macht und behauptet, dass diese ein constantes Symptom der Tabes sei. Nach TAKÁCS ist die Hinterstrangsklerose bei der Tabes nur ein secundärer Process, der primäre ist die Atrophie der hinteren Wurzeln und der Hinterhörner oder eine Meningitis spin. post. Die constanteste Form der Sensibilitätsstörung bei der Tabes ist die verlangsamte Leitung, während Anästhesie oder Hyperästhesie zuweilen vermisst werden. Die verlangsamte Leitung kommt nach Verfasser dadurch zustande, dass die graue Substanz, welche nach SCHIFF die Schmerzempfindung zu leiten hat, nun auch für die degenerirten Hinterstränge vicariirend eintritt und zwar für sie die Leitung der Tastempfindung übernimmt. Die Verzögerung der sensiblen Leitung soll nun weiter nach TAKÁCS die Störung der Bewegungscoordination bedingen, indem sich die von den Coordinationscentren ausgehenden Reize, die von den sensiblen Nerven ausgelöst werden, verspäten, wodurch die Muskelaction ataktisch wird.

Zu einer Theorie der Ataxie sind diese Deductionen schon deshalb nicht zu verwerthen, weil es TAKÁCS bisher nicht gelungen ist, die Constanz der verlangsamten Leitung nachzuweisen, ebensowenig zu zeigen, dass der Grad der Ataxie einigermassen der Intensität der Leitungsverzögerung entspräche, endlich ist auch der Nachweis, dass und wie die verlangsamte Leitung zu Ataxie führt, keineswegs präcise genug. Trotzdem will ich nicht in Abrede stellen, dass die verlangsamte Leitung in Verbindung mit den übrigen Störungen der Sensibilität imstande ist, zu der eigenartigen Ataxie beizutragen, mehr vielleicht, als wir es bis jetzt in Betracht gezogen haben.

Für eine Modification meiner Theorie halte ich auch die neuerdings von JENDRASSIK[20]) gegebene Untersuchung, welche eine Betheiligung der in der Grosshirnrinde gelegenen sensorischen Centren annimmt und dies mit den Symptomen der Ataxie in Zusammenhang bringt.

Ehe ich zur näheren Begründung meiner eigenen Theorie übergehe, habe ich noch die dritte Theorie zu erwähnen, welche die Ataxie zwar auch von den anatomisch erkrankten Rückenmarkspartien abhängen lässt, aber nicht von den in ihrer Function bereits bekannten, also namentlich nicht von den sensiblen Faserzügen, welche sie zusammensetzen, sondern diese dritte Theorie nimmt an, dass es ganz besondere coordinatorische Fasern giebt, welche in den Hintersträngen verlaufen, deren specielle Lagerung aber bisher nicht mit Sicherheit anzugeben ist. Consequenterweise müssen diese Fasern als solche angesehen werden, welche in centrifugaler Richtung leiten, denn wenn man sie centripetal wirken liesse, so würden sie von den sensiblen doch nicht principiell verschieden sein; die Annahme besonderer coordinatorischer Fasern ist meines Wissens zuerst von TODD ausgesprochen, nicht geradezu zur Theorie formulirt, sondern mehr ein Ausdruck der klinischen Beobachtung, dass die hinteren Stränge des Rückenmarks diejenigen Fasern enthalten müssen, welche den coordinatorischen Einfluss vom Gehirn zur Peripherie leiteten. Auch CHARCOT nimmt eigene coordinatorische Fasern an, welche neben den Bandelettes externes der Hinterstränge gelegen sind, doch äussert er sich nicht darüber, in welchem Sinne die Leitung in ihnen stattfindet und wie man sich den Mechanismus der Coordination zu denken habe.

Diese dritte Theorie ist auch von N. FRIEDREICH und nach ihm von ERB vertreten worden. Beide schicken zu ihrer Begründung zunächst die negative Beweisführung voraus, dass sie die von mir vertretene sensorische Theorie für unzulässig erklären. FRIEDREICH's Ansicht geht dahin, dass die Ataxie durch Störung derjenigen Bahnen im Rückenmark bedingt sei, welche die Einflüsse des Coordinationscentrums, das ausserhalb des Rückenmarks zu suchen ist, zu den motorischen Nerven leiten. Diese Bahnen liegen in den Hintersträngen. Leiten sie centripetal oder centrifugal? ERB (l. c. pag. 157/58), der die Theorie FRIEDREICH's acceptirt hat, spricht sich dahin aus, dass es sich um eine motorische (durch Störung der centrifugalen Bahnen erzeugte) Ataxie handelt. »Es müssen also,« sagt ERB weiter, »im Rückenmark eigene, der Coordination dienende, centrifugale Fasern vorhanden sein und nur wenn diese bei einer spinalen Erkrankung mit betheiligt werden, tritt Ataxie ein. Wo diese Fasern liegen, ist eben noch gänzlich unbekannt. Vorläufig haben wir bei vorhandener Ataxie zunächst an eine Erkrankung der Hinterstränge zu denken, und zwar, wie es nach CHARCOT'S neuesten Untersuchungen scheinen will, vorwiegend der lateralen, an die graue Substanz angrenzenden Partien derselben, der Gegend der äusseren Wurzelbündel (Région des bandelettes externes), der Grundbündel der Hinterstränge nach FLECHSIG. An einer anderen Stelle spricht sich ERB dahin aus, dass er die coordinatorischen Fasern in die problematischen directen Kleinhirnseitenstrangbahnen FLECHSIG'S zu verlegen geneigt ist, also in Partien, deren Mitbetheiligung an dem Processe der Tabes nichts weniger als constant ist.

Es ist nach dem eben gegebenen einfachen Referat meines Erachtens ersichtlich, auf wie schwachen Füssen diese Theorie der coordinatorischen Fasern steht. Sie ist eigentlich nur eine negative Theorie, sofern die Gründe, welche zu ihrer Stütze angeführt werden, nur negative sind, d. h. solche, welche die Unmöglichkeit einer anderen Theorie erweisen sollen. In der That, wer jede andere Theorie zurückweist, wer sich durchaus dagegen sträubt, die Ataxie von den sensiblen Functionen der Hinterstränge herzuleiten, dem bleibt schliesslich nichts anderes übrig, als sich in die Annahme zu flüchten, es müssen wohl ganz besondere Fasern sein, welche die Coordination der Bewegungen vermitteln. Allein positive Gründe für die Existenz solcher Fasern lassen sich absolut nicht beibringen. Ausser der vermeintlichen Unmöglichkeit, die Ataxie der Tabes auf andere Weise zu erklären, giebt es absolut keinen Grund für die Annahme coordinatorischer Fasern. Dazu kommt, dass es nicht gelingt, sich eine Vorstellung davon zu bilden, wie derartige Fasern functioniren sollen. Eine centrifugale Verbindung der Coordinationscentren mit der Peripherie der motorischen Apparate existirt doch schon auf dem Wege der motorischen Bahnen durch die Pyramiden-Seitenstränge und die motorischen Nervenfasern bis zu den Muskeln hin. Was nun noch andere centrifugale Fasern in den Hintersträngen sollen, ist nicht abzusehen. In unlösbare Widersprüche aber verwickelt sich diese Theorie, wenn sie der Frage näher tritt, wo diese coordinatorischen Fasern verlaufen sollen.

CHARCOT verlegt sie in die Bandelettes externes und deren Umgebung, dies sind aber nach FLECHSIG die Grundbündel der Hinterstränge: hier müssen doch die eigentlichen specifischen Fasern der Hinterstränge, d. h. ihre sensiblen, gelegen sein. Wie soll man sich vorstellen und woher soll man den Beweis nehmen, dass hier auch Fasern von ganz anderer Function gelegen sind. ERB glaubt vermuthen zu sollen, dass die coordinatorischen Fasern in der Kleinhirnseitenstrangbahn gelegen sind, eine Annahme, die dadurch plausibel erscheint, dass sie die Verbindung mit dem Kleinhirn, dem Centrum der Coordination, darstellt. Allein wie kann man das Substrat eines so constanten Symptoms, wie es die Ataxie bei der Tabes ist, in einer Rückenmarkspartie suchen, welche, wie unter anderen STRÜMPELL nachgewiesen, in den typischen Fällen gar nicht erkrankt ist? Es kann nicht schwer halten, zahlreiche Fälle zu finden, bei welchen die hinteren Seitenstränge ganz intact gefunden wurden, obgleich bei Lebzeiten exquisite Ataxie bestand.

Endlich der letzte unlösbare Widerspruch dieser Theorie besteht darin, dass sie in den Hintersträngen centrifugal leitende Fasern annimmt, während kein einziges Factum existirt, welches die Existenz derselben erweist: im Gegentheil, die Geschichte der aufsteigenden secundären Degeneration, wie sie klinisch und experimentell studirt ist, ja auch die fortschreitende Verbreitung des tabischen Processes selbst weisen übereinstimmend darauf hin, dass in den hinteren Strängen nur Fasern von centripetaler Leitung verlaufen.

Somit ergiebt sich also, dass die Theorie der coordinatorischen Fasern vollkommen hinfällig ist; sie kann sich nicht auf positive Thatsachen stützen und steht mit bekannten und anerkannten Thatsachen im Widerspruch. Ueberdies erklärt sie das, wozu sie aufgestellt ist, nicht; der Mechanismus ihrer Thätigkeit bleibt absolut dunkel. —

Diejenige Theorie, welche ich selbst vertrete, geht dahin, dass die bereits bekannte und erwiesene Function, welche den hinteren Strängen und Wurzeln zukommt, nämlich die sensible Function, für die Coordination der Bewegungen nothwendig sei, und dass ihre Läsion die Coordination störe, also zu Ataxie führe. Diese von mir 1863 formulirte und durch spätere Untersuchungen geprüfte und gefestigte Theorie basirt auf folgenden Gründen:

1. Die von dem pathologischen Process ergriffenen Theile des Rückenmarks stehen der Sensibilität vor. Dies ist mit grösserer Sicherheit von den hinteren Wurzeln erwiesen, als von den hinteren Strängen. Ueber die sensible Function der hinteren Wurzeln besteht seit Ch. Bell kein Zweifel. Für die Hinterstränge hat van Deen durch experimentelle Untersuchungen ihre Sensibilität nachweisen wollen, doch war es nach Schiff's Untersuchungen wahrscheinlicher, dass sie selbst unempfindlich sind. Dagegen ist ihre Beziehung zu den hinteren sensiblen Wurzeln aus anatomischen Gründen und aus der Entwicklungsgeschichte kaum zweifelhaft. Die äusseren Bezirke, welche sich aus dem Grundbündel der Hinterstränge zusammensetzen, stehen zu den in sie einstrahlenden hinteren Wurzeln in unmittelbarer Beziehung und die Goll'schen Stränge werden allgemein als centripetale Fortsetzung dieser Fasern nach dem Gehirn zu angesehen. Es kann daher kaum zweifelhaft sein, dass die Hauptmasse dieser Abschnitte aus sensiblen, d. h. die Leitung von der Peripherie nach dem Centrum leitenden Fasern gebildet wird. Wenn es auch möglich ist, dass sie ausser diesen Fasern noch andere, von unbekannter Function enthalten, so liegen doch keine positiven Gründe für eine solche Annahme vor, und zumal ist das Vorkommen von centrifugalen Fasern durchaus mit dem Bau der Hinterstränge in Widerspruch.

Es ist nun freilich zu bemerken, dass die Experimente an Thieren nicht ganz mit diesem Verlaufe der sensiblen Fasern übereinstimmen, und dass namentlich die Untersuchungen von Ludwig und Woroschiloff eine intimere Betheiligung der Seitenstränge zu der Sensibilität wahrscheinlich machen. Indessen scheint es mir, dass dieser Widerspruch auf die Auffassung unserer Krankheit keinen Einfluss haben kann. Abgesehen von den Einwänden, welche man gegen die absolute Beweiskraft solcher, trotz aller Sorgfalt sehr eingreifender Experimente erheben könnte, abgesehen von dem Bedenken, welche der directen Uebertragung von Resultaten der Thierexperimente auf den Menschen entgegenstehen, so würde auch das Vorhandensein von sensiblen Elementen in den Seitensträngen nicht nothwendig ihre constante Degeneration bei der Tabes bedingen müssen. Eine erfreuliche und bemerkenswerthe Unterstützung dieser Deductionen geben die Untersuchungen von Kahler über die Faserung der Hinterstränge. Er kommt zu dem Resultat, die Degeneration der Hinterstränge lasse sich durch die Hypothese begreifen, dass die Erkrankung sich primär in den langen aufsteigenden Bahnen localisirt.

Ich habe, um die Bedeutung des tabischen Processes für die Sensibilität sicherer zu deduciren, von Anfang an viel Gewicht auf die Betheiligung der hinteren Wurzeln gelegt, und habe nachgewiesen, dass dieselben in der Mehrzahl der Fälle anatomisch degenerirt waren. Ich habe ferner deducirt, dass in Fällen, wo sie kaum merkbare anatomische Läsionen darbieten, ihre Integrität darum noch nicht zweifellos ist, weil, wie es von allen auf diesem Gebiete bewanderten Mikroskopikern anerkannt werden muss, geringe Grade der Atrophie von den Schwankungen der normalen Verhältnisse nicht sicher zu unterscheiden sind. Es ist daher eine constante Betheiligung der Wurzeln an dem Processe mindestens sehr wahrscheinlich und dieser Wahrscheinlichkeit entspricht es, dass sich die Wurzelfäden, welche die zuerst erkrankenden äusseren Bänder der Hinterstränge durchsetzen, constant betheiligt finden, sie erscheinen schmäler und weniger markhaltig als die gesunden Fasern.

2. Eine wichtige Stütze erhielt meine Theorie durch die Untersuchungen über die Betheiligung der peripherischen sensiblen Fasern bei der Tabes (Westphal, Déjérine, Oppenheim[128]) und durch das Auftreten der Ataxie nach acuten Krankheiten im Gefolge von peripherer multipler Neuritis. Die sensible Form dieser Neuritis führt zu ataktischen Symptomen und die acute Ataxie dieser Form lässt allemal Erkrankungen sensibler Bahnen erkennen. (Ich habe diese Verhältnisse in meiner Arbeit über multiple Neuritis[129]) ausführlicher besprochen.)

3. Die Sensibilität ist bei der Tabes regelmässig afficirt. Allgemein ausgedrückt kann dieser Satz nicht bezweifelt werden. Lancinirende Schmerzen, Parästhesien, Gürtelgefühl, Anästhesien sind nach der einen oder anderen Richtung constante Symptome.

4. Die Integrität der Sensibilität ist für die normale Coordination der Bewegungen nothwendig und eine Störung der Sensibilität bedingt auch eine Störung der Coordination. Dieser Satz stützt sich auf Deductionen und Untersuchungen, welche zum Theil schon von Ch. Bell in seiner Abhandlung über den Muskelsinn dargelegt sind. Dann aber haben die physiologischen Untersuchungen und Experimente von Longet und Cl. Bernard die Bedeutung der Sensibilität für die normalen Bewegungen dargethan. Die Versuche Cl. Bernard's habe ich in Gemeinschaft mit J. Rosenthal wiederholt und modificirt. Sie ergeben als unzweifelhaftes Resultat, dass die normale Art und Leistung der Bewegung durch Störungen der Sensibilität wesentlich beeinträchtigt wird. Dieser Schluss kann nicht bestritten werden, wenn es auch discutabel bleiben mag, inwieweit diese experimentellen Motilitätsstörungen mit der tabischen Ataxie übereinstimmen.

5. Die Störungen der Sensibilität bei der Tabes stehen zwar nicht absolut, aber doch einigermassen im Verhältnisse zur Intensität der Ataxie. Dieser Satz ist zwar von mehreren Seiten bestritten worden, indessen halte ich ihn doch in der concedirten Einschränkung für unbestreitbar richtig. Nur muss ich bestimmt hervorheben, dass ich nicht blos die Anästhesie der Haut im Sinne habe, sondern die gesammten mannigfaltigen sensiblen Störungen, welche oben analysirt sind. Jeder, der auch nur mässig reiche Erfahrungen besitzt, wird zugeben müssen, dass in allen Tabesfällen mit hochgradiger Ataxie die Störungen der Sensibilität auffällig sind, hochgradig und leicht zu constatiren, während man in den geringen Graden der Krankheit zweifelhaft sein kann. Genaue und sorgfältige Untersuchungen, welche alle Qualitäten der Empfindung umfassen, sich auf das Druckgefühl, die verlangsamte Leitung, das Muskelgefühl erstrecken, werden mit gewiss nur äusserst seltenen Ausnahmen zu der Einsicht führen, dass der Grad der Ataxie der Summe der Sensibilitätsstörungen entspricht.

Die Untersuchungen Goldscheider's[18]) über den Einfluss des Gefühls auf die Sicherheit der Bewegungen zeigen ebenso wie seine früheren Untersuchungen über diese Frage durch neue sinnreiche Experimente, dass der Herabsetzung der peripheren sensiblen Leitung eine Abschwächung des Muskelsinnes entspricht, die sich in ataktischen Erscheinungen kund thut. Goldscheider's interessante Resultate, auf die hier nicht der Ort ist näher einzugehen, sind durchaus geeignet, die Theorie der sensorischen Ataxie zu stützen und zu befestigen.

6. Gewisse, nahezu constante Symptome der Tabes, insbesondere die Steigerung der Ataxie im Dunkeln oder bei geschlossenen Augen sind auf keine andere Weise als durch die Bedeutung der Sensibilität für die Coordination der Bewegungen verständlich.

Gegen diese Beweisführung sind Einwände erhoben worden, mit denen wir uns noch zu beschäftigen haben.

a) Der wichtigste Einwand ist der, dass es Fälle von Tabes mit Ataxie giebt, welche auch bei sorgfältigster Prüfung keine Störung der Sensibilität erkennen lassen. Es ist natürlich schwierig, solchen Beobachtungen zu widersprechen. Ich kann nur so viel sagen, dass ich im Laufe von mehr als fünfundzwanzig Jahren, in denen mir doch gewiss eine ganz erkleckliche Anzahl von Tabikern durch die Hände gegangen ist, derartige Fälle nie gesehen habe. Ich kann ferner darauf hinweisen, dass derartige Beobachtungen, welche sich in der älteren Literatur ziemlich zahlreich vorfinden, immer seltener werden, seitdem man die Prüfungen der Sensibilität genauer vornimmt. Wenn daher doch noch solche Fälle vorkommen sollten, so glaube ich, dass die Prüfungen der Sensibilität auch jetzt noch nicht exact genug sind, oder dass es sich um Fälle handelt, welche nicht zur Tabes zu rechnen sind.

b) Es ist eingewendet, dass die in den Experimenten erzeugte Bewegungsstörung nicht der tabischen Ataxie gleicht. Das soll gerne zugegeben werden, die Experimente sollen nur beweisen, dass die Beeinträchtigung der Sensibilität auch die Motilität beeinträchtigt. Die Bedingungen, welche man experimentell setzen kann, bleiben von den Verhältnissen der Tabes so weit entfernt, dass eine vollständige Uebereinstimmung nicht erwartet werden kann.

c) Der dritte Einwand besteht darin, dass es Anästhesien giebt ohne Ataxie. Als Beweis für diesen Einwand werden Fälle von hysterischen Anästhesien, von halbseitiger Anästhesie und namentlich der vielbesprochene Fall von SPÄTH[141] ins Feld geführt. Zunächst bemerke ich dagegen, dass einseitige Anästhesien gar nichts, hysterische Anästhesien sehr wenig beweisen können, und dass bei genauerer Prüfung der Fälle fast allemal gewisse Zeichen der Ataxie beobachtet werden, wenn sie auch nicht dem Schleudern der Tabischen gleichkommen. Unsicheres Fassen, unsicheres Gehen bei Ausschluss des Sehens dürfte kaum je fehlen, sowie auch der Patient von SPÄTH bei geschlossenen Augen sofort umfiel, ein Symptom, welches zu den constantesten der Tabes gehört.

Als einzige Stütze des genannten Einwandes bleibt der Fall übrig, welcher im Jahre 1868 auf der NIEMEYER'schen Klinik beobachtet und analysirt und dann von SPÄTH[142] beschrieben wurde. Die später von SCHÜPPEL[143] ausgeführte Autopsie ergab einen ebenso ausserordentlichen anatomischen Befund, wie das Krankheitsbild ausserordentlich war, nämlich einen Hydromyelus, welcher die Hinterstränge des Rückenmarks in grosser Ausdehnung verdrängt und zum Theil zum Schwund gebracht hatte, auch die hinteren Wurzeln waren zum Theil in bindegewebige Stränge verwandelt. Dieser Patient bot bei Lebzeiten eine fast allgemeine Anästhesie, während die Bewegungen der Gliedmassen kräftig und zweckmässig waren. Insbesondere wird angegeben, dass an den unteren Extremitäten neben der Hautanästhesie völliger Verlust des Gefühls für passive Bewegungen und die Lage der Glieder bestand. Trotzdem konnte Patient ohne Stütze ziemlich rasch, sicher und weit gehen.

Dass dieser ausserordentliche und seltene Fall von dem Bilde der Tabes abweicht, ist sofort einleuchtend, auch der anatomische Process ist ein ganz anderer. Was das Fehlen der Ataxie neben vorhandener Anästhesie betrifft, so muss zunächst darauf hingewiesen werden, dass gewisse wichtige Symptome, wie gerade das ROMBERG'sche, vorhanden waren. Dass die Unsicherheit der Bewegungen fehlte, lässt sich, wie SPÄTH selbst anführt, daraus herleiten, dass der anatomische Process ein abgelaufener, nicht wie bei der Tabes ein fortschreitender war, daher sich ein gewisser constanter Ausgleich bilden konnte.

Die Untersuchungen von E. REMAK, von BERGER, von NAUNYN, von TAKÁCS vergegenwärtigen uns, wie mannigfaltig die Sensibilitätsstörungen bei der Tabes sind, und wie dieselben nicht durch die Abnahme der Gefühlsschärfe allein gemessen werden können. Ungleichmässigkeit des sensiblen Eindruckes, Verlangsamung und Nachempfindung summiren sich, um die unbewussten Empfindungen und Effecte auf die Coordination irre zu leiten. Derartig perverse Empfindungen können Ataxie bedingen, während eine gleichmässige Anästhesie sie nicht hervorruft.

Eine Compensation der von der Anästhesie abhängigen Folgen ist bei gleichmässigem Fortbestehen der Symptome nicht ausgeschlossen. ERB sagt l. c. pag. 108: »wenn auch allerdings bei der langen Dauer des Leidens an die Möglichkeit einer Compensation der coordinatorischen Leitung gedacht werden konnte.« ERB hat diesen sehr wichtigen Gedanken nicht weiter verwerthet. Ich dagegen halte den Gedanken an die Möglichkeit einer Compensation der Ataxie für durchaus berechtigt. Ich finde mich auch in diesem Punkte in Uebereinstimmung mit KAHLER und PICK, und verweise auf ihren Artikel über Ataxie im ersten Theile dieses Werkes.

Symptomatologie.

1. Symptome der motorischen Sphäre.

Das auffälligste und am meisten charakteristische Symptom der ausgebildeten Krankheit ist jene eigenthümliche Störung der Muskelaffection, welche DUCHENNE zuerst mit Bestimmtheit von den Lähmungen unterschieden und als Coordinationsstörung (Ataxie) bezeichnet hat. In ihr liegt die eigentliche Bedeutung der Krankheit, denn sie stört den Gebrauch der Glieder, und zwar zuerst und am meisten derjenigen, welche die Locomotion besorgen, in einer Weise, dass die Leistungsfähigkeit erheblich beeinträchtigt und in den höchsten Graden der Krankheit ganz aufgehoben ist: das Stehen und Gehen, mehr oder minder erschwert, wird schliesslich ganz unmöglich.

Dabei ist es ebenso charakteristisch und wichtig — eine Thatsache, die ebenfalls DUCHENNE zuerst erkannt und gewürdigt hat —, dass diese hochgradige Functionsstörung bestehen kann und sehr häufig besteht, ohne dass die willkürliche Kraft der Muskeln vermindert ist. Ein Kranker, welcher nicht mehr imstande ist zu gehen und zu stehen, entwickelt mit seinen Muskeln eine Kraft, welche sich, am Dynamometer gemessen, der eines gesunden Menschen gleich oder gar überlegen zeigt. Fügen wir noch hinzu, dass sich in den reinen typischen Fällen der Tabes die Muskeln in allen anderen Beziehungen ebenfalls normal verhalten, — sie sind von normaler Form und Elasticität, von normaler Ernährung und normaler elektrischer Erregbarkeit —, so ergiebt sich als Resultat, dass das Hauptsymptom der Krankheit in einer eigenthümlichen Störung der Muskelfunction besteht, welche als Coordinationsstörung, Ataxie, zu bezeichnen ist, während die motorischen Apparate an sich und in ihrem Zusammenhang mit den Centralorganen ein vollkommen normales Verhalten darbieten. Man erkennt leicht, dass dies in vollkommenem Einklange steht mit der anatomischen Integrität der motorischen Partien des Rückenmarks.

Die Ataxie der Bewegungen besteht nun darin, dass trotz normaler Contraction der einzelnen Muskeln das Zusammenwirken derselben zu einem bestimmten Bewegungszweck gestört ist, der Art, dass die intendirte Bewegung stossweise und schwankend, durch andere (seitliche) Mitbewegungen gestört, ausgeführt wird, und dass sie in der Regel excessiv ist, d. h. über das intendirte Mass hinausgeht. Diese Art der Abnormität, deren Intensität grossen Differenzen unterliegt, ist in der Mehrzahl der Fälle an den unteren Extremitäten am deutlichsten ausgeprägt und lässt sich schon erkennen, wenn man die Patienten in der Bettlage untersucht. Lässt man die Beine erheben, die Füsse übereinander schlagen, so wird man sich leicht von dieser Ungeschicklichkeit der Bewegungen überzeugen. Wo es sich noch um geringe Grade der Krankheit handelt, da tritt das noch undeutliche Symptom stärker hervor, sobald der Patient die Augen schliesst, wie es überhaupt zu den charakteristischen Zeichen der Krankheit gehört, dass die Muskelstörung durch Ausschluss des Sehens erheblich gesteigert wird, oder, wie man richtiger umgekehrt sagen muss, dass die vorhandene Störung der Muskelcoordination durch das Gesicht erheblich gemindert wird.

In geringen Graden der Krankheit constatirt man bei dieser Art der Untersuchung eine gewisse Ungeschicklichkeit und ein Uebermass der Bewegungsexcursion. In hohen Graden erreicht das Symptom eine solche Intensität, dass der Patient die Beine wie Dreschflegel umherwirft, die Umstehenden stösst, die gekreuzten Beine gar nicht mehr auseinander zu entwickeln imstande ist, und dass er sie so weit herumschleudert, bis er selbst aus dem Bette zu fallen droht.

Dieser Art der Bewegungsstörung entsprechend ist der eigenthümliche *Gang* der Ataktischen. In den ausgebildeten Graden der Krankheit hebt der Patient die Füsse zu hoch und setzt sie stampfend mit den Hacken zuerst auf, die Knie werden dabei nach hinten ausgebogen und möglichst wenig flectirt. Das Aufstehen vom Stuhl und das Niedersetzen ist schwierig. Der Kranke geräth dabei leicht ins Schwanken. Am besten geht er in gleichmässigem Schritt; ist er genöthigt stehen zu bleiben oder schneller zu gehen, oder umzukehren, so tritt vermehrte Unsicherheit ein, und er kommt in Gefahr zu fallen. Er muss mit grosser Aufmerksamkeit gehen und betrachtet mit den Augen sorgfältig den Fussboden und seine Füsse. Glatter Boden ist sehr gefährlich. Weiterhin greift der Patient zur Hilfe eines Stockes; auf der Strasse genügt auch dieser nicht mehr, der Kranke muss einen Gehilfen haben, den er unterfasst. Noch weiter werden die Bewegungen der Beine so unsicher, dass sie seitliche Schwankungen machen, sich gegenseitig stossen, ja dass sie, wenn der Patient nicht achtgiebt, einknicken; so wird das Gehen immer schwerer, immer unsicherer und schliesslich ganz und gar unmöglich. Der Kranke geht nur noch mit Unterstützung in der Stube oder kann nur einige Augenblicke stehen. Endlich hört auch dieses auf, und der Patient ist, wie ein Gelähmter, nur noch imstande zu liegen oder zu sitzen und muss seine Locomotion im Fahrstuhl bewirken.

Auch in diesem höchsten Grade der lähmungsartigen Functionsstörung besitzt der Patient noch erhebliche Muskelkraft, er erhebt die Beine im Bette, flectirt sie, und setzt der passiven Streckung einen bedeutenden Widerstand entgegen, aber alle diese Bewegungen sind stossweise, momentan, sofort nachlassend, und wenn man versucht, den Patienten auf seine Füsse zu stellen, so knicken die Knie, vielleicht auf einen Moment gestreckt, wie schwache Halme zusammen.

In den frühen Stadien der Krankheit ist die *Ataxie des Ganges* nicht deutlich; er erscheint sogar zuweilen steif, oder der Kranke hat das *Gefühl*, als seien die Beine steif. Er geht ungelenkig, breitbeinig, es ist ihm, als hinge Blei an den Füssen, als müsse er sie aus tiefem Schmutz herausheben. Besonders erschwert ist das Umwenden, Tanzen, Springen, Laufen. Obwohl der Patient noch ganz gut und kräftig geht, so ermüdet er leicht. Die Functionsstörung macht somit mehr den Eindruck einer motorischen Schwäche und die Diagnose kann schwierig sein.

Auch in dem mehr fortgeschrittenen Stadium der Krankheit kann die Ataxie fehlen, oder so gering sein, dass sie nicht auffällt, wenn nämlich gleichzeitig Muskelschwäche besteht. Dann werden die Glieder nicht geschleudert, sondern geschleift. Auch dies kann der Diagnose Schwierigkeiten bereiten, indessen lassen die übrigen Symptome meist keinen Zweifel. Dazu kommt, dass die fehlende oder geringfügige Ataxie gewöhnlich deutlich wird, wenn man den Gesichtssinn ausschliesst.

Die Affection der Hände ist in der Regel geringer oder folgt den Unterextremitäten erst spät nach. Gewöhnlich klagen die Patienten zuerst über ein feines Ziehen in den Fingern oder darüber, dass sie feine Gegenstände (Haare, Nadeln) nicht fassen können und sie leicht verlieren, wenn sie nicht achtgeben. Weiterhin verändert sich die Handschrift; das Schreiben, das Clavierspielen, Handarbeiten wird gestört, schliesslich unmöglich. Der Patient vermag nicht mehr sich selbst zu waschen, nicht die Knöpfe zuzumachen, besonders im Nacken, wo er nicht sehen kann. Weiterhin werden die Bewegungen auffallend ungeschickt, Patient verschüttet beim Essen, er lässt den Löffel fallen, er muss den Löffel wie die Gabel mit der vollen Faust fassen und schliesslich kann er nicht mehr allein essen.

Nun werden auch die Bewegungen der Oberextremitäten in sichtbarer Weise ataktisch, ähnlich den Bewegungen bei Chorea. Die Bewegungen der Finger sind eigenthümlich verdreht; beim Erheben wird die Hand wie der Arm erschüttert; das Fassen ist unsicher, ungeschickt und bedarf besonderer Aufmerksamkeit und Anstrengung.

Eine Ataxie der Kopfbewegungen, ähnlich der Paralysis agitans, kommt nur selten vor, zuweilen eine Sprachstörung, oder eine Störung der Augenbewegung, Nystagmus, welche man mit Ataxie vergleichen kann.

Es sei erlaubt, hier sogleich ein bemerkenswerthes Symptom anzufügen, nämlich, dass die motorischen Functionsstörungen, wie schon oben bemerkt wurde, bedeutend stärker hervortreten, sowie der Gesichtssinn ausgeschlossen ist, also bei geschlossenen Augen oder im Dunkeln. Hierauf beruht das bekannte Romberg'sche Symptom, dass die Patienten, wenn man sie bei geschlossenen Augen mit dicht zusammengestellten Füssen oder gar auf einem Beine stehen lässt, leicht ins Schwanken gerathen, und bei schon vorgerückter Krankheit in Gefahr kommen umzufallen. Auch bei der ärztlichen Untersuchung der Kranken im Bette kann man sich leicht überzeugen, dass die Ataxie viel stärker hervortritt, wenn man den Patienten die Augen schliessen lässt, während er die aufgegebenen Bewegungen ausführt. Endlich ist es ein häufiges Vorkommniss im Laufe der Krankheit und gehört sogar zu den ersten charakteristischen Symptomen, dass die Patienten im Dunkeln, z. B. wenn sie nachts aufstehen, oder nach Hause kommend eine dunkle Treppe heraufgehen wollen, sehr unsicher sind und sich schwer oder gar nicht orientiren können. Die Erklärung für diesen Einfluss der Dunkelheit ist leicht: der Kranke ist imstande, durch das Sehen einen Theil der Unsicherheit zu ersetzen, welche die Folge des abgeschwächten Gefühles ist. Wenn wir bei Blinden häufig beobachten, dass der Tastsinn imstande ist, einen Theil des Sehens zu ersetzen, so haben wir bei unserer Krankheit ein Beispiel, wo das Auge einen Theil des verlorenen Gefühles zu compensiren imstande ist. Alle erkünstelten Hypothesen, welche eine besondere Beziehung der Sehnerven zu den Centren der Coordination anzunehmen beliebten, sind gegenüber dieser einfachen Erklärung hinfällig.

Kürzlich ist ein Fall beschrieben, wo ein Tabeskranker, der völlig amaurotisch war, dennoch im Stehen stärker schwankte, wenn man ihn hiess, die Augen schliessen. Dieser Fall hat wiederum Veranlassung gegeben, die alte abenteuerliche Hypothese aufzuwärmen. Das beobachtete Phänomen erklärt sich leicht und einfach aus der Ablenkung der Aufmerksamkeit. Der amaurotische Tabiker muss, wenn er allein stehen soll, alle Aufmerksamkeit auf die Gefühlseindrücke seiner Füsse und seines Gleichgewichtes concentriren. Lenkt man seine Aufmerksamkeit ab, zerstreut man ihn, indem man ihn heisst die Augen schliessen, so wird er noch unsicherer und schwankt stärker.

Noch einer Eigenschaft der Muskeln bei Tabischen müssen wir gedenken, sie sind schlaff, schlaffer als normal, ihr Tonus ist herabgesetzt: die tabische Lähmung gehört zur schlaffen oder atonischen Lähmung. Passive Bewegungen lassen keinen Widerstand durch Muskelspannung erkennen. Rigidität besteht nicht, Contracturen kommen nur äusserst selten vor und gehören zu den paralytischen Contracturen. Die Ursache des herabgesetzten Tonus ist, wie ich schon 1863 ausführte, ebenfalls in der herabgesetzten sensiblen Function der hinteren Wurzeln zu suchen.*

Wenn es somit als die Regel und als typisch anzusehen ist, dass die Muskelapparate trotz der hochgradigen Coordinationsstörung an sich ganz normal bleiben, so kommen doch nicht gar selten Ausnahmen hiervon vor, in denen die motorischen Apparate direct erkrankt sind. Ja eine gewisse Betheiligung derselben ist so häufig, dass man es kaum als Complication bezeichnen kann.

Häufig nämlich besteht eine gewisse Abschwächung der Muskelkraft oder eine ungewöhnliche Schlaffheit der Muskeln mit Abmagerung, besonders an den unteren Extremitäten. Sehr gewöhnlich findet man, dass die Kraft der Muskeln, ihre Ernährung oder ihre Leistungsfähigkeit frühzeitig abgenommen haben, freilich nicht in sehr auffälliger Weise. Doch geben die Patienten häufig an, dass seit dem Beginne der Krankheit der Umfang der Muskeln geschwunden sei, sie klagen über wirkliche Muskelschwäche, sie ermüden überaus leicht und sind überhaupt sehr wenig leistungsfähig. In solchen Fällen findet man die Muskeln schlaff, sie entfalten zwar noch bei der Contraction eine ansehnliche Kraft, aber nicht mehr die normale Energie, welche der Constitution des Patienten entspricht; auch das elektrische Verhalten dieser Fälle erleidet oft Abnormitäten, indem die Muskeln erst auf starke Ströme reagiren. Durch solche Muskelschwäche kann die Ataxie fast ganz verdeckt sein, indem die Füsse geschleppt statt geworfen werden und der Gang eher steif erscheint. Diese Muskelatrophien sind, wie es scheint, nur zum kleinen Theile auf die oben angedeutete Atrophie der grauen Substanz zu beziehen, öfter auf eine Betheiligung der peripheren motorischen Nerven, wie dies namentlich die Untersuchungen von Déjerine und Goldscheider dargethan haben. Wichtig ist, dass diese motorische Neuritis und Muskelatrophie sich in einzelnen Bezirken sehr schnell entwickeln, aber zuweilen auch mehr oder minder vollständig zurückgehen kann.

Ausser dieser häufigen Muskelschwäche kommen bei der Tabes mehrere bemerkenswerthe Affectionen der motorischen Apparate vor, welche zum Theil so häufig sind, dass sie zum typischen Krankheitsbilde gehören, zum Theil freilich auch seltenere Complicationen darstellen.

Solche motorische Complicationen **) sind:

a) Die Augenmuskellähmungen (Abducenslähmung mit Strabismus convergens, Oculomotoriuslähmung mit Strabismus divergens, Ptosis und Pupillenerweiterung): dieselben sind so häufig und treten so früh auf, dass sie Duchenne als eines der ersten und charakteristischesten Symptome der Tabes dorsualis bezeichnete.

Dies ist im ganzen seither durch zahlreiche Beobachtungen bestätigt, doch ist immerhin daran zu erinnern, dass sie nicht in jedem Falle von

* E. Frenkel hat dieses Symptom, welches ich bereits 1863 auf den Verlust des Reflextonus der Muskeln deutete (s. pag. 226), genauer studirt und die excessiven, auffälligen Erscheinungsformen durch Photographien in sehr demonstrativer Weise dargestellt.

Tabes und nicht allemal im frühen Stadium auftreten. In manchen Fällen kommt es trotz langjährigen Verlaufes niemals zu Augenmuskellähmungen, in manchen Fällen entwickeln sie sich erst in den späteren Stadien der Krankheit. Die Besonderheit dieser Lähmungen besteht darin, dass sie nur ausnahmsweise hochgradig sind und dass sie in der Regel, nachdem sie mehrere Monate und auch länger bestanden, ganz oder theilweise rückgängig werden.

Seltener ist die Facialislähmung, dagegen sind atrophische Lähmungen im Gebiete der Nn. vagus [26]), accessorius [27]), hypoglossus (Stimmbandlähmung, Lähmung des Trapezius, halbseitige Zungenatrophie [28]) mehrfach beobachtet und als pathologisch-anatomische Grundlage der beobachteten Symptome theils Degenerationen der Nervenkerne der Medulla oblongata [29]), theils bei Intactheit derselben eine degenerative Atrophie der betreffenden Hirnnerven gefunden worden.

b) Seltener kommt es zu Lähmungen der Extremitäten, welche weniger bekannt und studirt sind. Sie treten am häufigsten in Form der Paraplegie auf, d. h. beide Unterextremitäten betreffend, seltener sind hemiplektische Anwandlungen. [16]) Die Lähmungen können einen solchen Grad erreichen, dass z. B. die Beine, wenn Patient sich auf sie stellen würde, wie schwankende Halme zusammenknicken, auch erscheinen die Bewegungen in der Bettlage schwerfällig und langsam, doch erreichen sie kaum je eine Intensität der Art, dass alle willkürliche Bewegung erloschen ist. Im Bett können die Glieder bewegt, meist noch etwas erhoben werden, und es ist ferner bemerkenswerth, dass keine Provinz der motorischen Action ganz ausgefallen ist.

Einen Theil dieser Lähmungen möchte ich als Pseudoparalysen bezeichnen, es sind nicht wirkliche Lähmungen, sondern motorische Schwächezustände, bedingt theils durch eine gewisse Abulie, einen Mangel an Willensenergie, theils durch allgemeine Erschöpfungszustände, theils auch durch das Fehlen oder die Abschwächung des Muskelgefühls (Muskelbewusstseins); diese Fälle sind für die Uebungstherapie ganz besonders geeignet. Die erstere Art der Pseudoparalyse beobachtet man besonders bei ataktischen Frauen, welche bei den bestehenden Motilitätsstörungen sich nicht überwinden zu gehen, und nach relativ kurzer Zeit in einen motorischen Schwächezustand verfallen, viel liegen oder sitzen, so dass sie schliesslich trotz einer mässigen Ataxie fast gar nicht gehen können; die Beine schleppen sie, statt sie zu werfen, und selbst im Liegen können sie dieselben kaum erheben. — Einen bemerkenswerthen Gegensatz zu solchen Frauen bilden energische muskelstarke Männer, welche trotz hochgradiger Ataxie noch stundenlang gehen und in der That durch ihre Energie einen gewissen Ausgleich der Ataxie erreichen.

Die zweite Art der adynamischen Pseudoparalysen beobachtet man bei Ataktischen nach intercurrirenden, acuten Krankheiten, nach Erschöpfungen durch Durchfälle, Erbrechen, nach längerem Liegen infolge von Verletzungen, Operationen u. dergl. m. Durch solche Einflüsse werden die Muskeln derartig geschwächt, dass die Patienten, wenn sie in der Reconvalescenz aufstehen wollen, wie gelähmt sind, doch kehren mit der allgemeinen Erholung und Uebung die Muskelkräfte wieder und erreichen gewöhnlich den früheren Grad.

Ausser diesen Pseudoparalysen kommen nun aber auch wirkliche motorische Lähmungen im Laufe der Tabes vor, welche sich zuweilen schon in früheren Stadien der Krankheit, zuweilen erst nach längerem Bestehen entwickeln. Sie treten mitunter fast ganz plötzlich, apoplektiform auf, zuweilen entwickeln sie sich langsam. Es sind das jene von verschiedenen Beobachtern (Bernhardt [30]), Fischer [31]), Strümpell [32]), Nonne [13]), Remak [33])

u. a. beschriebenen theils (elektrodiagnostisch) leichten, theils mittelschweren und schweren Formen von Peroneus- und Radialislähmung z. B., welche den eigentlichen tabischen Symptomen oft Jahre vorausgehen, meist im Verlaufe derselben auftreten und (wenn auch oft erst nach Monaten) heilen können, ohne dass die centrale Erkrankung als solche in ihrem Fortschreiten irgendwie aufgehalten wird.

Zuweilen treten unvollständige hemiplektische Lähmungen unter dem Bilde apoplektiformer Anfälle auf, indess nach Entstehung und Verlauf derartig, dass an eine wirkliche Hirnapoplexie nicht zu denken ist, sondern dass wahrscheinlich ein directer Zusammenhang mit der Tabes vorliegt (Erdmann [33]), Bernhardt [34]). — Lecocq [17]) kommt auf Grund von 35, grösstentheils der Literatur entlehnten Beobachtungen zu dem Resultat, dass solche apoplektiforme Anfälle in allen Stadien der Tabes vorkommen können.

Zu erwähnen sind noch die Complicationen der Tabes mit neuritischen Muskellähmungen aus Ursachen, welche mit der Tabes in keiner directen Verbindung stehen. Mehreremale habe ich alkoholische (periphere Neuritis) mit Lähmung der unteren Extremitäten beobachtet. Goldscheider sah in einem Falle mercurielle Neuritis. Solche Fälle sind schwer zu beurtheilen, geben aber, wenn sie richtig diagnosticirt werden, eine gute Prognose.

c) Zu den bemerkenswerthen motorischen Complicationen gehört die Entwicklung der progressiven Muskelatrophie an den Oberextremitäten, ganz dem Typus der Aran'schen Krankheit entsprechend; sie beginnt in den Händen, geht auf den Vorderarm, den Schultergürtel u. s. w. über; die betreffenden Muskeln schwinden und bringen die bekannte Entstellung und Abmagerung der Hände und Arme hervor; am auffälligsten ist das Einsinken der Spatia interossea und der Schwund des Ballens am Daumen und Kleinfinger. Schliesslich kommt es auch hier zur Bildung der sogenannten Klauenhand (main en griffe). Fibrilläre Zuckungen wurden in den atrophirenden Muskeln nicht beobachtet.

Zuweilen setzt sich die Atrophie auf Hals, Zunge und Lippen fort mit den Symptomen der atrophischen Bulbärparalyse. An den Unterextremitäten, wo auch die progressive Muskelatrophie keine typischen Veränderungen setzt, ist die tabische Muskelatrophie ebensowenig auffällig, doch wurde bereits oben bemerkt, dass ein gewisser Grad von Muskelschwäche hier ziemlich häufig zu constatiren ist. [?])

d. Im Anschluss hieran sei noch das seltene Auftreten von Contracturen erwähnt. Es sind paralytische Contracturen, nicht spastische. Die Muskeln der Ataktischen sind schlaff, Rigidität kommt nicht vor, die Steifigkeit der Bewegung ist, wie oben gesagt, nur eine scheinbare. Contracturen entwickeln sich nur aus der dauernd abnormen Stellung der Extremitäten, und zwar fast nur an den Füssen und Zehen. Bei Patienten, welche lange im Bett liegen, wird der Fuss durch den Druck der Bettdecken extendirt, und indem er lange in dieser Stellung bleibt, bildet sich eine Verkürzung der Gastrocnemii aus. Gleichzeitig werden die Zehen, besonders die grossen Zehen, zur Flexionsstellung herabgedrückt, bis sie aus derselben nicht mehr vollständig erhoben werden können. Dass es auf diese Weise sogar zu Decubitus an den gedrückten Hautpartien kommt, werden wir noch zu erwähnen haben.

e) Endlich seien noch Muskelzuckungen erwähnt, welche unwillkürlich in der Bettlage, im Schlaf auftreten und so stark sein können, dass sie das Bein in die Höhe schleudern. Sie treten in der Regel gleichzeitig mit einem plötzlichen stechenden oder zuckenden Schmerzgefühl auf. Vermuthlich handelt es sich um unbewusste, d. h. durch den Mangel des Gefühls nicht wahrgenommene und nicht beherrschte Impulse, an den Händen und Fingern, auch an den Unterextremitäten kommen zuweilen unstete, unruhige Bewegungen vor, welche dem von HAMMOND aufgestellten Krankheitsbilde der **Athetose** entsprechen (O. ROSENBACH).

Das Verhalten der **elektrischen Erregbarkeit** der Muskeln ist in verschiedenen Fällen ein verschiedenes. In den ganz typischen Fällen, wo sich die motorischen Apparate ganz intact erhalten haben, ist auch die elektrische Erregbarkeit eine **durchaus normale**. Abweichungen hiervon schliessen sich an das abnorme Verhalten der Muskeln an. In einer Reihe von Fällen wird die galvanische und faradische Erregbarkeit erhöht gefunden, in anderen Fällen ist sie mehr oder minder deutlich vermindert. Qualitative Veränderungen der galvanischen Erregbarkeit kommen da vor, wo die Lähmung durch eine zur Degeneration führende peripherische Neuritis herbeigeführt worden war.

2. Symptome der sensibeln Sphäre.

Während die beschriebene Störung der Muskelaction die Bedeutung der Krankheit dadurch ausmacht, dass sie die Locomotion herabsetzt und die Patienten schliesslich in die hilflose Lage völlig Gelähmter bringt, sind die sensiblen Störungen, wenn es sich nicht um starke Schmerzen handelt, dem Patienten selbst ziemlich gleichgiltig; was er nicht fühlt, kümmert ihn nicht. Nur intelligente Kranke erkennen häufig von selbst einen Zusammenhang ihrer Hilflosigkeit mit den Gefühlsstörungen. Die Bedeutung der Sensibilitätsstörungen erscheint somit eine mehr theoretische. Doch gehören sie zu den so gut wie regelmässigen Symptomen, welche das Krankheitsbild und dessen Diagnose vervollständigen und controlliren, sie haben überdies eine grosse Bedeutung für die pathologische Physiologie der Krankheit.

Wir nennen zuerst die **subjectiven Sensibilitätsstörungen**, Schmerzen, Dysästhesien, Parästhesien.

Das wichtigste Symptom sind die **Schmerzen**, und zwar sind es **blitzartige, durchfahrende** Schmerzen, am häufigsten in den unteren Extremitäten oder dem Kreuz; sie sitzen selten in der Haut, vielmehr im dicken Fleisch der Waden, der Oberschenkel oder in den Knochen, der grossen Zehe, dem Schienbein oder auch in den Gelenken. Sie pflegen an der Stelle, wo sie auftreten, festzuhaften, daselbst zu bohren, zu brennen, zu pressen, nur selten sind sie reissend und ausstrahlend. Gewöhnlich treten sie in Anfällen auf, welche eine halbe bis mehrere Stunden oder mehrere Tage und selbst wochenlang anhalten. Sie können so heftig sein, dass der Patient, wenn der Schmerz plötzlich eintritt, auf der Strasse stehen bleiben muss, und selbst hinsinkt, oder so, dass er während mehrerer Tage ans Bett gefesselt ist und bei den Exacerbationen laut wimmert.

Diese Schmerzen, schon von ROMBERG als blitzartig, durchfahrend bezeichnet, dann von DUCHENNE in sehr drastischer Weise geschildert, sind als directe Reizungssymptome der sensiblen Nervenelemente anzusprechen. Sie fehlen daher auch im Verlaufe der Krankheit fast niemals, doch ist ihre Bedeutung und Intensität sehr wechselnd. Gewöhnlich gehen sie dem Ausbruche der Ataxie längere Zeit (Monate und Jahre) voran und werden von dem Kranken als rheumatische (rheumatoide) angesehen, welche er mit der später eintretenden Schwäche häufig gar nicht in Zusammenhang bringt. In der That haben sie gewöhnlich so wenig charakteristische Eigenschaften, dass sie für sich die Diagnose nicht ermöglichen. Zuweilen lassen diese Schmerzen mit entwickelter Ataxie nach, zuweilen bestehen sie durch den ganzen Verlauf der Krankheit. In manchen Fällen sind sie so gering, dass der Patient sie erst nach längerem Nachfragen angiebt, ja es ist auch wohl möglich, dass sie in einzelnen Fällen ganz fehlen. Ihre Intensität steht mit der Intensität der Ataxie und somit zur Intensität der Krankheit in keinem bestimmten Verhältniss. REMAK giebt sogar an, dass die durch lebhafte Schmerzen ausgezeichneten Fälle (Tabes dolorosa) gewöhnlich nicht zu hochgradiger Ataxie und Muskelschwäche führen. Gewiss giebt es solche Fälle und umgekehrt entwickelt sich nicht selten hochgradige Ataxie und Muskelschwäche fast ohne Schmerz, doch sieht man auch andere, welche in gewöhnlicher Weise zur Ataxie führen und zu jeder Zeit mit heftigen Schmerzen verbunden sind. Diese heftigen Schmerzen bilden, wie begreiflich, eine grosse Qual für die Kranken und verkümmern häufig den ihnen noch erhaltenen Lebensgenuss. Sie führen zum Missbrauch der Morphiuminjection und machen damit Patienten, die sich noch einer leidlichen Kraft und Gesundheit erfreuen, zu dauernden Invaliden.

Analog den blitzartigen Schmerzen ist das seit Romberg bekannte *Gefühl der Umschnürung, des umgelegten Reifens*, welches fast nie bei dieser Krankheit fehlt und kaum bei einer anderen Rückenmarksaffection so regelmässig und ausgeprägt auftritt. Dasselbe besteht, wie es der Name sagt, in dem Gefühl eines lästigen, selbst schmerzhaften Druckes um das Abdomen und den unteren Theil der Brust, häufig verbunden mit einer drückenden Beklemmung in der Magengrube, welche sich nach dem Essen steigert. Liegt das Gürtelgefühl tiefer, so zieht es sich bis in die Blasengegend. Schmerzhafte Empfindungen am Blasenhalse hängen damit zusammen. Auch andere viscerale Schmerzen kommen vor, andauernd oder paroxysmenweise: Analschmerz, Ovarialschmerz, seltener Schmerzen in Clitoris und Hoden; auch der Magenschmerz und die schmerzhafte Uebelkeit bei Crises gastriques können hierher gerechnet werden.

Die durchfahrenden Schmerzen in den Armen sind gewöhnlich weniger stark und lästig als in den Beinen, sie beschränken sich meist auf ein feines Ziehen in den Fingern oder ein hier und da eintretendes Reissen in den Muskeln des Armes. Zuweilen jedoch, zumal in den Fällen sogenannter Tabes cervicalis, können auch diese Schmerzen eine grosse Heftigkeit erlangen. Das Gleiche gilt von den schmerzhaften Empfindungen in den Kopfnerven, besonders im Trigeminus und Occipitalis, sie sind meist geringfügig und erreichen nur ausnahmsweise grössere Intensität.

Von anderen *subjectiven Gefühlsanomalien* ist vor allen Dingen noch das *Pelzigsein unter den Fusssohlen* zu erwähnen, welches die meisten Patienten frühzeitig angeben. Sie haben das Gefühl, als sei die Haut der Füsse zu dick, pelzartig, als gingen sie auf Watte oder im Sande, als schwankte der Boden unter ihren Füssen. Auch an den Fingern und Händen kommt ein ähnliches Pelzigsein vor. Selten sind *Formicationen*, ein Gefühl von *Vertodtung*, von empfindlicher *Kälte* in den Unterschenkeln und Füssen, selten *juckende* Empfindungen. Dagegen ist noch das deutliche *Bewusstsein der Gefühllosigkeit* zu erwähnen, welches viele, besonders intelligente Patienten angeben, sie machen die Wahrnehmung, dass der Gefühlssinn schlecht geworden, dass sie viele Eindrücke gar nicht empfinden, dass sie hinsehen müssen, um zu fühlen, und besonders, dass sie nachts im Bette gar keine Vorstellung von der Lage ihrer Glieder haben; sie müssen dieselben erst betasten, um zu wissen, wie sie liegen. Im Gegensatz hierzu giebt es freilich auch Patienten, welche trotz erheblicher objectiver Sensibilitätsstörungen ganz normal und deutlich zu fühlen glauben.

Die *objectiven Störungen der Sensibilität* betreffend, so lehrt die einfachste und oberflächlichste Untersuchung, dass in einer grossen Reihe von Fällen typischer Tabes eine hochgradige Abnahme der Gefühlsschärfe besteht, welche fast immer an den Füssen am stärksten ist. Man constatirt dies leicht durch Berührungen, Kneipen, Nadelstiche, und überzeugt sich, wie diese sensiblen Reize nicht oder erst bei sehr starker Intensität wahrgenommen und wie sie sehr häufig falsch localisirt werden, so dass der Patient nicht nur Ober- und Unterschenkel, sondern selbst das eine mit dem anderen Bein verwechselt. In manchen Fällen dagegen sind entweder nur ganz unbedeutende oder selbst gar keine Abnormitäten der Empfindung zu constatiren. Zuweilen besteht sogar anscheinend gesteigerte Empfindlichkeit gegen schmerzhafte Eindrücke.

Für den einzelnen Fall und für das Bedürfniss der Praxis genügt diese Art der Untersuchung, die Diagnose ist auch ohne eingehende und zeitraubende Untersuchung der Sensibilität sicher genug.

Dagegen knüpft sich an dieses Symptom die theoretische Frage über das Verhältniss der Ataxie zur Anästhesie an. Es ist daher, seit ich diese Theorie formulirt habe, von mir selbst und von anderen Autoren dem Verhalten der Sensibilität bei dieser Krankheit eine besondere Aufmerksamkeit geschenkt worden. Die gewöhnliche Prüfung der Sensibilität mittels Berührung, Nadelspitze und Weber'schem Tasterzirkel genügt nicht, um ein Urtheil über den Zustand den sensiblen Leistungen in ihrer Gesammtheit zu gewinnen, hierzu sind viel complicirtere Methoden und zeitraubende Untersuchungen erforderlich, durch welche man erst die Einsicht in die grosse Mannigfaltigkeit sensibler Störungen gewinnt, wie sie sonst bei keiner anderen Krankheit vorkommt als bei der Tabes.

Wir glauben hier in eine Schilderung dieser complicirten Methoden nicht näher eingehen zu sollen und lassen nur eine kurze Besprechung der einzelnen sensiblen Phänomene folgen.

a) Anästhesie (Analgesie). In vielen Fällen ist die Abnahme der Empfindung schon bei der einfachsten Prüfung sehr auffällig, so dass es sehr starker Reize bedarf, um Empfindung oder Schmerz zu erzeugen. Mittels des Rollenabstandes eines Schlittenapparates kann man die Intensität des Stromes messen, welche erforderlich ist, um Empfindung zu erzeugen. In manchen Fällen ist die Abnahme der Empfindung der Haut sehr bedeutend, in anderen erscheint sie so gut wie normal. In der Regel ist das Symptom an den Fusssohlen am stärksten ausgeprägt, zuweilen an den Unter- und Oberschenkeln mehr als an den Füssen, selten an den Armen stärker als an den unteren Extremitäten.

Die Analgesie betrifft nicht nur die Haut, sondern auch die tieferen Gebilde, die Muskeln, Sehnen, Knochen, Gelenke. Man kann die Knochen heftig drücken, man kann die Muskeln durch starke elektrische Ströme reizen, ohne dass es Empfindung, wenigstens ohne dass es Schmerz erregt. Auf diese Empfindungslosigkeit der tieferen Gebilde ist sicherlich ein Theil der Erscheinungen zurückzuführen, welche wir als Abnahme des Muskelsinnes schildern werden.

Die Analgesie der tieferen Gebilde hat noch eine besondere Bedeutung dadurch, dass sie die Ursache von Verletzungen wird, oder die Ursache davon, dass Verletzungen und andere Erkrankungen nicht gehörig beachtet werden. Auf diese Weise kommt es zu Läsionen durch Druck (der Schuhe, Bruchbänder o. dergl.), besonders leicht zu Verbrennungen der Füsse (durch Wärmeflaschen oder Fussbäder). Verstauchungen, Fracturen und ähnliche Verletzungen werden, da sie oft keinen Schmerz verursachen, gar nicht beachtet; auch innere Krankheiten, z. B. Pleuritis, werden nicht schmerzhaft empfunden und daher oft erst spät erkannt.[24])

b) Hyperästhesie (Hyperalgesie). Eigentliche Hyperästhesie, d. h. abnorm feines Gefühl, kommt nicht vor, wohl aber ein gesteigertes Schmerzgefühl. Am häufigsten documentirt sich dies in einer Weise, welche ich als relative Hyperästhesie bezeichnet habe, d. h. die Empfindung eines Reizes (z. B. eines Nadelstiches) erfolgt erst bei abnormer Intensität des Reizes, ist dann aber sofort schmerzhaft. Hierbei tritt häufig eine eigenthümliche Doppelempfindung ein, welche ich schon früher beobachtet habe und welche von Naunyn und E. Remak genauer studirt ist. Die Patienten empfinden zuerst eine Berührung (durch den Stich) und nach einer Weile fahren sie mit dem Schmerzensruf »Au« zusammen.

c) Partielle Empfindungslähmung. Schon von PUCHELT ist beobachtet, dass manche Kranke, welche an hochgradiger Anästhesie der Haut leiden, noch lebhafte Temperaturempfindungen haben, z. B. die Berührung mit einem kalten Metall sofort wahrnehmen. Dies ist häufig und in exquisiter Weise bei Tabischen der Fall. EIGENBRODT[39]) hat dann im Jahre 1862 eine andere Art der partiellen Empfindungslähmung beschrieben, welche er als Apselaphesie, Drucksinnlähmung, bezeichnet, ein Phänomen, welches ebenfalls bei Tabischen häufig ist. Während sie noch Nadelstiche auf der Haut ziemlich gut empfinden und die Differenzen erhobener Gewichte in normalen Grenzen richtig schätzen, können sie es nicht unterscheiden, ob ein Gewicht von 1—2—5 Kgrm. auf ihren Fuss oder ihre Finger drückt oder gar nichts. Ueberhaupt ergiebt die genaue Prüfung der Empfindungsqualitäten, dass sie keineswegs alle in gleichem Grade abnehmen, dass also aus der Prüfung der einen nicht auf den Zustand der anderen geschlossen werden darf.

d) Verlangsamte sensible Leitung, ein höchst interessantes Phänomen, welches fast nur bei Tabes dorsualis beobachtet wird. CRUVEILHIER hat es zuerst beschrieben[40]), ich habe mit F. GOLTZ Messungen darüber angestellt[41]), neuerdings hat TAKACZ weitere Untersuchungen gegeben. Die Verlangsamung vom Momente des Reizes bis zur Perception beträgt häufig, aber auch nicht leicht mehr, $2^1/_2$—3 Secunden. Am deutlichsten ist dies Phänomen in den Unterschenkeln und Füssen ausgeprägt, aber auch an Hand und Fingern zu constatiren. Uebrigens wechselt die Intensität desselben nicht nur mit der Stärke des Reizes, sondern auch mit dem jeweiligen Zustande des Patienten ohne nachweisbaren Grund. Wenn TAKACZ angiebt, dass es ein constantes Symptom der Tabes dorsualis sei, so ist er den Beweis dafür noch schuldig geblieben.

e) Die Störung des Muskelgefühls (Kraftsinn, Gefühl für Gleichgewicht, Muskelsinn) ist am besten geeignet zu veranschaulichen, wie die Ataxie zustande kommt. E. H. WEBER unterscheidet den Muskelsinn, d. h. die Empfindung von der Muskelaction und der Lage der Glieder, von dem Kraftsinn, d. h. der Schätzung von der angewendeten Energie. Letztere Function ist bei der Tabes dorsualis intact erhalten, sie ist, wie ich auseinandergesetzt habe, eine psychische Function (LEYDEN[42]).

Der Muskelsinn, d. h. die Empfindung und das Bewusstsein von der Lage der Glieder, kommt nicht allein durch die sensiblen Nerven der Muskeln zustande, sondern auch die sensiblen Nerven der Haut, Knochen, Gelenke etc. concurriren dabei. Man kann sich überzeugen, dass die Feinheit dieses Gefühls, welche bei Gesunden eine bewundernswerth präcise ist, bei den Tabischen abnimmt, dass diese Kranken die Stellung, welche man ihren Gliedern giebt, falsch beurtheilen, oder dass sie viel grösserer Excursionen der passiven Bewegungen bedürfen, um dieselben wahrzunehmen, endlich, dass sie sich oft in der Richtung der Bewegungen irren. In den hohen Graden der Krankheit ist die Confusion dieser Empfindungen äusserst auffällig und überraschend. Besonders werthvolle Untersuchungen sind in neuester Zeit von GOLDSCHEIDER[43]) hierüber angestellt.

Auch das Gefühl für das Gleichgewicht kann hierher gerechnet werden, welches von der Empfindung nicht nur der Fusssohlen, sondern der Unterextremitäten und sogar des Rumpfes abhängt. Die Veränderung dieses Gefühls giebt sich durch das starke Schwanken des Körpers bei geschlossenen Augen zu erkennen; in hohem Grade der Krankheit tritt schon beim Sitzen der Mangel des Gefühls für das Gleichgewicht hervor.

f) Die Verminderung der Schärfe des Tastsinns, das heisst der Fähigkeit, mittels des Tastsinns Gegenstände zu erkennen und zu beurtheilen, tritt besonders an den Händen hervor. Der Tastsinn der Füsse beschränkt sich fast ausschliesslich auf die Beurtheilung der Beschaffenheit und der Besistenz des Fussbodens, auf die Beurtheilung des Glatten und Rauhen. Diese Empfindung ist erheblich herabgesetzt. An den Händen ist es auffälliger, wenn die Patienten Gegenstände, die man in ihre Hände legt, nicht oder erst durch längeres Betasten mühsam erkennen. Auch bei dieser Prüfung wird man über die Präcision des Erkennens bei einem Gesunden überrascht sein, sie kommt fast dem Gesichtsinne gleich.

g) Wir fassen noch einige Besonderheiten der Empfindungsanomalien zusammen, welche sich nicht gut classificiren lassen, aber doch geeignet sind, die Mannigfaltigkeit der sensiblen Störungen bei dieser Krankheit zu illustriren.

Auffällig sind mitunter die Nachempfindungen, wohl zu unterscheiden von der verlangsamten Empfindung und der eigenthümlichen Doppelempfindung, welche schon oben erwähnt sind. Wenn solche Patienten, nachdem man sie einige Zeit durch sensible Reize untersucht hat, Empfindungen, z. B. Stiche angeben, ohne dass ein Reiz stattgefunden hat, so muss man dies als Nachempfindung bezeichnen. Diese Nachempfindungen mischen sich mit den frisch erzeugten Empfindungen der Art, dass eine weitere Untersuchung für den Moment unmöglich wird.

Bemerkenswerth ist auch, dass die Patienten die Zahl der hintereinander applicirten Reize (Nadelstiche) nicht angeben können (ob ein oder zwei oder drei), sie rathen nur. Dies hängt theils mit der Verlangsamung, theils mit der Nachempfindung zusammen. Die umgekehrte Empfindungstäuschung giebt G. Fischer[43]) an, nämlich, dass der Patient an einigen Stellen der Haut statt der einen aufgesetzten Zirkelspitze zwei, statt der beiden Spitzen 3—5 Tastereindrücke hat (Polyästhesie). Aehnliches sahen Brown-Séquard und A. Eulenburg (vergl. Lehrbuch der Nervenkrankheiten. 2. Aufl., pag. 29).

Interessant ist auch die Beobachtung von E. Remak[44]), dass die elektrische Sensation (leichtes Prickeln) schon bei sehr schwachem Strom auftrat, aber bald verschwand, um dann noch einmal schwächer zurückzukehren und dann ganz zu verschwinden. Sie kehrte nun erst mit gesteigerter Stromstärke wieder und bot dann dieselben Modificationen dar. Diese leichte Erschöpfbarkeit der Empfindung gegen gleichbleibende Reize ist auch für andere Reizmomente zu constatiren und ist ein verhältnissmässig frühes (aber nicht constantes) Symptom der Tabes.

O. Berger[45]) beschreibt als eines der frühesten Symptome der Tabes Perception von schwachen Reizen und gleichzeitig Analgesie gegen excessive Reize.

3. Die Reflexerscheinungen.

Die Reflexe, in der gewöhnlichen Weise von der Haut aus hervorgerufen, erleiden keine merkliche Veränderung, nur wird ein stärkerer Reiz verlangt, entsprechend der Anästhesie. Namentlich die Reflexe von der Fusssohle aus sind gewöhnlich recht lebhaft. Zuweilen bemerkt man, dass sie langsamer eintreten[46]), zuweilen erfolgen sie erst auf sehr starke Reize. Auch spontan treten Reflexzuckungen auf, im Gefolge von plötzlich durchzuckenden Schmerzen.

Ein hervorragendes Interesse und eine besondere Wichtigkeit hat das Verhalten der Sehnenreflexe gewonnen, welches zuerst von C. Westphal[47]) entdeckt und auch von ihm in allen seinen Beziehungen und seiner Bedeutung studirt ist. Wir übergehen hier die theoretischen Verhältnisse und berichten nur diejenigen Thatsachen, welche sich auf die Tabes beziehen.

Die in Rede stehende Erscheinung, besonders am Knie deutlich, besteht darin, dass bei übereinander geschlagenen Knien ein Schlag (mit dem Percussionshammer) auf die Patellarsehne ausgeübt, eine mehr oder minder deutliche Zuckung mit Erhebung des lose herabhängenden Unterschenkels bewirkt

(Kniephänomen, Westphal; Patellarsehnenreflex, Erb[49]). Weniger ausgeprägt ist die analoge Erscheinung am Fuss (Fussphänomen, Achillessehnenreflex). Diese Phänomene, welche bei Gesunden fast nie ausbleiben, fehlen bei Tabischen fast immer. Wie Westphal nachgewiesen, fehlen sie überall da, wo sich die anatomische Läsion der Tabes bis ins Lendenmark fortgesetzt hat. Sie können auch ausnahmsweise bei Tabischen vorhanden sein, wie ich es selbst und andere (Hirt[50]). Bernhardt[51]) einigemale gesehen haben, sie können zuweilen bei Gesunden, häufiger bei anderen lähmungsartigen Zuständen, besonders bei peripheren Lähmungen der Motilität und Sensibilität fehlen. Dennoch bietet das Verhalten der Sehnenreflexe ein sehr werthvolles diagnostisches Zeichen dar, schon wegen der Leichtigkeit, mit welcher es zu prüfen und zu constatiren ist. Während es bei der Tabes fast ausnahmslos fehlt, ist es bei den anderen krankhaften Zuständen, welche mit Tabes verwechselt werden können, fast ausnahmslos erhalten und selbst gesteigert.[52]) Es gehört ferner, wie Westphal[48]) gezeigt hat, gewöhnlich zu den frühen Symptomen der Tabes und trägt wesentlich dazu bei, die Diagnose der ersten Stadien zu ermöglichen (Frühdiagnose). Beachtenswerth ist es, dass das Kniephänomen zuweilen vorhanden, aber zu schwach ist, um bei der gewöhnlichen Prüfung deutlich hervorzutreten; es gelingt dann erst durch besondere Proceduren, dasselbe deutlich zu machen: am bekanntesten ist der Jendrassik'sche[53]) Handgriff, welcher darin besteht, dass man den Patienten im Momente, wo man auf die Sehnen aufschlägt, die Hände ringen lässt.

Mitunter fehlt das Kniephänomen im Beginne der Tabeserkrankung nur einseitig. Sehr constant fehlt es bei der multiplen Neuritis, bei den Lähmungen nach acuten Infectionskrankheiten; sehr häufig fehlt es bei Diabetischen für längere Zeit; es kehrt dann in der Reconvalescenz in der Regel nur langsam und spät zurück.

4. Symptome von Seiten der Sinnesorgane.

Die wichtigsten betreffen das Auge[54]) und den Gesichtssinn.[55])

Die Häufigkeit von Strabismus convergens und divergens, von Ptosis, sowie das seltene Vorkommen von Nystagmus wurde schon erwähnt, und auch die Besonderheiten dieser Augenmuskellähmungen sind besprochen.

Von Wichtigkeit sind die Veränderungen der Pupillen. Zuweilen kommt einseitige Erweiterung der Pupille bei Oculomotoriuslähmung vor, zuweilen Verengerung der Pupille (Myosis spinalis) einseitig oder beiderseitig. Viel wichtiger aber ist die reflectorische Pupillenstarre, auf deren diagnostische Wichtigkeit zuerst Argyll Robertson in Edinburgh aufmerksam gemacht hat; die Pupillen sind dabei von mittlerer Weite, häufiger mehr oder minder verengert. Auf den Lichtreiz bleiben sie unbeweglich, während die Accommodation für die Nähe die gewöhnliche Verengerung hervorruft. Dieses Symptom ist bei der Tabes sehr häufig zu beobachten, freilich keineswegs constant; es tritt gewöhnlich schon in frühen Stadien der Krankheit auf und ist umso bedeutungsvoller, als es bei anderen spinalen und cerebralen Erkrankungen im ganzen nur selten beobachtet wird.

Endlich nimmt der Opticus[56]) selbst an dem Processe der grauen Degeneration theil, das ophthalmoskopische Bild zeigt die sklerotische Atrophie der Opticusscheibe mit Verdünnung der arteriellen Gefässe. Dem anatomischen Processe entspricht eine progressive Amblyopie, welche zu vollständiger Amaurose fortschreiten kann; dabei wird das anfangs nur verschleierte und getrübte Sehfeld nach und nach, und zwar gewöhnlich von aussen her eingeengt. Glücklicherweise kommt es nicht häufig zu dieser trostlosen Complication. Cyon berechnete unter 203 Fällen 60 mit Amblyopie, respective Amaurose. Einmal eingetreten, ist die Sklerose des Opticus progressiv und schreitet gewöhnlich schnell zu vollkommener Blindheit vor.

Diejenigen Tabesfälle, welche im typischen Verlaufe von unten nach oben fortschreiten, compliciren sich nur selten mit Opticusatrophie. Wo dagegen die Krankheit mit cerebralen Symptomen beginnt, kommt es mitunter sehr schnell zu Blindheit, während die übrigen Symptome der Tabes nur wenig entwickelt sind.

SCHMIDT-RIMPLER veröffentlichte drei Fälle von progressiver Sehnervenatrophie mit lancinirenden Schmerzen, keine Sensibilitätsstörungen, aber Erlöschen der Patellarreflexe. — Neuritis optica ist einigemale bei Tabes beobachtet worden, ob sie eine Complication darstellt oder der Tabes als solche angehören kann, ist nicht sicher entschieden.

Der Geruchsinn. Von Theilnahme des Olfactorius am Processe der Tabes dorsualis liegen nur einzelne Beobachtungen vor. ALTHAUS[56]) berichtet einen Fall, wo der Patient zuerst Phosphorgeruch, dann andere subjective Geruchsempfindungen hatte, schliesslich trat Verlust des Geruchsvermögens ein.

Das Gehör wird selten befallen, aber doch liegen davon Beobachtungen vor, wie ich es selbst mehreremale gesehen habe. Es sind ebenfalls vornehmlich solche Fälle, welche am Cerebrum beginnen, und gerade auch solche, die mit Amblyopie complicirt sind. Zuweilen beginnt die Affection des Acusticus mit Ohrensausen[58]), bald aber tritt Abnahme des Gehörs ein, welche langsam fortschreitet und bis zu vollkommener Taubheit führt. So lange dieselbe einseitig bleibt, ist das Los der armen Kranken noch erträglich.

Auch die Symptome der MENIÈRE'schen Krankheit sind bei Tabes beobachtet (ALTHAUS). PIERRET beschreibt zwei Fälle von Tabes mit einer der MENIÈRE'schen Krankheit ähnlichen Gehörsaffection (Schwindel, Ohrensausen, Schwerhörigkeit, Neigung zu fallen. Revue mensuelle, 1877, 7). Dass auch zufällige Complicationen von Ohrenkrankheiten vorkommen können, welche mit der Tabes in keinem engeren Zusammenhange stehen, ist selbstverständlich (LUCAE[59]).

Von Betheiligung des Geschmackssinns liegt aus der neuesten Zeit eine Beobachtung von ERBEN[60]) vor, der bei einem Tabiker, welcher nicht zugleich an Diabetes mellitus litt, einen paroxysmenweise auftretenden süsslichen Geschmack an der vorderen Zungenhälfte beschreibt. Auch Parästhesien des Geruchs sollen bei diesem Patienten vorhanden gewesen sein.

5. Symptome von Seiten des Gehirns.[61 u. 62])

Auch abgesehen von den höheren Sinnen nimmt das Gehirn am Processe der Tabes theil.

Die Gemüthsstimmung der Patienten ist sehr wechselnd. Wenn STEINTHAL die heitere Gemüthsstimmung als ein charakteristisches Symptom hervorhebt, so ist doch zu bemerken, dass mindestens eine ebenso grosse Zahl von Kranken trübe gestimmt ist und ihrem Geschicke mit Verzweiflung entgegensieht.

Die Tabes dorsualis verbindet sich mit wirklicher Geisteskrankheit, eine Thatsache, deren Kenntniss wir vorzüglich C. WESTPHAL verdanken. Die Form der Geisteskrankheit entspricht der progressiven Geistesparalyse. Eine Reihe dieser Fälle ist, wie WESTPHAL gezeigt hat, mit grauer Degeneration der hinteren Rückenmarksstränge verbunden, derart, dass die Geisteswie die Rückenmarkskrankheit zu einem und demselben verbreiteten Processe gehören und sich nahezu gleichzeitig entwickeln. Hier führt die Rückenmarksaffection nur selten zu deutlichen tabischen und besonders ataktischen Erscheinungen, nur blitzartige Schmerzen, unsicherer Gang, das Fehlen der Patellarreflexe deutet auf die Rückenmarksdegeneration hin.

In einer anderen Reihe von Fällen bricht die Geisteskrankheit im Verlaufe einer mehr oder minder lange bestehenden Tabes aus: in diesem Falle pflegt der Verlauf der Geisteskrankheit milde zu sein, es treten Remissionen, selbst vorübergehende Heilung ein.

Zuweilen entwickelt sich im Verlaufe des Tabes eine acute Geistesstörung in Form eines acuten Deliriums, ähnlich wie bei der acuten Meningitis. Die Fälle, welche ich gesehen, fünf an der Zahl, verliefen, nachdem schliesslich Koma eingetreten war, in kurzer Zeit letal. Der Befund der Autopsie im Gehirn war negativ. Veränderungen der Gehirnsubstanz, welche mit den zuweilen beobachteten und oben besprochenen Hemiplegien [16]) in Zusammenhang gebracht werden können, sind bisher durch Autopsien nicht constatirt.

Auch Epilepsie im Gefolge langdauernder, mit anderen Hirnsymptomen complicirter Tabes habe ich einigemale beobachtet. In dem einen Falle sehr zahlreiche schwere Krampfanfälle, darnach Koma und Exitus letalis.

6. Sprachstörungen

sind bei der Tabes dorsualis selten; sie treten in Form der Dysarthrie auf und haben Aehnlichkeit mit denjenigen, welche im Beginn der progressiven Paralyse beobachtet werden, oder der progressiven Bulbärparalyse.

7. Sphinkteren und Geschlechtssphäre.

Die Sphinkteren sind häufig in ihrer Function gestört, besonders der Sphincter vesicae. Blasenstörungen sind fast constant und treten frühzeitig ein: sie bestehen darin, dass der Patient leicht einige Tropfen Harn unwillkürlich verliert und darum sehr aufpassen muss, wenn sich der Harndrang einstellt. Dieser ist mitunter von grosser Heftigkeit, so dass, wenn er nicht sofort befriedigt wird, unwillkürliche Entleerung folgt. Zuweilen ist nicht nur der Harndrang schmerzhaft, sondern der Entleerung folgt auch ein lebhafter, brennender oder zusammenziehender Schmerz. Am häufigsten sind diejenigen Störungen der Blasenfunction, welche von herabgesetzter Empfindung herzuleiten sind: unwillkürlicher Abgang, besonders nachts, dabei unvollständige Entleerung; Retention.

Hierdurch kann es zur Zersetzung des Harns in der Blase, zu Blasenkatarrhen und Cystitis kommen. Nur selten entwickelt sich die Blasenaffection zu grosser Intensität; durch geeignete Sorgfalt von Seite des Kranken und des Arztes sind üble Folgen fast immer zu vermeiden. Doch muss ich bemerken, dass ich in zwei Fällen die Patienten an den Folgen heftiger purulenter Cystitis und Pyelitis zugrunde gehen sah, während sie nur eine geringfügige Schwäche der Beine ohne deutliche Ataxie darboten; erst die Autopsie stellte die Natur der Rückenmarksaffection klar. — Noch seltener wird der Sphincter ani ergriffen. Auch hier kommt es zuerst wohl zu der schon erwähnten schmerzhaften Zusammenziehung (Crises anales), später zu Anästhesie und Incontinenz.

Die Geschlechtssphäre betreffend, so ist das von Romberg hervorgehobene Symptom der männlichen Impotenz in der ausgebildeten Krankheit fast constant. Im Beginne der Krankheit ist öfters abnorm gesteigerter Geschlechtsreiz, gesteigerte Potenz und Priapismus, auch schmerzhafte Erection und Ejaculation beobachtet. Die Potenz und Zeugungsfähigkeit hält sich verschieden lang, erlischt aber immer mit ausgebildeter Krankheit.

Die Geschlechtssphäre des Weibes wird weniger betheiligt. Die Periode ist nicht gestört, selbst Conception und normale Geburt kommt vor.

8. Symptome von Seiten der Eingeweide (viscerale Krisen und Complicationen).

Die vegetativen Organe, welche direct an dem Krankheitsprocesse der Tabes dorsualis nicht theilnehmen, bieten trotzdem nicht selten eine

Reihe von Erscheinungen dar, welche als **Complicationen** mehr oder minder häufig auftreten und von besonderem Interesse sind.

a) **Die gastrischen Complicationen.** Im Verlaufe der Tabes dorsualis kommt es zu eigenthümlichen gastrischen Anfällen, welche darin bestehen, dass unter mehr oder weniger heftigen Magenschmerzen Uebelkeit auftritt und Erbrechen folgt, zuerst der genossenen Speisen, dann von reichlicher Galle. In der Regel wird während des Anfalles alles Genossene ausgebrochen, der Patient behält nichts bei sich. Der allgemeine Zustand des Patienten ist ein sehr elender, die Uebelkeit äusserst quälend, der Magenschmerz heftig, die Schwäche gross.

Solche Anfälle treten plötzlich, ohne vorhergehende Ursache ein, dauern ½ oder 1 Stunde bis mehrere Tage und verschwinden fast ebenso plötzlich, wie sie gekommen sind; alsbald nach Beendigung derselben stellt sich lebhafter Appetit ein, alle Speisen werden vertragen und die Kräfte kehren schnell wieder.

Die ganze Art der Anfälle, sowie auch gelegentliche Autopsien, welche keine organischen Veränderungen am Magen nachgewiesen haben, lassen keinen Zweifel darüber, dass es sich nur um nervöse Anfälle handelt. Delamore[63]) hat sie zuerst mit der Tabes in Beziehung gebracht. Charcot hat ihnen den gebräuchlichen Namen der **Crises gastriques** gegeben. Sie kommen übrigens, zwar seltener, auch bei anderen Rückenmarkskrankheiten und selbst ohne organische Nervenkrankheiten vor (Leyden[64]), Debove). Die Anfälle sind in der Regel sehr hartnäckig und werden selten gänzlich geheilt, es gelingt, ihre Intensität zu mildern, zuweilen auch die Häufigkeit ihrer Wiederkehr einzuschränken, häufig nehmen sie trotz aller therapeutischer Bemühungen an Häufigkeit und Intensität zu. Wenn sie häufig auftreten, erschöpfen sie die Kräfte und die Ernährung des Patienten und können den letalen Ausgang beschleunigen. Seltener werden Durchfälle (Enterorrhoen, tabische Diarrhoen) oder Lähmungen der Darmmusculatur, die sogar zu Ileuserscheinungen führen können, beobachtet (C. Eckert[65]), Sandoz[66]), Roger[67]).

b) **Complicationen von Seiten der Respirationsorgane. Bronchokrisen; Laryngokrisen.** Féréol beschrieb zuerst nervöse Hustenanfälle, welche mit Tabes dorsualis in Zusammenhang stehen, und welche er als Crises laryngées oder bronchiques bezeichnete. Sie bestehen in plötzlich auftretenden Anfällen von heftigem, nervösem Husten, ähnlich der Tussis convulsiva, zuweilen mit einem beängstigenden Laryngospasmus verbunden. Diese Anfälle, von 1—2 Minuten Dauer, treten mehrmals am Tage auf, wechseln an Heftigkeit und Häufigkeit, zeigen aber selten eine so grosse Hartnäckigkeit wie die gastrischen Krisen.[68]) Jean fand in einem solchen Falle post mortem neben der grauen Degeneration der Hinterstränge den N. vagus atrophirt, von grauer Färbung und den N. recurrens verdünnt. Aehnliches wird von Oppenheim[68]) berichtet. Als erstes Symptom der später sich als Tabes erweisenden Krankheit beschrieb Weil[69]) eine doppelseitige Lähmung der Glottiserweiterer. (Vergl. ferner Landgraf[70]), Wegener[71]), Küssner[72]). (Gerhardt-Landgraf.)

c) **Crises nephritiques.** Von Raynaud[73]) und Lereboullet[74]) sind schmerzhafte Anfälle beschrieben worden, welche Nierenkoliken gleichen, und welche ebenfalls mit der Tabes dorsualis in Beziehung stehen sollen. Hiezu kommen dann und wann beobachtete anfallsweise auftretende Schmerzen in der Harnröhre oder im Mastdarm (Crises uréthrales et anales) und bei Frauen anfallsweise sich einstellende schmerzhafte Empfindungen in den Geschlechtstheilen (Crises clitoridiennes), wie sie von Pitres[77]) beschrieben worden sind. Ueber einen typischen Fall von Nierenkrisen aus meiner Klinik hat jüngst Renvers[78]) berichtet.

d) **Symptome von Seiten des Circulationsapparates** (Herzkrisen). Anfälle von Seiten des Herzens sind am spätesten bekannt geworden. CHARCOT machte darauf aufmerksam, dass in der Regel bei der Tabes eine erhöhte Pulsfrequenz beobachtet wird (100—120 und mehr). Ich selbst beobachtete mehrere Fälle von Herzanfällen, die den Anfällen von typischer Angina pectoris analog waren[19]; der eine endete tödtlich. Aehnliche Anfälle sind seither mehrfach beobachtet (GRÖDEL[51]); die Krisen treten als schmerzhafte Anfälle in der Herzgegend auf, verbunden mit mehr oder minder ausgesprochenem Angstgefühl, bisweilen so stark, dass sie zu Ohnmachten führen. Diese Anfälle sind mit grosser Wahrscheinlichkeit auf eine Betheiligung der kardialen Aeste des Vagus an dem tabischen Processe zurückzuführen.

Von O. BERGER und O. ROSENBACH[15]) wurden mehrere Fälle von Klappenfehlern bei Tabischen beobachtet; da es sich in ihren sieben Fällen stets um denselben Klappenfehler, Insufficienz der Aortenklappen, handelte und die gewöhnliche Aetiologie (Gelenkrheumatismus) nicht vorlag, glaubten die Autoren, dieselben mit der Tabes in einen Zusammenhang setzen zu dürfen und die Veränderungen an den Klappen als trophische Erscheinungen, wie solche bei der Tabes ja auch sonst noch vorkommen, erklären zu können. Ihre Ansicht wurde von verschiedenen Seiten bestritten und der Zusammenhang für ein rein zufälliger erklärt.[52, 51]) Ich selbst muss mich auch gegen die Hypothese von BERGER und ROSENBACH aussprechen. Theils kommen auch andere Klappenfehler bei Tabikern vor (Mitralstenose), theils gelang es mir selbst in Fällen, bei denen ich intra vitam die Insufficienz auf trophische Symptome zurückzuführen geneigt war, p. m. einen arteriosklerotischen Process nachzuweisen.[53])

Wir schliessen noch einige seltene Beobachtungen an.

JAMES RUSSEL, Universal phaenomens and locomotor ataxy. Med. Tim. and Gaz., 19. August 1882. *a)* Patient klagt seit drei Jahren über Anfälle von Gallensteinkolik, dazu eigenthümliches Ziehen im Rectum und Stuhldrang. Acht Monate später deutliche Ataxie. *b)* Paroxysmenweise Schmerzen in den Lenden. Ulceration der linken grossen Zehe, die 18 Monate lang offen bleibt; 2—3 Monate später Ulceration der rechten Zehe, in derselben Weise befallen. Tabes. Ferner beobachtete er einige Tage vor einer gastrischen Krise Verminderung der Harnmenge und des Harnstoffgehaltes, sowie Auftreten von Eiweiss, mit Beendigung des Anfalles verschwindend.

Auch ein Fall von Morbus Basedowii mit Tabes ist berichtet, desgleichen ist Tabes und Athetose von O. ROSENBACH beschrieben (VIRCHOW's Archiv, 1874).

9. Trophische Erscheinungen.

Die allgemeine Ernährung ist sehr gewöhnlich und selbst bei den höchsten Graden der Krankheit eine vortreffliche, das Aussehen der Kranken vollkommen gesund und blühend. Erst wenn ernstere Complicationen hinzutreten: Cystitis, Decubitus, gastrische Krisen, Gelenkaffectionen, psychische Depression, dann beginnt die Ernährung zu leiden, und die Patienten magern ab, doch erreicht der Marasmus nicht leicht einen solchen Grad, dass er ohne intercurrirende Krankheiten zum Tode führt.

Zu den trophischen Complicationen gehören ausser den schon erwähnten **Muskelatrophien** eine Reihe im ganzen seltener, aber doch bemerkenswerther Erscheinungen von Seiten der Haut und Knochen.

Auf der Haut kommt es zu **Herpes** und **lichenartigen** Eruptionen oder einer Art Ichthyosis, auch zu Pemphigusblasen, zu Erythem. Der Herpes hat zuweilen die ausgeprägte Form des Herpes zoster. Von einzeln stehenden Beobachtungen nenne ich die von E. REMAK: Ein Fall von localer Extremitätsataxie mit gleichzeitiger Ephidrosis unilateralis.[44]) Ferner die Epiphora ataxique, beschrieben von PETROLACCI.[84]) Ferner einen Fall von M. BUSCH [85]): Anschwellung eines Hodens, welche nach $1^{1}/_{2}$ Monaten von selbst schwand. — Auf das Ausfallen der Zähne bei Tabischen hat DEMANGE [87]) die Aufmerksamkeit gelenkt. Neuerdings wendete sich GALIPPE [88]) gegen DEMANGE's Auffassung und suchte die bei Tabikern und Nichttabikern beobachtete Erscheinung auf eine durch Mikroparasiten bedingte Osteo-periostitis alveolaris zurückzuführen.

FRIEDREICH erwähnt profuse Schweissbildung, Salivation und Diabetes insipidus.

Von Interesse ist das Vorkommen des Mal perforant du pied, als Complication der Tabes dorsualis von HANNOT [89]) und M. BERNHARDT [90]) beschrieben. Ob das von M. PÉRAIRE [91]) beschriebene Mal perforant palmaire auch bei Tabes schon beobachtet ist, steht dahin. Hieran schliesst sich die obige Beobachtung von JAMES RUSSEL (b). Auch den Decubitus müssen wir erwähnen, obwohl er nur selten und nur in den höchsten paraplektischen Stadien der Krankheit vorkommt. Der Decubitus entwickelt sich dann nicht nur auf dem Kreuze, sondern auch auf der Dorsalfläche der Zehen, welche durch den Druck der Bettdecken hyperextendirt werden, es kann bis zur Perforation der Gelenke kommen.

Eine sehr interessante Complication ist die Erkrankung der Gelenke, Arthropathies [92]), wovon schon CRUVEILHIER eine Beobachtung gegeben hat; doch sind sie erst von CHARCOT und seinem Schüler BALL eingehender beschrieben und mit der Tabes in Zusammenhang gebracht. Am häufigsten wird das Kniegelenk afficirt, seltener die Schulter-, die Fuss- und Zehengelenke. Es kommt zu Hydrarthros mit Anschwellung der Gelenkenden, dann kommt es zur deformirenden Atrophie der Knorpel und der Knochen, zur Absprengung der Gelenkenden und Subluxationen. Mehreremale ist Perforation der Gelenke beobachtet. Selten kommt es zur Vereiterung, doch ist auch diese schon beobachtet.[93]) Inwieweit diese Gelenkaffectionen als Symptome der Tabes anzusehen sind oder als Complicationen, welche unter dem Einflusse der Tabes einen bestimmten Verlauf nehmen, darüber herrschen noch verschiedene Ansichten.[95]) Dass sie direct von einer Atrophie der Ganglienzellen im grauen Vorderhorn abhängen, hat sich jedenfalls nicht bestätigt. Auch eine abnorme Brüchigkeit der Knochen und spontane Fracturen sind beschrieben (CHARCOT [94]) und von einer rareficirenden Ostitis hergeleitet worden.[96]) Diese Fragen haben neuerdings sowohl in England wie in Deutschland aufs neue viele Forscher (PAGET, VIRCHOW, ROTTER, SONNENBURG, KREDEL, WESTPHAL, LEYDEN, BERNHARDT u. a.; vergl. die Literatur am vollständigsten bei KREDEL [97]) in Anspruch genommen: die Prädisposition zur Erkrankung liefert die Tabes und vielleicht ist die Degeneration peripherer, die Gelenkkapsel und die Knochen versorgender Nerven (OPPENHEIM, SIEMERLING) zum Zustandekommen der Affection nothwendig: mechanische und traumatische Momente scheinen für Beginn und Verlauf von grösster Wichtigkeit, jedenfalls kommt die häufige Ueberdehnung der Kniegelenkkapsel (genu recurvatum) ätiologisch in Betracht.

Zu dieser interessanten Gelenkaffection gehören auch die von KRÖNIG [110]) beschriebenen bemerkenswerthen Fälle von Verkrümmung der Wirbelsäule durch tabische Erkrankung der Wirbelgelenke.

Verlauf der Krankheit.

Stadien, Dauer und Ausgänge. Prognose der Krankheit.

Die Entwicklung der typischen Fälle ist in der Regel unmerklich und langsam. Fast immer gehen dem Ausbruch der eigentlichen Krankheit längere Zeit, häufig Jahre lang, rheumatoide, blitzartig durchfahrende

Schmerzen voranf, wie wir sie oben geschildert haben. Sie treten anfallsweise auf, machen längere Pausen, um dann wiederzukehren. Die Intervalle sind entweder ganz frei oder durch hie und da auftretende, plötzliche und schnell vorübergehende Zuckungen unterbrochen. Zuweilen beginnt die Krankheit mit einem heftigen Anfall von Schmerzen, welche im Kreuz, in der Lendengegend (nach Art eines Hexenschusses), sich etabliren oder auch im Knie, wie ein Rheumatismus, sich festsetzen.

In den typischen Fällen beginnen diese Schmerzen in den unteren Extremitäten, im Fuss oder der Wade, im dicken Fleisch des Oberschenkels, in der Lende, im Kreuz. Mitunter treten ähnliche, jedoch schwächere rheumatische Schmerzen in den Armen, der Schulter, im Rücken auf.

Mit diesem Rheumatismus hat sich der Patient ausgesöhnt, er erträgt ihn, ohne etwas Schlimmes von ihm zu fürchten. Dann aber, früher oder später, zuweilen nach mehreren Jahren, zuweilen schon nach Monaten, zuweilen nach sehr heftigen, zuweilen nach nur milden und unbedeutenden Schmerzanfällen treten bedenklichere Symptome auf, welche die Natur der Krankheit documentiren und dem Patienten selbst Besorgniss einflössen. Auch diese Symptome entwickeln sich zuweilen ganz allmählich, zuweilen plötzlich. Im ersteren Falle bemerkt der Patient, dass ihm Gehen schwerer wird, dass er leicht ermüdet, dass er beim Treppensteigen, beim Umdrehen auf der Strasse, beim Versuch zu laufen, zu tanzen, zu reiten, unsicher wird; seine Glieder kommen ihm steif, ungelenkig, matt vor. Auch diese Symptome gedenkt er zunächst auf den Rheumatismus zu schieben, aber er überzeugt sich bald, dass sie eine ernstere Bedeutung haben.

Mitunter entwickelt sich nun die Ataxie fast plötzlich, und dann in der Regel dadurch, dass Schielen und Doppeltsehen eintritt. Hierdurch wird die schon latente Unsicherheit deutlich, zuweilen sogleich sehr auffällig. Wenn sich nach Wochen und Monaten der Strabismus bessert, so vermindert sich auch die Unsicherheit, doch bleibt ein unverkennbarer Rest zurück.

Selten ist es, dass das atактische Stadium nach den Prodromen sich durch eine plötzlich eintretende paralytische Schwäche documentirt, aber auch dies wird beobachtet. Die Eigenthümlichkeit solcher tabischer Paralysen und Pseudoparalysen wurde oben besprochen.

Die Krankheit in ihrem charakteristischen Typus ist nun etablirt, das Fehlen der Sehnenreflexe, das mehr oder minder deutlich ausgeprägte Gefühl des umgelegten Reifens, die reflectorische Pupillenstarre stellt die Diagnose sicher. Man spricht nun von Tabes incipiens, obgleich gewöhnlich die Krankheit bereits Jahre lang bestanden hat, man sollte richtiger sagen: Tabes, ataxia incipiens.

Mehr und mehr treten jetzt die charakteristischen Symptome hervor: nächst dem Gürtelgefühl macht sich Blasenschwäche bemerklich, der Patient muss eilen, um den Blasendrang zu befriedigen, oder er ist in Gefahr, einige Tropfen Urins unwillkürlich zu verlieren, besonders nachts lässt er leicht den Urin unter sich. Nun stellt sich auch vermindertes Gefühl ein, Taubheit und Pelzigsein in den Fusssohlen (am Gesäss, an den Geschlechtstheilen), ein ähnliches taubes Gefühl und eine gewisse Steifigkeit in den Fingern. Impotenz wird auffällig. — Die Steifigkeit und Unsicherheit des Ganges nimmt zu, das charakteristische Bild der Ataxie steigert sich in der bereits oben geschilderten Weise.

In der Regel erfolgen die Fortschritte der Ataxie nun langsam, nehmen Jahre in Anspruch, ehe der Patient in hohem Grade hilflos wird. Der Fortschritt ist entweder ganz allmählich und unmerklich oder gewöhnlicher in Schüben, derart, dass infolge von Schädlichkeiten, wie Erkältung, Anstrengung, Trauma oder Aufregung, häufig nach einem heftigen Schmerzanfall eine entschiedene Verschlimmerung besonders der Gehfähigkeit erfolgt, welche nach einiger Zeit zum Stillstande kommt, selbst zum Theil rückgängig wird, aber doch fast regelmässig einen gesteigerten Grad der Krankheit zurücklässt.

Gewöhnlich dauert es zwei, drei Jahre und mehr, ehe es zur hochgradigen Ataxie kommt, in seltenen Fällen ist der Patient schon in wenigen Monaten oder selbst Wochen unfähig, allein zu gehen.

Im weiteren Verlaufe dieses Stadiums wird nicht allein die Unsicherheit des Ganges immer grösser, sondern die Krankheit verbreitet sich weiter auf die oberen Extremitäten. Die Blasenschwäche steigert sich, die Defäcation wird unregelmässig und schwierig, und es gesellen sich neue Complicationen hinzu, welche den Zustand elend und qualvoll machen.

Schreitet die Krankheit noch weiter fort, so wird der Patient ganz unfähig, sich fortzubewegen, er muss im Bette liegen oder im Stuhle sitzen, kaum imstande, mit Hilfe zweier Diener zu stehen oder einige Schritte zu gehen. Die Einzelbewegungen der Beine behalten auch in diesem Stadium oft noch eine beträchtliche Kraft, doch werden die Muskeln mitunter schwach und atrophisch. Manche dieser Kranken führen auch in einem so hilflosen Zustande noch ein erträgliches Dasein, wenn die Unterextremitäten hauptsächlich Sitz der Krankheit sind, und die Oberextremitäten, wenn auch nicht ganz frei, so doch in leidlicher Functionsfähigkeit, wenn gleichzeitig Kopf und Psyche intact bleiben. Viel elender sind diejenigen daran, welche von den schweren Complicationen, von Amaurose, von Crises gastriques u. s. w. ergriffen werden. Sie sind zuletzt zu einem wahrhaft bejammernswerthen Lose verurtheilt, welches sie trotzdem nicht selten mit bewundernswerther Ergebung ertragen. Auch dieser elende Zustand kann noch Jahre lang dauern. Unmittelbar durch die Krankheit tritt bei genügender Pflege der Tod nur sehr selten ein, dagegen begünstigt die Krankheit das Eintreten von gefahrbringenden Zuständen, namentlich der Cystitis, des Decubitus, und von Verletzungen, welche zu Vereiterung oder bösartigem Erysipel führen. Auch andere zufällige intercurrirende Krankheiten, namentlich Entzündungen und tuberculöse Phthise, für welche die normale Reaction und Widerstandskraft fehlt, setzen dem elenden Leben ein Ende.

Dies möchten wir als das typische Krankheitsbild und den typischen Verlauf bezeichnen, von welchem es freilich zahlreiche Modificationen giebt, deren einige als besondere Formen bezeichnet sind und kurz beschrieben werden sollen.

In diesem typischen Verlauf habe ich drei Stadien unterschieden:

a) Das erste Stadium ist gewöhnlich durch blitzartige Schmerzen ohne Ataxie gekennzeichnet, daher von mir als das neuralgische Stadium bezeichnet. Nicht selten geht es der Ataxie mehrere Jahre vorher, ja es giebt Fälle, wo es 10 Jahre und noch länger bestanden hat und jetzt erst ataktische Symptome auftraten, welche sich auch weiterhin auf eine geringfügige Intensität beschränkten (Tabes dolorosa, B. REMAK).

Das erste Stadium der Tabes wird besonders dann, wenn die durchfahrenden Schmerzen gelinde bleiben, zweckmässig als Tabes incipiens bezeichnet. Die Diagnose dieses Stadiums ist ebenso schwierig wie wichtig; wir kommen auf dieselbe noch zurück (vergl. pag. 152).

b) Das typische oder ataktische Stadium, in welchem die Krankheit das charakteristische Bild darbietet. Auch der Verlauf und die Dauer dieses Stadiums ist sehr verschieden, doch fast ohne Ausnahme über mehrere Jahre ausgedehnt. Es kann 6, 10, 20 Jahre und noch mehr umfassen. Zuweilen ist seine Dauer nur kurz dadurch, dass sehr schnell das dritte Stadium eintritt, oder dass frühzeitig durch intercurrirende Krankheit der Tod erfolgt.

c) Das letzte Stadium endlich, bis zu welchem keineswegs alle Fälle von Tabes fortschreiten, das paraplektische Stadium, ist dasjenige, in welchem die Patienten, unfähig zum Gehen und Stehen, sich ähnlich verhalten wie paraplektisch Gelähmte. Auch dies hat eine verschiedene Dauer. Es kann sich über eine Reihe von Jahren erstrecken. Die Patientin H., welche ich 1863 in meiner Monographie geschildert habe, und welche schon damals im paraplektischen Stadium lag, blieb lange Jahre nahezu in demselben Zustande und ist erst vor 5 Jahren durch multiple Gelenkaffectionen und chronische Nephritis verstorben.

Die Dauer der Krankheit umfasst demnach, selbst wenn wir vom neuralgischen Stadium absehen, immer mehrere Jahre, 5. 10, 20 Jahre und mehr. Sie ist also eine exquisit chronische Krankheit. In diesem langsamen Verlaufe ist sie wesentlich progressiv. Der typische Verlauf ist ein fortschreitender. In diesem Fortschritt kommen Schwankungen vor, schnelle Verschlimmerungen und zeitweise Besserungen; ein längerer Stillstand kann stattfinden, aber bei alledem ist nicht zu verkennen, dass der Verlauf zur allmählichen Progression neigt, doch erreichen wir nicht selten, wenn auch keine Heilung, so doch eine wesentliche Besserung der Störungen.

Einer Heilung im anatomischen Sinne des Wortes ist wohl kaum zu erwarten, obwohl viele Autoren behaupten, dass wirkliche Heilungen, wenn auch selten, vorkommen. Zu einer Zeit, wo die Diagnose mit einiger Sicherheit möglich wird, ist der anatomische Process jedoch höchst wahrscheinlich schon so weit vorgeschritten, dass eine Restitutio in integrum nicht mehr denkbar ist. Die Wiederkehr des Kniephänomens ist nur in äusserst seltenen Fällen constatirt (auch ich sah es einmal, aber nur für kurze Zeit) und eine dauernde Heilung auch in diesen nicht erwiesen. Freilich, sollte es ein Stadium geben, wo der anatomische Process peripher besteht und doch schon Ataxie erzeugt, so würde die Möglichkeit einer Heilung wahrscheinlicher erscheinen. Bis jetzt fehlt es an zweifellos constatirten Beobachtungen der Art.

Der Exitus letalis gehört nicht eigentlich der Krankheit als solcher an. Der Process ergreift kein für das Leben unentbehrliches Organ und selbst in den höchsten Graden des Leidens kann das Leben bei sorgsamer Pflege und Ernährung fortbestehen. Der Tod tritt nicht als directe Folge der Krankheit, selbst nicht ihrer Complicationen ein. Daher ist auch eine bestimmte Lebensgrenze nicht anzugeben und es hängt vielfach von der Situation des Patienten und von der Pflege ab, die ihm zutheil wird, wie lange sein Leben erhalten bleiben kann. Allein die Kraft, die Widerstandsfähigkeit des Körpers wird vermindert und eine Anzahl Gefahren gesetzt, welche zwar nicht nothwendig den Tod herbeiführen, aber doch leicht zur Lebensgefahr führen. Dahin gehören die Entzündung von Blase und Nieren, der Decubitus, die gastrischen Krisen, die Herzaffection und die Hirnaffectionen, die durch Hirnparalyse zum Tode führen. Namentlich sind es auch Verletzungen und Entzündungen, Verbrennungen, welche bei solcher Krankheit leicht gefährlich werden durch Hinzutreten von Erysipel oder Verjauchung. Erwähnt sei endlich, dass Tabeskranke nicht selten von Tuberkulose ergriffen werden.

In solcher Weise führt die Krankheit nicht nothwendig und unmittelbar zum Tode, setzt aber doch verschiedene Lebensgefahren, so dass die Patienten nur selten das natürliche Lebensende erreichen.

Prognose.

Die Tabes dorsualis ergiebt sich aus dem über den Verlauf und die Ausgänge Gesagten. Noch immer lastet auf den unglücklichen Kranken der Ausspruch Romberg's: »keinem Kranken dieser Art leuchtet die Hoffnung der Genesung und über alle ist der Stab gebrochen« (Lehrbuch der Nervenkrankheiten, pag. 912), und leider ist derselbe so allgemein bekannt, dass die Mehrzahl der Patienten, welche sich für rückenmarkskrank halten oder vom Arzte dafür erklärt sind, das Gespenst der totalen Lähmung und des schrecklichsten Todes vor Augen sehen. Allein diese Prognose ist mit viel zu trüben Farben gemalt, sie ist selbst dann zu pessimistisch, wenn wir uns auch heute nicht der Illusion hingeben wollen, dass eine anatomische Heilung der Krankheit zu erreichen sei. Wir haben, wie schon gesagt, weder auf definitive Heilung, noch auf definitiven Stillstand zu rechnen, ein progressives Vorschreiten ist ja der Charakter der Krankheit. Aber dieses Vorschreiten kann sehr langsam geschehen; man beobachtet Fälle, wo nach jahrelangem Verlauf kaum eine merkenswerthe Verschlimmerung zu constatiren ist. Berücksichtigen wir nun, dass wir die Diagnose gegenwärtig bereits in sehr frühen Stadien mit Sicherheit stellen können, so bietet sich für eine grosse Reihe dieser Kranken die Aussicht, dass sie viele Jahre nur eine verhältnissmässig geringe Beschränkung ihrer Leistungsfähigkeit mit verhältnissmässig geringen Beschwerden werden ertragen brauchen. Enthält man dem Kranken in diesen geringen Intensitätsgraden der Erkrankung die Diagnose der Rückenmarkskrankheit vor, enthebt man ihn so der quälenden Sorge für die Zukunft, so kann er lange Jahre ein nahezu sorgloses, in Arbeit und Genüssen nur wenig beschränktes Leben führen. Noch jahrelang sieht man solche Patienten im Amte, in anstrengender kaufmännischer Thätigkeit, selbst im Militärdienste thätig. Auch können wir wenigstens bei gutsituirten und sorgsamen Patienten den Verlauf der Krankheit unstreitig aufhalten und mildern, wir können die störenden Symptome zum Theil ausgleichen, können die Schmerzen lindern; so kann dem Patienten selbst in den hohen Graden der Krankheit ein Theil seiner Arbeitsfähigkeit und seines Lebensgenusses erhalten bleiben, und schliesslich werden selbst die glücklicherweise seltenen, traurigsten Zustände der letzten Periode, wo Amaurose eingetreten oder die Gehfähigkeit ganz verloren ist, noch mit einer gewissen Resignation ertragen.

In dieser Weise gestaltet sich die Prognose zwar nicht zu einer glänzenden, aber doch weit erträglicher, als es ROMBERG's tragischer Ausspruch erscheinen lässt. Berücksichtigt man die Wahrscheinlichkeit der langen Dauer und des langsamen Fortschrittes, so ist es durchaus ungerechtfertigt, den Patienten und seine Angehörigen von vornherein mit einer trüben Prognose zu erschrecken. Der Arzt soll dem Kranken vielmehr helfen, sich allmählich in das Unvermeidliche zu fügen, es mit Resignation zu ertragen, nicht ihn erschrecken und entmuthigen.

Was den **prognostischen Werth der einzelnen Symptome** anlangt, so bleibt noch zu erwähnen, dass die lähmungsartigen Zufälle, besonders die Augenmuskellähmungen, aber auch die Extremitätenlähmungen, zumal wenn sie sich ziemlich plötzlich entwickeln, insofern eine nicht ungünstige Prognose liefern, als sie wenigstens theilweise innerhalb Wochen oder Monaten rückgängig werden. Nach REMAK giebt die durch lebhafte blitzartige Schmerzen ausgezeichnete Form der Tabes dolorosa in Bezug auf die Ataxie eine verhältnissmässig günstige Prognose, sie schreitet nur langsam fort; ich kann diese Angabe im allgemeinen bestätigen, doch ist sie keineswegs constant und zuverlässig. Eine ungünstige Prognose geben die gastrischen Krisen und die Hirnsymptome; sie werden nur selten geheilt und kommen auch nur selten zum definitiven Stillstand.

Abweichende Formen der Tabes.

Von dem typischen Krankheitsbilde der Tabes giebt es mancherlei Abweichungen, von welchen wir schon Einiges erwähnen mussten. Einige dieser Modificationen wiederholen sich in so regelmässiger Weise, dass man verschiedene Formen der Tabes daraus gemacht hat. Formen, welche mehr oder minder berechtigt sind, zumal wenn sie in Bezug auf Diagnose, Prognose und Therapie constante Besonderheiten darbieten.

Die meisten Unterformen der Tabes hat R. REMAK unterschieden. Tabes dorsualis, lumbaris, cervicalis, basilaris, cerebellaris, cerebralis. Eine gewisse Berechtigung kann man allen diesen Unterscheidungen zuerkennen, sofern sie ausdrücken sollen, dass die Symptome, welche von bestimmten Theilen der Cerebrospinalachse ausgehen, vorherrschen. Da es sich aber überall doch um eine über das ganze Rückenmark verbreitete Degeneration handelt, welche im wesentlichen dieselben charakteristischen Symptome und Verlauf darbieten, so ist es misslich, so viele Unterformen zu unterscheiden. Dagegen halte ich es für unumgänglich, von der gewöhnlichen typischen Tabesform, welche im Dorsaltheile beginnt und aufsteigt, diejenigen zu unterscheiden, welche im Halstheil, und diejenigen, welche im Gehirn beginnen.

Die ersteren (Tabes dorsualis cervicalis) beginnen mit mehr oder minder heftigen Schmerzen in den Armen und Händen, Taubheit, Vertodtung und Steifigkeit in denselben, während die unteren Extremitäten nur wenig theilnehmen. Es kommt daher in diesen Fällen gewöhnlich zu keiner ausgeprägten Ataxie. Die Diagnose stösst auf Schwierigkeiten. Auch dadurch ist diese Form bemerkenswerth, dass die Patellarreflexe öfters erhalten bleiben (vergl. die Fälle von LEYDEN[10]), MARTIUS[19]), BERNHARDT), dass sie zur Muskelatrophie disponirt und zuweilen unter dem Bilde der ARAN'schen Krankheit verläuft.

Die cerebrale Form der Tabes ist dadurch ausgezeichnet, dass sich deutliche Symptome an den Hirnnerven ausbilden, während die Extremitäten wenig befallen sind und nur selten Ataxie sich entwickelt. Die Krankheit beginnt mit Strabismus, Pupillenenge, dann kommt es zur Amblyopie, Amaurose, zuweilen Taubheit. Es können am Gesicht die Sensibilitätsstörungen ganz besonders ausgebildet, Haut und Schleimhaut in gleich schwerer Weise ergriffen sein, so dass die Kranken ihr Gesicht als wie von einer Maske bedeckt schildern (Maschera tabetica der Italiener), wie derartige Fälle in neuester Zeit (OPPENHEIM und BERNHARDT) beschrieben worden sind. Dagegen am Rumpfe treten nur hie und da Schmerzen auf, zuweilen nur in einem Beine sehr heftig, das Kniephänomen fehlt oder ist erhalten, leichte Schwäche und Steifigkeit der Beine wird beobachtet, die Ataxie ist geringfügig oder fehlt ganz.

Man könnte noch die psychische Form unterscheiden, welche mit psychischen Störungen beginnt und auch nur selten zu deutlicher, charakteristischer Ataxie führt.

R. REMAK unterschied noch Tabes dolorosa, eine Form, welche durch lebhafte Schmerzattaquen ausgezeichnet ist, aber nur sehr langsam zur Ataxie fortschreitet. Diese Regel erleidet jedoch so häufige Ausnahmen, dass es kaum Bedeutung hat, eine besondere Form daraus zu machen.

Abortive Form der Tabes. DEBOVE[93]) hat den Ausdruck Ataxie fruste für einen Fall gebraucht, welcher seit Jahren die blitzartigen Schmerzen, aber keine Ataxie dargeboten hatte. Der Tod erfolgte durch eine intercurrirende Krankheit, die Autopsie ergab die typische graue Degeneration der hinteren Stränge und Wurzeln in einer nicht beträchtlichen Intensität. Der Ausdruck Ataxia frusta oder abortive Tabes ist für solche Fälle nicht sehr geeignet, auch nicht allgemein acceptirt.

Die wichtigste Form der Ataxie, welche wir von der typischen Tabes zu unterscheiden haben, ist die von FRIEDREICH beschriebene und studirte Form der hereditären Ataxie, für welche wir gerne die von ERB in Vorschlag gebrachte Bezeichnung FRIEDREICH'sche Krankheit acceptiren. Bereits in seiner ersten Abhandlung über die degenerative Atrophie der spinalen Hinterstränge hat FRIEDREICH[94]) mehrere Fälle von hereditärer Entwicklung dieser Krankheit untersucht und beschrieben und hat diese Reihe von Beobachtungen später durch weitere interessante Beiträge vervollständigt. Diese Fälle, ausgezeichnet durch ihren hereditären Ursprung — es waren mehrere Mitglieder derselben Familie von der Krankheit ergriffen, und zwar entwickelte sich die Krankheit ohne besondere Ursachen allmählich und unter den gleichen Initialsymptomen in einem gewissen übereinstimmenden Lebensalter — boten als hervorragendes Symptom auch eine Ataxie dar, aber sowohl in der Form dieses Symptoms, wie in den anderen Symptomen und in dem Verlauf doch nicht unbeträchtliche Abweichungen von dem Bilde der Romberg'schen Rückenmarksdarre. Die Ataxie war zwar deutlich, aber abweichend von der typisch tabischen Ataxie; die lancinirenden Schmerzen fehlten, die Sensibilitätsstörungen traten erst zuletzt auf. Nach diesen Beobachtungen ist Friedreich zu einer abweichenden Theorie der Ataxie gekommen, auf welche wir schon oben eingegangen sind: pag. 34.

Friedreich's Beobachtungen sind seither durch andere Autoren mehrfach bestätigt worden: indessen ist man wohl jetzt ziemlich allgemein der Ansicht, dass diese Krankheit von der eigentlichen typischen Tabes dorsualis vollkommen zu trennen ist, dass sie eine besondere Form von Erkrankung ist, welche, wie Kahler und Pick zuerst ausgesprochen haben, zu den combinirten Systemerkrankungen zu rechnen ist.

Diagnose der Krankheit.

Im ausgebildeten ataktischen Stadium ist die Diagnose der Krankheit leicht und so sicher wie bei irgend einer anderen Krankheit, so dass sie nicht nur von dem Specialisten, sondern von jedem Arzte gestellt werden kann und soll. Bereits der Gang des Kranken ist so charakteristisch, dass er beim Eintreten in das Zimmer, beim Gehen auf der Strasse leicht erkannt wird; die chronische Entwicklung, die lancinirenden Schmerzen, das Gürtelgefühl, das Schwanken bei geschlossenen Augen, das Fehlen der Sehnenreflexe, die fast regelmässige, wenn auch oft nur geringfügige Betheiligung der oberen Extremitäten, endlich das Vorhandensein mannigfacher Störungen der Sensibilität stellen die Diagnose sicher.

Schwierig wird die Diagnose entweder in dem ersten Stadium der Krankheit, wo die charakteristischen Symptome noch nicht oder nur so wenig ausgeprägt sind, dass sie nur bei sorgfältigster Untersuchung und genauer Kenntniss aller Modificationen erkannt werden, oder in den späteren Stadien, wenn der charakteristische Typus der Krankheit durch Complicationen verdeckt ist.

In Bezug auf den ersten Fall, das Anfangsstadium der Krankheit, haben in den letzten Jahren mehrere Autoren (Erlenmeyer, C. Westphal, Gowers, Bernhardt u. a.) mit Sorgfalt diejenigen Symptome zusammengestellt und geprüft, welche schon frühzeitig, ehe noch von Ataxie die Rede ist, eine sichere Erkenntniss gestatten. Man bezeichnet diese noch unentwickelten Stadien als Tabes incipiens, und es liegt kein genügender Grund vor, diese ziemlich allgemein acceptirte Bezeichnung zu verwerfen; indessen möge doch daran erinnert sein, dass in solchen Fällen sogenannter Tabes incipiens der Krankheitsprocess mitunter schon seit einer Reihe von Jahren besteht, und dass es sich nunmehr um den Beginn des ataktischen Stadiums handelt. Auch in dieser Zeit müssen zu einer einigermassen sicheren Diagnose schon mehrere Symptome sich vereinigen. Aus einem Symptom allein, namentlich aus dem Vorhandensein lancinirender Schmerzen, selbst in Verbindung mit einer mehr oder minder deutlichen Schwäche der Beine lässt sich die Diagnose nicht stellen; dies können zwar Fälle sein, die zur Tabes fortschreiten, aber sicherlich sind auch viele Fälle darunter, welche einfach rheumatisch sind und zu jener schweren Krankheit nicht gezählt werden dürfen.

Die classischen Symptome, welche eine frühzeitige Diagnose der Tabes ermöglichen, sind:

1. die lancinirenden Schmerzen oder geringe Schwäche (Steifheit, leichte Ermüdbarkeit) der Unterextremitäten;

2. die reflectorische Pupillenstarre mit oder ohne Strabismus;

3. das Fehlen der Sehnenreflexe am Knie.

Diese drei Symptome genügen zur Diagnose, 1 und 3 oder 2 und 3 machen dieselbe schon sehr wahrscheinlich, weniger zuverlässig ist 1 und 2. Das Fehlen der Sehnenreflexe ist, wie WESTPHAL gezeigt hat, eines der werthvollsten Zeichen im Beginne der Tabes und kann in Verbindung mit anderen Symptomen, besonders bei gewissen Complicationen zur richtigen Erkenntniss der Krankheit führen; z. B. Amblyopie, respective Amaurose, infolge von Sehnervenatrophie oder Strabismus mit Myosis oder Crises gastriques, auch Impotenz oder Blasenschwäche mit gleichzeitigem Mangel der Sehnenreflexe lassen die Krankheit mit Sicherheit oder mit grosser Wahrscheinlichkeit erkennen.

Wenn weiterhin sich mehr charakteristische Symptome entwickeln, Gürtelgefühl, Sensibilitätsstörungen und die ersten atactischen Erscheinungen, so ist die Diagnose leicht und zweifellos.

Schwierig wird die Diagnose auch, wie wir bemerkten, wenn der charakteristische Typus der Krankheit durch Complicationen verdeckt wird. Hier ist besonders daran zu erinnern, dass die Ataxie unter gewissen Verhältnissen schwindet und eine wirkliche Lähmung vorhanden zu sein scheint. Dass dies nicht zu selten vorkommt, entweder in einem schon sehr vorgerückten Stadium der Krankheit (paraplektisches Stadium) oder auch schon früher durch complicirende Muskellähmung und Atrophie, bemerkten wir schon oben. In solchen Fällen kann die Diagnose selbst für den Erfahrenen und Geübten sehr schwierig werden. Der sicherste diagnostische Anhalt in solchen Fällen ist es, wenn sich bei genauerer Untersuchung doch noch unzweifelhafte Ataxie, wenn auch geringen Grades, nachweisen lässt, entweder beim Liegen im Bette oder durch das Schwanken bei geschlossenen Augen oder nach Verlauf einiger Zeit, wenn die motorische Lähmung im Abnehmen begriffen ist. Ferner muss das Vorhandensein anderer diagnostisch wichtiger Symptome (Gürtelgefühl, Sensibilitätsstörungen, aufgehobenes Kniephänomen etc.) die Diagnose sichern. Man kann hier auf Fälle stossen, welche der Diagnose grosse Schwierigkeiten bereiten, doch wird es in der grossen Mehrzahl der Fälle dem Geübten nicht schwer werden, zu einem sicheren Resultat zu gelangen.

Die differentielle Diagnose hat weiter noch die Aufgabe, die Tabes von anderen ähnlichen Rückenmarkskrankheiten, insbesondere von anderen Ataxien, zu unterscheiden. Es ist nicht nöthig, hier auf die Unterscheidung von der Chorea einzugehen; auch die chronischen Formen der Rückenmarkssklerosen (chronische Myelitis) sind im ganzen leicht zu unterscheiden, schon dadurch, dass die charakteristische Ataxie fehlt und dass die Sehnenreflexe nicht aufgehoben, sondern gesteigert sind.

Auch die Unterscheidung von den acuten Ataxien ist im allgemeinen nicht schwer, unter Berücksichtigung der Entwicklung. Indessen zuweilen entsteht auch die typische Tabes sehr schnell: hier kann die Diagnose auf Schwierigkeiten stossen. Die acuten Ataxien schreiten ohne charakteristische Symptome zu einer der Tabes sehr ähnlichen Motilitätsstörung vor und sind besonders im Gefolge von acuten Krankheiten beobachtet, nach Diphtherie, Pocken, Influenza oder nach anderen Infectionskrankheiten [160]), ferner nach Intoxicationen, wovon wir namentlich die alkoholische Pseudotabes zu nennen haben. Sie unterscheiden sich von der typischen Tabes in der Regel leicht durch ihre schnelle Entwicklung, die Aetiologie, das gleichzeitige

Vorhandensein von motorischen Störungen. Der Verlauf dieser Fälle ist nicht progressiv, im Gegentheil, meist tritt nach monatelanger Dauer Heilung oder Besserung ein, nur äusserst selten ein Uebergang in ein chronisches Stadium.

In der ärztlichen Praxis kommt man ziemlich häufig in die Lage, die Tabes unterscheiden zu sollen von anderen Nervenkrankheiten, welche zwar mehrere Symptome mit der Tabes gemein haben, aber von keinem schweren anatomischen Processe herzuleiten sind, im Gegentheil, es sind meist nur functionelle Erkrankungen, welche zwar unter häufig wechselndem capriciösen Verlauf sich lange hinziehen können, aber doch das Leben nicht gefährden und zu keiner Zeit die Aussicht auf Heilung erlöschen lassen. Hier ist es häufig die Aufgabe des Arztes, die Diagnose sicher zu stellen und den durch eine falsche Diagnose oder durch die Lectüre von populären medicinischen Schriften, respective von Artikeln im Conversationslexikon geängstigten Patienten zu beruhigen. Diejenigen Affectionen, welche am häufigsten zu solchen beängstigenden Verwechslungen Veranlassung geben, sind folgende:

a) Rheumatische Affectionen der Beine, lancinirende Schmerzen, welche in längeren oder kürzeren Paroxysmen auftreten, zeitweise verschwinden, mit grosser Heftigkeit wiederkehren, zu mancher Zeit auch mit einer grossen Schwäche und Steifigkeit verbunden sind. Ein Theil solcher Fälle gehört wohl zu dem prodromalen Stadium der Tabes. Indessen sind viele derartige Fälle ohne Zweifel rein rheumatisch und führen selbst nach vielen Recidiven niemals zu tabischen Erscheinungen. Das Verhalten der Sehnenreflexe ist hier wie in den folgenden Fällen von diagnostischer Bedeutung.

b) Ein Krankheitsbild ist noch zu erwähnen, welches man theils als Spinalirritation, theils als Nervosität oder als hypochondrische Neurasthenie bezeichnet hat. Die Symptome haben in der That Aehnlichkeit mit einer beginnenden Tabes. Die Patienten klagen über herumziehende, schiessende, lancinirende Schmerzen in allen Gliedern, verbunden mit einer gewissen Schlaffheit und leichter Ermüdbarkeit der Beine; abnorme Sensationen, Schwindelgefühl, Schwanken bei geschlossenen Augen kommen hinzu, selbst Ameisenlaufen, Taubsein in den Fusssohlen und Beinen, Impotenz. Die Symptome können denen einer Tabes incipiens sehr ähnlich sein und doch handelt es sich nicht um ein organisches Rückenmarksleiden, sondern um eine Neurose. Dies ergiebt sich schon aus dem häufigen schnellen, unmotivirten Wechsel der Erscheinungen, sowie aus dem Fehlen der objectiv sicheren Symptome. Weder Veränderungen der Pupille, noch Strabismus, noch Blasenschwäche; die Sehnenreflexe wohl erhalten. Meist ist der Patient sehr erregbar und hypochondrisch verstimmt. Er wähnt ein tiefes Rückenmarksleiden zu haben und kommt damit zum Arzte. (Vergl. z. B. den von Kowalewsky mitgetheilten Fall von Tabes dorsualis illusoria.[101])

Solche Zustände nervöser Rückenmarksschwäche kommen nicht selten zur Beobachtung. Sie entwickeln sich unter verschiedenen nervenerschöpfenden Einflüssen, und zwar nicht selten nach sexuellen Ausschweifungen (Onanie, Pollutionen); die infolge hiervon auftretenden Erscheinungen haben zu dem von Hippokrates geschilderten Symptomenbilde der Tabes dorsualis geführt. Auch bei hämorrhoidaler Congestion, sogenannten Unterleibsstockungen kommen ähnliche Zustände vor, welchen man sogar den Namen der Tabes haemorrhoidalis verliehen hat und welche ebenfalls mit organischer Läsion des Rückenmarks nichts gemein haben.

c) Endlich beobachtet man bei nervös erschöpften, überarbeiteten, durch Gemüthsaufregungen oder sonstige schwächende Einflüsse herabgekommenen Menschen ebenfalls ein Symptomenbild, welches dem der Tabes ziemlich nahe kommt. Constante Schmerzen, Schwäche, Impotenz, abnorme Sensationen u. s. w. führen auf den Verdacht der Tabes, aber man überzeugt sich leicht, dass die charakteristischen Zeichen fehlen und andere hinzutreten, welche den nervösen Symptomen angehören, wie z. B. Platzangst, hypochondrische Verstimmung. Man könnte diese Fälle als Neurasthenie oder Tabes neurasthenica (hysterica) bezeichnen.

In allen diesen Fällen giebt das Vorhandensein, respective Fehlen der Sehnenreflexe sehr häufig die diagnostische Entscheidung.

Aetiologie.

Wenn man früher, ausgehend von der Hippokratischen Tabes dorsualis, allgemein und fast ausschliesslich geschlechtliche Ausschweifungen als Ursache der Tabes hinstellte, so hat man sich mehr und mehr überzeugt, dass hierin eine directe und unmittelbare Ursache der Rückenmarkskrankheit nicht zu suchen ist, dass sie höchstens als ein die Körperkraft und Resistenz schwächendes Moment angesprochen werden dürfen.[102])

Die directeste und häufigste Ursache der Tabes dorsualis ist unzweifelhaft:

1. Die Erkältung. Beispiele, wo sich die Krankheit evident aus Erkältungen, besonders Erkältungen der Füsse und des Kreuzes entwickelte, mit Ausschluss jeder anderen plausiblen Ursache — sind in grosser Anzahl constatirt und literarisch verwerthet worden. Gewöhnlich handelt es sich darum, dass Individuen sich wiederholt Erkältungen aussetzen, und dass sich dann zuerst rheumatische Schmerzen einstellen, aus welchen die Rückenmarkskrankheit hervorgeht. Bemerkenswerth ist es aber, dass auch eine einzige starke Erkältung imstande ist, die Krankheit zu erzeugen. Einer meiner Patienten, ein sehr intelligenter Mann, leitete seine Krankheit mit aller Bestimmtheit von einer langen Eisenbahnreise her, die er im Winter bei ziemlich strenger Kälte im schlecht geheizten Coupé gemacht hatte; ein anderer leitete den Beginn der Krankheit sogar von einem kalten Trunk her (dieser Fall begann mit Crisis gastriques). Auch ein Fall von Ataxie nach Erfrieren der Füsse ist hierher zu rechnen.[103])

Vorzüglich wurde Erkältung der Füsse und Unterdrückung der Fussschweisse als Ursache beschuldigt, nicht mit Unrecht, denn es ist nicht unwahrscheinlich, dass gerade eine solche Erkältung deletär auf die sensiblen Nerven wirkt; wenn aber hieraus die Aussicht entnommen wird, dass mit Herstellung der Fussschweisse auch die Rückenmarkskrankheit geheilt oder wenigstens erheblich gebessert wird, so bestätigt leider die Erfahrung ein solches reciprokes Verhältniss nicht.

2. Trauma. Von einer Tabes auf traumatischer Basis hat zuerst E. Schulze[104]) gesprochen. Später haben Petit[105]), nach ihm Ferry[106]), Straus[107]), zuletzt Spillmann und Parisot[108]) in Frankreich eine ganze Reihe theils neuer, theils bereits publicirter Fälle zusammengestellt, in denen ein Trauma der Entwicklung der Tabes vorherging. Ein Fall, den ich bereits 1863 mitgetheilt habe, wo sich die Tabes an eine Quetschung des Fusses anschloss (ich selbst betonte damals die Behandlung der Wunde mit Eisumschlägen als das Ausschlaggebende), wird von diesen Autoren allgemein hierhergerechnet. Kürzlich hat F. Klempherer[109]), der selbst 5 neue Fälle dieser Art mittheilt, unter Benützung der französischen Literatur und Berücksichtigung des Sanitätsberichtes aus den Jahren 1870 und 1871[110]) über 300 Fälle von traumatischer Tabes gesammelt. Es ist gewiss nicht unwahrscheinlich, dass das Trauma einen ähnlichen Effect auf die sensiblen Nerven ausüben kann wie die Erkältung, und sicherlich berechtigt die erhebliche Zahl von Fällen, in denen keine andere Ursache zu eruiren ist als das Trauma, den Zusammenhang der Ataxie und der Verletzung für einen ursächlichen zu halten. Bemerkenswerth ist, dass sehr häufig die Frühsymptome der Tabes,

5*

gewöhnlich als lancinirende Schmerzen in dem verletzten Gliede zuerst auftreten und längere Zeit, bisweilen Jahre lang, auf dieses beschränkt bleiben. Auch im Verlaufe einer typischen Tabes kann **Trauma** insoferne mitwirken, als im Anschlusse daran eine merkliche Verschlimmerung der Krankheit eintritt.

3. Die **Syphilis** ist als Ursache der Tabes genannt und von mehreren Seiten in den Vordergrund gestellt worden. In Deutschland war es hauptsächlich W. Erb, welcher dieser Aetiologie eine besondere Wichtigkeit beimass, in Frankreich Fournier. Die Beweisführung beruht ausschliesslich auf den statistischen Erhebungen, dass eine grosse Anzahl (angeblich bis zu 70% und sogar 90%) Tabischer früher an Syphilis gelitten haben. Allein man weiss, welchen Irrthümern derartige statistische Erhebungen ausgesetzt sind. Wenn wir das, was eine grosse Reihe von Autoren behauptet, auch als richtig gelten lassen wollten, nämlich dass der Procentsatz vorausgegangener Lues bei späterer Tabes ein grösserer sei als bei Erkrankungen anderer Organe oder bei anderen Nervenkrankheiten, so kann doch die Statistik allein für den ätiologischen Zusammenhang einen entscheidenden Beweis nicht geben. Ausser ihr fehlt aber jeder andere wahrscheinliche Anhaltspunkt. Der anatomische Process hat mit den anderweitig bekannten Formen der Syphilis des Nervensystems absolut keine Aehnlichkeit und ebensowenig giebt, wie dies Naunyn[110]) noch neuerdings hervorgehoben hat, die Therapie den gewünschten Beweis.*

4. Neben diesen directen Ursachen der Tabes ist noch eine Reihe prädisponirender Momente zu nennen. Von den Tausenden und Abertausenden, die sich erkälten, die verwundet werden und sich luetisch inficiren, erkranken doch nur wenige; nur diejenigen, die durch gewisse Verhältnisse für die tabische Erkrankung prädisponirt sind. Unter diesen prädisponirenden Momenten sind zu nennen:

a) **Das Geschlecht.** Männer werden viel häufiger befallen als Frauen; doch sind letztere keineswegs immun. Die grössere Empfänglichkeit der Männer lässt sich darauf zurückführen, dass sie den aufgeführten ätiologischen Schädlichkeiten mehr ausgesetzt sind als Frauen.

b) **Das Alter.** Am meisten ist das jugendliche Mannesalter ausgesetzt. Die Tabes dorsualis im späteren Alter ist fast immer eine früh erworbene, doch sind auch Fälle beobachtet, wo die Krankheit erst nach dem 60. Jahre erworben wurde.

Bei Kindern habe ich eigentliche Tabes nicht gesehen**; der früheste meiner Fälle betraf ein Mädchen von 17 Jahren. Dagegen kommt bei Kindern die von N. Friedreich beschriebene hereditäre Ataxie vor. Hollis[111]) berichtet einen Fall von Ataxie locom. bei einem 13jährigen Knaben ohne alle hereditäre Anlage; exquisite Ataxie der unteren Extremitäten, Fehlen des Kniephänomens, Sensibilität und Motilität intact, keine Sehstörungen, keine Anomalie der Pupillen, Sprache langsam und etwas undeutlich. Auch in diesem Falle ist es wohl sehr fraglich, ob es sich um typische Tabes dorsualis gehandelt habe. Leubuscher's Fall betraf ein Kind von 3½ Jahren. M. Freyer[112]) erwähnt einen Fall, wo zwei Brüder, der eine im 11., der andere schon in seinen ersten Lebensjahren erkrankten.

c) **Heredität** scheint bei der Tabes eine Rolle zu spielen; auch wenn wir die Friedreich'sche Krankheit ganz ausschliessen, bleibt für die **typischen Fälle** eine gewisse hereditäre Disposition übrig. Beispiele, wo mehrere Mitglieder einer Familie an typischer Tabes erkrankten, sind von mehreren

* Weiteres hierüber im Nachtrage Nr. II.

** Von anderen Autoren sind Fälle von Tabes berichtet, sogar auf hereditäre Syphilis bezogen. Diese Beobachtungen halten vor der Kritik nicht Stand. Ein Fall von Tabes beim Kinde durch Autopsie constatirt, ist mir nicht bekannt.

Seiten mitgetheilt. So wenig erklärlich eine solche Disposition sein mag, so möge doch daran erinnert werden, dass auch andere chronische degenerirende Nervenkrankheiten (besonders Muskelatrophien) unter hereditärem Einflusse sich entwickeln.[113])

d) Der Stand. Es erkranken besonders solche Stände an der Tabes, die durch ihre Lebensführung den Ursachen der Krankheit, namentlich der Erkältung und dem Trauma, am meisten ausgesetzt sind, so Soldaten, Jäger, Fischer, Reisende, Eisenbahnconducteure u. dergl. m. Körperliche Uebermüdung[114]) und lang fortgesetzte starke Anspannung scheinen mitzuwirken; so sieht man nach Kriegen unter den Soldaten die Zahl der Tabiker besonders ansteigen und schon ROMBERG betont, dass »dem übermässigen Aufwand motorischer Kraft durch anhaltendes Stehen in gebückter Haltung, durch forcirte Märsche bei gleichzeitiger Erkältung in feuchten Bivouacs« eine grosse Bedeutung für das Entstehen der Tabes zuzuschreiben ist.

Therapie.

Die Therapie der Tabes dorsualis gebietet auch heutzutage nicht über specifische Mittel, welche sichere Heilung versprechen und den pathologisch-anatomischen Process wieder rückgängig machen. Im Gegentheil, die als specifisch angepriesenen Heilmethoden haben sich vor einem klaren ärztlichen Blick als vollkommen illusorisch erwiesen, dies ist sowohl von der alten specifischen Therapie mit Argentum nitricum und Auronatr. chloratum, wie von der modernen mit Jod- und Quecksilbercuren, wie von den Versuchen mit Präparaten der Organotherapie zu sagen. Dennoch stehen wir heute in unserem therapeutischen Können der Tabes dorsualis ganz anders gegenüber als noch vor zwei Decennien. Der viel citirte Ausspruch ROMBERG's ist heute nicht mehr am Platze. Wir können den Tabeskranken auf die verschiedenste Art helfen, ihnen Leistungsfähigkeit und Lebensfreude zum grossen Theile wiedergeben, ihre Sorge um die Zukunft bannen, wir können schweren Complicationen vorbeugen, die eingetretenen bekämpfen. Diese Fortschritte, diese erhöhte ärztliche Leistung verdanken wir einem freieren und erweiterten Blick, indem wir uns von der Illusion specifischer Heilmittel frei machten und die Ausgleichung der Störungen zum Ziele unserer Beobachtungen machten. Ein richtiges wissenschaftliches Verständniss der Krankheit hat diesen Fortschritt angebahnt und — wir wollen es freimüthig anerkennen — zum wesentlichen Theile hat die Erweiterung und Vervollkommnung der mechanischen Therapie ihn zur Ausführung gebracht. Wo der Therapeut bis vor kurzem schweigend und rathlos dastand, haben wir heute eine grosse Anzahl von Mitteln und Methoden, um zu helfen. Wir betrachten darnach gesondert:

1. Die prophylaktische Behandlung. Wenn auch die Krankheit nicht so verbreitet ist, dass ihr jedermann ausgesetzt wäre, so ist es doch nicht überflüssig, bei gewissen Ständen und Beschäftigungen an sie zu denken und namentlich bei Jägern, Soldaten, Reisenden vor Erkältungen und Durchnässungen, besonders der Füsse, zu warnen oder Schutzmittel dagegen zu ergreifen. Auch ist in den Wohnungen, besonders auf dem Lande, an den Einfluss des kalten Fussbodens, besonders in Arbeitszimmern, zu denken. Ich muss ferner gestehen, dass ich seit der von mir oben kurz citirten Beobachtung mich stets gehütet habe, aus irgend einem Grunde auf Fuss oder Fussgelenk lang anhaltende Eisumschläge zu machen.

2. Innere Medicamente. Eine ganze Anzahl derselben ist empfohlen: Argentum nitricum (0,5—1,0 auf 100 P. 2mal täglich 1 Pille), Auronatrium chloratum, Ergotin, Secale cornutum, Belladonna und Arsenik. Obgleich von keinem dieser Mittel auch nur im entferntesten eine Heilwirkung erwiesen ist — trotz der Empfehlung WUNDERLICH's und

anderer Autoritäten —, so finden sie doch hie und da in der Praxis Vertrauen und auch der vorurtheilsfreie Arzt wird sie gelegentlich dem Patienten verordnen, um ihm die Hoffnung auf Besserung nicht abzuschneiden. Auch das **Jodkali** oder **Jodnatrium** wird gegen die Krankheit angewendet; es erweist sich öfter gegen die lancinirenden Schmerzen wirksam. **Strychnin** (ein- bis dreimal täglich 0,001—0,003 in Pillen, subcutan 0,01 : 10,0, ¼ bis ½ Spritze) ist kaum zu empfehlen, da die Erregbarkeit der Muskeln nicht beeinträchtigt ist.

Quecksilbercuren werden als ein specifisches Mittel gegen die Tabes von denen empfohlen, welche die Syphilis als die Ursache der Krankheit statuiren. Obgleich allseitig anerkannt und durch die Erfahrung genügend bestätigt ist, dass die antisyphilitische Quecksilbercur eine sichtliche Besserung der Tabes nicht herbeiführt, so werden doch noch häufig genug derartige Curen angestellt, namentlich bei solchen Kranken, die nachweislich syphilitisch gewesen sind. Da die Patienten häufig von dem prätendirten Zusammenhang von Tabes und Syphilis unterrichtet sind, so bestehen sie auf einer specifischen Cur und der Arzt wird sich derselben umso weniger entziehen dürfen, als dieselben, vorsichtig geleitet, keinen Schaden bringen. Starke und wiederholte Quecksilbercuren sind keineswegs gleichgiltige Proceduren, sie können das Nervensystem sowie die ganze Constitution des Patienten in verschiedener Weise schädlich beeinflussen (Polyneuritis mercurialis u. a. m.). Um so mehr muss die von fanatischen syphilophilen Autoren ausgehende Mahnung bekämpft werden, dass die beste Prophylaxe der Tabes in wiederholten, bis zur Dauer von zwei Jahren fortgesetzten Hg-Curen gegeben sei.

3. **Warme Bäder.** Zu den wichtigsten therapeutischen Methoden der Tabes gehören die Bäder, und ist ihre richtige und umsichtige therapeutische Anwendung von der grössten Bedeutung. Alle Arten von Bädern sind gegen diese Krankheit in Gebrauch und nicht ohne Grund gerühmt. Doch soll auch hierbei berücksichtigt werden, dass sie eine Heilung des Krankheitsprocesses nicht erreichen, sondern nur einen wohlthuenden, beruhigenden, stärkenden Einfluss ausüben können. Vor allen Dingen sei man daher auf der Hut, nicht zu schaden. Vor einer zu grossen Anzahl der Bäder, vor Aufregung durch hohe Temperatur, durch starken Salz- oder CO_2-Gehalt ist zu warnen. Die Bäder müssen mit aller Sorgfalt und allem Comfort gegeben werden, damit der Patient sich nicht dabei erkälten oder sonst Schaden nehmen kann. Daher ist es im ganzen nicht rathsam, die Patienten zuhause viel baden zu lassen, zumal in der kalten Jahreszeit. Man verspart sich die Bäder besser für Badecuren und ersetzt solche nur bei den weniger gut Situirten oder im Hospital durch Wannenbäder.

Was die Temperatur der Bäder betrifft, so richtet sich dies theils nach der Jahreszeit, theils nach der Individualität des Kranken (28 bis 26 bis 24° R.), ebenso die Dauer des Bades (5—10—20 Minuten). Auch die Anzahl der Bäder sollte man nicht vorausbestimmen, sondern davon abhängig machen, wie sie dem Patienten bekommen.

Die Wirkung, welche wir von den Bädern erwarten, ist im allgemeinen eine Besserung und Kräftigung des Zustandes, besonders eine beruhigende Wirkung auf die Schmerzen und eine reizende, anregende Wirkung auf die sensiblen Nerven. Es ist immerhin denkbar, dass die milde Erregung durch die Temperatur des Wassers einen günstigen Einfluss auf den degenerativen Process ausübt und ihn auf solche Weise zum Stillstand bringt. Wenn wir auch nicht Heilungen, nicht überraschende Besserungen durch diese Mittel erreichen, so dürfte ihr wohlthätiger Einfluss in den erörterten Grenzen nicht fraglich sein.

Alle bekannten mannigfaltigen warmen Bäder werden bei der Tabes angewendet, doch scheint es mir nur von Wichtigkeit, drei Arten zu unterscheiden: 1. Die indifferenten warmen Bäder ohne Zusatz, 2. Solbäder (mit CO_2) und 3. Schwitzbäder.

Zwischen diesen drei Gruppen können Bäder mit allerlei Zusätzen eingeschaltet werden, namentlich aromatische Zusätze (Fichtennadelbäder, Kalmus-, Malzbäder), auch den Schwefelbädern ist keine andere Wirkung zuzuschreiben. Die Wirkung der Eisenbäder beruht auf dem Gehalt an CO_2. Wenn sich auch nicht ganz bestimmte Indicationen für die Anwendung der einzelnen Arten der Bäder geben lassen, so möchten doch die folgenden Bemerkungen als Anhaltspunkte dienen.

Die Schwitzbäder und Dampfbäder sind nur im Beginn der Krankheit zu empfehlen, zumal wenn die ersten Symptome sich nach evidenten Erkältungen ziemlich schnell eingestellt haben. Hier erweisen sich dieselben mitunter wohl nützlich. Eine länger fortgesetzte Anwendung derselben ist jedoch angreifend für den Patienten und empfiehlt sich daher bei gleichmässig chronischem Verlauf der Krankheit nicht.

Die einfachen warmen Bäder ohne Zusatz oder doch ohne scharfe Zusätze (also etwa Kleie, Malz, Kalmus u. dergl.) eignen sich am meisten in den Anfangsstadien der Krankheit, wo Reizerscheinungen (Schmerzen, Zuckungen) bestehen und die Patienten im ganzen leicht erregbar sind. Bei solchen Patienten sind daher auch die Wildbäder indicirt: Teplitz, Schlangenbad, Johannisbad, Baden-Baden, Ragaz, Gastein; wobei die Lage und Temperatur der einzelnen Badeorte noch in Betracht kommt.

Die Solbäder oder kohlensäurehaltigen Bäder (Rehme (Oeynhausen), Nauheim, Wiesbaden, Colberg, Kissingen u. a. m.) eignen sich mehr für diejenigen Fälle, wo bereits Anästhesie, Muskelschwäche und ein gewisser allgemeiner Torpor besteht. Für solche Kranke empfehlen sich auch die Moor- oder die kohlensäurehaltigen Eisenbäder (Cudowa, Franzensbad etc.). In vielen der Besserung fähigen Fällen lässt sich nach LÖWENFELD[117]) das Erreichbare nicht blos durch eine einzelne bestimmte, sondern durch eine Mehrzahl von Badeformen erzielen.

Bei diesen Indicationen wollen wir jedoch die Einschränkung machen, dass sie nur im allgemeinen als Richtschnur dienen sollen und dass es in einzelnen Fällen dem Urtheile und der Beobachtung des behandelnden Arztes überlassen bleiben muss, die Intensität und den Wechsel der Bäder zu bestimmen.

4. Kalte Bäder. Hydrotherapie. Obwohl die unvorsichtige Anwendung der Kälte oder des kalten Wassers den Tabischen leicht Schaden bringt, erweist sich doch eine vorsichtige Anwendung desselben als entschieden nützlich und wohlthuend. Besonders nützlich halte ich die Kaltwassercuren zur Sommerszeit, wo sie auf die Muskelthätigkeit und das ganze Befinden erfrischend wirken; auch ziehe ich es vor, nicht ganz frische Fälle auszuwählen. Kalte Flussbäder sind kaum zu rathen, dagegen werden kalte Seebäder (Nordseebäder) nicht selten mit Vortheil benutzt. Nur ist grosse Sorgfalt nöthig, da die Patienten stärkerem Wellenschlag nicht widerstehen, auch nicht niedrige Wassertemperaturen (nicht unter 14°, nach LÖWENFELD zu niedrig, richtiger 16—18° R.) und keine grosse Anzahl von Bädern vertragen.

Die wohlthätige Wirkung des kalten Wassers besteht in einer allgemeinen Erfrischung und Kräftigung, einer Erregung der Hautnerven und einer Abhärtung gegen Witterungseinflüsse und Erkältungen.

Die Hydrotherapie wird jetzt in fast allen Anstalten mit soviel Umsicht und Mässigung ausgeführt, dass man die Patienten ohne Bedenken hinschicken kann. Die Cur soll mit lauem Wasser (25—20° R.) beginnen, allmählich herabgehen und nicht bis zu den niedrigsten gebräuchlichen Graden gesteigert werden (in der Regel nicht unter 18° R.).

An die Hydrotherapie schliesst sich zweckmässig der fortgesetzte Gebrauch kalter (kühler) Abreibungen zu Hause an.

Ein günstiger Effect ist von dieser wie von anderen Curen wohl zu erwarten in den Grenzen dessen, was erreicht worden kann; doch kann man auch nicht in jedem Falle und unbedingt darauf rechnen. Manche tabische Patienten vertragen die kalte Wasserbehandlung absolut nicht, sie fühlen sich schlechter und bekommen mehr Schmerzen. Der umsichtige Arzt wird solche Fälle nicht forciren; ebenso wie andere Kranke warme Bäder zu gewissen Zeiten schlecht vertragen. Eine schematische Behandlung mit absoluter Voreingenommenheit ist hier noch schlechter angebracht als bei vielen anderen Krankheiten.

5. Die elektrische Behandlung der Tabes, jedenfalls ein wichtiges therapeutisches Agens, darf doch nicht überschätzt werden. Einen sichtlichen Einfluss auf den pathologischen Process übt die Elektricität nicht, sie ist durchaus nicht mit einiger Sicherheit imstande, den Fortschritt des Processes zu sistiren. Dagegen kann ihre unausgesetzte, unvorsichtige Anwendung geradezu schaden und besonders die Schmerzen steigern (Pierson u. a.).

Was die Methode betrifft, so ist sowohl der faradische wie der constante[116]) Strom in Anwendung gezogen, letzterer als Rückenmark-, Rückenmarknervenstrom oder peripherisch auf Nerven und Muskeln wirkend, vielleicht auch zur Bekämpfung der Blasen- und Mastdarmstörungen nützlich. Die cutane Elektrisirung, schon 1863 von mir empfohlen, ist neuerdings wieder von Rumpf gerühmt. Ich habe sie früher vielfach angewendet, ohne sichtliche Resultate constatiren zu können. Auch von anderen Methoden der elektrischen Behandlung bin ich nicht imstande, unzweifelhafte Erfolge zu rühmen.

Krafft-Ebing räth stabile Ströme von 4—6 Minuten Dauer durch die Wirbelsäule, dazu labile Einwirkung der Kathode auf die Nervenstämme. M. Meyer fand die Application der Anode auf die schmerzhaften Druckpunkte der Wirbelsäule nützlich und Erb setzt beide Pole auf die Wirbelsäule (Lenden und Nacken), fixirt den einen, während der andere nach oben und unten bewegt wird (labile Einwirkung mit allmählichem Wechsel der Applicationsstellen). Gewöhnlich verbindet Erb mit der galvanischen Behandlung des Rückens auch noch die periphere Galvanisation der Nervenstämme der unteren Extremitäten (Ka. labil, zwei- bis dreimal die Woche). Dauer der Sitzung 3—6 Minuten, mehrere Wochen oder Monate fortgesetzt.

Nach Löwenfeld[117]) bedient man sich einer Stromdichte von $1/_{18}$—5 bei einer Elektrodenoberfläche von etwa 50 Qcm. (einer Stromstärke und Dichte, die von der von Erb u. A. empfohlenen nicht allzu erheblich abweicht). Bei frischeren Fällen wählt man nach Löwenfeld die aufsteigende, in älteren die absteigende Stromrichtung. Bei horizontaler Durchströmung und bei Berücksichtigung von Druck- und Schmerzpunkten an der Wirbelsäule (M. Meyer) wird nur die Anode am Rücken applicirt. Erb und M. Meyer empfehlen ferner die Einbeziehung des Sympathicus am Halse in die galvanische Behandlung (Kathode am Unterkieferwinkel, Anode an der contralateralen Seite der Wirbelsäule, allmählich nach unten zu führen).

Der Benützung der statischen Elektricität bei organischen Rückenmarksaffectionen wird zur Zeit von Löwenfeld kein Lob gespendet.

Bei allen derartigen Proceduren soll die Dauer der Einzelsitzung einen Zeitraum von 5 Minuten nicht übersteigen.

6. Die Massage (inclusive Elektromassage), das therapeutische Lieblingskind der Neuzeit, hat ebensowenig sichere wie überraschende Erfolge aufzuweisen. Mit Umsicht und Urtheil ausgeübt, thut sie manchen Patienten wohl, beruhigt die Schmerzen, bessert wohl auch die Empfindung und

stärkt, mit Gymnastik verbunden, die Muskelkraft, sie macht somit die Bewegungen der Patienten gelenkiger und freier. Dass diese sehr mässigen Effecte häufig durch Illusionen der Aerzte, respective Masseure, und der Patienten übertrieben werden, liegt einmal in der Natur des Menschen.[119]) Hieran schliesst sich auch die Nervenvibration durch Beklopfen (Percussion) der Nervenstämme oder der Nervenbahnen, welche kürzlich von J. Mortimer[120]) bei der Behandlung der Tabes gerühmt ist. Auch der Elektromassage wird eine heilsame Wirkung gegen die Tabes zugeschrieben.

7. Blutentziehungen und Ableitungen, früher vielfach gegen die Tabes angewendet, sind mehr und mehr verlassen worden. Blutentziehungen durch Schröpfköpfe finden nirgends mehr Anwendung, auch Ableitungen durch Ferrum candens, Moxen und Vesicatoren sind ausser Gebrauch. Weder die Erfahrung, noch die rationelle Betrachtung lässt einen günstigen Effect von ihnen erwarten. Dagegen werden Points de feu namentlich in Frankreich ziemlich häufig in Gebrauch gezogen.

8. Die Nervendehnung des N. ischiadicus und cruralis wurde zuerst von Langenbuch als Heilmittel gegen die Tabes empfohlen. Langenbuch[121]) trat mit der Veröffentlichung mehrerer Fälle hervor, in denen er durch die genannte Operation überraschend günstige Erfolge, ja selbst Heilungen erreicht zu haben angab, welche alle bisherigen therapeutischen Leistungen bei dieser Krankheit weit hinter sich liessen. Obgleich den Sachkundigen die Diagnose mancher Fälle bedenklich erscheinen und obgleich den mit dem pathologisch-anatomischen Process Vertrauten die Unmöglichkeit eines solchen Erfolges einleuchten musste, so wurden doch auf diese neue operative Methode grosse Hoffnungen gebaut, zumal da von einigen anderen Seiten, insbesondere von Schüssler[122]) und Benedikt, glückliche Resultate gerühmt wurden. Dass die Kranken selbst in einer bisher unheilbaren Krankheit sich dem neuen Hoffnungsschimmer eifrig zuwandten, ist begreiflich, weniger, dass auch viele Aerzte vertrauensselig waren. Die ablehnende Kritik, welche ich zuerst aussprach, wurde anfangs mit Misstrauen aufgenommen, dann aber häuften sich die Erfahrungen und durch die Discussion im Verein für innere Medicin, sowie in der Berliner medicinischen Gesellschaft ist über diese Operation definitiv der Stab gebrochen.[123, 124])

Die 1884 von Hegar[125]) vorgeschlagene Dehnung des Rückenmarks ist auch als nutzlos erkannt worden.

9. In neuester Zeit hat eine andere mechanische Behandlungweise der Tabes viel von sich reden gemacht, die Suspensionsmethode. Dieselbe, von dem russischen Arzte Motschutkowski in Odessa[125]) schon 1883 angewendet, hat erst im vorigen Jahre (1888), als sie von Charcot[126]) in Gebrauch gezogen und empfohlen wurde, die Aufmerksamkeit der Aerzte erregt. Diese Aufhängemethode besteht darin, dass der Kranke mittels eines Apparates, wie er von Sayre zur Anlegung des Gypscorsets angegeben ist, auf kurze Zeiten (anfänglich ½ Minute, steigend bis 2 oder 3 Minuten) ½ bis höchstens 1 Fuss über dem Erdboden erhoben wird. Als Heilerfolge wurden von Charcot und seinen Assistenten[127]) vornehmlich Linderung der lancinirenden Schmerzen und Besserung der Impotenz bezeichnet. Auf diese Empfehlung hin verbreitete sich die neue Heilmethode ebenso schnell wie ihrer Zeit die Nervendehnung, sie wurde in allen medicinischen und politischen Zeitungen besprochen, überall sah man die Suspensionsapparate abgebildet. Auch von anderen Seiten wurden ähnliche Erfolge gerühmt, wie sie Charcot angegeben, aber die Empfehlungen wurden doch immer kühler, man musste sich überzeugen, dass diese eigenthümliche Behandlungsmethode gar nicht so unbedenklich ist[128]), als es zuerst schien, und dass sogar Unglücksfälle eintreten können, wenn man nicht mit peinlicher Vorsicht verfährt.

10. Wichtiger und mehr versprechend ist die orthopädische Behandlung. Durch mannigfache Stützapparate ist eine günstige Beeinflussung, besonders eine Besserung des Gehens, eine grössere Festigkeit der Gelenke und des Rückens erstrebt und erreicht worden. Namentlich die von HESSING construirten Stützapparate haben sich in einzelnen Fällen als sehr vortheilhaft erwiesen. Leider fehlt es noch an ausführlichen Publicationen. Auch die Mittheilungen, welche JÜRGENSEN[44] jüngst über diese Behandlungsmethode gegeben, gestatten kein sicheres Urtheil.

11. Einen grossen Fortschritt in der Therapie der Tabes bedeutet die mechanische Uebungstherapie, Compensationstherapie, deren Werth von mir schon angedeutet wurde, die aber erst durch Dr. E. FRENKEL (Heiden i. d. Schweiz) in ingeniöser Weise zu einer wirklichen Heilmethode ausgebildet ist. Sie beruht auf der Möglichkeit, auch bei abgeschwächter Sensibilität durch allmähliche methodische Uebung der Muskelaction zu einer besseren Coordination und damit zu einer mehr oder minder vollständigen Compensation der Ataxie zu gelangen. Die Erfahrungen und Publicationen FRENKEL's ergaben ganz überraschende Heilresultate. Ich und meine Assistenten haben diese Methode der Uebungstherapie sogleich in Anwendung gezogen und sie durch mannigfache physiologisch-gymnastische Apparate vervollständigt. Prof. Dr. GOLDSCHEIDER hat solche Apparate erfunden und in Gebrauch gezogen. Dr. Paul JACOB hat andere auf der I. med. Klinik jetzt gebräuchliche, zum Theil von ihm selbst erfundene oder verbesserte Apparate, sowie die damit erreichten Heilresultate beschrieben. Diese Therapie fand vielen Anklang und auch von anderen Seiten (A. EULENBURG, HERZ u. a.) sind noch weitere Apparate vorgeführt. Man hat über die Nothwendigkeit, resp. Zweckmässigkeit der Apparate gestritten, da man auch mit einfachen Uebungen nach der Angabe der Behandelnden auch ohne Apparate dasselbe leisten könne. Allein die Erfahrung hat gelehrt, dass die mechanische Apparatotherapie der Uebungstherapie ohne Apparat weit überlegen ist, und dass das Beste eben mit geeigneten Apparaten unter Führung eines erfahrenen und ausharrenden Arztes erreicht werden kann.

Wir dürfen uns hier auf die Würdigung des Principes beschränken, ohne auf die Beschreibung der einzelnen Apparate, sowie die Würdigung ihrer Leistungen einzugehen, zumal die Sache noch in der Entwicklung begriffen ist. Ausführliche Angaben sollen an anderer Stelle folgen.

12. Die Behandlung der Symptome und Complicationen. Ueber die Behandlung einzelner Symptome und Complicationen, die nach den allgemeinen therapeutischen Anschauungen zu leiten ist, können wir uns um so kürzer fassen, als die vorerwähnten Behandlungsmethoden im wesentlichen auch nur gegen die einzelnen Symptome wirksam sind. Wir erwähnen als lästigste Symptome, auf deren Bekämpfung am meisten Werth zu legen ist:

a) Die lancinirenden Schmerzen: Arsenik, Salicylsäure und Chinin, neuerdings Antipyrin, Antifebrin, Phenacetin werden gegen die durchfahrenden Schmerzen angewandt. Sie erweisen sich nicht selten als wirksam, aber leider fast ebenso oft nutzlos ebenso wie Wärme (warme Bäder), Kälte (Hydrotherapie) und all die Einreibungen mit Oel, Spiritus, Salben, Chloroform, Aether etc., die der gepeinigte Kranke nacheinander versucht. Es bleibt in vielen Fällen, nachdem man alles durchprobirt, doch nichts übrig, als zu dem sichersten Mittel, welches aber zugleich das gefährlichste von allen ist, zu dem Morphium, zu greifen. Man versuche die Antineuralgica vor dem Morphium, erst wenn die anderen Mittel sich ganz nutzlos erweisen, gebe man Morphium, am besten subcutan so lange wie möglich in kleinen Dosen; man steige nicht zu schnell. In grösseren Zwischenräumen zur Zeit der einzelnen Attaquen angewendet, hat dasselbe kein Bedenken, allein in Fällen, wo die Schmerzattaquen lange anhalten und häufig wiederkehren, liegt die Gefahr der Gewöhnung an Morphium nahe genug. Vor allem hüte man sich davor, die Spritze dem Kranken selbst und damit seiner Willkür in die Hand zu geben. Nicht wenige Tabiker sind auf solche Weise morphiumsüchtig geworden und führen in diesem Zustand ein elendes Dasein, da die Morphiumsucht die Muskelkraft und die moralische Willenskraft in einem solchen Grade herabsetzt, dass die Patienten kaum mehr gehen können.

Durch energische Abstinenzcuren gelingt es, manche Patienten von diesem Uebel zu befreien, und ich habe selbst einige Fälle behandelt, welche definitiv von der Morphiumsucht geheilt blieben; allein wenn die Schmerzanfälle fortdauern, so haben die Kranken an Lebensgenuss nichts gewonnen und verfallen leider meistens wieder in das alte Laster. Man möge sich nur nicht gleich einschüchtern lassen, wenn die Schmerzen mit beendeter Abstinenz wiederkehren, gewöhnlich dauert das Schmerzstadium nur noch einige Wochen an, und es folgt dann dauernde Erleichterung.

Ueberhaupt kann man in der Mehrzahl der Fälle darauf rechnen, dass die heftigen Schmerzanfälle, selbst wenn sie häufig wiederkehren, nach längerer oder kürzerer Dauer nachlassen, und dass eine bessere erträglichere Periode der schlimmen folgt. Daher haben energische Curen, d. h. Curen unter der Leitung eines energischen Arztes zuweilen einen unerwarteten Heilerfolg. Dahin gehören die Erfolge der Wassercuren, wie sie von WINTERNITZ — wohl etwas über die Gebühr — gerühmt sind.

Die anderen schmerzstillenden Narcotica: Codein, Narcein, Cannabin, Heroin, Dionin, sowie Chloralhydrat mögen zur Abwechslung angewendet werden. Sie sind nicht ungefährlicher als das Morphin, aber unsicherer in ihrer Wirkung. Die neueren schmerzstillenden Mittel, wie Antipyrin, Antifebrin, Salicylsäure, empfehlen sich durch ihre relative Unschädlichkeit, reichen aber in schweren Fällen nicht aus.

b) Die Muskelschwäche, die eine Folge des Nichtgebrauches der Muskeln, aber auch durch peripher sich abspielende neuritische Processe bedingt sein kann, wird durch Gehübungen, durch Heilgymnastik, Massage, Stützapparate und ähnliche mechanische Einwirkungen erfolgreich behandelt.

c) Die visceralen Krisen können vielfach nur symptomatisch mit Opiaten behandelt werden (so Larynx- und sexuelle Krisen); andere, wie die Herzkrisen (Eisbeutel, Strophantus etc.) oder Blasenkrisen (Ausspülungen u. a.) sind einer localen Behandlung zugänglich. Am schwierigsten und zugleich am wichtigsten ist die Behandlung der Crises gastriques. Mit Eis und Morphium wird das Erbrechen und das quälende Gefühl der Uebelkeit bekämpft, Chloralhydrat kann Schlaf und damit für Stunden Linderung aller Beschwerden und Ruhe schaffen. Die wichtigste Indication liegt doch in der Ernährung. Patienten, welche während der eine Woche und noch länger dauernden Anfälle keine oder doch fast keine Nahrung zu sich nehmen, kommen aufs äusserste herunter; die häufige Wiederholung der Zufälle gefährdet das Leben. Es wird einer zweckmässigen Therapie fast stets gelingen, dieser Gefahr vorzubeugen. Durch Ruhe, Eis und geeignete Anwendung von Narcoticis vermochte ich stets die Kranken dahin zu bringen, dass sie leichte Speisen, vor allem esslöffelweise gereichte Eismilch bei sich behielten. In schwereren Fällen erreichte ich oft dadurch Erfolge, dass ich den Kranken Chloral in grossen Dosen gab und ihnen, wenn sie schliefen, Nahrung (gewöhnlich Milch mit Eiern) mittels des Gavageapparates einflösste. Die Ernährung durch Klystiere muss in schweren Fällen mit zu Hilfe gezogen werden. Eine sehr wichtige Indication ist die, mit dem Ende des Anfalles schnell auf eine sorgsame und möglicht reichliche Ernährung des Kranken zu dringen. Wenn es doch nicht gelingt, während des Anfalls eine Gewichtsabnahme zu verhüten, so ist es umsomehr Pflicht, in der Zeit zwischen zwei Anfällen durch reichliche Nahrungsaufnahme das Gewicht wieder zu heben und gewissermassen einen Reservefonds zu schaffen, von dem der Kranke während des nächsten Anfalles zehren kann.

d) Arthropathien. Die Gelenkleiden der Tabiker sind durch Ruhe und massvollen Gebrauch der betreffenden Theile oft zu verhüten; sind sie einmal entwickelt, so fallen sie der orthopädischen und chirurgischen Behandlung anheim. Hierher gehören auch die Apparate, welche gegen das Genu reservatum in Anwendung kommen.

e) Blasenstörungen. Cystitis etc. sind häufige Vorkommnisse bei Tabischen und lassen sich meist mit gutem Erfolge behandeln. Man muss hierbei von der Voraussetzung ausgehen, dass die Blasenstörungen Folgen sind des verminderten Gefühls für den Drang und die Entleerung der Blase. Zuerst kommt es zur zeitweisen Incontinenz, welche sich weiterhin steigert und zu heftiger Cystitis führen kann. Seltener ist Retardation vorhanden, aber doch nicht gar zu selten, verbunden mit schmerzhaftem Spasmus.

Die Behandlung besteht in Sorge für regelmässige und vollständige Entleerung. Man vermeide möglichst, den Patienten liegen zu lassen, weil sich hiermit der Harndrang noch vermindert. Auch veranlasse man den Patienten hinzusehen, wenn er die Blase entleert. Schliesslich sind die bekannten Mittel (Urotropin, Salicylsäure, Camphersäure etc.) und die Blasenausspülungen mit Borax auszuführen. Der Blasenkatarrh kann bis ins Nierenbecken mit lebhaften Schmerzen und Fieberanfällen aufsteigen, auch diese werden am besten im Umhergehen, Hochlagerung des Oberkörpers im Bette und mit den genannten Arzneien und ähnlichen Hilfsmitteln behandelt.

f) Decubitus lässt sich durch Sorgfalt und Reinlichkeit der Krankenpflege vermeiden oder doch sehr lange hintanhalten: seine Behandlung geschieht nach den allgemeinen Grundsätzen der Therapie; etwas Specielles ist nicht zu sagen.

g) Complicationen von Seiten der Sinnesorgane, wie die Affectionen des Auges, Ohres etc., werden specialistisch, leider meist ohne Erfolg behandelt.

13. Die allgemeine Behandlung. Die Bedeutung der allgemeinen Behandlung der Tabeskranken liegt in dem Satz enthalten, den wir wiederholt oben aussprachen: der Exitus letalis gehört nicht eigentlich der Krankheit als solcher an. Wenn die Kranken nur infolge der zunehmenden Schwäche, der mangelhaften Ernährung, der Schluckpneumonien, Cystitis oder sonst einer complicirenden Erkrankung zugrunde gehen, so hat die umsichtige und sorgsame Allgemeinbehandlung des Kranken die mühevolle, aber auch dankbare Aufgabe, durch Sorge für Ernährung, Pflege und Reinlichkeit und für all die hundert Dinge, die zum Comfort und zur Hygiene des Krankenzimmers gehören, das Leben des Kranken nicht nur zu erleichtern, sondern auch zu erhalten und zu verlängern. Auch die psychische Behandlung (Traitement moral) ist nicht zu vergessen, man soll dem Patienten sein Los nicht zu schwarz malen, man soll ihn allmählich an eine gewisse Resignation gewöhnen und während der langen Dauer der Krankheit seinen Lebensmuth erhalten und stützen.

Das allgemeine Verhalten während der Krankheit soll zunächst alle solchen Schädlichkeiten zu entfernen suchen, welche den Fortschritt der Krankheit befördern können: hierher rechne ich hauptsächlich Kälte und grosse körperliche, zum Theil auch geistige Anstrengungen. Erkältung ist am meisten zu fürchten, da der Patient sie nicht mehr gut fühlt, z. B. gerade die Kälte des Fussbodens. Für geeignete Wohnung und Kleidung ist zu sorgen. Geistige und körperliche Ueberanstrengung ist durchaus schädlich. Weir Mitchell[336]) empfahl andauernde Bettruhe bei Tabeskranken, indessen kann dies nur in einer gewissen Beschränkung gebilligt werden, nämlich bei allen Exacerbationen; sowohl exacerbirende Schmerzanfälle, wie gesteigerte Muskelschwäche werden durch Ruhe und Schonung gebessert, wobei es nicht erforderlich ist, absolute Ruhe zu halten. Namentlich diejenige gesteigerte Muskelschwäche, welche infolge intercurrirender, selbst unbedeutender fieberhafter Krankheiten längere Zeit zurückbleibt, erheischt Ruhe und Schonung.

Andererseits muss ich darauf aufmerksam machen, dass es sehr falsch sein würde, wenn man die Tabischen zu sehr von Muskelthätigkeit zurückhielte. Vor allen Dingen müssen sie regelmässig und nicht zu wenig gehen, damit sich die Muskeln kräftig erhalten. Kräftige Muskeln können einen Theil der Ataxie compensiren, indem sie eine feste und sichere Bewegung gestatten. Die Erfahrung lehrt, dass muskelkräftige und energische Männer viel länger ihre Gehfähigkeit erhalten als muskelschwache unenergische; namentlich Frauen verlieren leicht ihre Gehfähigkeit. Es ist daher sehr falsch, Tabische ans Zimmer zu fesseln oder sie nur ausfahren zu lassen; sie verlernen das Gehen leicht ganz. Ceteris paribus gilt dasselbe für die Musculatur der Oberextremitäten und des Rückens. Eventuell wird man die Muskeln durch Elektricität, Massage, Heilgymnastik und eine kräftige Diät zu stärken suchen.

Bei Verordnung der Ruhe ist auch daran zu denken, dass die völlige Unthätigkeit sehr leicht zu physischer Verstimmung und Melancholie führen kann; es ist daher eine passende Thätigkeit nicht nur zulässig, sondern oft dringend geboten. Ueberhaupt kann auf die Erhaltung hoffnungsvoller Stimmung und psychischen Wohlbehagens nicht genug Werth gelegt werden. Auf welche Weise diese zu erreichen ist, dafür lassen sich keine stricten Regeln geben; hängt dies doch zu sehr von der Individualität und den Verhältnissen des Einzelnen ab. Nur auf klimatische Curen, auf den Aufenthalt in Bädern und auf Reisen möchte ich in diesem Zusammenhange hinweisen.

Nachträge (1889–1900)

(unter gütiger Mitwirkung der Herren Privatdocent Dr. P. Jacob und Vol.-Assist. Dr. Bickel).

Zur pathologischen Anatomie.

Die pathologische Anatomie der Tabes dorsualis hat im Zeitraum der letzten zehn Jahre keine wesentlichen Veränderungen erfahren, zum Theil sind alte Anschauungen wieder aufgenommen und neuere zurückgewiesen worden. Der in den Hintersträngen des Rückenmarks verlaufende Process ist als eine der Atrophie nahestehende Degeneration der Nervenfasern anerkannt (parenchymatöser Process). Die früher von mehreren Seiten vertheidigte Meinung, dass es sich um einen entzündlichen interstitiellen Process handle, ist nicht wieder zur Geltung gebracht. Das zwischen den restirenden Nervenfasern gelegene wellige Bindegewebe besteht aus den leeren Scheiden der Nervenfasern und erscheint allerdings in merklicher Weise vermehrt. Diese Vermehrung ist jedoch keineswegs als das Product eines chronisch-entzündlichen Vorganges zu deuten, sondern nach Weigert's allgemein acceptirter Erklärung dadurch, dass bei Erkrankungen complicirter Organe, wenn das eine Element des Gewebes atrophirt, allemal das andere hypertrophirt, d. h. Atrophie der Nervenfasern bedingt Hypertrophie des Neurogliengewebes, analog wie an gelähmten Extremitäten mit Atrophie der Muskeln eine hypertrophische Zunahme des Fettgewebes und der Hautgebilde verbunden ist.

Eine ältere Auffassung von dem Processe knüpft an die öfters beobachtete Verdickung der Pia mater an der Aussenfläche der spinalen Hinterstränge an (William Gull). Allein diese Verdickung ist ebenfalls auf dieselbe Weise zu verstehen wie die Hypertrophie der Neuroglia nach dem von

Weigert formulirten Principe. Dass hier keine Meningitis spinalis posterior vorliegt, ergiebt sich schon aus dem Bilde der einfachen Verdickung ohne Spuren von Hyperämie oder gar Hämorrhagien mit minimaler Zellwucherung. Diese Verdickung schliesst sich an die Atrophie der Hinterstränge an, geht über den Bereich so gut wie gar nicht hinaus und tritt erst dann auf, wenn die Atrophie der Hinterstränge bereits ziemlich stark vorgeschritten ist. Sie fehlt überdies, wie mehrfach constatirt wurde, in den Anfangsstadien der tabischen Degeneration. Der Versuch, den Ausgang dieser Degeneration von einer Meningitis posterior herzuleiten, ist schon früher gemacht, aber mit Erfolg zurückgewiesen. Neuerdings ist wieder Obersteiner und Redlich darauf zurückgekommen, um die Betheiligung der Spinalganglien und die Einknickung der hinteren Wurzeln zu erklären, aber auch gegenwärtig hat diese Auffassung keinen Beifall gefunden. Gegen diese Theorie einer Compression der hinteren Wurzeln durch Leptomeningitis wendet sich auch die Arbeit von Dambacher, welcher die hinteren Wurzeln von ihren Ursprung im Spinalganglion bis zu ihrer Einstrahlung in das Rückenmark ganz gleichmässig degenerirt fand (Deutsche Zeitschr. f. Nervenhk., 1898).

Zu bemerken sind die Untersuchungen an den peripheren Nerven bei Tabischen. Schon oben im Texte I ist angeführt, dass sowohl an den peripheren sensiblen, wie auch an motorischen Nervenfasern selbstständige Degenerationen und Atrophien anatomisch-histologisch constatirt wurden. Ich habe oben die Untersuchungen von C. Westphal, Dejerine, sowie von Goldscheider und meine eigenen citirt. Hier sind noch hinzuzufügen die Untersuchungen an peripheren sensibeln Nerven, welche Gumpert* sowohl an lebenden Tabikern, wie post mortem anstellte. Er exstirpirte bei Tabischen kleine Stückchen analgetischer Hautpartien und fand in diesen degenerirte Nervenäste. Der Engländer Batton (Brain, 1897) untersuchte die Muskelspindeln (Kölliker), welche er für sensible Gebilde erklärte, die möglicherweise dem Muskelsinn dienen. An diesen Muskelspindeln constatirte Batton bei Tabischen Degeneration. Cassirer und Schiff (Obersteiner's Laboratorium) untersuchten in einem Falle neurotischer Hemiatrophia linguae; sie fanden keine nucleären Veränderungen, die Endäste des N. hypoglossus wurden degenerirt gefunden. Ferner fanden Cassirer und Schiff bei Tabischen ältere Degeneration der spinalen (aufsteigenden) Glossopharyngeuswurzeln. Von dieser Degeneration blieb fast immer ein System feiner Fasern verschont, welches sich in der dorsomedialen Ecke des Bündels sammelt und cerebralwärts bis in die Trigeminuswurzeln zu verfolgen ist; die Function dieser spinalen Glossopharyngeuswurzel ist noch nicht klar. Grabower beschreibt einen Fall von Tabes mit Larynxkrisen und Stimmbandlähmung. Die post mortem angestellte Untersuchung ergab Degeneration des linken N. recurrens und beider Vaguswurzeln, dagegen waren die Kerne intact (Berliner Gesellsch. f. Psych. und Nervenkh., 1896).

Die Atrophie der hinteren Rückenmarkswurzeln, mehr oder minder ausgesprochen, wurde in allen Untersuchungen bestätigt.

Nicht ganz so befriedigend sind die Ergebnisse der Untersuchung an den Spinalganglien. Auch in den Spinalganglien sind atrophische Zustände zu constatiren, aber sie betreffen im wesentlichen die in denselben vorhandenen Nervenfasern. Die Degeneration der hinteren Wurzeln erstreckt sich in die Spinalganglien hinein und erst nach dem peripherischen Pol des Ganglions hin zeigt sich wieder eine normale Beschaffenheit der Nervenfasern. Das Bindegewebe zeigt Vermehrung der in den Ganglien an sich schon reichlichen Kerne. Ob die Nervenzellen selbst verändert sind, steht noch zur Discussion. Schäffer (Deutsche Zeitschr. f. Nervenhk. 1878) konnte

* Sitzungsber. der Berliner neurol. Gesellsch., 1897.

bei fünf Tabischen p. m. an den Zellen der Spinalganglien mittels der Nissl'schen Methoden keine Veränderungen nachweisen, ebensowenig Juliusberger, Meyer. Experimentell fand Cassirer (1898)* bei Kaninchen nach Resection eines Stückes vom N. ischiadicus bereits 5 Tage später Veränderungen in den Zellen der Spinalganglien. Ein beträchtlicher Theil dieser Zellen kehrt alsbald wieder zur Norm zurück, während ein kleiner Theil zugrunde geht. Auch Hinterstrangfasern sah Cassirer hierbei degeneriren, und zwar ungefähr 14 Tage nach der Operation, übrigens war diese Degeneration nur geringfügig.

Deutung des pathologischen Befundes. Anatomischer Aufbau der Hinterstränge.

Die Beschreibung der pathologisch-anatomischen Veränderungen am Rückenmark giebt an sich noch kein volles Verständniss für den Process im ganzen und namentlich keine für die eigenartige Verbreitung desselben über die ganze Länge der hinteren Stränge. Diese Verbreitung hat zu vielerlei Discussionen geführt, welche oben im Texte der ersten Bearbeitung zu einem wesentlichen Theil berichtet sind. Dabei ist entwickelt, wie meine im Jahre 1863 dargelegte Anschauung zuerst von den Fachgenossen mit Beifall aufgenommen, dann bestritten, bekämpft wurde, obgleich ich dieselbe nicht nur aufrecht erhielt, sondern stets neue Erfahrungen und Untersuchungen bekanntgab, die bei dem grösseren Theil der Neurologen nicht durchdringen konnten. Ausser der Opposition der Heidelberger Schule war es namentlich der Einfluss von Charcot, welcher auf andere Wege und andere Deutungen hinwies. Nach seiner eigenen Art war Charcot theoretischen Thesen und Hypothesen abhold. Auch der Weg physiologischer Forschung war nicht der seine. Seine Stärke war die Krankenbeobachtung, die Intuition. Er erfasste das charakteristische Symptom der Krankheit und brachte es mit dem Ausgangspunkt des anatomischen Processes in Beziehung. Diese mehr subjective Forschungsmethode hatte vorher durch den genialen Scharfblick Charcot's überraschende und hervorragende Erfolge gehabt, wie z. B. gerade für die multiple (insuläre) Sklerose, aber sie konnte doch auch zu ebenso überraschenden Täuschungen führen.

Der Ausgangspunkt des pathologischen Processes sollte in denjenigen Fällen von Tabes gefunden werden, welche fast kein anderes Symptom als die tabische Ataxie darboten. In diesem Sinne war die Untersuchung von Pierret angestellt, welche zunächst einen grossen Erfolg erntete. Das Ergebniss derselben ging dahin, dass die den grauen Hinterhörnern anliegenden Streifen der Hinterstränge (Bandelettes externes) als der eigentliche Sitz der Tabes angesehen werden müssen, als diejenigen Bezirke, deren Degeneration Ataxie erzeugt. Freilich wurde nicht recht gesagt, welche Function denselben im intacten Stande zukam, es müsste doch eine die Coordination bewirkende sein; allein wie sich Charcot dies dachte, hat er niemals auseinandergesetzt. Die weiteren degenerativen Veränderungen der Hinterstränge wurden als secundäre bezeichnet, zum Theil aufsteigender Art analog der Türck'schen Degeneration. Die Fasern der hinteren Wurzeln, welche die Bandelettes externes durchsetzen, würden in

* R. Cassirer (Ueber Veränderungen der Spinalganglienzellen und ihrer centralen Fortsätze nach Durchschneidung der zugehörigen peripheren Nerven. Deutsche Zeitschr. f. Nervenhk., XIV, 1.) operirte an Kaninchen, excidirte dem Ischiadicus einer Seite ein mehrere Centimeter langes Stück und tödtete die Thiere nach 5, 10, 15, 20, 23, 25, 30 Tagen. Er untersuchte a) die Spinalganglienzellen nach der Methode Lenhossek, b) die entsprechenden Rückenmarksabschnitte (nach Marchi). Resultat. Nach Durchschneidung der peripheren Nerven zeigt ein grosser Theil der Zellen der Spinalganglien Veränderungen, welche nur in wenigen so weit gehen, um einen Untergang der Zellen vermuthen zu lassen.

die Degeneration hineingezogen. Daraus sollten die Sensibilitätsstörungen entstehen, welche von CHARCOT mit dem eigentlichen Wesen der Krankheit, insbesondere der Ataxie, in keine Beziehung gesetzt wurden. In solcher Weise schien alles in befriedigender Weise geordnet. Die Arbeit von PIERRET hatte aber doch nur einen temporären Erfolg. Das Gebäude war zu künstlich. Die pathologische Physiologie und die wissenschaftliche Erklärung des Krankheitsbildes waren beiseite geschoben und die Voraussetzung an deren Stelle gesetzt. Der Gedanke, dass jeder Bezirk des Rückenmarksquerschnittes, respective die ihn durchsetzenden Nervenfasern eine besondere Function hätten, und dass deren degenerative Zerstörung ein charakteristisches Krankheitssymptom darbieten müsse, dieser leitende Gedanke wurde die Basis zu der Lehre von den Systemerkrankungen des Rückenmarkes.

Dem Ideengange CHARCOT'S kamen die bekannten schönen Arbeiten von FLECHSIG in Leipzig (Die Leitungsbahnen in Gehirn und Rückenmark des Menschen, 1876) wesentlich zuhilfe. Die Aufstellung der Fasersysteme auf der Basis entwicklungsgeschichtlicher Untersuchungen entwickelte eine Reihe wichtiger Thatsachen und eröffnete neue Gesichtspunkte für das Verständniss mancher schon bekannter Erkrankungsformen.

Schon CRUVEILHIER hatte die »Sclerose oder Dégénération grise en plaques und die Dégénération fasciculaire des Cordons postérieurs« unterschieden. L. TÜRCK in Wien hatte die secundäre Degeneration im Rückenmark entdeckt und gezeigt, wie sie, ausgehend von circumscripten Erkrankungsherden, aufsteigend in den Hintersträngen oder absteigend nach der Pyramidenhinterseitenstränge verlief. — VULPIAN hatte diese Degenerationen genauer studirt, präcisirt und sie als Systemerkrankungen bezeichnet. Ich selbst habe bereits im Jahre 1863 sowohl die secundären als auch die selbständigen strangförmigen Erkrankungen mit der Function der in den einzelnen Strängen verlaufenden Nervenfasern, resp. der leitenden Fasern in enge Beziehung gebracht. FLECHSIG analysirte die anatomische Anordnung der embryonalen Fasersysteme und stellte sie in gewissem Sinne als ein Ganzes, eine Einheit dar, welche ihre eigene Entwicklung hat. Das Wesentliche seiner Untersuchungen betraf die anatomische Anordnung und Abgrenzung; die physiologische Frage nach der Function der einzelnen Fasersysteme wird nicht aufgeworfen. CHARCOT begrüsste die Arbeiten von FLECHSIG mit grossem Beifall und baute darauf sein klinisches Lehrsystem. In seinen berühmten Dienstagsvorlesungen trug er in der ihm eigenen fascinirender Weise vor, wie eine grosse, für die Klinik der Rückenmarkskrankheiten massgebende Thatsache gefunden sei, indem wir sehen, dass dieselben sich in bestimmten, scharf begrenzten Abschnitten des Rückenmarkes localisiren (»cantoniren«). Im Anschlusse hieran wurde das bekannte Schema des Rückenmarksquerschnittes aufgestellt, die einzelnen Felder scharf abgegrenzt, durch verschiedene Farben hervorgehoben. Jedem derselben wurde ein besonders bestimmtes cardinales Symptom und damit eine besonders wohl charakterisirte Krankheitsform zudictirt. Indessen in diesem Schema war so Manches künstlich, die Bestätigungen wurden erst von künftigen Beobachtungen erwartet. Den grössten Erfolg erreichte CHARCOT mit der Beschreibung der Lateralsklerose (Sclérose des cordons latéranx). Auch die Hinterstränge des Rückenmarks wurden in diese Systemerkrankungen eingeschlossen, aber es gehörte hier schon etwas Gewalt dazu, um sie in das Schema hineinzupassen.

Trotzdem hatten die Systemerkrankungen so grossen Erfolg, dass sie seit dem Anfang der Siebziger-Jahre des 19. Jahrhunderts die Pathologie der Rückenmarkskrankheiten beherrschten. Die Tabes wurde auch zu den Strang- und Systemerkrankungen gerechnet. Allein hier gerieth die Theorie in Schwierigkeiten. Man konnte doch die Augen nicht vor der Thatsache verschliessen, dass die Tabes mindestens 2 Fasersysteme einnimmt (die BURDACH'schen und die GOLL'schen Stränge) und dass nicht selten noch als drittes die Kleinhirnseitenstrangbahn hinzukommt. Man sah sich also genöthigt, diese so prägnante und typisch einheitliche Krankheit für eine combinirte Systemerkrankung zu erklären.

Die Aufstellung der **combinirten Systemerkrankungen** geschah durch KAHLER und PICK, sie fand fast ungetheilten Beifall. Auch wenn man das Dogmatische dieser Aufstellung als unzutreffend bekämpft, wird man gern anerkennen, dass derselben ein fruchtbarer und zeitgemässer Gedanke zugrunde lag. Die von den genannten Autoren gegebenen Zeichnungen der Rückenmarksdegeneration scheinen in eclatanter Weise der Auffassung recht zu geben.

Zahlreiche Beobachtungen und Untersuchungen über combinirte Systemerkrankungen wurden von vielen, insbesondere deutschen Autoren publicirt.

Die Lehre von den Systemerkrankungen des Rückenmarks hat länger als 20 Jahre geherrscht. Das bekannte buntfarbige Schema war in jeder Klinik und bei jedem Nervenspecialisten zu finden.

Ich stand mit meiner Opposition gegen diese herrschende Ansicht ziemlich allein. Vergeblich führte ich aus, dass die als combinirte Systemerkrankungen publicirten Fälle in ihrer anatomischen Verbreitung durch die Länge des Rückenmarks keineswegs genau dem Verlauf der FLECHSIG'schen Fasersysteme entsprechen, dass sie vielmehr unregelmässig und ungleich gestaltete Bezirke einhielten, dass es sich nur um eine ungefähre, oberflächliche Analogie handle. Ebensowenig wurde beachtet, dass die Krankheitsbilder dieser Fälle zum grössten Theil einer chronischen Myelitis mit spastischer Spinalparalyse entsprachen, während ein kleinerer Theil augenscheinlich zum Krankheitsbilde der Tabes gehörte. Ich erkannte schon damals (1877) nur zwei Formen der Systemerkrankungen an (Dégénérations fasciculaires im Sinne von CRUVEILHIER, Systemerkrankungen im Sinne VULPIAN's), welche sich den hauptsächlichsten Functionen der Rückenmarksfasern und Rückenmarkswurzeln anschlossen, nämlich eine Systemerkrankung des **motorischen** und eine zweite des **sensiblen** Fasersystems, jenes die spinale Muskelatrophie und Bulbärparalyse, dieses die Ataxie l. pr. oder die Tabes dorsualis.

Diesen Standpunkt, den ich schon im Jahre 1876 präcisirte, habe ich festgehalten und auch in der ersten Bearbeitung der Tabes in dieser Encyclopädie durchgeführt. Aber man kümmerte sich wenig darum, obgleich ich mich bereits auf die Untersuchungen von KAHLER beziehen konnte, welche gegenwärtig zu den bestimmtesten Beweisstücken der neuesten (i. e. der meinigen entsprechenden) Ansicht mit Fug und Recht gezählt werden.

Es war fast ein Zufall, welcher meiner ursprünglichen Anschauung neue Unterstützung zuführte und mich veranlasste, den Kampf für mein Recht wieder aufzunehmen.

Der anatomische Aufbau der Hinterstränge des Rückenmarkes.

Im Jahre 1892 publicirte E. REDLICH in Wien (aus dem Laboratorium von OBERSTEINER) eine bemerkenswerthe Arbeit: Die hinteren Wurzeln des Rückenmarkes und die pathologische Anatomie der Tabes dorsualis. »Ich gehe darauf aus,« sagt der Autor, »zu zeigen, wie sehr bis ins einzelne die Affection der Hinterstränge und des Hinterhornes bei Tabes sich nach dem intramedullären Verlauf der hinteren Wurzeln richtet, und dass nur daraus ein Verständniss des tabischen Rückenmarks zu gewinnen ist. Dass bei der Tabes die hintere Wurzelfaser von Wichtigkeit für das Verständniss des pathologischen Vorganges ist, dürfte zuerst LEYDEN 1863 ausgesprochen haben, er erklärt die Tabes als eine eigenthümliche Atrophie oder Degeneration der sensiblen Portionen des Rückenmarks.«

Im weiteren Verlaufe seiner Arbeit wendet sich REDLICH auch gegen die Ansicht, nach welcher die Tabes als eine Systemerkrankung betrachtet wird, und beruft sich hierbei auf die eigenthümliche Anordnung des tabischen Processes im Rückenmarke bei Fällen von Tabes cervicalis. »Die Tabes lässt sich also mit den gewöhnlichen Systemerkrankungen durchaus nicht ganz in Parallele stellen. Die Auffassung stimmt überein mit der von LEYDEN in seinen ersten Arbeiten vertretenen Auffassung, die er auch später gegen STRÜMPELL vertritt.«

Die Arbeit von REDLICH fand bei den Neurologen zu wenig Beachtung. Vielleicht hatte der Verfasser seinen Standpunkt nicht scharf genug präcisirt.

Uebrigens ist sie nicht die erste Arbeit, welche den Aufbau der hinteren Rückenmarksstränge aus Fortsetzungen der hinteren Wurzelfäden nachweist. Es gingen schon mehrere, sehr schöne und beweisende Arbeiten vorher, welche wir sogleich im Zusammenhange besprechen wollen. Sie waren wenig beachtet, und es bedurfte eines neuen Anstosses, um die Wahrheit zur Geltung zu bringen.

Dieser Anstoss wurde gegeben durch eine kleine literarische Fehde, welche die Aufmerksamkeit der ärztlichen Welt umsomehr auf sich lenkte, als sie von zwei hervorragenden und beliebten französischen Forschern ausging und auch mein Name darin verflochten wurde.

In seinem Werke über Rückenmarkskrankheiten (Paris 1892), welches in deutscher Uebersetzung erschienen ist, widmet der Autor PIERRE MARIE der Tabes dorsualis eine sehr gründliche Bearbeitung. Auf pag. 763 u. f. bespricht er die verschiedenen über die Natur dieser Krankheit aufgestellten Theorien und sagt über diejenige, nach welcher die Tabes eine primäre systematische Sklerose der hinteren Rückenmarksstränge ist, Folgendes: »Man kann sagen, dass diese Ansicht im Verlauf der letzten 30 Jahre von der Mehrzahl der Neurologen acceptirt worden ist. Noch vor kurzem ist FLECHSIG auf diesen Gegenstand zurückgekommen und hat, gestützt auf Thatsachen aus der Entwicklungsgeschichte, sich bemüht zu zeigen, dass die Punkte, von welchen die Tabes ausgeht, genau solchen Strängen entsprechen, welche durch die Erkrankung scharf abgegrenzt sind. Nach dem heutigen Standpunkt der Wissenschaft,« fährt PIERRE MARIE fort, »kann man nicht zugeben, dass es primäre Sklerosen giebt, welche diesen oder jenen Faserstrang des Rückenmarks betreffen.« Damit eine Nervenfaser degenerirt, muss sie von derjenigen Nervenzelle getrennt sein, welche ihr trophisches Centrum bildet.«

»Es heisst den blossen Leitern der Markstränge viel zu viel Ehre anthun, wenn man ihnen eine unabhängige Existenz zuerkennt, hinreichend, um von selbständigen Processen ergriffen zu werden. Alle systematischen Erkrankungen des Rückenmarkes sind nur secundäre Alterationen, bei allen Degenerationen eines Nervenstranges muss man vor allen Dingen die kranke Zelle suchen. Auch bei der Tabes dorsualis muss man die Zellen suchen, von welchen die Fasern der Hinterstränge ihren Ursprung nehmen.« »Die Atrophie der hinteren Wurzeln bei der Tabes,« sagt PIERRE MARIE, »ist ein derartig in die Augen springendes Factum, dass die Feststellung desselben bis zu den ersten Perioden des Studiums eben dieser Krankheit zurückdatirt.«

Nicht lange darauf veröffentlichte DÉJERINE in der Semaine méd. vom 14. December 1892 einen klinischen Vortrag: »Du rôle joué per les lésions des racines postérieures dans la Sclérose médullaire des ataxiques.« Hier vertritt. »Die Theorie, wonach die Läsionen der Tabes nichts anderes sind als die Verlängerung der correspondirenden hintern Wurzeln in die Hinterstränge hinein. Nichts beweist, dass die tabische Rückenmarksläsion primär ist, die pathologische Anatomie tendirt mehr dazu zu erweisen, dass sie secundär ist, die Folge einer primären Alteration, einer Neuritis der hinteren Wurzeln. Diese neue und zum Theile umwälzende (revolutionäre) Auffassung der Tabes wird anfangs noch einer gewissen Opposition begegnen.« Déjérine hatte übersehen, dass diese seine neue und revolutionäre Theorie von mir seit meiner ersten Monographie 1863 vertreten und in mehreren späteren Publicationen immer von neuem vertheidigt und gestützt wurde. Pierre Marie hat meine Priorität vollkommen gewahrt; er sagt: »Es genügt, dasjenige zu reproduciren, was Leyden in seinem Artikel über Tabes (Encyclopädie 1881) gesagt hat, worin er sich seit 1863 mit den Beziehungen zwischen den hinteren Wurzeln und hinteren Strängen beschäftigte.« *

Die Untersuchungen über die Faserung der Hinterstränge hatten bis zum Jahre 1863 nur soviel ergeben, dass die letzteren zweierlei Fasern enthielten, solche welche das Rückenmark quer und solche, welche es longitudinal durchlaufen. Man ist, sagt Stilling, stillschweigend darin übereingekommen, jene für Fortsetzungen der hinteren Wurzeln (!sic!), diese für die eigenen Fasern der hinteren Stränge zu betrachten.** Die nun folgenden Untersuchungen über die Faserung der Hinterstränge waren zum Theil durch meine klinische Arbeit angeregt, zum Theil knüpften sie an die interessanten Vorgänge der secundären Degeneration L. Türk's und deren eigenthümlich scharf begrenzte Localisation an.

Die ersten nun folgenden grundlegenden Arbeiten über den anatomischen Aufbau der Hinterstränge waren die Beobachtung von C. Lange in Kopenhagen (1872) und die Habilitationsschrift von A. Schiefferdecker (1876).

Prof. Lange in Kopenhagen veröffentlichte 1872 einen Fall von Compression der Lendenregion durch einen Tumor; im Lendenmark zeigten sich die Hinterstränge auf ihrem ganzen Querschnitt degenerirt, während höher hinauf nur die Goll'schen Stränge entartet waren. Lange schloss hieraus mit Recht, dass die Hinterstränge im wesentlichen nicht Längscommissuren seien, sondern die Fortsetzung der hinteren Wurzeln enthalten, er vergleicht die hier vorliegende Degeneration der Hinterstränge mit der Läsion der Tabes. Schiefferdecker hatte 1876 durch experimentelle Untersuchungen beim Hunde gefunden, dass nach Durchschneidung des Rückenmarks die aufsteigende Degeneration dicht oberhalb der Continuitätstrennung fast den ganzen Hinterstrang betrifft, dass aber nach oben hin mehr und mehr die Zahl der degenerirten Fasern abnimmt. Eine Vervollständigung dieser Beobachtungen brachten die experimentellen Untersuchungen von Münzer, Singer, Kahler, Horsley. Schon ein Jahr nach Schiefferdecker (1877) publicirt Paul Münzer einen Beitrag zur Kenntniss vom Baue des Kaninchenrückenmarks; 1881 erschien die Arbeit von Singer, welcher die Angaben Schiefferdecker's bestätigte und die Degeneration nach Durchschneidung des Rückenmarks genau verzeichnete. Die Degeneration war dicht über dem Schnitt total, alsbald beschränkt sich die aufsteigende Degeneration auf einen dreieckigen Bezirk zu beiden Seiten des Sept. med.

* pag. 135 meiner Monographie 1863 sage ich: »Die hinteren Wurzeln zeigen höchst wahrscheinlich constant eine ähnliche Veränderung wie die hinteren Stränge. Jedenfalls ist das Bestehen einer Degeneration der hinteren Stränge ohne alle Betheiligung der hinteren Wurzeln nicht als erwiesen anzusehen. Die Degeneration der hinteren Wurzeln hält mit den Hintersträngen im allgemeinen gleichen Schritt.«

** Vergl. pag. 162 meiner Monographie.

gelegen, diese lässt sich unter allmählichem Abnehmen bis zur Rautengrube verfolgen. SINGER durchschnitt einem Hunde die 1. und 2. Sacralwurzel, sowie die 6. und 7. Lumbarwurzel; entsprechend den zwei Sacralwurzeln fand sich nahezu der ganze Hinterstrang bis auf einzelne Fasern am Septum degenerirt.

Von entscheidender Bedeutung waren die nach eigener, origineller Methode angestellten Untersuchungen von O. KAHLER: Ueber die Veränderungen, welche sich im Rückenmark infolge einer geringgradigen Compression entwickeln. KAHLER goss in seinen Experimenten eine erstarrende Masse in den Wirbelcanal, welche die Wurzeln comprimirte und nach längerer Zeit (3 Wochen und noch mehr) aufsteigende Degeneration erzeugte. Die Resultate lassen sich (sagt KAHLER) für die Förderung unserer Erkenntniss vom Faserverlauf in den hinteren Strängen des Rückenmarks verwerthen. Für den Faserverlauf an den Hintersträngen ergiebt sich die Thatsache einer früher kaum geahnten Regelmässigkeit der Vertheilung auf den Querschnitt aller direct zur Med. oblong. aufsteigenden hinteren Wurzelfasern. Je tiefer sie herkommen, desto näher sind sie dem hinteren Rande des Sept. med. etc. Zu erwähnen sind noch die Arbeiten von SINGER und MÜNZER (Beiträge zur Anatomie des Centralnervensystems, insbesondere des Rückenmarks. Denkschr. d. Akad. d. Wissensch. Wien), ferner die Beobachtung von PFEIFFER aus der LICHTHEIM'schen Klinik (Zwei Fälle von Lähmung der hinteren Wurzeln des Plexus brachialis (KLUMKE'sche Lähmung). Deutsche Zeitschr. f. Nervenhk. 1871, 12), endlich die in der Revue de Méd. 1893, Nr. 24, publicirte Abhandlung von J. LOTTAS (Contribution à l'étude des dégénérescences de la moëlle consécutives aux lésions des racines postérieures). Verf. giebt eine sehr vollständige, kritisch historische Uebersicht über die Literatur dieses Themas und stellt schliesslich als Ergebniss der Untersuchungen den bemerkenswerthen Satz auf: »Es ist gegenwärtig erwiesen, dass der grösste Theil der Fasern des Hinterstranges ihm nicht eigen angehören, sondern vielmehr dem System der Spinalganglien. Die mikroskopischen Untersuchungen von W. HIS u. a. haben ergeben, dass die Nervenplatte beim Embryo sich im 3. Segment theilt — ein mittleres, welches die motorischen Zellen, und zwei seitliche, welche die Ganglienkette des grossen Sympathicus bilden. Die hinteren Wurzeln entstehen aus den Spinalganglien und haben in diesen ihr trophisches Centrum (WALLER). Nach diesem Gesetze muss jede destructive Läsion der Wurzeln sich auf ihren intramedullären Verlauf fortsetzen. Diese Voraussetzung wird bewiesen sowohl durch anatomische Untersuchungen wie durch Experimente an Thieren. Die Tabes dorsualis betreffend, so ist — ohne zunächst über die wahre Natur und den Ausgangspunkt der anatomischen Läsion bei Tabes etwas zu präjudiciren — heutzutage der Parallelismus zwischen der Alteration der hinteren Wurzeln und der der Rückenmarksstränge eine anerkannte Thatsache. Kurz, bei der Tabes dorsualis verhält sich die Sklerose des Rückenmarks so, als sei sie die Folge von einer Läsion der hinteren Wurzeln. Dementsprechend ist die normale Beschaffenheit der BURDACH'schen Stränge in der Halsgegend; das Dreieck der Degeneration verdünnt sich nach dem GOLL'schen Strange zu.«

Die Resultate dieser Untersuchungen über den anatomischen Aufbau der Hinterstränge sind anerkannt und in die Lehrbücher der Anatomie und Histologie aufgenommen (KÖLLIKER und TOLDT).

Es ergiebt sich also aus diesen mühevollen und sorgfältigen Untersuchungen, welche eine Anzahl ausgezeichneter Forscher jahrelang beschäftigt hatten, ein thatsächliches Resultat, welches ich bereits 30 Jahre früher, 1863, aus der richtigen Verwerthung der schon vorhandenen, wenn auch nicht vollkommen abgeschlossenen, histologisch und experimentell gefundenen Thatsachen über die Zusammensetzung der hinteren Rückenmarksstränge aufgestellt hatte. Zwei Beobachtungsreihen aus der Geschichte der Tabes kamen noch hinzu, *a)* das Verhalten des tabischen Processes in Fällen von Tabes incipiens und *b)* in Fällen von Tabes cervicalis.

a) In einigen Fällen von Tabes incipiens, welche durch zufällige Complicationen oder infolge von gastrischen Krisen zum letalen Ausgang gekommen waren, constatirte ich in den Hintersträngen zwei gesonderte circumscripte Degenerationsfelder, das eine an der Innenseite des Hinterhorns, entsprechend der Einstrahlung der hinteren Wurzel, das zweite an der Grenze der GOLL'schen und BURDACH'schen Stränge. Diese Anordnung, welche von dem Schema PIERRET wesentlich abweicht, entspricht den oben angeführten Beobachtungen oder experimentellen Untersuchungen über den Verlauf der hinteren Wurzelfasern in den Hintersträngen. Die ausstrahlende (degenerirte) Wurzel verläuft neben dem Hinterhorn oder vertheilt sich ausstrahlend in die Substanz der Hinterstränge: die nächste ausstrahlende Wurzel drängt die vorige nach innen, dem GOLL'schen Strange zu, so dass sie einige Segmente oberhalb der Einstrahlung an der Grenze von GOLL'schen und BURDACH'schen Strängen zu liegen kommt.

b) In Fällen von Tabes cervicalis ist mehrmals (von mir, von MARTIUS, von DÉJERINE) eine eigenthümliche Anordnung der Degenerationsfelder gefunden worden, welche nach dem Princip der Systemerkrankungen unverständlich bliebe, dagegen nach dem Princip der Einstrahlung der Wurzelfäden leicht erklärlich und evident ist. Die Anordnung (Felderung) entspricht dem Typus der Tabes incip., ist aber viel prägnanter, weil die graue Degeneration intensiver ausgeprägt ist. Die ganzen Hinterstränge sind bereits von der Degeneration ergriffen, zeigen aber in verschiedenen Höhen eine sehr verschiedene Intensität. Die GOLL'schen Stränge im Halstheile enthalten nur einen kleinen dunklen medianen Keil, der übrige Theil der GOLL'schen Stränge ist hier frei (weiter nach oben zu ist er dagegen stark degenerirt); sodann finden sich an der Grenze von GOLL'schen und BURDACH'schen Strängen ziemlich dicke, dunkel degenerirte Felder, während an dieser Stelle die Einstrahlungen der hinteren Wurzel nur eine mässige degenerative Verfärbung zeigen. Die Erklärung hierfür liegt in folgender Betrachtung: Die unteren Theile des Rückenmarks (Dorsal- und Lumbaltheil) sind nur wenig erkrankt, daher die geringe Affection der GOLL'schen Keilstränge nach oben zu. Stark erkrankt sind die oberen Brustpartien, mit der an sich nicht sehr auffälligen Degeneration der äusseren Wurzelzone. Etwas weiter aufwärts aber ist die Wurzelzone weiter nach innen gedrängt, durch Anhäufung mehrerer Wirbelhöhen verstärkt, daher der starke graue Streifen der BURDACH'schen Stränge an der Grenze der GOLL'schen Keilstränge.

Aus allen diesen detaillirt vorgeführten Untersuchungen und Beobachtungen ergibt sich nun der Schluss:

Die Verbreitung der tabischen Degeneration der Hinterstränge ist verständlich, wenn man annimmt, dass die Hinterstränge aus den Einstrahlungen der hinteren Wurzelfasern gebildet werden.

Dieser aus den zahlreichen Arbeiten entnommene und allseitig anerkannte Schluss entspricht genau der Auffassung, welche ich 1863 publicirt habe.

Nun ist aber die Einstrahlung der hinteren Wurzeln nicht ganz so einfach, als es nach dem Bisherigen scheinen konnte. Die hintere Wurzel, welche schräg von unten nach oben und etwas nach innen gerichtet ausstrahlt, theilt sich alsbald in zwei Fäden, von denen der eine aufsteigt und in die Formation der Hinterstränge nach dem gegebenen Schema ausstrahlt, während der zweite quer verlaufend in die graue Substanz eindringt, die CLARKE'schen Säulen durchsetzt und bis in die grauen Vorderhörner zu verfolgen ist. Man nimmt an, dass durch diese Fasern die Verbindung der sensiblen Wurzelfasern mit den anderen Körpertheilen und mit anderen Fasersystemen, namentlich den Ausbreitungen der grossen Nervenzellen in den Vorderhörnern hergestellt wird.

Etwas grösser ist die Schwierigkeit, das Vorhandensein von absteigenden Fasern im Rückenmark und deren Bedeutung zu verstehen.

Bekanntlich haben einige Autoren im Gegensatz zu meinen eigenen Ausführungen behauptet, dass die Hinterstränge auch absteigende Fasern besässen, welchen die Coordination der Bewegungen zufällt und deren Degeneration folgerichtig die Coordination aufhebt und Ataxie zur Folge hat. Das Vorhandensein solcher absteigender Coordinationsfasern ist von mir stets bestritten, von meinen engagirten Gegnern aber stets behauptet worden. Nun haben die neuesten Untersuchungen allerdings das Vorhandensein von Faserzügen aufgedeckt, welche im Rückenmark herabsteigen, also jener Vorstellung zu entsprechen scheinen. Allein die genauere Untersuchung hat ergeben, dass diese absteigenden Fasern nur einen kurzen Verlauf haben und in der Folge wieder nach oben umbiegen. Sie liegen in dem SCHULTZE-schen Kommafeld. Es kann keine Rede davon sein, dass sie etwa nach der Peripherie verlaufen und mit den Muskeln in Beziehung treten.

Eine neueste Arbeit von MÜNZER und WIENER (Neurol. Centralbl., 1897, Nr. 21) behandelt diese interessante und wichtige Frage nach Experimenten an Hunden und Kaninchen; sie stellen die folgenden Sätze auf:

1. Das System der hinteren Wurzelfasern besteht aus zwei anatomisch und physiologisch differenten Theilen, und zwar *a)* dem den Hinterstrang nur durchsetzenden, in das Rückenmarksgrau einstrahlenden Antheile: myelopetale hintere Wurzelfasern, *b)* dem im Hinterstrang verbleibenden, ihn aufbauenden Antheil: bulbopetale hintere Wurzelfasern, die grösstentheils im GOLL'schen und BURDACH'schen Kern endigen.

2. Das System der endogenen Fasern, welche aus den Zellen der grauen Substanz entspringen, in den Hinterstrang eintreten und nach aufwärts ziehen, *a)* zum Theil bald in die graue Substanz zurückkehren, *b)* zum Theil weit hinauf in den GOLL'schen und BURDACH'schen Kern ziehen. — WALLENBERG (Danzig) [Zum Aufbau der Hinterstränge, 1898] kommt zu folgenden Schlüssen:

Alle hinteren Wurzeln besitzen absteigende Fasern, welche sich in das Dorsalmark noch um zwei Segmente nach abwärts verfolgen lassen. Die aufsteigenden Fasern gehen bis zum Cervicalmark, in welchem man Fasern dorsaler und sacraler Abstammung unterscheiden kann. Das ventrale Hinterstrangsfeld (welches fast immer intact bleibt) besteht vorwiegend aus endogenen Fasern, ist aber auch von aufsteigenden hinteren Wurzelfasern durchsetzt. Das SCHULTZE'sche Kommafeld besteht aus absteigenden Hinterstrangsfasern, die aus dem oberen Rückenmarkstheile stammen. Es sind dies lange Fasern, wahrscheinlich endigen sie nach unten durch Einstellung in die graue Substanz der Hinterhörner (HOCHE). ZAPPERT giebt an, dass an der Bildung des dorso-medialen Knäuels im Lendenmark absteigende Fasern, die bereits im oberen Dorsalmark verlaufen, Antheil nehmen. E. FLATAU fand, dass das SCHULTZE'sche und FLECHSIG'sche Bündel identisch sind und dass sie aus den absteigenden Fasern der hinteren Wurzeln entspringen.

Die Neurontheorie.

Die oben dargelegten Untersuchungen und deren Verwerthung für die Pathologie der Tabes dorsalis haben eine abschliessende Abrundung und ein vollkommenes Verständniss erst gewonnen durch die neuesten epochemachenden Untersuchungen über die Histologie des Nervensystems von Golgi, Ramon y Cajal, Koelliker, Waldeyer, welcher letztere sie zu einer formellen Theorie, der Neurontheorie, zusammengefasst hat.

Vordem wurden die Ganglienzellen und die Nervenfasern als zwei gesonderte Elemente betrachtet. Man hatte in den Dreissigerjahren des vergangenen Jahrhunderts die Ganglienzellen entdeckt, man kannte die Nervenfasern, man fand auch bald die Fortsätze der Ganglienzellen, aber beide schienen lose nebeneinander zu liegen. Joh. Müller sagt in seinem classischen Lehrbuche der Physiologie: »Die Ganglienzellen und die Nervenfasern liegen in der grauen Substanz des Rückenmarks nebeneinander. Der Verstand postulirt einen tieferen Zusammenhang.« Aber es dauerte ziemlich lange, ehe ein solcher erwiesen wurde. Erst die wichtige Entdeckung von dem leider früh verstorbenen Deiters 1863 brachte einen grossen Fortschritt, indem er unter den Fortsätzen der multiplen Ganglienzellen einen fand, der sich weiter verfolgen liess als die anderen, und von dem Deiters nun nachwies, dass er in eine markscheidenhaltige Nervenfaser überging. Die Verbindung von Ganglienzellen und Nervenfasern war gegeben, aber beide galten noch lange als gesonderte, selbständige Elemente.

Die Verbindung war nur zum Theil aufgeklärt. Längere Zeit stand die Gerlach'sche Theorie im Ansehen, wonach sich die Nervenfasern im Rückenmark innerhalb der grauen Substanz in ein feines Netzwerk auflösten, wie es die Grundsubstanz dieses Theiles darstellte. In dieser Anschauung blieb die Selbständigkeit der Nervenzellen und Nervenfasern fortbestehen, die entwicklungsgeschichtlichen Untersuchungen von Flechsig bestätigten anscheinend diese Anschauung und rechtfertigten die Annahme einer selbständigen Erkrankung der Fasersysteme.

Mit den oben genannten Untersuchungen (von Golgi, Ramon y Cajal etc.) hat sich dieses geändert. Unsere Anschauungen sind ganz andere geworden und haben sich so schnell eine fast absolute Autorität erworben, weil sie das Verständniss der Nervenleitung und Uebertragung in hohem Masse erleichterten und aufklärten. Nach diesen Untersuchungen ist Ganglienzelle und Nervenfaser nur eins, jede Ganglienzelle giebt mindestens zwei Fortsätze ab, welche in den Bau markhaltiger Nervenfasern übergehen, und von denen die eine nach der Peripherie, die andere nach dem Centralorgan hinstrebt. Bleiben wir bei den sensiblen Fasern, so geht der eine Fortsatz bis an die Peripherie, der andere steigt auf bis zur Medulla oblongata. Die Ganglienzelle, welcher sie angehören, ist im Ganglion spinale und in der hinteren grauen Substanz des Rückenmarks zu suchen. Jeder Fortsatz endigt, respective beginnt in einer terminalen Verästelung (Endbäumchen genannt). Das Ganze, d. h. Ganglienzelle nebst Fortsätzen, bildet ein Zellensystem, welches nach Waldeyer Neuron genannt wird. Die Fortsätze des Neurons geben an verschiedenen Stellen ihres Verlaufes noch Nebenäste ab zur Verbindung mit anderen Neuronen, aber sie bewahren doch ihre Selbständigkeit, sie gehen niemals in andere Neurone über, sondern treten nur in eine nahe Berührung, welche die Ueberleitung der Erregung, nach Analogie eines überspringenden elektrischen Funkens, ermöglicht. Die verschiedene Function der Nerven liegt also nicht in ihnen selbst, sondern einerseits in den peripheren, andererseits in den centralen Organen, mit denen sie in Verbindung treten. Der periphere Fortsatz der motorischen Ganglienzelle geht an der Peripherie durch die von M. Kühne entdeckten Endorgane (Endknospen, Endbäumchen) in die Muskelfasern über. Die sensible Faser geht von der Peripherie aus, wo sie mit verschiedenen Endorganen versehen ist (Pacini'sche Körperchen, Tastkörperchen, feine Endigung in der Cornea nach COHNHEIM), und tritt in die Ganglienzelle der Spinalganglien, respective in die Hinterhörner des Rückenmarks hinein, der zweite Fortsatz der Ganglienzelle geht mit den Wurzeln des Rückenmarks und verläuft in den Hintersträngen in der oben ausführlich geschilderten Weise. Die langen Fasern steigen auf bis zur Medulla oblongata, wo sie durch Berührung mit anderen Nerven die Leitung zum Gehirn vermitteln, während die querverlaufenden Zweige im Rückenmark an die motorischen Zellen des Vorderhorns herantreten und die Reflexübertragung vermitteln.

Die Tabes ist demnach eine **progressive Erkrankung der sensiblen Neuronen** und nicht das Rückenmark allein, sondern auch die sensiblen Nerven des sympathischen Nerven und der Sinnesorgane nehmen an derselben theil.

Folgerichtig müssen wir nun als Centrum dieser Erkrankung die Spinalganglien ansprechen.

In diesem Punkte haben aber die Untersuchungen bisher noch keinen Abschluss gefunden. Daher ist es begreiflich, dass die Frage, wo denn der Ausgangspunkt der Tabes, respective des tabischen Processes zu suchen ist, noch in verschiedenem Sinne beantwortet wird.

Wenn man sich streng an die Neurontheorie hält, so muss man in den Zellen der Spinalganglien den eigentlichen Ausgangspunkt des ganzen Processes suchen, wie dies PIERRE MARIE, DÉJERINE u. A. thun. Allein die bisherigen Untersuchungen geben hierfür nicht genügende Beweise. Ueberdies ist es schwer zu begreifen, dass ein und derselbe Krankheitsprocess gleichzeitig die ebenso versteckten wie geschützten Spinalganglien in den Intervertebrallöchern in grosser, fast vollständiger Verbreitung ergreifen könnte. Ueberdies ist der Nachweis einer anatomischen Läsion dieser Ganglienzellen nur unvollkommen gelungen. Hier ist eine Lücke des Verständnisses, welche mehrere Autoren, wie OBERSTEINER u. a., dadurch erklären wollten, dass sie als Grundzug des tabischen Processes eine Meningitis spinalis posterior annehmen, welche eine Zusammenschnürung und Knickung der hinteren Wurzeln bedingt, mit nachfolgender Atrophie, respective Degeneration derselben. Alsdann bietet das Fortschreiten dieser Degeneration auf das Rückenmark dem Verständniss keine Schwierigkeiten mehr. Denn die Degeneration muss in dem von der spinalen Ganglienzelle abgehenden, cerebralwärts verlaufenden Fortsatz weitergehen bis zum Ende des betreffenden Neurons in der Medulla oblongata.

Diese Theorie hat manches Verführerische, aber, wie oben gesagt, lässt sie sich nicht aufrecht erhalten. Die Verdickung der Pia mater an der Rückseite des Markes, entsprechend dem Bezirke der hinteren Stränge, ist kein Beweis einer chronischen Meningitis, sondern kann mit Fug und Recht anders gedeutet werden (s. oben). Ueberdies wird diese Verdickung erst bei fortgeschrittener Degeneration der Hinterstränge gefunden, sie fehlt bei der Tabes incipiens. Endlich ist die Abknickung der hinteren Wurzelfasern durch die Verdickung der Pia nichts weniger als erwiesen.

Diesen Einwürfen gegenüber habe ich die Hypothese vertreten, dass der Ausgangspunkt der Tabes vermuthlich an verschiedenen Stellen der sensiblen Neurone und deren peripheren Fortsatz gelegen sein könne, dass aber am wahrscheinlichsten in der grossen Mehrzahl der Fälle der Ausgangspunkt im peripheren Theile, centripetalwärts vom Ganglion spinale zu suchen sei. Diese Ansicht begründe ich durch folgende Punkte:

1. Eine intensive, dem Grade der Hinterstrangdegeneration entsprechende Erkrankung der spinalen Ganglienzellen ist nicht erwiesen und nach den bestehenden Untersuchungen überhaupt nicht wahrscheinlich.

2. Atrophische Degeneration ist auch an den peripheren Nerven (bei Tabes) vielfach nachgewiesen, und zwar sowohl an den sensiblen wie peripheren.

3. Eine Erkrankung der peripheren Theile sensibler Nerven, und zwar in grösserer Ausdehnung und an verschiedenen Stellen (einschliesslich der sympathischen Nerven) ist für die ärztliche Anschauung leichter fasslich als die einer multiplen Erkrankung der geschützt gelegenen Spinalganglien. Die peripheren Nerven werden vielfach von starken Schädlichkeiten getroffen, daher es wohl begreiflich ist, dass sie bei sehr intensiver Art der Schädlichkeit unheilbar degeneriren können. Dann ist der weitere Fortschritt dieser Degeneration nicht schwer zu verstehen. Freilich müsste diese Degeneration nach schulgemässen Gesetzen an der Schwelle des Spinalganglions stillstehen, ohne darüber hinaus auf das Rückenmark überzugehen. Allein die Annahme, dass die Atrophie peripherer Nerven durch die Ganglienzellen hindurch auf das Rückenmark übergehen kann, ist durch mehrfache Beobachtungen wahrscheinlich gemacht, ja erwiesen. Marinesco hat mit guter Begründung die Meinung aufgestellt, dass die atrophische Degeneration des verlängerten Gangliennervenfortsatzes in langsam fortschreitendem Verlauf auf den spinalen Theil dieser Bahn bis zum Rückenmark aufsteigt und durch dasselbe bis zum Gehirn fortschreitet.

Marinesco deducirte, dass zwar die Unabhängigkeit der Spinalganglienzellen von den peripheren (sensiblen) Fasern die Regel sei, dass diese Zellen aber doch auf die Dauer der von der Peripherie ausgehenden Erregungen nicht entbehren können. Wenn diese Erregungen dauernd fortfallen, so stellt sich allmählich eine Inactivitäts-Atrophie der Zelle ein, welche es gestattet, dass der atrophische Process, von dem peripheren Fortsatz ausgehend, das Gebiet der Ganglienzellen überschreitet und auf den zweiten zum Rückenmark aufstrebenden Fortsatz übergeht.

Hiefür können ins Feld geführt werden die Beobachtungen von Compression der Cauda equina, wie sie der citirte Fall von Lange (Kopenhagen) zeigt, wo das Rückenmark eine aufsteigende Degeneration aufwies, welche der Anordnung der tabischen Degeneration in hohem Grade entspricht, und doch fand die zerstörende Compression im Spinalcanal statt, d. h. unterhalb (peripheriewärts) von den Spinalganglien. Auch die Untersuchungen des Rückenmarks p. m., wenn ein vieljähriger Verlust einer Extremität bestanden hat, ist für unsere Frage wichtig. Man findet die entsprechenden Rückenmarkspartien deutlich geschrumpft, atrophisch, und zwar sowohl in der weissen wie in der grauen Substanz mit Verlust an grossen multiplen Ganglienzellen. Auch hier werden die Spinalganglien nicht wesentlich afficirt gefunden, und die degenerirten Fasern, welche emporsteigen, gehen durch das Ganglion hindurch auf das Rückenmark, respective die Hinterstränge über.

Demnach ist die Hypothese, dass die Tabes in der Mehrzahl der Fälle an den sensiblen Nerven der Peripherie beginnt, nicht nur wohlberechtigt, sondern entspricht am meisten den in dieser Beziehung festgestellten Thatsachen.

Zur pathologischen Physiologie der Tabes. — Ataxie.

Durch eine Reihe von Beobachtungen, die ebensowohl an Tabikern wie auch an Thieren mit experimentell erzeugtem Sensibilitätsverlust angestellt wurden, ist in den letzten Jahren die Lehre von der sensorischen Ataxie aufs neue gestützt worden.

An erster Stelle haben die exacten Untersuchungen Goldscheider's über die Reciprocität, welche zwischen der Störung des Muskelgefühls und dem Grade der Ataxie besteht, dazu beigetragen, dass sich die Lehre von der sensorischen Ataxie bei der Tabes dorsualis heute einer fast allgemeinen Anerkennung erfreut, wie das aus den Arbeiten von MADER, WAGNER, LEITZ, MARINESCO, FRENKEL und anderen hervorgeht. Ein ernsthafter Widerspruch gegen diese Anschauung ist in den letzten Jahren eigentlich nur von BENEDIKT erhoben worden, der die Ataxie bei Tabes als die Folge einer Entartung von centrifugalen Faserbündeln der hinteren Wurzeln anspricht. Dem Verfechter einer solchen Theorie kann nicht nachdrücklich genug entgegengehalten werden, dass die Physiologie zur Zeit derartige centrifugale Coordinationsfasern in den hinteren Wurzeln nicht kennt und dass für die in diesen Wurzeln verlaufenden motorischen Nerven, die bei den Vertretern der meisten Vertebraten jetzt nachgewiesen sind, nur ein Einfluss auf die Musculatur der Eingeweide durch Vermittlung des Sympathicus mit Sicherheit gezeigt worden ist (EDINGER, STEINACH).

Eine ungleich gefestigtere Grundlage haben aber die Experimentaluntersuchungen der letzten Jahre jener anderen Auffassung der Ataxie bei Tabes als einer »sensorischen Ataxie« gegeben.

Zunächst wurde durch die Arbeiten von SCHIPILOFF, HERING und BICKEL die bedingungslose Abhängigkeit der Muskelbewegung überhaupt von der sensiblen Erregung dargethan, und es wurde gezeigt, dass ein Centralorgan, dem keine Reize mehr auf dem Wege centripetaler Nerven zuströmen, auch keine motorischen Impulse den Muskelzellen zuzusenden vermag.

Zum Studium der Bewegungsstörungen nach partiellen Sensibilitätsverlusten durchschnitten dann ferner BALDI, LANDOIS, MOTT und SHERRINGTON, HERING, BICKEL, P. JACOB und v. KORNILOFF in der letzten Zeit Fröschen, Hunden und Affen die sensiblen Nerven für eine oder mehrere Extremitäten und thaten dar, dass — so verschiedenartig auch die Erscheinungen an den anästhetischen Gliedmassen bei den verschiedenen Thieren sind — ihnen allen das Gemeinsame zukommt, nämlich dass die Excursionen der Bewegungen der gefühllosen Extremitäten über das normale Mass hinausgehen und dass ihre Bahnen in mannigfacher Weise von der normalen Bewegungsrichtung abweichen. Gerade die Versuche, welche an Affen angestellt wurden, haben aus dem Grunde noch ein ganz besonderes Interesse, weil auch ihrer äusseren Form nach die Bilder der Bewegungen, die die künstlich asensibel gemachte Hand des Affen ausführt, in vollkommener Weise mit denjenigen der ataktischen Bewegungen der Tabiker übereinstimmen.

Auch zur Aufklärung derjenigen Vorgänge, die sich bei dem Ausgleich der nach experimentell erzeugten Sensibilitätsverlusten auftretenden Bewegungsstörungen vollziehen, hat das Thierexperiment in den letzten Jahren beigetragen. Diese Erfahrungen sind geeignet, die Therapie experimentell zu begründen, welche als »compensatorische Uebungstherapie« gegen die Ataxie der Tabes mit glänzendem Erfolge angewandt wird.

Solche Versuche gingen von der Beobachtung J. R. EWALD'S* aus, dass Hunde, bei denen sich die Folgen einer doppelseitigen Labyrinthexstirpation in hohem Masse ausgeglichen hatten, nach einer darauffolgenden Abtragung der motorischen Hirnrindenzonen wieder von neuem die verschwundenen Labyrinthsymptome, soweit sie den Gebrauch der Extremitäten betrafen, zeigten, und dass derartige Hunde, wenn man sie obendrein noch der Hilfe des Gesichtssinnes beraubte, überhaupt keine Ortsbewegung mehr ausführen konnten.

Ein ähnliches Verhältniss hinsichtlich der Ausbildung von Ersatzerscheinungen, wie es EWALD für Labyrinth und Hirnrinde darthat, besteht

* Neue Beobachtungen über die Beziehungen zwischen dem inneren Ohr und der Grosshirnrinde. Wiener klin. Wochenschr. 1898. Nr. 9.

nach den Beobachtungen BICKEL's zwischen den sensiblen Nerven und den Labyrinthen.

BICKEL wies darauf hin, dass man bei Hunden mit durchschnittenen sensiblen Nerven für die Hinterextremitäten ein sehr weites Zurückgehen der auf diese Operation erfolgenden Bewegungsstörungen beobachtet, wenn man die Thiere möglichst lange am Leben erhält, ja dass es möglich ist, durch Dressur sehr hohe Leistungen der Thiere mit den gefühllosen Extremitäten zu erzielen. Wenn man solchen Hunden nun nachträglich beide Labyrinthe exstirpirt, so treten die ausgeglichenen Bewegungsstörungen in den insensiblen Extremitäten wieder von neuem auf und werden in der Folgezeit auch nicht mehr compensirt.

In ebenmässiger Weise beobachtet man eine Compensation der Coordinationsstörung beim Hunde nach Durchschneidung und theilweiser Abtragung der Hinterstränge des Rückenmarks an den caudal von der Abtragungsstelle gelegenen Gliedmassen (BICKEL).

BICKEL (Beiträge zu der Lehre von den Bewegungen der Wirbelthiere. PFLÜGER's Archiv, 1896, Bd. LXV) weist nach, dass die sogenannte »spontane Bewegung« nicht allein, wie man früher annahm, vom Gehirn, sondern auch vom Rückenmark ausgelöst werden kann. Sodann wird in dieser Arbeit auch der Beweis dafür erbracht, dass die sogenannten spontanen Bewegungen, gleichviel von welchen Theilen des Centralorgans sie ausgelöst werden, zu ihrem Zustandekommen immer sensibler Nerven bedürfen, dass es also ohne Sensibilität Muskelbewegungen überhaupt nicht giebt. Folgende zwei Versuche bewiesen das: Wenn man einem Frosch sämmtliche sensiblen Nerven an ihrer Austrittsstelle aus dem Centralorgan durchschneidet mit Ausnahme des Trigeminus, dann führt ein solches Thier nur noch dann eine Muskelbewegung, abgesehen von Athmung und Herzschlag, aus, wenn man es direct an der Gesichtshaut reizt. Der zweite Versuch ist folgender: Man durchschneidet einem Frosch die sensiblen Nerven für den ganzen Unterkörper mit seinen Extremitäten. Die Folge dieser Operation ist Ataxie der Hinterbeine. Durchschneidet man nun das Rückenmark quer, und zwar an der Stelle, wo man begonnen hat, die sensiblen Nerven zu durchtrennen, so hat das caudal von dem Schnitt gelegene Rückenmarkstück absolut keine sensiblen Nerven mehr. Die Folge ist, dass der asensible Hinterkörper überhaupt keine Bewegungen mehr ausführt und dass die Hinterbeine schlaffe Lähmung zeigen.

In einer zweiten Arbeit von BICKEL (Ueber den Einfluss der sensiblen Nerven und der Labyrinthe auf die Bewegungen der Thiere. PFLÜGER's Archiv, 1897, Bd. LXVII) wird die Lehre von der sensorischen Ataxie von neuem experimentell begründet, indem Fröschen und Hunden die sensiblen Nerven für den Hinterkörper durchschnitten wurden. Es wird gezeigt, wie die nach dieser Operation auftretenden Bewegungsstörungen vor allem auf einem Uebermass der Bewegungen beruhen. Wenn man die operirten Thiere längere Zeit (Monate) am Leben erhält, so beobachtet man, dass beim Hunde die ursprünglichen Störungen* in der Bewegung allmählich fast ganz verschwinden, während sie beim Frosche bestehen bleiben. Die Beobachtung

* Unmittelbar nach der Operation ist der Hund an beiden asensiblen Beinen wie gelähmt. Er geht nur auf den Vorderbeinen und schleift den ganzen Hinterkörper auf dem Boden nach. Einige Tage später werden bei der Locomotion mit den Vorderbeinen die auf dem Boden schleifenden Hinterbeine rhythmisch angezogen und wieder ausgestreckt. Wieder einige Tage später werden die Hinterbeine zeitweise als wirkliche Stützen benützt. Noch später geht das Thier wieder mit denselben, aber in tiefer Kniebeuge. Dann schreitet die Besserung fort. Die Ataxie geht zurück und das Thier kann auf seinen Hinterbeinen mit hochaufgerichtetem Körper gehen und tanzen und wie ein normales Thier auch über den Stock springen.

wird so erklärt, dass der Hund die Ataxie compensiren kann, während das der Frosch nicht vermag.

In welcher Weise compensirt der Hund?

Erstens ist das Auge dabei betheiligt. Denn die zurückgegangenen ataktischen Erscheinungen treten wieder deutlicher hervor, wenn man dem Hunde die Augen verbindet oder wenn man ihn im Dunkelzimmer untersucht.

Zweitens ist das Labyrinth dabei betheiligt. Durch die Durchschneidung der sensiblen Nerven einer Extremität wird der Tonus der Muskeln dieses Gliedes geschädigt und diese Tonusschädigung trägt wahrscheinlich auch zum Zustandekommen der Ataxie bei. Schon normalerweise üben nun auch die Labyrinthe einen Einfluss auf den Tonus der Musculatur des ganzen Körpers aus (EWALD). Es kann also die Tonusschädigung infolge der Durchschneidung der sensiblen Nerven dadurch ausgeglichen werden, dass der Labyrinthtonus in erhöhtem Grade thätig wird.

Diesen compensatorischen Einfluss der Labyrinthe erkennt man nun daran, dass man einem Hunde mit durchschnittenen sensiblen Nerven für beide Hinterbeine, und bei dem die Ataxie ausgeglichen ist, die Labyrinthe exstirpirt. Die Folge ist, dass die verschwundenen ataktischen Erscheinungen wieder aufflackern und nunmehr in der Folgezeit nicht mehr ausgeglichen werden.

Wodurch compensirt der Hund? Durch Uebung.

Beweis: Wenn man ganz jungen Hunden, die noch nicht gut laufen können, die sensiblen Nerven für beide Hinterbeine durchschneidet, so gehen bei diesen die ataktischen Erscheinungen in der Folgezeit niemals so weit zurück wie bei älteren Thieren. Ferner: Wenn man einem erwachsenen Hunde die sensiblen Nerven für ein Hinterbein durchschneidet und einem anderen, gleich alten Hunde die sensiblen Nerven für beide Hinterbeine durchtrennt, dann bleibt in der ganzen Zeit nach der Operation die Ataxie bei dem Hunde mit einem asensiblen Bein hochgradiger als bei dem Hunde mit zwei asensiblen Beinen.

Das kommt daher, weil der Hund mit einem asensiblen Bein in der ersten Zeit nach der Operation auf den drei gesunden Beinen läuft und diese Gepflogenheit auch später mehr oder minder beibehält und es so der asensiblen Extremität an der nöthigen Uebung zur functionellen Wiederherstellung fehlen lässt. Der Hund mit beiden asensiblen Hinterbeinen ist auf diese bei der Locomotion angewiesen und hat keinen Grund, eines etwa zu bevorzugen. Darum gleichen sich hier die ataktischen Erscheinungen aus, weil der Hund die Beine benutzt. (Durch diese Versuche ist zum erstenmale der Einfluss der Uebung auf den Ausgleich und die Besserung der Erscheinungen der sensorischen Ataxie experimentell beim Thier bewiesen worden.)

In einer dritten Arbeit BICKEL's (Ueber die Function der Hinterstränge des Rückenmarks. Ein Beitrag zur Lehre von der Tabes dorsalis. Münchener med. Wochenschr. 1898, Nr. 37) wird gezeigt, wie man beim Hunde nach Abtragung der Hinterstränge im Brustmark am Hinterkörper des Thieres eine Reihe der für die Tabes charakteristischen Symptome wiederfindet. Am Hinterkörper, respective an den Hinterextremitäten, tritt Ataxie auf. Ferner ist der Tastsinn herabgesetzt und die Leitung für das Kältegefühl aufgehoben. Auch nach Durchschneidung der Hinterstränge bildet sich die anfangs nach der Operation bestehende Ataxie in der Folgezeit zurück. Aus diesen Untersuchungen geht ferner hervor, dass in Bezug auf die Function der einzelnen Strangsysteme des Rückenmarks die Verhältnisse bei verschiedenen Thieren und auch beim Menschen im Vergleich zu den Thieren etwas verschieden sind. So benutzt beim Menschen z. B. der Kältereiz wahrscheinlich andere Bahnen als beim Hunde.

Von grosser Bedeutung für die Theorie der tabischen Ataxie sind die experimentellen Untersuchungen von J. R. EWALD (Neue Beobachtungen über die Beziehungen zwischen dem inneren Ohr und der Grosshirnrinde. Wiener med. Wochenschr. 1896, Nr. 9). Nach Exstirpation der Labyrinthe fällt der Labyrinthtonus für die quergestreifte Musculatur fort. Die Muskeln werden in ihrer Thätigkeit, d. h. functionell geschädigt. Je höher das Thier in der Wirbelthierreihe steht, umso grösser sind diese Störungen gleich nach der Operation, umso mehr aber gleichen sie sich auch in der Folgezeit aus. Dieses Ausgleichen beruht auf der Ausbildung von Ersatzerscheinungen. Das ersetzende Organ in diesen Fällen ist die Grosshirnrinde, und zwar ihre erregbare Zone.

Beweis: Einem Hunde werden beide Labyrinthe exstirpirt. Nach Ausgleich der Störungen werden beiderseits die Centren für Vorder- und Hinterextremitäten abgetragen. Die Folge ist, dass die Störungen im Gebrauch der Musculatur, die nach der Labyrinthexstirpation fast verschwunden waren, wieder von neuem hervorbrechen. Ein solcher Hund kann sich z. B. nicht mehr auf die Hinterbeine erheben, er kann nicht mehr springen, nicht mehr galoppiren, und er hat alle die Bewegungen eingebüsst, die er während seines Lebens »erlernt« hat.

Wenn man einem solchen Hunde ausserdem noch die Augen verbindet, so kann er überhaupt nicht mehr gehen. Es fällt ihm schwer, sich auf den Beinen zu halten, und wenn er umstürzt, so vermag er sich nicht mehr aufzurichten.

In Bezug auf die vergleichend-physiologische Betrachtung ist noch zu bemerken, dass Frösche nach doppelseitiger Labyrinthexstirpation keinen Ausgleich der Störungen zeigen und dass diese Thiere darum auch nach einer späteren Abtragung des Grosshirnes keine derartigen Symptome, wie sie beim Hunde dann auftreten, zeigen. Die Tauben stehen in dieser Hinsicht zwischen Frosch und Hund.

Aetiologie.

Was die neueren Arbeiten über die Aetiologie der Tabes betrifft, so haben dieselben sich wesentlich um die Frage gedreht, ob und inwieweit eine vorangegangene Syphilis als Aetiologie der Tabes zu betrachten, eventuell die Tabes als eine syphilitische Erkrankung zu bezeichnen ist. Die Stellung der Gegner hat sich nicht wesentlich verändert. Auf der einen Seite wird ebenso apodiktisch die syphilitische Aetiologie behauptet, wie sie auf der anderen in Abrede gestellt wird. Dazwischen liegen Uebergangsstandpunkte. Die Verfechter der syphilitischen Aetiologie stützen sich nach wie vor auf die statistischen Zahlen über vorangegangene Syphilis und berechnen zum Theil die Zahl der früher syphilitischen Tabiker auf 70, ja selbst 90 und noch mehr. Sie betrachten zum Theil die Syphilis als einzige Ursache der Tabes, während die Mehrzahl doch zugiebt, dass auch andere Aetiologien (Traumen, Erkältung) constatirt seien und dass nicht jeder Fall von Tabes eine syphilitische Vergangenheit habe. Andere Gründe können nicht beigebracht werden und alle Einwände der Gegenpartei werden unter »der brutalen« Wucht der Zahlen niedergeschlagen.

Allein mit dieser »brutalen« Wucht ist es doch nicht so weit her, es lassen sich gegen diese grossen Zahlen die erheblichsten Einwände vorbringen, welche in den Bearbeitungen zweier meiner Schüler, STORBECK, Tabes dorsualis und Syphilis, Zeitschr. f. klin. Med., 1893, und GUTTMANN,

Tabes dorsualis und Syphilis. Zeitschr. f. klin. Med. XXXV, 1894, zusammengestellt sind.

Storbeck wirft den früheren Statistikern vor, dass sie alle Fälle, welche vermuthlich oder wahrscheinlich eine syphilitische Vergangenheit haben, ohneweiteres zur syphilitischen Aetiologie rechnen. Es müssen aber drei Gruppen unterschieden werden:

a) solche, die früher sicher syphilitisch waren;

b) solche, die früher sicher nicht syphilitisch waren;

c) solche, die vielleicht syphilitisch waren (unsichere Fälle).

Die Zahl der letzteren müsse getheilt werden, die Hälfte derselben sei zu *a)* und die Hälfte zu *b)* zuzuzählen. Unter Anwendung dieser kritischen Methode kommt Storbeck aus seinen gesammten Fällen zu dem Resultate, dass nur circa 33% Tabischer erwiesen syphilitisch waren.

Die in diesen Arbeiten vorgebrachten Einwände gegen die Tabes-Syphilis-Lehre müssen als berechtigt anerkannt werden. Man könnte vielleicht noch weiter gehen und sagen, eine vor 8—10 Jahren oder noch länger acquirirte Syphilis ist überhaupt kaum je mit Sicherheit zu erweisen. Gewöhnlich werden unter der Bezeichnung Syphilis alle Geschlechtskrankheiten verstanden, und nicht selten werden einfache Geschwüre am Penis für syphilitisch angesehen und behandelt.

Guttmann berichtet über 111 Tabespatienten, unter denen sich nur 35,0% mit nachweisbar vorangegangener Syphilis befanden, 64,9% dagegen ohne vorangegangene nachweisbare Syphilis. Ausserdem berichtet Guttmann über 25 Fälle von zweifelloser Tabes dorsualis, deren Krankengeschichten den Acten einer der grössten Versicherungsgesellschaften entnommen sind. Bei diesen konnte eine vorangegangene Syphilis mit aller Sicherheit ausgeschlossen werden. Gelegentlich berichtet Guttmann über eine Reihe von Verschlimmerungen im Zustande Tabischer, hervorgerufen durch die ihnen verordnete antiluetische Cur.

Schreiber (Pest), Die Tabes- und Syphilisfrage. Pester med.-chir. Presse, 1898, berichtet über eine Reihe von Arbeiten aus aussereuropäischen Ländern, in denen Aerzte versichern, fast niemals einen Fall von Tabes dorsualis beobachtet zu haben, obgleich die Syphilis, und zwar die schwersten Formen derselben, ausserordentlich verbreitet war.

Ausserdem leidet die statistische Methode der Syphilophilen an anderen Willkürlichkeiten, wodurch der Werth der Resultate noch mehr herabgesetzt wird. Es ist willkürlich, die weiblichen Tabiker ganz auszuschliessen, weil sie mehr geneigt sind, vorangegangene Syphilis zu verheimlichen, als Männer. Allein bei Männern findet wieder das Gegentheil statt, viele werden als syphilitisch bezeichnet und behandelt, die entweder eine gonorrhoische Infection oder unschuldige Geschwüre hatten.

Man hat von autoritativer Seite gesagt, man müsse eben verstehen, richtig auf vorangegangene Syphilis zu examiniren. Nun, das ist ein ganz gefährlicher Satz, allzu scharf macht schartig! Ich fürchte, diese feinen Examinatoren examiniren mehr heraus als wirklich da ist. Wie leicht der Beweis der Syphilis häufig genommen wird, mögen nachfolgende Beispiele zeigen: In einem Aufsatz über die Tabes bei Kindern wird in Fällen, wo die Mutter mehrmals abortirt hat, auf Syphilis der Mutter und ohneweiters auf hereditäre Lues der Kinder geschlossen! Nicht selten wird die glatte Atrophie der Zungenwurzel als Beweis von Syphilis angesehen, obgleich die Berechtigung von sehr massgebender Seite in Abrede gestellt wurde.* Ebensowenig halten

* Goldschmidt (Breslau), Ueber die platte Atrophie der Zungenbasis bei tertiärer Syphilis. (Schlusssatz: »Es wäre daher das Vorhandensein der platten Atrophie der Zungenwurzel klinisch als pathognostisches Zeichen tertiärer Syphilis nicht anzusprechen.«)

diejenigen Fälle, welche den Heilwerth mercurieller Curen bei Tabikern beweisen sollen, der Kritik stand; es sind alles solche Fälle, dass ihre Besserung durchaus noch im Bereiche anderer therapeutischer Methoden bleibt. Endlich ist hervorzuheben, dass Prostituirte, welche fast alle als syphilitisch vorausgesetzt werden können, nur sehr selten an Tabes dorsualis erkranken, und dass in mehreren wenig für Hygiene thuenden Ländern die Syphilis in grosser Ausdehnung in allen Intensitätsgraden grassirte, ohne dass Tabeserkrankungen in vorwiegend grosser Anzahl constatirt sind (s. Dissertation von GUTTMANN).

Diesen Einwürfen gegen die Statistik der Syphilis bei Tabes ist noch hinzuzufügen, dass die höchsten Zahlen jener Statistik nur von wenigen Autoren behauptet werden, dass viele andere geringere Zahlen haben. — Auch das muss als ein unkritischer Irrthum bezeichnet werden, dass viele Autoren die Angabe des Kranken und die Angabe des Arztes, dass Syphilis vorangegangen sei, für zwei Beweise halten, welche die Sache ganz sicher erweisen. Es ist aber wohl klar auf der Hand liegend, dass diese beiden Zeugen nur einer sind, denn eine Differenz der Ansichten zwischen beiden wird naturgemäss nur selten stattfinden. Der Patient, der vom Arzte als syphilitisch bezeichnet wird, zweifelt nicht, dass er syphilitisch ist, und der Arzt, dem der Patient sagt, er habe sich syphilitisch inficirt, wird es entweder bestätigen oder es dem Patienten ausreden.

Abgesehen von diesen zweifelhaften Ergebnissen der ätiologischen Statistik, sind alle Verhältnisse der Tabes von dem Typus syphilitischer Processe total verschieden. Der anatomische Process hat nicht die geringste Aehnlichkeit mit solchen. Der progressive Verlauf der Krankheit widerspricht allen syphilitischen Processen und endlich die nun fast allseitig anerkannte Wirkungslosigkeit mercurieller Curen ist auch mit der Annahme einer syphilitischen Aetiologie nicht vereinbar. Das Fehlen oder doch nur höchst seltene Vorkommen schwerer tertiärer Syphilis neben der Tabes ist von VIRCHOW mit grösster Präcision gegen die syphilitische Aetiologie in die Wagschale geworfen worden.

Auf dem Congresse in Moskau 1897 hat eine ausführliche Discussion über die Pathologie, Aetiologie und Therapie der Tabes stattgefunden, an welcher der grösste Theil der bei der Tabesfrage engagirten Autoren zu Worte gekommen ist. Die gedruckten Verhandlungen geben diese Discussion in grosser Vollständigkeit wieder, und es ist die Ansicht fast aller Autoren, die dort gesprochen haben, bezüglich der Syphilisfrage aufgezeichnet. Vielleicht bildeten die Anhänger der syphilitischen Aetiologie noch die Mehrzahl, aber nur sehr wenige waren absolute Anhänger derselben, die meisten liessen noch andere Aetiologien zu. Ich selbst habe meinen Standpunkt und meine Beweise mit Bestimmtheit, jedoch ohne die dogmatische Volltönigkeit der Gegenpartei vorgetragen. Sie stimmen im ganzen mit den eben schon dargelegten Gründen und Beweisen überein. Weitere Discussionen haben im Anschlusse daran in Vereinen stattgefunden. Unter diesen ist die bemerkenswertheste und wichtigste diejenige, welche sich in der Berliner medicinischen Gesellschaft im Anschlusse an einen Vortrag von Dr. SILEX entspann. Aus diesem Vortrage sei nur hervorgehoben, dass SILEX, der sich keineswegs als Gegner der syphilitischen Aetiologie documentirte, doch mit Bestimmtheit hervorhob, dass die Sehnervenatrophie der Tabiker durch mercurielle Curen keineswegs gebessert, nicht selten verschlimmert wurde.

Eine ganz besondere Bedeutung gewann diese Discussion durch das Eingreifen R. VIRCHOW's. Die vom Altmeister der Medicin gesprochenen Worte sind für die ganze Auffassung der vielumstrittenen Frage von so grosser Bedeutung, dass dieselben hier zum Theil wenigstens wörtlich wiedergegeben werden sollen:

»Ich kann nicht leugnen, dass ich mit einer gewissen Unruhe diesen Discussionen zuhöre und dabei bemerke, wie die Syphilidologie immer grössere Siege erficht ohne eigentlichen Kampf. Es macht sich alles ganz von selbst; einer der Herren nach dem andern streckt die Waffen, ohne dass ihm Argumente zwingender Art vorgetragen sind, scheinbar nur, weil er keinen anderen Erklärungsgrund weiss. Ich sehe wenigstens die Sache so an. Wenn ein anderer Erklärungsgrund da wäre, der plausibel erschiene, würden Sie alle sofort die Hinfälligkeit dessen erkennen, was jetzt für die Syphilis vorgebracht wird. Ich, der ich ein wenig genöthigt bin, die Dinge vergleichend zu betrachten, sehe z. B., dass genau derselbe Gang der Meinungen sich in Bezug auf die Entstehung der Aneurysmen vollzieht. Es war auch zuerst eine ganz schüchterne Idee, obwohl sie schon vor ein paar Jahrhunderten aufgetaucht ist, dass ein Aneurysma durch Syphilis herbeigeführt werden könnte. Dann ist ganz langsam hier und da ein vereinzelter Versuch gemacht worden, wenigstens für einen einzelnen Fall die Möglichkeit zu retten, dass er syphilitisch sei. Jetzt, im Augenblick, sehe ich schon, dass es Autoren giebt, für welche jedes Aneurysma die Folge constitutioneller Syphilis ist, — ganz genau dasselbe, wie bei der Tabes. Dann kommen die Herren, welche die progressive Paralyse auch wieder mit denselben Argumenten auf Syphilis zurückführen u. s. w. Ich kann nicht verhehlen, dass diese Methode nicht mehr wissenschaftlich ist. Es kann ja sein, dass man das Richtige trifft: es ist eine Art von Würfelspiel. Man sucht sich aus der grossen Zahl von ätiologischen Möglichkeiten eine heraus, und da findet man, dass die Syphilis ganz ausgezeichnet schön passt. Ich finde gar nicht, dass sie passt. Dazu möchte ich zunächst Folgendes bemerken: wenn es sich um eine locale Affection handelte — und das ist doch zweifellos die Tabes —, so muss sie nach denselben Grundsätzen betrachtet werden, nach denen wir an anderen Organen locale Affectionen betrachten. Da gehen wir doch nicht so zuwege, dass wir, wenn irgend eine locale Affection hervortritt, berechnen, wie oft dieser Mann, bei dem diese locale Affection hervortritt, syphilitisch gewesen ist — das ist nämlich die Methode, die Sie jetzt anwenden, — sondern man verfährt umgekehrt: man fragt erst: kommen bei Leuten, welche exquisit syphilitisch sind, welche die Erscheinungen der constitutionellen Syphilis in allen möglichen Formen darbieten, bei denen wir bald hier, bald da am Körper syphilitische Affecte auftreten sehen, kommen bei denen gerade die hier zur Verhandlung stehenden Affectionen vor. Nun ich muss sagen, bin ich in der That immer von neuem überrascht, zu sehen, dass gerade diejenigen Affectionen, welche die discutirenden Aerzte jetzt besonders bevorzugen — ich will einmal stehen bleiben bei Tabes, Aneurysma und progressiver Paralyse — diejenigen sind, die aus dem **gewöhnlichen Symptomencomplex der constitutionellen Syphilis gänzlich ausscheiden**. Umgekehrt, ich habe schon früher darauf aufmerksam gemacht, giebt es eine Reihe von Veränderungen, die man bei einem langandauernden syphilitischen Leiden, bei einer Lues im engeren Sinne des Wortes zu finden erwartet, und die man dann auch an verschiedenen Organen findet; einige davon, die ganz specifisch, Gummibildungen u. dergl., andere, die, wenn auch nicht ganz specifisch, so doch ihrem Verlauf und ihrer Erscheinung nach, vielerlei nähere Anknüpfungspunkte an die Syphilis gewähren. Das lasse ich mir gefallen. Wenn man nun zusammensucht, was überhaupt im Laufe der constitutionellen Syphilis möglich ist, und wenn man dann fände, da sei auch häufig Tabes und auch häufig Aneurysma, so würde ich mich fügen, aber ich muss sagen:

ich finde das eben nicht. Ich finde gar nicht, dass, wenn wir Zusammenstellungen der Art machen, die fraglichen Krankheiten einen nennenswerthen Bruchtheil der vorkommenden Fälle ausmachen. Im Gegentheil, wir sehen z. B., dass in der Geschichte der constitutionellen Affectionen der Lues anatomisch obenan steht die Reihe der Amyloiderkrankungen. Diese sind so häufig im Verlauf gerade der Lues vorhanden, dass wir Anatomen gewöhnt sind, wenn wir Amyloid finden, uns sofort die Frage vorzulegen: ist das nicht ein Fall von Syphilis? ist dieses Amyloid nicht entstanden, weil der Mann oder die Frau syphilitisch war? Nun, wenn Sie die Geschichte der Tabes durchsehen, so werden Sie das Gegentheil sehen; ich weiss gar nicht, ob überhaupt schon ein Fall beschrieben worden ist, wo Amyloid im strengen Sinne des Wortes mit Tabes zusammen vorgekommen wäre. Es giebt ja Fälle von Tabes, in denen Corpora amylacea in grossen Mengen im Rückenmark sich anhäufen. Aber bekanntlich haben die Corpora amylacea nicht die Bedeutung, dass sie als ein Glied in der Reihe der amyloiden Degenerationen zu betrachten sind. Sie bilden eine Abtheilung für sich, die ganz anders behandelt und beurtheilt werden muss. Dass Corpora amylacea die Folge von Syphilis gewesen seien, das ist mir noch nie vorgekommen. Denn wie Sie wissen, besitzt eigentlich jeder ältere Mann und jede ältere Frau ein gewisses Quantum von Corpora amylacea im Gehirn. Die Leute brauchen nur über ein gewisses Lebensalter hinauszukommen, so ist das ganz sicher; wenn wir einen Greis finden, der keine Corpora amylacea hat, so betrachten wir das als eine Art von pathologischem Ereigniss. Wenn nun aber alles Mögliche auf Syphilis zu beziehen sein sollte, so würde man gewiss mit derselben Berechtigung auch die Corpora amylacea aus Syphilis herleiten können, wie Sie jetzt die Tabes daraus herleiten. Das, was man bis jetzt von der Tabes weiss, ist in keinem nothwendigen Zusammenhang, in keiner solchen Uebereinstimmung, dass es nach den Erfahrungen über die Visceralaffecte der Lues als syphilitisch angesehen werden muss. Das Ganze reducirt sich auf die »Historie«, die Beweisführung ist rein anamnestisch. Da möchte ich doch an Sie appelliren: wenn Sie wirklich durch Berechnung ermitteln wollen, ob alle diejenigen Krankheiten, die Jemand, der einmal syphilitisch gewesen ist, oder irgend eine venerische Affection in seiner Jugend durchgemacht hat, nachher andauernd als syphilitisch betrachtet werden müssen, so genügt doch nicht die Statistik, sonst würden wir zu horrenden Schlüssen kommen, so würde unsere ganze Medicin nichts weiter, als ein grosser syphilitischer Sumpf werden. Davor möchte ich dringend warnen. Lassen Sie uns doch einigermassen bescheiden.«

Fragen wir zum Schlusse, worin der Grund zu suchen ist, dass eine so wenig fundirte Behauptung, wie es die Aetiologie der Syphilis bei der Tabes ist, doch so schnell und so viele Anhänger gefunden hat und mit Zähigkeit festgehalten wird, so lassen sich hierfür mehrfache Gründe angeben.

Die Tabes ist von Anfang an mit geschlechtlichen Ausschweifungen in Zusammenhang gebracht. Die Denkart der Aerzte hatte sich daran gewöhnt. Als nun die Ausschweifungen geschlechtlicher Art nicht mehr anerkannt werden konnten, bildete die Syphilis einen Uebergang zu einer analogen Auffassung; sie wurde daher leicht, ohne die sonst übliche Kritik aufgenommen und eingebürgert.

Der zweite Punkt der Suggestion ergab sich aus der anscheinend sicheren und wirksamen Therapie, welche sich an die syphilitische Aetiologie anschloss. Der Arzt hatte nun eine specifische Therapie, auf welche er sich stützen und die er ohne grosses Kopfzerbrechen durchführen konnte. Dies war für Arzt und Patient gleich angenehm. Der Patient hatte den Begriff, dass die Manifestationen der Syphilis, auch wenn sie immer wiederkehren, durch Quecksilber leicht und sicher behandelt werden konnten. Und selbst wenn Recidiven eintreten, bleibt fast dieselbe günstige Voraussage bestehen. Von beiden Seiten wird daher die Anschauung der Tabes-Syphilis-Therapie protegirt, respective gefordert. Es kamen dann zufällige oder suggestive Illusionen hinzu, der Patient glaubt an einen entschiedenen Erfolg dieser Therapie, allmählich gewöhnt er sich an seinen krankhaften Zustand und nimmt mit dem Reste seiner Gesundheit vorlieb, der, wenn nicht unerwartete Schädlichkeiten hinzukommen, eine Reihe von Jahren hindurch unverändert erhalten werden kann.

Ueber die Therapie

haben wir an dieser Stelle kaum Neues vorzutragen und verweisen auf das sub I am Schlusse der Tabes Gesagte.

Literatur*: I. 1881—1889. [1]) Horn, De tabe dorsuali praelusio. Berolini 1827. — [2]) Steinthal, Beitrag zur Geschichte und Pathologie der Tabes dorsualis. Hufeland's Journ. 1844, XCVIII. — [3]) Romberg, Lehrb. der Nervenkrankh. 1851, I, 3. Abth. — [4]) Duchenne, De l'ataxie locom. progr. Arch. gén. de Méd. 1858 und 1859. — [5]) Todd, Cyclop. of anatomy and physiol. 1847, III. — [6]) Topinard, De l'ataxie locomotrice. Paris 1864. — [7]) Eisenmann, Die Bewegungsataxie. Wien 1863. — [8]) N. Friedreich, Ueber degenerative Atrophie der spinalen Hinterstränge. Virchow's Archiv. 1863, XXVI und XXVII. — [9]) E. Leyden, Die graue Degeneration der hinteren Rückenmarksstränge. Berlin 1863 und Deutsche Klinik. 1863, 23. — [10]) Siehe die Fälle von Leyden, Klinik der Rückenmarkskrankh. und Martius, Deutsche med. Wochenschr. 1888, Nr. 9. — [11]) Pierret, Note sur un cas de sclérose primitive du faisceau médian des cord. post. Arch. de phys. 1873, V, pag. 74—78. — [12]) Weigert, Fortschr. der Med. 15. März 1884. — [13]) Adamkiewicz, Wiener Akad. Anzeiger, 6. März 1884. — [14]) Sahli, Schweizer Correspondenzbl. 15. März 1884. — [15]) Lissauer, Ueber Veränderungen der Clarke'schen Säulen bei Tabes dorsualis. Fortschr. der Med. 1884, Nr. 4; ferner Arch. f. Physiol. 1886, XVII, pag. 377. — [16]) Leyden, Deutsche Zeitschr. f. klin. Med. 1877. — [17]) Westphal, Arch. f. Psych. IX, pag. 389. — [18]) J. Wolff, Ebenda. XII, pag. 44. — [19]) Adamkiewicz, Ebenda. X, pag. 767. — [20]) Jendrassik, Ueber die Localisation der Tabes dorsualis. Deutsches Arch. f. klin. Med. XLIII, pag. 544. — [21]) Pierret, Note sur la sclérose des cordons postérieurs dans l'ataxie locom. progr. Arch. de physiol. 1871, IV, pag. 364 bis 379. — [22]) Strümpell, Die pathologische Anatomie der Tabes dorsualis. Arch. f. Psych. XII, pag. 723. — [23]) Vielleicht ist eine bessere Kenntniss dieser Verhältnisse durch die vor einiger Zeit erschienene Arbeit Siemerling's, Anat. Untersuchungen über die menschlichen Rückenmarkswurzeln, Berlin 1887, A. Hirschwald, angebahnt. — [24]) Tuczek, Ueber die Veränderungen im Centralnervensystem, speciell der Hinterstränge des Rückenmarks bei Ergotismus. Arch. f. Psych. XIII, pag. 1. — [25]) Déjerine, Sur les paralysies musculaires dans le cours de l'ataxie locomotrice. Soc. de Biologie. 18. October 1884, ist geneigt, die Augenmuskellähmungen auf eine periphere Neuritis der betroffenen Zweige zurückzuführen, wie er dies bei einer Autopsie in einem Falle von doppelseitiger Lähmung des Levator palpebrae sup. in der That nachweisen konnte. — [26]) Oppenheim, Ueber Vaguserkrankung im Verlaufe der Tabes dorsualis. Berliner klin. Wochenschr. 1885, Nr. 4. — [27]) Martius, Ueber Accessoriuslähmung. Ebenda. 1887, Nr. 8. — [28]) G. Ballet, De l'hémiatrophie de la langue dans le tabes dorsal ataxique. Arch. de Neurol. 1884, Nr. 20. Raymond et Artaud, Note sur un cas d'hémiatrophie de la langue survenue dans le cours d'un tabes dorsal. Arch. de physiol. 1884, Nr. 3. — [29]) Eisenlohr, Ueber bulbäre Complicationen der Tabes. Deutsche med. Wochenschr. 1884, Nr. 34. — [30]) Bernhardt, Zeitschr. f. klin. Med. 1886, XI, Heft 2 und 3 und Gesellsch. f. Psych. etc. 12. Nov. 1888. — [31]) G. Fischer, Ueber vorübergehende Lähmung mit Entartungsreaction im Prodromalstadium der Tabes. Berliner klin. Wochenschr. 1886, Nr. 34. — [32]) A. Strümpell, Vorübergehende Lähmung des N. radialis im Anfangsstadium der Tabes. Ebenda. 1876, Nr. 37. — [33]) Nonne, Arch. f. Psych. 1888, XIX, pag. 352. — [34]) Hymans, Ueber neuritische Muskelatrophie bei Tabes. Berliner klin. Wochenschr. 1887, Nr. 26. — [35]) Erdmann, Zur Beurtheilung des Verlaufes tabischer Lähmungen. Jahresber. d. Gesellsch. f. Natur- und Heilk. Dresden 1875/76. — [36]) Debove, De l'hémiplegie des ataxiques. Progrès méd. 1881, pag. 52 und 53. Bernhardt, Ueber apoplektiforme (und epileptiforme) Anfälle in frühen Stadien oder im Verlaufe der Tabes. Arch. f. Psych. März 1883, XIV,

* Die Aufgabe kann nicht sein, eine vollständige Aufzählung der überreichen Literatur dieser Krankheit zu geben, sondern nur diejenigen Werke und Arbeiten zu nennen, auf welche bei der Darstellung im Texte direct Bezug genommen ist.

Heft 1. — 37) Ueber den anatomischen Befund, der dieser Complication zugrunde liegt, siehe LEYDEN, Deutsche Zeitschr. f. prakt. Med. 1877, pag. 49—51 und A. PIERRET, Sur les altérations de la subst. grise de la moëlle épinière dans l'ataxie l. pr. considérée dans leurs rapports avec l'atroph. musc. progr. qui complique quelquefois cette affection. Arch. de physiol. 1870, III. — 38) OULMONT, De la répartition des troubles de la sensibilité dans le tabes dorsal etc. Gaz. méd. de Paris. 1877, Nr. 18. — 39) EICHHORST, VIRCHOW's Archiv. 1862. — 40) FISCHER, Ueber Verlangsamung der sensiblen Leitung bei Tabes dorsualis. Berliner klin. Wochenschr. 1881, Nr. 33 und 34, fand die Verlangsamung stärker für Tast- als für Schmerzempfindungen. — 41) Vergl. meine Klinik der Rückenmarkskrankheiten. II, pag. 338. — 42) LEYDEN, Muskelsinn und Ataxie. VIRCHOW's Archiv. XLVII. — 43) GOLDSCHEIDER, Ueber den Muskelsinn und die Theorie der Ataxie. Zeitschr. f. klin. Med. XV, pag. 83 — 44) E. REMAK, Zu den Sensibilitätsstörungen bei Tabes. Arch. f. Psych. VII, Heft 3. — 45) O. BERGER, Neuropathologische Mittheilungen. Schles. Gesellsch. f. vaterl. Cultur. Juni 1877. — 46) O. FISCHER, Zur Symptomatologie der Tabes. Vorl. Mittheilungen. Centralbl. f. d. med. Wissenschaft. 1880, pag. 1 und Arch. f. klin. Med. 1880, XXVI, pag. 83. — 47) C. WESTPHAL, Arch. f. Psych. etc. V, pag. 819. — 48) C. WESTPHAL, Ueber ein frühes Symptom der Tabes dorsualis. Berliner klin. Wochenschr. 1878, 1. — 49) HIRT, Ueber Tabes dorsualis mit erhaltenen Patellarreflexen. Ebenda. 1886, Nr. 10. — 50) BERNHARDT, Zeitschr. f. klin. Med. Juli 1886. In diesem Zusammenhang vergl. auch VIRCHOW's Archiv. 1881, LXXXIV und 1883, XCIX, pag. 393. — 51) ERB, Deutsches Arch. f. klin. Med. 1880, XXIV, pag. 1. — 52) SCHREIBER, Ueber das Kniephänomen. Deutsches Arch. f. klin. Med. XXXV, pag. 154. — 53) JENDRASSIK, Zur Untersuchungsmethode des Kniephänomens. Neurol. Centralbl. 1885, pag. 412 — 54) JOFFROY und HANOT, Sur les accidents bulbaires aigus, observés dans la première période de l'ataxie l. pr. Progrès méd. 1881, 31. — 55) GALEZOWSKI, Sur quelques formes rares des paralysies des nerfs moteurs de l'oeil dans l'ataxie l. pr. Gaz. méd. 1877, 36. — 56) CHARCOT, Amaurose tabétique, douleurs fulgurantes, crises gastriques, vertige de Menière, épilepsie spinale soltataxie. Gaz. des hôp. 1881, 7. — 57) ALTHAUS, Neuritis der Gehirnnerven in der progressiven Bewegungsataxie. Deutsches Arch. f. klin. Med. XXIII, pag. 592. — 58) ALTHAUS, l. c. Neuritis der Gehörnerven bei der progressiven Bewegungsataxie. — 59) A. LUCAE, Ueber Schwerhörigkeit bei grauer Degeneration der hinteren Rückenmarksstränge. Verhandl. der Berliner med. Gesellsch. 1886, 127—132. — 60) Wiener med. Blätter. 1886, Nr. 43. — 61) C. WESTPHAL, Erkrankung der Hinterstränge bei paralytischen Geisteskranken. Arch. f. Psych. XII, 3. Oft keine Symptome als Fehlen des Kniephänomens, doch genügt dies für die Diagnose. Die Kranken gehen meist früher zugrunde, als es zur Ataxie und hochgradiger Atrophie der hinteren Stränge gekommen ist. — 62) MOELI, Ueber die Häufigkeit der Geistesstörung bei Tabikern. Allg. Zeitschr. f. Psych. 1881, XXXVII. Von 87 Tabikern 17 = 19% psychisch gestört, davon 10 mit progressiver Paralyse und Sprachstörung oder einfacher Dementia; 4 Verfolgungsideen, 3 hypochondrisch verrückt. — 63) Des troubles gastriques dans l'ataxie l. pr. Thèse. 1868. — 64) LEYDEN, Ueber Anfälle von periodischem Erbrechen etc. Zeitschr. f. klin. Med. IV. — 65) C. ECKERT, Ueber die intestinalen Erscheinungen der Tabes dorsualis. Inaug.-Dissert. Berlin 1887. — 66) P. SAHLI, Schweizer Correspondenzbl. 1887, Nr. 2. — 67) ROQUES, Revue de Méd. 1884, Nr. 7. — 68) OPPENHEIM, Ueber Vaguserkrankung im Verlaufe der Tabes dorsualis. Berliner klin. Wochenschr. 1885, Nr. 4. — 69) WEIL, Ibid. 1886, Nr. 13. — 70) LANDGRAF, Ibid. 1886, Nr. 38. — 71) WEGNER, Ueber Kehlkopfmuskellähmung als Symptom der Tabes dorsualis. Inaug.-Dissert. Berlin 1887. — 72) KRISHABER, Zur Kenntniss der Vagussymptome bei Tabes dorsualis. Berliner klin. Wochenschr. 1877, Nr. 20.

73) LISK, Notes sur quelques symptômes laryngo-bronchiques de l'ataxie l. pr. et sur certains accidents bulbaires à début rapide. Union méd. 1881, 100. — 74) RAYNAUD, Des crises néphritiques dans l'ataxie l. pr. Arch. gén. October 1876. — 75) LECORCHÉ, Gaz. hebdom. 1876, 31. — 76) BERGER und O. ROSENBACH, Ueber die Coincidenz von Tabes dorsualis und die Insufficienz der Aortenklappe. Berliner klin. Wochenschr. 1879, Nr. 27. — 77) PITRES, Progrès méd. 1884, Nr. 37. — 78) RUMPF, Ges. der Charité-Aerzte. Sitzungsbericht vom 31. Mai 1888, cfr. Berliner klin. Wochenschr. 1888, Nr. 53. Bezüglich des Sectionsberichtes vergl. auch KOEHLER, Charité-Annal. 1889, pag. 595. — 79) LEYDEN, Centralbl. f. klin. Med. 1887, Nr. 1. — 80) J. GRASSET, Ataxie l. pr. lésions cardiaques. Le Montpellier méd. Juni 1880 — 81) M. LETULLE, Note sur l'existence de lésions cardiaques dans l'ataxie l. Gaz. méd. 1880, 39 und 40. Zwei Fälle von Aorteninsufficienz und Arteriosklerose. — 82) GRÖDEL, Deutsche med. Wochenschr. 1888, Nr. 20. — 83) LEYDEN, Ebenda. 1888, Nr. 45. — 84) PETROLACCI, Thèse de Montpellier. 1886. — 85) E. REMAK, Berliner klin. Wochenschr. 1880, Nr. 22.

86) M. RENDU, Arch. f. Psych. XI, pag. 96. — 87) DEMANGE, Chute spontanée des dents et crises gastriques et laryngées chez les ataxiques. Lésions anatomiques. Revue de méd. 1882, Nr. 3. — 88) GÉLIPPE, Gaz. des hôp. 1886, Nr. 58. — 89) HANOT, Deux observations du mal perforant avec ataxie l. pr. Arch. de physiol. 1881, Nr. 1. — 90) BERNHARDT, Ueber das Zusammenvorkommen von Tabes und Mal perforant du pied. Centralbl. f. Chir. 1881, 42. — 91) M. PÉNAINE, Arch. gén. 1886, Juli-August. — 92) RAYNAUD, Note sur les arthropathies dans l'ataxie l. pr. Gaz. méd. 1876, 8. Anat. Befund: Eiter, Atrophie der Knochen und Osteophyten wie bei der Arth. deform. — 93) BOURCERET, Arthropathie dans un cas d'ataxie l. pr. Progrès méd. 1878, 41. Anschwellung der linken Hinterbacke und des ganzen linken Oberschenkels bei einer 40jährigen tabischen Frau. Bei der Section reichlicher Eiter im

7*

Hüftgelenk, der Kopf und zwei Drittel des Halses des Femur geschwunden. Auch im Kniegelenk Eiter. N. isch. gesund. — [94]) Charcot, Des altérations osseuses dans l'ataxie l. pr. Gaz. des hôp. 1881. — [95]) Westphal, Gelenkerkrankungen bei Tabes. Berliner klin. Wochenschrift. 1881, 27. — [96]) Blanchard, Nouvelles recherches sur les rarifications des os dans l'ataxie l. pr. Gaz. des hôp. 1881, 54. — [97]) Kredel, Die Arthropathien und Spontanfracturen bei Tabes. Volkmann's Samml. klin. Vorträge. 1888, Nr. 309. — [98]) Dejerine, Note sur l'ataxie locomotrice fruste caractérisée par des douleurs fulgurantes sans incoordination motrice. L'Union méd. October 1879. — [99]) Friedreich, Virchow's Archiv. LXVIII, pag. 145. Ueber Ataxie mit besonderer Berücksichtigung der hereditären Formen. — [100]) Vergl. den Artikel Ataxie, II, pag. 117. — [101]) Kowalewsky, Centralbl. für Nervenheilk. etc. 1885, pag. 387. — [102]) Benedikt, Ueber Aetiologie, Prognose und Therapie der Tabes. Wiener med. Presse. 1881, 1. — [103]) Dagnos, Troubles médullaires (ataxie locomotrice) consécutifs à une gélure des membres inférieurs. Revue mens. 1879, Nr. 12. — [104]) E. Schulze, Ueber die Aetiologie der Tabes. Inaug.-Dissert. Berlin 1887. — [105]) Petit, De l'ataxie dans ses rapports avec le traumatisme. Revue mens. de Méd. et de Chir. 1879, III, pag. 209 und Arch. gén. de Méd. October 1877, pag. 489. — [106]) Fabry, Recherches statistiques sur l'étiologie de l'ataxie l. pr. Thèse de Paris. 1879. — [107]) J. Strauss, Faits pour servir à l'étude des rapports du traumatisme avec le tabes. Arch. de physiol. 1886, pag. 392. — [108]) Spillmann et Parisot, Traumatisme périphérique et tabes. Revue de Méd. 1888, VIII, pag. 109. — [109]) F. Klemperer, Traumatische Tabes. Zeitschr. f. klin. Med. XVII, Heft 1. — [110]) Sanitätsbericht über die deutschen Heere 1870—1871. VII, 4 b, Erkrankungen des Nervensystems, pag. 75 u. ff. — [111]) Hollis, Brit. med. Journ. 31 Juli 1880. — [112]) M. Fürer, Zur Tabes im jugendlichen Alter. Berliner klin. Wochenschr. 1887, Nr. 6. — [113]) P. Blocq, Tabes précoce et hérédité nerveuse. Progrès méd. 1887, Nr. 30. — [114]) Morel-Lavallée, Des causes du tabes, surmenage et fatigues corporelles. L'Union méd. 1887, Nr. 162. — [115]) Naunyn, Königsberger Klinik. 1888. — [116]) Vergl. die Verhandl. des Vereins für innere Med. zu Berlin. I. Jahrg., 28. November 1881. — [117]) Löwenfeld, Der gegenwärtige Stand der Therapie der chronischen Rückenmarkskrankheiten. Wien 1888; Klin. Zeit- und Streitfragen. II, Heft 6. — [118]) Neftel, Die galvanische Behandlung der Tabes dorsualis nebst Bemerkungen über die abnorme galvanische Reaction der sensiblen Hautnerven. Arch. f. Psych. XIII, 13. (Ausgangspunkt der Tabes vom Gehirn, daher galvanisirte N. das Gehirn.) — [119]) Schreiber, Massage als Mittel gegen die bei Tabes auftretende Anästhesie. Wiener med. Presse. 1881, 1 (ein Fall). — [120]) J. Mortimer, A note on the treatment of locomotor ataxy by precise nerve vibration. Brit. med. Journ. 23. September 1882. — [121]) Langenbuch, Ueber die Dehnung grösserer Nervenstämme bei Tabes dorsualis. Berliner klin. Wochenschr. 1880, 48. — [122]) Schüssler, Ein durch doppelseitige Nervendehnung geheilter Fall von Tabes dorsualis. Centralbl. f. Nervenheilk. 1881, pag. 217 und 289. Esa, Die Heilung der Tabes durch Nervendehnung. Ebenda, pag. 269. Fischer und Schweninger, Nervendehnung bei Tabes dorsualis. Ebenda. 1881, pag. 241. Möbius und Tillmann's Dehnung beider Nn. isch. bei Tabes. Ebenda, pag. 529 (geringe Besserung). Schüssler, Weitere Berichte über den durch doppelseitige Ischiadicusdehnung geheilten Fall von typischer Tabes dorsualis. Ebenda. 15. Juni 1882. — [123]) Leyden, Ueber Nervendehnung bei Tabes dorsualis. Verein für innere Med. Oct. 1881. — [124]) C. Westphal, Zur Nervendehnung bei Tabes dorsualis. Berliner klin. Wochenschr. 1881, 8. — [125]) Motschutkowski, »Wratsch«. 1883, Nr. 21. Einen deutschen Auszug der russischen Broschüre giebt v. Ordschowski, Berliner klin. Wochenschr. 1888, Nr. 25. — [126]) Charcot, Progrès méd. 1889, Nr. 3. — [127]) De la Tourette, ibid. 1889, Nr. 8. — [128]) Vergl. Eulenburg und Mendel, Neurol. Centralbl. 1889, Nr. 11. Bernhardt, Berliner klin. Wochenschr. 1889, Nr. 24. — [129]) A. Hegar, Die Dehnung des Rückenmarks. Wiener med. Blätter. 1884, Nr. 3 und 4. — [130]) Weir Mitchell, The influence of rest in locomotor ataxy. Amer. Journ. of Med. 1873. — [131]) Pierson, Compend. der Elektrotherapie. 1882, pag. 176, empfiehlt gegen die frühzeitig auftretende Blasenschwäche einen kräftigen constanten Strom (Anode auf die Sacralgegend, Kathode auf die Blasengegend). — [132]) Takacs, Eine neue Theorie der Ataxia locomotrix. Centralbl. f. d. med. Wissensch. 1878, Nr. 50 und Arch. f. Psych. IX, pag. 663. — [133]) Späth, Beiträge zur Lehre der Tabes dorsualis. 1864. — [134]) Schüppel, Ueber einen Fall von allgemeiner Anästhesie. Arch. der Heilkunde. 1874, XV, pag. 44. — [135]) E. Cyon, Zur Lehre von der Tabes dorsualis. Berlin 1867. Cyon bezeichnet die der Tabes angehörige Ataxie als Innervationsstörung und stützt seine Anschauung der Reflextheorie auf den Einfluss, welchen die Durchschneidung der hinteren Wurzeln auf den Tonus, respective die Innervation der motorischen Apparate ausübt. — [136]) Kahler, Ueber den Faserverlauf in den Hintersträngen des Rückenmarks. Vortr. auf der Naturf.-Versamml. in Eisenach. 1882. — [137]) Lecorché, Etude sur les accidents apoplectiformes qui peuvent compliquer le début, le cours, la fin de l'ataxie locomotrice. Revue de Méd. 1882, Nr. 6. — [138]) Oppenheim und Siemerling, Beiträge zur Pathologie der Tabes dorsualis und der peripherischen Nervenerkrankung. Arch. f. Psych. und Nervenkrankh. 1887, pag. 98 und 487. — [139]) Leyden, Die Entzündung der peripheren Nerven. Berlin 1888, E. Mittler und Sohn. — [140]) G. König, Spondylolisthese bei einem Tabiker. Zeitschr. f. klin. Med. VII (Supplementheft), pag. 165 und Wirbelerkrankungen bei Tabikern. Zeitschr. f. klin. Med. XIV, pag. 51. — [141]) Déjerine, Arch. de phys. et path. 1883. — [142]) Pitres et Vaillard, Revue de Méd.

1886. — [141]) Noane, Arch. f. Psych. XII, pag. 357. — [142]) Jacobsohn, Deutsche med. Wochenschrift. 1889.

II. 1889—1890: Charcot, Progr. méd. 1889 (Vorträge vom 15. Januar und 8. März), pag. 30, 135. — Watteville, On the treatment by suspension of locomotor ataxy and some other spinal affections. London 1889. — Eulenburg und Mendel, Neurolog. Centralbl. 1889, Nr. 11. — Bernhardt, ibid., pag. 343. — Short, British med. Journ. 1889, pag. 692. — Hickey, ibid., pag. 765. — Crowther, ibid., pag. 818. — Althaus, ibid., pag. 872. — Michell Clarke, Practitioner. 1889, pag. 830. — Simpson, Canad. Practitioner. 1889, pag. 213. — Abadie, Progr. méd 21. Juni 1889. — Raoult, ibid., pag. 469 und Arch. de Neurolog. 1889, Nr. 52. — Hammond, New York med. Journ. 12. Mai 1889. — Dana, New York med. Record. 15. April 1889. — Rabbi, Rivista clin. terap. März 1889. — Ladame, Revue méd. de la Suisse Romande. 1889. — Haushalter und Adam, Progrès méd. 1889, Nr. 44, 47, 48. — Wanterfelder, New York med. Record. 1889, pag. 629. — Booth, Internat. Journ. of Surgery. 1889, pag. 106. — Balaban, Thèse de Paris. 1889. — Rosenbaum, Deutsche med. Wochenschrift. 1890, Nr. 37. — G. Lombroso, Rivista clin., archivio ital. di clinica medica. 1890. — de Garmo, Med. Rec. 24. December 1887. — Jacobsohn, Deutsche med. Wochenschr. 1889, Nr. 40. — M. Weiss, Allgem. Wiener med. Zeitung. 1889. — G. Mayer, Tabes dorsalis und ihre Behandlung an den Thermen zu Aachen, aus dem Sammelwerk »Aachen als Curort«. Aachen 1889. — Rosenbaum, Therap. Monatsh. Mai 1889. — Verhandlungen des Congresses für innere Medicin. 1882.

III. 1891: Erb, Zur Aetiologie der Tabes. Berliner klin. Wochenschr. 1891, Nr. 29. — Gerlach, Ueber die Beziehungen der constitutionellen Syphilis zur Tabes dorsualis und progressiven Paralyse. Dissert., Halle 1890. — Fournier, Tabes et syphilis. Mercredi méd. 1891, Nr. 14. — Charcot, Leçons du mardi. 1887/88, 1. leçon. — Tarnowsky, Die Syphilis des Gehirns und ihre Beziehungen zu anderen Erkrankungen des Nervensystems. Arch. f. Dermat. u. Syphilis. 1891, XXIII, Nr. 8. — F. Klemperer, Traumatische Tabes. Zeitschr. f. klin. Med. 1890, XVII, Heft 1 und 2. — Spillmann und Parisot, Traumatisme périphérique et tabes. Revue de méd. 1888, VIII, Nr. 3. — Bernhardt, Zur Aetiologie der Tabes. Neurologisches Centralbl. 1891, Nr. 23, pag. 710. — Vanlair, Fractures spontanées des tabétiques. Gaz. des hôp. 1890, Nr. 10. — Lanza, Note on Charcot's joint disease. British med. journal. 14. December 1889. — Karo, Zwei Fälle von ausgedehnten neuropathischen Knochen- und Gelenkstörungen. Arch. f. klin. Chir. 1890, LXI, pag. 101. — May, Ueber Arthropathia tabica. Dissert., Kiel 1891. — Richardière, Sur un cas de pied tabétique. Sem. méd. 1891, Nr. 29. — Rosin, Zur Lehre von den trophischen Kiefererkrankungen bei Tabes. Deutsche Zeitschr. f. Nervenhk. 1891, I, pag. 532. — Audry, Note sur un cas d'ataxie locomotrice avec mal perforant et arthropathie tabétique des pieds. Rev. méd. de la Suisse Rom. 1891, X, pag. 581. — Hesse, Fall von Tabes dorsalis traumatica mit gleichzeitigen Plantargeschwüren. Centralbl. f. Nervenhk. 1890, pag. 97. — Chipault, Le mal perforant. Gaz. des hôp. 1891, Nr. 83. — Jolly, Ein Fall von Gesichtsatrophie bei Tabes dorsalis (»Ueber trophische Störungen bei Rückenmarkserkrankungen«). Charité-Ann. XVI. — Feldmann, Zur Frage über die trophischen Störungen bei Tabes dorsalis (russisch in Wjestnik psichiatrii i nevropatologii. 1889; vergl. Neurolog. Centralbl. 1890, Nr. 10, pag. 302). — Gnauck, Ueber Muskelatrophie bei Tabes dorsalis. Dissert., Berlin 1892. — Lipman, Ueber atrophische Lähmungen bei Tabes dorsalis. Dissert. Berlin 1892. — Hitot und Sabrazès, Nerfs spermatiques et testicules d'ataxiques. Journ. de méd. de Bordeaux. 1890, pag. 282. — O. Rosenbach, Zur Symptomatologie der Tabes. Centralbl. f. Nervenhk. u. Psych. 1892. — Floriani Brazzola, Sulle localizzazioni anatomo patologiche e sulla patogenesi della tabe dorsale. Bollettino della scienze mediche. April 1891, Heft 4, pag. 187. — Clarke, On a case of locomotor ataxy, suspension, death from septicaemia, autopsy. Brain. XI, pag. 356. — Bullen, Pathological anatomy of a case of tabes dorsalis with general paralysis. Brain. XII, pag. 433. — Ed. Krauss, Beiträge zur Anatomie der Tabes dorsalis. Arch. f. Psych. XXIII, Heft 2. — Flechsig, Ist die Tabes dorsalis eine Systemerkrankung? Neurolog. Centralbl. 1890, Nr. 2 und 3. — Bonuzzi, Atti della R. Accademia medica di Roma. 1890/91, pag. 257. — Baxamiar, Die »Methode Bonuzzi«. Die Behandlung der Tabes. Wiener med. Presse. 1892, Nr. 1. — Mosmoae, Ueber Suspension bei Rückenmarkskranken. Jahresbericht der Gesellschaft für Natur und Heilkunde in Dresden. 1889/90. — Hamilton, The treatment of certain diseases of the nervous system by suspension and postical methods, with the description of a new apparatus. New York med. record. 1890, Nr. 8. — Russel und Taylor, Treatment by suspension. Brain. 1890, XIII, pag. 206. — White, Three cases of tabes dorsalis treated by suspension, in one of which it induced pyrexia. Lancet. 1. Januar 1890. — Clarke, On the value of suspension in the treatment of tabes dorsalis. Lancet. 18. Juli 1891. — Potts, A case of locomotor ataxia successfully treated by ataxia. Universal med. Mag. September 1891, pag. 775. — Tonoli, La sospensione in alcune malattie del sistema nervoso. Gazz. lombard. 1890 und 1891. — Géza Sternanno, Ueber Suspension. Pester med.-chir. Presse. 1890, Nr. 44. — Wolowsky, St. Petersburger med. Gesellschaft vom 28. Februar 1891: vergl. Poehl, Weitere Mittheilungen über Spermin. Berliner klin. Wochenschr. 1891, Nr. 39. — G. Scholz, Was leistet Cudowa? Görlitz 1892. — Leyden, Ueber die Behandlung der Tabes dorsalis. Berliner klin. Wochenschr. 1892, Nr. 17. — Erb, Syphilis und Tabes. Berliner klin. Wochenschr. 1892, Nr. 23.

E. v. Leyden.

Tabes meseraica, s. Darmgeschwür, V, pag. 385.

Tabiano, Prov. Parma, Dorf mit kalten (14° C.) Schwefelquellen und Bad, woselbst sich die grössere Zahl der Curgäste von Salso maggiore im Sommer aufhält. Eisenbahnstation für beide Orte ist Borgo San Donnino an der Linie Piazenza—Reggio. Fester Gehalt des Wassers inclusive 2. Atom der CO_2 23,2 in 10 000, vorzüglich schwefelsaurer und 2fach kohlensaurer Kalk, Schwefellithium-Sulfhydrat 0,377 (entspricht 0,73 SNa), ferner noch Schwefelwasserstoff 0,954. Wird besonders bei Leiden der Haut und der Urinwege gebraucht.

Literatur: Gruna 1873. — Bensiraz 1847. *J. B.*

Tablettes, s. Pastillen, XVIII, pag. 326.

Tabloide, Tabletten, eine neue Darreichungsform von Arzneimitteln, welche mittels einer Handmaschine genau dosirt zu kleinen Scheiben von 0,25—0,50—1,0, ja bis zu 5,0 Gewicht comprimirt werden. Eine grosse Anzahl von Arzneimitteln kann ohne jeden Zusatz zu Tabletten gepresst werden, wie z. B. Pulv. rad. rhei, Kali chloricum, Chloralhydrat, die dermalen in jeder Apotheke in Tabletten zu 0,25 oder 0,50 zu haben sind; andere werden, um das Constituens für Flüssigkeit leichter zugänglich, also die Tablette löslicher zu machen, mit Eichelkaffee gepresst, z. B. die Extr. cascara sagrada-Tabletten. Es kommt auch vor, dass zu einem Pulver auch Flüssigkeit ordinirt wird, wie z. B. Ferratin mit Solutio Fowleri, oder Cacaopulver mit Tinct. strophanti, in einem solchen Falle verreibt man die Flüssigkeit mit dem Pulver in einer Schale und lässt vollständig austrocknen, dann lässt sich die Masse gut pressen. Für Substanzen, die unter 20 Centigramm per Tablette ordinirt werden: Pulv. Doweri, Morphin, Extr. strychni u. a. wird zur Ergänzung des Gewichtes mittelfein gepulverter Milchzucker zugefügt, zu Saccharin allerdings grob gepulvertes Natron bicarbonicum. Einige Medicamente, wie Chinin. sulfur., sind, um comprimirbar zu werden, mit Weingeist zu befeuchten, eventuell lässt sich dies auch durch Zusatz von Milchzucker erreichen. Natr. salicylic., Acid. salicyl., Carbo Tiliae sind direct nicht comprimirbar, man muss diese Substanzen früher mit verdünntem Gummischleim in einer Reibschale durchfeuchten, bis die Masse bröcklig wird, lässt dann austrocknen und presst dann diese sozusagen granulirte Substanz. Die Tabletten sind eine gute Form, um voluminöse und widerlich schmeckende Arzneimittel (Kousso) darzureichen, doch können sie leicht unverändert den Darm passiren, was immerhin beachtet werden muss. *Loebisch.*

Tacamahaca, ein von Icica guyanensis Aublet, Terebinthaceae, oder verwandten Arten stammendes Harz, in gelblichen, zuweilen etwas weichen, in der Regel trockenen und bröckeligen Massen von lavendelähnlichem Geruch; kommt medicinisch wohl kaum zur Benutzung.

Tachykardie (ταχύς, schnell und καρδία), Schnellschlägigkeit des Herzens; abnorme Häufigkeit der Herzcontractionen.

Tachypnoe (ταχύς und πνεῖν), beschleunigtes Athmen; Zunahme der Frequenz der Athemzüge bei Abnahme ihrer Tiefe.

Taenia. Die Taenien (Fam.: Taeniadae, Ord.: Cestodes, Bandwürmer, Cl. Platodes, Plattwürmer) sind parasitisch lebende Würmer und in dem Darme von Kalt- und Warmblütern schmarotzend. Ihr Leib, der abgeplattet, bandähnlich gestreckt und gegliedert, ist bei den meisten Formen von erheblicher Länge. Dem hinteren Abschnitte ihres Körpers gegenüber erscheint die vordere in hohem Grade schmal und dünn. Auch besitzt der letztere an seinem freien Ende eine kleine, immer leicht wahrnehmbare Anschwellung. Dieselbe, von knopf-, birn- oder kugelförmiger Gestalt, ist mit Haftapparaten verschiedener Art, als Saugnäpfen, oder aber mit solchen und Klammerhaken (Hakenkranz) versehen: von altersher wird sie *Kopf-* oder *Kopftheil* des Bandwurms geheissen. Dem Kopftheile fügt sich ein gleichfalls meist nur kleiner, kurzer und sehr schmaler sogenannter *Halstheil* an. Gewöhnlich erscheint derselbe glatt und gleichmässig, in anderen Fällen und wenn contrahirt, quergerunzelt. Dem Halstheile folgt sogleich die längere oder kürzere Gliederkette. Anfänglich und in der Nähe des Halstheiles sind deren Einzelabschnitte, *Glieder* oder *Proglottiden*, für das unbewaffnete Auge nur unsicher abgegrenzt. In der Folge aber werden auf den Flächen des Wurmleibes quergestellte Leisten sichtbar; sie sind die hinteren Randgrenzen der Glieder und scheiden letztere scharf von einander. Betreffend die Grössen- und Formverhältnisse der Glieder sei bemerkt, dass die vordersten, dem Halstheile sich anschliessenden nicht nur kurz, sondern auch in gleicher Weise schmal sind. Indem sie wachsen und an Umfang zunehmen, verbreiten sie sich vornehmlich und gestalten sich queroblong oder queroval. Diese gehen bei fernerem Wachsthum allmählich in die quadratische Form über. Endlich, und an dem hinteren Abschnitt des Taenienleibes, erlangen sie das grösste Ausmass, werden länger als breit und sogenannte reife Glieder, d. h. Glieder, die von dem Wurmkörper spontan sich lösen, mit dem Kothe des Wirthes verstreut werden und, frei geworden, selbst einige Zeit noch fortleben können. Das an den Seitenrändern der Glieder sichtbare Knötchen aber ist die sogenannte *Randpapille*. Sie steht zu den Fortpflanzungsorganen der Glieder in Beziehung, insoferne sie das *Randgrübchen*, nämlich das napf- oder trichterförmige Grübchen trägt, in dessen Tiefe der *Geschlechtssinus* sich öffnet. Werden quadratische oder auch lange Glieder zwischen Glasplatten gequetscht, so sieht man aus den vorgenannten Randgrübchen, respective dem Genitalporus derselben nicht selten ein Fädchen sich vorstrecken; das letztere für das Ende des männlichen Leitungsrohres geltend, ist *Cirrus* genannt und als Penis gedeutet worden.

Lange ist man der Meinung gewesen, dass die Taenien Thiere seien, bei welchen die Lebensgeschichte der Art mit der Entwicklung des einzelnen Individuums zusammenfalle. Indessen diese Anschauung musste einer anderen den Platz räumen, nachdem durch Steenstrup für eine Anzahl von Wirbellosen der Generationswechsel nachgewiesen oder, was dasselbe sagt, der Beweis erbracht war, dass sich das Artleben erst mit der Lebensgeschichte von mehreren und gesetzmässig aus einander hervorgehenden Generationen deckt. Siehe den Artikel *Cysticercus*. In dem Lichte dieser neuen (der Steenstrup'schen) Lehre erscheint dann die Taenie allerdings nicht mehr als das einzelne thierische Individuum, für welches es bis dahin gegolten, sondern vielmehr nur als ein Thierstock, als eine Thiercolonie, die aus zwei verschiedenen Generationen sich zusammenfügt, nämlich aus einer *Ammengeneration* — vertreten durch das Kopfhalsstück oder den *Scolex* — und aus einer Generation geschlechtlich entwickelter Individuen oder einer *Generation von Geschlechtsthieren* — vertreten durch die sogenannten Bandwurmglieder oder Proglottiden. In dieser Weise zusammengesetzt, erweist sich der Thierstock aber auch als ein polymorpher, da die beiden Generationen desselben nicht blos der Ausdruck verschiedener Altersstufen seines Artlebens sind, sondern auch der Verschiedenheit ihrer Lebensaufgaben entsprechend differente Organisation und Form zeigen.

Einfach wie in ihrem Aeusseren zeigt sich die Taenia auch rücksichtlich ihrer Organisation. Jeder Dickenschnitt constatirt schon, dass sich die Leibessubstanz in zwei Schichten sondert. Die eine derselben heisst *Mittelschicht*, die andere wird als *Rindenschicht* oder *Hautmuskelschlauch* bezeichnet. Das Baumaterial der letzteren ist eine theils zellige, theils hyaline, mit Kalkkörperchen durchsetzte Bindesubstanz und homogenes Muskelgewebe. Aeusserlich schliesst diese Schicht mit einer derben, in hohem Masse elastischen und von Porencanälen durchsetzten Cuticula ab, während centralwärts und gegen die Mittelschicht hin die contractilen Elemente sich häufen, dichter sich zusammenfügen und ein äusseres oder longitudinales und ein inneres oder circuläres Muskelstratum bilden. Das letztere grenzt die Mittelschicht mit ihren Einlagerungen unmittelbar ein.

In der Mittelschicht besitzt die Grundsubstanz die gleiche Beschaffenheit wie in der Rindenschicht: hier wie dort ein an Kalkkörperchen reiches, bald mehr zelliges, bald mehr hyalines Bindegewebe, das, durchsetzt von Zügen radiär verlaufender Muskelfasern, die Leibesorgane unmittelbar trägt.

Fig. 4.

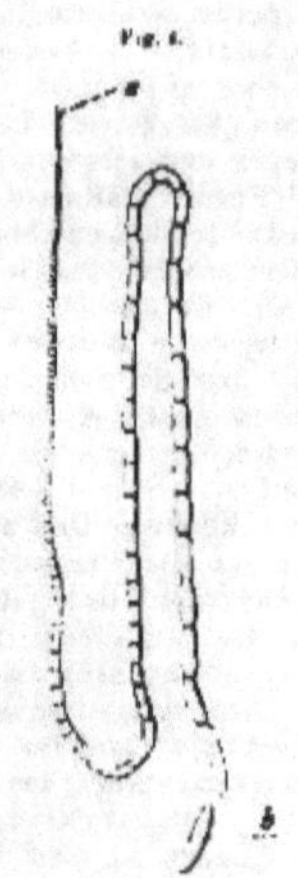

Taenia cucumerina aus dem Darm eines Hundes. Geschlechtlich entwickelte oder Strobilaform.

a Bandwurmkopf (Scolex) und die durch Sprossung von ihm erzeugte Gliederkette; b einzelnes Glied (Proglottis), spontan gelöst. Natürliche Grösse.

Aus der Zahl der letzteren veranschaulicht sich das Nervensystem in Form zweier, durch den ganzen Thierstock verlaufender Faserstränge, der sogenannten Seitennerven; die gehören der Mittelschicht an, ziehen an deren Rändern entlang und werden in steter Nähe der excretorischen Längsstämme aufgefunden. Ihre vorderen Enden sind durch ein in der Tiefe des sogenannten Kopftheiles gelegenes, die nervösen Centraltheile oder die Kopfganglienmasse repräsentirendes Markband verbunden, das quergestellt, an seinen, den Seitenrändern des Körpers entsprechenden Enden gangliös angeschwollen und von ansehnlicher Dicke ist.

Aus der Gruppe der vegetativen Körpereinrichtungen sind Organe, die einem Darmsystem entsprechen oder als solches gedacht werden könnten, nicht zur Entwicklung gelangt. Unter solchen Umständen wird die Aufnahme von Nahrungsstoffen und im Zusammenhange damit die Erhaltung des individuellen Lebens nur durch die Organe der Leibesoberfläche, insbesondere durch die Cuticularorgane vermittelt. In gleicher Weise wie das Darmsystem kommen besondere Circulations- und respiratorische Apparate im Wegfall. Nur der excretorische Apparat ist zur Ausbildung gelangt. Er veranschaulicht sich in den zwei, beziehungsweise vier excretorischen Längscanälen, die in den Rändern der Mittelschicht verlaufen und den Thierstock der Länge nach durchmessen. An ihren vorderen Enden, namentlich am Kopfabschnitte und in der Umgebung seiner Saugnäpfe, stehen die Längscanäle unter einander durch ein Ringgefäss in Verbindung. Aehnliche Communicationen zwischen den Längscanälen finden sich in jedem Gliede des Thierstockes; hier werden sie durch Quercanäle vermittelt, welche an dem hinteren Gliedrande entlang ziehen. Die zahlreichen Quercanäle aber, indem sie in kurzen Abständen einander folgen, geben dem Organ sein strickleiterähnliches Aussehen. Bekannt ist, dass der excretorische Apparat auf der Leibesoberfläche des Thierstockes mündet und dass die Mündungen dem jeweilig letzten Gliede desselben angehören, — weniger bekannt dagegen dürfte es sein, dass er aller Wahrscheinlichkeit nach mit einem ziemlich engmaschigen, vorzugsweise in der Rindenschicht lagernden und mit kleinen und feinen Flimmertrichtern beginnenden Canalnetz in Verbindung steht.

Unter allen Organen des Taenienleibes haben die umfangreichste Entwicklung die **Fortpflanzungsorgane** erfahren, denn sie wiederholen sich für jede Proglottis (Generation der Geschlechtsthiere) und sind sowohl nach der männlichen, als nach der weiblichen Richtung hin ausgebildet (Zwitterbildung). Fast in ihrem ganzen Umfange gehören sie der Mittelschicht an.

Die das männliche Zeugungssecret liefernden Hodenbläschen sind kleine, rundliche, beerenförmige Körperchen und der Mittelschicht der Glieder in grosser Zahl eingelagert. Nur den Bezirk der eibildenden Organe lassen sie frei. Ihre Ausführungsgänge, Samengänge genannt, sind Röhrchen von grösster Feinheit und verlaufen unter wiederholter astförmiger Vereinigung bis zur Mitte des Gliedes. Dort werden sie von einem Canale stärkeren Calibers, dem Samenleiter, gesammelt. Der letztere, der Richtung zum Randgrübchen folgend, beschreibt in seinem Lauf zahlreiche und kurze Windungen. Sein

Fig. 5.

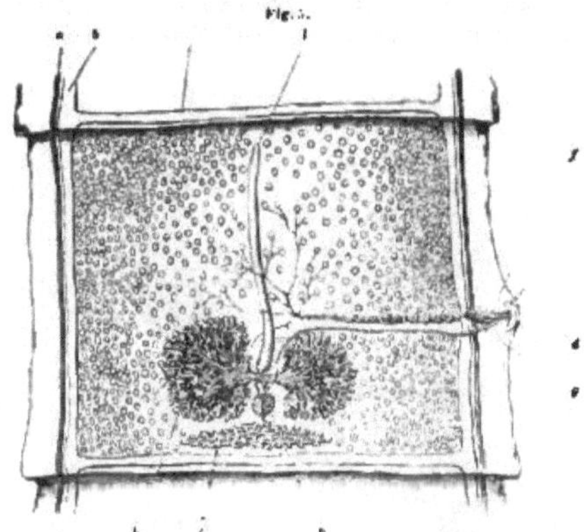

Glied von der Taenia mediocanellata mit den entwickelten beiderlei Geschlechtsapparaten.

a Seitennerv; b excretorischer Längsstamm; c Queranastomosen zwischen den excretorischen Längsstämmen; d Randpapille; e Randgrübchen, am Boden desselben der Genitalporus; f Cirrusbeutel; g Scheide; h Ovarium; i Eiweissdrüse; k Schalendrüsenhaufen; l Uterus.

Ende, das unter der Bezeichnung Cirrus gekannt ist und von einem musculösen Sacke, dem Cirrusbeutel, umgeben wird, ragt in die Geschlechtscloake oder den Genitalsinus hinein und öffnet sich in dessen vorderen Abschnitt.

Der weibliche Geschlechtsapparat der Taenien setzt sich aus einer grösseren Anzahl von Einzelorganen zusammen. Zu diesen zählen einmal die sogenannte Scheide mit der Samenblase und dem Samenblasengange, ferner das Ovarium mit dem Oviduct, dann die Eiweissdrüse und die Schalendrüsen, endlich das Organ, in welchem die befruchteten Eier ihre Embryonalentwicklung durchleben, der Uterus oder Fruchthalter. Aus dieser Reihe von Organen veranschaulicht sich die Scheide als ein langer und dünner Gang, welcher mittels ovaler Oeffnung, der Scheidenöffnung, in dem Genitalsinus beginnt und bis nahe der Mitte des hinteren Gliedrandes reicht. Hier schwillt derselbe, die Samenblase oder das Samenreservoir bildend, spindelförmig an. Seine kurze, dünne Fortsetzung führt als Samenblasengang den Inhalt des Samenreservoirs, das Sperma, dem Oviducte zu. Das keimbereitende

Organ der weiblichen Geschlechtssphäre, das **Ovarium**, dem hinteren Gliedrande nahe gelegen, ist ein flach ausgebreiteter, meist zwei- oder mehrlappiger Drüsenkörper, und nach dem Typus röhrenförmiger Organe entwickelt. Sein Ausführungsgang, Oviduct, nimmt auf dem Wege zum Fruchthalter oder Uterus, den Samenblasengang, weiterhin den Ausführungsgang der Eiweissdrüse, d. h. eines am hinteren Gliedrande gelegenen Körpers von röhrenförmigem Bau, endlich die feinen, kurzen Ausführungsgänge der einzelligen, in einem Haufen vereinigten Schalendrüsen auf. Nach Aufnahme seiner Anhangsdrüsen aber mündet er in den Fruchthalter. Der letztere, bei den meisten der Taenien zunächst ein einfacher, gerade gestreckter, in der Medianlinie der Proglottis verlaufender Schlauch, wird allmählich und in dem Masse umfangreicher und ändert die Form, als er mit Eiern sich füllt. Dementsprechend treibt er dann eine Anzahl meist weiter sich verästelnder Fortsätze, die theils sich nach vorn richten (Wipfeläste), theils die Richtung nach hinten nehmen (Wurzeläste), vornehmlich aber lateralwärts sich wenden (Seitenäste). So kann der Uterus allmählich einen sehr grossen Umfang er-

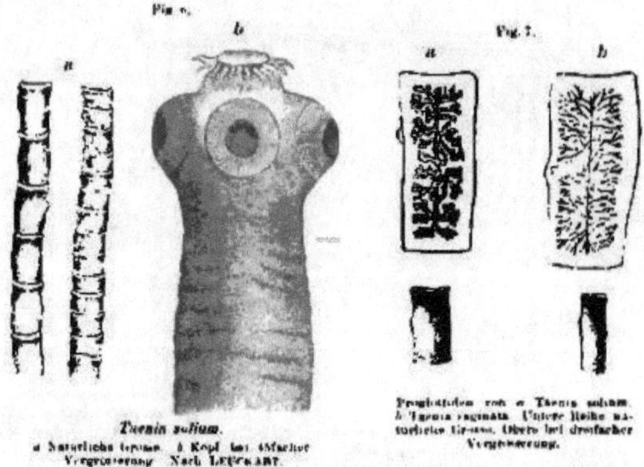

Taenia solium.
a Natürliche Grösse. b Kopf bei 45facher Vergrösserung. Nach LEUCKART.

Proglottiden von a Taenia solium, b Taenia saginata. Untere Reihe natürliche Grösse, Obere bei dreifacher Vergrösserung.

halten, und das ist bei trächtigen Gliedern in der That auch der Fall. Nirgends aber bei Taenien und zu keiner Zeit öffnet sich der unversehrte Uterus auf der Oberfläche des Gliedes. Stamm sowohl als alle Aeste schliessen blind ab.

Ueber das Taenienei und seine Entwicklung zum Darmschmarotzer — ebenso über die Infection des Menschen und anderer Wirthe mit Darmtaenien siehe den Artikel **Cysticercus**.

Die Darmparasiten des Menschen, soweit sie zur Familie der Taeniaden zählen, sind folgende:

1. Die **Taenia solium** (LINNÉ). Sie besitzt, wenn völlig entwickelt, eine Länge von 2—3 Metern. Ihr Kopf, von der Grösse des Kopfes einer Stecknadel, ist kugelig, in anderen Fällen und wenn seine vier Saugnäpfe stark vorspringen, fast kubisch gestaltet. Die von den Saugnäpfen umstellte Scheitelfläche besitzt bald eine dunkle Pigmentirung; öfter noch ermangelt sie derselben; immer aber erhebt sich ihr mittlerer Theil zu einem vorspringenden Stirnzapfen, Rostellum genannt, der mit etwa 26—30 Klammerhaken bewehrt ist. Die Haken sind in zwei Reihen geordnet (doppelter

Hakenkranz). Von beiden enthält die äussere Reihe die kleineren, die inneren die grösseren. Uebrigens sind sie so gestellt, dass ihre Spitzen in eine Kreislinie fallen. Die Basen aller der Klammerhaken in kleinen, oft stark pigmentirten Taschen, den Hakentaschen steckend, besitzen einen hebelartigen vorderen und einen eben solchen hinteren längeren Wurzelfortsatz. Dem Kopfe folgt ein fadenförmiges, etwa 2—3 Cm. langes und an seinem hinteren Theile allmählich fein sich gliederndes Halsstück. Die dem letzteren sich anreihenden Glieder sind dann anfänglich noch sehr kurz; in der Folge aber nimmt ihre Länge zu, und zwar geschieht es in dem Masse, dass die etwa ein Meter vom Kopfende entfernten bereits quadratische Formen zeigen. Die Abschnürung der sogenannten reifen Glieder vom Thierstock und deren Entfernung aus dem Darm des Wirthes erfolgt etwa 3—3½ Monate nach geschehener Infection. Solche spontan gelöste, als »reif« ausgestossene Glieder besitzen eine Länge von 9—10 Mm., eine Breite von 6—7 Mm., meist abgerundete Ecken und erscheinen dann den Kürbiskernen ähnlich. Setzt man sie zwischen zweien Glasplatten einem Drucke aus, so werden die Contouren des in ihrer Mittelschicht gelagerten Uterus sichtbar; man sieht, dass der Stamm desselben jederseits nur die geringe Zahl von 7—8 Seitenästen abgiebt und dass die letzteren dendritisch sich verzweigen. Gegebenen Falles ist das erwähnte Verhalten des Uterus und seiner Aeste für die Artdiagnose von Wichtigkeit. Die Eier der Taenia solium sind rundlich, um ein geringes länger als breit. Die dicke Ei-, beziehungsweise Embryonalschale wird von dicht bei einander stehenden, mosaikartig zusammengefügten Stäbchen gebildet. Sie umschliesst den Embryo, ein kleines, mit drei Paaren feiner und glänzender Chitinhäkchen versehenes und weiches Körperchen. Als äussere Hülle umgiebt die Embryonalschale mit sammt deren Inhalt eine zarte, weiche Eiweissschicht und schliesst auch kleine Anhäufungen stark lichtbrechender Körperchen ein.

Fig.

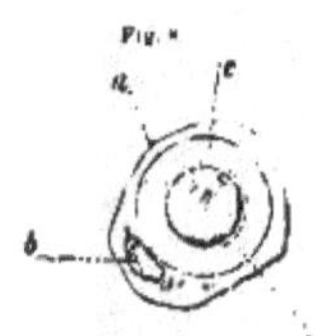

Dem Uterus eines geschlechtsreifen Gliedes von Taenia solium entnommenes Ei.
a Eiweisshülle; b Reste des Nebendotters; c Embryonalschale; d mit Embryonalhäkchen versehener Embryo.

Die Uebertragung des Parasiten auf den Menschen und also die Infection des letzteren geschieht durch den Genuss von finnigem Schweinefleisch.

Die Verbreitung, welche die Schmarotzer gefunden, ist eine sehr grosse; sie dürfte der Verbreitung des Schweines als Haus- und Nährthier des Menschen überhaupt entsprechen. Häufiger ist sein Vorkommen in Europa, das Gleiche gilt für Amerika; selten hingegen ist er in Afrika und dem Oriente zur Beobachtung gelangt.

Zuweilen bewohnt der Parasit den Darm seines Wirthes in einer Anzahl von Exemplaren. Ich hatte Gelegenheit, aus mir übersandten, ganz frischen Wurmknoten einmal neun vollständige Taenien mit ihren Köpfen, ein anderesmal 13 vollständige Exemplare mit Köpfen zu isoliren.

Wie Leichenbefunde erwiesen haben, sucht Taenia solium ihre Befestigung an der Darmschleimhaut vornehmlich in dem ersten Drittel des Dünndarmes. Zuweilen haftet ihr Kopfabschnitt vermittels seiner Saugnäpfe und Klammerhaken (Hakenkränze) hier so fest, dass bei dem Versuche, ihn zu lösen, der Halstheil durchreisst, ersterer aber an seinem Platze verbleibt. In zahlreiche Schlingen zusammengeschoben umlagert den Kopf der vordere Abschnitt der Gliederkette, während deren hinterer Abschnitt gefaltet und gleichfalls in einzelne Schlingen gelegt in die nachfolgenden Theile des Dünndarms hinabsteigt. In der Umgebung des hinteren Endes der Gliederkette wurden abgestossene reife Proglottiden beobachtet, im Dickdarme hingegen nur ausnahmsweise gesehen.

2. Die **Taenia mediocanellata** (KÜCHENMEISTER), **-saginata** (GOEZE), der **unbewaffnete** oder **feiste** Bandwurm. Den älteren Helminthologen galt diese Taenie als eine Varietät von Taenia solium; erst durch KÜCHENMEISTER wurde ihre besondere Art zur Anerkennung gebracht. Völlig entwickelt beträgt ihre Länge 4—5 Meter und mehr. Sie ist demnach um 1—2 Meter länger, dann aber auch feister und undurchsichtiger, überhaupt in ihrem Gesammtbau um vieles kräftiger als Taenia solium. Auffallend erscheint insbesondere auch die Breite der noch nicht geschlechtsreifen Glieder, die häufig 10—12 Mm. und mehr beträgt und nach dem Kopfe zu nur selten in dem Masse merklich schnell abnimmt, wie bei Taenia solium. Langsamer als bei der letztgenannten Art erfolgt endlich auch das Wachsthum der Glieder in die Länge. Der Kopf ansehnlich gross, besitzt einen Durchmesser von 2,5 Mm. Seine Haftapparate sind ausschliesslich durch vier mächtige Saugnäpfe vertreten; Klammerhaken (Hakenkränze) fehlen gänzlich, mithin auch die Hakentaschen. Ebenso ermangelt er des Rostellum;

Fig. 10.

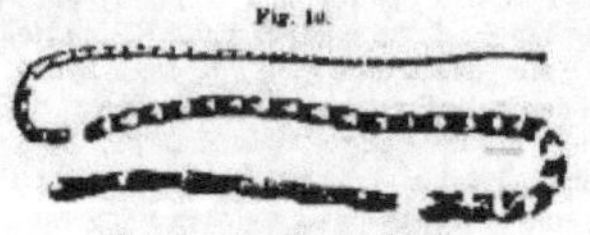

Taenia cucumerina s. elliptica.
Nach LEUCKART. Natürliche Grösse.

Fig. 9.

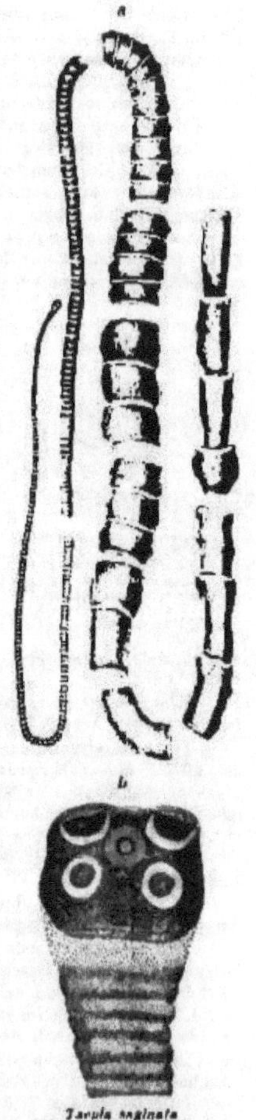

Taenia saginata
a Natürliche Grösse der einzelnen Glieder; b Kopf vergrössert.

die vor den Saugnäpfen gelegene Scheitelmitte erscheint entweder flach oder nur ein wenig prominirend (verkümmertes Rostellum oder nach anderer Auffassung rudimentärer Saugnapf). Zuweilen ist der Kopfabschnitt frei von jedem Pigment; meist aber erscheint er pigmentirt, öfter sogar gesättigt schwarz pigmentirt. Insbesondere häuft sich der körnige Farbstoff in der Umgebung der Saugnäpfe. Der dem Kopfe folgende Halsabschnitt ist kurz, nur wenige Millimeter lang. Die reifen Proglottiden besitzen eine Länge von etwa 18 Mm., eine Breite von 8—10 Mm. Der **Fruchthälter** zeigt gegenüber dem von Taenia solium jederseits eine grosse Zahl, nämlich 17—18 Seitenäste, die dicht bei einander hinlaufen; auch verzweigen sich die Seitenäste nicht wie bei der genannten Taenie dendritisch, sondern dichotomisch. Bei Abschnürung der reifen Glieder werden oft die Wipfeläste des Fruchthälters lädirt; daraus erklärt sich, dass die Glieder, welche spontan den Darm des Wirthes verlassen, zwar immer noch eine ansehnliche Grösse besitzen, indessen, weil eierlos oder eierarm, aber doch etwas zusammengeschrumpft und welk erscheinen. Die Eier sind von ovaler Form; in Grösse übertreffen sie diejenigen der Taenia solium um ein geringes. Ebenso entspricht ihr Bau demjenigen der Eier der anderen Art; nur die Schale ist etwas dicker, während der Embryo selbst die gleichen Paare Chitinhäkchen besitzt. Für die Artdiagnose sind demnach die Eicharaktere nicht zu verwerthen. Die Infection mit dem Parasiten geschieht durch den Genuss cysticerkenbesetzter Fleischstücke vom Rind, vielleicht auch von noch anderen Wiederkäuern. Wie es den Anschein hat, erstreckt sich das Vorkommen des Schmarotzers über den Erdball so weit, als derselbe von Menschen bewohnt wird, welche Wiederkäuer als Haus- und Nährthiere pflegen. Unglaublich häufig kommt insbesondere diese Taenie in Afrika, namentlich in Abyssinien, zur Beobachtung.

Auch für die Taenia mediocanellata haben die Leichenbefunde ergeben, dass sie ihren Wohnsitz in dem Dünndarme des Menschen, doch aber meist in den hinteren zwei Dritttheilen desselben hat und dass sie dort in ähnlicher Weise wie die Taenia solium befestigt und gelagert ist.

Fig. 11.

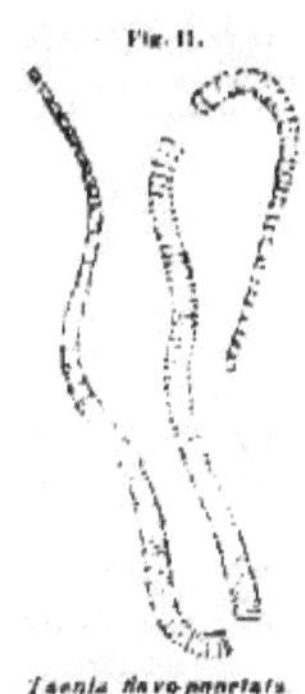

Taenia flavo-punctata. Nach WEINLAND Natürliche Grösse.

Fig. 12.

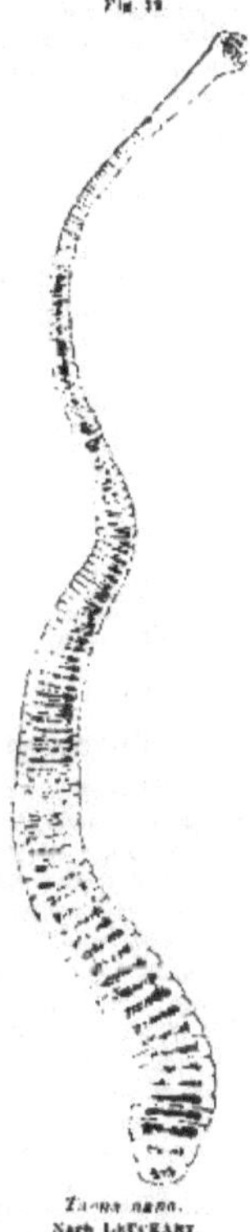

Taenia nana. Nach LEUCKART. 1fache Vergrösserung

3. Die Taenia elliptica (BATSCH), cucumerina, Hunde-Katzenbandwurm lebt in dem Dünndarm des Haushundes, der Hauskatze, ist aber mehreremale auch beim Menschen, und zwar bei Kindern gefunden worden. Ihre Länge beträgt etwa 30 Cm. oder mehr. Der Kopf ist klein; besitzt aber ein rüsselartig vorstreckbares und keulenförmiges Rostellum, das mit mehrfachen Reihen kleiner Haken (circa 60) besetzt ist. Anstatt der Wurzelfortsätze besitzen die letzteren einen scheibenförmigen Fuss. Der vordere Abschnitt der Gliederkette ist von fadenartiger Dünne. Die ersten vierzig der Glieder sind kurz; die folgenden strecken sich allmählich und werden länger. Die letzten sind drei bis viermal so lang als breit, sehr scharf gegen einander abgeschnürt und wegen des Durchschimmerns der in dem Fruchthalter befindlichen Eier von rostbrauner oder röthlicher Färbung. Männliche wie weibliche Geschlechtsorgane sind in jedem Gliede doppelt vorhanden. — Das Cysticercoid, durch dessen Import die Infection von Mensch, Hund, Katze ermöglicht wird, lebt in der Leibeshöhle von Trichodectes canis, Hundelaus.

4. Die Taenia flavo-punctata (WEINLAND), einmal als Darmschmarotzer bei einem 19monatlichen Kinde in Boston gefunden. Ihre Länge ist auf 20—30 Cm. geschätzt worden. Die Beschaffenheit des Kopftheils blieb unbekannt. Der vorderen Leibeshälfte entsprechend wurden nur unreife Glieder gesehen, die nach hinten zu in ihrer Mitte je einen ziemlich grossen und

gelblichen Fleck zeigten. Derselbe wurde als strotzendes Receptaculum seminis gedeutet. In der hinteren Leibeshälfte waren die Glieder umfangreicher, etwa 1 Mm. lang und 2 Mm. breit. Hier wurde der gelbe Fleck vermisst; die Glieder aber zeigten wegen massenhafter Füllung des Uterus mit Eiern eine bräunlichgraue Farbe. Die hintersten und reifen Glieder aber sollen trapezoidal, zum Theil fast dreieckig gestaltet sein. Bei sämmtlichen Gliedern der Taenie wurde der Genitalporus an derselben Seite gesehen.

5. Die **Taenia nana** (v. Siebold) wurde einmal und in ungeheuren Mengen von Bilharz in dem Dünndarme eines egyptischen Knaben gefunden. Ihre Länge beträgt etwa 2 Cm. Der kugelige Kopf, mit vier Saugnäpfen und einem ovalen Rostellum versehen, trägt auf letzterem eine einfache Reihe kleiner Haken. Der dem Kopfe folgende Leibestheil ist vorne fadendünn, verbreitert sich aber gegen die Mitte hin rasch. Die Glieder sind breiter als lang und an Zahl 150—170. Die letzten 20 oder 30 Glieder sollen reife Eier enthalten.

6. **Taenia madagascariensis** ist zweimal von Grenet auf Mayotte, einer Insel an der Küste Madagascars, bei Kindern beobachtet worden. Nur Bruchstücke des Schmarotzers konnten durch Davaine beschrieben werden. Der Kopf fehlte. Die Länge der mittleren Glieder wird auf 0,8 Mm. geschätzt, ihre Breite auf 2,2 Mm. angegeben; die hinteren Glieder sollen 3 bis 4 Mm. messen. Die Geschlechtspori liegen bei allen Gliedern an dem gleichnamigen Rande.

Sommer.

Taenia solium, vergl. auch Helminthen, X, pag. 260; saginata, ibid. pag. 261, elliptica, nana, pag. 262; flavopunctata, pag. 263; madagascariensis, acantotrias, pag. 264.

Taenia (von ταινία), Band, Streifen; T. pontis, s. Gehirn (anatomisch), T. tecta, ibid. — **Taeniola** (Dim. von taenia); T. cinerea, s. Gehirn (anatomisch).

Tänzerinnenkrampf, s. Beschäftigungsneurosen, III, pag. 291.

Tätowirung der Hornhaut zur Färbung von Narben wurde zuerst von v. Wecker [1] im Jahre 1869 ausgeführt und wird jetzt allenthalben geübt. Schuh hat schon früher bei Bildung von künstlichen Lippen die rothe Farbe durch Stichelung der Haut mittels eines in verriebenen Zinnober getauchten Bündels von Nadeln imitirt. An der Cornea hat Rava [2] im Jahre 1861 Färbungsversuche mit Gerbsäure und Eisenvitriol vorgenommen, wegen Panophthalmitis in einem Falle jedoch wieder eingestellt. Dieser Vorgang ist allerdings schon sehr alt. Schon die alten Griechen (Galen, Aëtius, Alex. Tralles) färbten Narben, indem sie Galläpfelpulver mit heisser Sonde auf den Fleck einrieben und nachher mit gelösten Chalkanthos, d. i. schwefelsaurem Kupfer, das immer mit schwefelsaurem Eisen verunreinigt war, bestrichen, wodurch ein schwarzer Niederschlag, Tinte, entstand (Anagnostakis [3]), Hirschberg [4, 5]).

Der Vorgang beim Tätowiren ist der, dass man der Cornea — für gewöhnlich einer Narbe derselben — eine grössere Menge von Stichen mittels eines in Farbstoff getauchten nadelförmigen Instrumentes beibringt.

Das Instrument ist entweder eine Hohlnadel oder ein spitz zugeschliffener Hohlmeissel (v. Wecker [1]) oder eine gewöhnliche oder mit einer Rinne versehene gerade oder nach der Fläche gekrümmte Lanzennadel (Staarnadel). Thomson [17]) benützte eine kleine Stahlfeder, deren Spitze zugeschliffen ist. Statt einer einzelnen kann man auch ein ganzes Bündel von Nadeln (englische Nähnadeln) gebrauchen, wie dies schon Schuh gethan; Bader [19]), Taylor [16]) und Tweedy [15]) waren die ersten, welche solche Bündelnadeln (4—6) zur Hornhautfärbung in Anwendung brachten.

Als Farbstoff benutzt man am vortheilhaftesten chinesische Tusche, ausser welcher auch Sepia, gebrannte Terra sienna, Ultramarin, Smalte, chromsaures Blei und Zinnober verwendet wurden. Versuche von BRITTIN ARCHER [20]) an normalen Kaninchenhornhäuten ergaben, dass Tusche, Siennabraun und Ultramarin sehr gut, Indigo und Berlinerblau ziemlich gut, Gummigutti aber gar nicht vertragen werde, letzteres erregte stets heftige Keratitis. Bezüglich der Tusche bemerkt HOLM, dass diese stets echt chinesische sein müsse, gewöhnliche solle heftige Reaction hervorrufen können. Diese ist wahrscheinlich die Folge von Mikroorganismen, Kapselkokken, die, wie in neuester Zeit SICHERER [3]) zeigte, in jeder Tusche enthalten sind, am spärlichsten in feinster, echt chinesischer Tusche, viel zahlreicher in minderen Sorten und hiesigen Fabrikaten. Um die Pupille zu imitiren, wird natürlich stets ein schwarzer Farbstoff, also Tusche, zu verwenden sein; aber auch blaue Iris lässt sich am besten mit Tuschverreibungen von geringerer Concentration nachahmen, da sie in dem weissen Narbengewebe stets bläulich-graue Flecke erzeugt, die dem Blau der Augen mehr ähneln als die genannten anderen blauen Pigmente. Schwieriger ist die Erzeugung einer schönen braunen Färbung. Sepia und Sienner Erde, wenn sie noch so concentrirt genommen werden, machen stets nur sehr lichtbraune Flecke, besser ist das Resultat, wenn man ihnen etwas Tusche beimengt. Eine ausgezeichnete Tingirung erhielt ich einmal durch »flüssiges Ackermannbraun«. Es entstand aber nachher eine Epithelialabhebung auf der Narbe und nach dem Platzen des Bläschens war der Farbstoff wieder verschwunden. Doch geschah mir dasselbe an demselben Auge auch nach der Anwendung von Tusche. Das Farbenfläschchen kam mir später abhanden, und es ist mir bisher nicht gelungen, ein neues zu erhalten. In der letzten Zeit habe ich »Umbrer Erde« versucht und scheine in derselben ein brauchbares Braun entdeckt zu haben. Alle anderen Farben sind wohl vollkommen überflüssig.

Der detaillirte Vorgang der Operation ist folgender: Man taucht die Nadel in die mit sterilisirtem Wasser oder einer aseptischen Lösung verriebene gut sterilisirte Farbe und bringt der Narbe tangentiell, also möglichst parallel zur Hornhautoberfläche einzelne wohlgezielte Stiche bei. Namentlich verfährt man so, wenn man Iris zu imitiren hat, und hüte sich, wenn man lichte blaugraue Färbungen erzielen will, zu concentrirte Tusche zu verwenden und die Stiche zu eng aneinander zu setzen, da man statt des weissen einen kaum minder auffälligen schwarzen Fleck erhält. Eine dunkelbraune Iris verträgt einen solchen natürlich eher. Handelt es sich aber um die Erzeugung einer falschen Pupille, muss man die Stiche sehr aneinander drängen und die Farbe möglichst concentrirt anwenden. Ich bestreiche dann in der Regel die Nadel direct mit dem vom Verreiben aufgeweichten Ende der Tuschstange und mache keine tangentiellen, sondern sehr gedrängte, senkrecht auf die Cornealoberfläche gerichtete Stiche, wenn ich eine einzelne Nadel benütze. Eine solche senkrechte Nadelhaltung wird stets bei Verwendung einer Bündelnadel erforderlich sein, und sind solche, namentlich um intensiv schwarze Flecke zu erzeugen, sehr zu empfehlen, nur müssen die Nadeln sehr scharf sein und ihre Spitzen genau in einer Ebene liegen. Zum Schlusse jeder Sitzung ist es gut, noch etwas Farbe mittels eines Pinsels, eines Spatels, des Rückens eines DAVIEL'schen Löffels u. dergl. auf der tätowirten Stelle zu verreiben. Ich thue dies oft mit dem abgerundeten und durchweichten Ende des Tuschstückes selbst. Nachher wird das Auge noch eine Zeit lang offen gehalten, ehe man die überflüssige Farbe wegwischt. Man kann auch so vorgehen, dass man zuerst Farbe auf die zu tätowirende Stelle aufträgt und erst nachher stichelt. Störend können Blutgefässe in der Narbe wirken, wenn sie angestochen werden, da durch die entstehende Blutung die Farbe nicht haftet. Ich spare sie möglichst aus. Sie durch Tätowirung direct zur

Obliteration zu bringen (s. weiter unten), habe ich nicht versucht. VILLARD[44]) fand, dass die Färbung in vascularisirten Narben nicht haltbar sei.

SCHULEK[41]) bringt der Cornea eine Reihe paralleler oberflächlicher Schnitte mit einem bauchigen Messer bei, die er mit einer zweiten Reihe rechtwinklig kreuzt, und reibt Tuschbrei ein. Hierauf Verband, ohne das Auge zuvor von der überflüssigen Tusche zu reinigen.

BAJARDI[44]) macht mit einer Discissionsnadel einen Einstich und erweitert ihn mittels eines stumpfen Stilets zu einem Säckchen, in das dann der Farbstoff eingespritzt wird.

Um eine scharfbegrenzte Pupille zu erhalten, habe ich einen Metalltubus von entsprechendem Durchmesser, der an dem einen Rande hervorragende Spitzen besitzt, auf die Cornea aufgesetzt und durch denselben mit einer Bündelnadel tätowirt. Die Versuche sind noch nicht abgeschlossen, doch entsinne ich mich, dass sie in ähnlicher Weise auch von anderer Seite unternommen wurden.

Die Procedur ist in der Mehrzahl der Fälle vollkommen oder nahezu schmerzlos. Bei manchen Leuten verursacht jedoch jeder Stich nicht unerhebliche Schmerzen. Hiervon wird es mit abhängen, wie viele Stiche man in einer Sitzung vornehmen kann, denn nur selten, und nur bei sehr kleinen Flecken, wird man in einem Angriffe die Färbung beenden. Meist sind mehrere, oft sehr viele Sitzungen nöthig, was ausser von der Reizbarkeit auch von der Ausdehnung der zu tätowirenden Partie abhängen wird. Wie lange ich eine Sitzung dauern lasse und wie viele Stiche ich innerhalb derselben mache, hängt lediglich von der Geduld des Kranken einerseits, hauptsächlich aber von der Reaction andererseits ab. In manchen Fällen bleibt das Auge ganz blass, dann ist auch kein Schmerz vorhanden und man kann in einer Sitzung viele Stiche ausführen; häufig tritt geringe Ciliarinjection ein; schwindet diese bald, bedarf sie keiner besonderen Berücksichtigung; dauert aber der Reizzustand länger (stunden-, tagelang), so wird man die Sitzungen sehr abkürzen. Nie unternehme man einen neuen Eingriff, ehe vollkommene Reizlosigkeit eingetreten ist.

Gewöhnlich verursacht, wie erwähnt, die Tätowirung keinen Schmerz. Früher habe ich fast stets ohne Fixation und ohne Lidhalter operirt, da durch Einlegen von Elevateuren und das Anlegen einer Fixirpincette der ganze Vorgang entschieden viel unangenehmer gemacht wurde. War die Empfindlichkeit des Operirten nicht grösser als seine Eitelkeit, oder war seine Unruhe sehr gross, so war es entschieden leichter und bequemer, sich der genannten Hilfsmittel zu bedienen. Heutzutage wird man selbstverständlich unter Cocainanästhesie operiren und die genannten Gründe werden weniger schwer ins Gewicht fallen. Nur fasse man beim Fixiren den Bulbus stets seitlich oder oberhalb der Cornea, sonst gelangt leicht Farbe in das subconjunctivale Gewebe und erzeugt entstellende Flecke. Operirt man zu optischen Zwecken, so ist wohl die Fixation stets empfehlenswerth.

Was die Reaction betrifft, so pflegt sie nicht derart zu sein, dass sie die Operation zu einer gefährlichen machen würde. Die Ciliarinjection und Schmerzhaftigkeit vergeht in der Regel, wenn sie überhaupt eintritt, unter kalten Umschlägen in kurzer Zeit. In manchen Fällen ist es jedoch anders. Schon theoretisch hatte ich das Bedenken ausgesprochen (ich war nach v. WECKER der erste, der die Operation ausführte[7]), dass, wenn Iris in die Narbe eingeheilt, und namentlich dann, wenn über ersterer nur eine dünne Schichte von Narbengewebe vorhanden ist, Gefahren von Seite der Iris eintreten können. Diese Bedenken haben sich auch als wohlbegründet erwiesen. In einem Falle unterbrach ich die fast vollendete Färbung, weil eine Intercalarektasie in einem in toto ektatischen Bulbus sichtlich breiter geworden war, und ein Jahr nachher enucleirte ich den noch weiter vergrösserten Bulbus. RAVA sah in einem Falle Iridocyklitis, BERGER[33]) Iritis mit Hypopyum, HOCK[45]) ausgesprochene Anfälle glaukomatösen Charakters, KLEIN[31]) neuerliche Vergrösserung einer durch Iridektomie flacher gewordenen Narbenektasie. PANAS[19]) sah eine sympathische Erkrankung, ebenso TROUSSEAU.[49]) Doch sind derartige Zufälle immerhin selten. In solchen Fällen, wo man heftigere Reaction befürchtet, wird man jedenfalls gut thun, eingangs nur einige Probestiche zu machen, wie es KLEIN empfiehlt. PONTI warnt überdies vor der Tätowirung rauchig getrübter Höfe, da in einem Falle die dunklen Punkte entoptisch wahrgenommen wurden. Es muss hier noch erwähnt werden, dass es nicht gerathen erscheint, ganz frische Narben, die erst einige Monate alt sind, der Färbung zu unterziehen, weil hier viel leichter eine entzündliche Reaction eintritt.

Seit wir die Kapselkokken der Tusche kennen, ist es uns wahrscheinlich, dass ein grosser Theil der unangenehmen Reizungen oder ernsteren üblen Zufälle Folge des nicht sterilen Farbenmaterials sind. Bei Kaninchen haben Impfungen mit Reinculturen des Coccus Hornhautentzündungen erzeugt. Es ist daher zu rathen, ausser der bei jeder Operation gewohnten strengen Asepsis auch die Tusche vorher zu sterilisiren. Am besten geschieht dies durch Trockensterilisation bei 160°; allenfalls durch 30 Minuten lange Einwirkung von 98° oder mehrmaliges Eindampfen der Tusche.[48])

Meist wird die Tätowirung zu dem Zwecke unternommen, um weissen, entstellenden, unaufhellbaren Hornhautnarben ein weniger störendes Aussehen zu verleihen. Der Effect, den man hierbei erzielt, kann ein überraschender sein. Die Pupille lässt sich tief schwarz färben, und da sich über den Einstichstellen das Epithel wieder herstellt, so wird dem Auge auch der Glanz nicht fehlen. Man kann es dahin bringen, dass man aus der Entfernung von wenigen Schritten eine Differenz von dem gesunden Auge nicht erkennt. Sind die Resultate auch nicht in allen Fällen gleich schön, ein Theil des beabsichtigten Erfolges wird immer erreicht werden.

Sehr gute Erfolge erzielten ich und HIRSCHBERG durch Tätowirung normaler Hornhaut über entstellenden verkalkten, nicht zur Operation geeigneten Katarakten.

Ausser zu rein kosmetischen kann man die Tätowirung auch zu optischen Zwecken unternehmen. Schon bei Färbung halbdurchsichtiger Höfe um undurchsichtige Narben tritt oft Besserung des Sehens ein, man kann aber auch halbdurchsichtige oder ganz normale Cornea färben, um sie undurchsichtig zu machen und Blendungserscheinungen zu beheben (WECKER, RYDEL[4]), TAYLOR[16]), HIRSCHBERG[40]), LANDAU[42]), LANGIE[44]), so bei centralen durchscheinenden Narben, bei Iriscolobom, Mydriasis; auch bei Keratoconus hat man die Spitze des Kegels zu färben vorgeschlagen (LEWIS[11]).

Die Verwendung der Tätowirung zu optischen Zwecken findet noch viel zu selten statt und wird zu wenig gewürdigt, obwohl sehr ermunternde Beobachtungen gemacht wurden.

Schon im Jahre 1873 hat ADLER[11]) in einem Falle unvermuthet die Heilung einer vesiculären Keratitis durch Tätowirung einer Narbe erzielt. VÖLKERS schlägt vor, direct zur Heilung recidivirender Entzündungen an vascularisirten Hornhautnarben durch den beim Färben verwendeten Farbstoff Verstopfung und Obliteration der Gefässe zu erzielen und hat von HOLM[24]) darauf gerichtete experimentelle Untersuchungen ausführen lassen. HIRSCHBERG ist es jedoch nicht gelungen, eine solche Keratitis durch Tätowirung zu beheben.

Zum Schlusse mögen noch einige anatomische Notizen über die Schicksale des Farbstoffes folgen. In normalen Hornhäuten von Kaninchen, die vor längerer Zeit tätowirt worden waren, fand BRITTIN ARCHER[50]) die Stichcanäle überall geschlossen, den Farbstoff von denselben entfernt im Epithel und im faserigen Gewebe zerstreut. An Fröschen fand er Pigmentkörnchen in den Wanderzellen und frei im fibrillären Gewebe, auch einzelne weisse Blutkörperchen enthielten Pigment. PONCET[37]), dessen Aufsatz ich im Originale nicht kenne, fand die Tusche in den unteren Lagen des Epithels, in den Lymphkörperchen und Zellkernen der Hornhautkörperchen der vordersten Schichten. HOLM[38]) fand an Hornhautnarben bei Kaninchen Pigment in den Gefässen; die in der Nähe der Einstichöffnungen getroffenen waren mit Blut und Farbstoff gefüllt oder mit letzterem allein, bei kleineren lag er auch in den Endothelzellen.

GEDROITZ-JURAGA[41]) fand an Kaninchen, dass sich die Farbe in horizontaler Richtung in den Spalten des Hornhautparenchyms verbreitet, und dass das Epithel nach einer gewissen Zeit immer frei von Farbe wird.

Tätowirte Hornhautnarben vom Menschen haben BROWICZ[43]) und HIRSCHBERG[44]) untersucht. Ersterer fand ein gleichmässig geschichtetes Epithel, der Farbstoff lag in den zunächst darunter liegenden Schichten theils frei in den Spalträumen der Gewebsbündel, theils in platten, zwischen diesen liegenden Zellen, ausserdem in den Spuren der Einstichcanäle und in den Wänden der mit Blut vollgepfropften Gefässe. HIRSCHBERG fand das Epithel verdickt, wie BROWICZ frei von Färbung; das Pigment sass im oberflächlichen Stratum, das sich durch Zellenreichthum und Faserrichtung von den tieferen unterschied, und zwar in Zellen oder frei in den Spalten. Obliteration der Gefässe durch das Färbemittel war nicht vorhanden, GEDROITZ-JURAGA[41]) fand das Pigment nur in den perivasculären Räumen, aber keine pigmentirten Thromben und Embolien.

Literatur: [1]) DE WECKER, Relevé statistique des opérations pratiq. dans l'année 1869, par Pomier. — [2]) RAVA, Del Tatuaggio della Cornea. Sassari. Tip. Azuni 1872; Annal. d'oculistique. 1872, 68. — [3]) ANAGNOSTAKIS, Contribution à l'histoire de la chirurgie oculaire chez les anciens. Ebenda. 1872, 68. — [4]) HIRSCHBERG, Hornhautfärbung gegen Pupillenbildung. Centralbl. f. prakt. Augenhk. August 1891. — [5]) HIRSCHBERG, Wörterbuch der Augenheilkunde (Artikel Nubecula). Leipzig 1887. — [6]) RYDEL, Künstliche Färbung von Hornhautnarben. Krakauer Przeglad lekarski. 1871, Nr. 16 u. 17. — [7]) v. REUSS, Ueber einige neuere Augenoperationen. Wiener med. Presse. 1870, Nr. 47. — [8]) v. WECKER, Ueber einige neuere Augenoperationen. Sendschreiben an Dr. A. v. Reuss. Wiener med. Wochenschr. Juni 1871. — [9]) v. WECKER, Das Tätowiren der Hornhaut. Arch. f. Augen- u. Ohrenhk. 1872, II, 2. — [10]) WOINOW, Ueber Tätowirung der Hornhaut. Sitzungsber. d. Gesellsch. russischer Aerzte in Moskau. 1872, Nr. 13. — [11]) LEWIS, The new operation for coloring corneal opacities. Philadelphia med. Times. October 1872. — [12]) DUNBAR, On tinting opacities in the cornea. Med. Times and Gaz. 1872, XLIV. — [13]) TALKO, Die Behandlung des Leukoms mittels Tätowirung der Hornhaut. Klin. Monatsbl. f. Augenhk. 1872, X. — [14]) WARLOMONT, Note sur le tatouage de la cornée. Annal. d'oculistique. 1872, 67. — [15]) TICHBORNE, Tattooing or tinting opacities of the cornea. Lancet. 1872, I. — [16]) TAYLOR, On the modern art of tinting opacities of the cornea. Brit. med. Journ. September 1872. — [17]) BERLIN, Om tätoering af hornhinnan. Hygiea 1872; Deutsche Klinik. 1872, Nr. 6. — [18]) MARTIN, Clinique ophthalmolog. du D. DE WECKER. 1872. — [19]) HADER, Nach NAGEL's Jahresbericht. 1872. — [20]) KELLER, Tätowirung der Hornhaut. Sitzungsber. d. Vereins deutscher Aerzte in Steiermark. 1872. — [21]) v. REUSS, Ueber Tätowirung der Hornhaut. Wiener med. Presse. 1873. — [22]) ANGER, Zur Tätowirung der Hornhaut. Wiener med. Wochenschr. 1873. — [23]) BERGER, Ueber Tätowirung der Hornhautflecken. Blätter f. Heilwissensch. 1873, Nr. 1, 2. — [24]) v. HASNER, Tatouage der Hornhaut. Beiträge zur Physiologie und Pathologie des Auges. 1873. — [25]) PONTI, Del tatuaggio della cornea. Lettera al Dr. E. RAVA. Annali di Ottalm. 1873, II. — [26]) PONTI, Due lettere rettificative sul tatuaggio della Cornea dei Professi WECKER et PONTI. November 1873. — [27]) THOMSON, An instrument for tattooing the cornea. Transact. amer. Ophth. Soc. 1873. — [28]) HEIBERG, Tatoovring af cornea. Norsk Magazin f. Lægevidensk. 1873, III, K. 3. — [29]) WILLIAMS, Tattooing the cornea. Boston med. and surg. Journ. Juli 1893. — [30]) DRITTAN ASTMAN, Versuche über Tätowirung der Hornhaut. Arch. f. Ophth. 1891, XXI, and 15. Versl. Nederl. Gasthuis voor Ooglijders. 1874. — [31]) S. KLEIN, Ueber Hornhauttätowirung. Wiener med. Presse. 1874, Nr. 38, 39. — [32]) OEFFINGER, Ueber die Tätowirung der Hornhautflecken. Aerztl. Mitth. aus Baden. 1874, Nr. 16. — [33]) OSIO, Tatouage de la cornée. Crónica oftalm. September 1874. — [34]) ANLER, Bericht über die Behandlung der Augenkranken im Krankenhause Wieden 1874. — [35]) HORN, Ueber Hornhauttätowirung etc. Arch. f. Augen- u. Ohrenhk. 1876, V. — [36]) v. REUSS, Neuere Erfahrungen über Tätowirung der Hornhaut. Klin. Monatsbl.

f. Augenhk. 1876. — [37]) Klein, Ueber Hornhauttätowirung. Mitth. d. Wiener med. Doctorencollegiums. 1876, II. — [38]) Holm, Ueber die therapeutische Bedeutung des Tätowirens der Hornhaut. Dissert. Kiel 1876. — [39]) Poncet, Anatomie pathologique du tatouage de la cornée. Progrès méd. 1876. — [40]) Poncet, Examen histologique de cornées tatouées à l'encre de chine. Gaz. des hôp. 1876, Nr. 28. — [41]) Berowicz, Ein Fall tätowirter menschlicher Hornhaut histologisch untersucht. Arch. f. Ophthalm. 1877, XXIII, 3. — [42]) Piotrowski, Zur Frage der Tätowirung des Leukoms. Milit.-med. Journ. (Russ.) Februar 1877. — [43]) Panas, Dangers possibles du tatouage de la cornée. Gaz. des hôp. 1878, Nr. 85. — [44]) Hirschberg, Anatomische und praktische Bemerkungen zur Altersstaarausziehung, Pupillenbildung und Hornhautfärbung. Arch. f. Ophthalm. 1882, XXVIII, 1. — [45]) Parisotti, Un nouvel instrument pour le tatouage de la cornée. Recueil d'Ophthalm. 1884. — [46]) Alt, On the microscopical changes found in a tattooed cornea. Amer. Journ. of Ophthalm. 1884. — [47]) Kornmann, Augenoperation an einem Lämmergeier des zoologischen Gartens in Hamburg. Der zoologische Garten. 1884, 25. Jahrg., Nr. 9. — [48]) Hirschberg, Eine kosmetische Operation. Centralbl. f. prakt. Augenhk. März 1887. — [49]) Grandclément, Du tatouage dans l'opacité de la cornée. Lyon méd. März 1890. — [50]) Hirschberg, Hornhautfärbung gegen Pupillenbildung. Centralbl. f. prakt. Augenhk. August 1891. — [51]) Lippay, Eine neue Methode zum Färben der Hornhautnarben. Ungarische Beitr. z. Augenhk. 1895, 1. — [52]) Lassau, Hornhautfärbung zur Verbesserung der Sehschärfe. Centralbl. f. prakt. Augenhk. Januar 1895. — [53]) Wicherkiewicz, Einiges über die Technik des Tätowirens der Hornhaut. Wratsch. 1896, XVII. — [54]) Bajardi, Sul tatuaggio della cornea. R. acc. di med. di Torino. December 1896. Ref. nach Riforma med. 1896 in Nagel's Jahresbericht. 1897. — [55]) Landolt, Du tatouage des taies de la cornée pour corriger la vue. Recueil d'Ophthalm. November 1897. — [56]) de Wecker, Le tatouage cornéen optique. Annal. d'oculistique. 1897, CXVIII. — [57]) Balabanow, Ueber die Tätowirung der Hornhaut und der Conjunctiva. XII. Congr. internat. de méd. à Moscou. Sect. d'ophthalm. 1898. — [58]) Trousseau, Tatouage de la cornée et ophthalmie sympathique. Annal. d'oculistique. 1899, CXXVII. — [59]) Villard, Recherches histologiques sur le tatouage de la cornée. (Soc. franç. d'Ophth. Mai 1898.) Revue gén. d'Ophth. 1898. — [60]) Gurnoff-Juraos, Ueber die Tätowirung der Hornhaut und Bindehaut. Dissert. Petersburg 1898. — [61]) v. Sicherer, Untersuchungen über die Sterilisation der chinesischen Tusche zur Tätowirung der Hornhaut. Arch f. Augenhk. 1899, XXXIX, 1. — [62]) de Wecker, Das aseptische Tätowiren der Hornhaut. Ibidem. 1899, XXXIX, 4. — [63]) Czermak, Die augenärztlichen Operationen. 1896, 10. Heft, pag. 644. *v. Reuss.*

Tafelkokken, s. Micrococcus, XIV, pag. 291.

Taka-Diastase, ein aus dem Aspergillus Oryzae, der zur Reisweinfabrication der Japaner dienenden Pilzart, gewonnenes diastatisches Ferment, welches von amerikanischen Aerzten bei dyspeptischen Zuständen verschiedener Art angewendet wird. Die diastatische Wirkung des Präparates ist eine sehr schnelle und vollständige und steht der des Ptyalins in dieser Beziehung nicht nach. Nach H. Leo ist die Taka-Diastase zunächst dann indicirt, wenn die Production des Speichels herabgesetzt ist, also bei Kindern in den ersten Lebensmonaten, wenn stärkemehlhaltige Kost (z. B. wegen Durchfällen) erwünscht ist; ferner bei abnormer Trockenheit der Mundhöhle, wie man sie bei Fieber, Diabetes und bei Schrumpfniere nach starken Durchfällen etc. findet. Endlich kann die Diastase bei jenen Erkrankungen des Magens verwendet werden, welche mit abnormer Säureproduction einhergehen, also bei der reinen und bei der mit Ulcus ventriculi verbundenen Hyperacidität. Für die letztere Indication ist die Taka-Diastase darum tauglich, weil ihre Wirkung im Magen noch eine Zeitlang zur Geltung kommen kann, und zwar erheblich länger, als dies beim Ptyalin oder bei der Malzdiastase der Fall ist. Während die Wirkung dieser Fermente, wie bekannt ist, schon bei einem Gehalt von 0,01% HCl sistirt, hat Leo constatirt, dass dies bei der Taka-Diastase erst viel später eintritt. Bei 0,1% HCl hört freilich auch die Wirkung der Taka-Diastase auf. Dagegen werden bei 0,05% HCl noch circa 60% der Stärke durch das Ferment in Maltose umgewandelt. Es empfiehlt sich also, bei Hyperacidität des Magens die stärkemehlhaltige Nahrung im Beginne der Mahlzeit darzureichen, und zwar zugleich mit der Taka-Diastase. Diese hat einen nur wenig hervortretenden Geschmack: sie wird am besten in Form von Pulvern zu 1—3 Dgrm., in Wasser aufgelöst, während des Essens genommen.

Literatur: H. Leo, Ueber die therapeutische Anwendung von diastatischem Ferment. Therap. Monatsh. 1896, pag. 635. *Loebisch.*

H*

Talcum, s. Magnesium, XIV, pag. 508.

Talg, s. Sebum, XXII, pag. 247.

Talgdrüsen, s. Haut, X, pag. 59.

Talgdrüsenadenom, s. Adenom, I, pag. 274.

Talipes (talus und pes), s. Klumpfuss und Missbildungen, XV, pag. 582.

Talipomanus, Klumphand, s. Hand, IX, pag. 508.

Tamarinde. Die Früchte (Tamarindi, Fructus Tamarindi, Tamarinden, Fruits de tamarinier) der in Ost- und Westindien einheimischen Tamarindus indica L., Leguminosae, von welchen ausschliesslich das Mark oder Mus (Pulpa) therapeutische Anwendung findet.

Pulpa Tamarindorum cruda (Pharm. Germ. III). Tamarindenmus: »Das braunschwarze Mus der Hülsen von T. indica, eine etwas zähe, weiche Masse, welcher in geringer Menge die Samen, die pergamentartigen Samenfächer, derbe Gefässbündel der Frucht und Trümmer ihrer spröden, braungrauen Rinde beigemengt sind. Das Tamarindenmus schmeckt rein und stark sauer.«

Der saure Geschmack rührt von den gewöhnlichen Fruchtsäuren her, Citronen-, Aepfel- und Weinsäure, welche in reichlicher Menge zum Theil an Basen (Kalium und Calcium) gebunden, in dem Fruchtmark vorkommen; ausserdem Zucker und Pectinstoffe. Wegen des angenehmen Geschmacks und der leichten und reinen Abführwirkung ohne anderweitige Nebenerscheinungen finden die Tamarinden als gelindes Purgans, als »kühlendes« Abführmittel bei fieberhaften Zuständen u. s. w. mannigfache Benutzung.

Die Pulpa Tam. cruda wird wenig gegeben, fast ausschliesslich der daraus durch Eindampfen bereitete wässerige Extract, welchen man als Pulpa Tamarindorum depurata, gereinigtes Tamarindenmus (Pharm. Germ.), Pulpe de tamarins, Pulpa e fructibus Tamarindi (Pharm. franç.) bezeichnet.

»Tamarindenmus wird mit heissem Wasser gleichmässig erweicht, durch ein zur Herstellung grober Pulver bestimmtes Sieb gerührt und in einem Porzellangefässe im Dampfbade zur Consistenz eines dicken Extracts eingedampft. Fünf Theilen dieses noch warmen Muses wird ein Theil mittelfein gepulverten Zuckers hinzugefügt. Das Mus sei schwarzbraun, von angenehm saurem Geschmack und verliere bei 100° getrocknet, nicht über 40 von 100 Theilen an Gewicht. Werden 2 Grm. Mus mit 50 Ccm. heissen Wassers geschüttelt, dann 25 Ccm. abfiltrirt, so dürfen letztere nicht weniger als 1,2 Ccm. Normal-Kalilauge zur Sättigung verbrauchen. — Ein blankes Eisenstäbchen, welches man eine halbe Stunde in das mit Wasser verdünnte Mus stellt, darf sich nicht röthlich färben«. (Pharm. Germ. III. — Die letztere Probe bezieht sich natürlich auf Kupfer.)

Man giebt das gereinigte Mus innerlich gewöhnlich theelöffelweise ohne weiteren Zusatz oder als Bestandtheil abführender Electuarien (im Electuarium e Senna, Pharm. Germ., neben Folia Sennae und Syrup), seltener in Decoctform (5—10 zu 100,0 Colatur). — Die franz. Pharm. hat eine »Tisane de tamarins«, ptisana cum pulpa Tamarindorum: 30 Th. rohes Tamarindenmus mit 1000 Theilen siedenden Wassers übergossen und nach einer Stunde colirt; Bereitung in einem silbernen, fayencenen oder porzellanenen Gefässe. Innerlich zum kühlenden abführenden Getränke. Ausserdem »Conserve de tamarins«, durch Erwärmen von P. t. d. mit Aqua dest. aa. 50, Zusatz von Sacch. 125 und Einengen auf 200; zu 20,0—50,0 pro dosi. — Zu »Tamarindenmolken« circa 4 Theile Tamarindenmus auf 100 Theile kochender Milch; sauer, abführend. Ein beliebtes Abführmittel sind auch die gewöhnlich noch sennahaltigen Tamarindenpastillen (Tamar indien. Grillon — in vielfacher Nachahmung).

Tamponade. Die Tamponade ist eine besondere Art des Druckverbandes, welche je nach dem Orte der Anwendung mancherlei Verschiedenheiten darbietet, sich aber dadurch kennzeichnet, dass sie sich der Ballen (Tampons) zur Ausfüllung oder Verstopfung von Höhlen, Canälen und Wunden bedient.

Tamponade der Nase. Gelingt es nicht, eine Blutung aus der Nase durch die gewöhnlichen Hilfsmittel, ruhiges Verhalten, aufrechte Stellung mit nach vorn geneigtem Kopfe, kühlende Getränke, kalte Umschläge, Verschluss des betreffenden Nasenloches durch Andrücken des Nasenflügels gegen die Scheidewand, Hochheben des Armes, Vesicans in die Lebergegend (VERNEUIL), Eintauchen der Extremitäten in heisses Wasser u. a. zu stillen, dann macht man die **vordere Tamponade**, d. h. man füllt beide Nasenlöcher oder nur das blutende mit Gazestreifen oder Watteballen und lässt die an letzteren befestigten Fäden aus dem Nasenloche heraushängen. Steht die Blutung nicht, fliesst Blut in den Rachenraum, dann schreitet man zur

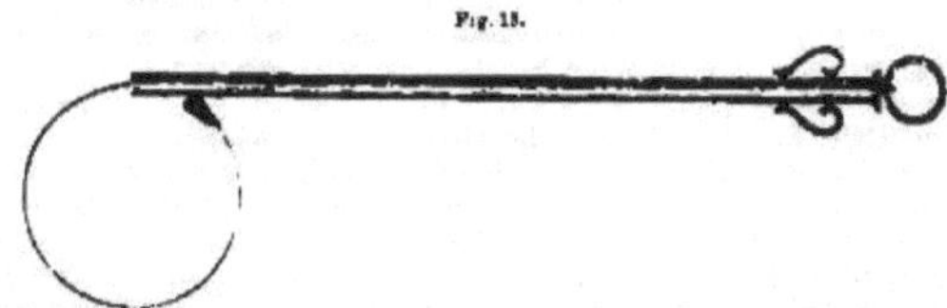
Fig. 13.

hinteren Tamponade. Dieselbe wird mit Hilfe des BELLOC'schen Röhrchens (Fig. 13) ausgeführt, welches aus einer metallenen Canüle und der mit dem Mandrin untrennbar oder trennbar (durch Schraube) verbundenen Uhrfeder besteht. CHARRIÈRE hat das Instrument dahin geändert, dass der von der Uhrfeder losgeschraubte Mandrin oder Stachel nicht gesondert auf-

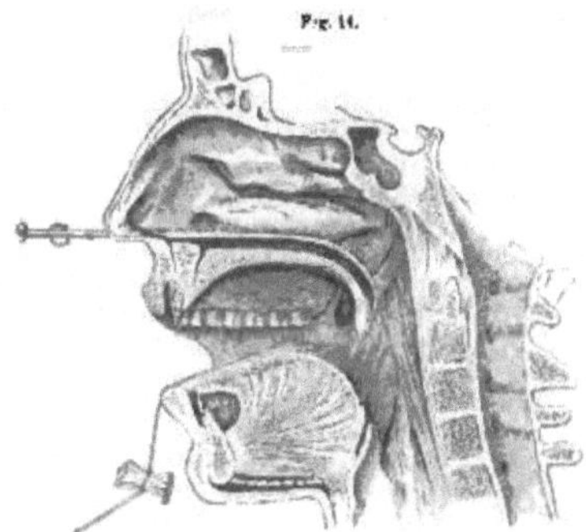
Fig. 14.

bewahrt zu werden braucht, sondern dass er bei geschlossenem Instrument sich in der Canüle befindet.

Die Anwendungsweise des Instrumentes ist folgende (Fig. 14): Man befestigt an dem geöhrten Knopf der Feder einen ausreichend langen und haltbaren Faden, führt das obere Ende des Instrumentes durch den unteren Nasengang bis in den Pharynx, schiebt die Uhrfeder vor, und sofort erscheint der Knopf derselben, das Gaumensegel umspringend, im Munde. Mit einer Kornzange, Pincette oder einem Haken holt man das eine Ende des Fadens aus dem Munde, befestigt an ihm den antiseptischen Tampon, zieht die Uhrfeder zurück, nimmt das Instrument aus der Nase, zieht den Tampon mittelst des an ihm befestigten Fadens, eventuell unter Leitung des durch den Mund eingeführten Zeigefingers fest gegen die Choanenöffnung und schliesst diese auf solche Weise. Der Tampon darf nicht zu gross sein, da er sonst nur schwer zwischen Gaumensegel und Pharynxwand hindurchpassiren könnte; er darf aber auch nicht zu klein sein, da er sonst die hintere Nasenöffnung nicht ganz verschliessen würde. Als ungefährer Anhaltspunkt für die Dicke des Tampons dient der Daumenumfang des Kranken.

Statt des BELLOC'schen Röhrchens lässt sich zur Führung des Fadens eine Darmsaite oder ein biegsamer Katheter recht gut verwerthen. Die Tampons hat man mit adstringirenden Pulvern bestreut (Antipyrin, Dermatol u. a.) oder mit styptischen Flüssigkeiten (frischer Citronensaft, 18 bis 20%ige Ferripyrinlösung, Gelatinelösung). Abgesehen davon, dass die Anwendung dieser Mittel auch mit Nachtheilen verbunden sein kann, wird man einen merklichen Nutzen hiervon nur erwarten dürfen, wenn es gelingt, die blutende Stelle direct zu treffen; im allgemeinen wird die mechanische Wirkung der Tamponade die Hauptsache sein. Die Tampons sollen nicht entfernt werden, bevor die Blutstillung gesichert ist, und doch nicht so lange liegen, bis sie durch die Zersetzung des aufgesogenen Blutes unangenehme Nebenwirkungen hervorbringen. Im allgemeinen darf man die Entfernung nach Ablauf der ersten 24—36 Stunden vornehmen, und um dieselbe leichter ausführen zu können, ist von vornherein an dem Tampon ein zweiter Faden befestigt, der durch den Mund nach aussen geleitet worden war. Sollte der Tampon so fest verklebt sein, dass er sich durch Ziehen an dem genannten Faden nicht lösen lässt, so kann man versuchen, ihn mit der Nasendouche zu lockern oder mit der Spitze eines Katheters vorsichtig wegzustossen. Steht die Blutung nicht oder hat man sie durch diese Massnahmen wieder hervorgerufen, dann muss von neuem tamponirt werden.

Früher benutzte man zur Tamponade auch wohl ein in Form eines Handschuhfingers zubereitetes Stück Schweinsdarm, welches mit dem geschlossenen Ende tief in das Nasenloch eingeführt, mit kaltem Wasser gefüllt und vorn zugebunden wurde. Aus diesem Verfahren entstand der Rhineurynter, ein kleiner, in einen dünnen Schlauch auslaufender Kautschukballon, der leer in den Nasenrachenraum eingeschoben wird, so dass der Schlauch aus dem Nasenloche hervorragt; dann wird er aufgeblasen, durch Vorziehen der Ballon fest gegen die Choanen gedrückt und der Schlauch durch eine Klemme geschlossen. Dieses KÜCHENMEISTER'sche Instrument hat den Nachtheil, dass es nicht fest genug lag, dass der kugelige Ballon, wenn er prall gefüllt wurde, die ovale Choane nicht vollkommen schloss und zudem die Neigung hatte, abwärts in die Rachenhöhle zu gleiten. Dasselbe gilt von dem ähnlichen Instrumente SAINT ANGE'S, das sich zusammensetzt aus einem kleinen Sack von Hausenblase und einer vorn mit einem Hahn verschliessbaren Röhre. MESSING'S Instrument (Fig. 15) besteht aus einer Röhre, an der ein geschlossenes Stück präparirten Rindsdarms luftdicht angebracht ist; unten trägt die Röhre einen Gummischlauch mit Quetschhahn. Die Anwendung des Instrumentes ist dieselbe wie beim Rhineurynter, nur unterliegt der Darmtampon, der durch Bestreichen mit Glycerin innen geschmeidig erhalten wird, nicht den schädlichen Veränderungen wie die Gummiblasen.

ENGLISCH hat einen Rhineurynter construirt (Fig. 16), der aus zwei, durch ein kurzes Mittelstück verbundenen Ballons besteht. An dem vorderen, kleineren Ballon befindet sich ein dünner Schlauch, durch den die Füllung des Doppelballons vorgenommen wird. Das Instrument ist so eingerichtet, dass der hintere, grössere Ballon in die hintere, der vordere, kleinere Ballon in die vordere Nasenöffnung zu liegen kommt. Gelingt die Einführung nicht mit den Fingern, so muss man sich zur Führung des

Ballons einer Sonde, eines passenden Katheters oder der von ENGLISCH angegebenen Klammer bedienen. Diese besteht aus zwei von einander federnden glatten Stahlarmen, die durch einen Schieber zusammengedrückt werden. Zwischen ihnen klemmt man den grossen hinteren Ballon fest, führt ihn bis in die Choanen, löst die Arme durch Zurückziehen des Schiebers und nimmt das Instrument heraus. Der eingelegte Apparat wird nun durch eingespritztes Wasser so stark gefüllt, dass der kleine Ballon sich fest an die Ränder des Nasenloches anschmiegt, wozu etwa 15—30 Grm. genügen. Der vordere, frei aus der Nase hängende Schlauch wird zuerst mit einer Klammer und dann durch eine Fadenschlinge geschlossen. Damit eine Entleerung aus dem hinteren Ballon in den vorderen nicht stattfinden kann,

Fig. 15.

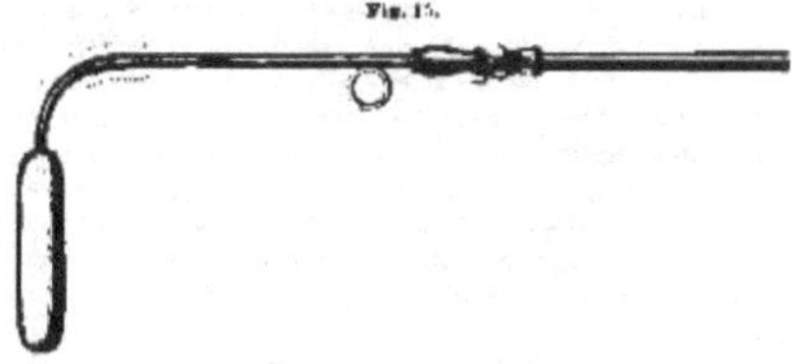

ist dieser aus dicken Kautschukplatten gefertigt, so dass er eine kräftigere Elasticität besitzt. Da sich beide Ballons gegenseitig einstellen und festhalten, so ist jede andere Befestigung überflüssig. Der Verschluss der vorderen und hinteren Nasenöffnung ist völlig sicher, da das elastische Mittelstück, stärker als beide Ballons, diese gegen einander zieht und fest gegen die beiden Oeffnungen presst. Ist die Blutstillung gesichert, dann wird das kurze abgebundene Stück des Schlauches abgeschnitten, das Wasser herausgelassen und das Instrument langsam entfernt. Vorher überzeugt man sich natürlich, ob die Blutung steht, um, wenn dies nicht der Fall ist, den Apparat sofort von neuem zu füllen.

Die Pelote à tamponnement de GARIEL ist eine Kautschuksonde, die an ihrem oberen Ende eine kaum bemerkbare, durch Aufblasen jedoch sehr

Fig. 16.

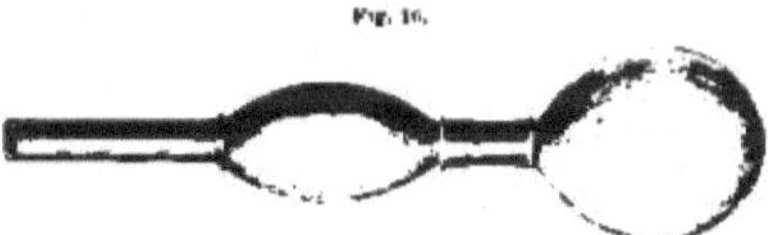

ausdehnungsfähige Anschwellung trägt. Die Einführung in die hintere Nasenöffnung geschieht mit einer Sonde, das Aufblasen mit dem Munde oder mit einem Gummiballon, der Schluss der Sonde am äusseren Ende durch einen Hahn. Den Doppelballon-Rhineurynter von ENGLISCH als ein der Pelote à tamponnement vollständig analoges Instrument zu bezeichnen, wie es JARASIN thut, kann nur auf einem Irrthum beruhen.

Während früher die hintere Tamponade der Nasenhöhle für ein ebenso ungefährliches als sicheres Hämostaticum galt, hat sich herausgestellt, dass sie, namentlich in Verbindung mit dem Eisenchlorid, schwere Mittelohrentzündungen hervorrufe. Nach dem Vorgange HARTMANN's verlangt man daher allgemein und mit Recht, dass man das Verfahren in allen Fällen vermeide, die eine andere Art der Blutstillung ermöglichen. Nach HARTMANN nehmen die meisten spontanen Nasenblutungen ihren Ursprung aus dem vorderen Theil der Nasenhöhle, und zwar entweder vom Septum oder vom Boden der Nasenhöhle. Bei guter Beleuchtung, raschem Abtupfen mit Wattetampons und gleichzeitigen Inspirationen durch die Nase ist es immer (?) möglich, entweder die blutende Stelle selbst zu finden, oder wenigstens festzustellen, aus welchem Theil die Blutung kommt. Ist die blutende Stelle gefunden, so genügt es, einen kleinen Wattepfropf aufzudrücken. Konnte nur die Gegend der Blutung festgestellt werden, dann wird der betreffende Nasengang mit Watte fest ausgefüllt. Andere Autoren verlangen nach der Tamponade Zerstörung der betreffenden Schleimhautstellen (kleine Erosionen, varicöse oder teleangiektatische Punkte) mit dem Ferrum candens, Thermokauter, Chromsäure, Lapis.

Um die Gefahren der hinteren Tamponade zu vermeiden, hat FORRELLES[1]) folgendes Verfahren empfohlen: er füllt einen aus Jodoformgaze gefertigten Beutel mit Jodoformwatte und bringt ihn so an, dass er nicht aus den Choanen in den Nasenrachenraum hineinragt, dass die Tubenmündung also frei bleibt. Von den beiden durch die Nase nach aussen geführten Fäden zieht der eine den Tampon gegen das Innere der Nase, während der andere den Tampon nach Art eines Tabaksbeutels zusammenzieht und ihn fester gegen die Nasenwände drückt. Beide Fäden werden aussen unter dem Nasenloche über einem Holzstäbchen geknotet, das auf einer durchlochten Kautschukplatte ruht.

Tamponade nach Zahnextractionen. Auch bei hartnäckigeren Blutungen aus der Extractionswunde ist die Tamponade das beste Hämostaticum (PARTSCH[2]). Man reinigt zunächst die Alveole, füllt sie dann mit kleinen Stückchen antiseptischer Gaze (bis zur Höhe des Wundrandes) aus, drückt das Zahnfleisch fest gegen den Tampon und einen grossen festen Wattebausch darüber. Darauf lasse man durch Schluss der Kiefer eine kürzer oder länger dauernde Compression ausüben. Nach 2 oder 3 Tagen wird der Tampon entfernt. Auch hier ist die gleichzeitige Anwendung styptischer Mittel in Pulver- oder flüssiger Form überflüssig.

Die Tamponade der Luftröhre hat den Zweck, nach Ausführung der Tracheotomie das Hinabfliessen von Blut, Serum oder Eiter in die Luftröhre zu verhindern. Diese von TRENDELENBURG herrührende Tamponade wird ausgeführt entweder mit Hilfe einer Tamponcanüle oder durch Einführen eines Stopfens oberhalb der gewöhnlichen Canüle. Die Tamponcanüle besteht aus einer besonders eingerichteten Röhre, die etwa zur Hälfte ihrer Länge mit einem doppelwandigen Gummimantel umgeben ist. In den von den beiden Wänden des Mantels eingeschlossenen Hohlraum führt ein mit Schliesshahn versehener Schlauch. Ist die Canüle in die Trachea eingeführt, dann treibt man durch den Schlauch Luft in den bisher leeren Raum; dieser dehnt sich mehr und mehr aus, bis die äussere Mantelwand sich ringsum an die Trachea anlegt. Aus Fig. 17 *a*, *b*, *c* ist die Einrichtung der Tamponcanüle leicht ersichtlich.

Diese Tamponcanüle hat die Schwächen, dass gewöhnliche Trachealcanülen dazu nicht verwendbar sind und dass der Kautschuk immerhin leicht unbrauchbar wird. Diesen Uebelständen abzuhelfen und dem Arzte zu ermöglichen, eine Tamponcanüle aus jeder gewöhnlichen Canüle jederzeit selbst anfertigen zu können, hat NEUDÖRFER folgendes Verfahren ersonnen: Er fertigt zuerst einen genauen Musterschnitt an, indem er den aufgeblähten Kautschuksack sagittal durchschneidet und dann flach ausbreitet. Fig. 18 zeigt einen solchen der Fläche nach ausgebreiteten Kautschuksack in einem um die Hälfte verjüngten Maassstabe; *b b* stellen die visceralen, der Canüle anliegenden, *a a* die parietalen, der Trachea anliegenden Theile oder Lappen und *n n* die Umschlagstelle der parietalen oder visceralen Theile vor.

Als Material für den Kautschuksack eignet sich am besten der 0,15 bis 0,25 Mm. dicke, von den Zahnärzten zum Austrocknen der zu plombirenden Zähne benützte Cofferdam-rubber. Dieser Stoff ist in Lamellen geformt, überall käuflich, wo es Zahnärzte giebt, also in jeder Stadt. Eine

Fig. 17.

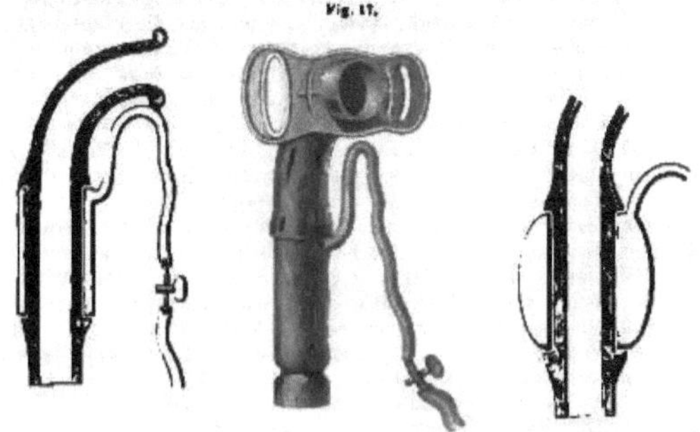

solche Lamelle von der Grösse, wie sie zu einer Tamponcanüle nöthig ist, kostet 20—30 Pfennige.

Der Musterschnitt Fig. 18 wird auf die Lamelle des Cofferdam-rubber aufgelegt und aus dem letzteren herausgeschnitten. Die gestrichelten und

Fig. 18.

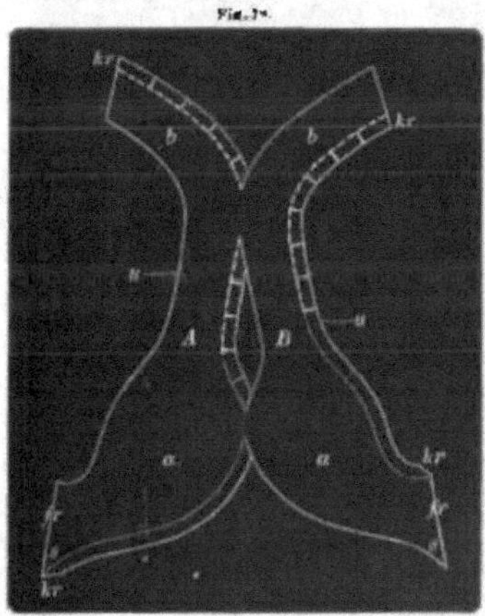

punktirten, mit *kr*, *kr*, *kr*, *kr* bezeichneten Linien stellen die eingeschnittenen übereinander zu klebenden Ränder (Klebränder) vor.

Als Klebsubstanz zwischen Kautschuk und der metallenen Oberfläche der Canüle, als auch zwischen den einzelnen Kautschukflächen untereinander hat NEUDÖRFER folgende Lösung für geeignet befunden: Guttapercha albae depuratae quantum vis, Solve in chloroform quantum satis.

Mit diesem Klebstoff wird die äussere Oberfläche der Canüle eingepinselt und die Hälften *bb* des Musterschnittes Fig. 18 aufgelegt und angedrückt, dann werden noch die gestrichelten und eingeschnittenen Klebränder *kr, kr* mit dem Klebstoff eingepinselt und auf die entgegengesetzte Hälfte *bb* geschlagen, daselbst angedrückt und getrocknet. Das viscerale Blatt des Kautschuksackes bildet dann mit der Oberfläche der Canüle ein unverrückbares Ganzes. Zum Ueberflusse kann man noch einen schmalen Kautschukring von kleinerem Durchmesser, als ihn die Canüle hat, ausdehnen und über die Kautschukhülle und Canüle an die Umschlagstelle schieben, welcher der Abstreifung der visceralen Wand des Sackes entgegenwirkt. Dann schlägt man die herabhängenden Theile *ss* der Fig. 18 in die Höhe, bestreicht die punktirten und eingeschnittenen Klebränder mit der Klebsubstanz und fertigt sich die parietale Fläche des Kautschuksackes an. Zum Schlusse wird noch der freie Rand *fr, fr* bis auf einen kleinen Theil der Spitze *ss* mit der Klebsubstanz bestrichen und an den Ursprung des visceralen Theiles des Kautschuksackes festgeklebt. Man hat dann einen bis auf den unteren Winkel *w* vollkommen geschlossenen ringförmigen Sack, der mit seinem visceralen Blatte fest, unverrückbar mit der Canüle verbunden ist. Dieser offen gelassene Winkel *w* dient dazu, um ein verschliessbares Röhrchen aufzunehmen, durch welches Gase oder andere Substanzen eingeführt werden können, um den ringförmigen Sack zu blähen und die Trachea zu tamponiren (Fig. 19).

Fig. 19.

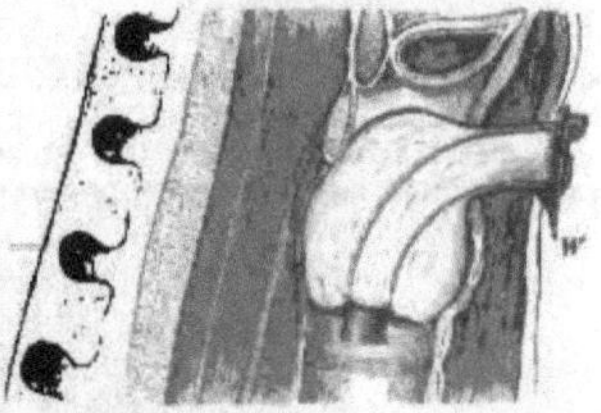

Da die Kautschukwände für Gase durchlässig sind, so empfiehlt NEUDÖRFER beim Croup zur Füllung des Ballons Sauerstoff, weil derselbe, durch die Membran diffundirend, die Croupmembran zum Schwinden bringe. Von Flüssigkeiten sieht NEUDÖRFER ab, weil sie beim Platzen des Sackes in die Lunge fliessen würden. Er schlägt daher zur Füllung ein Gemisch von Wachs (10) und Vaselin (6) vor, welches bei Körpertemperatur eine weiche, schmiegsame Masse bildet.

Was nun die zweite Methode betrifft, die Tamponade der Luftröhre durch Einführen eines Stopfens oberhalb der gewöhnlichen Canüle, so hat man sich dabei verschiedener Stoffe bedient. WENZEL benutzte einen Schwamm, ISRAEL und HAHN nahmen in Glycerin getauchte Wattebauschen, PALMIÉ empfiehlt den Pressschwamm u. s. f. Da der Quellungsgrad des Pressschwammes sich niemals genau abschätzen lässt, so ist bei Benützung desselben immer die Gefahr vorhanden, dass er entweder bei zu schwacher Quellung die Trachea nicht genau abschliesst oder dass er bei zu starker Quellung Decubitus bewirkt. LANGENBUCH giebt daher der Watte den Vorzug, und zwar bedient er sich der Jodoformwattekugeln von verschiedener Grösse, welche mit einem so langen Seidenfaden umschnürt sind, dass dessen Enden nach Einlegen des Tampons um den Hals des Kranken geschlagen werden können. Die Tampons müssen so gross sein, dass es bei der Einführung mit einer kleinen gekrümmten Kornzange eines kräftigen Nachschubes bedarf. Der Tampon wird in der Regel am 4. oder 5. Tage entfernt oder, wenn nöthig, durch einen frischen ersetzt. LANGENBUCH[1] führt bei Diphtherie stets die Tracheotomia inferior aus, weil diese nach oben den erforderlichen Raum gewährt; er fügt stets die Tamponade hinzu und hat mit diesem Verfahren erheblich günstigere Resultate erzielt als bei der Tracheotomie ohne Tamponade (22,4%: 36,0%).

Tamponade der Scheide. Die Tamponade der Scheide gegen Blutungen bei Abortus, bei Placenta praevia etc. geschieht am leichtesten mit Hilfe eines weiten Speculums, das man so in die Scheide einführt, dass der blutende Cervix gefasst ist. »Alsdann legt man ein grösseres Leinwandstück flach über die äussere Oeffnung des Speculums und stopft in die letztere und also auch in das darunter liegende Tuch kleinere Stücke alter (aber reiner!) Leinwand nach und nach hinein, so dass der Grund des Speculums mit demselben ausgefüllt ist. Indem man dann mit einem langen Stab den Tampon gegen den Cervix angedrückt hält, zieht man das Speculum über ihn heraus. In der Scheide sitzt alsdann ein zusammenhängender, von einem leinenen Beutel umschlossener Tampon ungefähr von der Dicke des Speculums. Hat man letzteres nicht bei der Hand, so muss man die kleinen Stückchen Leinwand einzeln gegen den blutenden Cervix bringen.« Statt der Leinwandcompresse wird man sich heute eines entsprechend grossen Stückes antiseptischer Gaze und statt der Leinwandstückchen kleiner Tampons von Salicylwatte oder Jodoformgaze bedienen. Meist genügt es, diese Tampons mit Hilfe des Speculums gegen die blutende Stelle zu drücken, wo sie sich festsaugen und so die Blutung stillen (SCHRÖDER). Die Blutstillung ist bei der so ausgeführten Tamponade eine

Fig. 20.

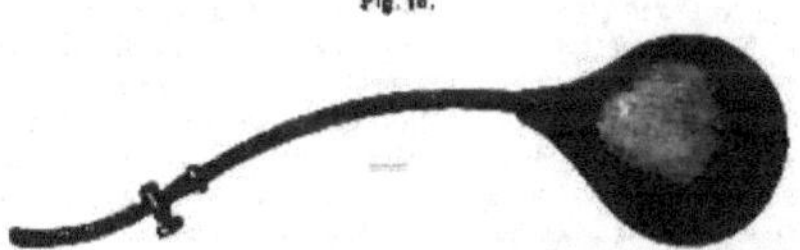

sehr sichere; füllt man den Scheidencanal in der Weise, dass man ohne Speculum ein Stück antiseptischer Gaze mit den Fingern hineinschiebt und dann den so entstandenen Blindsack mit Salicylwatte vollstopft, so ist die Blutstillung weniger sicher und die starke Füllung der Scheide wirkt wehenerregend. Deshalb ist denn auch der Kolpeurynter für Blutungen wenig geeignet: dehnt man denselben in geringem Masse, so nützt er nichts; dehnt man ihn stark, so wird er lästig und verursacht selbst heftige Schmerzen. Dagegen ist die Tamponade mittels des Kolpeurynters sehr am Platze, wenn es gilt, einen vorzeitigen Blasensprung durch Gegendruck zu verhüten.

Der **Kolpeurynter** (Fig. 20) besteht aus einem, der Richtung der Scheide entsprechend gekrümmten Rohre mit Sperrhahn und Gummiballon. Letzterer wird leer in die Scheide eingebracht und dann durch Luft- oder Wasserfüllung aufgetrieben. Um jede Spritzencanüle leicht und luftdicht ansetzen zu können, ist an dem Sperrhahn ein kleiner Gummischlauch angebracht.

Bei Placenta praevia, wo es auf das Verhüten der Wehen gar nicht ankommt, verfährt AHLFELD folgendermassen: Der Tamponade voraus geht eine Ausspülung der Scheide mit 3%iger Carbollösung und Entleerung der Harnblase. Man nimmt nun einen Jodoformgazetampon und zupft aus antiseptischer Watte kleine Stückchen, welche man auf ein reines Handtuch legt. Mit zwei Fingern der linken Hand öffnet man die Schamspalte, und schiebt mit der rechten den Tampon möglichst hoch in die Scheide, während der Faden heraushängt, und schiebt ein Stück Watte nach dem anderen nach, bis die Scheide prall gefüllt ist und die letzten Tampons aus dem Scheideneingang hervorragen. Will die Gebärende die Watte herauspressen, so hält man die Schamlippen mit voller Hand über den Tampons zusammen, bis das Pressen aufhört. Die Tampons bleiben 6—8 Stunden liegen; doch muss alle 2 Stunden die Temperatur gemessen werden, da bei steigender Temperatur der Tampon entfernt werden muss. Die Herausnahme geschieht in umgekehrter Reihenfolge wie das Einlegen und hinterher folgt eine Ausspülung.

Zwei Hauptpunkte sind zu beobachten: 1. hinreichende Ausstopfung und 2. genügende Desinfection der Vagina.

Nach Freund sollen die Tampons handtellerförmige Platten bilden (Watte oder Jodoformgaze), welche den Muttermund nach allen Richtungen hin überragen. Die Einführung der Platten geschieht in der Seitenlage, während man mit dem Sims'schen Speculum den Damm gehörig vom Muttermunde abhebt. Mit einer langen Tenette werden die Scheiben gegen den Muttermund gedrückt und ausgebreitet. Die Zahl der aufeinander zu schichtenden Scheiben hängt von der Stärke des Scheidenschlusses ab, der sie festklemmt, während das untere Drittel der Scheide frei bleibt. Zur Sicherung der Platten legt Freund als letzte Schicht eine Gummischeibe ein, welche durch eine in den Rändern befindliche Uhrfeder gespannt wird (vorräthig bei **Buchmann**, Breslau, Kupferschmiedestrasse 20).

Die **Tamponade des Uterus** bei Atonie desselben nach normaler Geburt geschieht nach Dührssen mit 3 Meter langen, handbreiten, vierschichtigen Streifen aus 20%iger Jodoformgaze, welche noch mit Jodoformpulver bestreut ist. Man fixirt den Uterus mit zwei hoch in die vordere Lippe eingesetzten Zangen. Mit einer 30 Cm. langen, anatomischen Pincette fasst man nun das eine Ende des Streifens und bringt dasselbe in den Muttermund. Ist derselbe bis in die Vulva herabgezogen, so geschieht das Einbringen unter Leitung des Auges, sonst unter der eines Fingers. Sobald die Pincette in der Uterushöhle liegt, umfasst die Linke den Fundus und jetzt erst wird die Pincette bis zum Fundus in die Höhe geführt. Darauf wird ein weiteres Stück des Streifens nachgeschoben, bis der Uterus ausgestopft ist. Der Uterus zieht sich rasch und fest zusammen, so dass ein Streifen ausreicht, den Uterus und das Scheidengewölbe zu füllen. Nach der Herausnahme folgt intrauterine Ausspülung.

Diese Tamponade ist ein sehr wirksames Verfahren und bildete gegen frühere Behandlungsweisen einen segensreichen Fortschritt. Indessen die angewandte Gaze ist hydrophil; sie saugt sich voll, fällt dabei bis zu gewissem Grade zusammen, übt keinen Reiz auf die Uteruswand mehr aus, und es bleibt nicht ausgeschlossen, dass Blut durchsickert und die Blutung fortbestehe. Schäffer wählte daher **an**hydrophile Gaze, die Flüssigkeiten nicht leitet und sich gut zusammenpressen lässt. Da sie sich nicht vollsaugt, so bleibt sie wie nicht entfettete Watte federnd und übt mithin stets einen Contractionsreiz aus. Unmittelbar auf die blutende Stelle kommt hydrophile Gaze, von der ein Streifen durch die anhydrophile Gaze hindurch nach aussen geleitet wird, um über den Verlauf der Blutung Auskunft zu geben. Ueber dieser hydrophilen Gaze wird die ganze Höhle mit anhydrophiler Gaze ausgestopft, so dass die Blutstillung vollkommen gesichert ist. Zur Tamponade der Scheide genügen sterile Gaze- oder Watteballen.

Die Schwierigkeit der Uterustamponade liegt weniger in der Technik als darin, ohne sachkundige Assistenz eine sichere Antiseptik zu gewährleisten. L. Heydemann[4]) hat daher, um dem Arzte die aseptische und zweckentsprechende Tamponade jeden Augenblick zu ermöglichen, einen Apparat ersonnen, der sich zusammensetzt aus dem Simon'schen Speculum und dem Tamponadekasten. An dem Griff des Speculums ist ein Stift angebracht, an dem der Kasten angehängt wird. Der Kasten wird durch einen äusseren Deckel verschlossen, unter dem sich ein zweiter Deckel befindet. Dieser lässt durch einen Schlitz die auf eine Spule gewickelte Gaze hindurchtreten. Jodoformgaze und Mull wird aufgewickelt aus der Fabrik bezogen; sie wird noch einmal durchdampft oder mit $^1/_2{}^0/_0$iger Lysollösung durchtränkt. Der Apparat ist zu beziehen von Stöpler in Greifswald. Uebrigens hat schon vor HEYDEMANN OSKAR BEUTTNER einen aus dem FERGUSSON'schen Speculum hervorgegangenen ähnlichen Apparat angegeben.

Die Uterustamponade ist angezeigt, falls 1. auf Entleerung der Blase, 2. auf Ergotininjectionen (oder innerliche Darreichung), 3. auf Reiben des Uterus, 4. auf kalte oder heisse Uterusirrigationen die Blutung nicht steht. Dasselbe Verfahren ist von FRITSCH bei jauchendem Uteruscarcinom und bei septischer Fehlgeburt empfohlen.

Zur Stillung hartnäckiger Urethralblutungen ist von dem Amerikaner BATES ein der TRENDELENBURG'schen Tamponcanüle verwandtes In-

Fig. 21.

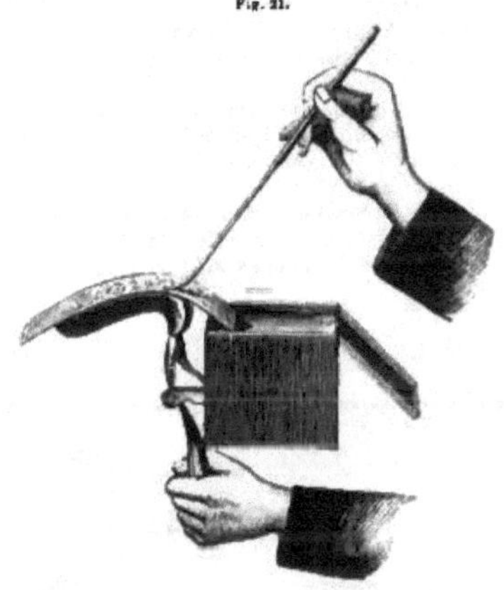

strument erfunden worden (Fig. 22): ein elastischer Katheter ist umgeben von einem 20 Cm. langen Kautschukmantel, welcher am äusseren Ende zwei mit Schliesshahn versehene Schläuche besitzt. Ist das Instrument eingeführt und der Mandrin herausgenommen, dann lässt man den Kautschukmantel mit Wasser füllen, beziehungsweise von demselben durchströmen.

Die Tamponade des Mastdarms wird mit Hilfe eines Gazestückes und kleiner Ballen antiseptischer Watte, ähnlich wie die Tamponade der Scheide ausgeführt. Oder man fertigt eine Anzahl kleiner, aus Watte und Gazehülle bestehender Ballen, schiebt sie in das Rectum hinein und lässt die an den Ballen vorher befestigten Fäden nach aussen hängen. Ist die Blutstillung gesichert, dann zieht man die Tampons einzeln hervor. — Auch für das Rectum eignet sich der Kolpeurynter oder statt dessen das Compressorium vom BUSHE (Fig. 23). Dieses besteht aus einer Canüle, die an ihrem oberen Ende vielfach durchbohrt und fast in ihrer ganzen Ausdehnung mit einem Thierdarm umgeben ist, dessen Füllung beim Gebrauch durch Eiswasser geschieht. Aehnlich ist das Luftpessarium von Gariel, die aus einem Kautschukballon besteht, der nach dem Einführen aufgeblasen wird.

Allingham nimmt einen Badeschwamm von der Form eines Hohlkegels, bindet an dessen Boden einen festen Seidenfaden und bringt unter Leitung des eingeführten Zeigefingers den Schwamm mit Hilfe eines kleinen Stabes, einer Kornzange u. dergl. 10—15 Cm. weit in das Rectum hinauf. Darauf füllt er den Raum zwischen Schwamm und Sphinkter aus mit antiseptischen Tampons, zieht mit der linken Hand den am Schwamme befestigten Faden nach unten, während die rechte einen Druck von unten nach oben ausübt. Infolge des Zuges öffnet sich der Schwamm wie ein Schirm und übt so

Fig. 22.

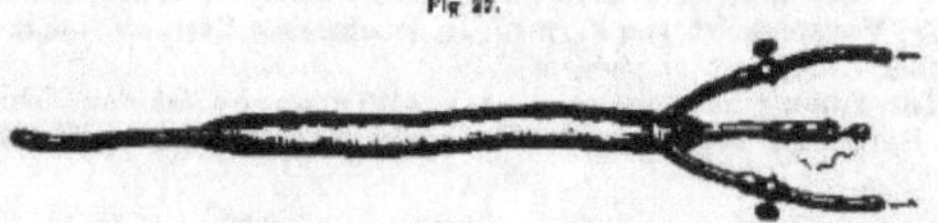

von oben her den Druck aus. Diese Tampons können Tage lang liegen bleiben; selbstverständlich muss man den Stuhl durch Opium hintanhalten (Chavasse).[6])

Da die Tamponade des Mastdarmes die Prostata und den prostatischen Theil der Harnröhre gegen die Symphyse drückt, so ist das Verfahren auch wirksam bei Blutungen in den genannten Theilen.

Die Tamponade der Wunden zum Zwecke der Blutstillung besteht im Bedecken der blutenden Stelle oder Ausstopfen der Wunde mit Ballen hygroskopischer Verbandstoffe, die durch eine strall angelegte Binde befestigt werden. Um Stauungen zu vermeiden, muss man bei den

Fig. 23.

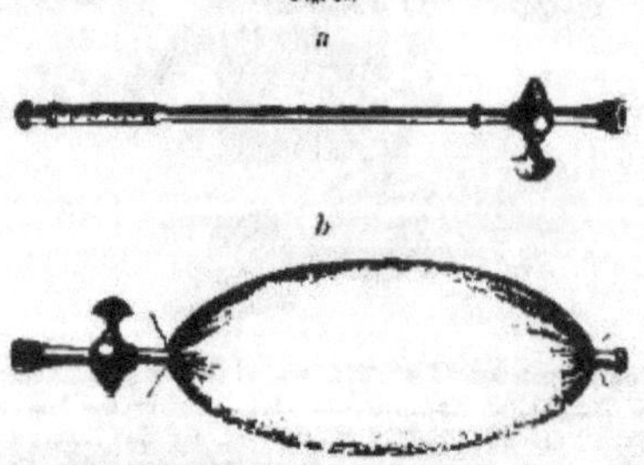

Gliedmassen mit der Tamponade eine Gesammteinwicklung des Gliedes verbinden. Obwohl der Druck im allgemeinen nur als ein provisorisches Verfahren anzusehen ist, als ein Verfahren, das nur so lange angewandt wird, bis ein anderes definitives (Ligatur, Naht) zur Ausführung gelangt, so kann doch die Tamponade in Verbindung mit der methodischen Einwicklung des Gliedes als dauerndes Blutstillungsmittel verwerthet werden. Dieselbe kann selbst bei Verletzungen mittlerer Arterien Tage lang ohne Schaden liegen bleiben, weil eine Stauung des Venenblutes vermieden wird. Da bei der zur definitiven Blutstillung bestimmten Tamponade der Ballen oft mehrere, ja 6—8 Tage und darüber liegen bleiben, so müssen diese aus Verbandstoffen bestehen, die mit einem Dauerantisepticum behandelt sind. Nur auf diese Weise kann eine Zersetzung in der Wunde vermieden werden. Für Fälle, wo die Befestigung der Tampons in der Wunde durch kreisförmig angelegte Binden schwer durchführbar oder für den Kranken sehr lästig ist, empfiehlt sich das von MADELUNG angegebene Verfahren: man zieht zu beiden Seiten der Wundspalte möglichst grosse Hautfalten empor, hält diese über die Tampons gegeneinander und verbindet die sich berührenden Umschlagsstellen durch einige Suturen.

Wenn schon unter dem Schutze des antiseptischen Verbandes das in eine Wunde ergossene Blut coaguliren und zur Ausfüllung eines Defectes dienen kann (SCHEDE, feuchter Blutschorf), so bleibt doch im allgemeinen die Forderung der sorgsamsten Blutstillung zu Recht bestehen. Aber nicht immer gelingt es, diese Forderung ganz zu erfüllen und so die Wunde zu einer trockenen zu machen. Für diese Fälle nun und für solche, in denen ein aseptischer Wundverlauf fraglich ist, schreibt v. BERGMANN die **Jodoformtamponade** vor. Die mit 1‰iger Sublimatlösung desinficirte Wunde wird für zwei Tage, selten für länger in der Weise tamponirt, dass sie mit einem handbreiten, 1–2 Meter langen Jodoformgazestreifen locker ausgefüllt wird, dessen eines Ende aus einem Wundwinkel herausragt. Auf die tamponirte Wunde kommt ein Verband aus Sublimatgaze oder Watte und die Extremität wird mit Schienen fixirt. Treten in der ersten Zeit Wundsecrete durch den Verband hindurch, so werden die oberflächlichen Schichten erneut, die Jodoformgaze bleibt unberührt zwei Tage liegen. Entfernt man unter leichtem Zuge die Gaze, so erscheint die Wunde frisch, reizlos und trocken. Nun erfolgt die Naht mit oder ohne Drainage und stets Heilung per primam.

Ganz besonders bewährte sich das Verfahren auch bei complicirten Fracturen; die meist sehr reichliche, aus den zerrissenen Muskeln stammende Blutung stand nach zwei- bis dreitägiger Tamponade vollständig und die nun folgende Naht führte zur Prima intentio. Die Unbequemlichkeit, am zweiten oder dritten Tage nach der Operation zum Zwecke der Naht nochmals chloroformiren zu müssen, fällt nicht ins Gewicht »angesichts der Vortheile, die dem Patienten aus einem guten und schnellen Wundverlaufe bei fast stets sehr geringer Secretion und dem Arzte durch einfaches und sicheres Verfahren erwachsen« (BRAMANN). In manchen Fällen gelingt es übrigens, die zweite Narkose dadurch zu umgehen, dass man die Hefte gleich (nach der Operation) anlegt und erst nach Entfernung der Tamponade knüpft.

Als Schutzmittel bei Operationen am Magen und Darm, an der Harn- und Gallenblase gegen das Ausfliessen des Inhaltes eben dieser Organe dient die von LAUENSTEIN[7]) empfohlene temporäre Tamponade. Ihr Gebiet ist da, wo eine Infection der Bauchhöhle durch den Inhalt dieser Organe vorliegt, also bei der Schliessung von Fisteln des Magens, der Harn- oder Gallenblase, sowie der Beseitigung des künstlichen Afters. Handelt es sich beispielsweise um eine Fistel infolge von Perforation eines Ulcus ventriculi durch die vordere Bauchwand, so wird nach Entleerung des Mageninhaltes mittels Spülung durch die Fistel hindurch der Magen mit einem sehr langen Streifen Gaze ausgestopft, dessen freies Ende aus der Fistel heraushängt. Die Ablösung des Magens von der Bauchwand geschieht nun ohne »nennenswerthe« Gefahr, dass Mageninhalt ausfliesst. Im Beginne der Naht am Magen bleibt die Tamponade ruhig liegen, und erst mit weiterem Fortschreiten wird der Gazestreifen nach und nach herausgezogen. In ganz ähnlicher Weise verfährt man bei der Operation des künstlichen Afters, bei Eingriffen an der Gallenblase u. s. f. Die temporäre Tamponade der Gallenblase ermöglicht es, die Gallenwege nach Eröffnung und Entleerung der Blase genau abzutasten. Ausser bei secundären Operationen (z. B. auch das Ausstopfen des oberen Mastdarmabschnittes als Voract der Operation am unteren Abschnitte) wird die temporäre Tamponade auch bei primärer Verletzung von Nutzen sein können. Schon vor LAUENSTEIN hatte HANS SCHMIDT die Tamponade des Hydronephrosensackes bei der Exstirpation, V. FÉLIZET die der Ranula vor der Exstirpation angewandt.

Resorbirbare antiseptische Tamponade. Aus den von KÜSTER zuerst angewendeten intraperitonealen Tampons gingen die resorbirbaren Tampons hervor, welche gewissermassen einen resorbirbaren antiseptischen Occlusivverband darstellen. Nach GLUCK [8]) bestehen die Ballen aus Schwamm, Catgutknäueln und Seidenbündeln, welche mit Jodoformätheralkohol und Jodoformpulver behandelt sind. THIEM verwendet aseptisch gemachtes Catgut, welches er als Obturator in die Bruchpforte von Hernien einlegt; die gleiche Tamponade verwendet er nach Drüsenexstirpationen und erzielte dabei jedesmal Heilung per primam.

Literatur: [1]) A. AF FORSELLES, Die Tamponade der Nasenhöhle bei schweren Nasenblutungen. Monatschr. f. Ohrenhk. 1897, 2. — [2]) C. PARTSCH, Ueber Tamponade. Deutsche Monatschr. f. Zahnhk. Jg. XIV, 6. — [3]) LANDERER, Berliner klin. Wochenschr. 1888, Nr. 44. — [4]) LUDWIG HEYDEMANN, Ein vereinfachtes Verfahren der Vagina- und Uterustamponade. Aerztliche Polytechnik. 1898, Nr. 2. — [5]) OSKAR BEUTTNER, Zur Technik von Einführung von Gaze in den Uterus. Correspondenzbl. f. Schweizer Aerzte. 1897. — [6]) HAVAGE, Nouveaux éléments de petite chirurgie. Paris 1887. — [7]) LAUENSTEIN, Die präventive, temporäre Tamponade bei Operationen an den Höhlenorganen des Unterleibes. Centralbl. f. Chir. 1897, Nr. 24. — [8]) GLUCK, Resorbirbare antiseptische Tamponade. Deutsche med. Wochenschr. 1888, Nr. 27.

Wolzendorff.

Tangen, norwegisches Küsten-Seebad am Skagerak auf der Halbinsel Sotenäs unweit Lysekil, welches letzteres infolge seines starken Besuches als Seebad durch mehrere Dampfschifflinien mit Christiania und Gothenburg verbunden ist.

Edm. Fr.

Tannalbin. Um ein im Magen unlösliches und sich im Darm erst allmählich lösendes Tanninpräparat zu erhalten, wobei derselbe Grundgedanke verwirklicht werden sollte, welcher HANS MEYER bei der Darstellung des Tannigens leitete, hat R. GOTTLIEB die von ihm als Tannalbin bezeichnete Eiweissverbindung des Tannins dargestellt. Diese enthält 50% Gerbsäure und hat durch mehrstündiges Erhitzen auf 110—120° C. die Eigenschaft erhalten, im künstlichen Magensaft ungelöst zu bleiben, hingegen bei schwach alkalischer Reaction unter Einwirkung des Pankreassaftes allmählich gelöst zu werden.

Die Erfahrungen von R. V. ENGEL und O. VIERORDT ergaben, dass das Tannalbin sowohl bei acuten als subacuten und chronischen Enteritiden, selbst wenn Darmtuberkulose vorhanden war, ein Festwerden der Stühle und zugleich eine Abnahme des Schleimgehaltes derselben bewirkte. Das Mittel scheint demnach den Dickdarm direct zu beeinflussen. VIERORDT verordnet bei Erwachsenen zunächst 4mal täglich 0,5—1,0 und steigt bei ungenügender Wirkung schon nach 24 Stunden, wobei er als obere Grenze vorläufig 2,0 pro dosi und 10,0 pro die innehält. Ist bei Darmkatarrhen die Wirkung mehrere Tage lang eine gleichmässige, so kann man mit der Tagesdosis heruntergehen. SCOGNAMIGLIO empfiehlt es auch bei Nierenerkrankungen. Bei Kindern wurde das Mittel sowohl bei Cholera infantum, insbesondere aber bei acuten und chronischen Katarrhen der Dickdarmschleimhaut von J. G. REY sehr wirksam befunden. Man verordnet jenseits des ersten Lebensjahres als kleinste Dosis 0,5, als kleinste Tagesdosis 1,5, Säuglingen 0,25—0,5 mehrmals am Tage, am besten in einem Löffel Wasser, Milch oder Schleimsuppe aufgeschwemmt.

Literatur: R. GOTTLIEB, Tannalbin, ein neues Tanninpräparat zur Adstringirung des Darms. Aus dem pharmakologischen Institut der Universität Heidelberg Prof. v. SCHROEDER's, Deutsche med. Wochenschr. 1896, Nr. 11. — R. v. ENGEL, Ueber die Anwendung des Tannalbin als Darmadstringens. Ebenda. — O. VIERORDT, Ueber den klinischen Werth des Tannalbins (Tanninalbumat, GOTTLIEB). Ebenda. Nr. 25. — SCOGNAMIGLIO (Neapel), Ueber den therapeutischen Werth des Tannalbins bei Darm- und Nierenerkrankungen. Wiener med. Blätter. 1897, Nr. 2. — J. G. Rey (Aachen). Ueber die Anwendung des Tannalbins in der Kinderpraxis. Deutsche med. Wochenschr. 1897, Nr. 37. *Loebisch.*

Tannigen. Ein Essigsäureester des Tannins, welcher zwei Essigsäurereste enthält, wurde von H. Meyer als ein Adstringens empfohlen, welches vom Magen nicht resorbirt wird, erst im Darm in seine Componenten zerlegt wird und daher auf die erkrankte Darmschleimhaut direct einzuwirken fähig ist. Auch wird es im Darm selber nur allmählich resorbirt und zerlegt, so dass auch die tieferen Abschnitte des Darmes von der Wirkung des Mittels betroffen werden können.

Tannigen bildet ein gelblichgraues, geruch- und geschmackloses, kaum hygroskopisches Pulver, welches in Wasser bei etwa 50° C. zu einer fadenziehenden, honigartigen Masse erweicht. In verdünnten Säuren und in kaltem Wasser ist der Körper nicht merklich, in Aether und in kochendem Wasser nur in Spuren löslich; kalter Alkohol, verdünnte Lösungen von phosphorsaurem Natron, Soda, Borax, Kalk lösen ihn dagegen mit gelbbrauner Farbe. Durch Kochen der alkalischen Lösung und bei längerem Stehen dieser Lösung in der Kälte wird die Verbindung in Essigsäure und Gallussäure gespalten. Beim Kochen mit Ammoniak bildet sich schon Essigsäure Gerbsäure. Mit Eisenoxydsalzen giebt die Substanz sofort die bekannte Reaction des Tannins. Eine schwach alkalische Lösung mit phosphorsaurem Natron fällt Leim und Eiweiss, hat zusammenziehenden Geschmack und zeigt alle Eigenschaften eines Adstringens. Zusatz von Alkalien und Borax hebt die adstringirende Wirkung auf.

In den Thierversuchen wurde das Tannigen in Dosen von mehreren Grammen vom Magen vertragen. Die Secretion im Darm wurde beschränkt, die Fäces eingedickt. Ein Theil des eingeführten Tannigen geht unverändert mit den Fäces ab. Nach grösseren Gaben tritt im Harn Gallussäure auf. Intravenöse Injectionen von mehreren Decigrammen in Boraxlösung erwiesen sich als unschädlich.

F. Müller fand das Tannigen als Adstringens besonders wirksam bei chronischen Diarrhoen Erwachsener und von Kindern (R. Drews, Escherich, Palma u. a.), bei den Diarrhoen der Phthisiker versagt es. Es ist in Gaben von 0,2—0,5 Grm. wirksam, doch kann das Mittel auch zu 3—4 Grm. täglich und längere Zeit hindurch ohne Schaden gegeben werden. Bei acuten Katarrhen der Kinder und Erwachsener und bei Dysenterie war das Mittel unwirksam. Bei chronischem Rachenkatarrh waren Pinselungen der entzündeten Schleimhaut mit einer Lösung von 5% phosphorsaurem Natron und 3% Tannigen von guter Wirkung.

Literatur: H. Meyer, Tannigen, ein neues Adstringens für den Darm. Deutsche med. Wochenschr. 1894, Nr. 31. — F. Müller, Klinische Bemerkungen zu vorstehendem Aufsatz. Ibid. — Dreser, Therap. Wochenschr. 1896, Nr. 17. *Loebisch.*

Tannin, s. Gerbsäure, IX, pag. 149.

Tannoform, $C_{29}H_{20}O_{18}$, ein von E. Merck dargestelltes Condensationsproduct aus Gallussgerbsäure und Formaldehyd, welches durch Einwirkung von concentrirter Salzsäure auf die beiden Componenten entsteht, nach seiner chemischen Constitution Methylenditannin.

Ein lockeres, weissröthliches Pulver, unlöslich in Wasser, löslich in Ammoniak, Natronlauge, sowie in Sodalösung. Aus seinen Lösungen wird es durch Säuren wieder abgeschieden. Das Tannoform schmilzt bei 230° C. unter Zersetzung.

Das Tannoform wird als vorzügliches Mittel zur Bekämpfung des Decubitus und der Hyperidrosis empfohlen. Seine Wirkung weicht von der des Tannins erheblich ab. Gegen Ulcus molle kamen 1 Theil Tannoform mit 4 Theilen Amylum zur Anwendung. Nach v. Oefele ist es bei Pruritus vaginae Diabetischer, auch bei Ozaena von günstigem Einfluss. Vollbrecht sah gute Resultate bei hartnäckigen Unterschenkelgeschwüren nach mehrfachem Aufpudern von Tannoform und leichtem Schutzverband. Auch bei Leukoplakia buccalis, Balanitis, nässenden Ekzemen, Hauteruptionen. J. v. Merino hat es innerlich bei chronischem Darmkatarrh empfohlen, da es den Darm unzersetzt erreicht.

Dosirung: Als Streupulver pur oder mit Amylum (1 : 2—4) gemischt; wird auch als 10% Salbe und als 10% Seife in den Handel gebracht. **Innerlich** zu 0,25—0,5 p. d. in Pulverform, allein oder mit Elaeosacchar. menth. aa., 3—4mal täglich.

Literatur: W. H. Frank, Vortrag in der Dermat. Vereinigung. Berlin am 3. December 1895. Deutsche Med.-Ztg. 1895, Nr. 102. — E. Merck's Bericht über das Jahr 1895. — J. v. Marino, American med. surg. Bulletin. 1896, pag. 137. *Loebisch.*

Tannon $(CH_2)_6 N_4 (C_{14} H_{10} O_9)_3$, auch Tannopin genannt, ein Condensationsproduct aus 1 Molecül **Hexamethylentetramin** (Urotropin) und 3 Molecülen **Tannin**, gehört zu den nach Art des **Tannigen** wirkenden Präparaten, welche vom sauren Magensafte nicht angegriffen, erst durch den alkalischen Darmsaft zerlegt werden und namentlich auch wegen ihrer langsamen Resorption auf die Darmschleimhaut eine locale adstringirende Wirkung ausüben. Es stellt ein rehbraunes, geruch- und geschmackloses, feines, nicht hygroskopisches Pulver dar, das in Wasser, schwachen Säuren, Weingeist, Aether u. s. w. unlöslich ist, sich dagegen in verdünnter Soda- oder Alkalilösung langsam löst. E. Schreiber, der das Mittel bei acuten, subacuten und chronischen Enteritiden, sowie bei Typhusdurchfällen versuchte, berichtet über günstige Erfolge besonders auch bei tuberkulöser Darmentzündung. Das Mittel wurde Erwachsenen zu 1 Grm. pro dosi 3—4mal täglich, Kindern bei Cholera nostras und Enteritis mit kleinen Dosen Calomel gepaart, zu 0,2—0,5 mehrmals täglich gereicht. Schädliche Nebenwirkungen wurden nicht bemerkt und sind auch in Anbetracht der Zusammensetzung des Mittels nicht zu befürchten, doch ist die Wirkung nach Fuchs wenig constant.

Literatur: E. Schreiber, Tannon, ein neues Antidiarrhoicum aus der medicinischen Universitätsklinik des Professor Ebstein in Göttingen. Deutsche med. Wochenschr. 1897, Nr. 47; Therap. Beil. Nr. 11, pag. 81. — C. Fuchs, Die Heilkunde. August 1898.

Loebisch.

Tannopin, s. Tannon.

Tanosal, gerbsaures Kreosot, identisch mit dem in Frankreich unter dem Namen **Créosal** bekannten Heilmittel, stellt ein amorphes, dunkelbraunes, schwach nach Kreosot riechendes, sehr hygroskopisches Pulver dar, welches wegen seiner Zerfliesslichkeit im Handel nur in wässeriger Lösung und in Pillen vorkommt. Als Pulver kann das Mittel nicht dispensirt werden. Aus der Lösung kann durch Zusatz einer Mineralsäure das gerbsaure Kreosot gefällt werden. Kreosot und Gerbsäure sind in dem Präparat im Verhältniss von 3 : 2 enthalten. Ein Esslöffel = 15 Grm. der Lösung enthält 1 Grm. Tanosal, also 0,6 Kreosot, eine Pille 0,33 Tanosal, also etwa 0,2 Kreosot. Nach Kestner wird das Tanosal von den Verdauungsorganen am leichtesten vertragen. Nach Bland und Dubois bleibt das Präparat im Magen unverändert und wird erst im Dünndarm durch Einwirkung des Pankreassaftes, zum Theil auch der Galle in Kreosot und Gerbsäure zerlegt. Wegen ihres herben Geschmackes muss die Lösung in hinreichender Verdünnung verabreicht werden, also ein Esslöffel auf etwa ein halbes Glas Zuckerwasser.

Kestner versuchte das Mittel bei über 75 Patienten in wässeriger Lösung in der Einzeldosis von 1 Esslöffel der käuflichen Lösung gleich 0,6 Grm. Kreosot; in der Tagesdosis von 3 Esslöffeln, bei Phthisikern ging er bis auf 4—6 Esslöffel. In 3 Fällen von tuberkulösen Darmgeschwüren verursachte das Mittel auch in schwacher Dosis Koliken und heftige Durchfälle und musste bei zwei Kranken sofort ausgesetzt werden. Im dritten Falle nahmen die Durchfälle nach einigen Tagen wieder ab. Die besten Erfolge wurden bei Erkrankungen der Luftröhre erzielt, indem das Tanosal intensive Verminderung der Secretion der Bronchien bewirkt.

Nach Balland reagiren Kinder häufiger auf Tanosal als Erwachsene. Kestner behandelte einen Fall von Bronchitis capillaris bei einem 1/2jährigen

Kinde mit Tanosal; er verabreicht Kindern von der obigen Lösung so viel Theelöffel pro die, als das Kind Jahre zählt. Bei Phthisikern hält er das Tanosal den anderen Kreosotpräparaten mindestens gleichwerth. DEJACE fand das Tanosal in einem Falle von tuberkulösen Hautgeschwüren als Verbandmittel von guter Wirkung.

Literatur: G. KASTNER (Oberarzt am Bürgerspital Mülhausen i. E.), Erfahrungen mit gerbsaurem Kreosol. Therap. Monatsh. 1896, pag. 609. — BALLARD, Le Créosal. Paris 1896, Doin. — DEJACE, Le Scalpel. 17. Mai 1896. *Loebisch.*

Tapeten. Die Tapeten werden jetzt immer allgemeiner zur Wandbekleidung in Wohnhäusern, öffentlichen Räumen u. dergl. benutzt und haben schon häufig zu schweren Gesundheitsschädigungen Veranlassung gegeben. Auch die Anfertigung der Tapeten hat für den Hygieniker und Arzt insofern Bedeutung, als für die damit beschäftigten Personen durch schädliche Stoffe, welche zur Verarbeitung gelangen, Gefahr für die Gesundheit entstehen kann.

Nicht zu allen Zeiten wurden zur Wandbekleidung Tapeten, d. h. mit einem Muster verschiedenster Art versehene Papiere, welche der Wand durch irgend ein Klebemittel angeheftet werden, benutzt. Die ältere Sitte bestand darin, die Wände mit kunstvoll gewebten Teppichen und Bedeckungen aus anderen Stoffen zu versehen. In späteren Zeiten begann man dann die Wände mit anderen kostbaren Geweben zu bespannen. Es wurde Seide, Leder, Atlas benutzt, welche mit Farben oder durch Pressung und andere Vorkehrungen mit Mustern oder Ansichten verziert wurden. Hervorragend berühmt waren die nach einer besonderen Art gewebten Gobelins. Alle diese Verfahren sind in heutiger Zeit wieder in Benutzung gezogen worden. Die Stoffe, aus welchen die Wandbekleidungen hergestellt werden, sind daher sehr mannigfaltige, indem ausser den genannten noch bisweilen sammtartig verfertigte Tapeten und Holz, welches auch in früheren Zeiten vielfach in Anwendung gezogen wurde, benutzt werden. Man versucht in heutiger Zeit die bisweilen prachtvoll ausgeführten Holztäfelungen, mit welchen in vergangenen Jahrhunderten die Wände bedeckt wurden, nachzuahmen, leider mit wenig glücklichem Erfolge. Auch gelingt es nicht, die kostbaren Gobelins älterer Zeiten in genau gleicher Art wieder anzufertigen.

Der Einfluss der Tapeten auf die Gesundheit eines in einem Wohnraum befindlichen Menschen ergiebt sich aus den Stoffen, aus welchen sie hergestellt sind. In zweiter Linie hat auch das Verbindungsmittel, mit welchem sie auf ihrer Unterlage befestigt werden, der Kleister oder Leim, Bedeutung. Es kommen, wenn wir von Tapeten sprechen, eigentlich nur die aus Papier hergestellten in Betracht, da Bespannungen der Wände mit Tuch, Atlas, Seide oder Leder nicht als Tapeten bezeichnet werden können, obschon für die drei ersteren die gleichen Bedingungen für Anwendung von Farben wie für die Papiertapeten massgebend sind. Die Farben, mit welchen die Tapeten versehen werden, bilden den zweiten und wichtigeren Bestandtheil der Tapeten.

Der Stoff, aus welchem eine Tapete verfertigt ist, beeinflusst ihre Durchlässigkeit für Luft, indem deren Durchtritt durch das Mauerwerk besser vor sich geht, wenn eine poröse Tapete dem Mauerwerk aufliegt, als wenn ein Anstrich mit Oel- oder Emaillefarben vorhanden ist. Unter den Tapeten selbst sind aus dünnerem porösen Papier verfertigte durchlässiger für Luft als solche, welche aus dichten Stoffen bestehen. Das Nähere über diese Eigenschaft der Papiertapeten ist im Aufsatze von UFFELMANN, Bauhygiene, II, pag. 80 der Real-Encyclopädie geschildert.

In hervorragender Weise haben die Farben der Tapeten seit längerer Zeit das Interesse der Vertreter der öffentlichen Gesundheitspflege erregt. Es sind viele Vergiftungsfälle veröffentlicht worden, bei welchen schwere Störungen der Gesundheit oder sogar der Tod eintrat, ohne dass immer leicht nachgewiesen werden konnte, welches der Grund für die Erkrankungen war. Erst das Aufhören der betreffenden Schädlichkeit, das Verlassen der Wohnräume oder die Entfernung der fraglichen Tapeten brachte in manchen Fällen von chronischen Störungen des Allgemeinbefindens Besserung, nachdem auch der chemische Nachweis erbracht war, dass eine solche Tapete Gifte enthielt, welche bereits in sehr kleinen Gaben die Gesundheit erheblich schädigen können, wenn eine längere Einwirkung eines solchen Giftes stattfindet.

Besonders hervorgehoben zu werden verdient ein von FREER veröffentlichter Fall von einer Erkrankung von sechs Kindern im Alter von 9 bis 18 Jahren in einer Familie, welche kurz hintereinander Zeichen von Erbrechen, Leibschmerzen, belegter Zunge, Gelbsucht darboten. Nach etwa 14 Tagen stellte sich Genesung ein. Man fand im Ess- und Spielzimmer ziemlich grosse Mengen von Arsen in den weissen Figuren einer Tapete, nach deren Entfernung die Erkrankungen aufhörten und nicht wiederkehrten.

In erster Linie richtete sich die Aufmerksamkeit auf die grünen Farben, welche noch vor etwa 20 Jahren auf Tapeten sehr in Mode waren, dann aber durch die Veröffentlichung von infolge solcher Tapeten eingetretenen Vergiftungen wieder sehr verlassen wurden. Auch heute sind sie nicht mehr sehr häufig in Gebrauch, obwohl die Gefahr der Vergiftung durch solche Tapeten einerseits durch die Benutzung der Anilinfarben, andererseits durch gesetzliche Bestimmungen sehr verringert ist. Man verwendete bekanntlich in früheren Jahren zur Grünfärbung vieler Gebrauchsgegenstände, auch von Tapeten, Schweinfurtergrün, welches durch seinen bedeutenden Gehalt an Arsen für die menschliche Gesundheit in hohem Maase gefährlich ist. Es wurden zwar in ziemlich früher Zeit in Preussen Bestimmungen gegen die Benutzung der arsenhaltigen Farben erlassen, aber es erfolgten dennoch zahlreiche Uebertretungen der betreffenden Vorschriften. Bereits 1846 hatte die wissenschaftliche Deputation für das Medicinalwesen in einem Bericht auf die Wichtigkeit des Verbotes von grünen arsenikhaltigen Farben in Stoffen und Papieren aufmerksam gemacht. Zu nennen ist eine am 3. Januar 1848 erlassene ministerielle Rundverfügung in Preussen, welche die Anwendung der mittels Arsenik hergestellten Kupferfarben zum Färben von Papier und Anstreichen von Tapeten verbot. Ein späterer Erlass vom 8. Mai 1850 dehnte dieses Verbot noch weiter aus. Neben anderen Verordnungen ist dann noch ein Gutachten der wissenschaftlichen Deputation für das Medicinalwesen vom 2. Juli 1856 zu nennen, in welchem in scharfer Weise die Schädlichkeit der Arsenikfarben in den verschiedensten Anwendungsarten in sanitätspolizeilicher Hinsicht betont wurde. Schon damals wurde vorgeschlagen, die Anfertigung aller arsenikhaltigen grünen Farben überhaupt oder wenigstens den Verkauf zu verbieten, beziehungsweise zu controlliren, und auch ferner für alle Zollvereinsstaaten ein ähnliches Verbot zu erlassen.

Von neueren Gesetzen, welche sich auf den Verkehr mit Tapeten beziehen, ist zunächst das vom 14. Mai 1879 zu nennen, dessen § 1 lautet:

Der Verkehr mit Nahrungs- und Genussmitteln, sowie mit Spielwaaren, Tapeten, Farben, Ess-, Trink- und Kochgeschirr und mit Petroleum unterliegt der Beaufsichtigung nach Maassgabe dieses Gesetzes.

§ 5. Für das Reich können durch kaiserliche Verordnung mit Zustimmung des Bundesrathes zum Schutze der Gesundheit Vorschriften erlassen werden, welche verbieten

4. die Verwendung bestimmter Stoffe und Farben zur Herstellung von Bekleidungsgegenständen, Spielwaaren, Tapeten, Ess-, Trink- und Kochgeschirr, sowie das gewerbsmässige Verkaufen und Feilhalten von Gegenständen, welche diesem Verbote zuwider hergestellt sind.

Mit dem 1. Mai 1888 trat dann das Gesetz vom 5. Juli 1887 betreffend die Verwendung gesundheitsschädlicher Farben bei der Herstellung von

Nahrungsmitteln, Genussmitteln und Gebrauchsgegenständen in Kraft, dessen §. 7 lautet:

Zur Herstellung von zum Verkauf bestimmten Tapeten, Möbelstoffen, Teppichen, Stoffen zu Vorhängen oder Bekleidungsgegenständen, Masken, Kerzen, sowie künstlichen Blättern, Blumen und Früchten dürfen Farben, welche Arsen enthalten, nicht verwendet werden,

und § 10 heisst:

Auf die Verwendung von Farben, welche Arsen nicht als constituirenden Bestandtheil, sondern nur als Verunreinigung, und zwar höchstens in einer Menge enthalten, welche sich bei der in der Technik gebräuchlichen Darstellung nicht vermeiden lässt, finden diese Bestimmungen nicht Anwendung.

In einer 1889 unter DRAGENDORFF's Leitung in Dorpat erschienenen Dissertation erklärte nun JORBAN, dass diese Fassung als eine ungenaue bezeichnet werden müsse, weil, wenn auch die als zulässig erachteten Arsenmengen sehr gering seien, doch eine Grenze häufig schwer zu finden sei, weil die Ansichten der Autoren über das zulässige Höchstmass von Arsen in einem Tapetenstück sehr verschieden seien. Es sei nicht möglich, Tapeten herzustellen, welche absolut arsenfrei sind, da es gelingt, mit einzelnen Reactionen schon $^1/_{1000}$ Mgrm. arseniger Säure nachzuweisen. Zum Färben der Tapeten werden jetzt in grossem Umfange Anilinfarben benutzt, jedoch ist zu erwägen, dass auch dann in den Tapeten ein Gehalt an Arsenik vorkommen kann, wenn die zur Erzeugung der Anilinfarben dienende arsenikhaltige Mutterlauge, welche noch reich an Farbstoff ist, zur Färbung benutzt wird (s. meinen Artikel **Farben, Färbereien** in Bd. VII der Real-Encyclopädie). Es kommt daher darauf an, festzustellen, welche Menge Arsen in einer Tapete enthalten sein darf, ohne der Gesundheit schädlich zu sein. Und auch dies bedarf noch einer weiteren Einschränkung dahin, dass in einem Stück von bestimmter Grösse eine festgesetzte Menge des Arsens nicht überschritten werden darf. Ferner meint JORBAN, dass der Ausdruck »in der Technik gebräuchliche Darstellung« nicht genau genug sei.

In welcher Weise die Untersuchung der Tapeten etc. auf Arsen zu erfolgen habe, bestimmt die Bekanntmachung vom 10. April 1888:

Auf Grund der Vorschriften im § 1, Absatz 3 und § 7, Absatz 2 des Gesetzes, betreffend die Verwendung gesundheitsschädlicher Farben bei der Herstellung von Nahrungsmitteln, Genussmitteln und Gebrauchsgegenständen, vom 5. Juli 1887 (R. G. Bl. pag. 277), bestimme ich, dass bei der Feststellung des Vorhandenseins von Arsen und Zinn in den zur Herstellung von Nahrungs- und Genussmitteln verwendeten Farben und bei der Ermittlung des Arsengehaltes der unter Benutzung arsenhaltiger Beizen hergestellten Gespinnste und Gewebe nach Massgabe der beiliegenden Anlage zu verfahren ist.

B. Verfahren zur Feststellung des Arsengehalts in Gespinnsten oder Geweben (§. 7 des Gesetzes).

13.* Man zieht 30 Grm. des zu untersuchenden Gespinnstes oder Gewebes, nachdem man dasselbe zerschnitten hat, drei bis vier Stunden lang mit destillirtem Wasser bei 70 oder 80° C. aus, filtrirt die Flüssigkeit, wäscht den Rückstand aus, dampft Filtrat und Waschwasser bis auf etwa 25 Ccm. ein, lässt erkalten, fügt 5 Ccm. reine concentrirte Schwefelsäure hinzu und prüft die Flüssigkeit im Marsh'schen Apparat unter Anwendung arsenfreien Zinks auf Arsen.

Wird ein Arsenspiegel erhalten, so war Arsen in wasserlöslicher Form in dem Gespinnste oder Gewebe vorhanden.

14. Ist der Versuch unter Nr. 13 negativ ausgefallen, so sind weitere 10 Grm. des Stoffes anzuwenden und dem Flächeninhalte nach zu bestimmen. Bei Gespinnsten ist der Flächeninhalt durch Vergleichung mit einem Gewebe zu ermitteln, welches aus einem gleichartigen Gespinnste derselben Fadenstärke hergestellt ist.

15. Wenn die nach Nr. 13 u. 14 erforderlichen Mengen des Gespinnstes oder Gewebes nicht verfügbar gemacht werden können, dürfen die Untersuchungen an geringeren Mengen,

* Es bleibt dem Untersuchenden unbenommen, vorweg mit dem Marsh'schen Apparate an einer genügend grossen Probe festzustellen, ob überhaupt Arsen in dem Gespinnste oder Gewebe vorhanden ist. Bei negativem Ausfalle eines solchen Versuchs bedarf es nicht der weiteren Prüfungen nach Nr. 13 etc., 16 etc.

sowie im Fall Nr. 14 auch an einem Theile des nach Nr. 13 untersuchten, mit Wasser ausgezogenen, wieder getrockneten Stoffes vorgenommen werden.

16. Das Gespinnst oder Gewebe ist in kleine Stücke zu zerschneiden, welche in eine tubulirte Retorte aus Kaliglas von etwa 400 Ccm. Inhalt zu bringen und mit 100 Ccm. reiner Salzsäure von 1,19 specifischem Gewicht zu übergiessen sind. Der Hals der Retorte sei ausgezogen und in stumpfem Winkel gebogen. Man stellt dieselben so, dass der an den Bauch stossende Theil des Halses schief aufwärts, der andere Theil etwas schräg abwärts gerichtet ist. Letzteren schiebt man in die Kühlröhre eines Liebig'schen Kühlapparates und schliesst die Berührungsstelle mit einem Stück Kautschukschlauch. Die Kühlröhre führt man luftdicht in eine tubulirte Vorlage von etwa 500 Ccm. Inhalt. Die Vorlage wird mit etwa 200 Ccm. Wasser beschickt, und, um sie abzukühlen, in eine mit kaltem Wasser gefüllte Schale eingetaucht. Den Tubus der Vorlage verbindet man in geeigneter Weise mit einer mit Wasser beschickten Peligot'schen Röhre.

17. Nach Ablauf von etwa einer Stunde bringt man 5 Ccm. einer aus Krystallen bereiteten kaltgesättigten Lösung von arsenfreiem Eisenchlorür in die Retorte und erhitzt deren Inhalt. Nachdem der überschüssige Chlorwasserstoff entwichen, steigert man die Temperatur, so dass die Flüssigkeit ins Kochen kommt und destillirt, bis der Inhalt stärker zu steigen beginnt. Man lässt jetzt erkalten, bringt nochmals 50 Ccm. der Salzsäure von 1,19 specifischem Gewicht in die Retorte und destillirt in gleicher Weise ab.

18. Die durch organische Substanzen braun gefärbte Flüssigkeit in der Vorlage vereinigt man mit dem Inhalt der Peligot'schen Röhre, verdünnt mit destillirtem Wasser, etwa auf 600—700 Ccm. und leitet, anfangs unter Erwärmen, dann in der Kälte, reines Schwefelwasserstoffgas ein.

19. Nach 12 Stunden filtrirt man den braunen, zum Theil oder ganz aus organischen Substanzen bestehenden Niederschlag auf einem Asbestfilter ab, welches man durch entsprechendes Einlegen von Asbest in einen Trichter, dessen Röhre mit einem Glashahn versehen ist, hergestellt hat. Nach kurzem Auswaschen des Niederschlages schliesst man den Hahn und behandelt den Niederschlag in dem Trichter unter Bedecken mit einer Glasplatte oder einem Uhrglas mit wenigen Cubikcentimetern Bromsalzsäure, welche durch Auflösen von Brom in Salzsäure von 1,19 specifischem Gewicht hergestellt worden ist. Nach etwa halbstündiger Einwirkung lässt man die Lösung durch Oeffnen des Hahns in den Fällungskolben abfliessen, an dessen Wänden häufig noch geringe Antheile des Schwefelwasserstoffniederschlags haften. Den Rückstand auf dem Asbestfilter wäscht man mit Salzsäure von 1,19 specifischem Gewicht aus.

20. In dem Kolben versetzt man die Flüssigkeit wieder mit überschüssigem Eisenchlorür und bringt den Kolbeninhalt unter Nachspülen mit Salzsäure von 1,19 specifischem Gewicht in eine entsprechend kleinere Retorte eines zweiten, im übrigen dem in Nr. 16 beschriebenen gleichen Destillirapparats, destillirt, wie in Nr. 17 angegeben, ziemlich weit ab, lässt erkalten, bringt nochmals 50 Ccm. Salzsäure von 1,19 specifischem Gewicht in die Retorte und destillirt wieder ab.

21. Das Destillat ist jetzt in der Regel wasserhell. Man verdünnt es mit destillirtem Wasser auf etwa 700 Ccm., leitet Schwefelwasserstoff, wie in Nr. 18 angegeben, ein, filtrirt nach 12 Stunden das etwa niedergefallene dreifache Schwefelarsen auf einem, nach einander mit verdünnter Salzsäure, Wasser und Alkohol ausgewaschenen, bei 110° C. getrockneten und gewogenen Filterchen ab, wäscht den Rückstand auf dem Filter erst mit Wasser, dann mit absolutem Alkohol, mit erwärmtem Schwefelkohlenstoff und schliesslich wieder mit absolutem Alkohol aus, trocknet bei 110° C. und wägt.

22. Man berechnet aus dem erhaltenen dreifachen Schwefelarsen die Menge des Arsens und ermittelt, unter Berücksichtigung des nach Nr. 14 festgestellten Flächeninhalts der Probe die auf 100 Qcm. des Gespinnstes oder Gewebes entfallende Arsenmenge.

Neben diesem Verfahren verdient das von Dragendorff angeführt zu werden, welches gleichfalls sehr genaue Ergebnisse liefert.

Dragendorff empfiehlt 100 Qcm. Tapete, respective 200 Qcm. Zeug oder Auszüge, welche diesen Mengen entsprechen, in Arbeit zu nehmen. Sollten in 100, respective 200 Qcm. nicht sämmtliche Farben, die im Muster vertreten sind, enthalten sein, so sollen grössere Stücke abgemessen werden, von welch letzterem dann eine 100, respective 200 Qcm. entsprechende Menge zur Untersuchung verwandt werden soll. Die Auszüge, mit denen weiter experimentirt werden soll, bereitet man durch Erhitzen des fein zerschnittenen Objects mit rauchender Salpetersäure von 1,4 specifischem Gewicht in einer Porzellanschale, indem man im Wasserbade die Säure völlig verdunsten lässt (auf 100 Qcm. Tapete oder 200 Qcm. Zeug 50 Cm.), dann durch Behandlung des Rückstandes mit verdünnter reiner Schwefelsäure (1 Gewichtstheil Säure auf 8 Theile Wasser) in der Wärme, wobei man in einer Kochflasche 2 Stunden lang bei 100° digerirt und auf 100 Qcm. Tapete oder 200 Qcm. Zeug 50 Ccm. der Säuremischung verwendet. Sodann filtrirt man durch ein 10 Cm. im Durchmesser haltendes, zuvor nicht befeuchtetes Filter, auf dem man zuletzt den Rückstand mit einem Glasstabe gut auspresst, aber nicht nachwäscht. Der so erhaltene Auszug, entsprechend 100 Qcm. Tapete oder 200 Qcm. Zeug, wird auf einmal in einen mit 10 Grm. reinem Zink und 50 Ccm. verdünnter Schwefelsäure beschickten Marsh'schen Apparat von 300 Ccm. Capacität durch das Trichterrohr erst dann gegossen, wenn aus dem Apparat bereits alle atmosphärische Luft deplacirt worden ist. Die Austrocknung der Gase wird durch eine zur Hälfte mit Kaliumhydrat, zur Hälfte mit Chlorcalcium gefüllte Trockenröhre bewerkstelligt. Das Beschlagrohr wird gleich, nachdem der Auszug in den Marsh'schen Apparat gegossen und dessen Inhalt umgeschüttelt worden ist, vor der Einschaltung mit einem Bunsenbrenner oder einer gleich starken Wärmequelle erhitzt, und zwar genau 10 Minuten lang nach Eintragen des filtrirten Zeug-, respective Tapetenauszugs. Als Beschlagrohr dient eine aus arsen- und bleifreiem, möglichst schwerschmelzbarem Glase hergestellte Röhre von 5—7 Mm. im Lichten und 1½ Mm. Wandstärke, die an der Stelle, an der man den Arsenspiegel erwartet, auf 1½—2 Mm. äusseren Durchmesser auszuziehen ist. Das Object proponirt Dragendorff nach Ausfall des Versuchs zu qualificiren als

stark arsenhaltig, wenn schon nach drei Minuten langem Durchleiten in der Röhre ein gegen eine Kerzenflamme völlig undurchsichtiger Anflug von Arsen entstanden ist,

arsenhaltig, wenn innerhalb 10 Minuten ein solcher Anflug sich gebildet hat,

hinsichtlich des Arsengehalts unschädlich, wenn nach 10 Minuten kein deutlich erkennbarer oder doch nur ein leise angedeuteter Arsenspiegel entstanden ist.

Das von Grenstted zum Nachweis von Arsenik in Papier empfohlene Verfahren besteht im Verbrennen des Papiers in einer Gasflamme. Dieselbe bekommt bei arsenhaltigem Papier graue Farbe; ferner entwickelt sich ein eigenthümlicher Geruch nach arseniger Säure. Kupfergehalt des Papiers giebt der Flamme ein bronzerothes Aussehen.

Gesetzliche Bestimmungen über das Vorhandensein von Arsen in Tapeten sind auch noch in Schweden vorhanden. Es bedürfte eines Gesetzes, durch welches die zulässige Menge von Arsen in einer gewissen Einheit einer Tapete festgesetzt würde. Dabei ist es, wie Jordan bemerkt, für die Farbentapeten gleichgiltig, wie sich bei ihnen die Fixation und Löslichkeit in Wasser verhält, da ja auch bei einer Tapete zu beachten ist, dass dieselbe an eine feuchte Wand kommen kann, wodurch dann zur Entstehung von Arsenwasserstoff Veranlassung gegeben ist. Ferner kann durch die Thätigkeit der Schimmelpilze Arsenwasserstoff auch aus in Wasser unlöslichen Arsenverbindungen entstehen.

Die Wirkung der grünen Tapeten auf den Organismus wurde früher so erklärt, dass in feuchten Räumen von dem in den Tapeten enthaltenen Arsenik sich »Arsenikwasserstoffgas« bildete, dessen Einathmung schwere Erscheinungen herbeiführte. Besonders waren es die Schlafzimmer, Kellerwohnungen und Wohnräume der ärmeren Classe, in welchen diese Vergiftungen vorkamen, indem dort, wie man annahm, die vermehrte Feuchtigkeit, die durch das Athmen der Lungen erzeugte Kohlensäure und die ammoniakalischen Ausdünstungen der Haut zur Erzeugung jenes schädlichen Gases viel mehr beitrugen als in trockenen, weniger bewohnten Räumen. Kleist, welcher 1854 Betrachtungen über diesen Gegenstand veröffentlichte, sagt: »Der sonst gesunde Mensch athmet hier die schädliche Gasart ein, sie findet in den Lungen ihre Zersetzung, und so wird dem Organismus der Arsenik, wenn auch nur in kleinen Spuren, ununterbrochen, und so lange, wie er in einem solchen Zimmer athmet, zugeführt.« Kleist verlangte schon damals, dass im Gesetze Bestimmungen aufgenommen würden, durch welche auch diejenigen bestraft würden, welche geeignet seien, in gleicher Weise Gesundheitsstörungen hervorzurufen, als wenn dies sonst durch Versehen oder unglücklichen Zufall geschehen sei, was ja auch bestraft würde.

Ueber die Art der Einwirkung des in den Tapeten enthaltenen Arsens auf den menschlichen Organismus bestehen jetzt verschiedene Ansichten. Layet meint, dass das Arsen sowohl in gasförmigem Zustande (vielleicht als Arsenwasserstoff, welcher sich auf feuchten Wänden infolge der Zersetzung des Kleisters bilden kann) wie auch durch Zerstäuben seine Wirkung auf den Organismus entfaltet. In neuerer Zeit vertritt Emmerling, gestützt auf eigene Versuche, die Meinung, dass die betreffenden Vergiftungserscheinungen jedenfalls auf Zerstäubung zurückzuführen seien. Er konnte keine Pilze, Hefearten oder Bakterien entdecken, welche aus arseniger Säure oder aus Schweinfurtergrün, das mit Stärkekleister vermischt auf Papier aufgestrichen wurde, Arsenwasserstoff erzeugten. Wichtig sind aber doch wohl die an feuchten Wänden sich gern aufhaltenden Pilze, welche den sogenannten »Hausschwamm« darstellen. Vor allen Dingen ist der Geruch hervorzuheben, welcher in tapezirten Räumen mit Schwamm viel stärker zu sein pflegt als in Räumen, welche feucht, aber nicht tapezirt sind. Allerdings hat GOTTSCHLICH darauf hingewiesen, dass der Hausschwamm für den Menschen harmlos ist. Er suchte dies durch Versuche an Thieren zu beweisen und auch dadurch, dass das Verzehren eines haselnussgrossen Stückes Hausschwamm ohne jede üble Folgen für ihn blieb. Letzteren Versuch hatte auch bereits HARTIG mit gleichem Ergebniss unternommen.

Die Erscheinungen der Vergiftung mit Arsen zeigen sich einerseits in nervösen Störungen, Kopfschmerzen, Aufregung, Schlaflosigkeit, Abgeschlagenheit mit gastrischen Erscheinungen, fahler Gesichtsfarbe, oder es herrschen mehr äussere Zeichen vor, Hauterkrankungen, hartnäckige Bindehautentzündungen, Entzündungen des Zahnfleisches und Rachens. Gesellen sich hiezu später schwerere nervöse Erscheinungen, so gehen Verdauungsstörungen vorher. Die ersteren Symptome ist LAYET geneigt mehr auf Aufnahme des Arsen in gasförmigem Zustande, die anderen auf Einwirkung des verstäubten Giftes zurückzubeziehen, eine Annahme, deren Berechtigung sich nicht von der Hand weisen lässt.

Es muss noch hervorgehoben werden, dass nicht allein das Grün wegen seines möglichen Arsengehaltes eine bedenkliche Farbe ist, sondern dass auch in früheren Zeiten das Cochenilleroth — eine Verbindung von arsenigsaurer Thonerde mit dem Pigment des Fernambukholzes — gefährlich war. Auch später hatte man in einer Reihe von Farben, welche für die Herstellung von Tapeten in Frage kommen, Beimengungen von arsenigsauren Alkalien, so im Kobaltblau (arsenigsaurer Kobalt), in den gelb- und rothbraunen Farben der Ledernachahmungen, ferner in Rosa, Blassgrün und im Magentaroth gefunden. Diese alle erlangen durch genannte Beimengung ganz ausgezeichnete Tönungen. Man richte daher nicht allein auf grüne Tapeten das Augenmerk, wenn ein Verdacht auf eine Vergiftung vorliegt, sondern beachte auch die eben genannten Farben, welche gleichfalls Arsenik enthalten können.

Auch das Vorhandensein eines anderen Stoffes in Tapeten muss nach neueren Untersuchungen Bedenken erregen, wenngleich nach dem deutschen Reichsgesetz seine Anwendung für alle Gegenstände, welche nicht Nahrungsmittel sind oder zum Einpacken und Aufbewahren von diesen dienen, gestattet ist, nämlich des Bleichromat. Allerdings muss bei Spielsachen die Farbe als Oel- oder Lackfarbe oder mit Lack- oder mit Firnissüberzug verwendet werden. Hingegen fehlt für Textilstoffe, Tapeten, Farbendruck u. s. w. jede Einschränkung. LEHMANN fand bei Versuchen, dass einmalige Einverleibung selbst grösserer Mengen von Bleichromat unschädlich sei; 0,1 Grm. ist beim Erwachsenen ganz wirkungslos. Jedoch verursacht der Stoff wie alle schwerlöslichen Bleipräparate chronische Bleivergiftung, ohne dass die Chromwirkung dabei hervortritt. Da die Substanz sehr verbreitet ist, so ist sie sehr zu beachten, da wiederholt beobachtet ist, dass damit beschäftigte Arbeiter schwer erkrankten. Nicht nur dem Färber und Drucker droht Gefahr, sondern auch dem Tapezierer und dem Bewohner von Zimmern, welche so gefärbte Tapeten enthalten. Das Blei ist bekanntlich das tückischeste Metallgift, das Chromblei verhält sich nicht anders als andere Bleisalze. Es muss überall da bekämpft werden, wo die Gefahr vorliegt, dass es durch ungenügende Fixirung auf der Unterlage in den menschlichen Körper gelangt. Besonders sind nach LEHMANN gegen seine Anwendung zur Färbung von Tapeten u. s. w. schwere Bedenken zu erheben.

Hervorragende Bedeutung kann der Gehalt der Tapeten an Arsen in gerichtlicher Beziehung erlangen. Der OTTO'sche Giftmordprocess, welcher sich vor 10 Jahren in Jena abspielte, ist ein deutliches Beispiel für die Wichtigkeit eines solchen Nachweises. Es waren damals in einer Familie, welche in den Jahren von 1875—1889 elf Kinder gehabt, vom November 1882—1889 sechs Kinder verstorben. Die beiden ersten starben 1882 in einem Zeitraum von sechs Tagen. Dann starben nach einer Pause von 6 Jahren von Januar 1888 bis April 1889 vier Kinder. Drei der zuletzt gestorbenen und eines jener ersten Kinder waren unter vollkommen gleichen Erscheinungen zu Grunde gegangen, ferner zeigten sie einen ganz ähnlichen Leichenbefund — Gelbsucht, Verfettung der Leber, des Herzens und der Nieren. — Ausserdem hatte das eine gestorbene Kind bereits früher Zeichen einer Vergiftung dargeboten, und ein siebentes, welches gleichzeitig mit diesem erkrankt war, hatte die gleichen Erscheinungen gehabt. Es wurde nun gegen die Eltern die Anklage erhoben, gemeinschaftlich jenes Kind, welches bereits einmal vorher erkrankt gewesen und dann verstorben war, durch Beibringung von Phosphor getödtet und die Tödtung des zuletzt erwähnten erkrankten versucht zu haben. Bereits 1882 war eine Untersuchung der Leichentheile auf Arsenik angeregt worden. Dass ein Zimmer vor 6 Jahren mit arsenhaltigen Tapeten versehen gewesen, und dass dies damals auch nachgewiesen worden war, hatten die Betheiligten vollkommen vergessen. Während nun auf der einen sachverständigen Seite festgehalten wurde, dass sehr wahrscheinlich eine Phosphorvergiftung vorläge, wurde dieses von der anderen ebenso lebhaft bestritten. Ganz besonders heftig gestaltete sich der Streit der Meinungen zwischen ROSSBACH und SEIDEL, welcher in ziemlich umfangreichen Druckwerken seinen Ausdruck fand. Selbstverständlich konnte die Anklage auf Giftmord unter diesen Umständen nicht aufrecht gehalten werden, und der Staatsanwalt selbst beantragte die Haftentlassung der Angeklagten.

Die **ultramarinhaltigen Tapeten** können gleichfalls eine Quelle von für den Organismus schädlichen Gasen bilden. Einzelne Ultramarinarten geben schon gegen schwach saure Salze Schwefelwasserstoff ab und werden auch durch Alaun zersetzt. Da Alaun bisweilen dem Kleister zugefügt wird (gegen Ungeziefer), so kann, wenn die Tapeten mit Ultramarinfarben gefärbt sind, Schwefelwasserstoff entwickelt werden. Es wird sich dies leicht durch den Geruch kund thun, so dass dagegen bald Abhilfe geschaffen werden kann, ohne dass erst erhebliche Gesundheitsstörungen eintreten.

Es war bereits mehrfach von dem **Verbindungsmittel** der Tapeten mit ihrer Unterlage, dem Kleister, die Rede, denn auch dieser kann nach verschiedener Richtung von Einfluss auf die menschliche Gesundheit sein. Einen Beweis hierfür liefert die Berliner Polizeiverordnung, welche 1895 und im gleichen Wortlaut 1896 veröffentlicht wurde. Dieselbe weist mit Recht auf die Gefahren hin, welche die Benutzung von Kleister zum Ankleben von Tapeten bietet, wenn dieser zur Vertreibung von Ungeziefer mit Schweinfurtergrün vermischt ist:

Obwohl es den Fortschritten der Chemie gelungen ist, arsenik- und andere gifthaltige Farben durch giftfreie unschädliche Farben zu ersetzen, gelangen insbesondere arsenhaltige Farben noch immer häufig zur Verwendung, so zur Herstellung grüner Tapeten, zum Bemalen der Zimmerwände, geringwerthiger Fenstervorhänge, Färben von Kleiderstoffen, künstlichen Blättern und Blumen u. dergl. m.

Früher schon ist besonders darauf hingewiesen worden, dass Tapezierer zur Beseitigung des Hausungeziefers dem Tapetenkleister Schweinfurtergrün (Schwabenpulver) hinzufügen, wodurch die Gesundheit der Bewohner solcher Zimmer ebenso gefährdet wird wie die Gesundheit derjenigen, welche in Zimmern mit arsenikfarbenen Wänden wohnen oder die obenbezeichneten Gebrauchsgegenstände benutzen.

Das Publicum wird wiederholt auf die Gefahren aufmerksam gemacht, welche der Gesundheit und dem Leben durch die Verwendung gift-, besonders arsenhaltiger Farben drohen, und vor der Benutzung solcher Gegenstände, beziehungsweise dem Bewohnen von Räumen, deren Wände mit arsenhaltigen Farben bemalt sind, ernstlich gewarnt. Die Gewerbetreibenden, welche derartige Farben zu vorgedachten Zwecken verwenden oder in den Verkehr bringen, werden auf die Bestimmungen der §§ 324 und 326 des Strafgesetzbuches hingewiesen.

Wenn bisher die Bekleidung der Wände in Räumen für Einzelpersonen besprochen wurde, so ist natürlich die hohe Bedeutung derselben in Räumen, wo grössere Ansammlungen von Menschen stattfinden, noch besonders hervorzuheben, d. h. in Krankenanstalten, Kasernen, Schulen, Fabriken. Man hat jetzt wohl den als richtig anzuerkennenden Standpunkt vertreten, an allen diesen und ähnlichen Orten eine Bedeckung der Wände mit Tapeten zu unterlassen und dafür eine solche mit Farbenanstrich zu wählen. Oel- und Emaillefarben, mit welchen vorzüglich in Krankenhäusern die zum Aufenthalt der Kranken dienenden Zimmer, ferner auch die Operationssäle gestrichen werden, verringern etwas die Durchlässigkeit der Wände, sind aber, da sie gut abwaschbar sind, immerhin als ausgezeichnet anzusehen. Jedoch auch die einfachen Kalktünchungen der Wände sind nicht ohne Bedeutung. Wie Claudot und Follenfant nachgewiesen, desinficirt die Kalktünchung, vorausgesetzt dass die der Kalkmilch zugesetzten Stoffe, z. B. der Leim, vorher sterilisirt sind. Der Kalkanstrich bewahrt seine Wirksamkeit wegen der allmählichen Entwicklung von Kalkhydrat monatelang. Es ist von hoher Wichtigkeit, gerade in Räumen, deren Wände leicht der Verunreinigung ausgesetzt sind, also unter den eben erwähnten Verhältnissen besonders in Krankenanstalten, die Wände so herzustellen, dass dieselben schnell und sicher gereinigt werden können, um Ansteckungskeime an denselben ganz zu vernichten. Man kann auch daran denken, in kleineren Räumen zur Wandbekleidung Linoleum zu verwenden, welches ohne jeden Nachtheil abgewaschen und desinficirt werden kann. So würde ich dieses Material — eventuell auch mit Oelanstrich, um alle Fugen zu bedecken — auch zur Tapezierung der Wände in Krankentransportwagen für sehr geeignet halten, da Holz mit Oelfarbenanstrich versehen sich anscheinend zwar gut für solche Zwecke eignet, aber schon nach kurzer Zeit Risse bekommt, so dass dann von einer tadellosen Desinfection nicht mehr die Rede sein kann.

Da in Krankenhäusern jetzt nicht mehr nur die Desinfectionsfähigkeit der Wände, Möbel und anderer, in einem Krankenzimmer vorhandenen Geräthschaften in Betracht kommt, hat man seit mehreren Jahren versucht, die Wände nicht mehr mit einfachem Farbenanstrich zu versehen, welcher dem Kranken nur zu leicht den Eindruck des Krankenhauses in's Gedächtniss ruft, sondern auch hier Tapeten angewendet, welche dem Kranken einen mehr wohnlichen und traulichen Eindruck gewähren. Auch solche anscheinend unwichtigen Dinge gehören mit zur Krankenpflege und sind daher auch für den Arzt von Bedeutung, da er ja sich aller Hilfsmittel zu bedienen hat, um einen Kranken möglichst schnell wieder herzustellen. Hierzu sind aber auch angenehme Gemüthseindrücke ein unbedingtes Erforderniss. Der eintönige und traurige Eindruck, welchen mit Oelfarbe gestrichene oder getünchte Wände auf den Kranken hervorrufen, ist in vielen Fällen nicht gerade als förderlich für seine Wiederherstellung anzusehen.

Es war daher wohl als ein Fortschritt der Technik anzusehen, als abwaschbare Tapeten hergestellt wurden, welche jede Desinfection ertragen können. Der Gedanke hierzu kam zuerst in England auf. Forster in Amsterdam hat wohl als einer der ersten solche Tapeten beschrieben. Das Papier wurde in Oeldruck mittels Kupferplatten hergestellt, war glatt, gleichmässig und haltbar. Das Papier konnte ohne Beschädigung der Farbe und des Musters abgewaschen werden und ist vollkommen staubdicht. Diese Undurchlässigkeit der Tapeten wies Forster durch Versuche nach. Es ist also hier keine Gefahr vorhanden, dass Infectionserreger durch die Tapeten hindurch hinter die Wandbekleidung gelangen und bei Gelegenheit wieder an die Oberfläche gelangen. Es hat dies für Amsterdam noch besondere Bedeutung, als hier die Tapeten nicht direct an die Mauer, sondern auf einen mit Leinwand bespannten Lattenrahmen geklebt werden, wodurch hinter diesem ein freier Raum bleibt, welcher zur Ansammlung von Ungeziefer und Staub Anlass geben kann. Andere Verfahren, um Tapeten herzurichten, dass sie ohne Schaden gewaschen werden können, bestehen darin, dass man eine Lösung von 2 Theilen Borax und 2 Theilen Stangenlack, Schellack etc., in 24 Theilen heissem Wasser gelöst, durch ein feines Tuch seiht und mehreremale die Tapeten damit überzieht. Nach dem Trocknen werden sie mit einer weichen Bürste glänzend gerieben. Auch in Deutschland sind »Deutsche Gesundheitstapeten« hergestellt worden, welche mit Wasser und Seife gewaschen und mit Carbol und Sublimat desinficirt werden können. Das Papier der Tapete ist mit Oel imprägnirt, hat eine vollkommen glatte und feste Oberfläche. Aufgeklebt hat die Tapete keinen Geruch, während sie vorher ähnlich wie Linoleum riecht.

Die Frage der Desinfection der Tapeten hängt innig zusammen mit der Frage der Zimmer- und Wohnungsdesinfection selbst. Ueber diesen Gegenstand ist schon eine ganze Literatur erschienen. Die vom Berliner Polizeipräsidium vortrefflich ausgearbeitete Anweisung zur Desinfection (bei Cholera), welche in genauester Weise alle nothwendigen Fingerzeige giebt, bestimmt unter:

II. Anwendung der Desinfectionsmittel.

6. Die Wäsche der Krankenräume, sowie Holztheile werden mit Kalkmilch getüncht oder mit einer desinficirenden Flüssigkeit abgewaschen.

Tapeten werden mit Brot abgerieben; die verwendeten Brotkrumen sind zu verbrennen.

Bemerkenswerth ist nach dieser Richtung eine Verordnung des Badischen Ministeriums des Innern an die grossherzoglichen Bezirksämter vom 10. März 1899, die Verhütung der Verbreitung der Tuberkulose betreffend. In derselben werden die einzelnen Arten der Desinfection für die verschiedenen Arten der Wandflächen nach dem Standpunkt der Wissenschaft dargelegt. Die Anweisung über das Desinfectionsverfahren nach Todesfällen bei Tuberkulose lautet:

2. Die Desinfection der tapezirten Wände und Decken erfolgt durch Abreiben derselben mit Brot, nachdem der Boden des Zimmers mit 5%iger Carbolsäurelösung stark angefeuchtet ist; sämmtliche während des Abreibens auf den Boden gefallenen Brotkrumen sind sorgfältig mit den anderen zum Abreiben verwendeten Brottheilen zu sammeln und sofort zu verbrennen.

Getünchte Wände und Decken werden am zweckmässigsten mit frischem Kalkanstrich versehen.

Von Wandflächen, welche mit Auswurfstoffen der Kranken besudelt sind, müssen Tapeten, beziehungsweise Kalkanstrich mit 5%iger Carbolsäurelösung stark angefeuchtet und durch Abkratzen in entsprechender Ausdehnung entfernt werden; mit Oelfarbe gestrichene Wände sind mit 5%iger Carbolsäurelösung sorgfältig abzuwaschen.

Stark verunreinigte Fussböden sind zuerst mit heisser Seifenlösung aufzuwaschen und dann mit 5%iger Carbollösung nachzuwaschen.

Parketböden sind mit weichen, in 5%iger Carbolsäurelösung getränkten Lappen abzureiben und sofort abzutrocknen.

Holzbekleidungen der Wände, Thüren, Fenster u. dergl. werden mit 5%iger Carbolsäurelösung abgewaschen und sofort getrocknet.

Die Desinfection von Räumen durch Räucherungen ist bekanntlich eine sehr alte und wird schon in den ältesten Zeiten erwähnt. Später, zur Zeit der grossen Pestepidemien wurden dann auch die Räucherungen mit Schwefel angewendet und auch für die Kleiderdesinfection wurden sie gebraucht. Ein hierfür abgebildeter Apparat, welcher im Jahre 1684 von GASTALDI beschrieben wird, gleicht in vielen Stücken unseren jetzt in Gebrauch befindlichen Sterilisationsapparaten. Hier befindet sich unter 2 Rosten, welche in einem bestimmten Abstande von einander zwischen 4 Füssen befestigt sind, die Pfanne zur Aufnahme des Schwefels. Die von seiner Verbrennung herrührenden Dämpfe steigen durch die beiden Roste, welche mit den zu desinficirenden Gegenständen beschickt werden, nach oben, in gleicher Weise wie also der strömende Dampf bei den heutigen Apparaten die zu desinficirenden Gegenstände zu durchdringen hat.

Betreffs der Räucherung mit Schwefeldämpfen, welche noch heute in England zur Hausdesinfection benutzt wird, liegen Versuche von Delépine und Ransome vor, welche statt dessen das Abwaschen der Wände mit Lösungen von Chlorkalk empfehlen. Vortrefflich dagegen sind nach Palozzi Räucherungen mit Rauch von angezündetem Sägemehl. Dieser zerstört die oberflächlich an den Wänden sitzenden Keime. Er wirkt nach Palozzi stärker wie alle zur Desinfection angegebenen gasförmigen Körper, ist dem Formaldehyd vergleichbar, aber in der Anwendung bedeutend billiger. Die Einwirkung muss wenigstens 30 Stunden stattfinden, eine Erneuerung nach 12 Stunden vorgenommen werden. Der betreffende Raum ist luftdicht abzuschliessen. Das Sägemehl ist etwas anzufeuchten, damit ein weisser, die Wände nicht schwärzender Rauch entsteht. Das Formaldehyd ist nach den neuesten vorliegenden Untersuchungen für Oberflächendesinfection, also auch die der Tapeten, ausgezeichnet geeignet. Die sonstigen, im Zimmer vorhandenen Gegenstände, wie Kleidungsstücke, Teppiche etc. werden am besten in strömendem Wasserdampf desinficirt. Auf der Versammlung der Gesellschaft deutscher Naturforscher und Aerzte in München 1899 stimmten die Ansichten der meisten Forscher nach dieser Richtung überein, so dass für Räume mit gewöhnlichen Tapeten die Desinfection mit Formaldehyddämpfen am Platze ist, während in Räumen, wo abwaschbare Tapeten vorhanden, die Desinfection durch Abseifen, beziehungsweise Bespülung mit Desinficientien vorgenommen werden kann. Auf der Ausstellung für Krankenpflege in Berlin im Jahre 1899 waren waschbare Oelfarbendrucktapeten von Grossheim-Elberfeld ausgestellt, welche nach der Vorführung den zu stellenden Anforderungen zu entsprechen schienen. Ob der gleichfalls seit einigen Jahren in den Handel gebrachte Stoff »Pegamoid« und das neueste »Pantasote« sich auch als Tapeten zur Wandbekleidung eignen könnten, müssen erst dahingehende Versuche entscheiden.

Tapeten können auch bei Bränden in Wohnungen zur Weiterverbreitung eines Feuers Anlass geben, indem die Flamme an dem Papier an den Wänden emporzüngelt. Um einen Schutz hiergegen zu gewähren, hat man Tapeten aus Asbest hergestellt, welches sich zu Papier verarbeiten lässt und durch Prägung und Färbung ein der Ledertapete ähnliches Aussehen erhalten kann. Auch diese »unverbrennbaren Tapeten« müssen erst praktisch erprobt werden.

Auch bei der Anfertigung der Tapeten können den Arbeitern Gefahren drohen. Nicht nur die Anwendung der vorstehend aufgeführten Farben ist für die Anfertigung gefährlich, indem die betreffenden Gifte in Gas- oder Staubform schädlichen Einfluss auf die Arbeiter haben können. Einzelne bestimmte Vornahmen, wie das Satiniren, geben zu einer starken Staubentwicklung Veranlassung. Es wird hierbei die Papieroberfläche mit Bürsten behandelt, um Talkpulver, Gips, Thonerde in sie einzureiben. Das Veloutiren bezweckt, die Tapete gleichmässig mit feinen Wollhärchen sammtartig zu überziehen. Es wird die beim Scheren des Tuches abfallende Scherwolle benutzt, oder Wollstaub durch Zerreiben von Wolle hergestellt, mit Seifenwasser gewaschen und auch mit Anilinfarben gefärbt. Für diese Arbeiten müssen entsprechende Vorrichtungen zur Entfernung des Staubes hergestellt werden.

Literatur: Gastaldi, Hieronymi Cardinalis, Tractatus de avertenda et profliganda peste. Bonn 1684. — Kleist, Betrachtungen über die schädlichen Wirkungen arsenikhaltiger Farben auf den menschlichen Organismus und in sanitätspolizeilicher Beziehung überhaupt. Berlin und Cassel 1854. — Fraser, Jaundice from arsenical wall-papers. Brit. Med. Journ. 20. Juni 1885. — Layet, Des accidents d'arsenicisme causés par les papiers de tenture. Rev. sanit. de Bordeaux. 1885, Nr. 42. Ref. in Centralbl. f. allg. Gesundheitspflege. 1886 pag. 200. — Greenstreet, A simple test for arsenic in wall paper. Brit. Med. Journ. 11. Dec.

1886. — Jordan, Vergleichende Untersuchungen der wichtigeren, zum Nachweise von Arsen in Tapeten und Gespinnsten empfohlenen Methoden. Inaug.-Dissert. Dorpat 1889. — Rossbach, Tod durch arsenhaltige Tapeten oder Vergiftung mit Phosphor. Jena 1890. — Seidel, Acute Phosphorvergiftung oder chronische Arsenvergiftung durch einen arsenhaltigen Wandanstrich. Entgegnung auf vorige. Jena 1890. — Lehmann, Hygienische Untersuchungen über Bleichromat. Arch. f. Hygiene. 1893, XVI. — Forster, Ueber Tapetenpapiere. Ein Beitrag zur Hygiene der Wohnungen. Ebenda. 1893, XVII. — Clarbot et Follenfant, Essais d'imperméabilisation des parquets, murailles, portes et plafonds des casernes. Rev. d'hygiène et d. p. s. 1894, Nr. 4. — Delépine and Ransome, A report on the desinfection of tubercle infected houses. Brit. Med. Journ. 16. Februar 1895. Ref. in Hygien. Rundschau. 1895, Nr. 12. — Gottschlich, Die hygienische Bedeutung des Hausschwamms. Zeitschr. f. Hyg. und Infectionskrankheiten. XX, Heft 3. — Palozzi, Desinfection durch Räucherung. Nach einem Referat der Berliner Thierärztl. Wochenschr. 1896, Nr. 5 aus Clin. vet. 1895, Nr. 32. (Annali d'Igien. speriment. 1895.) — Emmerling, Zur Frage, wodurch die Giftigkeit arsenhaltiger Tapeten bewirkt wird. Ber. der Deutschen chem. Gesellsch. XXIX, pag. 27, 28. Ref. in Hygien. Rundschau. 1898, Nr. 6. — Abwaschbare Tapeten. Zeitschr. f. Krankenpflege. 1898, Nr. 2. — Unverbrennbare Tapeten. Zeitschr. f. Samariter- und Rettungswesen. 1899, Nr. 6. *George Meyer.*

Tapetum, s. Gehirn (anatomisch).

Tapotement, s. Mechanotherapie, XV, pag. 13.

Tarantismus (epidemischer), Veitstanz; angeblich nach einer in der Umgegend von Tarent einheimischen Spinnenart, Lycosa tarentula, deren Biss lange Zeit als giftig betrachtet und für eine Ursache der »Tanzwuth« gehalten wurde.

Tarasp-Schuls-Vulpera. Am rechten Ufer des Inn, vom Clemziabache aufwärts bis zum Tasnathale (46° 47' nördl. Breite, 6° 39' östl. Länge von Greenwich) liegen kleine Wiesenflächen in einem mannigfach von Felsköpfen unterbrochenen Waldstreifen. Die auf diesen Wiesen befindlichen Häusergruppen Vulpera, Sparsels, Fontera, Chiaposch, Valatscha, Aschera und Avrona bilden miteinander das Kirchspiel Tarasp, die einzige katholische Gemeinde des Graubündner Thales Engadin. Der Kurort Tarasp-Schuls-Vulpera zerfällt in 3 Gruppen: 1. Das Curhaus Tarasp-Schuls, 1185 M. über dem Meere, eines der bedeutendsten Curgebäude der Schweiz; 2. Schuls 1210 M. über dem Meere, ungefähr 2,5 Km. von ersterem entfernt, 3. Vulpera 1270 M. über dem Meere, 1,5 Km. von den Salzquellen entfernt. In diesem Curorte findet sich eine glückliche Vereinigung von Alpenklima, Glaubersalzquellen und Eisensäuerlingen. Der Herd der Quellen liegt nach Theobald auf der linken Thalseite, auf einer vom Inn bis Val Sinestra von Südwest nach Nordost hinziehenden Linie. Die chemische Verschiedenheit der vielen Quellen ist bedingt durch die Auslaugung der verschiedenen Gesteinsarten durch das an Kohlensäure reiche Wasser. Es kommen jedoch nur 8 Quellen zur Verwendung, und zwar von den Glaubersalzquellen die Lucius- und Emeritaquelle von gleicher chemischer Zusammensetzung, welche aus dem Liasschiefer entspringen und 1899 neu gefasst wurden. Sie werden zur Trinkcur benutzt. Die Luciusquelle ist die Perle von Tarasp, ja von Europa. Temp. 6,5° C. Sie enthält nach Husemann 36,740 Grm. Chlornatrium 3,797 schwefelsaures Kali, 21,004 schwefelsaures Natron, 9.797 Magnesiabicarbonat. 24,479 doppelkohlensauren Kalk, 20,398 Grm. freie Kohlensäure in 10000.

Die Einzelbestandtheile sind:

Brom	0,164	Kali	2,039
Jod	0,007	Natron	49,679
Chlor	22,310	Lithion	0,011
Schwefelsäure	13,577	Ammonoxyd	0,245
Borsäure	0,012	Magnesia	3,062
Salpetersäure	0,003	Kalk	9,520
Phosphorsäure	0,004	Strontian	0,004
Kieselsäure	0,030	Eisenoxydul	0,097
Kohlensäure	71,220	Manganoxydul	0,001
Thonerde	0,002	Summe	101,235

Die glaubersalzhaltige »Neue Badequelle« und die Ursusquelle werden zur Badecur benutzt. Von den Eisensäuerlingen verwendet man die Carolaquelle (fester Gehalt 9,4 mit 2 Atomen CO_2) zu Bädern, die Bonifaziusquelle, einen zusammengesetzten Eisensäuerling mit 27,39 doppelkohlensaurem Kalk, 14,61 Natronbicarbonat, welcher 20 Minuten thalaufwärts gelegen ist, sowohl am Orte ihres Ursprunges als auch in der Trinkhalle zu Tarasp, zur Trinkcur. Die Wyquelle zu Schuls wird zur Trink- und Badecur, die Sotsassquelle als Tafelwasser verwandt. Der Verschiedenheit der Quellen entsprechend ist die Indication für Tarasp eine sehr mannigfaltige. Während durch die Eisenquelle eine roborirende Behandlung unterstützt wird, werden durch die Luciusquelle, von welcher anfangs 300, später 1000—1250 Gramm getrunken werden, überflüssige Fettablagerung, auch Fettherz, chronischer Magen- und Darmkatarrh, habituelle Verstopfung, Hyperämie der drüsigen Unterleibsorgane, Fettleber, Gallensteine und die mit solchen Leiden zusammenhängenden nervösen Störungen bekämpft. Wasser und Quellproducte werden versendet. — Man erreicht Tarasp am besten über den Fluela-Pass von der Eisenbahnstation Davos aus in 9 Stunden mit Wagen, oder in 9 Stunden von der Station Landeck aus. Kurzeit vom 1. Juni bis 15. September.

Literatur: Arquint 1877. — Killias, 9. Aufl., Chur 1886. — Dr. J. Pernisch, 3. Aufl. das. 1887. — M. Caviezel, 2. Aufl. Samaden 1899.

J. Beissel.

Taraxacum. Radix Taraxaci cum herba, Löwenzahn (Pharm. Germ. III.): »Taraxacum officinale. Die im Frühjahr vor der Blütezeit gesammelte, getrocknete, ganze Pflanze« (Taraxacum Dens leonis Desf., pissenlit oder dent-du-lion, Pharm. franç.) — Synanthereae Cichoriaceae, einheimisch. Die Pflanze enthält, namentlich in den Blättern, einen als Taraxacin bezeichneten Bitterstoff und wachsartiges Taraxacerin, ausserdem Inosit, Mannazucker und — besonders im Frühjahr — grössere Mengen von Kalisalzen (Salpeter). Ihre Wirkung ist somit die der Amara resolventia; sie galt, wie diese überhaupt, als Digestivum und leichtes Tonicum, gleichzeitig als Cholagogum und gelindes Purgans, bei atonischer Verdauungsschwäche, sogenannter Abdominalplethora mit Pfortaderstauungen und Obstructionen. Früher bediente man sich besonders des frisch gepressten Saftes als Bestandtheil von Kräutercuren (s. diesen Artikel), auch der Blätter innerlich im Decoct (1 : 10) oder zu den sogenannten Kämpf'schen Visceralklystieren. Gegenwärtig findet fast ausschliesslich noch das Extract als beliebtes Pillenconstituens Verwendung.

Extractum Taraxaci, Löwenzahnextract (Pharm. Germ. III): »Ein Theil im Frühjahr gesammeltes und getrocknetes T. officinale mit 5 Theilen Wasser 48 Stunden macerirt und der nach dem Abpressen bleibende Rückstand nochmals mit 5 Theilen Wasser 12 Stunden ausgezogen. Die abgepressten Flüssigkeiten werden gemischt, aufgekocht, decantirt und bis auf zwei Theile im Wasserbade eingedampft. Der Rückstand wird in kaltem Wasser gelöst und die filtrirte Lösung zu einem dicken Extracte eingedampft. Es sei braun, in Wasser klar löslich.«

Taraxis (τάραξις von ταράσσειν), Erschütterung; veralteter Ausdruck für traumatische Bindehautreizung.

Tarsalgelenk, Tarsus, s. Fussgelenk, Fuss.

Tarsalgie (von tarsus, ταρσός, Fusswurzel und ἄλγος), also eigentlich Fusswurzelschmerz; Synonymbezeichnung des im jugendlichen Alter erworbenen, von französischen Autoren als »pied valgus douloureux« bezeichneten Plattfusses, s. Klumpfuss.

Tarsomalacie (ταρσός und μαλακία), Erweichung des Lidknorpels.

Tarsorrhaphie, s. Blephorrhaphie, III, pag. 495 und Ectropium, VI, pag. 385.

Tarsotomie (ταρσός und τομή), die v. AMMON'sche Operation des Entropium (vergl. II, pag. 65).

Tarsus, Tarsaltheil, s. Auge (anatomisch), II, pag. 466.

Tartarus, Weinstein; s. Kaliumpräparate.

Tartarus stibiatus, s. Antimon, I, pag. 651.

Tastempfindung, Tastsinn, s. Empfindung, VI, pag. 621 ff.

Tastkörperchen, s. Haut, X, pag. 50, 62.

Tastmenisken, s. Haut, X, pag. 63.

Tatra-Füred (Kaltwasser-Anstalt), s. Smeks.

Tatula, Datura T., s. Stramonium.

Taubheit, Kophosis (κώφωσις Taubheit, κωφός taub nach HIPPOKRATES und GALEN). Mit Taubheit wird missbräuchlich im allgemeinen jeder höhere Grad von Schwerhörigkeit bezeichnet. Streng genommen kann darunter nur die grosse Stufenreihe von mangelhaftem Gehör verstanden werden, welche mit der Taubheit für die Sprache beginnt und mit der vollkommenen Taubheit (kanonentaub, stone-deaf) endigt. Zwischen diesen Grenzen bewegt sich eine grosse Anzahl von Ohrenkranken, welche, vom mündlichen Verkehr mit der menschlichen Gesellschaft vollständig ausgeschlossen, noch imstande sind, eine grössere oder geringere Menge von Tönen und Geräuschen mit den Ohren aufzufassen. So giebt es taube Personen, welche selbst beim directen Hineinsprechen ins Ohr wohl hören, dass gesprochen wird, aber nicht, was gesprochen wird, und welche andererseits der Aufführung eines Musikstückes noch ziemlich gut folgen können. Bei höheren Graden von Taubheit werden nur noch vereinzelte Töne und Geräusche wahrgenommen, bis endlich bei der verhältnissmässig seltenen absoluten Taubheit jede akustische Reaction auf Schall aufhört.

Die Taubheit ist entweder angeboren oder erworben. Die angeborene Taubheit hat stets Taubstummheit zur Folge. Dasselbe gilt von der erworbenen Taubheit, wenn dieselbe in der Kinderzeit entweder vor der Erlernung der Sprache oder wenige Jahre später auftritt. In letzterem Falle geht die Sprache wieder verloren, weil das Kind noch nicht sicheren Besitz von ihr ergriffen hat. Nach gewöhnlicher Annahme wird die Zeit, in der sich dieser deletäre Einfluss der erworbenen Taubheit auf die Sprache zeigt, durch das 7., respective 8. Lebensjahr begrenzt. Doch geschieht dies ausnahmsweise noch im 9., selbst im 10. Lebenjahre, und zwar besonders bei Kindern, die sehr spät sprechen lernen. — Das Wort Kophose ist insofern ganz passend gewählt, als dasselbe dieses intime Verhältniss der Taubheit zur Taubstummheit ausdrückt; denn das griechische Wort κώφωσις, dessen ursprüngliche Bedeutung Stumpfsinnigkeit ist, bezeichnet unter anderem auch Stummheit.

Aber auch bei Erwachsenen macht sich dieser Einfluss der Taubheit bemerkbar. Sie verlieren die Sprache zwar nicht, da sich dieselbe durch lange Uebung im Sprechen, Schreiben und Lesen sowohl psychisch als physisch bei ihnen befestigt hat, doch geht infolge der mangelhaften Controle von Seiten des Gehörs der Wohlklang ihrer Rede mehr oder weniger verloren. Ihre Sprache erhält etwas Mechanisches und nähert sich in extremen Fällen der künstlich erlernten Lautsprache der Taubstummen. Diese Veränderung der Sprache ist am auffallendsten bei den Individuen, welche in einer früheren Lebensperiode oder plötzlich von Taubheit befallen werden. Ein drastisches Beispiel hierfür war der Historiker v. TREITSCHKE, bei welchem das Gehör mit Einschluss der Wahrnehmung der eigenen Sprache absolut erloschen war. Fällt diese jedoch in eine spätere Zeit oder entwickelt sie sich erst allmählich, so ist nur bei grösserer Aufmerksamkeit eine gewisse Monotonie der Rede wahrzunehmen.

Es herrscht darüber kein Zweifel, dass vollständige Taubheit nur jenseits der Trommelhöhle, d. h. im Labyrinthe, im Gehörnerven oder im Gehirne ihren Sitz haben kann. Weniger sicher steht es mit dem Sitze der Taubheit für die Sprache. Nach den vorliegenden Erfahrungen scheint wenigstens so viel gewiss, dass ein peripherisches Ohrenleiden für sich allein keine Taubheit dieses Grades zur Folge haben kann. Findet sich daher in einem einschlägigen Falle eine Erkrankung des äusseren oder mittleren Ohres, so liegt jedenfalls noch eine solche des Gehörnervenapparates vor, denn es lehrt die Erfahrung, dass die schwersten Affectionen des schallleitenden Apparates, z. B. angeborener knorpeliger Verschluss beider Ohren, vollständige Zerstörung des Trommelfells sammt Verlust des Hammers und Ambosses, ja sogar des Steigbügels (BERTHOLD, LUCAE), Starrheit der Labyrinthfenster, keine vollständige Taubheit für die Sprache bedingen.

Die Diagnose der absoluten Taubheit bietet keine besonderen Schwierigkeiten dar. Anders verhält es sich mit der Taubheit für die Sprache. Es muss hier vor allem betont werden, dass nur allein in dem Nachsprechen vorgesprochener Worte eine sichere Bürgschaft dafür liegt, dass die Sprache überhaupt percipirt wird. Andere vielfach benutzte akustische Hilfsmittel haben wohl einen besonderen diagnostischen Werth, sie ersetzen jedoch nun und nimmermehr die Sprache.

Bei der Hörprüfung auf dieselbe muss eine Reihe wichtiger Punkte berücksichtigt werden, deren Unkenntniss viele Irrthümer zur Folge haben könnte.

Vor allem ist dafür zu sorgen, dass der Kranke den Mund des Sprechenden nicht sieht. Bekannt ist die Meisterschaft, zu der es viele Taube, namentlich aber die Taubstummen im Ablesen der Worte vom Munde bringen, und auf dieser Thatsache allein beruhen viele angebliche Heilungen von Taubstummheit.

Spricht jemand das Vorgesprochene nicht nach, so kann dies ausnahmsweise auch in einer Sprachstörung ohne tiefere Affection des Gehörorganes seinen Grund haben. Es kommt hier zunächst das sowohl bei Kindern als bei Erwachsenen ziemlich verbreitete Stottern in Betracht. Höhere Grade desselben können bei der Untersuchung insofern irreführen, als der Fall eintreten kann, dass der Kranke aus Besorgniss, sich als Stotterer zu verrathen, lieber ganz schweigt — ein Umstand, der indessen bei einiger Erfahrung sofort in die Augen springt. Bei Erwachsenen, viel seltener bei Kindern könnte ferner eine Complication mit Aphasie vorkommen, und dürfte es im gegebenen Falle schwierig zu entscheiden sein, wie viel hier der Hörstörung und wie viel der Sprachstörung zugeschrieben werden muss.

Sehen wir von diesen Ausnahmsfällen ab, so ist namentlich ein Umstand hervorzuheben, welcher gar nicht selten der Untersuchung kleinerer Kinder grosse Schwierigkeiten bereitet. Es kommt nämlich vor, dass ein Kind, welches ganz gut hört und spricht, sich bei der ersten Untersuchung so ängstlich zeigt, dass es durch keinerlei Zureden zum Sprechen zu bewegen ist. Handelt es sich um eine nur einmalige Untersuchung, so kann ein solcher Fall zweifelhaft bleiben, da die Angabe der Eltern, dass das Kind höre, respective spreche, stets mit Vorsicht aufzunehmen ist. Um Ungeübte vor einer Verwechslung mit Taubstummheit zu schützen, sei hier kurz daran erinnert, dass taubstumme Kinder sich in der Regel durch einen lebhaften, klugen Blick auszeichnen, sich gewöhnlich thierisch benehmen und bei der Untersuchung laut schreien und toben; doch trifft man ausnahmsweise unter ihnen auch weniger lebhafte, selbst gut geartete und ruhige Kinder an, so dass eine völlig sichere differentielle Diagnose nur bei wiederholter Beobachtung der kleinen Patienten möglich ist. Den Ausschlag giebt schliesslich die bei taubstummen Kindern vorherrschende Geberdensprache. Das Weitere vergleiche in den Artikeln über Aphasie, Hörprüfung, Krankheiten des Ohrlabyrinths, MENIÈRE'sche Krankheit und Taubstummheit.

A. Lucae.

Taubstummenstatistik. Unter einer Gesammtsumme von 206.553.692 Menschen*) in ausserdeutschen Ländern fanden sich nach den Volkszählungen aus den Jahren 1858, 1860, 1865, 1869, 1870 und 1871 152.751 Taubstumme (G. MAYR[1]). Das Verhältniss derselben zu der Einwohnerzahl in den einzelnen Ländern ergiebt sich aus folgender Tabelle:

(Tab. I.)

Länder und Jahr der Zählung		Gesammtbevölkerung	Zahl der Taubstummen	Auf 10.000 kommen Taubstumme
1. Grossbritannien und Irland	1871	31.631.212	18.152	5,74
2. Schweden	1870	4,168.525	4.266	10,23
3. Norwegen	1865	1,701.756	1.569	9,22
4. Ungarn	1870	15,417.327	20.699	13,43
5. Oesterreich	1869	20,394.980	19.701	9,66
6. Schweiz	1870	2,669.147	6.544	24.52
7. Dänemark mit Island und den Faröer-Inseln	1870	1,864.496	1.156	6,20
8. Niederlande	1869	3,575.080	1.199	3,35
9. Belgien	1858	4,529.560	1.989	4,39
10. Frankreich	1872	36,102.921	22.610	6 26
11. Spanien	1860	15,658.531	10.905	6,96
12. Italien	1871	26,413.132	19.386	7,34
13. Ver. Staaten von Nord-Amerika	1870	38,558.371	16.205	4,20
14. Argentinische Republik		1,734.199	6.626	38,01
15. Britische Colonien:				
in Nord-Amerika	1871	583.535	470	8,05
» Westindien	1871	905.730	690	10,52
» Afrika	1871	330.460	529	16,01
» Australien	1871	306.730	56	1,83

Nach der in Deutschland 1871** vorgenommenen Volkszählung fanden sich nach MAYR unter 39,862.183 Einwohnern 38.489 Taubstumme; auf 10.000 Einwohner kamen demnach 9,6 Taubstumme.

(Tab. II.)

Es kamen in		Auf eine Gesammtbevölkerung von:	Taubstumme	Auf 10.000 kommen also Taubstumme
Preussen		24.639.706	24.315	9,9
Baiern		4,863.450	4.381	9,0
Sachsen		2,558.244	1.614	6,3
Württemberg	(1861)	1,720.708	1910	11,1
Baden		1,461.562	1.748	12,2
Grossherzogthum Hessen	(1867)	823.138	883	10,7
Sachsen-Weimar		286.183	351	12,3
Oldenburg	(1875)	316.640	219	6,9
Braunschweig		311.764	188	6,0
Sachsen-Meiningen	(1875)	194.494	255	13,2
Sachsen-Altenburg		142.122	94	6,6
Sachsen-Coburg-Gotha		174.339	166	9,5
Anhalt		203.437	124	6,1

* MAYR giebt die Zahl 206,504.081 an, die jedenfalls auf einem Additionsfehler beruht.

** Von einzelnen Staaten: Hamburg, Schaumburg-Lippe, Mecklenburg-Schwerin liegt die Zahl der Taubstummen nicht vor. Da, wo die Zählung nicht im Jahre 1871 stattfand, ist die Jahreszahl der Zählung in Klammern hinter den betreffenden Ländern beigefügt.

Es kamen in		Auf eine Gesammtbevölkerung von	Taubstumme	Auf 10.000 kommen Taubstumme
Schwarzburg-Rudolstadt		75.523	83	11,0
Schwarzburg-Sondershausen		67.191	51	7,6
Waldeck		56.224	60	10,7
Reuss ältere Linie		45.094	34	7,5
Reuss jüngere Linie		89.032	73	8,2
Lippe		111.135	65	5,8
Bremen		122.402	78	6,4
Lübeck		52.158	37	7,1
Elsass-Lothringen		1,549.587	1.724	11,1
Mecklenburg-Strelitz	(1876)	100.269	84	8,3 *

Nach dieser dem Werke Mayr's entnommenen Zusammenstellung liegt also das Ergebniss der Zählung von rund 246,000.000 Menschen vor. Unter diesen fanden sich rund 191.000 Taubstumme, also kommen auf 10.000 Menschen 7,7 Taubstumme. Später haben in einigen ausserdeutschen Staaten erneute Zählungen stattgefunden, wobei sich, wie ich einer Mittheilung Mygind's [14]) entnehme, folgende Quoten ergeben haben:

(Tab. II a.)

	Auf 10.000		Auf 10.000
Grossbritannien (1881)	5,1	Frankreich (1876)	5,8
Irland (1880)	7,7	Italien (1871)	5,4
Schweden (1880)	10,6	Spanien (1877)	4,6
Norwegen (1886)	9,6	Vereinigte Staaten von Nord-Amerika (1880)	6,8
Ungarn (1881)	12,7	Finnland (1880)	10,2
Oesterreich (1880)	13,1	Griechenland (1874)	6,5
Dänemark (1890)	6,5	Portugal (1878)	7,5
Niederlande (1879)	3,4	Schottland (1881)	5,7
Belgien (1875)	4,3		

Die Taubstummenquote würde nach dieser Zusammenstellung 7,9 pro 10.000 Menschen betragen.

Die Ergebnisse der Volkszählung in Deutschland vom 1. December 1880 sind in Bezug auf die Angaben über das Verhältniss der Taubstummen zur Gesammtbevölkerung unvollkommener als die vom Jahre 1871, da in einer Anzahl von Staaten (Bayern, Württemberg, Baden etc.) eine Zählung der Taubstummen nicht vorgenommen wurde. Es wurden gezählt in

(Tab. III.)

	Gesammtbevölkerung	Taubstumme	Auf 10.000 kommen also Taubstumme
Preussen [2])	27,278.395	27.794	10,2
Königreich Sachsen [1])	2,972.805	1.747	5,8
Sachsen-Weimar [3])	309.577	334	10,7
Oldenburg [1])	337.478	208	6,2
Sachsen-Meiningen [1])	207.075	137	6,6
Sachsen-Altenburg [3])	155.036	95	6,1
Sachsen-Coburg-Gotha [4])	194.716	178	9,1
Schwarzburg-Rudolstadt [3])	80.296	79	9,8
Schwarzburg-Sondershausen [3])	71.107	50	7,0
Waldeck [3])	56.548	43	7,6
Reuss ältere Linie [1])	50.782	29	5,7
Reuss jüngere Linie [1])	101.330	83	8,1
Bremen [3])	156.732	71	4,5
Elsass-Lothringen [2])	1,566.870	1.760	11,2

Bei einem Vergleiche der Tabellen II a und III mit den Tabellen I und II ergeben sich für die Mehrzahl der einzelnen Staaten keine grossen Verschiedenheiten bezüglich des Verhältnisses der Taubstummen zur Gesammtbevölkerung, nur in Sachsen-Meiningen kamen bei der Zählung vom Jahre

* In Mayr's Liste nicht enthalten.

1875 gerade doppelt so viel Taubstumme (13,2) als im Jahre 1880 (6,6) auf 10.000 Einwohner. Ein derartig bedeutender Unterschied ist, da genauere Angaben nicht vorliegen, schwer zu erklären, doch dürfte man nicht fehl gehen, wenn man annimmt, dass es sich hier wohl um einen Erhebungsfehler (Mitzählung der nur Tauben und nur Stummen, eventuell auch Blödsinnigen) im Jahre 1875 handelt, der bei der Zählung im Jahre 1880 möglichst vermieden worden ist. Auf demselben Fehler beruhen vielleicht die Differenzen in Sachsen-Weimar (12,8 : 10,7), Waldeck (10 : 7,6), Rudolstadt (11 : 9,8), Bremen (6,4 : 4,5), Reuss ä. L. (7,5 : 5,7), wenigstens spricht dafür der Umstand, dass in allen diesen Ländern die Zahl für 1880 kleiner ist als für 1871. Dasselbe gilt möglicherweise für Italien, wo die Quote von 7,34 im Jahre 1871 auf 5,4 im Jahre 1881 zurückgegangen ist und für Spanien mit 6,86 in 1871 bei 4,6 in 1877. In Sachsen hat es, nach HEINRICH SCHMALTZ [*]) (nicht zu verwechseln mit dem unter Nr. 28 des Literaturverzeichnisses genannten SCHMALZ) den Anschein, als wäre die Häufigkeit der Taubstummheit im Abnehmen begriffen. Zwar macht auch dieser Autor den Vorbehalt, dass mangelhafte Angaben oder Bearbeitungsfehler die Zählungsresultate beeinflussen könnten, betont jedoch, dass, auch wenn man die Zunahme der Taubstummheit im Verhältniss zur Zunahme der Bevölkerung berechne, sich eine, nur durch das Jahr 1871 gegentheilig beeinflusste, sonst aber seit 22 Jahren constant niedriger werdende Zahlenreihe ergebe. Dies trifft auch für die beiden nach 1880 vorgenommenen Zählungen in Sachsen [*]) zu; es kamen im Jahre 1885 auf 10.000 Einwohner = 5,91, im Jahre 1890 = 5,79 Taubstumme. Für Preussen, wo die Erhebungen im Jahre 1871 bereits mit grosser Sorgfalt angestellt worden sind (»es ergaben sich nirgends auch nur 4 % der Gesammtzahl als solche Fälle, bei denen die notirte Taubstummheit nicht völlig nachgewiesen werden konnte« [*]), weist die Zählung im Jahre 1880 sogar eine Zunahme (um 3479) der Taubstummen nach. Auf 10.000 Bewohner kamen 10,2 Taubstumme gegen 9,9 im Jahre 1871. »Die Zunahme beträgt 18 %, während die Gesammtbevölkerung nur um 10,6 % zugenommen hat.« (Statist. Correspondenz. Berlin, 22. Juli 1880.) Dagegen hat die letzte, im Jahre 1895 vorgenommene Zählung der Taubstummen [*]) wiederum eine Abnahme ergeben. Bei einer Gesammtzahl von 31.855.123 Einwohnern wurden 28.721 Taubstumme (9,0 auf 10,000) gezählt. Auch die letzten Zählungen in Ungarn [*]) weisen eine stetige Verringerung der Taubstummenquote auf. Während diese nämlich im Jahre 1870 ein Verhältniss von 13 auf 10.000 ergab, fiel sie im Jahre 1880 auf 12 zu 10.000 und im Jahre 1890 auf 11 zu 10.000. Dagegen ist in Oesterreich [*]) eine nicht unbeträchtliche Zunahme der Taubstummenquote zu verzeichnen. Sie ist von 9,66 im Jahre 1869 auf 12,9 (pro 10.000) im Jahre 1890 gestiegen. Auch in den Vereinigten Staaten von Nordamerika ist eine Zunahme von 4,20 pro 1871 auf 6,8 pro 1880 zu verzeichnen, ebenso in Holland.[*]) Hier stieg die Quote von 3,4 (1879) auf 4,6 pro 1889.

Genauere Aufschlüsse über das Vorkommen der Taubstummheit in den einzelnen Provinzen Preussens geben folgende, nach den Volkszählungen in den Jahren 1880 und 1895 [*]) zusammengestellte Tabellen.

Tab. IV. (1880.)

Provinzen	Taubstumme	Auf 10.000 Bew. überh. kommen Taubstumme	Provinzen	Taubstumme	Auf 10.000 Bew. überh. kommen Taubstumme
Ostpreussen	3529	18,2	Sachsen	1754	7,6
Westpreussen	2557	18,2	Schleswig-Holstein	669	5,9
Stadtkreis Berlin	781	6,5	Hannover	1661	7,8
Brandenburg	2194	9,7	Westfalen	1548	7,4
Pommern	1957	12,7	Hessen-Nassau	1575	10,01
Posen	2630	15,4	Rheinland	3080	7,6
Schlesien	3893	9,7	Hohenzollern	62	9,2

(Tab. IV a. 1880.)

Provinzen	Taubstumme	Auf 10.000 Bew. überh. kommen Taubstumme	Provinzen	Taubstumme	Auf 10.000 Bew. überh. kommen Taubstumme
Ostpreussen . . .	3374	16,8	Sachsen	1930	7,1
Westpreussen . . .	2422	16,2	Schleswig-Holstein .	767	5,9
Stadtkreis Berlin	1259	7,5	Hannover	1607	6,6
Brandenburg . . .	2332	8,2	Westfalen	1686	6,2
Pommern	1792	11,3	Hessen-Nassau . . .	1435	8,1
Posen	2737	14,4	Rheinland	3189	6,2
Schlesien	4135	9,3	Hohenzollern . . .	54	8,2

Betrachten wir zunächst die ausserdeutschen Länder, so ergeben sich betreffs der Taubstummenhäufigkeit, wie die erste Tabelle zeigt, nicht unbeträchtliche Verschiedenheiten. Ein auffallender Unterschied besteht vor Allem zwischen den europäischen Ländern und den Vereinigten Staaten von Nord-Amerika. Während in diesen sich eine Taubstummenquote von 4,20 auf 10.000 ergiebt, beträgt dieselbe nach MAYR's Berechnung für die europäischen Länder 7,81. Eine Erklärung hierfür findet MAYR in der Qualität von Nord-Amerika als Einwanderungsland mit einer erst seit verhältnissmässig kurzer Zeit bodensässigen Bevölkerung und in der weiteren Annahme, dass die der Taubstummheit günstige Bodenbeschaffenheit nur allmählich unter ausgiebiger Beihilfe der Vererbung wirksam zu werden vermag. Unter den europäischen Ländern zeigen die Niederlande und Belgien eine sehr geringe Taubstummenquote mit 3,35, resp. 4,39 auf 10.000. Mässig verbreitet ist die Taubstummheit in Grossbritannien (5,74), Dänemark (6,20), Frankreich (6,26), Spanien (6,96), Italien (7,34). Für einige von diesen Ländern ergeben sich nach MAYR jedoch wieder wesentliche Verschiedenheiten in den einzelnen **Landestheilen**. So zeigt Irland eine höhere Taubstummenquote (8,25) als das Gesammtkönigreich Grossbritannien (5,74). Frankreich hat drei grosse Landstriche mit erhöhter und zum Theil sogar sehr starker Verbreitung der Taubstummheit, und zwar ausschliesslich auf gebirgigem Boden. In den Sevennen finden sich mit Erstreckung nach der Auvergne und dem Limousin 7 zusammenhängende Departements mit Taubstummenquoten von 8,7—11,9. In den Pyrenäen finden sich Quoten von 8,7 bis 13,3. Die Grenzdepartements gegen den Südwesten der Schweiz und gegen Italien haben Taubstummenquoten von 13,2 bis 26,7 (Hochalpen 22,4, Savoyen 26,7). Aehnliche Verhältnisse, d. h. beträchtliches Ueberwiegen der Taubstummenquote in den gebirgigen Landestheilen gegenüber der Ebene findet MAYR in Spanien und Italien. Zu den Ländern, welche im grossen Durchschnitt eine starke Taubstummenhäufigkeit haben, gehören die Schweiz (24,5), Schweden (10,23), Norwegen (9,22), Oesterreich-Ungarn (9,66, resp. 13,43) und Deutschland (9,66).

In **Oesterreich-Ungarn** zeigen die Hauptdurchschnitte der Länder eine besonders hohe Taubstummenquote für die Alpenländer. Nach SCHIMMER [5]) beträgt die Taubstummenquote in Oesterreich ob der Enns 16,21, in Salzburg 27,81, in Steiermark 20,6, in Kärnten 44,45 auf 10.000 gegenüber einer Gesammt-Taubstummenquote von 9,66 pro 1869 in Cisleithanien. In den drei Bezirken: Zell am See (Salzburg), St. Veit und Wolfsberg (Kärnten) steigt die Taubstummenquote sogar über 50, so dass schon auf weniger als 200 Bewohner ein Taubstummer trifft. Auch nach den später (1880 und 1890) in Oesterreich [6]) vorgenommenen Zählungen sind diese Verhältnisse nahezu dieselben geblieben, wenn auch nicht zu leugnen ist, dass die Taubstummenquote in einzelnen Alpenländern eine etwas geringere geworden ist, als sie 1869 war. So betrug dieselbe in Salzburg 27,8 im Jahre 1869 gegen 22,3 im Jahre 1890; ferner in Kärnten im ersten Jahre 44,6, im letzteren 31,0, während sie in Steiermark von 20,7 auf 21,2 gestiegen ist. Als ätiologisches Moment betrachtet SCHIMMER die grosse Armuth der alpinen Bevölkerung, die in dumpfen, ungesunden Räumen wohnt und schlecht genährt ist. Ausserdem kämen wohl auch die häufiger als anderswo üblichen Heiraten unter

Blutsverwandten in Betracht. Boden und Wasser haben nach SCHIMMER nur eine untergeordnete Bedeutung für Taubstummheit. — Auch in Ungarn findet sich ein auffallender Gegensatz zwischen Ebene und Bergland bei der Taubstummenquote. Dieselbe beträgt in der Militärgrenze nur 4,68, in Croatien, Slavonien und Fiume dagegen schon 15,44 und in Siebenbürgen sogar 19,99. — Eine im ganzen Landesdurchschnitt sehr hohe Taubstummenquote hat die **Schweiz** (24,52). Auch hier fallen nach MAYR die Hauptbezirke erhöhter Taubstummenhäufigkeit in die Hochalpen, und zwar weisen Bern 42, Luzern 44, Wallis 49 Taubstumme auf 10.000 auf.

Für **Deutschland** findet sich im Nordosten des Reiches eine auffallende Abweichung von der durch die internationale Statistik im übrigen bestätigten Regel, dass die Niederungen eine relative Immunität gegen Taubstummheit besitzen. Es ergiebt sich nämlich, dass eine erhöhte Verbreitung derselben innerhalb des Deutschen Reiches in zwei geographisch geschlossenen grossen Complexen vorkommt, nämlich im Nordosten und Südwesten des Reiches. Die im Nordosten nachgewiesenen Taubstummenquoten ergeben nach der Statistik vom Jahre 1871 [6]) für Provinz Preussen 17,8, Pommern 12,0, Posen 14,4; nach der Statistik von 1880 [7]) für Provinz Preussen 18,2, Pommern 12,7, Posen 15,4 nach der Statistik von 1895 für die Provinz Ost- und Westpreussen 16,8 resp. 16,2, für Preussen 11,3, für Posen 14,4, also Durchschnittszahlen, wie sie sonst in Europa nur in Bergländern gefunden worden sind. MAYR meint, man könne auf den Gedanken kommen, dass es sich in Ostpreussen um eine andere Art der Taubstummheit handle, als in den Bergländern Europas. Nach HARTMANN [8]) erklärt sich die hohe Taubstummenquote im Nordosten des Reiches durch die in den Jahren 1864/65 dort aufgetretene Epidemie von Meningitis cerebrospinalis.

Für Süddeutschland treten in der Taubstummenhäufigkeit recht bedeutende Unterschiede zu Tage, wie dies besonders aus den sehr anschaulichen Kartogrammen MAYR's [9]) sich ergiebt. Die Schwankungen bewegen sich zwischen 0,0 und 21 auf 10.000. In Südbayern befinden sich bedeutend weniger Taubstumme als in den nördlichen Theilen des Landes. Die Zahl derselben beträgt in den letzteren das Doppelte (13,01) von dem in den ersteren (6,53). Als geographischer Hauptgegensatz der Taubstummenhäufigkeit ergiebt sich, dass das Donaugebiet als Landstrich der geringeren, das Rheingebiet als das der grösseren Taubstummenhäufigkeit zu bezeichnen ist. Die eigenartige geographische Gruppirung der Taubstummenhäufigkeit, welche übrigens auch nach den neuesten Zählungen, soweit Berichte darüber vorliegen, keine wesentliche Veränderung erfahren hat, lässt nach MAYR keinen Zweifel darüber, dass den Bodenverhältnissen ein sehr entscheidender Einfluss zuzuschreiben ist. Die Angaben ESCHRICHT's [10]), dass die Taubstummheit auf älteren Formationen häufiger erscheint als auf jüngeren, werden theilweise durch MAYR's Kartogramme bestätigt: eine geringe Verbreitung der Taubstummheit findet sich auf dem Gebiete des Alluviums, Diluviums und der Tertiärgebilde. Doch ruft das geographische Detail der Karte auch viele Bedenken gegen die Hypothese ESCHRICHT's wach. Der Alpenkalk zeigt Bezirke mit bedeutender und sehr geringer Taubstummenquote; Aehnliches gilt vom Urgebirge des bayrischen Waldes. Während das Gebiet des bunten Sandsteines, Keupers und Muschelkalkes im grossen und ganzen sehr hohe Grade von Taubstummheit zeigt, giebt der Jura, welcher wegen seiner scharfen, räumlichen Abgrenzung von besonderem Interesse ist, durchaus kein gleichartiges Ergebniss hinsichtlich seiner Besetzung mit Taubstummen. Der schwäbische Jura zeigt allerdings durchwegs eine ganz geringe, gegen den Keuper mit vollster Schärfe abgegrenzte Besetzung mit Taubstummen. Auch der südliche Theil des fränkischen Jura bietet noch dieselben Erscheinungen, im Norden aber greift derselbe in ganz entschiedener Weise in das Gebiet der hohen Grade der Taubstummheit ein. Die Bodenbeschaffenheit *allein* kann es also nicht sein, welche die Grade der Taubstummenhäufigkeit bedingt, so sehr ihr auch ein wesentlicher Einfluss wird zugestanden werden müssen. Wichtig ist der Umstand, dass gerade in Oberfranken, wo der Zusammenhang zwischen Bodenbeschaffenheit und Taubstummenquote grosse Störungen erleidet, eine epidemisch aufgetretene Cerebrospinalmeningitis in zahlreichen Fällen Taubstummheit bei den von ihr betroffenen Kindern zurückgelassen hat. (MAYR). Dass auch die socialen Verhältnisse für die Aetiologie der Taubstummheit von Wichtigkeit sind, ergiebt sich namentlich aus den neuen Untersuchungen von SCHMALTZ[48]), LEMCKE[108]) und MYGIND[18]), auf die wir weiter unten noch näher eingehen werden.

Ueber die *Verbreitung der Taubstummheit unter der städtischen und ländlichen Bevölkerung* liegen nur wenige vereinzelte Angaben vor, aus denen sich ergiebt, dass die ländliche Bevölkerung eine grössere Taubstummenquote aufweist als die städtische. Nach der Zählung vom Jahre 1871 fanden sich in Preussen 7771 Taubstumme in den Städten und 16.574 auf dem Lande. Auch die letzte Zählung (1895) weist ein Ueberwiegen der Taubstummenzahl auf dem Lande über die in den Städten auf. Nach den von WILHELMI[10]) aufgenommenen Einzelstatistiken ergab sich für den Regierungsbezirk Magdeburg (1871) die Zahl von 181 Taubstummen für die städtische und 338 Taubstummen für die ländliche Bevölkerung. Bei der Unterscheidung von Stadt und Land wurde darauf Rücksicht genommen, nicht ob die Taubstummen gegenwärtig in der Stadt oder auf dem Lande wohnten, sondern ob sie nach Geburts- und Erziehungsstätte der ersteren oder dem letzteren angehörten. Während das Verhältniss der Taubstummen zur Gesammtbevölkerung 5,9 auf 10.000 beträgt, gestaltet sich dasselbe bezüglich der städtischen und ländlichen Bevölkerung so, dass auf 10.000 Einwohner in den Städten 5,1 und auf dem Lande 6.7 Taubstumme kommen. Noch auffallender sind die Unterschiede, die sich aus den Zusammenstellungen WILHELMI's für die Provinz Pommern und den Regierungsbezirk Erfurt (1875) ergaben. In Pommern kamen auf 10.000 Stadtbewohner 8.3, auf ebensoviel Landbewohner 12·8 Taubstumme. In Erfurt entfielen 5,4 Taubstumme auf 10.000 Stadtbewohner und 8,5 auf dieselbe Anzahl Landbewohner. Die nach demselben Princip aufgenommene Statistik LEMCKE's[108]) für das Grossherzogthum Mecklenburg-Schwerin erweist bei einer Gesammtquote von 9.27 Taubstummen auf 10.000 auf die Städte 7.0, auf das Land 10.81.

Nach den Erhebungen für das Königreich Sachsen aus dem Jahre 1880 ergiebt sich nach SCHMALTZ[48]) als unleugbare Thatsache, dass die Häufigkeit der Taubstummheit im Gebirge, welches seinerseits zu einem sehr grossen Theile aus Formationen besteht, die den älteren, beziehungsweise ältesten Epochen angehören, am stärksten erscheint, und dass die grossen Städte wesentlich weniger belastet sind als die sie umgebende Landschaft. Die Gründe dafür glaubt SCHMALTZ jedoch, entgegen den oben genannten Autoren, nicht in den Bodenverhältnissen suchen zu sollen, sondern vielmehr in den Beziehungen der Menschen zu einander, in der Dichtigkeit und Art ihres Zusammenwohnens, der grösseren oder geringeren Sesshaftigkeit, der Race, der Beschäftigung und Lebensgewohnheit und den aus all diesem mehr oder minder resultirenden Besitz- und Nahrungsverhältnissen, mit einem Worte: in der socialen Lage einer Bevölkerung glaubt SCHMALTZ eine hinlänglich grosse Anzahl von Momenten zu finden, welche zur Taubstummenhäufigkeit in Parallele stehen und auch in ursächliche Beziehung zu ihr gebracht werden können. Ebenso spricht sich LEMCKE (l. c.) gegen die Beeinflussung der Taubstummheit in Mecklenburg durch terrestrische Bedingungen aus; insbesondere bestreitet er den Einfluss der Gestaltung und der geographischen Beschaffenheit des Bodens; auch das Wasser in seiner verschiedenartigen Erscheinungsform habe keine Bedeutung. Schlechte materielle, hygienische Verhältnisse mannigfachster Art und pathologische Belastung seien die hauptsächlichsten ätiologischen Momente. In ähnlicher Weise äusserten sich MYGIND (l. c.) und andere.

Bezüglich des Geschlechtes ergiebt sich, dass im ganzen das männliche Geschlecht etwas stärker bedroht wird als das weibliche. Auf 10.000 Personen der Bevölkerung treffen nach MAYR in:

(Tab. V.)

	Taubstumme	
	männl.	weibl.
Deutschland	10,53	8,79
Grossbritannien und Irland	6,44	5,07
Dänemark mit Island und den Faröer-Inseln	6,64	5,77
Norwegen	9,81	8,85
Schweden	11,80	8,77
Ungarn	15,51	11,37
Niederlande	3,58	3,14
Belgien	4,99	3,79
Frankreich	7,07	6,46
Spanien	8,19	5,77

	Taubstumme	
	männl.	weibl.
Italien	8,56	6,10
Vereinigte Staaten von Nord-Amerika	4,57	3,82
Argentinische Republik	42,45	33,29
Britische Colonien in		
Nord-Amerika	8,71	7,53
Westindien	10,21	11,54
Afrika	17,45	12,74
Asien	—	—
Australien	3,88	1,77
Im Ganzen	8,31	6,48

Nach der Volkszählung vom 1. December 1880 gestaltet sich das Verhältniss zwischen Taubstummen männlichen und weiblichen Geschlechtes in Preussen folgendermassen:

(Tab. VI.)

	Taubstumme		Auf 10.000 der Bevölkerung kommen Taubstumme	
	männl.	weibl.	männl.	weibl.
A. Staat	15.168	12.626	11,3	8,3
B. Provinzen:				
Ostpreussen	1.898	1.631	20,4	16,2
Westpreussen	1.405	1.152	20,3	16,1
Stadtbezirk Berlin	420	311	9,7	7,5
Brandenburg	1.212	982	9,7	7,5
Pommern	1.059	898	13,9	11,4
Posen	1.418	1.212	15,9	13,7
Schlesien	2.056	1.707	10,6	8,5
Sachsen	936	818	8,1	7,02
Schleswig-Holstein	360	300	6,3	5,3
Hannover	894	767	8,3	7,2
Westfalen	849	654	8,1	6,5
Hessen-Nassau	853	752	11,2	9,0
Rheinland	1.732	1.356	8,4	6,6
Hohenzollern	36	26	11,1	7,4
	15.168	12.626	11,3	9,3

Nach der Zählung von 1895 kommen auf 10.000 der Bevölkerung 10,0 männliche und 7,9 weibliche Taubstumme. In Amerika stellte sich das Verhältniss bei der Zählung von 1890 auf 14,5 männliche zu 11,4 weiblichen Taubstummen pro 10.000. Für Mecklenburg-Schwerin ermittelte LEMCKE (l. c.) das Verhältniss von 9,68 zu 6,87 auf 10.000; für Dänemark (1885) giebt MYGIND (l. c. pag. 24) dasselbe mit 6,09 zu 6,66 an. Derselbe Autor hebt hervor, dass die Anzahl der weiblichen Taubstummen, die auf 100 männliche kommen, zwischen 94 (Norwegen) und 65 (Spanien) variirt, und dass das Durchschnittsverhältniss für Europa und die nordamerikanischen Freistaaten 100 : 83 ist. Das numerische Ueberwiegen der männlichen Taubstummen sei um so auffallender, als das männliche Geschlecht in den meisten europäischen Ländern und in den Vereinigten Staaten von Nordamerika numerisch dem weiblichen überlegen sei. Auf die verschiedenen Erklärungsversuche für diesen Unterschied in der Belastung des männlichen und weiblichen Geschlechtes kann hier nicht näher eingegangen werden, zumal keiner derselben einer sorgfältigen Prüfung standhält.

Ueber das Alter der Taubstummen geben folgende Tabellen Aufschluss:

(Tab. VII.)

In Preussen (1871) hatten	Taubstumme	Auf 10,000 Personen der Gesammtbevölkerung des betr. Alters kommen Taubstumme
ein Alter bis zu 5 Jahren	971	3,03
» » von 6—10 »	3938	10,2
» » » 11—15 »	3222	12,1
» » » 16—20 »	2121	9,2
» » » 21—25 »	2112	9,9
» » » 26—30 »	2009	10,4
» » » 31—40 »	1299	8,4
» » » 41—50 »	2540	9,03
» » » 51 und darüber	3459	9,3
ohne Angabe	150	70,3

(Tab. VIII.)

In Bayern (1871) hatten	Taubstumme	Auf 10,000 Personen der Gesammtbevölkerung des betr. Alters kommen Taubstumme
ein Alter bis zu 5 Jahren	101	1,70
» » von 6—10 »	628	12,29
» » » 11—15 »	587	13,07
» » » 16—20 »	332	8,01
» » » 21—25 »	403	10,0
» » » 26—30 »	332	8,76
» » » 31—35 »	293	8,51
» » » 36—40 »	264	8,24
» » » 41—45 »	280	10,10
» » » 46—50 »	267	9,83
» » » 51—55 »	240	9,33
» » » 56—60 »	177	8,35
» » » 61—65 »	178	9,37
» » » 66—70 »	119	9,17
» » » 71—75 »	65	7,92
» » » 76—80 »	32	8,50
» » » 81—85 »	9	6,06
» » » 86—90 »	7	16,02
» » » 91—95 »	3	39,37
ohne Angabe	22	165,42

In 13 deutschen Staaten: Preussen, Bayern, Sachsen, Sachsen-Weimar, Sachsen-Meiningen, Sachsen-Altenburg, Braunschweig, Anhalt, Oldenburg, Schwarzburg-Rudolstadt, Schwarzburg-Sondershausen, Reuss ältere Linie, Reuss jüngere Linie befanden sich (1871):

(Tab. IX.)

	Taubstumme	Auf 10,000 Personen der Gesammtbevölkerung des betr. Alters kommen Taubstumme
im Alter bis zu 5 Jahren	1196	2,7
» » von 6—10 »	5045	13,1
» » » 11—15 »	4284	12,06
» » » 16—20 »	2822	9,1
» » » 21—30 »	5590	10,1
» » » 31—40 »	4253	9,4
» » » 41—50 »	3669	10,1
» » » 50	5113	9,6
ohne Angabe	209	84,2

(Tab. X.)

In Preussen (1880) waren	Taubstumme	Auf 10.000 Personen der Gesammtbevölkerung des betr. Alters kommen Taubstumme
im Alter bis zu 5 Jahren	1118	2.9
» » von 5—10 »	2906	9,2
» » » 10—15 »	4469	15,7
» » » 15—20 »	4591	17,5
» » » 20—25 »	2555	10,7
» » » 25—30 »	1810	8,09
» » » 30—40 »	3506	10,02
» » » 40—50 »	2494	9,0
» » » 50—60 »	2083	9,6
» » » 60—70 »	1237	8,9
» » » 70—80 »	487	9,1
» » » 80 »	84	7,9
ohne Angabe	504	83,1

Auffallend ist die geringe Anzahl der Taubstummen in den fünf ersten Lebensjahren, die der Wirklichkeit offenbar nicht entspricht und vielmehr auf einen Erhebungsfehler zurückgeführt werden muss. Einerseits ist nämlich die Erkennung der Taubstummheit in den ersten Lebensjahren an und für sich schon mit grossen Schwierigkeiten verknüpft, andererseits aber sträuben sich auch die Eltern möglichst lange dagegen, ihr Kind als taubstumm anzusehen und hegen immer noch die Hoffnung, dass Gehör und Sprache sich einfinden werden. Die Eintragung des Gebrechens in die Zählungsliste unterbleibt deshalb, und erst wenn das Kind in das schulpflichtige Alter tritt, also nach dem 5. Lebensjahre, ist die Thatsache, dass dasselbe wirklich taubstumm ist, nicht mehr zu unterdrücken.

Die grösste Zahl der Taubstummen findet sich im 2. und 3. Lebensjahrfünft, zwischen dem 6. und 15. Lebensjahre. Sie beträgt hier zwischen 10,0 und 13,0 auf 10.000 der Gesammtbevölkerung, während sie in den späteren Lebensabschnitten nur zwischen pp. 8.0 und 10.0 auf 10.000 schwankt. Eine Ausnahme von diesen regelmässigen, in allen Statistiken wiederkehrenden Beobachtungen zeigt die das Zählungsjahr 1880 betreffende Tabelle X. Nach derselben reicht die höchste Taubstummenquote noch bis ins 4. Lebensjahrfünft (17,5 auf 10.000), nachdem sie bereits im 3. höher als in den übrigen Zusammenstellungen sich erwiesen hat (15,7 auf 10.000).

Wesentliche Differenzen finden sich bezüglich der Confession der Taubstummen in allen statistischen Erhebungen. Nach Liebreich [11]) kam in Berlin (1861) auf 2215 christliche und auf 637 jüdische Einwohner je 1 Taubstummer. Bei Vergleichung der protestantischen mit der katholischen Bevölkerung kam auf 2173 Protestanten und nur auf 3179 Katholiken je 1 Taubstummer. Meckel [12]) giebt für Nassau (1863) folgende Zahlen an: Auf 1101,63 evangelische, 1397,80 katholische und 580 jüdische Einwohner je 1 Taubstummer. In Bayern (1871) verzeichnet Mayr auf je 10.000 Religionsgenossen bei den Katholiken 8,56, bei den Protestanten 9,17, bei den Juden 18,16 Taubstumme. In Preussen kamen auf je 10.000 Religionsgenossen (1871) bei den Katholiken 10.27, bei den Protestanten 9,55, bei den Juden 14.88. 1880 bei den Katholiken 10.39, bei den Protestanten 9,89, bei den Juden 14.38 Taubstumme. Aehnliche Verhältnisse ergeben sich aus fast allen späteren Zählungen, von denen nur die preussische im Jahre 1895 hier berücksichtigt werden soll. Die Quote betrug für Katholiken 9.3, für Protestanten 8,7 und für Juden 13.6 auf 10.000 Religionsgenossen. Während also zwischen Katholiken und Protestanten sich nur geringe Unterschiede in der Taubstummenhäufigkeit finden, treten dieselben bezüglich der jüdischen Bevölkerung im Vergleich zur christlichen überall sehr auffallend hervor. Auf welche Ursachen diese hohe Taubstummenquote bei den Juden zurückzuführen ist, dürfte vorläufig noch schwer zu entscheiden sein. Von vielen Seiten ist darauf hingewiesen worden, dass die unter den Juden so häufigen Ehen unter Blutsverwandten eine wichtige Rolle für das Auftreten der Taubstummheit unter denselben spielen, ein Moment, welches auch bezüglich der Taubstummenhäufigkeit unter den Katholiken und Protestanten in Betracht gezogen werden müsse; denn auch bei den letzteren sei die Taubstummheit häufiger als bei den ersteren (die Zählungen in Preussen zeigen das umgekehrte Verhältniss), denen die Ehe mit Blutsverwandten untersagt ist. Allein bisher fehlen noch alle genaueren Beobachtungen hierüber und müsste doch vor Allem erst eine statistische Aufnahme darüber stattfinden, wie viel Ehen unter Blutsverwandten überhaupt geschlossen werden und wie das Verhältniss der aus dieser Ehe hervorgehenden Taubstummen zu den aus anderen Ehen stammenden sich gestaltet. MYGIND[14]) stellte für Dänemark fest, dass die consanguinen Ehen fast ein Viertel derjenigen Ehen ausmachten, in denen die Taubgeborenen gezeugt waren, während solche Ehen sonst in Dänemark kaum mehr als 4% sämmtlicher Ehen betragen. UCHERMANN[15]) eruirte, dass in Norwegen (1886) 20% der Fälle angeborener Taubstummheit in consanguinen Ehen geboren waren, während die Anzahl der consanguinen Ehen in Norwegen überhaupt kaum 4—5% übersteigt. Dagegen scheinen die im Königreich Sachsen vorgenommenen Erhebungen (nach SCHMALTZ[16]) eher gegen die Annahme zu sprechen, dass mit der Zahl der consanguinen Ehen die Häufigkeit der Taubstummheit zunehme, oder mit anderen Worten, dass die aus consanguinen Ehen hervorgehenden Kinder in erhöhtem Masse durch Taubstummheit bedroht würden. LEMCKE (l. c.) constatirte für Mecklenburg zwar noch die Thatsache, dass verhältnissmässig viele Taubstummen aus consanguinen Ehen stammen, doch fand er auch, dass der grösste Theil der verwandten Ehegatten zugleich erblich belastet war, mithin die ätiologische Bedeutung dieses Factors an sich controvers bleiben müsse.

Uebrigens muss betont werden, dass die Blutsverwandtschaft wohl nur für die a n g e b o r e n e Taubstummheit in Betracht kommen kann. MYGIND (l. c.) bemerkt ausdrücklich, dass e r w o r b e n e Taubheit bei der Nachkommenschaft aus consanguinen Ehen nur selten nachgewiesen worden ist.

Ueber das Verhältniss der a n g e b o r e n e n zur e r w o r b e n e n Taubstummheit liegen nur wenige zuverlässige Mittheilungen vor. Namentlich fehlen dieselben in der allgemeinen Zählung vom Jahre 1871 in Deutschland ganz. In Irland[17]) hat zwar sowohl bei der Zählung von 1861 als auch 1871 eine Scheidung der Taubstummen danach, ob das Gebrechen angeboren oder erworben war, stattgefunden, allein gerade die hier gewonnenen Zahlen weichen so wesentlich von den anderen, namentlich von ärztlicher Seite aufgenommenen Erhebungen ab, dass man wohl berechtigte Zweifel an ihrer Zuverlässigkeit hegen muss. Von 4930 Taubstummen, welche in Irland 1861 gezählt wurden, sollen 4010 taubstumm g e b o r e n sein. Das Verhältniss der letzteren zur ganzen Bevölkerung würde demnach 1 : 1370, das der t a u b s t u m m g e w o r d e n e n 1 : 8570 betragen. Etwas geringer ist der Unterschied schon bei der Zählung von 1871. Unter 4467 Taubstummen wurden 3297 gezählt, bei denen das Gebrechen als angeboren bezeichnet wurde. Das Verhältniss dieser letzteren zur ganzen Bevölkerung würde demnach 1 : 1520, das der Taubgewordenen 1 : 6232 betragen. Wesentlich anders gestalten sich die Zahlen, die aus einigen Specialstatistiken, namentlich in Deutschland, vorliegen und bei denen wenigstens annähernd übereinstimmende Verhältnisse der Taubstummgeborenen zu den Taubstummgewordenen sich ergeben.

(Tab. XI.)

	Jahr der Zählung	Gesammtzahl der Taubstummen	Taubstumm geboren	Taubstumm geworden	Unbestimmt
Regierungs-Bezirk Cöln[11])	1867	303	143	151	9
Nassau[12])	1863	381	228	153	—
Anstalt in Camberg[13])	1873	76	88	88	—
Regierungs-Bezirk Magdeburg[16])	1871	519	284	230	5
Regierungs-Bezirk Erfurt[16])	1874/75	207	108	99	—
Provinz Pommern[16])	1874/75	1.637	592	1.031	14
In württemb. u. badischen Anstalten (Hedinger[16])	1881	415	181	234	—
In der Berliner königlichen Anstalt (Falk[17])	1870/71	152	69	79	—
In beiden Berliner Anstalten (Hartmann)	1877	185	45	140	—
In 15 Anstalten Deutsch-Oesterreichs (Hartmann[9])	1873	954	471	483	—
In der Anstalt in Osnabrück[18])	1878	190	75	115	—
In Preussen[2])	1880	27.749	2.468	7.196	11.130

In der Mehrzahl der Einzelerhebungen ergiebt sich für die Taubstummgeborenen eine etwas geringere Zahl als für die Taubstummgewordenen und nur einzelne Angaben zeigen ein umgekehrtes Verhältniss, darunter allerdings auch die für Preussen 1880 mit ziemlich erheblichen Differenzen. Hier muss aber die grosse Zahl der ohne bestimmte Angabe notirten in Berücksichtigung gezogen werden. Dies gilt auch für die preussische Zählung vom Jahre 1895. Es kamen bei derselben auf 28.721 Taubstumme 13.739 (4,3 auf 10.000), bei denen das Uebel angeboren, 9272 (2,9 auf 10.000), bei denen es später erworben sein soll. Bei 5710 (1,8 auf 10.000) fehlten die Angaben. Nicht unbeträchtliche Verschiedenheiten zeigen die für die Provinz Pommern und den Regierungsbezirk Erfurt durch Wilhelmi eruirten Zahlen: 592 Taubstummgeborene gegen 1031 Taubstummgewordene in Pommern und 168 : 99 in Erfurt. Nach Uchermann's[10b]) Mittheilungen über die Taubstummenstatistik in Norwegen aus dem Jahr 1886 war die Taubstummheit angeboren in 51%, erworben in 48.5%, unbekannt bei 0.43%. Das männliche Geschlecht war unter den geborenen Taubstummen mit 52.6%, das weibliche mit 47.3%, unter den taubstumm gewordenen mit 60%, resp. 39,8% vertreten. Gerade umgekehrt zu diesen Verhältnissen fand Lemcke (l. c.) in Mecklenburg die Bedrohung durch congenitale Taubstummheit beim männlichen Geschlecht um 2.4% geringer als beim weiblichen, während die Gefährdung durch acquirirte Taubheit bei ersterem um 8,2% grösser war. Derselbe Autor macht darauf aufmerksam, dass die erworbene Taubstummheit am stärksten in den Städten, die angeborene am stärksten auf dem Lande vertreten ist. Einigermassen zuverlässige Zahlen wird man natürlich nur dann erhalten, wenn durch ärztliche Sondererhebungen eine Scheidung der beiden Kategorien auf Grund möglichst sorgfältig aufgenommener Anamnesen ermöglicht sein wird.

Noch unvollständiger sind die statistischen Angaben über das Alter, in welchen die Taubstummheit erworben wird. Nach Lent geschieht dies in den meisten Fällen im 3. und 4. Lebensjahr, während Boudin[14]) das 2. und 3. als das bevorzugte angiebt. Mit Boudin's Angaben stimmen auch die Wilhelmi's[16]) überein, und zwar sowohl nach seiner Zusammenstellung vom Jahre 1871, als auch nach denen vom Jahre 1874/75. Dasselbe ergeben die Statistiken von Schmaltz[6]), Lemcke für 1885 und Uchermann für 1886. Die detaillirten Angaben Wilhelmi's finden sich in folgender Tabelle zusammengestellt:

(Tab. XII.)

Die Taubstummheit wurde erworben:	Provinz Pommern	Regierungs-Bezirk Erfurt	Regierungs-Bezirk Magdeburg	Summa
	in Fällen			
Im 1. Lebensjahr	167	18	54	239
» 2. »	268	26	55	349
» 3. »	206	30	39	274
» 4. »	116	10	24	150
» 5. »	95	10	15	120
» 6. »	58	3	11	72
» 7. »	44	1	7	52
» 8. »	21	1	8	30
» 9. »	15	—	3	18
» 10. und 11. »	19	—	1	20
» 12. » 13. »	9	—	2	11
» 14. » 15. »	4	—	1	5
In späteren Jahren	5	—	—	5
Unbestimmt	4	—	11	15

Was die **Ursachen**, durch welche die Taubstummheit erworben wurde, anlangt, so werden natürlich bei den allgemeinen Volkszählungen **zuverlässige** Angaben nicht eruirt werden können, und sind wir hierbei wieder auf die ärztlichen Sondererhebungen, respective einzelne, in Anstalten vorgenommene angewiesen, die leider nur in spärlicher Anzahl vorliegen. Die älteren Zusammenstellungen, in welchen ohne Kritik Alles das als Ursache der Taubstummheit notirt wurde, was die betreffenden Angehörigen als solche angaben, lassen wir ganz unberücksichtigt, da sie auf eine wissenschaftliche Würdigung keinen Anspruch machen können.

(Tab. XIII.)

	Cöln ([illegible])	Berliner Anst. (1870/1874)	Breslau (1869)	Magdeburg (1871)	Irland (1871)	Pommern und Erfurt (1874/75)	Bamberg (1875)	Württemberg und Baden ([illegible])	Summa
Gehirnleiden: Entzündung, Krämpfe,	24	14	9	102	414	384	18	77	982
Meningitis cerebrospinal. epidemica	12	8	—	—	—	282	—	32	334
Typhus	71	8	8	23	—	142	9	4	265
Pocken	1	—	1	—	—	12	—	—	14
Scharlach	18	12	12	39	126	111	1	35	354
Masern u. Rötheln	8	7	6	10	39	50	1	—	121
Ohrenleiden (selbstständige)	12	10	4	11	34	29	2	74	176
Kopfverletzungen	7	2	7	7	—	37	—	9	69
Andere Erkrankungen, resp. unbestimmte Angaben	8	18	26	38	248	134	5	3	480
Summa	151	79	73	230	861	1181	36	234	2795

Fast die Hälfte aller Fälle von erworbener Taubstummheit ist also, dieser Tabelle nach, auf Krankheiten des Centralnervensystems zurückzuführen (von 2795 = 1316). Als nächst wichtiges ätiologisches Moment tritt Scharlach (354) auf. Nach SCHMALTZ'S[19]) Untersuchungen scheint diese Krankheit sogar noch in ungleich höherem Grade an der Vergrösserung der Taubstummenhäufigkeit (er fand in 42,6% diese Affection als Ursache der Taubstummheit) sich zu betheiligen, als bisher angenommen wurde und auch UCHERMANN[45]) und LEMCKE (l. c.) erhielten bei ihren Ermittelungen grössere Procentsätze (27,4 resp. 24,5) als in den früheren Statistiken (11,3 nach HARTMANN[9]) verzeichnet sind. Genuine Ohrenleiden sind nur mit 176 Fällen vertreten, Masern mit 121. In fast $^1/_4$ aller Fälle (480) sind selbst bei den durch Aerzte und in Anstalten veranlassten Erhebungen die Angaben über die Ursache der erworbenen Taubstummheit unbestimmt, denn auch die als durch »andere Krankheiten veranlasst« aufgeführten Fälle sind ätiologisch nicht besser zu verwerthen, als die, welche direct mit der Bezeichnung »unbestimmte« Ursache aufgeführt sind.

Von grossem Interesse ist die Frage nach dem Beruf und der Erwerbsthätigkeit der Taubstummen, weil sie einen Rückschluss auf die Resultate der Taubstummenbildung gestattet. Nach der Zählung in Preussen im Jahre 1871 fanden sich unter den Taubstummen (ohne Blödsinnige) 5416 männliche und 2543 weibliche Berufstreibende, 6904 männliche und 8047 weibliche Berufslose.

Ueber die Art des Berufes giebt folgende Tabelle Aufschluss:

(Tab. XIV.)

Hauptberufsgruppe	Taubstumme männl.	Taubstumme weibl.
a) Landwirthschaft (incl. Viehzucht, Weinbau, Gärtnerei, Forstwirthschaft, Jagd, Fischerei)	3580	1843
Davon selbständig	115	9
Angehörige*	2081	1168
Angestellte, Gehilfen, Dienende	1384	666
b) Bergbau und Hüttenwesen, Industrie und Bauwesen	4100	2720
Davon selbständig	462	64
Angehörige	1404	1608
Angestellte, Gehilfen, Dienende	2234	1048
c) Handel und Verkehr	448	505
Davon selbständig	25	5
Angehörige	356	454
Angestellte, Gehilfen, Dienende	67	46
d) Persönliche Dienste Leistende, sowie Handarbeiter, Taglöhner etc., die in eine der vorstehenden Gruppen nicht mit Sicherheit eingereiht werden konnten	2658	2501
Davon Angehörige	1582	1867
Handarbeiter	1009	543
Gesindr. Dienende	67	91
e) Armee und Kriegsflotte	9	7
Militärpersonen	1	—
Dienende	1	—
Angehörige von diesen	7	7
f) Alle übrigen Berufsarten	256	295
Davon selbständig	11	—
Angehörige	214	252
Angestellte, Gehilfen, Dienende	31	43
g) Aus eigenen oder fremden Mitteln lebende Personen ohne Berufsausübung	667	1008
Angehörige	206	399
Rentner	219	217
Dienende	8	27
Unterstützte	234	365
h) Personen ohne Berufsangabe	602	611
Angehörige	90	144
Haushaltungs-Vorstände	32	69
Dienende	1	1
In Anstalten	479	397

Aehnliche Verhältnisse ergeben sich aus der Zählung vom Jahre 1880: Unter 27.791 Taubstummen fanden sich 5850 männliche und 2327 weibliche

* Die als »Angehörige« bezeichneten Taubstummen sind selbstverständlich den Personen ohne Berufsausübung und ohne Berufsangabe beizuzählen.

Beruftreibende, 9318 männliche und 10.299 weibliche Berufslose. Im Jahre 1895 wurden unter 28.721 Taubstummen gezählt: männliche Beruftreibende 9690, weibliche 4343 gegen 6108 männliche und 8583 weibliche Berufslose.

Von den verschiedenen Berufsarten waren vertreten:

(Tab. XV.)	Taubstumme männl.	Taubstumme weibl.
a) Landwirthschaft, Viehzucht, Weinbau, Gärtnerei, Forstwirthschaft, Jagd und Fischerei mit	1466	788
b) Bergbau, Hütten- und Salinenwesen, Industrie- und Bauwesen mit	1302	142
c) Gewerbe der Bekleidung mit	1726	730
d) Baugewerbe, künstlerische Betriebe mit	315	11
e) Handel und Verkehr, Versicherungswesen mit	81	45
f) Persönliche Dienstleistungen aller Art mit	865	1
g) Erziehung, Unterricht, Künste, Literatur mit . . .	7	3
h) Kirche, Krankenpflege mit	7	3
i) Reichs-, Staats- und Gemeindeverwaltung mit . . .	12	2
k) Alle übrigen Berufsarten mit	32	11

Das Procentverhältniss der Beruftreibenden und Berufslosen würde sich für das Zählungsjahr 1871 so gestalten, dass auf die ersteren im Ganzen 34.7, auf die letzteren 65,3 % kämen. Bei Berücksichtigung des Geschlechts würden sich ergeben für die männlichen Taubstummen 43.9 % Beruftreibende und 56.1 % Berufslose; für die weiblichen Taubstummen 24.0 % Beruftreibende und 76.0 % Berufslose. Im ganzen ist also die Zahl der Taubstummen, welche trotz ihres für die Mehrzahl aller Berufsarten sehr hinderlichen Gebrechens noch imstande sind, sich in der menschlichen Gesellschaft nützlich zu machen, durchaus nicht unbedeutend, namentlich gilt dies von den männlichen Taubstummen, während die Zahl der weiblichen Beruftreibenden schon eine wesentlich geringere ist.

Etwas ungünstiger gestalten sich die Verhältnisse im Zählungsjahre 1880. Hier kommen auf die beruftreibenden Taubstummen nur 29,0 %, auf die berufslosen 71.0 %. Mit Berücksichtigung des Geschlechtes ergeben sich für die männlichen Taubstummen 38.5 % Beruftreibende und 61.5 % Berufslose, für die weiblichen 18.4 % Beruftreibende und 81.6 % Berufslose. Eine auffallende Differenz in diesen Verhältnissen weisen die Zählungsergebnisse des Jahres 1895 auf, in welchen 48.8 % Beruftreibende auf 51.2 % Berufslose kommen. Bei den verschiedenen Geschlechtern ergiebt sich ein Procentverhältniss von 61,7 % männlichen Beruftreibenden zu 38,7 % männlichen Berufslosen und 33.6 % weibliche Beruftreibende zu 66.4 weiblichen Berufslosen. Aus diesen Zahlen würde sich ergeben, dass die Taubstummen im ganzen in wesentlich höherem Grade an der menschlichen Arbeit theilnehmen, und dass namentlich das männliche Geschlecht wesentlichen Zuwachs an werkthätigen Personen aufzuweisen hat. Der Unterschied ist gerade bei diesen ein so frappanter, dass er schon wohl kaum auf eine Ungenauigkeit in der Zählung zurückgeführt werden darf. Während nämlich bei den früheren Zählungen die Zahl der Berufslosen immer noch um ein Beträchtliches die der Beruftreibenden überwog, stellt sich diesmal die Zahl der letzteren, soweit sie das männliche Geschlecht betrifft, beinahe doppelt so hoch, als die der ersteren. Freilich muss berücksichtigt werden, dass im Zähljahre 1871 die Verhältnisse gegenüber denjenigen des Jahres 1880 günstiger lagen, so dass es immerhin etwas Bedenkliches hat, schon jetzt aus diesen Ergebnissen bindende Schlüsse auf die Resultate der Taubstummenbildung zu ziehen.

Was die einzelnen Berufsarten anlangt, so sehen wir, dass die Taubstummen am meisten sich der Landwirthschaft und der Industrie, »welche vielfach stille Arbeit gestattet« (Mayr), zuwenden, dass sie dagegen im

Handel und Verkehr, »die des lebendigen Wortes kaum entbehren können« (MAYR), sich wenig betheiligen. Nach MAYR's Zusammenstellung kommen nur 4,61 Taubstumme, die im Handel und Verkehr thätig sind, auf 10.000. Dagegen schon 7,70 Landwirthschafttreibende und 9,06 Industrielle auf 10.000. Selbständig thätige Taubstumme kommen nach MAYR 5,29 auf 10.000, Gehilfen 9,32, Dienstboten 5,81, sonstige Angehörige 8,84, in Summa 7,83 auf 10.000.

Ueber die Zahl der in Anstalten befindlichen, resp. daselbst unterrichteten Taubstummen geben die zahlreichen Berichte der betreffenden Anstalten Aufschluss; der Herausgeber der »American annals of the Deaf and Dumb« [11]) hat sich der dankenswerthen Aufgabe unterzogen, alle ihm zugänglichen Berichte von Anstalten der ganzen Welt tabellarisch zusammenzustellen, und wollen wir in folgender Tabelle XVI die Hauptdaten derselben wiedergeben. Leider finden sich nur vereinzelte Nachweise über das Verhältniss der im bildungsfähigen Alter befindlichen Taubstummen zu den wirklich unterrichteten. In Preussen hat eine hierauf bezügliche Zusammenstellung durch das Cultusministerium im Jahre 1875 [14]) stattgefunden. Die Zahl der im bildungsfähigen Alter stehenden Taubstummen betrug 6501, von denen 2250 in 43 Anstalten Unterricht genossen. Nach einer späteren Aufnahme (HARTMANN [8]) kamen auf 5193 im bildungsfähigen Alter stehende Taubstumme 3156 unterrichtete. Im übrigen Deutschland war das Verhältniss nach einer meist im Jahre 1879 erfolgten Zusammenstellung [8]) 2703 : 1819. Die Zahl der Taubstummen-Anstalten betrug 39. In Oesterreich (Cisleithanien [9]) wurden nach einer Zählung im Jahre 1876 in den Landestheilen, in denen sich Taubstummen-Anstalten befinden (Oesterreich ob und unter der Enns, Steiermark, Kärnten, Görz und Gradiska, Tirol, Böhmen, Mähren, Galizien), von 3626 im bildungsfähigen Alter stehenden Taubstummen 1023 in 15 Anstalten unterrichtet. Tabelle XVI giebt auch Aufschluss über die verschiedenen Unterrichtsmethoden, die in den einzelnen Anstalten zur Verwendung kommen. Es stehen sich hauptsächlich zwei Methoden gegenüber: die der Lautsprache und die der Zeichensprache. Eine nicht geringe Anzahl von Anstalten bedient sich der combinirten Laut- und Zeichensprache und in einzelnen Instituten kommt zwar die Zeichensprache noch zur Verwendung, jedoch nur bei den Zöglingen, welche von Anfang an darin unterrichtet wurden, während die neueintretenden alsbald die Lautsprache erlernen. In der Tabelle wurden diese Unterrichtsverhältnisse unter der Bezeichnung: »Uebergangsmethode« aufgeführt.

(Tab. XVI.)

Deutschland 1881.

Anstalten in	Jahr der Gründung	Zahl der Schüler	Zahl der Lehrer	Unterrichtsmethode
a) Preussen:				
Königsberg (königl.)	1817	85	10	Lautsprache
» (Privat)	1873	108	10	»
Braunsberg	1844	77	5	»
Angerburg	1833	128	8	»
Tilsit	1881	13	1	»
Marienburg	1833	117	7	»
Elbing	1870	34	2	»
Schlochau	1873	72	4	»
Graudenz	1876	53	5	»
Danzig	1881	30	3	»
Oliva	1881	27	3	»
Berlin (königl.)	1888	84	12	»
» (städtisch)	1875	136	13	»
Wriezen	1881	33	5	»
Stettin	1839	86	8	»
Cöslin	1851	89	6	»

(Tab. XVI Fortsetzung.)

Anstalten in	Jahr der Gründung	Zahl der Schüler	Zahl der Lehrer	Unterrichtsmethode
Bütow	1865	19	2	Lautsprache
Lauenburg	1867	23	3	„
Stralsund	1837	24	2	„
Demmin	1881	10	2	„
Berlinchen	1881	58	6	„
Posen	1831	124	11	„
Schneidemühl	1872	111	10	„
Bromberg	1881	43	5	„
Breslau	1821	160	11	„
Liegnitz	1831	82	6	„
Ratibor	1836	160	14	„
Halberstadt	1828	58	6	„
Weissenfels	1829	48	6	„
Halle a. S.	1835	56	9	„
Osterburg	1878	30	3	„
Erfurt	1822	61	5	„
Schleswig	1887	115	14	„
Hildesheim	1829	101	13	„
Stade	1857	89	10	„
Osnabrück	1857	81	10	„
Emden	1844	43	4	„
Camberg	1820	84	10	„
Frankfurt a. M.	1827	25	5	„
Homberg	1837	84	9	„
Langenhorst	1841	74	7	„
Petershagen	1839	66	7	„
Büren	1830	39	7	„
Soest	1831	80	9	„
Aachen	1838	73	6	„
Brühl	1854	86	7	„
Kempen	1841	57	4	„
Cöln	1828	80	11	„
Neuwied	1854	80	6	„
Trier	1881	75	6	„
Elberfeld	1881	36	3	„
Essen	1881	47	3	„
	52 Institute	3658	362	„

b) Bayern:

Anstalten in	Jahr der Gründung	Zahl der Schüler	Zahl der Lehrer	Unterrichtsmethode
München	1826	74	10	Lautsprache
Hohenwart	1877	58	5	„
Straubing	1835	61	4	„
Frankenthal	1825	38	2	„
Bamberg	1834	26	5	„
Regensburg	1839	37	2	„
Bayreuth	1823	18	1	„
Zell	1872	56	4	„
Fürth	1875	11	1	„
Nürnberg	1832	33	3	„
Altdorf	1831	9	1	„

* Nach der Zusammenstellung des statistischen Bureaus in Berlin betrug die Zahl der bei der Volkszählung 1880 in 45 Anstalten befindlichen Taubstummen 2742 (1665 männliche, 1077 weibliche). Von den Taubstummen im Alter von 5—20 Jahren, die hier in Betracht gezogen sind, im ganzen 11.965, befanden sich also 22,9% in Anstalten. Die Zahl der Anstalten und dementsprechend die der Schüler hatte sich also bis zum Jahre 1881 so gesteigert, dass in 52 Anstalten bereits 30,5% aller im bildungsfähigen Alter stehenden Taubstummen unterrichtet wurden. Nach der Zusammenstellung von Radomski[**)] aus dem Jahre 1898 bestanden in Preussen 47 Anstalten mit 4109 Schülern. Im bildungsfähigen Alter (5—20 Jahre) waren nach der Zählung von 1895 8832 Taubstumme, es wurden also 46,5% derselben unterrichtet. Berücksichtigt man, was richtiger ist, nur die schulpflichtigen Taubstummen im Alter von 5—15 Jahren, dann gestaltet sich das Verhältnis der unterrichteten Taubstummen zu den nicht unterrichteten noch günstiger. Es kommen dann die 4109 Schüler auf 5519 Schulpflichtige überhaupt d. s. = 74,4% Unterrichtete.

(Tab. XVI Fortsetzung.)

Anstalten in	Jahr der Gründung	Zahl der Schüler	Zahl der Lehrer	Unterrichtsmethode
Würzburg	1825	54	6	Lautsprache
Augsburg	1851	56	3	»
Dillingen	1847	52	6	»
	14 Institute	573	63	
c) **Sachsen:**				
Leipzig	1778	128	18	Lautsprache
Dresden	1828	199	25	»
Plauen	1872	37		»
	3 Institute	364	43	
d) **Württemberg:**				
Gmünd	1817	56	6	Lautsprache
	1869	40	4	»
Esslingen	1825	39	4	»
Nürtingen	1846	—	4	»
Winnenden	1824	31	3	»
Wilhelmsdorf	1837	39	3	»
Heiligenbronn	1860	24	3	»
	7 Institute	220	27	»
e) **Baden:**				
Meersburg	1826	107	10	Lautsprache
Gerlachsheim	1874	101	9	»
f) **Hessen:**				
Friedberg	1837	68	9	»
Bensheim	1840	82	10	»
g) **Mecklenburg-Schwerin:**				
Ludwigslust	1840	55	7	»
h) **Oldenburg:**				
Wildeshausen	1820	46	4	»
i) **Sachsen-Weimar:**				
Weimar	1820	30	4	»
k) **Braunschweig:**				
Braunschweig	1822	47	5	»
l) **Hamburg**	1827	63	6	»
m) **Lübeck**	1828	10	1	»
n) **Bremen**	1827	20	2	»
o) **Elsass-Lothringen:**				
Ruprechtsau	1826	92	0	»
Strassburg	1880	17	2	»
Metz	1875	46	7	»
In Deutschland zusammen . .	90 Institute	5608	580	»

Oesterreich-Ungarn 1878.

Anstalten in	Jahr der Gründung	Zahl der Schüler	Zahl der Lehrer	Unterrichtsmethode
Wien	1779	117	7	Lautsprache
» (israelit. Privat)	1844	107	?	»
St. Pölten	1846	49	4	»
Hütteldorf	1870	16	?	»
Linz	1813	80	5	»
Klagenfurt	1848	92	3	»
Görz	1840	89	7	»
Hall (Tirol)	1830	86	4	»
Trient	1843	38	3	»
Prag	1786	135	14	»
Brünn	1832	123	4	»
Lemberg	1830	70	4	»
Graz	1831	86	5	»
Leitmeritz	1867	30	?	»
Budweis	1859	84	?	»
Waitzen (Ungarn)	1802	?	?	»
Budapest (Ungarn)	1876	?	?	»
In Oesterreich-Ungarn . .	17 Institute	1092	60	»

(Tab. XVI Fortsetzung.)

Belgien 1879.

10 Anstalten mit 860 Schülern, ? Lehrern. In 4 Anstalten Lautsprache,
» 5 » combinirte Methode.
» 1 Anstalt Uebergangsmethode.

Frankreich 1880.

60 Anstalten mit 2957 Schülern, 140 Lehrern. In 7 Anstalten Lautsprache,
(Nur für 28 Anstalten bekannt.)
» 5 » Zeichensprache,
» 7 » combinirte Methode,
» 9 » Uebergangsmethode,
für die übrigen Anstalten fehlen die Angaben.

Grossbritannien, Irland 1879.

34 Anstalten mit 2421 Schülern, 152 Lehrern. In 7 Anstalten Lautsprache,
» 8 » Zeichensprache,
» 12 » combinirte Methode,
» 4 » Uebergangsmethode,
von 3 » keine Angabe.

Italien 1880.

35 Anstalten mit 1491 Schülern, 237 Lehrern. In 34 Anstalten Lautsprache,
» 1 Anstalt combinirte Methode.

Spanien 1881.

7 Anstalten mit 222 Schülern, 18 Lehrern. In allen Anstalten combinirte Methode.

Portugal 1881.

1 Anstalt (Porto) mit 8 Schülern, 1 Lehrer. Methode ?

Niederlande 1881.

3 Anstalten mit 465 Schülern, 40 Lehrern. In 1 Anstalt Lautsprache.
» 2 Anstalten combinirte Methode.

Schweden 1881.

17 Anstalten mit 650 Schülern, 74 Lehrern. In 3 Anstalten Lautsprache,
» 2 » Zeichensprache,
» 5 » combinirte Methode,
» 7 » ?

Norwegen 1881.

5 Anstalten mit 283 Schülern, 34 Lehrern. In 2 Anstalten Lautsprache,
» 2 » combinirte Methode,
» 1 Anstalt ?

Russland.

3 Anstalten mit ? Schülern, ? Lehrern. In 1 Anstalt combinirte Methode,
» 2 Anstalten ?

Schweiz 1878.

11 Anstalten mit 380 Schülern, 39 Lehrern. In allen Anstalten Lautsprache.

Dänemark 1880.

4 Anstalten mit 326 Schülern, 41 Lehrern. In 2 Anstalten Lautsprache,
» 1 Anstalt Zeichensprache,
» 1 » ?

Vereinigte Staaten von Nordamerika 1881.

55 Anstalten mit 7019 Schülern, 441 Lehrern. In 12 Anstalten Lautsprache
» 10 » Zeichensprache,
» 32 » combinirte Methode,
» 1 Anstalt Uebergangsmethode.

Canada 1881.

6 Anstalten mit 810 Schülern, 75 Lehrern. In 1 Anstalt Lautsprache,
» 1 » Zeichensprache,
» 4 Anstalten combinirte Methode.

(Tab. XVI Schluss.)

Brasilien 1879.

1 Anstalt (Rio de Janeiro) mit 31 Schülern, 3 Lehrern.

Australien 1879.

3 Anstalten mit 133 Schülern, 9 Lehrern. ?

Japan 1880.

2 Anstalten mit 65 Schülern, 7 Lehrern. In beiden Anstalten Zeichensprache.

In den 19 hier verzeichneten Ländern bestehen nach dieser Tabelle 364 Taubstummenanstalten, in welchen 24.862 Schüler von 2052 Lehrern unterrichtet werden. Bezüglich der Unterrichtsmethode ergiebt sich, dass dieselbe besteht

in der Lautsprache	in 191	Anstalten	mit 10.506	Schülern
» » Zeichensprache	» 28	»	» 1.574	»
» » combinirten Methode	» 78	»	» 9.887	»
» » Uebergangsmethode	» 15	»	» 1.179	»
Ohne Angabe	» 52	»	» 1.716	»
	364	Anstalten	mit 24.862	Schülern.

Ich füge hier noch eine Tabelle an, in welcher Reuschert[23a]) (December 1887) nach den »Authentischen Mittheilungen« hervorragender Taubstummenlehrer eine übersichtliche Darstellung des derzeitigen Standes der Taubstnmmenbildung in Europa giebt.

(Tab. XVII.)

Staat	Einwohnerzahl	Anzahl der Taubstummen *) überhaupt	Anzahl der Taubstummen *) schulpflichtig	Anzahl der Taubstummen-Anstalten	Gesammt Schülerzahl	Bleiben ohne Unterricht Anzahl	Bleiben ohne Unterricht %	Anzahl der Lehrer
Belgien	5.700.000	9.000	1.200	11	1000	200	17	90
Dänemark	2,000.000	1.600	300	4	288	20	7	
Deutschland	47,000,000	31.000	7.800	98	6200* circa 100 in Volksschulen	1.600	19	610
Frankreich	37,000,000	30.000	6000	65	3525	2.475	41	385
Griechenland	2,000.000			—			100	--
Grossbritannien und Irland	35,000,000	22 1.2	5.123	36	2908	2.221	13	240
Italien	29,000,000	45.286	1.5[illegible]	35	1500	13.800	90	--
Luxemburg	205.000	135	27	1	27	keine	0	3
Montenegro	240.000	--			—		100	
Niederlande	4.400.000	1.000	498	3	492	6	1	46
Oesterreich-Ungarn	38,000,000	30.000	7.070	24	1530	5.450	78	122
Portugal	5.000.000	2.000	1.0[illegible]	2	30	970	97	4
Rumänien	5,400.000	—	—		—	—	100	
Russland	86,000,000	30.000	18.000	14	1000	17.000	94	[illegible]
Schweiz	2,850.000	2.000	500	13	400	100	20	15
Serbien	1,700.000	1.200	210	1	20	220	91	2
Skandinavien	7,000,000	5.800	1 100	21	1000	160	11	[illegible]
Spanien	17,000.000	12.000	2.400	7	100	2.000	83	[illegible]
Türkei (europ.)	9,000.000					—	100	

Nach Notizen desselben Autors[23b]) aus dem Jahre 1895 betrug die Zahl der Taubstummenanstalten in Oesterreich 27 mit 1851 Schülern (972 Knaben, 768 Mädchen, 111 ohne Angabe des Geschlechtes) und 186 Lehrern, in der Schweiz 15 Anstalten mit 471 Schülern (197 Knaben, 162 Mädchen, 112 ohne Angabe des Geschlechtes) und 46 Lehrern, in

* Die Zahlen sind theilweise auf 100 abgerundet.

Luxemburg 1 Anstalt mit 23 Schülern (12 Knaben, 11 Mädchen) und 3 Lehrern, in den russischen Ostseeprovinzen 4 Anstalten mit 205 Schülern (108 Knaben, 97 Mädchen) und 25 Lehrern.

In Deutschland zählte RADOMSKI[11c]) für 1898: 96 Anstalten mit 6606 Schülern (3598 Knaben, 3008 Mädchen) und 721 Lehrern.

Literatur: s. unter Taubstummheit. *Schwabach.*

Taubstummheit, Surdo-mutitas. Während man im Alterthum bis in das 16. Jahrhundert hinein der Ansicht war, dass die Taubstummheit auf einer mangelhaften Bildung der Sprachorgane beruhe, hat zuerst ein Benedictiner-Mönch, PEDRO DE PONCE (1570), auf das Unrichtige dieser Meinung aufmerksam gemacht und gezeigt, dass die Stummheit nur eine Folge der Taubheit sei. Den praktischen Beweis für die Richtigkeit seiner Anschauung lieferte er dadurch, dass »er mit der Stimme einiger Taubstummen planmässige Uebungen anstellte, ihnen zeigte, wie articulirte Töne gebildet werden, und ihnen so die Sprache wieder schenkte« (SCHMALZ[15]). Als taubstumm kann man also solche Menschen bezeichnen, welche infolge mangelnden Gehörs die Sprache entweder nicht gelernt haben, oder derselben wieder verlustig gegangen sind. Der Mangel des Gehörs, die Taubheit, kann angeboren sein, oder wird in den ersten Lebensjahren erworben, und zwar entweder noch bevor die Kinder überhaupt Versuche zum Sprechen gemacht, oder nachdem sie bereits kürzere oder längere Zeit gesprochen haben. Demnach unterscheidet man eine angeborene und eine erworbene Taubstummheit.* Sehr schwer zu unterscheiden ist die Frage, welche von diesen beiden Arten des in Rede stehenden Gebrechens häufiger vorkommt, und wir haben bereits unter den statistischen Angaben darauf hingewiesen, dass die hier in Frage kommenden Fehler bei der Aufnahme sehr beträchtliche sind. Einerseits herrscht bei den Eltern eine leicht erklärliche Scheu, eines ihrer Kinder als mit einem Gebrechen behaftet in die Zählungslisten einzutragen, da sie sich der Hoffnung nicht entschlagen mögen, dass dasselbe doch noch beseitigt werden könne, andererseits aber ist es auch für den Arzt oft mit grossen Schwierigkeiten verknüpft, in den ersten beiden Lebensjahren die Diagnose auf Taubstummheit zu stellen. Es werden demnach wohl nicht allein Taubstummgeborene oft genug, namentlich nach den Angaben ihrer Angehörigen, unter die Zahl der Taubstummgewordenen eingereiht werden, sondern auch umgekehrt. Im ganzen ergiebt sich, wenn man namentlich die aus der neueren Zeit datirenden, mit mehr Sorgfalt als früher aufgenommenen Statistiken (LENT, WILHELMI u. a.) berücksichtigt, dass die Zahl der Taubstummgewordenen eine etwas grössere ist, als die der Taubstummgeborenen (s. Tab. XI).

Die Ursachen der Taubstummheit sind naturgemäss verschieden, je nachdem es sich um das angeborene oder das erworbene Gebrechen handelt, und auch hier treffen wir wieder auf nicht unbeträchtliche Differenzen in den Angaben der einzelnen Autoren. Als einen nicht zu vernachlässigenden Factor der angeborenen Taubstummheit hat man auf Grund der statistischen Erhebungen (s. oben) die terrestrischen Verhältnisse ansehen zu müssen geglaubt.

* Von hohem Interesse sind die Beobachtungen MUNK's[14]), welcher nach Totalexstirpationen der Hörsphären bei Hunden (s. unten) nicht nur vollkommene Taubheit, sondern bald auch Taubstummheit eintreten sah. »Schon in der ersten Woche bellt der Hund nur kurze Zeit, dabei eigenartig hart und monoton, manchmal auch überschlagend; später schlägt er blos auf Secunden ganz schwach und rauh, oft wie heiser an; endlich, meist schon nach 14 Tagen, setzt er gar nicht mehr zum Bellen an.« Abweichend von der Thatsache jedoch, dass beim Menschen Taubstummheit blos dort sich findet, wo die Taubheit von Geburt an bestand, oder in den ersten Jahren sich einstellte, ergaben die Versuche MUNK's, dass auch bei erwachsenen und alten Hunden Taubheit immer Taubstummheit nach sich zieht.

Während die Niederungen eine relative Immunität gegen Taubstummheit besitzen, weisen die Bergländer eine sehr beträchtliche Taubstummenquote auf, so dass z. B. in Süddeutschland die Schwankungen zwischen Ebene und Gebirgsland sich zwischen 0,0 und 21,0 Taubstumme auf 10.000 der Gesammtbevölkerung bewegen. Besonders auffallend sind jedenfalls die sehr hohen Taubstummenquoten in der Schweiz und den Alpenländern Oesterreichs (24,5 auf 10.000). Ob aber für das häufige Vorkommen der Taubstummheit im Gebirge nicht, wie dies neuerdings in den Arbeiten von SCHMALTZ [18], LEMCKE [108], MYGIND [15] u. a. betont wird, die socialen Verhältnisse gegenüber den terrestrischen als von wesentlicher Bedeutung angesehen werden müssen, bleibt immerhin zu erwägen. Jedenfalls ist die Frage berechtigt, ob nicht Mangel und Entbehrung, schlechte Nahrung und schmutzige, schlecht ventilirte Wohnungen etc., wie sie in Gebirgsgegenden bei der daselbst herrschenden Armuth so vielfach angetroffen werden, als Ursachen für die Erzeugung von taubstummen Kindern in Betracht kommen. Aus denselben Gründen erklärt sich vielleicht auch das häufige Vorkommen der Taubstummheit unter der ländlichen Bevölkerung und in den unteren Volksclassen. Dazu kommt ferner, dass gerade unter den Gebirgsbewohnern infolge des engen Beieinanderlebens und des oft mangelhaften Verkehrs mit der Aussenwelt sehr häufig Ehen unter Blutsverwandten geschlossen werden, die man nach den bisher vorliegenden statistischen Daten als ein besonders begünstigendes ätiologisches Moment für die angeborene Taubstummheit ansehen zu müssen glaubte. Wir haben bereits oben bei Erwähnung der grossen Taubstummenhäufigkeit unter den Juden auf dieses Moment hingewiesen und hervorgehoben, dass es zur Verwerthung desselben vor allem nöthig sei, zunächst statistisch festzustellen, wie viel Ehen unter Blutsverwandten überhaupt geschlossen wurden. Dabei muss natürlich auch in Rücksicht gezogen werden, ob nicht unter diesen Eheschliessenden noch andere individuelle Dispositionen: Erblichkeit etc. für die Erzeugung von taubstummen Kindern vorhanden sind. Immerhin sind die bis jetzt bekannt gewordenen Daten wichtig genug, um wenigstens in Rücksicht gezogen zu werden. Während LENT [14]) bei sorgfältiger Sichtung des ihm vorliegenden Materials nur $3\frac{1}{2}$% Taubstumme (bei Berücksichtigung der Taubstummgeborenen allein 7.8%), die aus verwandtschaftlichen Ehen stammen, nachweisen konnte, soll das Procentverhältniss nach BOUDIN [21]) in Lyon 25, in Paris 28, in Bordeaux 30 betragen. Nach MITCHELL sollen in England und Schottland 17mal so viel Taubstumme aus verwandtschaftlichen als aus gekreuzten Ehen hervorgehen. MÉNIÈRE [21]) behauptet, dass die angeborene Taubstummheit nur dem Heiraten unter Blutsverwandten ihre Entstehung verdanke. Wenn auch diese Angaben, namentlich die von BOUDIN herrührenden, auf grosse Zuverlässigkeit keinen Anspruch machen können und zum Theil sogar bereits widerlegt worden sind, so sind doch die in neuerer Zeit angestellten Erhebungen geeignet, zu weiteren Prüfungen anzuregen. COHN und BERGMANN [20]) constatirten, dass von 57 taubstummgeborenen Kindern der Breslauer Anstalt 9, also 15,8%, aus Verwandtenehen stammten. In Nassau [16]) fanden sich unter 228 Taubstummgeborenen 31 aus Ehen unter Blutsverwandten stammende, also 13,6%. Für die beiden Berliner Anstalten giebt HARTMANN [2]) das Procentverhältniss auf 17,7 an, dieselbe Zahl resultirt aus den Erhebungen WILHELMI's in der Provinz Pommern (1874/75) [10]), während die Zahl für Erfurt nur 5,9 beträgt. MOOS [64]) constatirte in 10 von 40 Fällen angeborener Taubstummheit (also in 25%) Verwandtschaft der Eltern. In Betreff des Einflusses der letzteren bezeichnet MOOS 3 Fälle als ganz besonders bemerkenswerth, »weil bei denselben die Väter der Kinder 2mal verheiratet waren, 1mal mit verwandten, und 1mal mit nicht verwandten Frauen. Aus beiden Ehen gingen Kinder hervor, aber taubstumme Kinder nur aus den Verwandtschaftsehen«.

Bereits oben (s. Statistik) wurde hervorgehoben, dass nach LEMCKE's Untersuchungen der grösste Theil der verwandten Ehegatten, welche taubstumme Kinder erzeugten, auch erblich belastet waren und es bleibt deshalb nur noch die Frage zu beantworten, ob die Consanguinität für die Taubstummheit von directer oder indirecter Bedeutung sei.

Die Frage nach der Erblichkeit der angeborenen Taubstummheit ist durch die statistischen Aufnahmen zwar auch nicht vollkommen zweifellos gelöst, doch scheint wenigstens so viel aus ihnen hervorzugehen, dass eine directe Vererbung des Gebrechens von Eltern auf Kinder nur sehr selten vorkommt. Nach LENT wurden von 25 Taubstummen geboren, respective erzeugt 59 Kinder mit normalen Gehörorganen; kein einziges war taubstumm. In Irland[3]) findet sich in 67 Ehen, bei denen eines der Ehegatten taubstumm war, mit 264 Kindern kein Taubstummer, und in 12 Ehen, bei denen beide Ehegatten taubstumm waren, mit 44 Kindern fand sich nur 1 taubstummes Kind. Im Pommern (1874/75) wurden von 49 Taubstummen geboren resp. erzeugt 81 Kinder. Davon waren 76 vollsinnig und 5 taubstumm. In Erfurt (1874/75) gebaren respective zeugten 29 Taubstumme 50 Kinder, von denen kein einziges taubstumm war. Auch MOOS[34]) betont, dass unter seinen 40 Fällen angeborener Taubstummheit directe Erblichkeit in keinem Falle bestand. SCHMALTZ[48]) fand, dass von 41 taubstummen Elternpaaren 39 zusammen 74 vollsinnige Kindern erzeugt und nur von 2 das eine Paar 3, das andere Paar 2 taubgeborene Kinder hatten. Ferner konnte er 123 Taubstumme (55 Männer und 68 Frauenspersonen) zählen, die mit Vollsinnigen in Summa 320 ebenfalls vollsinnigen Kindern das Leben gaben. Ausser diesen hatten aber noch zwei congenital taube Mädchen von vollsinnigen Männern uneheliche Kinder. Das eine hatte ebenfalls ein vollsinniges und ausserdem zwei taubstumm geborene, das andere zeugte mit ihrem Onkel ein taubstummes Kind. Ferner erwähnt SCHMALTZ noch eines zur Zeit der Zählung schon verstorbenen taubstummen (congenital?) Vaters dreier congenital Taubstummer. Viel häufiger lässt sich eine indirecte Vererbung der Taubstummheit nachweisen, sei es in der Weise, dass das Gebrechen bei Grosseltern und Enkeln oder in verschiedenen Seitenlinien sich zeigt. So konnte in Irland (1871) bei 3297 Fällen angeborener Taubstummheit in 393 Fällen dasselbe Gebrechen in der Familie nachgewiesen werden, und zwar fand sich, dass in 211 Fällen die Krankheit väterlicherseits, in 182 Fällen mütterlicherseits übertragen worden war. LENT konnte in 46 von 362 Familien, denen 370 Taubstumme angehörten, Schwerhörigkeit, Taubheit oder Taubstummheit nachweisen. In 8 Familien mütterlicher- und in 12 Familien väterlicherseits war Schwerhörigkeit und Taubheit vorhanden; in 14 Familien mütterlicher- und in 10 Familien väterlicherseits fanden sich Fälle von Taubstummheit, ausserdem in 2 Familien, wo Angaben, ob die taubstummen Verwandten solche von Seiten der Mutter oder des Vaters waren, fehlten. Auf indirecte Vererbung, respective auf Familienanlage sind jedenfalls auch diejenigen Fälle zurückzuführen, wo angeborene Taubstummheit bei mehreren Geschwistern auftritt. So fanden sich in der Osnabrücker Anstalt nach RÖSSLER[16]) unter 72 Taubstummgeborenen 17 Geschwister, ferner 16, welche ältere oder jüngere taubstumme oder schwerhörige Geschwister hatten. Nach WILHELMI war unter den Taubgeborenen des Regierungsbezirkes Magdeburg 162mal nur 1 in der Familie, 32mal 2, 13mal 3, 7mal 4 in einer Familie. 1 taubstummes Kind hatte noch 6 taubstumme Geschwister, die in einem anderen Regierungsbezirke wohnten. In der Provinz Pommern und im Regierungsbezirk Erfurt zählte WILHELMI 50 Ehen mit 1 taubstummen Kinde, 21 mit 2 und 6 mit mehr als 2 (bis zu 6) Kindern. — Ausser den genannten, mehr oder weniger wahrscheinlichen Ursachen der angeborenen Taubstummheit werden von den verschiedenen Autoren noch eine ganze

Reihe von Momenten, namentlich Affectionen der Eltern, aufgeführt, welche als ätiologisch wichtig anzusehen seien, so Trunksucht der Eltern, Geisteskrankheiten derselben, grosse Altersunterschiede, heftige Gemüthserregungen während der Schwangerschaft etc., ohne dass es bisher möglich gewesen wäre, durch die Statistiken oder durch sorgfältige directe Beobachtungen auch nur die Wahrscheinlichkeit eines ätiologischen Zusammenhanges zwischen diesen Momenten und der angeborenen Taubstummheit darzuthun.

Bestimmtere Anhaltspunkte geben sowohl die statistischen Erhebungen, als auch die von ärztlicher Seite angestellten Untersuchungen über die Ursachen der erworbenen Taubstummheit, wenn auch nicht geleugnet werden darf, dass auch hier noch mancherlei Irrthümer mit untergelaufen sein mögen. Aus Tab. XIII ergiebt sich, dass vor allem die Krankheiten des Centralnervensystems Taubstummheit verursachen, und zwar ist es in den meisten Fällen entweder einfache Meningitis oder Meningitis cerebrospinalis epidemica, welche in Betracht kommt, indem sich die Entzündung von den Meningen auf das Labyrinth fortsetzt. FLÜGEL[37]) berichtet über eine Epidemie von Meningitis cerebrospinalis in Baiern 1865, bei welcher von 300 Kranken 150 starben; unter den Genesenen befanden sich 5 Taube, 6 Schwerhörige, 5 Taubstumme, 1 Tauber und Blinder, 3 Taube und Gelähmte. Aehnliches berichtet NIEMEYER[38]) über die Epidemie in Baden 1865. ERHARD[39]) berichtet über 27 Fälle von Taubheit nach Meningitis cerebrospinalis epidemica: In allen Fällen trat absolute Taubheit auf beiden Ohren ein. 26 Kinder standen im Alter bis zu 12 Jahren. Abnormitäten im Gehörorgan waren nicht nachweisbar. Er glaubt, dass es sich um Hämorrhagien im Labyrinth gehandelt habe. LUCAE[40]) hat in 11 Jahren 101 derartige Fälle gesehen, in denen Taubheit nach ärztlich sichergestellter Meningitis, respective Meningitis cerebrospinalis eintrat. Hiervon betrafen 85 taubstumme Kinder, 6 taubstumme, respective völlig taube Erwachsene mit taubstummenartiger Sprache. Bei 7 war noch ein geringer Grad von Gehör vorhanden, nur ein einzigesmal lag einseitige Taubheit vor. Ein grosses Contingent für die Taubstummheit liefern die in neuerer Zeit in ziemlich grosser Zahl zur Beobachtung gekommenen Fälle, in denen Kinder nach 1—2 Tagen anhaltenden Fiebererscheinungen mit wenig heftigen Gehirnsymptomen: leichten Krämpfen, Erbrechen etc., taumelnden Gang und absolute Taubheit zeigen, während im übrigen vollständige Reconvalescenz eintritt. Während sich nach einiger Zeit auch der taumelnde Gang verliert, bleibt die Taubheit bestehen, und es kann, wenn das betreffende Kind sich in dem entsprechenden Alter befindet, Taubstummheit eintreten. VOLTOLINI[10, 41]) glaubt, dass es sich in diesen Fällen um eine genuine Entzündung des häutigen Labyrinthes handelt, und KELLER[41]) schliesst sich auf Grund eines von ihm beobachteten Falles dieser Ansicht an. Dem entgegen behauptet GOTTSTEIN[42]), dass auch die meisten der hier in Frage kommenden Fälle auf eine Meningitis cerebrospinalis mit Betheiligung des Gehörorganes zurückzuführen seien, dass einzelne Fälle auf Meningitis simplex sich beziehen, »ob aber auch Raum für die Annahme einer genuinen Otitis labyrinthica sei, erscheine ihm höchst zweifelhaft«. MOOS[43]) schliesst sich dieser Ansicht an und führt die betreffenden Fälle frühzeitig erworbener Taubstummheit auf die von ihm als abortiv bezeichnete Form der Cerebrospinalmeningitis zurück. Von den 64 Fällen dieser Krankheit, welche MOOS beobachtete, wurden 38, also 59,3%, taubstumm. Dazu kommen noch 7 Fälle mit absoluter Taubheit auf beiden Ohren im Alter von 6—7½ Jahren, welche erst kurze Zeit nach der abgelaufenen Krankheit untersucht wurden und schon nicht mehr ihren früheren Sprachschatz hatten. Die Aussprache hatte theilweise bereits Noth gelitten. Das Procentverhältniss würde sich durch Hinzurechnung dieser zweifellos der Taubstummheit noch verfallenden Fälle also noch ungünstiger gestalten.

Auf das Verhältniss der Gehörstörungen zur Meningitis cerebrospinalis lässt sich aus diesen Zahlen, wie Moos hervorhebt, kein Schluss ziehen, da dem Ohrenarzt ja meist nur die ungünstigsten Fälle zugeführt werden. Ueber den Eintritt der Taubheit während der Erkrankung stimmen die Angaben von Moos mit denen Knapp's [8]) überein, dass bereits in der ersten oder zweiten Woche dieselbe bemerkt wurde, seltener während der meist protrahirten Reconvalescenz. — Nächst den Gehirnkrankheiten sind es Scharlach und Typhus, welche zu Taubstummheit am häufigsten Veranlassung geben (siehe Tabelle XIII), während Masern seltener und Pocken nur in einzelnen Fällen als Ursachen derselben angeführt werden. Man kann wohl im allgemeinen Hartmann darin beistimmen, dass es sich in den meisten Fällen dieser Art wiederum um Entzündungsprocesse des Labyrinths handelt, welche die Zerstörung der Nervenapparates zur Folge haben. Namentlich sind es die hier in Betracht kommenden Fälle von Masern und Typhus, welche in dieser Weise zu erklären sind, da man bei der objectiven Untersuchung des Gehörorganes, abgesehen von leichten Röthungen und Trübungen am Trommelfell, besonders im Beginn der Affection, keine Veränderungen findet, welche den totalen Verlust des Gehörs erklären könnten. Etwas anders verhält sich, meiner Ansicht nach, die Sache bei Scharlach. Auch bei dieser Affection hat Hartmann in der Mehrzahl der Fälle das Trommelfell normal gefunden, so dass es ihm unwahrscheinlich war, dass heftige Mittelohrentzündungen stattgefunden hatten. Dem gegenüber muss ich bemerken, dass ich in den meisten durch Scharlach taubstumm gewordenen Fällen ziemlich bedeutende Veränderungen des Gehörorganes beobachtet habe, und zwar sowohl noch bestehende eiterige Mittelohrentzündungen mit mehr oder weniger ausgedehnten Defecten des Trommelfelles, als auch die Residuen derartiger Entzündungen in Form von Narbenbildungen, Verkalkungen und Zerstörungen des Trommelfelles. Allerdings konnte man in den meisten Fällen constatiren, dass die Affection des Gehörorganes gleich von vornherein so schwer einsetzte, dass man an eine Betheiligung des Labyrinths an derselben (Panotitis?) denken musste, allein in einer Reihe von Fällen bildete sich die Schwerhörigkeit erst im weiteren Verlaufe der Affection zur völligen Taubheit aus, höchstwahrscheinlich handelte es sich hier um eine secundäre, vom Mittelohr fortgepflanzte Affection des Nervenapparates.

Die Zahl der durch genuine Affectionen des Gehörorganes taubstumm Gewordenen ist, wie aus Tab. XIII sich ergiebt, keine sehr grosse und dürfte vielleicht in Zukunft noch geringer ausfallen, wenn bei den verschiedenen statistischen Erhebungen nicht allein die Anamnese mit grösserer Sorgfalt aufgenommen, sondern auch die objective Untersuchung durch specialistisch gebildete Aerzte stattfinden würde.

In welcher Weise Kopfverletzungen Taubstummheit herbeiführen, lässt sich aus den vorliegenden Mittheilungen mit Sicherheit nicht entnehmen. Am wahrscheinlichsten ist es, dass Fracturen an der Basis cranii, die ja auch bei Erwachsenen nicht selten durch Betheiligung des Labyrinths zu vollständiger Taubheit führen, vorhanden gewesen sind. Hartmann konnte in mehreren Fällen durch die Anamnese feststellen, dass sich an die Verletzung schwere Hirnhautentzündung angeschlossen hatte, welche bei der Ertaubung mitgewirkt haben dürfte. Derselbe Autor berichtet über einen Fall, in welchem die Taubheit ohne Zweifel durch die Geburt bedingt wurde. Die Mutter musste unter sehr erschwerenden Umständen mit der Zange entbunden werden. Bei dem Kinde bestand nach der Geburt ausser einer Difformität des Kopfes eine halbseitige Lähmung der Gesichtsnerven.

Von Buck, Moos [?]) u. a. sind Fälle von plötzlichem und vollständigem Verlust des Gehörs nach Mumps veröffentlicht worden, nachdem Toynbee [?]) bereits vor Jahren auf das Vorkommen desselben aufmerksam gemacht hatte. Es dürfte wohl gerechtfertigt sein, die Aufmerksamkeit auf diese Fälle zu lenken, da ja Mumps gerade im kindlichen Alter so häufig, und zwar epidemisch, auftritt und demnach als ätiologisches Moment für Taubstummheit fernerhin in Betracht gezogen werden muss.

Die Frage nach der Zeit, bis zu welcher eine durch die genannten Ursachen bedingte vollständige Taubheit auch den Verlust der Sprache nach sich zieht, lässt sich im allgemeinen dahin beantworten, dass dies bis zum 6. oder 7. Jahre wohl regelmässig der Fall sein wird. Aus Tabelle XII ergiebt sich, dass die grösste Zahl der Taubstummgewordenen das Leiden im 2. und 3. Lebensjahre erworben hat, dass aber auch die Zahl der bis zum 7. Lebensjahre betroffenen eine ziemlich beträchtliche ist. Im 8. Lebensjahre lässt die Häufigkeit bereits nach, noch mehr im 9. bis zum 13. Lebensjahre und nach dieser Zeit sind nur noch sehr vereinzelte Fälle beobachtet worden, in denen Taubheit den vollständigen Verlust der Sprache herbeigeführt hatte. Dagegen sind die Fälle durchaus nicht selten, in denen nach dieser Zeit die Sprache zwar erhalten blieb, jedoch undeutlicher wurde als bisher, ja einen eigenthümlichen taubstummenartigen Charakter annahm.

Die pathologisch-anatomischen Veränderungen, welche der Taubstummheit zugrunde liegen, sind namentlich bezüglich des angeborenen Gebrechens noch sehr wenig bekannt, und erklärt sich dies wohl zum grossen Theil aus der Schwierigkeit der Untersuchung der hier besonders in Betracht kommenden Theile des Gehörorganes (Labyrinth) und des Gehirns. Angeborene Missbildungen, besonders insoweit sie das Labyrinth, respective den Hörnerven betreffen, sind als Ursachen congenitaler Taubheit in einer Reihe von Fällen nachgewiesen worden: so vollständiges Fehlen des ganzen Labyrinths oder unvollständige Entwicklung desselben, Defect der Hörnerven bei gleichzeitigem Mangel des Labyrinths. Schwartze[38]) constatirte in einem Falle neben normaler Entwicklung des äusseren und mittleren Ohres doppelseitiges Fehlen des knöchernen und häutigen Labyrinths, der Stamm des Acusticus endete in eine neuromartige Anschwellung innerhalb des Knochens. Einen ähnlichen Fall beschrieben Moos und Steinbrügge.[35]) Meistens sind mit diesen Missbildungen auch solche des mittleren und äusseren Ohres verbunden, und ist es namentlich in therapeutischer Hinsicht von Wichtigkeit festzustellen, ob bei nachgewiesenen Missbildungen der letzteren auch solche des Labyrinths vorhanden sind, um sich vor nutzlosen Operationen zu hüten. Selten haben diejenigen Hemmungsbildungen, welche nur das mittlere und äussere Ohr betreffen: Atresie beider Gehörgänge und der Trommelhöhlen, Defecte derselben, Fehlen der Gehörknöchelchen, der Labyrinthfenster etc. Taubstummheit im Gefolge. In den meisten derartigen Fällen ist die Taubheit keine absolute, und gelingt es zuweilen, die Sprache in befriedigender Weise zur Ausbildung zu bringen. Ausserdem kommt hier in Betracht, dass derartige Hemmungsbildungen gewöhnlich nur einseitig auftreten, so dass also es überhaupt nicht zu vollständiger Taubheit kommt.

Ausser den Missbildungen sind in einzelnen Fällen auch andere Veränderungen, wie sie wahrscheinlich durch intrauterine Entzündungsvorgänge bedingt werden, als anatomische Grundlage für Taubstummheit beschrieben worden. So beobachtete Moos[39]) zwei Fälle von Ankylose sämmtlicher Gehörknöchelchen und knöchernem Verschluss beider runden Fenster. Auch Gellé[40]) berichtet über einen Fall von Ankylose des Hammers und Ambosses, Verschmelzung beider Knöchelchen in eines; Verlöthung der Steigbügelplatte mit der Paukenhöhle, völlige Unbeweglichkeit der Knöchelchen, Fehlen des runden Fensters. Politzer[41]) fand bei einem 11jährigen, angeblich taubgeborenen Mädchen das rechte Trommelfell narbig verändert, den Ambosskörper in Bindegewebsmasse eingebettet, die Nische des runden Fensters von Bindegewebe ausgefüllt. Links vor dem Hammer eine $2^1/_2$ Mm. grosse ovale Perforationsöffnung; der lange Ambossschenkel beiderseits um $^1/_3$ länger als normal, in seiner Mitte rechtwinklig geknickt, der Stapes beiderseits durch Bindegewebswucherung fixirt. Alle diese Befunde können jedoch als ursächliche Momente für angeborene Taubheit mit Sicherheit nicht angesehen werden, so lange nicht der stringente Beweis von der Intactheit des Labyrinths, respective des Hörnerven und seiner Kerne, respective Wurzeln erbracht ist. Verwerthbar nach dieser Richtung hin sind nur diejenigen Obductionsbefunde, welche thatsächliche Veränderungen des Nervenapparates ergeben haben. So berichtet SCHEIBE [41a]), dass er bei einem an Phthisis pulmonum gestorbenen Taubstummen, ausser Veränderungen der häutigen Gebilde der Schnecke und des Sacculus, die er für Bildungsanomalien hält, im wesentlichen Atrophie der Nerven der Schnecke, des Sacculus und der hinteren Ampulle, dagegen nirgends im ganzen Labyrinth Zeichen einer abgelaufenen Entzündung, wie sie bisher in den Fällen von Taubstummheit mit Nervenatrophie in der Schnecke constatirt werden konnte, gefunden habe.

MYGIND [41b]) konnte bei seinen ziemlich zahlreichen Untersuchungen von Felsenbeinen Taubstummer constatiren, dass in drei Vierteln der Fälle von angeborener Taubstummheit Abnormitäten der knöchernen Theile des Gehörorgans fehlten. Da, wo solche vorhanden waren, waren sie nur ausnahmsweise der Ausdruck von Miss-, respective Hemmungsbildungen, in der Mehrzahl der Fälle glaubt er sie auf fötale entzündliche Processe zurückführen zu sollen, und dies gelte namentlich von der verhältnissmässig häufigen Zerstörung der oberen Schneckenwindungen bei vollständiger, respective fast vollständiger Erhaltung der tieferen Theile der Schnecke.

Bezüglich der die acquirirte Taubstummheit bedingenden anatomischen Veränderungen ist zunächst festzuhalten, dass dieselben nicht als specifische gegenüber denjenigen Veränderungen zu bezeichnen sind, welche überhaupt Taubheit, auch bei Erwachsenen, bedingen, dass es vielmehr nur das kindliche Alter ist, welches mit der Ertaubung auch den Verlust der Sprache eintreten lässt. In Anbetracht der grossen Zahl von Fällen, welche durch Affectionen des Centralnervensystems, speciell durch die Meningitis cerebrospinalis epidemica ertauben, sind die Sectionsbefunde, soweit sie sich auf wirklich Taubstummgewordene beziehen, noch sehr spärlich, während solche von Personen, die nach Ueberschreitung des für die Ertaubung günstigen Lebensalters von den betreffenden Krankheiten befallen wurden, etwas zahlreicher sind. In diesen letzteren Fällen wurden Eiterergüsse im vierten Ventrikel, Eiterbeläge des Acusticus, secundäre eiterige Entzündungen des Labyrinths nachgewiesen (s. LUCAE, Labyrinthkrankheiten). Sehr eingehend beschrieben und deshalb für die vorliegende Frage von besonderem Werthe sind die Fälle von HELLER [42]) und LUCAE [43]), in welchen die Obduction der an Cerebrospinalmeningitis Gestorbenen doppelseitige, eiterige Entzündung der Schnecke und der häutigen Gebilde des Labyrinths mit Ekchymosirung nachwies. In einem von MERKEL [44]) beschriebenen Falle, der ein am zweiten Krankheitstage von absoluter Taubheit befallenes Mädchen betrifft, fand man das rechte Ohr ohne Veränderungen, im linken bei unversehrter Paukenhöhle die häutigen halbcirkelförmigen Canäle deutlich geschwellt und gelockert, im vorderen Bogengang sulzig-eiterige Massen. Ich selbst [44a]) constatirte das Vorhandensein einer doppelseitigen eiterigen Labyrinthitis bei einer 32jährigen, infolge von Cerebrospinalmeningitis ertaubten Frau. STEINBRÜGGE [44b]) spricht sich auf Grund zweier von ihm untersuchter Fälle dahin aus, dass man zweierlei Ursprünge bei der Zerstörung labyrinthischer Gebilde durch Cerebrospinalmeningitis unterscheiden müsse, nämlich: eiterige Entzündung und nekrotisirende Processe. Letztere kämen namentlich im Periost der knöchernen Bogengänge durch directe

Einwirkung des Krankheitsgiftes auf die kleineren Gefässe desselben zustande und durch Auftreten von Stase und Thrombose in diesen Gefässen werde der Zerfall des Periostes und der an diesen befestigten häutigen Labyrinthgebilde eingeleitet. Die Nekrose erfolge daher primär und sei nicht der Ausgang des eiterig-entzündlichen Processes; es erkläre sich daraus das frühzeitige Auftreten persistenter Taubheit in vielen Fällen von Cerebrospinalmeningitis. Die Zerstörung der Gewebe durch den Eiter werde namentlich durch mechanische Einwirkung des letzteren bedingt, sobald derselbe in grösserer Menge producirt worden sei. Als weiteres Stadium der labyrinthischen Erkrankung sei die Neubildung von Bindegewebe zu betrachten, welche wahrscheinlich wieder den Uebergang zur Verknöcherung darstelle. Zur Erklärung derjenigen Fälle, welche von Voltolini als genuine Otitis labyrinthica bezeichnet, von Gottstein, Moos u. a. dagegen als abortive Formen der Cerebrospinalmeningitis aufgefasst werden, ist ein von Lucae[15]) veröffentlichter Fall von besonderer Bedeutung. Ein $3^1/_2$ Jahre alter Knabe erkrankte unter den Erscheinungen leichter Meningitis cerebrospinalis, deren Symptome bereits am zehnten Tage wesentlich nachgelassen hatten. Am elften Tage stellt sich plötzlich vollständige Taubheit ein, nachdem Patient drei Tage lang über starkes Klingen in den Ohren geklagt hatte. Gleichzeitig mit der Taubheit tritt eine auffallende Veränderung der Sprache auf; dieselbe klingt gedehnt und undeutlich. Die Erscheinungen zeigten sich ohne irgend welche neue Allgemeinerscheinungen. Bald traten aber von neuem die Symptome von Meningitis auf, und der kleine Patient ging acht Wochen nach dem Beginn der Affection zugrunde. Die bei der Obduction im Gehirn angetroffenen Veränderungen deuteten auf das Vorhandensein einer in Heilung begriffenen Meningitis tuberculosa hin: im Gehörorgan wurde eine doppelseitige hämorrhagische Entzündung des Labyrinths constatirt, deren Entstehungsursache in der vorausgegangenen Hirnhautentzündung gesucht werden muss. Als den Weg, auf welchem die Entzündung von den Meningen auf das Gehörorgan sich fortsetzte, beschreibt Lucae einen unter dem oberen Bogengang in das Felsenbein eindringenden dicken, rothen, gefässreichen Strang der Dura. Habermann[35]) hatte Gelegenheit, bei einem 12jährigen Knaben, der unter Symptomen erkrankt war, wie sie Voltolini als charakteristisch für Otitis labyrinthica beschreibt, und der 7 Wochen nach Beginn der Krankheit starb, die Obduction zu machen. Er fand eine eiterige Entzündung des Labyrinths, die lediglich als Folge der vorhandenen Meningitis cerebrospinalis angesehen werden musste. Die Fortpflanzung der letzteren in das Labyrinth geschah durch den Aquaeductus cochleae.

Aus der neueren Literatur ist, soweit es sich um Labyrinthaffectionen handelt, auch ein von Baratoux[46]) sehr ausführlich mitgetheilter Obductionsbefund bei einem 50jährigen, von Kindheit auf taubstummen Manne erwähnenswerth, in welchem es sich im wesentlichen um parenchymatöse Neuritis des Acusticus und vollständigen Mangel des Corti'schen Organs handelt, an dessen Stelle sich nur das Vas spirale mit stark hypertrophischen Wänden findet. Politzer[47]) fand bei der Obduction eines taubstummen Knaben die ganze Labyrinthhöhle mit Knochenmassen ausgefüllt, und zwar glaubt er, dass es sich in diesem Falle um eine primäre Labyrinthentzündung gehandelt habe. Mygind[115]) konnte bei Untersuchung der Schläfenbeine von Taubstummen, die nach der Geburt ertaubt waren, mit überwiegender Häufigkeit knöcherne Ablagerungen in den normalen Höhlen des Labyrinths, und zwar meist auf einzelne Abtheilungen desselben beschränkt, besonders auf einen oder mehrere Bogengänge nachweisen; nur in einem Falle waren alle drei Theile des Labyrinths befallen. Scheibe[114]) berichtet über Ausfüllung der Labyrinthräume mit neugebildetem Bindegewebe und

Knochensubstanz, die er bei einem im vierten Lebensjahre nach Scharlach-Diphtherie ertaubten 9jährigen Knaben fand.

Als anatomische Veränderungen des äusseren und mittleren Ohres, welche zu Taubstummheit geführt haben sollen, finden sich verzeichnet: beiderseitige erworbene Atresie des Gehörganges, eiterige Mittelohrentzündungen mit Caries und Nekrose des Labyrinths, chronische einfache Katarrhe mit Ausgang in Verödung der Trommelhöhle durch neugebildete Bindegewebsmassen, Verwachsung der Gehörknöchelchen mit den Trommelhöhlenwänden (POLITZER, SCHWARTZE[11]). Von allen diesen Befunden gilt dasselbe, was bereits oben über dieselben bei Besprechung der angeborenen Taubheit gesagt worden ist: ohne den stringenten Nachweis von der Intactheit des Nervenapparates, speciell der häutigen Theile des Labyrinths können sie als beweiskräftig für die Aetiologie der Taubstummheit nicht gelten. Uebrigens mag hier noch hervorgehoben werden, dass von den bisher vorliegenden Untersuchungen über das Verhalten des Nervenapparates überhaupt nur eine verhältnissmässig geringe Anzahl als brauchbar für die Frage nach dem Vorhandensein oder Fehlen von pathologisch-anatomischen Veränderungen desselben angesehen werden kann, da die Schwierigkeiten der mikroskopischen Untersuchungen menschlicher Felsenbeine, soweit sie sich auf die feinen Theile, namentlich der CORTI'schen Organe, beziehen, noch zu grosse sind, um einwandsfreie Präparate herzustellen. Schon der Umstand, dass die Obductionen im allgemeinen erst zu einer Zeit gemacht werden dürfen, wenn schon Leichenveränderungen in den genannten zarten Theilen eingetreten sind, erschwert die Möglichkeit, solche Präparate herzustellen. Dass das eben Gesagte ganz besonders für diejenigen Fälle zutrifft, in denen, entsprechend dem negativen Befund während des Lebens, auch die Obduction keinerlei Veränderungen ergab, welche die Taubstummheit erklären konnten, ist selbstverständlich. Nachdem von MUNK[43]) experimentell an Thieren der Nachweis geführt worden ist, dass als die der Gehörswahrnehmung dienende Partie des Grosshirns (die Hörsphäre) die Rinde des Schläfenlappens (ausgenommen die vorderste Partie desselben) unterhalb der Sehsphäre und oberhalb des Gyrus hippocampi anzusprechen sei, dürfte in späteren zur Section kommenden Fällen eine sorgfältige Untersuchung dieser Theile geboten sein.

Die Diagnose der Taubstummheit ist in den ersten beiden Lebensjahren schwer zu stellen, und erklärt sich hieraus zum grössten Theil auch die geringe Anzahl von Taubstummen, welche die Statistik (s. Tabelle VII, VIII, IX, X) aus dieser Zeit nachweist. Oft genug glauben die Eltern, dass ihr Kind vollsinnig sei, weil sie aus einzelnen kräftigen Mundbewegungen die Worte Pa—pa oder Ma—ma herauszuhören meinen (v. TRÖLTSCH), und erst wenn das Kind fernerhin keine Versuche macht, andere ihm vorgesprochene Worte zu wiederholen, kommen sie zu der Ueberzeugnng, dass dasselbe taubstumm ist. Andererseits aber muss man berücksichtigen, dass durchaus nicht alle Taubstummen absolut gehörlos sind. Zahlreiche Beobachtungen zeigen, dass eine ganze Anzahl derselben noch verschiedene Geräusche oder Töne percipirt, dass aber dieses Hörvermögen zu gering ist, um auch die Sprache der Mitmenschen zu verstehen und dieselben durch Nachahmung des Gehörten sich anzueignen. TOYNBEE[12]) fand, dass von 411 taubstummen Kindern 245 (oder $^{3}/_{5}$) ganz taub waren, keinen Ton hörten, während 166 (oder $^{2}/_{5}$) noch Geräusche, respective Töne hörten, und zwar hörten 14 noch Händeklatschen, 51 lautes Schreien dicht am Ohr, 50 hörten laute Stimmen am Ohr, 44 unterschieden Vocale und wiederholten sie, 6 wiederholten Worte, 1 kurze Sätze. Von den 411 Kindern waren 313 taubgeboren, 98 hatten die Taubstummheit durch Krankheiten erworben. Von den 313 Fällen congenitaler Taubstummbeit waren 172 ($^{5}/_{9}$) vollkommen taub, 141 hörten einzelne Töne. Von den 98 Taubstummgewordenen waren 73 ganz taub, 25 hörten einzelne Töne. KRAMER[15]) fand unter 45 Taubstummen, von denen 27 taubgeboren, 18 taubstumm geworden waren, 23 vollkommen taub (10 geboren, 13 geworden), mit unbestimmtem Schallgehör 8 (5 geboren, 3 geworden), mit unsicherem Vocalgehör 8 (7 geboren, 1 geworden), mit sicherem Vocalgehör 2 (geboren), mit sicherem Gehör für alle durch Unterricht ihnen bekannten Worte 3 (2 geboren, 1 geworden), für viele ihnen bekannte Worte 1 (geboren). Von 76 Schülern der Taubstummenanstalt in Camberg (1873)[16]) waren 64 ganz taub, Schallgehör hatten 4, Vocalgehör 7. Nach HARTMANN's Untersuchungen in den beiden Berliner Anstalten, 204 Taubstumme betreffend, waren von 51 Taubstummgewordenen 24 ganz taub, 17 hatten Schallgehör, 6 Vocal-, 4 Wortgehör. Von 149 Taubstummgewordenen waren 86 ganz taub, 39 hatten Schall-, 12 Vocal-, 12 Wortgehör. Von den 4 Taubstummen, von denen es unbekannt war, ob das Gebrechen angeboren oder erworben war, waren 3 ganz taub, 1 hatte Schallgehör. HEDINGER[19]) verzeichnet von den in den badischen und württembergischen Anstalten (1881) untersuchten 415 Taubstummen und 181 angeborenen Fällen 15, unter 234 erworbenen Fällen 27 mit Schallgehör und 9, respective 7 mit Vocalgehör. Nach HARTMANN's Zusammenstellung besteht die Verschiedenheit des Hörvermögens bei den Taubgeborenen und den Taubstummgewordenen hauptsächlich darin, dass bei den letzteren die Zahl der vollständig gehörlosen eine grössere ist, als bei den ersteren. Es darf übrigens nicht vergessen werden, dass die Sicherheit aller der zur Eruirung des Hörvermögens angewandten Methoden noch sehr viel zu wünschen übrig lässt, da man namentlich bei der Prüfung auf Schallgehör auf indirecte Aeusserungen des Kindes: Verziehung der Gesichtszüge, Umdrehen des Kopfes nach der Schallquelle etc., angewiesen ist und hierbei Täuschungen leicht vorkommen. Namentlich sind die Prüfungen mit der Stimmgabel durch Aufsetzen derselben auf den Kopf als sehr unzuverlässig zu bezeichnen, da oft genug die Kinder nur auf die von ihnen gefühlten Vibrationen der Gabel reagiren, ohne dass sie den Ton wirklich gehört haben. Sicherer sind die Prüfungen mit einer Glocke oder mit Pfeifen, die bei letzteren natürlich so angestellt werden müssen, dass das Kind nicht den durch das Anblasen der Pfeife verursachten Luftbewegungen ausgesetzt ist. Am zuverlässigsten und praktisch auch am wichtigsten ist die Prüfung auf Vocal-, respective Wortgehör, die natürlich, namentlich bei schon unterrichteten Kindern in der Weise stattfinden muss, dass die Vocale, respective Worte gegen das Ohr gesprochen werden, nicht gegen das Gesicht, um sicher zu sein, dass dieselben auch wirklich gehört, nicht von den Lippen abgelesen werden. Nach Ablauf der ersten beiden Lebensjahre, zu der Zeit also, wo normalerweise Kinder entweder schon einzelne Worte und Sätze sprechen oder zu sprechen beginnen, und auch die verschiedenen Prüfungsmethoden schon etwas zuverlässigere Resultate geben, ist es schon weniger schwierig, vollkommenen Mangel des Gehörs und damit die Taubstummheit zu erkennen. Von ganz besonderem Werth sind nach dieser Richtung die Untersuchungen, welche BEZOLD[20]) über das Hörvermögen der Taubstummen an 79 Zöglingen der Münchener Central-Taubstummenanstalt mittels der continuirlichen Tonreihe (s. Hörprüfung) angestellt hat. Unter den 158 Gehörorganen dieser 79 Taubstummen erwiesen sich 48 als total taub, nur 15 Individuen waren doppelseitig total taub; bei den übrigen partiell tauben Gehörorganen fand sich der Ausfall des Hörvermögens entweder am oberen oder am unteren Ende oder an beiden Enden der Tonscala oder endlich an verschiedenen Stellen und in verschiedener Ausdehnung innerhalb ihrer Continuität (Lücken). In einer Reihe von Fällen fand sich ein auf einen kleinen Hörkreis ($2^1/_2$ Octaven) beschränktes Hörbereich (Insel). Bemerkenswerth ist die von BEZOLD gefundene Thatsache, dass Defecte am unteren Ende der Scala in grösserer Häufigkeit und grösserer Ausdehnung vorkommen als am oberen Ende. Ein besonderes Interesse kommt den Hörresten zu, welche sich neben noch bestehender oder abgelaufener Mittelohreiterung gefunden haben. In nahezu der Hälfte der Fälle bestand totale Taubheit, in allen übrigen fiel die Perception für den oberen Theil der Scala aus. Es entspricht dies der Voraussetzung, dass eine Betheiligung des Labyrinths bei Mittelohreiterungen in der Regel von den Fenstern aus zustande kommt und also zunächst den Anfang der unteren Schneckenwindung treffen muss, in welchen die HELMHOLTZ'sche Theorie die Perception der hohen Töne verlegt. Ueber die Beziehungen zwischen dem Hörvermögen für die gesammten Töne und dem für die Sprache ergaben BEZOLD'S Untersuchungen, dass »unbedingt nothwendig für das Verständniss der Sprache nur die Perception der von den Tönen b'—g'' (inclusive) umfassten Strecke in der Tonscala ist, welche ziemlich genau in die Mitte derjenigen Tonscala fällt, die in sich die Eigentöne der Vocale einschliesst, nämlich f—d''''; wenn die Hördauer für dieselbe unter ein gewisses mittleres Niveau herabsinkt, so wird sie ungenügend für das Sprachverständniss. Wo das Gehör für das hier umgrenzte Stück der Tonscala doppelseitig verloren gegangen ist, findet sich durchgängig auch das Gehör für die Sprache verloren.« Der objective Befund des Gehörorgans wird uns, auch wo derselbe nicht, wie in der grossen Mehrzahl der Fälle, negativ ausfällt, an und für sich kaum jemals berechtigen, mit Sicherheit die Diagnose auf Taubstummheit zu stellen, wenn die Hörprüfung zu sicheren Resultaten nicht geführt hat. Es kann deshalb auch von der Aufzählung der hierbei constatirten Befunde Abstand genommen werden.

Die **Prognose** der Taubstummheit ist im ganzen als eine recht trübe zu bezeichnen, und namentlich dürfte es, was zunächst die angeborene Form anlangt, sehr zweifelhaft sein, ob jemals eine wirkliche Heilung stattgefunden hat. Da, wo es sich um absolute Taubheit ohne nachweisbare Hörreste handelt, ist natürlich von vornherein jede Aussicht auf Heilung ausgeschlossen, während vielleicht in den Fällen, wo die Hörprüfung noch eine mehr oder weniger beträchtliche Perceptionsfähigkeit für Geräusche und Töne ergiebt, immerhin Aussicht vorhanden ist, durch methodischen Unterricht die Sprache zu erhalten und vielleicht auch eine Besserung des Gehörs zu erzielen. Es fehlt freilich nicht an Mittheilungen, namentlich aus der älteren Zeit, welche von ganz wunderbaren Heilungen angeborener Taubstummheit zum Theil durch die abenteuerlichsten Mittel zu berichten wissen, allein dieselben sind zu wenig glaubwürdig, um Beachtung zu verdienen. Dasselbe gilt von den aus späterer Zeit vorliegenden Beobachtungen von Heilung der Taubstummheit durch Anwendung der Elektricität, durch Perforation des Trommelfells etc. Wenig zuverlässig erscheinen mir auch die Berichte von DRAKE und MAZONI über einzelne Fälle (HARTMANN [2]), in welchen durch Beseitigung eines membranösen Verschlusses des äusseren Gehörganges Taubstummheit geheilt worden sein soll, da schon an und für sich die Angabe Bedenken erregen muss, dass eine derartige Missbildung des äusseren Gehörganges allein vollständige Taubheit herbeigeführt habe. Beachtenswerther sind einige Beobachtungen aus der neueren Zeit, welche auf eine, und zwar spontan eingetretene Heilung der angeborenen Taubstummheit schliessen lassen. So fand HARTMANN unter den Kindern der städtischen Taubstummenschule zu Berlin ein Mädchen, das im Alter von 2—3 Jahren keine Spur von Hörfähigkeit gehabt haben sollte (es hörte selbst eine in seiner unmittelbaren Nähe abgeschossene Pistole nicht) und bei dem HARTMANN, als er im siebenten Lebensjahre eine Prüfung vornahm, constatirte, dass dasselbe auf drei Schritt Entfernung laut gesprochene Worte nachsprechen konnte. POLITZER[47]) berichtet von einem Knaben, der im Jahre 1862 (im dritten Lebensjahre) von ihm untersucht und als taubstumm ohne Schallempfindung befunden wurde. In seinem sechsten Lebensjahre wurde das Kind von seiner Mutter abermals vorgestellt mit der Angabe, dass das Gehör seit einem Jahre sich allmählich entwickelt habe, und dass das Kind nun gut höre. Bei genauer Prüfung fand POLITZER in der That beiderseits normales Gehör, die Sprache war mangelhaft und undeutlich. Als POLITZER 1878 von dem nun 19jährigen jungen Manne consultirt wurde, fand er rechts normales Gehör, links infolge einer seit einem Jahre dauernden Mittelohreiterung das Trommelfell perforirt, die Hörweite für den Hörmesser $^1/_4$ Meter, für Flüstersprache 1 Meter, Sprache correct. Nach POLITZER's Erfahrungen ist die Prognose bei der angeborenen Taubstummheit überhaupt günstiger als bei der erworbenen. In einer ansehnlichen Zahl von Fällen, bei welchen er in der Kindheit angeborene totale Taubstummheit constatirte, konnte er mehrere Jahre später die Entwicklung der Hörfähigkeit für die Sprache auf $^1/_3$—$^1/_2$ Meter und darüber beobachten. In den meisten Fällen trat diese Hörverbesserung nur auf einem Ohr ein, während das andere taub blieb. Es wäre sehr wünschenswerth, wenn derartige Fälle ausführlicher mitgetheilt würden, wobei namentlich die Angaben über die Zeit der zuerst angestellten Hörprüfung (also das Alter des Kindes) und die dabei angewandten Methoden nicht fehlen dürften.

Bei der erworbenen Taubstummheit ist die Prognose sehr ungünstig in den Fällen, wo durch Affectionen des Centralnervensystems: Meningitis, respective Meningitis cerebrospinalis, ferner durch Typhus, Scharlach etc., Destructionen des Labyrinthes verursacht worden sind; an eine Heilbarkeit ist nicht zu denken. Auch dann, wenn infolge von Mittelohrentzündungen, seien dieselben einfach katarrhalischer Natur, oder mit Eiterungen verbunden, seien sie die Folge von Allgemeinerkrankungen, oder spontan aufgetreten, vollständige Taubstummheit offenbar durch secundäre Betheiligung des Labyrinthes eingetreten ist, und bereits längere Zeit bestanden hat, namentlich aber wenn die zugrunde liegenden Processe bereits abgelaufen sind und zu ausgedehnten Vernarbungen geführt haben, ist Aussicht auf eine Heilung des Leidens sehr gering. Umsomehr ist es die Aufgabe des Arztes, soweit es ihm möglich ist, durch frühzeitige, sorgfältige Behandlung der genannten Leiden den traurigen Ausgang zu verhüten, eventuell bereits eingetretene, aber erst kurze Zeit bestehende Taubstummheit wieder rückgängig zu machen. Die Zahl der hier in Betracht kommenden Fälle ist zwar im Vergleich zu den hoffnungslos ertaubten eine ziemlich geringe, aber immerhin gross genug, um den Versuch einer entsprechenden Therapie lohnend erscheinen zu lassen. Beispiele derartiger erfolgreicher Behandlungen sind namentlich in neuerer Zeit, seit man die kleinen Patienten nicht mehr ihrem Schicksal überlässt und sich nicht einbildet, seiner Pflicht genügt zu haben, wenn man ab und zu Einspritzungen von Camillenthee machen lässt, sondern sie einer sachgemässen Behandlung unterwirft, zahlreicher geworden und können gewiss von jedem Ohrenarzt noch vermehrt werden.

Ich selbst hatte vor einer Reihe von Jahren ein 3jähriges Mädchen in zeitweiser Behandlung, bei welchem im zweiten Lebensjahre ohne nachweisbare Ursache doppelseitige Otorrhoe eintrat, gegen die auf Veranlassung des Hausarztes Einspritzungen von Camillenthee gemacht wurden. Das Kind, welches bis dahin durchaus gesund gewesen war, gut gehört hatte und bereits Versuche zum Sprechen machte, wurde im Verlaufe mehrerer Monate vollkommen taub und sprach bald keine Silbe mehr. Als ich das Kind in Behandlung bekam, konnte ich das Fehlen jeder Reaction auf Schalleinwirkung constatiren, und die Untersuchung des Gehörorganes ergab beiderseitige

Otitis media purulenta mit fast vollständigem Defect der Trommelfelle und hochgradiger Schwellung der Paukenhöhlenschleimhaut. Von Gehörknöchelchen war nichts zu sehen. Nachdem sich unter sorgfältiger Behandlung (reinigenden Ausspritzungen, Einpulverungen von Borsäure, zeitweisem Touchiren von sich bildenden Granulationen mit Lapis in Substanz) die Ohrenaffection bedeutend gebessert, die Eiterung aufgehört und die Schwellung wesentlich abgenommen hatte, kehrte allmählich die Hörfähigkeit wieder, und das Kind fing wieder an zu sprechen, und wiederholte bald nicht allzu schwere Worte, auch wenn dieselben nur gegen das Ohr, nicht gegen das Gesicht gesprochen wurden, so dass also ein Ablesen von den Lippen ausgeschlossen ist. Dass auch in denjenigen Fällen, wo infolge von Scharlach mit complicirender Mittelohreiterung Taubstummheit eingetreten ist, noch Heilung erfolgen kann, lehren die Fälle von SCHMALZ[22]) und ALT.[21]) In beiden gelang es, durch die Behandlung der eiterigen Mittelohrentzündung die Hörfähigkeit so zu bessern, dass die Kinder ohne besonderen Unterricht sehr gut sprechen konnten.

Sehr beachtenswerth ist demnach die Ansicht V. TRÖLTSCH'S[12]), dass von den ungefähr 15.000 (unter 38.489) Taubstummen in Deutschland (1871), »welche ihr Leiden nicht mit auf die Welt brachten, sondern erst später erwarben, mindestens ein Fünftel, also 3000, durch frühzeitige und energische Behandlung ihrer Ohrenerkrankung nicht taubstumm, sondern höchstens schwerhörend in verschiedenem Grade geworden wären, so dass dieselben gewöhnlichen Privatunterricht oder theilweise selbst die öffentlichen Schulen hätten benützen können und jedenfalls eine annehmbare Sprache behalten hätten«.

Aber selbst in denjenigen Fällen, wo es nicht gelingt, durch eine sorgfältige Behandlung des zugrunde liegenden Ohrenleidens das Hörvermögen zu bessern, darf man die Hoffnung nicht aufgeben, dass die drohende Taubstummheit verhütet werden könne. Wir haben schon erwähnt, dass eine ganze Anzahl der als taubstumm zu bezeichnenden Personen nicht selten noch einen gewissen Grad des Hörvermögens besitzt, und dass selbst das Vorhandensein von Vocalgehör nicht so selten ist.

Solche Kinder sprechen zu lehren, indem man ihnen Worte laut und deutlich vorspricht, und dieselben dann nachsprechen lässt, gelingt zuweilen, besonders wenn man sich zum Vorsprechen eines Hörrohres bedient. Das Verständniss für die durch die vorgesprochenen Worte bezeichneten Gegenstände wird man durch Vorzeigen derselben, soweit dies möglich ist, erreichen. Ausserdem dürfte es sich empfehlen, nach den Vorschlägen V. TRÖLTSCH'S die Kinder zu veranlassen, dass sie sich die erlernten Wörter, Sätze etc. selbst mittels des Hörrohres ins Ohr sprechen, damit sie die eigene Stimme deutlich vernehmen und so ihre Aussprache controlliren. Am erfolgreichsten wird das hier angegebene Verfahren dann sein, wenn die Kinder vor Eintritt des betreffenden Ohrenleidens bereits zu sprechen angelangen hatten. Gerade in diesen Fällen ist es nicht allzu schwierig, wenn noch ein Rest des Hörvermögens geblieben ist, auf Grund desselben und des bereits vorhandenen Sprechvermögens das letztere weiter auszubilden, während, wenn die Kinder sich selbst überlassen bleiben, sie alsbald auch das vor der Ertaubung Gelernte vergessen und ebenso wie die Taubgeborenen sich durch Zeichen und Geberden verständlich zu machen suchen. Recht anschaulich schildert der taubstumme Taubstummenlehrer KRUSE in seiner kleinen Schrift: »Bilder aus dem Leben eines Taubstummen« (Altona 1877), wie er nach dem Verlust seines Gehörs infolge eines im sechsten Lebensjahre überstandenen Scharlachfiebers auch die Sprache verlor: »Ich, ein kerngesunder Knabe etc., büsste das Gehör und die Sprache ein. Ich wusste anfangs nicht, was ich Unglücklicher verloren hatte. Ich war nur erstaunt, dass ich einen Anredenden nicht hören konnte, tröstete mich aber, dass mit der Gesundheit auch das Gehör sich wieder einstellen werde. Ich war über die Wiederherstellung meiner Gesundheit dermassen erfreut, dass ich mein Unglück ganz vergass, war munter, lustig und guter Dinge. Auch schwatzte ich viel, als wenn ich nichts verloren hätte. Gar bald merkte ich aber, dass ich von der Umgebung immer weniger verstanden wurde, weil ich immer undeutlicher zu sprechen anfing. Weil ich immer weniger verstanden wurde, sprach ich auch allmählich weniger. Durch diesen Mangel an Uebung tilgten sich aber das Wort und die Aussprache allmählich aus dem Gedächtniss. Nach und nach wurde meine Sprache undeutlicher und der Wortausdruck unverständlicher, indem ich einzelne, abgerissene und unzusammenhängende Worte sprach. Zuweilen griff ich auch zu Zeichen, um besser verstanden werden zu können.«

Zeichen und Geberden sind das natürliche Mittel, durch welches die Taubstummen sowohl unter sich, als auch ihren vollsinnigen Mitmenschen gegenüber ihren Gedanken Ausdruck zu geben suchen, und zwar selbst dann, wenn sie einen besonderen Unterricht in dieser Art der Ausdrucksweise nicht genossen haben. Dass sie aber trotz dieser natürlichen Sprache zeitlebens auf einer sehr niedrigen Stufe der Bildung stehen bleiben und ihr Verkehr in der menschlichen Gesellschaft nur ein sehr beschränkter sein würde, wenn auf ihre weitere Ausbildung nicht Bedacht genommen wird, ist leicht zu begreifen. Der nicht unterrichtete Taubstumme wird auch, abgesehen von dem Mangel an intellectueller Bildung, in moralischer Hinsicht weit hinter seinen vollsinnigen Mitmenschen zurückbleiben. Die Unterscheidung zwischen Recht und Unrecht ist ihm sehr erschwert und der sinnliche Trieb beeinflusst zumeist seine Handlungen. Leidenschaftlichkeit und Jähzorn treten nicht selten bei ihm zutage, allerdings oft genug durch die rücksichtslose Behandlung seiner Umgebung hervorgerufen. KRUSE hebt in der oben erwähnten Schrift »seine eigene Ignoranz in solchen (moralischen) Dingen«, selbst während der ersten Jahre seines Aufenthaltes in der Taubstummenanstalt hervor, die daher kam, dass er hierüber überall nicht das geringste von der Welt hörte. »Die Pflicht des Verzeihens oder Vergebens war mir völlig fremd. Ich hielt die Rache, welche mir oft schwere Strafe zuzog, für ein erlaubtes, ausgemachtes Ding. Gleiches mit Gleichem vergelten, war mir die ausgemachte Wahrheit.«

Dass alle diese Mängel durch eine liebevolle Behandlung, und vor Allem durch einen sachgemässen, methodischen Unterricht beseitigt, respective bedeutend vermindert, und auch diese Unglücklichen zu tüchtigen Menschen herangebildet werden können, lehren die Erfahrungen, welche man namentlich im laufenden Jahrhundert in den dieser Aufgabe sich widmenden Taubstummenunterrichts- und Erziehungsanstalten gemacht hat.

Die ersten Andeutungen über Taubstummenunterricht finden sich in RUDOLPH AGRICOLA's (geboren 1443, gestorben 1485) Werke: »De inventione dialectica«. AGRICOLA berichtet von einem Taubstummgeborenen, der Geschriebenes verstehen und selbst schreiben konnte (SCHMALZ). Das Verdienst jedoch, zuerst in systematischer Weise Taubstumme unterrichtet zu haben, gebürt dem Benedictinermönch PEDRO DE PONCE in Sahagun in Spanien (1570). Wenn er selbst auch über die Methode seines Unterrichtes keine Mittheilungen hinterlassen hat, so geht doch aus den Berichten seiner Zeitgenossen hervor, dass er seine Schüler dahin brachte, dass sie ihn verstanden, worauf er sie das Schreiben lehrte, und alsdann dahin gelangte, dass sie seine Fragen beantworteten und zusammenhängende Briefe ablassten. Einer seiner Schüler berichtet, er habe zuerst alle spanischen Worte schreiben, buchstabiren und dann, nach Ueberwindung unendlicher Schwierigkeiten, aussprechen lernen; nach Kenntniss der spanischen Sprache habe er selbst Unterricht in der lateinischen erhalten (MEISSNER[48]). Nach FOY[48a]) hat JOHN DE BEVERLEY, Erzbischof von York, bereits im achten Jahrhundert (er starb 741) Taubstumme in der Lautsprache unterrichtet. Seine Methode wurde jedoch nach seinem Tode nicht mehr geübt. Die erste ausführliche Darlegung über die Kunst, Taubstumme schreiben und sprechen zu lehren, verdanken wir BONET, ebenfalls einem Spanier, dessen Werk: »Reducion de las letras y arte para ensennar a ablar los mudos« im Jahre 1620 in Madrid erschien. Seine Methode unterscheidet sich nicht wesentlich von der jetzt in Deutschland allgemein gebräuchlichen Articulationsmethode. In England beschäftigten sich besonders JOHN BULWER (1648) und Dr. WALLIS, Professor der Mathematik in Oxford (1662), mit dem Unterricht von Taubstummen, und zwar lehrte der erste die Zeichensprache, der letztere die Lautsprache. Ausserdem werden noch genannt: GEORGE SIBSCOTA (1670) und GEORGE DALGARNO (1680). Letzterer richtete sein Augenmerk besonders auf methodische Ausbildung des Fingeralphabets in Verbindung mit der Schriftsprache, während er der Lautsprache wenig Werth beilegte.

Als einer der Hauptvertreter der Articulationsmethode ist der Schweizer CONRAD AMMAN[49]) zu nennen, der als Arzt in Holland lebte (1669—1724). »Er unterrichtete die Taubstummen dadurch, dass er ihnen bei jedem Laute die Stellungen des Mundes zeigte, welche sie dann vor dem Spiegel nachahmten. Dann liess er die Zöglinge, während er den Laut aussprach, ihre Finger an seine Kehle halten, um sie auf die beim Sprechen entstehende zitternde Bewegung aufmerksam zu machen, welche sie dann, die Hand an ihrem eigenen Kehlkopf haltend, nachahmten« (MEISSNER). Es stimmt diese Methode bereits im wesentlichen mit derjenigen überein, wie sie auch heute noch beim Unterricht der Taubstummen in der Lautsprache üblich ist. In Deutschland war es vor allem SAMUEL HEINICKE (1729—1790), welcher mittels dieser Methode ausgezeichnete Resultate in dem Unterricht und der Erziehung von Taubstummen erzielte. Ihm war es auch vorbehalten, das erste öffentliche Taubstummeninstitut in Deutschland, und zwar in Leipzig im Jahre 1778, zu errichten, in welchem bei seinem Tode 1790 bereits 200 Zöglinge gebildet und entstummt worden waren. Im Jahre 1788 wurde von einem Schwiegersohne HEINICKE's, ERNST ADOLPH ESCHKE, die erste Bildungsstätte für Taubstumme im Königreich Preussen in Berlin errichtet, wo dieselbe, als königliche Anstalt, heute noch besteht. In Frankreich unterrichtete um die Mitte des 18. Jahrhunderts der Portugiese PEREIRA Taubstumme mittels der Manual- und der Lautsprache, und ziemlich gleichzeitig trat der als einer der Hauptförderer des Taubstummenunterrichts zu rühmende Abbé DE L'EPÉE (1712—1789) auf, dessen rastlosem Streben es gelang, bald eine grosse Anzahl Taubstummer mit Erfolg zu unterrichten. Im Jahre 1760 errichtete er die erste Taubstummenunterrichts- und Erziehungsanstalt in Paris, welche im Jahre 1791 vom Staate übernommen wurde. Abbé DE L'EPÉE's Nachfolger war der Abbé AMBR. SICARD (1742 bis 1822), der ebenso wie jener der Zeichensprache vor der Articulation den Vorzug gab. In Oesterreich wurde im Jahre 1779 die erste öffentliche Taubstummenanstalt in Wien errichtet, nachdem auf Veranlassung JOSEF's II. der später als Director der Anstalt fungirende Geistliche WILH. STORK die Lehrmethode des Abbé DE L'EPÉE in Paris sich zu eigen gemacht hatte. Da man sich bald von dem segensreichen Wirken der Taubstummenanstalten überzeugte, konnte es nicht ausbleiben, dass die Zahl derselben sich bald vergrösserte und auch in aussereuropäischen Ländern, besonders im Laufe dieses Jahrhunderts, solche Institute errichtet wurden. In welcher Weise dieselben sich bisher vermehrt haben, und wie gross bereits die Zahl derjenigen Taubstummen ist, welche nunmehr einen geordneten Unterricht geniessen, ergiebt sich aus der Tabelle XVI. Immerhin bleibt noch viel zu thun übrig und erst dann, wenn auch für die taubstummen Kinder wie für die vollsinnigen, gesetzlicher Schulzwang eingeführt sein wird, wird es möglich sein, wenigstens die Mehrzahl dieser Unglücklichen für den Verkehr mit ihren Mitmenschen tauglich zu machen. Aufgabe der Regierungen muss es dann sein, durch eine entsprechende Vermehrung der Taubstummenanstalten ausreichende Gelegenheit zum Unterricht zu bieten. Jedem, der sich für die Geschichte des Taubstummen-Bildungswesens interessirt, empfehlen wir das diesen Gegenstand ausführlich behandelnde Werk WALTHER'S [60]), des jetzigen Directors der königl. Taubstummenanstalt in Berlin.

Die Frage über die zweckmässigste Methode des Taubstummenunterrichtes hat seit den ersten Versuchen, welche mit demselben gemacht wurden, die Gemüther in sehr lebhafter Weise beschäftigt, und auch heute noch ist eine Uebereinstimmung der streitenden Parteien nicht erzielt, wenn auch dieselbe, besonders in den letzten Jahren, wesentlich näher gerückt ist.

Zwei Methoden sind es vor allem, welche in Betracht kommen; diejenige, welche sich die Aufgabe gestellt hat, die den Taubstummen gleichsam als Muttersprache eigenthümliche Geberdensprache weiter auszubilden und nur durch sie den Unterricht zu leiten, wird gewöhnlich als die französische Methode bezeichnet, da sie zuerst in Frankreich durch Abbé DE L'EPÉE allgemein in Anwendung kam. Die andere Methode, die deutsche, als deren Hauptvertheidiger, dem Abbé DE L'EPÉE gegenüber, SAMUEL HEINICKE in Leipzig auftrat, bezweckt die Erlernung der Lautsprache seitens der Taubstummen. Indem sie dieselben lehrt, das von anderen Gesprochene von den Lippen abzulesen und nachzusprechen. Obwohl nicht geleugnet werden kann, dass auch durch die Geberdensprache allein sehr günstige Resultate beim Taubstummenunterricht erzielt werden können und thatsächlich in zahlreichen Fällen erzielt worden sind, so hat dieselbe im Vergleich zu der Lautsprache doch den offenbaren Nachtheil, dass sie die in ihr Unterrichteten auf den Verkehr unter sich beschränkt, da sie ja von ihren vollsinnigen Mitmenschen nicht verstanden werden, während die in der Lautsprache Unterrichteten in den Stand gesetzt sind, mit Hörenden umzugehen, deren Sprache sie verstehen und mit denen sie selbst in tönenden Worten sprechen gelernt haben. Dass diese Sprache der Taubstummen keine wohllautende ist, sondern fast immer einen eigenthümlich rauhen, monotonen Charakter behält, ist leicht erklärlich, wenn man bedenkt, dass das Erlernen derselben auf einer rein mechanischen Uebung der Sprachwerkzeuge beruht und die Controle der einzelnen Töne durch das eigene Gehör, wodurch allein die Modulation der Sprache bedingt ist, fortfällt.

In einigen Ländern, besonders in Frankreich, England und Spanien, wurde und wird zum Theil noch heute neben der Geberdensprache die Finger-, respective Handsprache geübt. Dieselbe besteht darin, dass man den Taubstummen die einzelnen Buchstaben des Alphabets durch die Stellungen seiner Finger oder seiner Hand auszudrücken lehrt. Je nachdem dies nur mit einer Hand oder mit beiden Händen geschieht, unterscheidet man eine Fingersprache (Dactylologie, spanische Methode) und eine Handsprache (Cheirologie, französische Methode). Es liegt auf der Hand, dass diese Unterrichtsmethoden dieselben Nachtheile haben, wie die Geberdensprache, da auch sie nur zur Vermittlung des Verkehrs der Taubstummen unter sich dienen können. Durchaus überflüssig sind sie aber schon aus dem Grunde, weil alles, was durch sie erreicht wird, durch die allgemeine Schriftsprache erzielt werden kann, in der alle Taubstummen unterrichtet werden müssen, wenn ihre intellectuelle Ausbildung gefördert werden soll.

In den letzten Jahren hat sich ein wesentlicher Umschwung in den Anschauungen über den Werth der Geberden- und der Lautsprache zu

12*

Gunsten der letzteren vollzogen, und namentlich ist man in Frankreich, der Hauptpflegestätte der Geberdensprache, zu der Ueberzeugung gekommen, dass diese nicht ausreiche, den Taubstummen eine möglichst vollkommene Ausbildung zu gewähren, sondern dass dies allein durch die Lautsprache geschehen könne.

Auffallend muss es erscheinen, dass, nach den Aeusserungen Bouvier's auf dem internationalen »Congress zur Verbesserung des Loses der Blinden und Taubstummen«[37]) in Paris 1878, schon der Abbé de l'Epée, der eifrigste Vertheidiger der Geberdensprache, doch der Ansicht war, dass der Taubstumme nur dann als vollkommen der menschlichen Gesellschaft zurückgegeben erachtet werden könne, wenn er gelernt habe, sich mittels der Lautsprache auszudrücken und die Worte von den Lippen abzulesen. Andernfalls bleibe er isolirt in der Welt. »Dans la foule, ils ne sont pas compris et ils ne comprennent pas. Ils n'appartiennent pas à la famille humaine.« Wenn er trotzdem so eifrig der Geberdensprache das Wort redete und in seiner Anstalt nur sie zum Unterricht der Taubstummen verwendete, so erklärt sich das nach Bouvier lediglich dadurch, dass die Zahl seiner Schüler eine zu grosse war und dass seine Zeit und sein Gesundheitszustand nicht ausgereicht haben würden, den sehr mühsamen Unterricht in der Lautsprache bei allen Schülern durchzuführen. Er verzichtete deshalb auf dieselbe, um eine möglichst grosse Anzahl taubstummer Kinder des Unterrichtes überhaupt theilhaftig werden zu lassen.

Auf dem Pariser Congress wurde folgende Resolution angenommen: »Der Congress spricht nach reiflicher Erwägung die Ansicht aus, dass (unter Beibehaltung der natürlichen Geberdensprache als Hilfsmittel zur Verständigung zwischen Lehrer und Schüler für den ersten Unterricht) die Articulationsmethode und das mit ihr zusammenhängende Ablesen der Worte von den Lippen, welche den Zweck haben, den Taubstummen der Gesellschaft wiederzugeben, allen anderen Methoden durchaus vorzuziehen ist.« Hinzugefügt wurde dieser Resolution, dass es sich empfiehlt, diejenigen taubstummen Kinder, deren intellectuelle Ausbildung vollständig vernachlässigt worden ist, mittels der allen Taubstummen eigenthümlichen Geberdensprache so weit zu unterrichten, dass die ihnen innewohnenden Fähigkeiten möglichst vollständig entwickelt werden.

Auch auf dem internationalen Taubstummenlehrer-Congress in Mailand (1880) erklärte sich die grosse Mehrzahl der Anwesenden dafür, dass bei dem Unterricht und der Erziehung der Taubstummen der Anwendung der Lautsprache vor der Geberdensprache der Vorzug zu geben sei. Man verwarf selbst die gleichzeitige Anwendung der Geberdensprache und des gesprochenen Wortes, weil dadurch das Sprechen, das Ablesen von den Lippen und die Klarheit der Begriffe beeinträchtigt werden. Der Congress war der Ansicht, dass die reine Articulationsmethode vorzuziehen sei (Treibel[58]). In demselben Sinne ist die vom nationalen Congress in Bordeaux 1881[59]) angenommene Resolution gehalten: »Jeder Taubstumme, der nicht mit Idiotismus behaftet und einer Ausbildung überhaupt fähig ist, muss mittels der Articulationsmethode unterrichtet werden, unter der Voraussetzung, dass die Unterrichtszeit entsprechend verlängert und der Unterrichtsplan den Fähigkeiten des zu Unterrichtenden angepasst wird.«

Diesen Resolutionen entsprechend geht nunmehr in den meisten Ländern, in denen überhaupt Taubstummenanstalten bestehen, das Bestreben dahin, den Unterricht mittels der Lautsprache ertheilen zu lassen. Da, wo dieselbe bisher überhaupt noch nicht zur Anwendung gekommen ist, müssen natürlich die älteren Zöglinge in der Geberdensprache weiter unterrichtet werden, während die neueintretenden alsbald die Lautsprache erlernen, ein Modus des Unterrichtes, der in der Tabelle XVI als Uebergangsmethode bezeichnet wird. Die Zahl derjenigen Anstalten, in denen bisher in der combinirten Laut- und Zeichensprache unterrichtet wurde, wird voraussichtlich schon in kurzer Zeit wesentlich abnehmen zu Gunsten der die reine Articulationsmethode cultivirenden Institute. Aus Tab. XVI ersehen wir, dass sowohl in Deutschland mit 90 Instituten und 5608 Schülern, als auch in Oesterreich-Ungarn mit 17 Instituten und 1092 Schülern lediglich die Lautsprache zur Anwendung kommt. Auch in Italien geniesst die grosse Mehrzahl der Schüler den Unterricht in der Lautsprache: von 35 Anstalten mit 1491 Schülern bedienen sich derselben 34, während in 1 (in Genua) die combinirte Methode besteht. In der Schweiz wird in 11 Anstalten mit 380 Schülern ausschliesslich die Lautsprache geübt. Wie günstig sich das Verhältniss für die Articulationsmethode bereits gestaltet hat, ergiebt sich aus der summarischen Zusammenstellung in Tab. XVI. Von 364 Anstalten mit 24.862 Schülern bedienen sich 191 mit 10.506 Schülern ausschliesslich derselben und nur in 28 Anstalten mit 1574 Schülern wird allein noch in der Geberdensprache unterrichtet. (Die Zusammenstellungen von HEUSCHERT[19b]) und RADOMSKY[33b]) ergeben für Deutschland, Oesterreich und die Schweiz noch bessere Resultate.)* Noch günstiger für die Articulationsmethode wird das Verhältniss durch Hinzurechnung der 15 Anstalten mit 1179 Schülern, in welchen die sogenannte Uebergangsmethode herrscht, da ja diese direct darauf hinarbeiten, allmählich den reinen Articulationsunterricht einzuführen. In 78 Anstalten mit 9887 Schülern kommt die combinirte Laut- und Zeichensprache zur Anwendung und von 52 Anstalten mit 1716 Schülern fehlen die Angaben über die Unterrichtsmethode.

Neuerdings hat nun URBANTSCHITSCH[40a]) eine Methode beschrieben, die er als eine Art Heilgymnastik bezeichnet und vermöge welcher es gelingen soll, nicht allein die Thätigkeit des mangelhaft functionirenden, sondern auch die des theilweise defecten Gehörorgans zu steigern. Die Einzelheiten dieser Methode, die in wenigen Worten nicht wiederzugeben sind, müssen im Originale nachgelesen werden. Es genüge, hier das Wesentlichste hervorzuheben. Grossen Werth legt URBANTSCHITSCH auf die zeitweilige Verwendung von Harmonikatönen, deren Vortheil einerseits in der starken Einwirkung gegenüber der menschlichen Stimme, anderseits in der Schonung der Person, welche die Uebung vorzunehmen hat, liegt. Besonders werthvoll seien die Harmonikatöne bei den Uebungen mit gehörlosen Kindern in den ersten Lebensjahren zur Erregung des Gehörsinnes. Es zeige sich nämlich, dass eine durch methodische Hörübungen stattfindende Entwicklung des Hörsinnes häufig nicht auf die Schallquelle beschränkt bleibe, mit der die Uebungen angestellt wurden, sondern sich auf das ganze Hörgebiet erstrecke. Ausser der Erregung und weiteren Entwicklung der Hörempfindungen sollen die methodischen Hörübungen eine allmähliche Sonderung der erhaltenen Gehöreindrücke, das stetig zunehmende Verständniss für diese, deren richtige Deutung ermöglichen; der sich erweiternde Hörkreis betreffe das physische und psychische Hören gemeinsam. URBANTSCHITSCH meint, dass in jedem Falle von angeborener und erworbener Taubstummheit ein Versuch mit den Hörübungen angezeigt sei, da bei der bestehenden Unsicherheit über den Zustand des acustischen Centralorganes erst aus den therapeutischen Versuchen geschlossen werden könne, ob und in welchem Grade die Hörfunction noch auszulösen sei. Der praktische Werth der Hörübungen liegt, nach URBANTSCHITSCH, nicht zum wenigsten auch darin, dass sie die Aussprache der Taubstummen dahin beeinflussen, dass eine gewisse Modulationsfähigkeit der Stimme erzielt wird. — An die hier kurz skizzirten Mittheilungen

* Wie bereits oben angegeben, betrug im Jahre 1898 die Zahl der Anstalten in Deutschland: 96 mit 6006 Schülern, in Oesterreich 27 mit 1851 Schülern, in der Schweiz 15 mit 171 Schülern.

URBANTSCHITSCH's hat sich eine bis in die letzten Tage fortgesetzte, zum Theil recht erregte Discussion über den Werth dieser Hörübungen angeschlossen, auf deren Einzelheiten hier nicht eingegangen werden kann. So viel muss den recht zahlreichen Gegnern URBANTSCHITSCH' wohl zugegeben werden, dass für absolut Taube, bei denen also keinerlei Hörreste, selbst unter Anwendung der BEZOLD'schen continuirlichen Tonreihe, nachgewiesen werden können, diese Art des Unterrichtes nicht zum Ziele führt. Andererseits muss betont werden, dass bei denjenigen Taubstummen, die noch grössere oder geringere Hörreste aufweisen, mindestens ein Versuch mit diesen Hörübungen gerechtfertigt erscheint, denn darüber kann ja ein Zweifel nicht bestehen, dass selbst der geringste Zuwachs an Hörvermögen, der diesen Unglücklichen zutheil wird, von ausserordentlicher Bedeutung für ihre geistige Entwicklung sein muss. Ob es freilich möglich sein wird, durch diese Methode den bisherigen Unterricht der Taubstummen durch Absehen vom Munde und die damit verbundenen Lautirübungen zu ersetzen, erscheint doch mindestens zweifelhaft. Denn die Hörübungen, auch wenn sie noch so erfolgreich sein sollten, werden den Taubstummen kaum weiterbringen, als dass er sehr laut in das Ohr, respective in dessen nächster Nähe gesprochene Worte und Sätze versteht und es ist nicht anzunehmen, dass er im Verkehr mit seinen vollsinnigen Mitmenschen wesentlich gefördert werden könne. Erfahrungsgemäss bleiben nicht nur ganz Taube, sondern auch hochgradig Schwerhörige gerade deshalb vom allgemeinen Verkehre ausgeschlossen, weil es den meisten Menschen sehr unangenehm ist, stets mit sehr lauter Sprache die Unterhaltung zu führen. Man kann deshalb BEZOLD (l. c.) nur beistimmen, wenn er es als das Endziel des ganzen Sprachunterrichtes bei Taubstummen bezeichnet, den Wortschatz, der durch reine Imitation der Lippenbewegungen gewonnen wird, mit den durch das Ohr zur Perception gelangenden organisch zu verbinden, anstatt sie besonders nebeneinander bestehen oder gar letztere von der ersteren überwuchern zu lassen. Die absolut Tauben müssen demnach nach der bisher üblichen Methode unterrichtet werden; bei den später Ertaubten mit Spracherinnerung sollen alle noch erhalten gebliebenen Worte für jeden einzelnen sorgfältig gesammelt und aufgezeichnet und der Unterricht an diese angeknüpft werden. Die Taubstummen mit partiellem Hörvermögen endlich bedürfen, nach BEZOLD, eines doppelten Unterrichtes: 1. in reiner Articulationssprache, 2. in Sprechübungen mit Hilfe des Ohres, welche in jedem einzelnen Falle mit specieller Berücksichtigung des noch vorhandenen Hörvermögens einzurichten sind. BEZOLD betont, dass in ähnlicher Weise der Unterricht der Taubstummen in Dänemark bereits seit einer Reihe von Jahren eingerichtet ist. In Deutschland wird in einzelnen Anstalten (München) diese Methode neuerdings zur Einführung gebracht.

Von grosser Wichtigkeit ist die Frage, in welchem Alter der Taubstummenunterricht beginnen soll und wird dieselbe jetzt wohl allgemein dahin beantwortet werden müssen, dass, bei sonstiger normaler körperlicher und geistiger Entwicklung des taubstummen Kindes, für dasselbe als die Zeit des beginnenden Unterrichtes ebenso wie bei den vollsinnigen Kindern das 7. Lebensjahr zu setzen ist. Bis dahin wird es natürlich Sache der Eltern sein, unter Benutzung der dem Taubstummen eigenthümlichen natürlichen Geberdensprache ihm das Verständniss für die ihn umgebenden Dinge zu erleichtern und namentlich auch durch eine zwar liebevolle, dabei aber energische Behandlung in moralischer Hinsicht auf ihn einzuwirken. In welcher Weise bei Kindern, welche ertaubt sind, nachdem sie bereits sprechen gelernt hatten, darauf hinzuwirken ist, dass das noch vorhandene Sprachvermögen erhalten bleibt, wurde bereits oben erwähnt. Ueber die Dauer des Schulbesuches seitens der Taubstummen sprechen sich die meisten Taubstummenlehrer dahin aus, dass dieselbe mindestens 7–8 Jahre betragen müsse, wenn ein zufriedenstellendes Resultat erzielt werden soll. Diese Zeitdauer ist besonders mit Rücksicht auf die besonderen Schwierigkeiten des Articulationsunterrichtes erforderlich, da allein durch den mechanischen Theil desselben die ersten Jahre ausgefüllt werden und erst nach Ueberwindung dieser Schwierigkeiten die intellectuelle Ausbildung in gehöriger Weise gefördert werden kann. Als Resultat eines so geleiteten Unterrichtes ergiebt sich dann allerdings auch, wie auf dem Mailänder Congress besonders hervorgehoben wurde, »dass die durch die reine Articulationsmethode unterrichteten Taubstummen nach ihrem Austritte aus der Schule die erworbenen Kenntnisse nicht vergessen, sondern dieselben vielmehr durch den mündlichen Verkehr mit anderen und durch Lectüre weiter entwickeln«. Dass hierbei sehr viel auf die individuelle Befähigung ankommt und immer noch eine ganze Anzahl von Taubstummen trotz des sorgfältigsten Unterrichtes, aber wegen zu geringer Befähigung auf einer recht niedrigen Bildungsstufe verbleibt und dass bei vielen, nach dem Austritte aus der Schule, wenn ihnen nicht die Gelegenheit gegeben wird, in stetem Verkehre mit Vollsinnigen zu bleiben, das mühsam Erlernte wieder verloren geht, ist leicht erklärlich. Immerhin ist die Zahl derjenigen, welche vermöge des genossenen Unterrichtes imstande sind, auch nach dem Verlassen der Schule sich weiter auszubilden und vor allem sich einem ihren Fähigkeiten entsprechenden Berufe zu widmen, eine nicht unbeträchtliche. Dass hierbei besonders diejenigen Berufsarten in Betracht kommen, welche nicht unbedingt auf den Verkehr mit anderen angewiesen sind, also namentlich Landwirthschaft und Industrie, wurde bereits oben hervorgehoben; dass aber auch Taubstumme in Wissenschaft und Kunst mit Erfolg thätig sein können, zeigen zahlreiche Beispiele. So gehört es durchaus nicht zu den Seltenheiten, dass sich Taubstumme selbst zu Lehrern ihrer Leidensgefährten ausbilden und als solche recht Erspriessliches leisten. Die Taubstummen Habermass und Teuscher fungirten als Lehrer in Leipzig, Kruse, dessen wir schon wiederholt Erwähnung gethan, in Schleswig. Der Taubstumme Möller gründete selbst eine Taubstummenanstalt in Drontheim in Norwegen, als deren Vorsteher er thätig war. Voraussichtlich werden die Beispiele von Taubstummen, die auf Grund der in den Anstalten erworbenen Kenntnisse für ihre fernere, über die elementare hinausgehende Ausbildung besorgt sind, immer zahlreicher werden, je grösser die Zahl derer wird, die überhaupt eines Unterrichtes theilhaftig werden. Dass wir diesem Ziele immer näher kommen, dafür bürgt das rege Interesse, welches namentlich in neuerer Zeit dem Taubstummenbildungswesen entgegengebracht wird, und welches sich vor allem in der Vermehrung der Taubstummenunterrichts- und Erziehungsanstalten bethätigt. Während Schmalz im Jahre 1838 nur 154 Anstalten mit 4991 Zöglingen, im Jahre 1847 dagegen schon 201 Anstalten mit 7214 Schülern zählte, weist unsere Tabelle XVI aus dem Jahre 1881 bereits 364 Taubstummenanstalten mit 24.862 Schülern auf, eine Zahl, die fast der Hälfte aller im schulpflichtigen Alter stehenden Taubstummen (vom 5.—15. Lebensjahre) entsprechen würde. Die einzelnen Länder zeigen freilich noch grosse Verschiedenheiten bezüglich dessen, was sie für die Bildung der Taubstummen leisten. In der Tabelle XVII finden wir noch Länder in Europa verzeichnet, in denen für die Taubstummen überhaupt nichts geschieht. In Portugal wachsen, nach derselben Quelle 97%, in Russland 97%, in Italien 90%, in Spanien 83% und selbst in Oesterreich-Ungarn noch 78% der im bildungsfähigen Alter befindlichen Taubstummen ohne jede Schulbildung auf. Wesentlich besser sind die Verhältnisse in Deutschland. Tab. XVII weist für 1887 in 98 Taubstummenanstalten 6200 Schüler auf; die Zahl der Taubstummen im schulpflichtigen Alter betrug 7800, so dass also 1600 (19%) ohne Unterricht blieben. Genauere Angaben über die betreffenden Verhältnisse bei der letzten

Zählung in Deutschland (1895) lassen sich nicht machen, da die Zahl der im bildungsfähigen, respective schulpflichtigen Alter stehenden Taubstummen vorläufig nur für Preussen bekannt ist. Im bildungsfähigen Alter (5—20 Jahre) befanden sich 8832 Taubstumme, im schulpflichtigen (5—15 Jahre) 5519. Berücksichtigt man die Zahl der ersten im Vergleiche zu der in Anstalten unterrichteten (4109), so würden noch 53,5% ohne Unterricht bleiben; berücksichtigt man aber, was zweifellos richtiger ist, die Zahl der schulpflichtigen gegenüber den in den Anstalten unterrichteten, dann beträgt das Procentverhältniss der nicht unterrichteten zu diesen letzteren nur 25,6%. Günstigere Verhältnisse ergeben sich aus Tabelle XVII für einige kleinere Länder, wie Belgien, Skandinavien, Dänemark mit nur 17%, 14% und 7% nicht unterrichteter schulpflichtiger Taubstummer. In den Niederlanden bleibt sogar nur 1% derselben ohne Unterricht.

Literatur: [1]) G. Mayr, Die Verbreitung der Blindheit, der Taubstummheit, des Blödsinns und des Irrsinns in Bayern. Beiträge zur Statistik des Königreichs Bayern. München 1877, Heft 35. — [1a]) Mygind, Die angeborene Taubheit. Berlin 1890. Mygind, Taubstummheit. Berlin und Leipzig 1894. — [2]) Mittheilungen des königl. preuss. statistischen Bureaus zu Berlin. Statistische Correspondenz. Jahrg. IV, Nr. 28. — [3]) Mittheilungen des kaiserlichen statist. Amtes zu Berlin. Privat. — [4]) Mittheilungen des »Statist. Bureaus vereinigter thüringischer Staaten in Weimar«. 1881. — [4a]) Heinrich Schmaltz, Die Taubstummen im Königreich Sachsen. Leipzig 1884, pag. 11, 12. — [4b]) Uchermann, De Dovstumme i Norge. Christiania 1897. — [5]) G. A. Schimmer, Erläuterungen zu den Bevölkerungsergebnissen etc. nach der Volkszählung vom 31. December 1869. Wien 1872. — [6]) Jahrbuch der preussischen Statistik. 30. Heft: Ergebnisse der Volkszählung vom Jahre 1871. VI. Sinnes- und Geistesmängel unter der Bevölkerung. — [6a]) Die amtlichen Ergebnisse der Volkszählung am 2. December 1895 im preussischen Staate. II. Theil, Berlin 1898. (Amtliches Quellenwerk: Preussische Statistik, herausgegeben vom königl. statist. Bureau in Berlin.) — [6b]) Handwörterbuch der Staatswissenschaften. Jena, Fischer. VI, 1894. — [6c]) Jaarcijfers uitgegeven door de Centrale Commisie. 1897. — [7]) Zeitschrift des königl. preuss. statist. Bureaus. Jahrg. XXII, Heft 1 und 2. — [8]) Escherich, Ueber den Einfluss geologischer Bodenbildung auf einzelne endemische Krankheiten. Verhandlungen der physikal.-med. Gesellschaft zu Würzburg. 1854, IV, pag. 124. — [9]) Hartmann, Taubstummheit und Taubstummenbildung. Stuttgart 1880. — [10]) Wilhelmi, a) Statistik des Regierungsbezirkes Magdeburg vom Jahre 1871. Deutsche Klinik. 1873, Nr. 9, Beilage. b) Statistik der Provinz Pommern und des Regierungsbezirkes Erfurt. Zeitschr. für Ohrenhk. IX (Mittheilungen von Hartmann). — [10a]) Lemcke, Die Taubstummheit im Grossherzogthum Mecklenburg-Schwerin etc. Leipzig 1892, Langkammer, pag. 20. — [10b]) Uchermann, Statistische Mittheilungen über die Taubstummheit in Norwegen. Deutsche med. Wochenschrift. 1891, Nr. 20. — [11]) Liebreich, Abkunft aus Ehen unter Blutsverwandten etc. Deutsche Klinik. 1861, Nr. 6. — [12]) Meckel, Programm des herzogl. Taubstummeninstitutes zu Camberg. Wiesbaden 1864. — [13]) Census of Ireland for the year 1871. Part. II. Vital statistics. 1. Report of the Status of Disease. — [14]) Lent, Statistik der Taubstummen des Regierungsbezirkes Cöln. Bericht des Vereins der Aerzte des Regierungsbezirkes Cöln. 1869. — [15]) Programm der Taubstummenanstalt zu Camberg. 1873 1875. — [16]) Hedinger, Die Taubstummen und die Taubstummenanstalten etc. in Württemberg und Baden. Stuttgart 1882. — [17]) Falk, Zur Statistik der Taubstummen. Arch. f. Psych. 1871. — [18]) Rössler, Statistisches und Geschichtliches aus der Taubstummenanstalt in Osnabrück. 1878. — [19]) Boudin, Annal. d'hygiène publ. Juli 1862. — [20]) Der Verein für den Unterricht und die Erziehung Taubstummer und die Taubstummenanstalt in Breslau. Eine Jubelschrift etc. Breslau 1869: Cohn und Bergmann, Ueber die Ursachen der Taubstummheit mit besonderer Berücksichtigung der Ehen unter Blutsverwandten. — [21]) Saegert, Das Taubstummenbildungswesen in Preussen. Sep.-Abdr. aus dem Taubstummenfreund von 1874 u. 1875. — [22]) Tabular Statement of the Institutions for the Deaf and Dumb of the world. By the editor of the Americ. Annales of the Deaf and Dumb. 1882, XXVII, Nr. 1. — [22a]) Rauschert, Der derzeitige Stand des Taubstummenbildungswesens in Europa. Blätter für Taubstummenbildung. 1887/1888, Jahrg. 1, pag. 98. — [22b]) Rauschert, Statistisches Jahrbuch für Taubstummenlehrer. 1895. — [22c]) Radomski, Taubstummenanstalten Deutschlands. 1889. — [23]) Schmalz, Ueber die Taubstummen und ihre Bildung etc. Dresden und Leipzig. 1848. — [24]) Boudin, Dangers des unions consanguines. Annal. d'Hygiène publ. 1862. — [25]) Ménière, Du mariage entre parents, considéré comme cause de la surdimutité congénitale. Paris 1856. — [26]) Hartmann, Deutsche med. Wochenschrift. 1877, Nr. 48, 49. — [27]) Flügel, Bayerisches Intelligenzbl. 1865. — [28]) Niemeyer, Die epidemische Cerebrospinalmeningitis in Baden. 1865. — [29]) Erhardt, Berliner klinische Wochenschrift. 1865, Nr. 38. — [30]) Voltolini, Monatschrift für Ohrenhk. October 1867. — [31]) Keller, Zur Casuistik der acquirirten Taubstummheit. Berliner klin. Wochenschr. 1881, Nr. 40. — [32]) Gottstein, Ueber den Menière'schen Symptomencomplex. Zeitschr. f. Ohrenhk. IX. — [33]) Moos, Meningitis cerebrospinalis epidemica. Heidelberg 1881. — [34]) Knapp, Transsections of the Americ. otolog. soc. Boston 1873. — [*]) Lucae, Hämorrhagie und hämorrhagische Entzündung des kindlichen Ohrlabyrinths. Virchow's Archiv. LXXXVIII. — [36]) Hartmann, Zur Kenntniss der Otitis interna. Prager Zeitschr. f. Heilk. VII. — [37]) Beck, Plötzliche Taubheit nach Mumps. Zeitschr. f. Ohrenhk. XI, pag. 26. — Moos, Fall von doppelseitiger Labyrinthaffectionen etc. nach Mumps. Ibid., pag. 51. — [38]) Klebs, Handbuch der pathologischen Anatomie, II. Abth, Schwartze, Gehörorgan. — [39]) Moos, Archiv für Augen- und Ohrenheilkunde. III, pag. 92 und VII, pag. 248. — [40]) Gellé, Bullet de la Soc. méd. de Paris. 1858. — [41]) Politzer, Lehrbuch der Ohrenheilkunde. Stuttgart 1882, II. — [41a]) Scheibe, Ein Fall von Taubstummheit mit Acusticusatrophie etc. Zeitschr. f. Ohrenhk. XXII, pag. 11; Scheibe, Ibid. XXVII, pag. 900. — [42]) Mygind, Kurze Beschreibung der dem pathologischen Museum der Universität Kopenhagen gehörenden Schläfenbeine Taubstummer. Zeitschrift für Ohrenhk. XXIV, pag. 108. — [43]) Heller, Zur anatomischen Begründung der Gehörsstörungen bei Meningitis cerebrospinalis. Deutsches Arch. f. klin. Med. III. — [44]) Lucae, Eiterige Entzündung des inneren Ohres bei Meningitis cerebrospinalis. Arch. f. Ohrenhk. V. — [45]) Merkel, Bayerisches ärztliches Intelligenzbl. 1865, Nr. 13. — [46]) Schwabach, Ueber Gehörstörungen bei Meningitis cerebrospinalis und ihre anatomische Begründung. Zeitschr. f. klin. Med. XVIII, Heft 3 und 4. — [47]) Steinbrügge, Ueber Labyrintherkrankungen infolge von Cerebrospinal-Meningitis. Tageblatt der 59. Versammlung der deutschen Naturforscher und Aerzte. Berlin 1886, pag. 158 und Zeitschr. f. Ohrenhk. XVI, pag. 229. — [48]) Voltolini, Die acute Entzündung des häutigen Labyrinths des Ohres. Breslau 1882. — [49]) Baratoux, Annal. des mal. de l'or. etc. VII, Nr. 2. — [47]) Politzer, Lehrbuch. 2. Aufl., pag. 497. — [47a]) Politzer, Ibid., pag. 560. — [48]) Munk, Ueber die Hörsphären der Grosshirnrinde. Monatsschr. der königlichen Akademie d. Wissensch. zu Berlin. Mai 1881. — [49]) Toynbee, Diseases of the ear. London 1860. — [50]) Kramer, Handbuch der Ohrenheilkunde. Berlin 1867. — [51]) Bezold, Das Hörvermögen der Taubstummen. Wiesbaden 1896. — [52]) Alt, Arch. f. Augen- u. Ohrenheilkunde. VII. — [53]) v. Tröltsch, Vorstellung beim Reichskanzleramte, betreffend die Berücksichtigung der Ohrenheilkunde bei Festsetzung der neuen Vorschriften für die ärztliche Schlussprüfung. Arch. f. Ohrenhk. XIV. — [54]) Moos und Steinbrügge, Doppelseitiger Mangel des ganzen Labyrinths bei einem Taubstummen. Zeitschr. f. Ohrenhk. XI. — [55]) Moos, Aetiologie und Befunde von 40 Fällen angeborener Taubheit. Ebenda XI. — [55]) Meissner, Taubstummheit. Ohr- und Gehörkrankheiten. I. Taubstummheit und Taubstummenbildung. Leipzig u. Heidelberg 1856. — [56a]) Fay, History of the oral instruction of the Deaf and Dumb. Dublin med. Journ. September 1890, pag. 198. — [56]) Conrad Amman, 1. Surdus loquens s. methodus qua qui surdus natus est loqui discere possit. Amstelodami 1692. 2. Dissertatio de loquela qua non solum vox humana et loquendi artificium ex originibus suis eruuntur, sed et traduntur media quibus ii qui ab incunabulis surdi et muti fuerunt, loquelam adipisci, quique difficile loquuntur vitia sua emendare possint. Amstelodami 1770. — [57]) Congrès universel pour l'amélioration du sort des aveugles et des sourds-muets, tenu à Paris 23.—30. Sept. 1878. Compt. rend. sténographiques etc. Paris 1879. — [58]) Treibel, Der 22. internationale Taubstummenlehrer-Congress in Mailand. Berlin 1881 und Compte rendu du congrès international pour l'amélioration du sort des sourds-muets tenu à Milan. 6.—11. September 1880. Rom 1881. — [58]) Congrès national pour l'amélioration du sort des sourds-muets à Bordeaux. 8.—14. August 1881. Comptes rendus analytiques des séances etc. Bordeaux 1882. — [59]) Walther, Geschichte des Taubstummenbildungswesens. Bielefeld und Leipzig 1882, pag. 415. — [60]) Urbantschitsch, Ueber Hörübungen bei Taubstummheit. Wien 1895, Urban & Schwarzenberg. — [61]) Schwendt und Wagner, Untersuchungen von Taubstummen. Basel 1899. (Diese Monographie erschien erst nach Abschluss vorliegender Arbeit und konnte deshalb nicht mehr verwerthet werden. Es sei nur hervorgehoben, dass die Verfasser im allgemeinen sich, wenn auch mit gewissen Einschränkungen, zu Gunsten der von Urbantschitsch empfohlenen Hörübungen bei Taubstummen aussprechen.)

Schwabach.

Taurin. Taurin, $C_2H_7NSO_3$, hat seinen Namen daher, dass es zuerst als Zersetzungsproduct der einen, in der Rindergalle vorkommenden Säure, der Taurocholsäure (von ταῦρος, Rind; vergl. auch Galle), aufgefunden worden ist. Weiterhin hat man Taurin in verschiedenen Organen der Plagiostomen (Haie, Rochen), im Muskelfleische verschiedener Fische, der Frösche, Gastropoden und Acephalen, endlich im Lungengewebe nachgewiesen. Als Zersetzungsproduct der in den Darm ergossenen Galle soll es, doch immerhin sehr selten, im Darminhalt und im Koth spärlich auftreten.

Darstellung und Eigenschaften. Rindergalle wird mit verdünnter Salzsäure mehrere Stunden lang gekocht, die von den harzartig ausgeschiedenen Gallensäuren abfiltrirte saure Flüssigkeit zur Trockne eingedampft, der Rückstand mit absolutem Alkohol erschöpft (der das salzsaure Glykokoll auflöst), dann in wenig Wasser gelöst und die Lösung zum Krystallisiren stehen gelassen. Zur Reindarstellung werden die Krystalle in Weingeist gelöst, mit neutralem essigsaurem Blei (Bleizucker) ausgefällt, im Filtrat davon durch Einleiten von Schwefelwasserstoff das überschüssige Blei als Schwefelblei niedergeschlagen, nach Abfiltriren des letzteren eingedampft, der Rückstand mit absolutem Alkohol extrahirt, der das Taurin ungelöst lässt, und dieses aus wenig Wasser umkrystallisirt. Künstlich erhält man Taurin nach KOLBE durch Erhitzen von chloräthylsulfosaurem Silber, $C_2H_4Cl.SO_3Ag$, mit concentrirtem wässerigem Ammoniak im zugeschmolzenen Rohr auf 100° C.:

$$\underset{}{C_2H_4Cl.SO_3Ag} + \underset{\text{Ammoniak}}{NH_3} = \underset{\text{Taurin}}{C_2H_4(NH_2).SO_3H} + \underset{\text{Chlorsilber}}{AgCl}$$

Danach ist das Taurin als Amidoäthylsulfosäure, $\begin{matrix} C_2H_4.NH_2 \\ OH \end{matrix} > SO_2$, anzusehen.

Es krystallisirt in grossen, glasglänzenden, vier- oder sechsseitigen Prismen, ist luftbeständig, nicht hygroskopisch, löst sich mit neutraler Reaction schwer in kaltem Wasser (in 15—16 Theilen), viel leichter in heissem Wasser, gar nicht in absolutem Alkohol oder Aether, wenig in kaltem, leichter in heissem Weingeist; in Laugen ist es leichter löslich als in Wasser. Durch Metallsalze wird es aus seinen Lösungen nicht gefällt, ebensowenig durch die sogenannten Alkaloidreagentien, z. B. Phosphormolybdänsäure. Feuchtes Quecksilberoxyd, in siedende Lösung von Taurin portionsweise eingetragen, fällt dasselbe nach LANG als Taurinquecksilberoxyd, wenig löslich in kaltem und heissem Wasser, unlöslich in Alkohol. Taurin ist auch sehr schwer zersetzlich; beim trockenen Erhitzen zersetzt es sich erst bei 240° unter Entwicklung schwefliger Säure. Salpetrige oder Untersalpetersäure oxydirt es zu Aethylsulfosäure, Stickstoff und Wasser. Kochen mit starker Kalilauge zersetzt es unter Bildung von essigsaurem und schwefligsaurem Kali, sowie unter Entbindung von Ammoniak und Wasserstoff.

Ursprung und Schicksale im Thierkörper. Die Zusammensetzung des Taurin aus denselben Elementen wie das Eiweiss lässt darauf schliessen, dass es vom Eiweiss abstammt. Nur ist der Modus seiner Bildung noch in tiefes Dunkel gehüllt, ebenso wie die getrennt von einander gebildeten Stoffe, das Taurin und die Cholalsäure, zur Bildung der Taurocholsäure zusammentreten. Sicher erfolgt die Synthese beider in der Leber, wie schon daraus hervorgeht, dass beim Säugethier, ausser spurenweise in der Lunge und im Fleisch, nirgends sonst das Taurin, beziehungsweise die Cholalsäure anzutreffen ist. Nach den Versuchen von KUNKEL und SPIRO an Gallenfistelhunden erscheint nur ein kleiner Theil vom Schwefel und Stickstoff des zugeführten Eiweiss in der Galle wieder; mit steigender Eiweisszufuhr bis auf das 8fache nahm die mit der Galle ausgeschiedene N- und S-Menge nur um das Doppelte zu. Die mit der Galle in den Darm ergossene Taurocholsäure wird zum Theil als solche unverändert aufgesogen und macht somit einen »intermediären Kreislauf« durch, indem sie durch die Pfortaderwurzeln zur Leber zurückkehrt, zum Theil wird sie im Darm durch die Fäulniss unter Wasseraufnahme in Cholalsäure und Taurin gespalten. Ob das so abgespaltene Taurin als solches oder nach vorgängiger Umwandlung, vielleicht reducirt, resorbirt wird, ist nicht sicher gestellt. Aus den Untersuchungen von E. SALKOWSKI wissen wir, dass per os eingeführtes Taurin theils als solches unverändert im Harn wieder erscheint, theils in Form eines substituirten Harnstoffs, der Taurocarbaminsäure, $CO.NH_2.NH(C_2H_4.SO_3H)$ (vergl. Uramidosäurebildung im Artikel Synthesen). Beim Kaninchen dagegen erscheint fast aller Schwefel des eingeführten Taurins als Schwefelsäure oder unterschweflige Säure wieder; letztere entsteht offenbar bei den Fäulniss- und Reductionsvorgängen im Darm.

Trennung und Nachweis. Obwohl das Taurin eigentlich charakteristischer Reactionen entbehrt, ermöglicht doch seine Nichtfällbarkeit durch

Metallsalze und seine Unlöslichkeit in absolutem Alkohol die Trennung von anderen Körpern; seine Schwerzersetzlichkeit und sein reicher Schwefelgehalt dienen zum Nachweise des Taurins als solchen; zur sicheren Identificirung ist zumeist die Elementaranalyse der erhaltenen Krystalle wünschenswerth. Will man thierische Flüssigkeiten oder Organe (Muskeln, Drüsen etc.) auf Taurin untersuchen, so hat man die eventuell fein zerhackte Masse, den Organbrei, wiederholt mit vielem Wasser bei 50—60° zu extrahiren, die vereinigten Wasserauszüge, beziehungsweise die auf Taurin zu prüfenden Flüssigkeiten durch Aufsieden unter vorsichtigem Zusatz sehr verdünnter Essigsäure vom Eiweiss zu befreien, nach dem Erkalten zu filtriren, das Filtrat mit Bleiessig auszufällen, wieder zu filtriren, in das Filtrat Schwefelwasserstoff einzuleiten und nach Abfiltriren vom Schwefelblei die Flüssigkeit mit Baryumcarbonat zur Trockene zu verdampfen, den Rückstand mit absolutem Alkohol auszuziehen, so lange derselbe noch etwas löst, das in Alkohol unlöslich Verbliebene in wenig Wasser zu lösen und die wässerige Lösung über Schwefelsäure krystallisiren zu lassen. Eventuell ist feuchtes Quecksilberoxyd in die siedende wässerige Lösung einzutragen, erkalten zu lassen, der Niederschlag von Taurinquecksilberoxyd, in wenig Wasser vertheilt, durch Einleiten von Schwefelwasserstoff zu zersetzen, vom Schwefelquecksilber abzufiltriren und das Filtrat bis zur Krystallisation einzuengen. Durch Schmelzen mit Soda und Salpeter weist man den Schwefelgehalt der Krystalle nach (S-Gehalt = 25,6%).

Literatur: Frerichs, Artikel Verdauung in Wagner's Handwörterbuch der Physiologie. III, 1. Th., pag. 801. — Cloetta, Annal. d. Chemie u. Pharm. IC, pag. 289. — Limpricht, Ebenda. CXXVII, pag. 185; CXXXIII, pag. 293. — A. Kunkel, Arch. f. d. ges. Physiol. XIV, pag. 344. — P. Spiro, Arch. f. Physiol. 1880, Supplem., pag. 50. — Lang, Jahresber. f. Thierchemie. 1876, pag. 74. — E. Salkowski, Berichte der deutschen chemischen Gesellschaft. VI, pag. 744, 1191 u. 1312; Virchow's Archiv. LVIII, pag. 460. — W. Krukenberg, Vergleichend-physiologische Studien. 1880, 1. Reihe, 2. Abth., pag. 30; 1882, 2. Reihe, 1. Abth., pag. 143. — L. Fredericq, Bull. de l'Acad. de méd. de Belg. 1878, XLVI, pag. 765.

I. Munk.

Taurocholsäure, s. Galle, VIII, pag. 200.

Taxin, s. Sabina, XXI, pag. 126.

Taxis, s. Hernien.

Taxus (baccata), s. Sabina, XXI, pag. 126.

Tayuya. Eine von den italienischen Reisenden Gebrüder Ubicini aus Brasilien importirte, dort angeblich als Specificum gegen Syphilis u. s. w. in hohem Ansehen stehende Drogue, die auch in Europa einige Jahre hindurch als Antisyphiliticum und Antiscrophulosum angepriesen wurde, die ihr zugeschriebene Bedeutung aber keineswegs bewährt hat.

Das Mittel (dessen erste Beschreibung aus dem Jahre 1875 datirt) stammt von einer Cucurbitacee, Dermophylla pendulina, deren Wurzelknollen nach der von Betelli u. A. ausgeführten Untersuchung ein Glykosid und eine harzartige, scharfe Substanz (dagegen kein Alkaloid) enthalten sollen. Die aus dieser Wurzel bereitete, von dem Ubicini in Padua vertriebene Tinctur scheint bei Kaninchen, intern oder subcutan, giftig zu wirken, auch beim Menschen in grösseren Dosen Nausea und Erbrechen zu erregen; genauere Untersuchungen über den Charakter der Wirkung liegen nicht vor. In Betreff der therapeutischen Ergebnisse lauteten die Mittheilungen der meisten, namentlich italienischen Beobachter anfangs günstig (Strambio, Fabaoni, Longhi, Galassi, Pirocchi, Cadier, Gaizet u. a.); doch wurden die vermeintlich erzielten Besserungen oder Heilungen bei Syphilis und Scrophulose anderwärts nicht bestätigt (Casarini, Tanturri, Pellizzari u. A.) und das Mittel fiel einer raschen Vergessenheit anheim. Die Tinctur sollte innerlich mehrmals täglich zu 10—30 Tropfen oder auch subcutan zu 1,0 pro dosi verabreicht werden.

Telchoma, s. Plica polonica, XIX, pag. 164.

Teignmouth, englisches Küstenbad, Devonshire, an der Mündung der Teign in den Aermelkanal. Der anmuthigen Umgebungen und des schönen Badestrandes wegen wird das Seebad ebenso viel besucht wie wegen des kräftigenden Klimas. *Edm. Fr.*

Teinach im württembergischen Schwarzwalde, Eisenbahnstation, 387 Meter über Meer, in sehr anmuthiger, geschützter Lage, hat mehrere Mineralquellen: 1. Erdig-alkalische, reine, eisenfreie Säuerlinge: Wand- und Mittelkasten, Dächleinsquelle, Hirschquelle; 2. Erdig-alkalische, eisenhaltige Säuerlinge: Bachquelle, Wiesenquelle; 3. Kohlensäurefreie, reine Eisenquelle: Tintenquelle;

Es enthält in 1000 Theilen Wasser:

	Hirschquelle	Tintenquelle
Kohlensaures Natron	0,054	0,009
Chlornatrium	0,058	0,003
Schwefelsaures Natron	0,095	0,001
Kohlensaure Magnesia	0,219	0,014
Kohlensauren Kalk	0,674	0,039
Kohlensaures Eisenoxydul	0,002	0,016
Kohlensäure in Ccm.	1372.86	59,04

Die Badeanstalt und Trinkhalle ist zweckmässig eingerichtet, und finden sich in Teinach zur Trink- und Badecur schonungsbedürftige, anämische Individuen ein, die einen ruhigen Aufenthalt wünschen. Daselbst ist auch eine Kaltwasserheilanstalt. Die Hirschquelle wird als Tafelgetränk versandt. *Kisch.*

Teleangiektasie, s. Angiom, I, pag. 615.

Telegraphistenkrampf, s. Beschäftigungsneurosen, III, pag. 292.

Tellur. Das dem Selen in chemischer Beziehung sehr nahestehende, bezüglich seiner Wirkung auf den Thierkörper schon 1824 von GMELIN[1]) geprüfte Tellur wirkt auch bei Thieren dem Selen analog auf die Circulation und das centrale Nervensystem lähmend. Es ruft auch bei Warmblütern den für Arsenicismus acutus bei Carnivoren charakteristischen Darmbefund hervor. Wie beim Selen ist die niedrigere Oxydationsstufe, die tellurige Säure, weit giftiger als die höhere, die Tellursäure. Aber auch die tellurige Säure ist weniger giftig als die selenige Säure.[2]) Es steht dies wahrscheinlich im Zusammenhange mit der zuerst von HANSEN[3]) constatirten Ablagerung reducirten Tellurs in den Körpergeweben, wodurch sämmtliche Organe eine eigenthümliche Graufärbung zeigen, ohne dass sich jedoch an den intensivst gefärbten Stellen Körnchen nachweisen lassen. Im Harn lässt sich Tellur nicht immer, aber manchmal in ziemlicher Menge nachweisen[4]); desgleichen in den Excrementen. Der eigenthümliche Knoblauchgeruch der Athmung tritt nicht nur an vergifteten Thieren prägnanter als bei Selenvergiftung ein, sondern kann auch nach Einführung nicht toxischer Mengen bei Menschen selbst Wochen lang constatirt werden. Oft ist er so intensiv, dass man ihn auf 1 Meter Entfernung wahrnimmt.[5]) Vom Selen unterscheidet sich Tellur durch eine bei jungen Katzen sehr deutlich wahrnehmbare Beschränkung der Schweisssecretion, die auch nach nicht giftigen Mengen beim gesunden Menschen eintritt und zu der Anwendung des **tellursauren Kaliums** als Antihidroticum bei vorgeschrittener Phthisis geführt hat. Man giebt das Mittel zu 0,02—0,04 in Pillen, deren Anwendung jedoch bei längerem Gebrauche dyspeptische Erscheinungen, Aufstossen, Zungenbelag und Anorexie herbeiführt.[6])

Literatur: [1]) Gmelin, Versuche über die Wirkungen des Baryts, Strontians u. s. w. auf den thierischen Organismus. Tübingen 1824. — [2]) Czapek u. J. Weil, Ueber die Wirkung des Selens und Tellurs auf den thierischen Organismus. Arch. f. exper. Path. 1893, XXXII, pag. 438. — [3]) Hansen, Versuche über die Wirkung des Tellurs auf den lebenden Organismus. Annal. d. Chemie und Pharm. 1853. LXXXVI, pag. 208. — [4]) Podgorski, Ueber den Einfluss des Kali telluricum auf Phthisiker. Przeglad lekarska. 1892, Nr. 46. Virchow-Hirsch' Jahresber. 1892, I, pag. 398. — [5]) Neusser, Ueber tellursaures Kalium als Mittel gegen die Nachtschweisse der Phthisiker. Wiener klin. Wochenschrift. 1890, Nr. 23. — Combemale, Recherches cliniques sur deux agents antisudoraux, l'acide camphorique et le tellurate de soude. Bull. gén. de thérap. 15. Januar 1891. *Loebisch.*

Temperantia (von temperare, mässigen), sc. remedia. Hierunter verstand die ältere, vorwiegend humoralpathologischen Anschauungen ergebene Medicin solche Mittel, denen ein mässigender, beruhigender Einfluss auf die Circulation, resp. eine damit zusammenhängende Verminderung der Blut- und Wärmebildung zugeschrieben wurde. Die »temperirenden« Mittel sind daher »abkühlende« (Refrigerantia) und als solche meist gleichzeitig fieberhemmende (Antifebrilia, Antipyretica). Man pflegte besonders die verdünnten anorganischen und organischen Säuren dahinzurechnen, welche durch Herabsetzung der Temperatur und Pulsfrequenz und Milderung des Durstgefühls bei Fiebernden ihre Wirkung entfalten.

Temperaturregulation, s. Heilung, X, pag. 231.

Temperatursinn, s. Empfindung, VI, pag. 625, 632, 638.

Temporäre Paralyse, s. Kinderlähmung, XII, pag. 211.

Temporallappen, s. Gehirn (anatomisch).

Tenalgie (τένων, Sehne und ἄλγος, eigentlich Sehnenschmerz), Tenalgia crepitans = Tenosynitis.

Tenalin, ein Gemenge der Arecanussalkaloide, Arecain, Arecaidin und Guavin, welches frei von Arecolin ist, wurde von F. Hobday als Tänifugum für kleinere Hausthiere, Hunde und Katzen, sehr wirksam und geeignet befunden. Gegen Ascariden und Tänien beträgt die wirksame Dosis 0,06 Grm. Tenalin auf das halbe Kilo Körpergewicht des kranken Thieres, eventuell bis auf das Doppelte erhöht, in 15—30 Ccm. Wasser verabreicht.

Literatur: F. Hobday, Brit. med. Journ. 1898, Bd. 1, Epit. 35. Merck's Jahresbericht f. 1898. *Loebisch.*

Tendoplastik, s. Tenotomie, pag. 190.

Tendovaginitis, s. Sehnenscheiden.

Tenesmus (τεινεσμός von τείνειν, spannen), eigentlich Spannung — bezeichnet den mit Schmerz und abnorm gesteigertem Entleerungsdrang verbundenen Krampfzustand der Blasen- und Mastdarmmusculatur (T. vesicae, T. ani; Harnzwang, Stuhlzwang) — wobei schon die kleinsten angesammelten Mengen der Contenta den Drang zur Evacuation hervorrufen oder unterhalten und gleichzeitig die Excretion selbst krampfhaft erschwert ist. Ein häufiges Symptom localer Erkrankungen von Mastdarm und Blase.

Tenigerbad oder Somvixerbad im Somvixerthale der Schweiz, 1273 Meter über dem Meere, schön im Walde gelegen, mit bittersalzhaltiger Gipsquelle, die zum Baden verwendet wird. *J. B.*

Tennstädt in Preussen, nächste Eisenbahnstation Langensalza der Thüringischen Eisenbahn, hat eine kalte Schwefelquelle mit 1,80 fixen Bestandtheilen und 0,003 freiem Schwefelwasserstoff in 1000 Theilen Wasser. *Kisch.*

Tenoplastik = Tendoplastik; s. Tenotomie.

Tenorrhaphie (τένων, Sehne und ῥαφή), Sehnennaht, s. pag. 190.

Tenosynitis (τένων), Sehnenscheidenentzündung.

Tenotomie, Tendorhaphie und **Tendoplastik.** Während wir bei einer grossen Anzahl von blutigen Operationen, ohne besondere Vorkehrungen zu treffen, Muskeln und Sehnen durchschneiden, bezwecken wir durch die Tenotomie, respective Myotomie die isolirte Durchtrennung dieser Organe zur Beseitigung von Contracturen der Glieder. Hiernach ist es einleuchtend, dass diese Operation ihrem Wesen nach in erster Linie nur für die Contracturen myogenen, respective tendogenen Ursprungs zu verwerthen ist; da aber auch bei arthrogenen Contracturen sehr häufig neben den Veränderungen in den Gelenken auch noch Verkürzungen in dem benachbarten Muskelapparate bestehen, so findet der Sehnenschnitt nicht selten auch hierbei Verwendung. Ganz ähnlich verhält es sich auch mit der Ausführung der Tenotomie zur Beseitigung cicatricieller Contracturen. Hier wie im vorigen Falle soll die Operation einen Theil der Widerstände aus dem Wege schaffen, welche oft erst infolge der Contractur entstanden sind, nun aber die Herstellung einer zweckmässigen Stellung des betreffenden Körpergliedes erschweren. — Die Operation des Muskel-, respective Sehnenschnittes ist übrigens relativ neueren Datums. Während die langsame unblutige Dehnung myogener Contracturen schon im Alterthum bekannt war, auch frühzeitig Streckapparate zur Heilung dieser Difformitäten construirt wurden, wagte man es früher nicht, eine verkürzte Sehne zu durchschneiden, weil man die Muskeln- und Sehnenwunden für besonders gefährlich hielt und weil man die nachträgliche Unbeweglichkeit des betreffenden Gliedes fürchtete. Erst im Jahre 1670 ist von Roonhuysen nachweisbar die erste Tenotomie des M. sterno-cleidomastoideus zur Beseitigung des myogenen Caput obstipum ausgeführt worden; 1784 durchschnitt Thilenius zuerst die Achillessehne; dennoch wurde die Operation im ganzen nicht geliebt, weil der Nutzen derselben durch die stets folgende Eiterung der offenen Wunde ein sehr problematischer war. Im Jahre 1816 gab Delpech eine wesentliche Verbesserung des Operationsverfahrens an, indem er die Durchschneidung der Sehne von zwei seitlichen Längsschnitten aus vornahm, während die Haut unmittelbar auf der Sehne intact blieb (Heineke).

Ihren vollen Werth erhielt die Operation erst durch die unten näher zu beschreibende subcutane Ausführung derselben, welche, von Stromeyer (1833) stammend, namentlich von Dieffenbach für die verschiedensten Zwecke verwerthet wurde. Indem durch das genannte Verfahren die durchschnittenen Sehnenenden dem Einfluss äusserer Schädlichkeiten entzogen wurden, war man auch schon in der voraseptischen Zeit imstande, die Eiterung und mit ihr die Gefahr für das Leben und die nachträgliche Functionsfähigkeit des Gliedes auszuschliessen. Auf Grund der Erfolge Stromeyer's und Dieffenbach's wurde nun namentlich in dem fünften Decennium dieses Jahrhunderts der Sehnen-, respective Muskelschnitt in der ausgedehntesten Weise ausgeführt. Der Musculus sterno-cleidomastoideus wurde beim Caput obstipum durchschnitten, die Achillessehne beim Pes equinus, die Extensoren des Fusses beim Plattfuss, die Achillessehne und andere Sehnen des Fusses beim Klumpfuss, bei Ankylosen und Contracturen des Kniegelenks die verkürzten Flexoren, bei Pseudo-Ankylosen und Contracturen des Hüftgelenks, des Ellenbogens, bei Contracturen der Hand, Finger und Zehen jedesmal die betreffenden verkürzten Muskeln. Aber auch auf anderweitige Contracturen fand die Tenotomie ihre Anwendung, so die Durchschneidung der Augenmuskeln beim Schielen, die Trennung der Sphinkteren bei spasmodischen Stricturen (Durchschneidung des Sphincter ani von Boyer); Dieffenbach und Simon suchten die Muskelwiderstände bei irreponibler Luxation vermittels der subcutanen Durchschneidung der Muskeln zu beseitigen, endlich schlug Guérin sogar vor, bei Verkrümmungen der Wirbelsäule eine ausgedehnte

Durchschneidung der Rückenmusculatur vorzunehmen. In dieser Ausdehnung hat nun die Tenotomie allerdings nicht das Feld behauptet; ihr Wirkungskreis ist später in hohem Masse wieder eingeschränkt worden, namentlich seitdem die Concurrenzverfahren der unblutigen Orthopädie — die allmähliche Dehnung der Muskeln durch passive Bewegungen oder Maschinen und die brüske Streckung in tiefer Narkose in zweckentsprechender Weise ausgebildet wurden. Die letzteren Manipulationen sind jedoch auch heute noch nur bis zu einem gewissen Grade als Concurrenzverfahren der »subcutanen Orthopädie« * — so nannte STROMEYER seine Operation — zu bezeichnen. Die Methoden schliessen sich in vielen Fällen nicht aus, sondern ergänzen sich gegenseitig. Namentlich ist die Behandlung nur selten mit der Ausführung der Tenotomie beendet, es muss derselben vielmehr fast immer die nöthige orthopädische Nachbehandlung folgen. Schon STROMEYER und DIEFFENBACH warnen ausdrücklich vor der Annahme, dass der subcutane Sehnenschnitt die sonstige Orthopädie überflüssig mache. Letzterer sagt: »Eine irrige Ansicht wäre es, die Tenotomie für eine Operation zu nehmen, welche alle Verkrümmungen und Contracturen so ohne weiteres hebt, wie der Bruchschnitt den eingeklemmten Bruch; wenn man glauben wollte, ein hoher Grad von Klumpfuss werde allein durch die Durchschneidung der Achillessehne geheilt. Es ist nicht die Durchschneidung der contrahirten Sehne, welche die Verkrümmung des Gliedes hebt, sondern das Glied wird durch die Durchscheidung der Sehne nur für die leichte orthopädische Behandlung empfänglich gemacht.«

Die Entscheidung, ob die allmähliche Dehnung oder die brüske Dehnung in der Narkose oder endlich die Tenotomie ausgeführt werden soll, muss zwar im allgemeinen von Fall zu Fall erfolgen; dennoch aber lassen sich einige Regeln aufstellen, nach welchen die Behandlung einzuleiten ist. Alle frischen Contracturen myogenen Ursprungs lassen sich in der Narkose leicht sofort durch manuelle Streckung beseitigen, und auch in älteren Fällen, in denen bereits ausgedehnte Degeneration der Muskelsubstanz eingetreten ist, erfolgt die Geradestellung in der Narkose ohne grosse Schwierigkeiten, wenn der betreffende Körpertheil nur hinreichende Angriffspunkte darbietet, d. h. wenn wir die Kraft unserer Hände an einem langen Hebelarm angreifen lassen können. Bei arthrogenen Contracturen des Hüft-, Knie- und Ellenbogengelenks mit secundärer Muskelcontractur wird daher heutzutage nur selten noch die Tenotomie ausgeführt; hier ist das Gebiet für die plötzliche Dehnung in der Narkose. Andererseits werden die Contracturen am Halse und am Fusse (also namentlich Caput obstipum, Pes equinus und Pes varoequinus) zweckmässig durch die Tenotomie behandelt, respective die orthopädische Behandlung durch dieselbe eingeleitet und unterstützt. Aber auch im ersteren Falle kann die Durchschneidung der straff gespannten Muskeln die Ausführung der forcirten Dehnung wesentlich erleichtern; sie ist sogar bei sehr grossen Widerständen, deren Beseitigung durch forcirte Streckung allein enorme Kraftanwendung erfordern würde, zur Vermeidung von Knochenbrüchen und Verrenkungen dringend zu empfehlen. Sollte auch durch dieses Mittel der gewünschte Zweck nicht völlig erreicht werden, so begnügt man sich zunächst am besten mit halbem Erfolg und überlässt das weitere der allmählichen Dehnung. Zur Heilung von Contracturen, an denen viele Muskeln gleichzeitig betheiligt sind, benützen wir die Tenotomie heute nicht mehr in gleicher Weise wie früher, wo man bei Beugecontracturen der Finger um den Preis einer etwas besseren Stellung der Finger sämmtliche Beugesehnen durchtrennte! Sobald es sich um derartig ausgedehnte Contracturen handelt, ziehen wir jetzt im allgemeinen das Verfahren der allmählichen Dehnung der Tenotomie vor oder combiniren die Behandlung in

* Der Name Tenotomie und Myotomie, welcher heute der gebräuchlichere ist, stammt von v. AMMON.

der Weise, dass wir einige, hauptsächlich an der Contractur betheiligte Sehnen durchschneiden, dann aber den Rest durch langsame Dehnung corrigiren. Die spastischen Contracturen an den Extremitäten fallen ebenfalls am besten der allmählichen Dehnung zu, während derselbe Zustand an den Ringmuskeln auch heute noch zweckmässig mit der subcutanen Myotomie behandelt wird. Doch auch hier ist ihr das Terrain durch das Verfahren der forcirten Dehnung in der Chloroformnarkose mit Erfolg streitig gemacht worden (NÉLATON).

Die Operation des Sehnenschnittes kann ferner nur da ausgeführt werden, wo die Sehne nicht von einer fibrösen Sehnenscheide umgeben ist, da die Verletzung der Sehnenscheide im Falle einer nachfolgenden Entzündung den Eingriff gefahrvoller macht, und weil erfahrungsgemäss eine Wiedervereinigung der Sehnenenden in der Scheide nicht stattfindet (MALGAIGNE, BOUVIER). Früher war die Tenotomie noch von einer zweiten Bedingung abhängig — es musste die betreffende Sehne subcutan durch unser Messer erreicht werden können, ohne dass man Gefahr lief, anderweitige unbeabsichtigte Verletzungen auszuführen; die freie Blosslegung der Sehne war, wie bereits erwähnt, wegen der Gefahr der Eiterung und der Erfolglosigkeit der Operation nicht gestattet. Heute können wir dies nicht mehr als zutreffend gelten lassen. Wie P. VOGT mit Recht hervorgehoben hat, können wir uns unter strenger Antisepsis die Sehne an jeder gewünschten Stelle durch Längsincisionen zugänglich machen, dieselbe isoliren, mit einem Schielhäkchen hervorziehen und nun die Durchtrennung vornehmen. Dabei fallen alle technischen Schwierigkeiten fort, wir brauchen weder Nebenverletzungen, noch auch secundäre Entzündung zu befürchten — der Erfolg der so ausgeführten Operation ist ganz sicher. In allen Fällen, welche der genannten Schwierigkeit entbehren, also in der grössten Mehrzahl, haben wir aber keinen Grund, von der STROMEYER'schen subcutanen Operation abzugehen, da das Verfahren an Einfachheit alle übrigen übertrifft und wegen seiner Gefahrlosigkeit einen sicheren Erfolg garantirt.

Fig. 21.

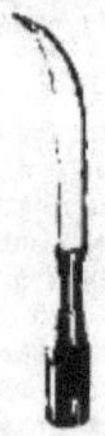

DIEFFENBACH'S Tenotom.

Wenn uns die Wahl zwischen der Durchschneidung der Muskelfasern (Myotomie) und der Trennung der Sehne (Tenotomie) freisteht, so wählen wir die letztere, da die Verletzung eine viel geringere ist. An anderen Muskeln, welche keine Sehne besitzen, ist natürlich nur das erstere Verfahren auszuführen; endlich wird die Operation mitunter, z. B. am M. sterno-cleidomastoideus, zu einer gemischten Myo-Tenotomie.

Die subcutane Tenotomie und Myotomie wird nun in folgender Weise vorgenommen. Vor Beginn der Operation wird die betreffende Körpergegend einer gründlichen antiseptischen Reinigung unterzogen. Im allgemeinen ist es zweckmässig, den Patienten zu chloroformiren, da die Operation sowohl durch ungeschickte Bewegungen desselben überhaupt, als auch durch Zuckungen in dem zu durchschneidenden Muskel selbst erschwert werden kann. Nunmehr fixirt die linke Hand des Operateurs oder ein Gehilfe das betreffende Glied in der Weise, dass der contrahirte Muskel noch mehr gespannt wird und so deutlicher hervorspringt. Der Operateur sticht mit der rechten Hand ein DIEFFENBACH'sches Tenotom (Fig. 21), ein schmales, vorn spitzes, sichelförmig gekrümmtes Messerchen, in einiger Entfernung von dem Rande der Sehne durch die Haut und führt dasselbe flach hinter die zu trennende Sehne, richtet alsdann die Schneide senkrecht gegen die Sehne auf und durchschneidet letztere nun allmählich von der Tiefe her gegen die Haut hin durch mehrere kleine Züge, während der Daumen derselben Hand durch die Hautdecke hindurch die Wirkung des Messers controlirt, die Haut selbst schützt und das Durchschneiden der Sehne durch Gegendrücken erleichtert. In dem Augenblicke, wo die Durchtrennung der Sehne vollendet ist, verspürt man in der Regel einen deutlichen Ruck. Derselbe kann so stark sein, dass bei Durchschneidung in einem einzigen Zuge das Messer leicht die bedeckende Haut mit durchtrennen würde. Schliesslich wird das Messer aus der feinen Oeffnung in derselben Weise wie beim Einführen wieder zurückgezogen.

Eine zweite Methode der subcutanen Tenotomie beabsichtigt die Durchschneidung der Sehne in umgekehrter Richtung, von der Haut gegen die Tiefe. Zu diesem Zwecke fixirt ein Gehilfe das Glied in der oben genannten Weise, während der Chirurg mit einem gewöhnlichen spitzen Scalpell neben der vorspringenden Sehne eine kleine Oeffnung in der Haut macht. Durch letztere wird alsdann am besten ein Guérin'sches Tenotom, ein kleines, stumpfspitziges, gerades oder leicht convexes Messerchen flach zwischen Haut und Sehne eingeführt, die Schneide gegen die Sehne aufgerichtet und letztere durch kleine, sägende Züge, welche durch Druck mit der linken Hand auf die Klinge unterstützt werden, getrennt. Dieses Verfahren ist umständlicher als das erstere, doch ist die Haut unbedingt vor Verletzung geschützt, Läsionen der tiefer gelegenen Theile sind aber leichter möglich. Es ist demnach nicht zu entscheiden, welcher Methode der Vorzug vor der anderen gebührt; der Chirurg lässt sich bei derartigen kleinen Operationen von seiner Gewohnheit leiten; übrigens wird man von Fall zu Fall entscheiden, welches Verfahren gerade das zweckmässigere ist. Die Myotomie wird in der gleichen Weise ausgeführt wie die Tenotomie.

Nach Vollendung der Operation drückt man die wenigen Tropfen Blut aus der Stichöffnung heraus und versieht letztere mit einem kleinen aseptischen Verbande. Die weitere Correction der Stellung wird jedoch bei hochgradiger Contractur nicht immer sofort, sondern erst nach einigen Tagen, nachdem die Hautwunde verheilt und jegliche Anschwellung vorübergegangen, also nach etwa drei Tagen vorgenommen. Eine sofortige Dehnung kann die Sehnenenden so weit von einander entfernen, dass ihre Wiedervereinigung ausbleibt. In der genannten Frist aber hat sich die bindegewebige Sehnennarbe bereits gebildet, durch deren methodische oder einmalige, aber nicht zu brüske Dehnung mit nachfolgendem Contentivverband die Verlängerung des contracten Muskels erzielt wird. Aber auch in der Folgezeit muss eine geregelte Orthopädie dem Wiederkehren der Contractur entgegenwirken, ja selbst bei richtiger Nachbehandlung kann man mitunter zur wiederholten Vornahme der Tenotomie gezwungen sein.

Ueber die Art und Weise, wie die so geschaffenen subcutanen Sehnenwunden heilen, sind schon frühzeitig experimentelle Untersuchungen angestellt. Nach v. Ammon und Prinz wurde fast allgemein angenommen, dass durch Organisation des zwischen die Sehnenenden ergossenen Blutcoagulums die Sehnennarbe gebildet werde; nach neueren Untersuchungen über diesen Gegenstand wissen wir jedoch, dass das Bindegewebe, namentlich die zarte, bindegewebige Hülle der Sehnen selbst in das Coagulum hineinwuchert und ohne wesentliche Betheiligung des letzteren die beiden Enden durch Interposition einer Narbe vereinigt. Von grosser Wichtigkeit für die spätere Functionsfähigkeit der durchschnittenen Sehne ist es, dass das lockere Bindegewebe, welches die Sehne von ihrer Umgebung scheidet, an diesen Restitutionsvorgängen keinen wesentlichen Antheil hat, da nur auf diese Weise die Verwachsung der Sehne mit ihrer Nachbarschaft gehindert und eine freie Beweglichkeit derselben möglich wird.

Ueber die Regeneration des durchschnittenen Muskels s. Muskelverletzungen.

Schon von Delpech wurde darauf aufmerksam gemacht, dass man die Bildung einer breiten Zwischensubstanz nicht durch frühzeitige Ausdehnung stören solle, er ging also von der Voraussetzung aus, dass die Verlängerung des Muskels durch Narbensubstanz und deren nachträgliche Dehnung bedingt würde. Ihm gegenüber vindicirten STROMEYER und DIEFFENBACH dem Sehnenschnitt eine dynamische Wirkung auf den Muskel. »Der Schnitt,« sagt letzterer, »wirkt nicht blos mechanisch, sondern auch dynamisch auf den Muskel, indem dadurch seine Wirkung temporär coupirt und das widernatürlich gesteigerte Contractionsvermögen in ihm vernichtet wird.« Den Beweis für diese Annahme glaubten sie besonders an der Wirkung der Myotomie bei spasmodischer Contractur des M. sphincter ani nach BOYER geliefert zu haben. Nach dieser Operation bemerkt man später gar keine Zwischensubstanz, durch welche der After weiter geworden wäre, sondern höchstens eine »feine Linie«. Ueber die Wirkungsweise der Myotomie bei diesen Contracturen haben wir heute allerdings andere Anschauungen. Wir durchschneiden den Sphincter, um die ursächliche Fissura ani hierdurch von den Zerrungen, denen sie durch den genannten Muskel ausgesetzt und wodurch sie unterhalten wird, zu befreien, damit sie Zeit und Ruhe zum Heilen gewinnt. Mit ihrer Heilung ist auch der Spasmus zu Ende.

Abgesehen von der beabsichtigten Tenotomie sind subcutane Verletzungen der Sehnen relativ selten. Die Sehnen haben ein derartig festes Gefüge, dass sie quetschenden und reissenden Gewalten meist mit Erfolg widerstehen; am häufigsten sind noch Abreissungen der Sehnenansätze an den Knochen, besonders der Sehne des M. quadriceps. In wie hohem Masse widerstandsfähig die Substanz der Sehnen selbst gegenüber derartigen Gewalten sind, beweisen am besten die Fälle, in denen ein oder mehrere Finger vollständig abgerissen werden, ohne dass die Sehnen durchtrennt wurden; letztere hängen dann mitunter an ihrer Muskelinsertion getrennt in langen Streifen an dem abgerissenen Gliede.

Viel häufiger sind die queren Durchtrennungen der Sehne in offener Wunde, namentlich bei Verletzungen der Hand und der unteren Region des Vorderarms. Da in diesem Falle das centrale Ende stark zurückweicht und ein grosser Zwischenraum zwischen beiden Enden entsteht, so findet eine Wiedervereinigung derselben auch bei entzündungslosem Wundverlauf nicht statt, jedes Ende verwächst isolirt mit dem paratendinösen Bindegewebe, wodurch die Function des betreffenden Muskels völlig aufgehoben wird. Man muss daher in solchen Fällen die getrennten Sehnenenden durch die möglichst primär auszuführende Sehnennaht — Tendorrhaphie — mit einander vereinigen. Während in der früheren Zeit durch die schwer auszuschliessende Eiterung die Erfolge dieser Operation nur sehr mässige waren, sind seit Einführung des aseptischen Systems in die chirurgische Praxis bereits eine grosse Zahl vorzüglicher Resultate bekannt geworden. Die Sehnennaht ist eine Operation, die jeder Arzt kennen und ausführen muss. Es ist zwar mitunter sehr schwierig, die zurückgezogenen Enden aufzufinden, man muss dieselben oft durch Spaltungen des paratendinösen Bindegewebes oder der Sehnenscheiden nicht selten in zeitraubenden Sitzungen aufsuchen — die Erfolge dieser Mühe, namentlich an der Hand, gehören aber auch zu den angenehmsten Erlebnissen des praktischen Chirurgen. Dieser Erfolg ist aber nur unter Anwendung strengster Antisepsis zu erzielen, der Eintritt einer Eiterung stört denselben fast regelmässig, kann sogar zu ausgedehnten Senkungen und zur Sehnennekrose führen.

Die Tendorrhaphie wird in der Weise ausgeführt, dass die beiden Sehnenenden direct durch eine oder mehrere Catgutnähte vereinigt werden. Nach HUETER ist es dabei am zweckmässigsten, nicht die schlecht ernährten Schnittflächen direct aufeinander zu nähen, sondern die gefäss- und zellenreiche, bindegewebige Hülle der Sehnen, das Peritendineum miteinander zu vereinigen (Fig. 25). Durch eine ganze Reihe von in dieser Weise mit dem besten Erfolge ausgeführten Sehnennähten kann ich dies lediglich bestätigen. Einem Kranken, dem sämmtliche Sehnen und Nerven an der Volarseite des Vorderarms dicht über dem Handgelenke durchtrennt waren, konnte ich sogar noch vier Wochen nach der Verletzung durch die secundär ausgeführte Operation gute Functionen seiner rechten Hand zurückgeben. Ueber der Sehnennaht werden auch die übrigen Weichtheile durch die Naht vereinigt.

Die Nachbehandlung der Sehnennaht muss nach den Regeln der Antisepsis erfolgen; zugleich müssen die beiden vereinigten Enden durch eine zweckmässige Stellung des Gliedes möglichst einander genähert werden, damit die Nähte durch keine Bewegung gezerrt werden. Nach Vollendung der Vereinigung wird dann die Wiederherstellung der Bewegungen durch Faradisation der Muskeln, Bäder und Massage befördert.

Die Ausführung der einfachen Sehnennaht kann durch zweierlei Umstände unmöglich werden. Entweder zeigt sich bei später Ausführung der Operation, dass die Enden durch Schrumpfung des Muskels derartig weit auseinander gewichen sind, dass die Enden nicht mehr einander genähert werden können, oder durch die Verletzung ist ein mehr oder minder grosses Stück der Sehne völlig verloren gegangen.

Fig. 25.

Peritendinöse Sehnennaht.

Während diese Fälle früher eine trostlose Prognose für die Wiederherstellung der Functionen darboten, sind wir heute auch da nicht mehr ganz rathlos. Auch auf dem Gebiete der Sehnenbildung — Tendoplastik — ist bereits einiges geleistet worden. Ich assistirte C. Hueter in einem Falle, wo einem jungen Mädchen beide Flexorensehnen des Zeigefingers durchtrennt waren; auch seit dieser Verletzung waren bereits mehrere Wochen verstrichen. Als wir die Sehnenenden aufgefunden hatten, ergab sich, dass die eine derselben so erheblich verkürzt war, dass die Vereinigung nicht gelang. Es wurde daher von dem centralen Ende, welches jedenfalls besser ernährt ist als das periphere, ein Längsstreifen losgelöst, dessen Ernährungsbrücke unten in der Nähe der Schnittfläche lag. Derselbe wurde dann herabgebogen und an das periphere Ende genäht, so dass mit ihm die vorhandene Lücke ausgefüllt wurde (Fig. 26). Der Erfolg entsprach den Erwartungen vollkommen. Th. Gluck hat uns übrigens gezeigt, dass es unter strenger Asepsis möglich ist, bei Thieren auch völlig isolirte Muskel- und Sehnenstücke mit Erhaltung der Function von einem Individuum auf das andere zu überpflanzen. Eine ganz besondere Bedeutung hat die Sehnen- und Muskelüberpflanzung neuerdings bei der Behandlung der paralytischen Contracturen gewonnen. Es wird durch das Verfahren die Function eines nicht gelähmten Muskels gespalten und zum Theil auf die Sehne eines benachbarten gelähmten Antagonisten übertragen. Die erste Anregung dazu stammt von Nicoladoni (1882), sodann ist die Operation von v. Hacker, Parrish, Phocas, Winkelmann, Chillini, Krynski, Lindburger, F. Franke geübt worden; ganz besonders haben sich Drobnik und O. Vulpius mit ihr beschäftigt. Sie besteht darin, dass man die zur Transplantation gewählte Sehne longitudinal spaltet, den zu überpflanzenden Streifen am unteren Ende des Längsschnittes quer abtrennt und mit der Sehne des gelähmten Muskels vereinigt oder in einen Schlitz derselben einpflanzt. Sind beim paralytischen Pes equino-varus der M. extensor digitor. long. sowie die Mm. peronei gelähmt, so kann das Material zur Sehnenplastik

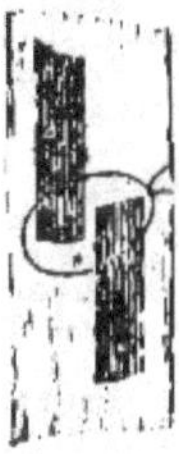

Fig. 26.

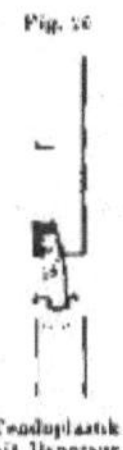

Tendoplastik mit Benutzung eines Sehnenlappens.

13*

dem M. gastrocnemius, dem M. tibialis ant. oder auch dem M. extensor hallucis entnommen werden. Umgekehrt hat man beim Pes valgus und Calcaneovalgus paralyt. einen Theil der Peroneussehne in einen Schlitz der Achillessehne implantirt. Die Erfolge sind so günstige gewesen, dass das Verfahren für die Behandlung der paralytischen Fussdeformitäten unzweifelhaft einen bedeutenden Fortschritt gebracht hat. Mit weniger Erfolg hat man auch am Oberschenkel und Oberarm in ähnlichen Erkrankungsfällen operirt. Dagegen hat EULENBURG die Operation bei der diplegischen Form der cerebralen spastischen Kinderlähmung (Diplegia s. Paraplegia spastica infantilis — LITTLE'sche Krankheit) angewendet. Durch graduell wechselnde krampfhafte Muskelstarre entstehen eigenthümliche Zwangsstellungen an den befallenen Extremitäten, namentlich an den Beinen. Der Unbeständigkeit der spastischen Innervation und Muskelrigidität entsprechend lassen dieselben in der Ruhe nach oder verschwinden ganz, während sie bei intendirten Bewegungen so heftig werden, dass ein der wirklichen Contractur ähnlicher Zustand eintritt. Die Ursache hat man in einer mangelhaften Entwicklung der Pyramidenbahnen gesucht; EULENBURG glaubt aber wenigstens bei erst nach der Geburt zustande gekommener Diplegie der durch die centrale (corticale) Erkrankung bewirkten krankhaften Veränderung der von der Rinde ausgehenden regulirenden Innervationseinflüsse des physiologischen Muskelantagonismus die Hauptrolle zuweisen zu müssen. Fast immer sind einzelne Muskeln, beziehungsweise Muskelgruppen, namentlich die Flexoren vom Spasmus befallen, während ihre Antagonisten zwar keineswegs functionsunfähig zu sein brauchen, aber durch das Minus der ihnen zufliessenden Innervation zeitweise ausser Thätigkeit gesetzt oder wenigstens jeder regulären Mitwirkung bei den coordinirten Bewegungscomplexen vollständig entzogen werden. Durch die Sehnenüberpflanzung beabsichtigte EULENBURG eine Functionstheilung und Functionsübertragung zwischen den in Betracht kommenden antagonistischen Muskelgruppen und auf diesem Wege einen Ausgleich oder sogar die Beseitigung der centralen Innervationsanomalie zu erzielen. Es handelte sich um einen spastischen Pes varo-equinus; durch die von SONNENBURG ausgeführte partielle Ueberpflanzung der Achillessehne auf die Sehnen des Mm. peron. long. et brev. wurde derselbe wesentlich gebessert. Auch für anderweitige Formen spastischer und paralytischer Contracturen und Deformitäten, z. B. bei partiellen Lähmungen nach apoplektischen Hemiplegien, ebenso bei traumatischen Lähmungen einzelner Extremitätennerven, hofft EULENBURG von der Operation Nutzen, soweit die dafür überhaupt obwaltenden Voraussetzungen, die intacte oder selbst abnorm gesteigerte Innervation einzelner Muskeln und Muskelgruppen bei verminderter oder aufgehobener Function ihrer Antagonisten, sich im gegebenen Falle als vorhanden erweisen, und die local-anatomischen Verhältnisse die Möglichkeit einer entsprechenden Transplantirung nicht ausschliessen. Auch auf diesem Gebiete dürfen wir daher in der nächsten Zukunft erhebliche Fortschritte der chirurgischen Wissenschaft und Praxis erwarten.

Lobker.

Tensor tympani, s. Gehörorgan (anatomisch), IX, pag. 39.

Tephromyelitis = Poliomyelitis, s. Rückenmarkskrankheiten.

Teplitz-Schönau in Böhmen, 220 Meter hoch, in einem freundlichen, durch hohe Berge ringsum geschützten Thale gelegen. Eisenbahnstation, hat Akratothermen von 32.5—48,7° C. Temperatur, deren therapeutische Bedeutung seit Jahrhunderten bewährt ist. Die Quellen zeichnen sich vor allen anderen Akratothermen dadurch aus, dass sie reicher als diese an fixen Bestandtheilen, speciell an kohlensaurem Natron sind. Tausendfältige Erfahrung hat die Wirksamkeit der Thermen von Teplitz-Schönau erwiesen, auch wenn es der Chemie und Physiologie noch nicht gelungen ist, hiefür einen ausreichenden Erklärungsgrund zu geben. Das Wasser der Teplitzer Thermen enthält nach der neuesten Analyse in 1000 Theilen 0,726 feste Bestandtheile, darunter:

Kaliumsulfat	0,018
Natriumsulfat	0,077
Natriumchlorid	0,073
Natriumcarbonat	0,425
Lithiumcarbonat	0,004
Magnesiumcarbonat	0,014
Calciumcarbonat	0,070
Kieselsäure	0,044
Summa	0,726

Die im Februar 1879 eingetretene Gefährdung der Teplitzer Stadtbadquelle durch eine Katastrophe in den Döllinger Kohlenwerken bei Ossegg scheint nun dauernd beseitigt. Die Badeanstalten sind in Teplitz-Schönau durchweg trefflich eingerichtet. Die Badebassins sind in zweckmässiger Weise in den Erdboden eingelassen. Da das Thermalwasser mehrerer Quellen eine viel höhere Temperatur hat, als zum Badegebrauche geeignet ist, so sind Kühlbassins angebracht, aus denen das abgekühlte Thermalwasser durch Leitungsröhren in die Baderäume gelangt. Für Douchen und Localbäder sind die passenden Apparate vorhanden. Auch werden Moorbäder aus einem in der Umgebung von Teplitz gestochenen Moore bereitet. Die Teplitzer Thermalquelle wird seit einer Reihe von Jahren in abgekühltem Zustande als Tafelwasser versendet und erfreut sich steigender Beliebtheit.

Die hauptsächlichen Indicationen für die Badecur in Teplitz-Schönau sind:

1. Gicht, chronischer Gelenk- und Muskelrheumatismus, und die hierdurch verursachten Functionsstörungen, Contracturen, Ankylosen.

2. Mehrfache Arten von Lähmungen: Von den durch Gehirnleiden bedingten centralen Paralysen die Hemiplegie nach Gehirnhämorrhagie; dann die in Spinalmeningitis begründete Paraplegie, von peripherischen Lähmungen, die gichtischen, rheumatischen, die Lähmungen durch Bleiintoxication und manche Lähmungen nach Typhus, ganz besonders auch die traumatischen Lähmungen nach Quetschung, Druck, Dehnung und Erschütterung der Nervensubstanz.

3. Verschiedenartige Neuralgien.

4. Chronische Hautausschläge, Geschwüre scrophulöser und gichtischer Natur, Folgezustände äusserer Verletzungen: Wunden, Fisteln, Verkrümmungen, Contracturen, Störungen der Motilität und Sensibilität.

Vielfach wird mit dem Gebrauche der Bäder von Teplitz-Schönau die Anwendung der Massage und Elektricität verbunden, um resorptionsbefördernd und nervenanregend zu wirken. *Kisch.*

Teratogenie (τέρας und γένεσις), Entstehung der Missbildungen.

Teratokardie (τέρας = Monstrum und καρδία, Herz) = Ektropie des Herzens, Ektokardie (Alvarenga).

Teratologie (τέρας und λόγος), Lehre von den Missbildungen; vergl. letzteren Artikel.

Teratom, s. Missbildungen, XV, pag. 506.

Tercis, Dorf, 4 Km. von Dax (s. diesen Artikel), 15 Meter über Meer, mit Therme von 37,5°, deren Gehalt an Salzen incl. 2 Atom CO_2 25.799 in 10000 beträgt. Diese bestehen aus Chlornatrium 21.652, einigen anderen Chlor-, Sulfat- und Bicarbonatsalzen, deren Zahl durch unzweckmässige Combination unnützerweise in der Analyse des Jahres 1866 vervielfältigt ist. Der Schwefelwasserstoff ist nicht über 0.0028 Gewicht. Gebrauch bei Rheumen, Scropheln etc.

Literatur: Joanne, Les Bains d'Europe. 1880. *B. M. L.*

Tereben, s. Terpentin, pag. 203.

Terminalsinus, s. Lymphgefässsystem, XIV, pag. 193.

Terminalverzweigungen, s. Nerv (physiologisch).

Terpentin, Terebinthina, der durch Verwundung des Stammes oder der Aeste verschiedener Coniferen gewonnene Balsam. Nach seiner Abstammung, Provenienz und Gewinnung werden mehrere durch Farbe, Geruch, Consistenz und andere Eigenschaften abweichende Sorten unterschieden.

Der gemeine Terpentin, Terebinthina communis (Pharm. Germ. et Austr.), von mehreren Pinus-Arten gewonnen, ist halbflüssig, trübe, körnig, gelblich-weiss, von starkem, eigenthümlichem, nicht angenehmem Geruche und scharfem, zugleich bitterem Geschmack. In der Ruhe scheidet er sich in eine obere klare, bernsteingelbe bis dunkelbraune und eine untere consistentere, trübe, körnige, schmutzig-weisse Schicht, welche unter dem Mikroskop ganz durchsetzt erscheint von wetzsteinförmigen Krystallen (Abietsäure).

Hierher gehört der Oesterreichische Terpentin von Pinus Laricio Poir. (Schwarzföhre), der Französische Terpentin von P. Pinaster Sol., der Deutsche Terpentin von P. silvestris L. (Weissföhre) und der Amerikanische Terpentin von P. australis Michx. und P. Taeda L.

Der Venetianische oder Lärchen-Terpentin, Terebinthina laricina s. Veneta (Ph. A.), aus dem Lärchenbaume, Pinus Larix L. (vorzüglich in Südtirol) gewonnen, ist dickflüssig, zuweilen etwas trübe, aber niemals körnig (krystallinisch), gewöhnlich ganz klar und durchsichtig, gelblich oder grünlichgelb, trocknet an der Luft langsam ein und besitzt einen angenehmen, einigermassen an Muscatnuss oder Citronen erinnernden Geruch und einen scharf-gewürzhaften, zugleich bitteren Geschmack.

An den Lärchenterpentin schliessen sich an: der Strassburger Terpentin, T. Argentoratensis, in den Vogesen und in Südtirol von Pinus Abies Dur. gewonnen, der Canadische Terpentin (Canadabalsam), T. Canadensis (Balsam. Canadense), von mehreren nordamerikanischen Pinusarten, namentlich von P. balsamea L., der Karpathische Terpentin, T. Carpathica, von P. Cembra L. etc.

Der gemeine Terpentin ist im wesentlichen eine Lösung von Harz (70—85%) in ätherischem Oel, Terpentinöl (15—30%).

Wird der Terpentin mit Wasser der Destillation unterzogen, so erhält man einerseits Terpentinöl, andererseits als Rückstand Harz, gemengt mit etwas ätherischem Oel und Wasser, als eine zähe, klebrige, weiche Masse, welche in der Kälte rasch erstarrt und gekochter Terpentin, Terebinthina cocta, genannt wird.

Er kommt in fast cylindrischen, an der Oberfläche spiral-gefurchten und gestreiften weisslichen, glanzlosen, im Innern gelbbraunen, schwachglänzenden, undurchsichtigen Stücken vor.

Wird dieser Harzmasse durch stärkeres Erhitzen das Wasser und das ätherische Oel vollkommen entzogen, so erhält man das allbekannte Geigenharz, Colophonium, welches meist bernsteingelbe, vollkommen klare, durchsichtige, brüchige, im Bruche grossmuschelige, zerreibliche, fast geruch- und geschmacklose, bei 90—100° schmelzende, in concentrirtem Alkohol, in Eisessig, in Chloroform und Schwefelkohlenstoff lösliche Massen bildet und aus einem amorphen Antheile besteht, in welchem die Abietsäure gleichsam gelöst, in nicht krystallinischer Form vorhanden ist (FLÜCKIGER).

Das spontan an den verschiedenen Terpentin liefernden Coniferen erhärtete Harz, sowie verschiedene, daraus künstlich gewonnene Rohproducte pflegt man in Gemeinschaft mit dem Colophonium und dem gekochten Terpentin unter der Bezeichnung gemeines Harz, Resina communis, zusammenzufassen.

Hierher gehört auch das sogenannte **Burgunder Pech**, Pix Burgundica (Resina Pini, R. Pini Burgundica, Pix alba), welches in mehreren Ländern aus dem Harze der Fichte, Pinus Picea Dur., durch Ausschmelzen und Coliren erhalten wird, mit welchem Namen man übrigens auch das kurze Zeit bei gelinder Wärme geschmolzene gemeine Harz überhaupt, sowie allerlei harzige Kunstproducte bezeichnet.

Es bildet gelbe oder gelbbraune, undurchsichtige oder durchscheinende, spröde, am Bruche glänzende, in der Hand erweichende, in Alkohol fast vollständig lösliche Harzmassen von Terpentingeruch.

Das durch Destillation aus dem Harzsafte (Terpentin) und aus verschiedenen Theilen (Nadeln, Zapfen etc.) der genannten und noch anderer Abietineen gewonnene **Terpentinöl** (im weiteren Sinne, Ol. Pini aethereum), ein Gemenge von Kohlenwasserstoffen der Formel $C_{10}H_{16}$, ist frisch farblos, dünnflüssig, hat ein spec. Gewicht von 0,855—0,865 (bei 15°), siedet bei 150—175°, ist unlöslich in Wasser, wenig löslich in verdünntem Alkohol, dagegen in jedem Mengenverhältnisse mischbar mit absolutem Alkohol, Aether, Chloroform, Schwefelkohlenstoff, Benzol, fetten Oelen. An der Luft nimmt es Sauerstoff auf, wird gelblich und dickflüssig, indem es verharzt unter gleichzeitiger Bildung von Kohlensäure, Ameisensäure, Essigsäure etc. (daher dann sauer reagirend).

Das Rotationsvermögen des Terpentinöls ist nach der Sorte verschieden, so ist z. B. Französisches links-, Amerikanisches rechtsdrehend.

Officinell (Pharm. Germ. et Austr.) ist das durch Destillation aus den gewöhnlichen Terpentinsorten gewonnene Oel (Terpentinöl im engeren Sinne), und zwar sowohl das rohe Terpentinöl des Handels, **Oleum Terebinthinae**, als auch das aus diesem durch Schütteln mit Kalkwasser und Destillation dargestellte **gereinigte Terpentinöl**, **Ol. Terebinthinae rectificatum** mit einem spec. Gew. von 0,855—0,865 und 160° Siedep. (Ph. Germ.).

Neben diesen kommen im Handel vor und werden vielfach medicinisch verwerthet noch verschiedene andere, durch angenehmeren Geruch sich auszeichnende, daher für manche Zwecke vorzuziehende feinere Terpentinölsorten, welche aus verschiedenen Theilen der oben genannten und anderer Abietineen durch Destillation gewonnen werden. Hierher gehören: Das Kiefernadelöl (Ol. foliorum oder setarum Pini) aus Kiefernadeln, das Ol. turionum Pini, aus Kiefersprossen, das Ol. foliorum Piceae vulg. oder Abietis aus Fichtennadeln, das Ol. ramorum Abietis aus den Zweigspitzen der Fichte, das Ol. Pini Pumilionis (Ph. A.; Ol. templinum, Latschenöl), Krummholzöl, das Ol. strobilorum Abietis, aus Tannenzapfen gewonnen etc.

Ueber die **Wirkung des Terpentinöls** liegen ziemlich zahlreiche ältere Versuche an Thieren (Hertwig, Schubarth, Mitscherlich u. a.) und Menschen, namentlich auch Selbstversuche mit grösseren Dosen (Purkinje, Copeland) vor. Gründlichere Experimente an Thieren gehören jedoch erst der Neuzeit an (Kobert und Köhler, Fleischmann und Rossbach, Azary u. a.), ohne dass indessen durch dieselben ein völlig befriedigender Abschluss gewonnen worden wäre.

Seine gährungs- und fäulnisshemmende Wirkung, schon von älteren Autoren hervorgehoben, wird auch durch neuere Untersuchungen bestätigt.

Auf verschiedene niedere Thiere, wie auf Eingeweidewürmer, Krätzmilben, Läuse, übt es gleich zahlreichen anderen ätherischen Oelen einen stark deletären Einfluss aus. In grossen Dosen wirkt es auch auf höhere Thiere und auf den Menschen toxisch.

Nach Mitscherlich's Versuchen (1843) ist seine giftige Wirkung etwa gleich stark jener des Citronen- oder Wachholderöls, stärker als die des Copaivaöles, dagegen weit schwächer wie jene des Senf-, Sabina-, Kümmel-, Fenchelöls etc. Etwa 30,0 tödteten ein grosses Kaninchen in 44 Stunden, circa 15,0 ein solches in 60 Stunden.

Gleich anderen schärferen ätherischen Oelen wirkt es örtlich reizend, bei intensiver Einwirkung entzündungserregend, so dass bei wiederholter Application auf eine unversehrte Hautstelle in einigen Minuten Prickeln entsteht, welches später in Brennen übergeht; bei andauernder Einwirkung kommt es zur Entzündung bis allenfalls zur Bläschenbildung. Intensiver ist die Einwirkung auf Schleimhäute, Wund- und Geschwürsflächen und bei subcutaner Application ruft es starke phlegmonöse Entzündung hervor.

Innerlich genommen, erzeugt es einen erwärmenden, bis brennend gewürzhaften, zugleich etwas bitteren Geschmack und reflectorisch etwas vermehrte Speichel- und Schleimsecretion. Bei kleinen Mengen macht sich höchstens Wärmegefühl im Magen und Aufstossen bemerkbar, bei grossen Gaben treten Erscheinungen einer Gastroenteritis (Durst, Brennen im Magen, oft Uebelkeit, seltener auch Erbrechen, Kolikschmerzen und vermehrte Stuhlentleerungen) hervor.

Es wird sowohl von der äusseren Haut, als von den Schleimhäuten (tropfbar flüssig oder in Dampfform) resorbirt und wenigstens zum Theil unverändert, hauptsächlich durch die Lungenschleimhaut und durch die Nieren eliminirt.

Hay (1868) fand bei Versuchsthieren nach der Beibringung grösserer Mengen von Oleum terebinthinae einmal im Herzblute, ein anderesmal beim Durchschneiden der Lunge mit unbewaffnetem Auge wahrnehmbare Oeltropfen. Auch Poincaré (1870) beobachtete bei mit Terpentinöl vergifteten Thieren fast stets Terpentinöltröpfchen im Blute.

Der Harn nimmt durch die Beimischung des eliminirten Terpentinöls (nach Kobert und Köhler nur nach der Einführung kleinerer Mengen) einen eigenthümlichen aromatischen Geruch an, welcher allgemein als Veilchengeruch bezeichnet wird.

Derselbe ist veranlasst durch eine Combination des gewöhnlichen Harngeruches mit jenem des Terpentinöls. Hält man den ersteren durch Destillation des Urins mit Weinsäure zurück, so tritt der reine Terpentinölgeruch wieder auf (Buchheim); er lässt sich daher auch durch Zusatz von Ol. Tereb. zum gelassenen Harn produciren.

Die entfernte Wirkung des Terpentinöls ist noch wenig sicher erschlossen.

Nach Kobert und Köhler's Versuchen an Thieren bewirken kleine Mengen bei jeder Art der Application Reizung des Gefässnervencentrums, daher Blutdrucksteigerung mit kräftigerer Circulation in der Peripherie, Symptome der Gehirncongestion, Sinken der Temperatur, Hypersecretion aller Drüsen, ferner Reizung des exspirationshemmenden Centrums, daher Retardation der Athmung, Reizung der Reflexhemmungscentren und infolge dessen bei Kalt- und Warmblütern bedeutende Abschwächung der Wirkung tetanisirender Gifte. Grössere und grosse Dosen bewirken Lähmung des Gefässnervencentrums mit Absinken des Blutdrucks, Lähmung des Exspirationscentrums mit Beschleunigung der Respiration und führen schliesslich durch vollständige Lähmung des Athmungscentrums zum Stillstand der Athmung, wodurch meist der Tod erfolgt, selten durch Herzlähmung.

Fleischmann und Rossbach schliessen aus ihren Versuchen, dass das Terpentinöl ein die Erregbarkeit des Centralnervensystems, des Athmungs- und Kreislaufsapparates, sowie ein die Temperatur herabsetzendes Mittel sei. Ein primäres Stadium der Aufregung sei wenigstens nicht deutlich nachgewiesen.

Bei Kaninchen trat kurz nach interner Beibringung grösserer Dosen (in Emulsion) Verlust des Bewusstseins und der willkürlichen Bewegungen, nach einer Stunde auch Verlust der Reflexerregbarkeit ein. Der Tod aber erfolgte unter convulsivischen Zuckungen wahrscheinlich durch schliessliche Athemlähmung und Kohlensäurevergiftung. Katzen sahen ganz wie betrunken aus, ihr Gang war wankend, sie fielen auf die Seite, ohne sich erheben zu können, dann trat Zittern der Extremitäten und unter klonischen und tonischen Krämpfen der Tod ein. Auch Hunde zeigten nach interner Einführung von 1.0—3.0 Ol. Tereb. oder nach längerer Einathmung von Terpentinöldämpfen einen taumelnden Gang. Niemals sahen die genannten Autoren bei Warmblütern psychische und motorische Exaltationszustände. Nach kleinen Gaben des Oels wurde eine Vermehrung, nach grossen eine starke Verminderung der Harnabsonderung beobachtet.

Bei fortgesetzter Zufuhr kleiner Mengen von Terpentinöl entsteht bei Thieren, wie Kobert experimentell gefunden hat, eine chronische, von hochgradiger Abmagerung begleitete Vergiftung. KOSSAT beobachtete hierbei, dass, wenn der zum Sedimentiren geneigte Harn auf dem Objectträger erkaltete, das ganze Gesichtsfeld von in Aether löslichen Krystallnadeln erfüllt wurde. Er deutet dieselben als Fettkrystalle und gelangt zu der Annahme, dass das Terpentinöl das Fett des Körpers auflöst und durch die Nieren zur Ausscheidung bringt. Daraus erkläre sich die grosse Abmagerung der Thiere.

Beim Menschen beobachtet man nach kleineren Gaben Terpentinöl (10—30 gtt.) meist nur deutlich eine Zunahme der Harnabsonderung, nach grösseren Gaben (3,0—8,0) ausserdem oft Gefühl erhöhter Wärme im ganzen Körper, geringe Zunahme der Pulsfrequenz, zuweilen Schweissabsonderung; bei wiederholtem Gebrauche solcher Dosen Kitzeln in der Harnröhre, zuweilen Strangurie und selbst Dysurie. Bemerkenswerthe Erscheinungen seitens des Centralnervensystems kommen hierbei nur selten vor.

Als Erscheinungen nach der Einführung grosser Gaben (8,0—60,0 und darüber) werden angeführt in Fällen, wo rasch Stuhlentleerungen erfolgten, vorübergehendes Gefühl von Schwindel, Angst, Mattigkeit und geringe Pulsbeschleunigung; in anderen Fällen, wo die Resorption des Oeles rasch erfolgte, Gefühl von Völle im Kopfe, Stirnkopfschmerz, Ohrensausen, Schwindel, Beklemmung, tiefer Schlaf, Betäubung bis zum Koma, manchmal Strangurie, Dysurie, auch Hämaturie; auch Hautjucken und scharlachartiges Exanthem wurden beobachtet. Es wird hervorgehoben, dass in manchen Fällen ungewöhnlich grosse Mengen (60,0—120,0, PEREIRA), ohne besondere Störungen hervorzurufen, vertragen wurden.

In einem Falle aus neuerer Zeit (M. VASCONCELLOS, 1890), einen 42jährigen Mann betreffend, der wegen Bandwurm 2 Esslöffel Terpentinöl eingenommen hatte, trat bald darauf Brennen im Schlunde und im Epigastrium, Uebelkeit, Erbrechen und ein schwerer Ohnmachtsanfall auf. Das Gesicht war stark geröthet, die Pupillen erweitert, die Respiration und der Puls auffallend verlangsamt. Es folgten reichliche Stuhlentleerungen und durch mehrere Tage Erscheinungen einer Gastritis.

Von einer tödtlichen Vergiftung durch Ol. Tereb. nach circa 1/2 Unze bei einem 14 Monate alten Knaben berichtet MIDALL (The Lancet. Wigg, Jahresber. IV, 1869). Es traten rasch Bewusstlosigkeit, leichte Krämpfe und Collaps ein; der Tod erfolgte im Koma, 15 Stunden nach der Einführung des Mittels.

Auch die andauernde Einathmung von Terpentinöldämpfen soll ausser Kopfschmerzen, Schlaflosigkeit etc. Schmerzen in der Nierengegend, Hämaturie und selbst einen asphyktischen Zustand veranlassen können. POINCARÉ (1879) beobachtete bei Arbeitern als Folgen der lange fortgesetzten Einathmung von Terpentinöldämpfen ausser Kopfschmerzen Störung des Gleichgewichtsgefühles, grosse Reizbarkeit, Schwächung der Sehkraft, Schnupfen, Husten, Störungen der Verdauung u. a., REINHARD (1887) bei einem Böttcher, welcher früher mit Terpentin gefüllte Fässer in einem geschlossenen Raum verarbeitete, Schwindel, grosse Mattigkeit, schmerzhaften Harndrang, Hämaturie, mässige Albuminurie etc.

Die Wirkung des Terpentins ist hauptsächlich nur abhängig von seinem Gehalte an ätherischem Oel und daher im wesentlichen mit diesem übereinstimmend.

Nach MITSCHERLICH unterscheidet sich der Terpentin von dem Terpentinöle vorzüglich dadurch, dass er infolge verzögerter Resorption des ätherischen Oeles durch das Harz, respective infolge der längeren Berührung mit der Darmwand mehr auf den Darmcanal und weniger auf die Nieren wirkt.

Anwendung. Das Terpentinöl wird gegenwärtig wieder mehr intern und noch häufiger extern bei sehr verschiedenen Zuständen benützt; der Terpentin und die verschiedenen anderen Harzproducte finden fast lediglich äusserliche und namentlich eine sehr ausgedehnte pharmaceutische Anwendung als Bestandtheile sehr zahlreicher officineller Salben, Pflaster und analoger Präparate.

Das Terpentinöl benützt man intern und extern am häufigsten und oft mit Erfolg als Antineuralgicum (besonders bei Ischias), ferner als Balsamicum, intern bei Tripper, bei Blasenkatarrhen, Leukorrhoe etc., namentlich aber äusserlich in Form von Inhalationen (wozu man mit Vorliebe das angenehmer riechende Latschenöl und andere feinere Terpentinölsorten [siehe oben] nimmt) bei chronischen Katarrhen der Luftwege, bei Bronchitis putrida und Lungengangrän. In den letzten Jahren ist es intern und extern (Inhalationen) von vielen Seiten gegen Diphtheritis empfohlen worden. Von geringerer Bedeutung ist seine Verwerthung als Anthelminthicum, besonders als Cestodenmittel, intern in grossen Gaben; als Hämostaticum (bei Metrorrhagien, Darmblutungen, Lungenblutungen etc.), in neuerer Zeit wieder mehr hervorgehoben besonders bei Nachblutungen bei Zahnextraction (J. Sasse, 1895; Walker, 1897 u. a.), als Mittel zur Anregung der Darmperistaltik, bei Meteorismus, bei Gallensteinkolik (Durande's Mittel, aus einer Lösung von 5,0 Ol. Tereb. in 20,0 Aether bestehend, davon 15—30 gtt. m. tägl.) etc.; als Diureticum und Antisyphiliticum (Nicholson). In manchen Gegenden ist es volksthümliches Emmenagogum und Wechselfiebermittel.

Von Andant (1869) zuerst, dann in Deutschland namentlich von Köhler und Schimpff (1870) wurde es als Antidot bei acuter Phosphorvergiftung empfohlen. Nach Köhler kommt diese Wirkung, unabhängig von der Sorte, nur dem nicht rectificirten (sauerstoffhaltigen) Oele zu. Vergl. hierüber: Köhler und Schimpff, Berliner klin Wochenschr. 1870; Köhler, Ueber Wesen und Bedeutung des sauerstoffhaltigen Terpentinöles für die Therapie der acuten Phosphorvergiftung. Halle 1872.

Sehr mannigfach und häufig ist die ausschliesslich externe Anwendung des Terpentinöls und ebenso des Terpentins, sowie der verschiedenen Harze als reizende und ableitende Mittel, des ersteren auch als Antiparasiticum und Desinficiens.

I. Oleum Terebinthinae.

In der Regel kommt nur das gereinigte Terpentinöl zur Anwendung.

Intern zu 5—25 gtt. pro dos., bis 5,0 pro die, in grösseren Gaben, theelöffelweise 1—3 m. t. bei Diphtheritis (C. Roese, Sigel u. a.), zu 5,0 bis 15,0 und darüber als Anthelminthicum, für sich in Gallertkapseln, auf Zucker, mit Kaffee, Wein, Eigelb und Malaga, einem aromatischen Thee etc., in ätherischer Lösung oder mit einer aromatischen Tinctur, in Emuls., in Pillen etc.

Bei Phosphorvergiftung das nicht rectificirte Terpentinöl, nach Köhler im Verhältniss von 1,0 auf 0,01 Phosphor.

Extern zu Inhalationen, zu Einreibungen (bei rheumatischen Schmerzen, Lähmungen, gegen Scabies etc.), zum Bepinseln der Haut (bei Erysipel) mit oder ohne Zusatz von Carbolsäure, als Verbandmittel (bei atonischen Geschwüren, Decubitus, Gangrän etc.), in Liniment-, Salben-, Pflaster-, Seifenform, zu Zahntropfen, zu Klysmen (3,0—15,0 auf 150,0—200,0 in Emuls. mit Eigelb), zu Colutorien, Gargarismen, Waschungen (Foulis, 1880, prophyl. bei Sectionen); als Hämostaticum nach Zahnextraction (Wattebausch damit getränkt), bei leicht blutendem Zahnfleisch (Pinselung), bei Epistaxis etc.

II. Terebinthina, gemeines Terpentin, dient zur Bereitung von Terpentinsalbe, Unguentum Terebinthinae, Pharm. Germ., aus gleichen Theilen Terpent., gelbem Wachs und Terpentinöl hergestellt und ist ausserdem Bestandtheil folgender in Pharm. Germ. aufgenommener Präparate: Emplastrum adhaesivum, E. Cantharidum ordinar., E. Cantharid. perpet., E. Cantharid. pro usu veterinario, E. Hydrargyri und E. Lithargyri compositum, sowie des Unguentum basilicum (Königssalbe: 9 Ol. Olivae, je 3 Cera flava, Colophonium, Sebum ovile und 2 Terebinth.) und des Unguentum Cantharidum pro usu veterinario.

Venetianischer Terpentin ist Bestandtheil folgender Präparate der Pharm. Austr.: Emplastrum adhaesivum, E. Cantharidum, E. Cantharidum perpet., E. Conii, E. Diachylon compos., E. Meliloti und E. oxycroceum.

III. Colophonium ist Bestandtheil von Emplastrum adhaesivum, E. Diachylon compositum, E. Meliloti und E. oxycroceum Pharm. Austr.; von E. adhaesivum, E. Cantharid. perpet. und Unguent. basilicum Pharm. Germ.

Als Ersatzmittel des Terpentinöls sind in neuerer Zeit von hierher gehörenden Präparaten zu nennen: das Terpinhydrat, Terebén und Terpinol. Von ihnen ist das erstgenannte in die Deutsche Reichspharmakopoe aufgenommen worden.

1. Terpinum hydratum, Terpinhydrat ($C_{10}H_{20}O_2 . H_2O$), Pharm. Germ. Es scheidet sich aus einem Gemenge von Oleum Terebinthinae (4), Spirit. Vini (3) und Acid. nitricum (1) bei längerem Stehen in Krystallen aus, welche durch Auflösen in mit etwas Alkali versetztem concentrirtem Alkohol und Auskrystallisiren in der Kälte rein erhalten werden in einer Menge von circa 12% des verwendeten Terpentinöles.

Das Terpinhydrat bildet farblose, glänzende, fast geruchlose, schwach aromatisch und bitterlich schmeckende rhombische Krystalle. Sie schmelzen bei 116° und verwandeln sich unter Verlust ihres Wassers in eine weisse, krystallinische Masse mit dem Schmelzpunkte 102° (Terpin, wasserfreies Terpin).

Das Terpinhydrat löst sich in circa 250 Theilen kalten und 32 Theilen siedenden Wassers, in mehr als 10 Theilen kalten und 2 Theilen heissen Weingeistes, in mehr als 100 Theilen Aether, in circa 200 Theilen Chloroform und 1 Theil siedender Essigsäure. Die wässerige Lösung entwickelt heiss, bei Zusatz von Schwefelsäure, unter Trübung einen stark aromatischen Geruch.

Es wurde von LÉPINE (1885) als Expectorans und secretionsbeschränkendes Mittel empfohlen. Soll in kleinen Gaben die Secretion der Bronchialschleimhaut vermehren und durch Verflüssigung des Secretes die Expectoration erleichtern (daher bei subacuter und chronischer Bronchitis), in grösseren Dosen dagegen die Secretion beschränken (bei Bronchoblennorrhoeen). G. SÉE (1885) rühmt es auch als Hämostaticum bei beginnender Tuberkulose. Es soll rascher und sicherer wirken als Ol. Tereb. und besser vertragen werden. Auch besonders gegen Keuchhusten von verschiedenen Seiten (W. MANASSE, TALAMON, 1890) gerühmt. Nach MANASSE pro die 1.5 bei Kindern unter 1 Jahre, bei älteren Kindern 2.5—3.0 pro die. In Pulv. (0.5—1.0 pro dos., 3mal tägl.) oder in Combination mit Antipyrin in Mixtur. (TALAMON, Terp. hydr. 1.0—1.5, Antipyr. 1.0, Syrup. cort. Aur. 50.0, Aq. Tiliae 100.0. 1 bis 2 Theel. m. t. für 1—4jährige Kinder.)

Auch als Diureticum bei chronischer Nephritis (wobei jedoch, da grössere Dosen leicht Albuminurie und Hämaturie erzeugen können, 0.5 pro die nicht zu überschreiten sind), bei Neuralgien, Cystitis und veraltetem Tripper soll es gute Dienste leisten.

Intern im allgemeinen zu 0.1—0.5 p. d. in Pulv., Pillen (Terp. hydr. Sacch., Gummi Acac. aa. 1.0. M. f. pil. 30), wässerig-alkoholischer Lösung oder mit Spirit. Vini und Glycerin (5.0 Terpin. : 20.0 Spirit. Vini conc. und 40.0 Glycerin; 1 Kaffeelöffel = 0.5 Terpin) oder mit aromatischem Syrup (Terp. hydr. 2.0, Spirit., Aq. destill., Syrup. Menth. pip. aa. 50.0, 3mal tägl. 1 Esslöffel = 0.2 Terp. hydr.).

2. Terebenum, Tereben, eine durch Destillation von Ol. Tereb. mit concentrirter Schwefelsäure dargestellte klare, schwach gelblich gefärbte, einigermassen thymianartig riechende, in Wasser wenig, leichter in Weingeist, leicht in Aether lösliche, neutrale, optisch unwirksame ölartige Flüssigkeit, ein Gemenge mehrerer Terpene der Formel $C_{10}H_{16}$, von BOND (1876) und von WADDY (1877) als Antisepticum und Desinficiens, sowie von verschiedenen Autoren namentlich auch als Balsamicum intern zu 4—6 gtt., allmählich steigend auf 20 gtt., extern zu Inhalationen statt Ol. Tereb. (wegen seines angenehmeren Geruches) empfohlen.

3. Terpinolum, Terpinol, eine durch Destillation von Terpinhydrat mit verdünnter Schwefelsäure bereitete, angenehm nach Hyacinthen riechende, in Wasser fast unlösliche, in Alkohol und Aether leicht lösliche ölartige Flüssigkeit, ein Gemenge aus bei 218° siedendem sauerstoffhaltigem Terpineol und drei Terpenen: Terpinen, Terpinolen und

Dipenten (WALLACH). Von GUELPA (1886) als Expectorans empfohlen zu 0,1 in Gallertkapseln m. t. (0,5—1,0 pro die). Auf die Harnwege soll es ohne Wirkung sein, in grösseren Dosen leicht den Appetit beeinträchtigen.

Der sogenannte **Chios-Terpentin**, **Terebinthina de Chios**, T. Cypria, T. pistacina, der ursprüngliche wahre Terpentin des Alterthums (τέρμινθος oder τερέβινθος, Theophr. und Dioscorid.) wird auf der Insel Chios aus der Rinde von **Pistacia Terebinthus** L., einem Baume oder Strauche aus der Familie der Anacardiaceen, gewonnen. Er ist halbflüssig, meist trübe, doch krystallfrei, bellbräunlich, klebrig, von angenehmem, einigermassen an Elemi erinnerndem Geruch und terpentinartigem, doch weder scharfem, noch bitterem Geschmack. Löst sich (bis auf fast niemals fehlende vegetabilische Verunreinigungen) vollständig in Aceton, Amylalkohol, Benzol, Aether und in heissem concentrirten Alkohol. Die alkoholische Lösung ist klar, trübt sich jedoch beim Abkühlen (WEYERS BETTINK). Im Handel kommt er höchst selten unverfälscht vor; am häufigsten wird er mit Venetianischem Terpentin gefälscht.

Wurde 1880 von JOHN CLAY in Birmingham von neuem aus dem alten Arzneischatze hervorgezogen und als angeblich wirksames Krebsmittel empfohlen.

Intern zu circa 0,2—0,4 pro dos. in Pillen mit Sulf. subl.: Tereb. 0,2, Sulf. subl. 0,12, 4stündl. 2 Pillen, oder (nach JANSSEN) Tereb. 4,0, Sulf. subl. 1,5, Pulv. Liq. q. s., ut f. pil. 30, 4stündl. 2 Pillen; oder in Emulsion: Tereb. 5,0 in 10,0 Aether gelöst, Mucilag. Tragac. 120,0, Syrup. 30,0 Sulf. subl. 2,5, Aq. q. s. ad 480,0, 3mal tägl. 2 Esslöffel. Auch **extern** in Salbenform (5,0 Tereb., 30,0 Vaselin. JANSSEN).

Literatur: Oleum Terebinthinae: GEBHARD KAY, Studien über Pharmakologie etc. des Oleum Pini aethereum. Tübingen 1868. — R. KOBERT und H. KÖHLER, Untersuchungen über die physiologischen Wirkungen des sauerstoffhaltigen Terpentinöls. Med. Centralbl. 1877; SCHMIDT'S Jahrb. CLXXIV; DRAGENDORFF'S Jahresber. 1877, XII. — KOBERT, Beiträge zur Terpentinölvergiftung. Halle 1877. — F. FLEISCHMANN, Pharmakologische Untersuchungen des Würzburger Instituts für experimentelle Pharmakologie. Herausg. von ROSSBACH, III; SCHMIDT'S Jahrb. CLXXX. — J. SASS, Ueber Terpentinöl als Hämostaticum. Therap. Monatshefte. 1895. — Vergl. auch K. WIBMER, Die Wirkung der Arzneimittel und Gifte etc. VI. — C. G. MITSCHERLICH, Lehrbuch der Arzneimittellehre. II, pag. 247. — E. HARNACK, Lehrbuch der Arzneimittellehre. 1883. — C. BINZ, Vorlesungen über Pharmakologie. Berlin 1886. — HUSEMANN und HILGER, Die Pflanzenstoffe. 2. Aufl., Berlin 1882.

Terpinum hydratum: S. RABOW, Terpinhydrat und Terpinol. Therap. Monatsh. 1887, 309 und W. MANASSE, Terpinhydrat und seine Anwendung beim Keuchhusten. Ebenda. 1890, 116. Hier auch die Literatur von 1885—1889. — FISCHER, Die neueren Arzneien. 6. Aufl. 1894.

Chios-Terpentin: JOHN CLAY, The Lancet. 1880; SCHMIDT'S Jahrb. CXC. — PARKER, MORLEY u. a. in Pharm. Journ. and Tr. X. — JANSSEN, KRAFFENHAUER in Pharmac. Zeitschr. 1880. — WEYERS BETTINK, Nederl. Tijdschr. voor de Pharmac. in Nederland. 1881. — PAUL, Berliner klin. Wochenschr.; SCHMIDT'S Jahrb. CXC. — HARDWICKE, The Lancet. 1880.

Vogl.

Terpinhydrat, Terpinol, s. Terpentin, pag. 203.

Terraincurorte. Seitdem namentlich durch OERTEL bei chronischen organischen Herzleiden die mechanisch-gymnastische Methode des systematischen Bergsteigens zur Kräftigung des Herzmuskels und des ganzen Körpers, zur Erhöhung des Blutdruckes, Ausgleichung zwischen arteriellem und nervösem System und vermehrter Wärmeabgabe durch Transpiration empfohlen worden ist, bezeichnet man Orte, welche durch Bodenbeschaffenheit wie sociale Verhältnisse besondere Eignung zur Durchführung dieser Massnahmen bieten und hiefür die nöthigen Einrichtungen getroffen haben, als **Terraincurorte**. Um eine curgemässe, der individuellen Anzeige angepasste Art der Geh- und Steigebewegung erzielen zu können, eignen sich für Terraincurorte speciell mässig breite Gebirgsthäler, die inmitten von Anhöhen und Bergen liegen, welche Gebirgszüge sich über 1000 Meter hoch das Thal schützend erheben. Es ist nothwendig, dass der Zugang zu den Höhen auf mehr flachen Wegen zugänglich sei, welche theils eben, theils mässig ansteigend, auch mehr oder minder steil sind.

Von den Wegen, durch deren Begehung eine gymnastische Einwirkung auf den kranken Organismus in dem oben angegebenen Sinne ausgeübt werden soll, unterscheidet OERTEL vier Kategorien:

1. Ebene, gut gehbare Wege über welliges Terrain.
2. Wege auf Höhen von geringer Steigung.

3. Längere Wege auf stärker ansteigenden Höhen oder Bergen.

4. Steile, mühsam zu ersteigende Bergpfade.

Diese Terraincurwege werden durch Wegzeichen, Striche (circa 80 Cm. lange und 20 Cm. breite senkrechte Striche von rother Farbe, die oben und unten durch einen kleineren horizontalen Strich ergänzt, also einen römischen I darstellend), in Abständen von einer Viertelstunde normaler Gehzeit abgetheilt, die abgetheilten Wege auf einer Distanzkarte verzeichnet und durch diese die Arbeitsaufgabe für bestimmte Steigungen gegeben. Der Vorzug dieser methodischen Geh- und Steigübungen vor anderen mechanischen Methoden, wie Gymnastik, besteht schon darin, dass die Terraincur mehrere Stunden des Tages geübt werden kann, ferner dass ihre Ausführung durch den längere Zeit andauernden Aufenthalt in frischer, guter, staubfreier Luft, in den ozonreichen Wäldern und Bergen unterstützt wird. Je nach der noch vorhandenen Herzkraft muss die allmähliche Steigerung der Bewegungen erfolgen, Abstufung in den Uebergängen von der Ebene bis zur bedeutenden Höhe, in der Steigung von 0—20°, in der Dauer weniger Schritte mit Ruhepausen bis zu anhaltendem Gehen auf verlängerten Wegestrecken. Die Arbeitsaufgaben steigern sich in folgenden Weise: Ebene Wege mit kurzen Wegestrecken mehrmals im Tage wiederholt und allmählicher Uebergang zu grösseren Strecken und etwas ansteigenden Wegen; Wege von 10 bis 15° Steigung und erst kürzere, dann allmählich längere Strecken auf mehrere Stunden des Tages vertheilt; endlich sogar steile Wege von 20° Steigung. Während des Gehens und Steigens ist die Art der Athmung besonders zu beachten; das Athmen soll taktmässig ausgeführt und mit den Schritten am besten so in Verbindung gebracht werden, dass nach der Grösse der vitalen Lungencapacität 1—2 Schritte auf je eine Inspiration und Exspiration fallen. Bei starker Dilatation und Insufficienz des Herzmuskels ist nach Oertel saccadirtes Athmen während des Gehens und Steigens etwa 5—10 Minuten lange zwei- bis dreimal am Tage in Anwendung zu bringen: auf eine von selbst sich ergebende Inspiration folgen zwei durch keine Inspiration getrennte Exspirationen, von denen die zweite mit vermehrtem Drucke ausgeführt wird.

Ausser bei organischen Herzerkrankungen und Zuständen von Herzschwäche ist die Terraincur auch besonders zur Bekämpfung der allgemeinen Fettleibigkeit empfohlen worden.

Die Wirkungen der Terraincur auf den Circulations- und Respirationsapparat bezeichnet Oertel in folgenden Momenten: 1. Eine die Bewegung noch lange überdauernde Erweiterung der Arterien, beziehungsweise der Kranzgefässe des Herzens zum Theil unter Erhöhung des Blutdruckes, wodurch eine gleich lang erhöhte Aufnahme von Nährmaterial gegeben ist; 2. Auslösung kräftiger Herzcontractionen, vollständige Zusammenziehung des Herzens und Ueberwindung der Dilatation, erhöhte Arbeit des Herzmuskels oder Gymnastik desselben, von welcher Aufnahme und Umsatz des circulirenden Eiweisses in Organeiweiss in den Muskelfasern und den zelligen Elementen selbst und die Neubildung allein abhängig ist; 3. Förderung der Respiration, Entlastung des grossen Kreislaufes und des Herzens, da die Lungen bei ausgiebiger Entfaltung durch die Respiration ein genügend grosses Reservoir zur Aufnahme des durch die Muskelarbeit vermehrt dem Herzen zuströmenden Blutes bilden und eine Ueberanstrengung des Herzens besser vermeiden lassen. Die Ermöglichung ausgiebiger Sauerstoffaufnahme und Kohlensäureausscheidung erhöht die Oxydationsprocesse und die Ernährung und steigert die Energie der lebenswichtigen Functionen.

In der günstigen Jahreszeit ist in Deutschland und Oesterreich eine sehr grosse Auswahl von Orten, deren Bodenbeschaffenheit in Verbindung mit den klimatischen Verhältnissen sie zu Terraincurorten geeignet erscheinen lässt, aber auch im Winter sind mehrfach solche Orte, und nicht nur im Süden, verwerthbar. Für den Sommer sind als Terraincurorte zu wählen: **Berchtesgaden, St. Blasien, Friedrichroda, Ischl, Kreuth, Landeck, Liebenstein, Marienbad, Mürzzuschlag, Partenkirchen, Reichenhall, Tátrafüred, Tegernsee** u. m. a.; für Frühling und Herbst, sowie für den Winter: **Abbazia, Baden-Baden, Gries, Meran, Wiesbaden.**

Kisch.

Tertiana (febris), s. Malaria.

Teste (La), kleine Stadt im südwestlichen Frankreich, Departement Gironde, nahe bei Arcachon, mit Seebad im atlantischen Ocean auf sandigem Badegrunde mit starken Brandungswellen; mildes Klima, entsprechend dem Arcachons.

Edm. Fr.

Testikel, Testis, s. Hoden, X, pag. 510.

Tetanica (remedia), s. Narcotica, XVI, pag. 459.

Tetanie (Synonyma: Tetanus intermittens, essentielle idiopathische Contractur der Glieder, intermittirende rheumatische Contractur, idiopathische Muskelkrämpfe, Tetanille etc.): **eine vorzugsweise dem kindlichen und jugendlichen Alter eigenthümliche, spastische Neurose, charakterisirt durch anfallsweise, ohne jede Bewusstseinsstörung auftretende bilaterale tonische Krämpfe in bestimmten Muskelgruppen der Gliedmassen, und hochgradige Uebererregbarkeit der peripherischen motorischen Nerven auf elektrische und mechanische Reize. Die Krankheit heilt fast immer, eine bestimmte anatomische Grundlage ist bisher nicht gefunden.**

Geschichtliches. Die Geschichte der Tetanie und die Einführung derselben in die Nosographie gehört der neueren Zeit an. Ausgedehnte bibliographische Studien von Imbert-Gourbeyre haben allerdings den Beweis zu führen gesucht, dass das Leiden bereits in früheren Jahrhunderten bekannt war. Allein die Mehrzahl der angeführten Fälle hat nichts mit der Tetanie gemein, und wenn auch vereinzelte Beobachtungen eine auffallende Aehnlichkeit darbieten, so war man doch weit entfernt, einem bestimmten Complex von Symptomen eine bestimmte nosologische Stellung einzuräumen.

Im Jahre 1830 beschrieb zuerst ein deutscher Arzt, Steinheim, als »zwei seltene Formen des hitzigen Rheumatismus« tetaniforme Krämpfe der Hände und Finger, begleitet von dem Gefühl von Einschlafen und Formication, die er bei Frauen verschiedenen Alters beobachtet hatte. Er brachte das Leiden in Verbindung mit dem acuten Gelenkrheumatismus und führte es auf eine rheumatische Affection des oberen Abschnittes des Rückenmarks zurück. Die Mittheilung Steinheim's blieb völlig unbeachtet und erst nachdem bald darauf (1831) Dance unter dem Titel »Tétanos intermittent« mehrere Fälle von anfallsweise auftretendem tonischen Krampf beschrieb, der zwar eine gewisse Aehnlichkeit mit dem Tetanus, dagegen eine äusserst günstige Prognose darbiete, war die Aufmerksamkeit — zunächst der französischen Autoren — dieser idiopathischen »Contractur der Extremitäten« zugewandt. Dance gebührt also der Ruhm, dass seine Darstellung den Ausgangspunkt für das Studium der Krankheit gebildet hat; er betonte zuerst das wichtige Kriterium der Intermittenz der Krämpfe, wenngleich er der falschen Ansicht zuneigte, dass ein Zusammenhang mit der Febris intermittens (fièvre intermittente tétanique) zugrunde liege. Trotzdem aber müssen wir statuiren, dass die erste präcise Beschreibung deutschen Ursprungs ist und dass sich auch die Ansicht Steinheim's von den Beziehungen der Krankheit zum Rheumatismus für viele Fälle bewährt hat, während von einem Causalnexus mit dem Malariafieber (Dance) nicht die Rede ist. Die neuerdings von Dalcroix mit einer gewissen Verve vorgetragene Behauptung des durchaus französischen Ursprungs der Tetanie (»paternité toute française«) ist demnach falsch — ebenso wie die sowohl im Text, als im bibliographischen Index seiner Thèse für die Publication der Dance'schen Arbeit angeführte Jahreszahl 1830.

Seit der Publication von Dance wird die Literatur der Tetanie längere Zeit fast ausschliesslich von den Franzosen beherrscht, und in zahlreichen Mittheilungen, die sich bis zum Jahre 1843 — mit Ausnahme eines einzigen Falles — nur auf Kinder beziehen, später aber auch zahlreiche Beobachtungen bei Erwachsenen (zuerst von Tessier und Hermel) betreffen, die Kenntniss dieser merkwürdigen Neurose gefördert und verbreitet (Tonnelé, Constant, Murdoch, De la Berge, Rilliet und Barthez, Delpech, Corvisart [von dem der Name **Tetanie** herrührt], Trousseau, Aran, Hardy und Béhier, Jaccoud u. s. m.). Aus der älteren deutschen Literatur sind nur die von Kyller und Weisse mitgetheilten Fälle zu erwähnen, während das Leiden später mit den Beschäftigungskrämpfen (»Schusterkrampf«) zusammengeworfen wurde. HASSE, NIEMEYER und LEBERT widmeten ihm in ihren Lehrbüchern ein besonderes Capitel: trotzdem aber blieb die Tetanie in weiteren ärztlichen Kreisen unbekannt, bis ein Aufsatz von KUSSMAUL (1872) von neuem die Aufmerksamkeit darauf lenkte und eine Reihe weiterer Veröffentlichungen im Gefolge hatte. (BAUER, RIEGEL, SIMM, WILKS u. A.) Aus neuester Zeit sind besonders die werthvollen Arbeiten von ERB, FR. SCHULTZE, CHVOSTEK, WEISS, BERGER, WAGNER, HOFFMANN, v. FRANKL-HOCHWART, JAKSCH, ALBU hervorzuheben.

Aetiologie. Die **Heredität** ist, wenn überhaupt, so nur von untergeordneter Bedeutung. In ganz vereinzelten Fällen erkrankten zwei Geschwister (MURDOCH, SOLTMANN), — womit allein natürlich noch nichts zu Gunsten hereditärer Einflüsse bewiesen ist. Die Tetanie befällt fast ausschliesslich jüngere Individuen. Eine auffallende Prädisposition bietet das **frühe Kindesalter** dar, etwa bis zum fünften Lebensjahre, ferner die Zeit der **Pubertät** und das **Jünglingsalter**: die Mehrzahl der Fälle bei Erwachsenen kommt nach TROUSSEAU zwischen dem 17. und 30. Lebensjahre vor. Auch nach JAKSCH tritt die Tetanie am häufigsten bei jugendlichen Individuen im 17. oder 18. Jahre auf, und zwar scheinen Individuen, die bestimmte Handwerke betreiben (in erster Linie Schuster), mit Vorliebe befallen zu werden. Männer werden entschieden häufiger befallen als Frauen (ungefähr im Verhältnisse von 4 : 1); beim weiblichen Geschlechte spielen, abgesehen von gewissen handwerksmässigen Beschäftigungen (Schneiderinnen, Näherinnen), auch die mit der Sexualität zusammenhängenden Functionen, vor allem die **Lactation**, eine hervorragende Rolle. TROUSSEAU bezeichnete das Leiden anfänglich sogar als »Contractur der Ammen«. Eine etwas geringere Dignität kommt der **Gravidität**, dem **Puerperium** und **Menstruationsstörungen** zu. In einzelnen Fällen soll das Eintreten der verzögerten Menstruation einen heilsamen Einfluss ausgeübt haben.

Unter den **Gelegenheitsursachen** ist in erster Reihe die **Erkältung** hervorzuheben: für viele Fälle lässt sich diese mit Bestimmtheit nachweisen. Besonders das Arbeiten in nassen und zugigen Räumen, Schlafen auf feuchter Erde, das Hantiren mit kaltem Wasser u. a. m. werden häufig beschuldigt. Der Zusammenhang mit einer »rheumatischen« Affection wird am besten durch die bisweilen gleichzeitig auftretende Anschwellung und Röthung in der Umgebung der Gelenke illustrirt. Die Thatsache, dass die Krankheit mit Vorliebe zur kalten und feuchten Jahreszeit eintritt, spricht allerdings nicht sowohl für die Annahme direct refrigeratorischer Schädlichkeiten, wie man sie früher gedeutet hat, sondern mehr zu Gunsten eines zu gewissen Zeiten und an gewissen Oertlichkeiten besonders entwickelten **infectiösen oder toxischen Agens**, für dessen Natur freilich bestimmte Anhaltspunkte bisher noch nicht vorliegen. JAKSCH vermuthet, dass es sich bei diesen in den Frühjahrsmonaten vorkommenden und durch cyklischen Verlauf ausgezeichneten Fällen, die er als **acute recidivirende Tetanie** bezeichnet, um eine flüssige alkaloidartige Substanz, ein ätherisches Oel oder gasförmiges Gift als pathogen wirkende Noxe handle, und stellt diesen Formen die mehr atypisch, nicht cyklisch verlaufenden **chronischen Tetanieformen** bei Frauen am Ende der Gravidität, nach Kropfexstirpation u. s. w. gegenüber. Auch in vielen der hierhergehörigen Fälle, ebensowie in der gleich zu erwähnenden **Tetanie Magenkranker** dürfte es sich voraussichtlich um eine Intoxication, in diesen Fällen durch abnorme Stoffwechselproducte (**Autointoxication**, von der Magen- oder Darmschleimhaut aus) handeln. Von zweifelhafterer ätiologischer Bedeutung sind **vorausgegangene schwere Erkrankungen**: Typhus, Cholera, Variola, Nephritis, Pneumonie, Intermittens u. a. m. Der **Ergotismus** ruft bisweilen tetanieähnliche Krämpfe hervor, doch dürfte die zugrunde liegende Intoxication mit der eigentlichen Tetanie nichts zu thun haben. LASÈGUE und ARAN betonten zuerst, dass verschiedene **Erkrankungen der Darmschleimhaut**, welche sehr langwierige Diarrhöen veranlassen, eine auffallende Gelegenheitsursache für die Tetanie abgeben. Auch andere Darmreize gelten als ätiologische Momente, besonders die Gegenwart von Entozoen. Schon Tonnelé und Constant haben auf diesen Zusammenhang aufmerksam gemacht, und der von Riegel veröffentlichte Fall ist so überzeugend, dass der causale Zusammenhang mit Helminthiasis nicht bezweifelt werden kann.

Von Magenkrankheiten ist es besonders die Magenerweiterung, die zu Tetanie Veranlassung giebt, und zwar nicht die einfache primäre Atonie des Magens, sondern die durch Pylorusstenose erzeugte secundäre Form der Gastrektasie. In den meisten bekanntgewordenen Fällen handelte es sich um Fälle von »gutartiger« Pylorusstenose, so dass Bouveret und Dévic diese Form als pathognomonisch für Tetanie ansahen und letztere auf den Einfluss der Hypochlorhydrie bei ulcerirter Magenschleimhaut hauptsächlich zurückführten. Indessen sind neuerdings durch Blaczek, Fleiner, Kuckein und Albu auch sichere Fälle von Tetanie im Anschlusse an maligne Magenerweiterung (Milchsäuregährung, bei carcinomatöser Pylorusstenose und Aufhören der Salzsäuresecretion) bekannt geworden. Jedenfalls ist beiden Formen gemeinsam die Störung und Zersetzung der den Mageninhalt bildenden Massen — ein Moment, das für die Annahme einer Autointoxication als ätiologischer Noxe gerade für die Fälle von Magentetanie wesentlich ins Gewicht fällt. Diese Hypothese spricht mindestens bedeutend mehr an, als die ältere (vielleicht für einzelne Fälle zutreffende) von Kussmaul, der die Ursache der Tetanie bei Magen- und Darmerkrankungen in einer Wasserverarmung des Organismus (durch profuses Erbrechen, Durchfälle, verminderte Wasserresorption) findet — oder als die von Germain Sée und Fr. Müller verfochtene Reflextheorie, derzufolge es sich um eine reflectorische Erregung gewisser Nervencentren (vgl. unten) von der Magenschleimhaut aus handelt.

Symptomatologie. Das klinische Bild der Tetanie setzt sich aus einer Reihe in unregelmässigen Intervallen auftretender Anfälle von tonischen Krämpfen zusammen, welche sowohl hinsichtlich ihrer Localisation, als gewisser Prodromal- und Begleiterscheinungen, ein äusserst charakteristisches Gepräge darbieten. Die intervallären Symptome sind zwar relativ gering und können sich, zumal sie spontan nicht sinnfällig zu werden pflegen, der Beobachtung entziehen. Der mit der Krankheit Vertraute wird jedoch leicht imstande sein, sie in die Erscheinung treten zu lassen. Nur selten beginnt der Anfall ganz plötzlich, ohne alle Vorboten. Gewöhnlich wird er von gewissen allgemeinen oder localen Symptomen eingeleitet: Das Gefühl allgemeiner Schwäche und Erschöpfung, von mehr minder ausgedehnter Starre in den Gliedern, seltener Kopfschmerzen, Ohrensausen, Augenflimmern, Funkensehen etc. einerseits und — weit regelmässiger — gewisse locale Prodrome, ziehende oder reissende Schmerzen, Formication, Gefühl von Taubheit, Brennen, Kälte, leichte klonische Zuckungen, gesteigerter Rigor und dadurch erschwerte Beweglichkeit u. a. m. — signalisiren den bevorstehenden Anfall. Die Allgemeinerscheinungen dauern nicht selten mehrere Tage an, während die localen gewöhnlich nur mehrere Stunden, oder nur ganz kurze Zeit, dem eigentlichen Ausbruch des Krampfes vorangehen. Oefters kann man die Beobachtung machen, dass die eigenthümlichen prämonitorischen Symptome auftreten, ohne dass es zur Entwicklung des Krampfes kommt. Dieser befällt am häufigsten die oberen Extremitäten, in höchst typischer Weise centripetal von den Fingern nach aufwärts fortschreitend. Oft werden gleichzeitig, oder wenigstens bald darauf, die unteren Extremitäten befallen, und zwar ebenfalls zuerst die Zehen. Meist bleibt die Contractur auf die Gliedmassen (am häufigsten auf die oberen allein) beschränkt, so zwar, dass nur Finger und Hand einerseits und Zehen und Fuss andererseits sich im Zustand des tonischen Krampfes befinden. Nur selten werden ausschliesslich die unteren Extremitäten befallen. Während eine weitere Propagation des Krampfes nach aufwärts relativ häufig vorkommt, verbreitet er sich dagegen selten auf die Muskeln des Rumpfes, Nackens und Gesichtes, nur ausnahmsweise auf das Zwerchfell, den Larynx, Pharynx, Zunge, einzelne Augenmuskeln, Blase u. s. m.

Einige Autoren berichten von Beobachtungen, in welchen nur gewisse Muskelgruppen, oder sogar nur einzelne Muskeln, isolirt von dem Krampfe befallen wurden. So hat CRISANTO-ZURADELLI eine besondere Form von Contractur der oberen Extremitäten beschrieben, bei welcher nur der Biceps und der Supinator longus, bisweilen auch der Coraco brachialis ergriffen waren; in einem Falle von MARROTTE betraf der Krampf nur einen Sternocleidomastoideus, in mehreren Fällen von RILLIET und BARTHEZ nur die Muskeln des Halses und des Nackens. Die Mehrzahl dieser Fälle sind wohl mit Unrecht bis in die jüngste Zeit als Varietäten der Tetanie bezeichnet worden, sie gehören überhaupt nicht hierher und können nur dazu dienen, den Krankheitsbegriff zu verflüchtigen. Gewöhnlich erfolgt der Krampf symmetrisch auf beiden Seiten, bald an allen, bald nur an einzelnen Fingern und Zehen; nur ausnahmsweise beschränkt er sich auf eine Körperhälfte. Der Anfall entwickelt sich meist spontan, öfters infolge einer angestrengten und länger anhaltenden Muskelthätigkeit, einer Muskelüberanstrengung, durch mechanische Einwirkung auf die erkrankten Glieder, seltener durch Gemüthsbewegungen, Abusus spirit. u. s. m. Eine fast pathognostische Eigenthümlichkeit ist die Beschränkung der Krämpfe auf die Beugemuskeln, namentlich an den oberen Extremitäten. Während sich die vorausgehende Steifheit und Unbeweglichkeit zu einem schmerzhaften Krampfgefühl steigert, beginnen die Finger sich zu beugen, der Daumen wird eingezogen, die Hand hohl und flectirt und durch Annäherung des inneren und äusseren Randes kegelförmig gestaltet. Finger und Hand nehmen, wie TROUSSEAU bezeichnend sich ausdrückt, die Gestalt an, wie die Hand des Geburtshelfers, im Augenblick, wo sie in die Vagina eindringt. Diese Form hat etwas so Eigenthümliches, dass sie für sich allein schon hinreicht, um die Tetaniecontractur zu kennzeichnen. Während die Daumen in gewaltsamer Adduction stehen, biegen sich die gegeneinander gepressten Finger halb über ihn, weil gewöhnlich die Flexionsbewegung nur in den Metacarpophalangealgelenken stattfindet. Manchmal auch stellt sich der mehr als die anderen gebogene Zeigefinger zum Theil unter jene, in anderen Fällen ist die Flexion eine allgemeinere und vollständigere. Die Autoren vergleichen die Haltung der Finger mit der beim Schreiben, oder bezeichnen sie kurzweg als konische. Bisweilen wird der Daumen von den Fingern so fest umschlossen, dass die Nägel ihren Abdruck auf der Haut hinterlassen, die Finger sind dergestalt an einander gepresst, dass in einem von HÉRARD berichteten Fall dieser Druck Brandschorfe zur Folge hatte. Sehr selten beschränkt sich der Krampf auf den Daumen oder einzelne Finger allein, während in mehr als der Hälfte der Fälle der Krampf nach aufwärts fortschreitet, so dass das Handgelenk flectirt wird; etwas seltener ist auch der Vorderarm gebeugt und die Oberarme an den Rumpf adducirt. Die oben geschilderte eigenthümliche Form der Hand zeigt sich zwar in der Mehrzahl aller Fälle, aber sie ist doch nicht so constant, dass sie als absolut pathognomonisch bezeichnet werden kann. In manchen Fällen sind die Finger weit auseinander gespreizt und nur in den Endphalangen gebeugt; in seltenen Ausnahmen befällt der Krampf auch die Extensoren, und es kann so zu verschiedenen, der Wirkung dieser Muskeln entsprechenden, difformen Stellungen kommen. Gewöhnlich befinden sich dann aber auch gleichzeitig die Beuger in einem gewissen Contractionszustande, gerade so, wie bei dem in der Regel prävalirenden Beugekrampf auch ein geringerer Grad von Rigidität der Strecker vorhanden ist. In einem Fall mit ausschliesslichem Extensorenkrampf ist die Diagnose der Tetanie mindestens zweifelhaft. An den unteren Extremitäten werden die Zehen stark gebeugt und drücken sich gewöhnlich fest aneinander, so dass die grosse Zehe unter die andern zu stehen kommt und die Fusssohle sich ähnlich wie der Handteller aushöhlt. Die Ferse wird durch die Contraction der Wadenmuskeln in die Höhe gezogen, so dass die Stellung des pes-equinus und equino-varus, seltener des equino-valgus, entsteht. Seltener werden die Zehen krampfhaft gestreckt und gespreizt. Die Muskeln des Oberschenkels und der Hüfte sind nur ausnahmsweise betheiligt. So wurde von Berger in 3 Fällen Krampf des Quadriceps, in zwei anderen Krampf der Adductoren beobachtet. Barbier hat in einem Fall (bei einem 11jährigen Kinde) die Contractur in den Streckmuskeln des Unterschenkels auftreten sehen, so dass die Ferse allein den Boden berührte, während die Fussspitzen erhoben und die Zehen energisch gestreckt waren. Es liegt auf der Hand, dass durch die geschilderten Contracturen während der Dauer des Anfalls die Gebrauchsfähigkeit der Arme sowohl als der Beine illusorisch gemacht wird. Die Deformationen, welche durch die sehr seltene Betheiligung verschiedener Muskelgruppen des Rumpfes, des Halses, des Gesichtes u. s. w. zustande kommen (Emprosthotonus etc.), bedürfen keiner besonderen Schilderung. Bei einem 10jährigen Kranken von Korczynski zeigte sich eine krampfhafte Beugung des Kopfes auf die Brust; die Arme waren gekrümmt, an den Rumpf adducirt, den Rücken kahnartig gekrümmt, die Beine an den Bauch gezogen. — Es versteht sich von selbst, dass durch die weitere Verbreitung des Krampfes auf das Zwerchfell, den Kehlkopf u. s. w. bedenkliche Respirationsbeschwerden hervorgerufen werden, die in einzelnen Fällen einen tödtlichen Ausgang herbeiführten. Trousseau unterscheidet, je nach der Ausdehnung der Krämpfe, drei verschiedene Grade der Tetanie; bei der milden Form sind nur die Extremitätenmuskeln befallen, in der mittleren geht der Spasmus auch auf die Muskeln des Bauches, Rumpfes und Gesichtes über, und in der dritten schwersten Form betheiligen sich auch die Muskeln des vegetativen Systems. — Die im tonischen Krampf befindlichen Muskeln springen mit scharf gezeichneten Reliefs unter der Haut hervor und bieten eine auffallend harte Consistenz dar, welche die Autoren mit der des Marmors verglichen haben. Bei länger dauernden Anfällen kann man bisweilen deutlich mehrfache Intensitätsschwankungen des Krampfes beobachten. Passiven Dehnungsversuchen wird ein energischer und für die Kranken meist sehr schmerzhafter Widerstand entgegengesetzt, und wenn es auch bei Anwendung grosser Kraftanstrengungen gelingt, denselben zu überwinden, so kehren die Glieder nach dem Aufhören des Zuges bald wieder in ihre krankhafte Stellung zurück. Zuweilen sind in den contracturirten Muskeln fibrilläre Zuckungen zu beobachten. Mehrfach liess sich constatiren, dass während des Anfalls die Muskeln selbst, sowie die betreffenden Nervenstämme, auf Druck äusserst empfindlich waren, bisweilen liess sich auch eine deutliche Druckempfindlichkeit bestimmter Segmente der Wirbelsäule, namentlich der oberen Brustwirbel, nachweisen. Besonders deutlich kann man diese Hyperästhesie durch eine galvanische Prüfung demonstriren. — Neben den spastischen Symptomen fehlen nur ausnahmsweise gewisse Störungen der Sensibilität. Abgesehen von den Schmerzen und Parästhesien, bestehen während der einzelnen Anfälle nicht selten verschieden hochgradige Anomalien des Haut- und Muskelgefühls (Hyperästhesien und Anästhesien). Hie und da sind die leidenden Theile der Sitz von transitorischer Röthung und ödematöser Anschwellung, besonders in der nächsten Nachbarschaft der Gelenke. In schweren Fällen hat man mehrmals einen meist nur mässigen Grad von Temperatursteigerung constatirt, häufiger eine vermehrte Pulsfrequenz und leichte dyspeptische Störungen. Zuweilen tritt auf der Höhe des Anfalles eine copiöse Schweisssecretion auf. Bei den von IMBERT-GOURBEYRE, DELPECH und RABAUD angeführten Fällen von »Tétanie albuminurique«, mit Eiweissgehalt des Urins, handelt es sich um complicirte Fälle. BERGER (sowie auch ich) haben in keinem Falle von reiner Tetanie pathologische Veränderungen der Harnbeschaffenheit nachweisen können.

Die Dauer der Anfälle, deren Beendigung nach TROUSSEAU, gleich dem Beginn, durch ein gesteigertes Gefühl von Formication angekündigt wird, variirt von wenigen Minuten bis zu mehreren Stunden; auch kommen vereinzelte Anfälle vor, die 1—3 Tage continuirlich (angeblich selbst während des Schlafes, wenn schon mit geringerer Intensität) persistirten. Nur allmählich löst sich der Krampf und auch nach seiner Beendigung besteht noch für einige Zeit eine gewisse Erschöpfung und Steifheit der Muskeln. Die Wiederholung und die Häufigkeit der Anfälle sind sehr verschieden; in der Regel kehren sie täglich mehreremale wieder und nur selten sind längere, bis wochenlange Remissionen vorhanden, in den schwersten Fällen folgen sie sich Schlag auf Schlag. — In dem interparoxysmellen Zustand bieten die Kranken gewöhnlich nur mässige subjective Beschwerden dar. Abgesehen von einer gewissen Muskelschwäche und Parästhesien (besonders das Gefühl von Taubsein) in den afficirten Gliedern, ist ihr Allgemeinbefinden fast regelmässig ungestört. Dagegen sind zwei in diagnostischer Hinsicht höchst werthvolle Symptome vorhanden, welche, gleichsam latent, erst durch besondere Massnahmen zu provociren sind. TROUSSEAU hat zuerst darauf aufmerksam gemacht, dass man während der freien Intervalle die Anfälle sofort wieder künstlich erzeugen kann, wenn man entweder die Hauptnervenstämme oder die Hauptgefässe der kranken Glieder so comprimirt, dass die arterielle und venöse Circulation darin gehemmt wird: nach ein bis zwei Minuten langer Einwirkung dieses Druckes tritt ein regulärer Anfall ein, der sogleich aufhört, sobald der Druck nachlässt. Dieses TROUSSEAU'sche Phänomen erschien deshalb von so charakteristischer Bedeutung, weil der berühmte französische Kliniker den Nachweis führte, dass bei keinem anderen convulsivischen Leiden durch ähnliche Proceduren eine analoge Wirkung herbeigeführt werden könne; doch ist dasselbe, obwohl ausserordentlich werthvoll, nicht gerade als absolut sicheres pathognomonisches Kriterium der Tetanie zu betrachten, da es in vereinzelten Fällen auch bei nicht neuropathischen Individuen angetroffen wird (vergl. unten), während es andererseits bei Tetanie zuweilen vermisst wird (nach BERGER unter 26 Fällen dreimal). Die weitere Angabe TROUSSEAU'S, dass das von ihm gefundene Symptom auch deshalb von besonderer Dignität sei, weil es gestatte, auch in den freien Intervallen das Fortbestehen der Krankheit nachzuweisen, wurde allgemein bestätigt. Bleibt der oben erwähnte Druck ohne Einwirkung, so ist das Leiden als erloschen zu betrachten. — Das zweite latente Symptom, an welchem man das Fortbestehen der Krankheit erkennt, ist die hochgradige Steigerung der elektrischen und mechanischen Erregbarkeit der peripherischen Nervenstämme. Obwohl schon BENEDIKT und KUSSMAUL die Erhöhung der elektrischen Reizbarkeit beobachteten, gebührt ERB das Verdienst, diesen Nachweis zuerst nach einer streng exacten Methode erbracht zu haben. ERB fand in zwei Fällen eine ausserordentliche Steigerung der faradischen und galvanischen Erregbarkeit in allen der Untersuchung leicht zugänglichen motorischen Nerven des Körpers, mit Ausnahme des Facialis. Die grösste Uebererregbarkeit fiel zusammen mit der Zeit der häufigsten Tetanieanfälle; je mehr die Erregbarkeitssteigerung abnahm, desto seltener traten dieselben auf, und als die Krankheit geheilt war, war die elektrische Erregbarkeit nahezu zur Norm zurückgekehrt. Dieser so frappante Parallelismus zwischen dem Auftreten des Krampfes und der gesteigerten Erregbarkeit ist nicht nur in analoger Weise wie das TROUSSEAU'sche Phänomen, für die Diagnose in dem krampffreien Stadium, sondern für die Pathogenese der Tetanie überhaupt von grosser Bedeutung. Das auffallende elektrische Verhalten wurde allgemein bestätigt; BERGER fand dasselbe ausnahmslos, und ebenso wurde auch in den von mir in der hiesigen Nervenpoliklinik untersuchten Tetaniefällen wenigstens die Steigerung der galvanischen Nervenerregbarkeit an den Extremitäten, neben der gleich zu erwähnenden Steigerung der mechanischen Nervenreizbarkeit, constant angetroffen, und oft eine so hochgradige Steigerung, dass geradezu minimale Stromstärken für die Auslösung kräftiger Contractionen ausreichten. CHVOSTEK fand auch am Nervus facialis und seinen Zweigen dieselbe Steigerung der elektrischen Erregbarkeit, allein in seinen Fällen waren, im Gegensatz zu den Beobachtungen ERB's, auch Krämpfe im Facialisgebiet vorhanden. WEISS konnte in 12 Fällen die Angaben von ERB und CHVOSTEK bestätigen, dagegen war in einem Falle, trotzdem die Intensität der Erkrankung einen sehr hohen Grad erreicht hatte, keine Spur dieser gesteigerten Erregbarkeit an den Nerven der Extremitäten und des Gesichtes nachweisbar. CHVOSTEK und nach ihm WEISS, FR. SCHULTZE, J. HOFFMANN, V. FRANKL-HOCHWART u. a. constatirten weiterhin eine analoge Steigerung der mechanischen Erregbarkeit sowohl der Extremitätennerven, als auch besonders des Facialis und seiner einzelnen Zweige. Durch einen leichten Schlag mit dem Finger oder Percussionshammer auf die betreffenden Nerven kann man rasche blitzähnliche Zuckungen der entsprechenden Muskeln auslösen. WEISS empfiehlt — wegen der Einfachheit der Demonstration — in allen zweifelhaften Fällen zunächst das »Facialisphänomen« zu prüfen, welches nach den Untersuchungen dieses Autors bei keinerlei anderen Erkrankungen des Nervensystems in solcher Deutlichkeit vorhanden ist. In sieben von FR. SCHULTZE untersuchten Fällen von Tetanie fehlte nur einmal die gesteigerte Erregbarkeit des Facialis. Bei der genaueren Prüfung der mechanischen Uebererregbarkeit der peripherischen Nervenstämme constatirte SCHULTZE, dass dabei eine Steigerung der Reflexerregbarkeit nicht vorhanden ist, indem isolirte Reizung einer erhobenen Hautfalte oder nur ganz leises Bestreichen mit dem Finger wirkungslos bleiben. Streicht man dagegen mit dem Finger kräftig über das Gesicht von oben nach unten, von der oberen Schläfenpartie beginnend, über die Mitte zwischen äusserem Augenwinkel und Ohr bis zur Mitte der Kinnlade, so treten in allen Facialzweigen die deutlichsten Zuckungen auf, weil offenbar bei dieser Manipulation alle Zweige einem raschen Drucke ausgesetzt werden. Man kann überhaupt, nach SCHULTZE, durch diesen Strich über die Gesichtshaut das Bestehen einer Tetanie in vielen Fällen in der schnellsten Weise diagnosticiren. Bemerkenswerth ist, dass nach SCHULTZE die directe Muskelerregbarkeit für den mechanischen Reiz nicht gesteigert ist. In einem seiner Fälle entstanden die Anfälle nicht nur durch Druck auf die Arteria brachialis am Oberarm, sondern auch durch Compression der Art. radial. über dem Handgelenk und der Carotis der entsprechenden Seite. Auch einige Minuten lang fortgesetzter Druck auf die Handknöchel und diffuser Druck auf die Vorderarmmusculatur hatten den Krampf zur Folge, während starkes Zusammenpressen einer Hautfalte reactionslos blieb. J. HOFFMANN fand in 3 Fällen parallel mit der motorischen auch eine Steigerung der sensiblen, elektrischen und mechanischen Nervenerregbarkeit (Versuche mit positivem Resultat am N. supraorbitalis, auricularis magnus, radialis superficialis, saphenus major, medianus, ulnaris u. s. w. — in einem Falle war auch am N. hypoglossus die mechanische und elektrische Erregbarkeit gesteigert). — Die neuesten, genauen und umfassenden Untersuchungen auf diesem Gebiete sind von V. FRANKL-HOCHWART auf der Wiener medicinischen Klinik — an

19 Tetaniefällen — angestellt worden. Danach ist die Erhöhung der galvanischen Nervenerregbarkeit als ein fast constantes Symptom der Tetanie zu betrachten (18 unter 19 Fällen), findet sich aber nicht immer an allen Nervenstämmen gleichmässig: am häufigsten am Ulnaris, demnächst am Medianus, Radialis, Facialis, Peroneus. Für die faradische Nervenerregbarkeit ist dagegen ein normales Verhalten die Regel, Erhöhung verhältnissmässig selten. Die elektrische Muskelerregbarkeit lässt keine so constante Steigerung erkennen, wie die Nervenerregbarkeit; die Steigerung betrifft auch hier weit häufiger den galvanischen als den Inductionsstrom. Die mechanische Hyperexcitabilität der Nervenstämme bildet ein constantes und wichtiges Symptom der Tetanie, findet sich jedoch nach v. Frankl auch (in Verbindung mit galvanischer Uebererregbarkeit) bei Personen, die nur »tetanoid« waren, d. h. über Gefühl des Zusammenziehens an den Extremitäten klagen, ohne an Krämpfen gelitten zu haben, und vereinzelt auch bei anderweitig nicht nervösen Individuen, oder endlich bei Nervenkranken, welche eine gleichzeitige Erhöhung der elektrischen Nervenerregbarkeit nicht nachweisen liessen.

Verlauf, Dauer, Ausgang und Prognose. Die ausserordentliche Unregelmässigkeit in der Frequenz der einzelnen Anfälle und die Differenzen in der Intensität und Extensität derselben bei verschiedenen Kranken wurde bereits oben erwähnt. Ebenso war schon von den verschiedenen Veranlassungen die Rede, unter deren Einfluss der Krampfanfall auftritt.

Die Dauer der Tetanie erstreckt sich gewöhnlich über Wochen und Monate; nur äusserst selten ist mit einem einzigen Krampfanfall auch die Krankheit angethan. Das Stadium der Latenz kann längere Zeit persistiren, und die Prüfung des Trousseau'schen Phänomens, sowie der elektrischen und mechanischen Erregbarkeit der peripheren Nervenstämme, ist in dieser Richtung von grosser Bedeutung. Die allgemeine Angabe, dass die Krankheit grosse Neigung zu Recidiven darbietet, ist gewiss zum Theil auf die ungenügende Berücksichtigung der Latenzperiode zurückzuführen. Mehrmals wurde die Beseitigung des Leidens durch die Intercedenz verschiedener anderer Erkrankungen herbeigeführt. Die Tetanie geht gewöhnlich in Genesung über, welche bald plötzlich, bald allmählich eintritt. Fälle mit zurückbleibender Lähmung dürften grösstentheils diagnostisch zweifelhaft sein. Der tödtliche Ausgang ist bisher nur äusserst selten beobachtet worden. Abgesehen von intercurrenten Krankheiten, besonders bei schlecht genährten Kindern, wird derselbe in vereinzelten Fällen durch Krampf des Zwerchfells, des Larynx etc. bedingt. Von Henoch's 26 Kranken starben zwei Kinder (im Alter von 1, respective $1\frac{1}{2}$ Jahren) durch Verbreitung der mehrere Wochen und Monate auf die Glieder isolirten, intermittirenden Contracturen auf Zwerchfell und Stimmritze, in einem derselben mit terminalen allgemeinen Convulsionen vergesellschaftet.

Diagnose. Die Diagnose kann für die Mehrzahl der Fälle keine Schwierigkeiten bereiten. Die Localisation und die typische Verbreitungsweise des tonischen Krampfes in aufsteigender Richtung, von den Fingern, respective Zehen, das bilaterale Auftreten desselben, die Intermittenz der Anfälle, das Trousseau'sche Phänomen, die Steigerung der mechanischen und galvanischen Erregbarkeit der Nervenstämme — bilden ein in hohem Masse charakteristisches Ensemble. Eine Verwechslung mit dem echten (namentlich rheumatischen) Tetanus kann nur bei den schwersten Fällen von Tetanie in Frage kommen. Schon der Beginn des ersteren an den Muskeln des Kiefers (Trismus), die von hier aus stattfindende Fortpflanzung auf den Rumpf und erst zuletzt auf die Extremitäten — wobei die Vorderarme und Hände mit den Fingern gewöhnlich frei bleiben —, die Prädilection der Extensoren, die hochgradig gesteigerte Reflexerregbarkeit, der Mangel des TROUSSEAU'schen Symptoms u. s. m. bilden eine so zuverlässige Gruppe von Unterscheidungsmomenten, dass auch hier die Diagnose fast stets klar zutage liegt. Mit den sogenannten »Beschäftigungsneurosen« kann die echte Tetanie ebenfalls kaum verwechselt werden und es dürfte überflüssig erscheinen, die verschiedenen Differenzen besonders hervorzuheben. Die tetanieähnlichen Krämpfe bei Hysterie werden sich fast immer von vornherein nur als eine besondere Varietät der verschiedenartigen Krampfformen, welche die Grundkrankheit darbieten kann, charakterisiren; stets fehlen das TROUSSEAU'sche Symptom und die Steigerung der elektrischen Erregbarkeit. Die Aehnlichkeit der Anfälle bei der Tetanie mit der convulsivischen Form des Ergotismus darf uns nicht dazu führen, beide so differente Krankheiten in einen causalen Zusammenhang zu bringen, obgleich manche als Tetanie beschriebene Fälle, besonders einzelne epidemisch aufgetretene Formen, als Ergotismus spasmodicus zu deuten sein mögen. Ob aber den Krampfzuständen der Kriebelkrankheit auch das TROUSSEAU'sche Symptom, sowie die Uebererregbarkeit der peripheren Nerven auf mechanische und elektrische Reize zukommen, ist eine bisher noch völlig offene Frage.

Pathologische Anatomie und Pathogenese. Nach den Angaben früherer Autoren, die sich nur auf die makroskopische Untersuchung beziehen, fanden sich in verschiedenen, zur Obduction gekommenen Fällen congestive Zustände des Centralnervensystems. So fand TONNELÉ in fünf Fällen bei Kindern, abgesehen von den der Grundkrankheit angehörenden Läsionen, eine leichte Infiltration des Zellgewebes zwischen Dura und Wirbel und eine wenig intensive Röthe der Dura mater cerebralis, mit geringer subarachnoidealer Infiltration und mässiger Ansammlung von seröser Flüssigkeit in den Ventrikeln. In einem Falle beobachtete er eine starke Röthung der grauen Substanz des Rückenmarks. Bei zwei von TESSIER und HERMEL herrührenden Autopsien fand sich eine lebhafte Injection des Neurilems der entsprechenden Nerven. IMBERT-GOURBEYRE sah bei einem 21jährigen Manne die Hirnhäute hyperämisch, mit reichlichen Ekchymosen in der Pia und oberflächlicher Erweichung der Hirnrinde, ausserdem Röthung der Dura im Niveau der Anschwellungen, besonders der Austrittsstelle der Nervenwurzeln entsprechend. Auch die graue Substanz war der Sitz von Ekchymosen und sowohl die Cauda equina, als der Nervus ischiadicus und tibialis posticus geröthet. In seinem Handbuche der Herzkrankheiten berichtet BOUILLAUD von einem Falle, in dem sich eine ausgesprochene Injection der Dura mater cerebralis, eine geringe Vermehrung der Cerebrospinalflüssigkeit und eine rosige Färbung der Nervenstränge der Cauda equina vorfanden. TROUSSEAU constatirte Hyperämie der Meningen und Erweichung des oberen Theiles des Rückenmarks. Spinale Erweichungsherde wurden auch von GRISOLLE und ROSTAN gefunden, während POTAIN bei zwei Autopsien von Frauen, die in der Reconvalescenz der Cholera von intermittirenden Contracturen befallen worden waren, Erweichungsherde in den vorderen Pyramiden der Oblongata beobachtete. Von dem einen Falle heisst es, dass die mikroskopische Untersuchung der erweichten Substanz nur eine sehr grosse Bröcklichkeit (»Friabilité«) der Nervenfasern ergab, sonst aber nichts Abnormes. Vier von BOUCHUT mitgetheilte Befunde ergaben eine hochgradige Hyperämie der Pia an der Gehirnbasis, der Brücke, an dem verlängerten Mark und dem oberen Theile des Rückenmarks. Ausserdem zeigte sich eine gelbliche Färbung des extraduralen Bindegewebes, welche BOUCHUT auf eine ältere hämorrhagische Imbibition zurückführt. Er zögert nicht, seinen Befund — besonders eine Hyperämie des oberen Halsmarks — als das anatomische Substrat der Tetanie anzusprechen und stützt sich dabei auch auf die von ihm bei intensiver und prolongirter Erkrankung intra vitam beobachteten Hyperämien der Sehnervenpapille, die er auf eine vasomotorische Einwirkung des im Rückenmark entspringenden Halssympathicus zurückführt. FERRARIO will in mehreren Fällen entzündliche Erscheinungen des Rückenmarks und seiner Häute gefunden haben; KUSSMAUL constatirte bei einem jungen Manne, der einige Wochen nach Heilung einer schweren Tetanie paraplegisch geworden war, eine Myelitis. LANGHANS hat in einem Falle an den Gefässen der weissen Commissur und der Vorderhörner eigenthümliche Veränderungen beschrieben, welche er in einen causalen Zusammenhang mit der Tetanie zu bringen sucht. Er fand bei einer 48jährigen Frau Periarteriitis und Periphlebitis (ungleichmässige Verdickung der Adventitia, mit Einlagerung von zelligen Elementen, Kernen, Blutkörperchen und Pigmentkörnchen). Diese Gefässveränderungen waren in der Halsanschwellung stärker ausgeprägt als im Lendentheil. Anderweitige Veränderungen am Rückenmark waren nicht vorhanden. Bei einem an einer Pneumonie verstorbenen Kinde, welches die charakteristischen Krampferscheinungen der Tetanie dargeboten hatte, fand SCHULTZE im obersten Theil des Halsmarks im linken Seitenstrang einen kleinen sklerotischen Herd, dem der Autor aber selbst einen directen causalen Zusammenhang mit der Tetanie abspricht. In einem weiteren Falle, bei einem zweijährigen Kinde, konnte SCHULTZE bei mikroskopischer Untersuchung des Rückenmarks keine Abnormität nachweisen. Dasselbe negative Resultat constatirte WEISS. Von BERGER'S Beobachtungen kamen drei — sämmtlich Kinder — zur Obduction (WEIGERT). In dem einen Falle war am Centralnervensystem makroskopisch nichts Besonderes zu finden und auch die später vorgenommene mikroskopische Untersuchung des Rückenmarks bestätigte das normale Verhalten. In den beiden anderen wurden auch die peripherischen Nervenstämme (Medianus, Ulnaris, Ischiadicus und Tibialis) herauspräparirt. In einem dieser beiden Fälle fand sich an der vorderen Fläche der Dura spinalis, zwischen dieser und dem Periost, ein röthliches, weiches, durchscheinendes Gewebe, an welchem hier und da kleine dunkelrothe Pünktchen zu sehen waren, an der Hinterfläche nur im Halstheil und im oberen Theile des Brustmarks. An der Pia war im unteren Theile des Hals- und Lendenmarks ein leichter rauchgrauer Anflug zu bemerken. Im zweiten Falle beschränkte sich der Befund auf eine kleine blutige Suffusion (in der Ausdehnung von 1 Cm.) im subduralen Bindegewebe der hinteren Seite, im Beginne des Brusttheils; im oberen Theile des Halsmarks im extraduralen Bindegewebe einige flache Blutungen, das Gewebe um die Nervenwurzeln herum ödematös. In beiden Fällen Gehirn, Rückenmark und peripherische Nervenstämme makroskopisch und mikroskopisch ohne nachweisbare Veränderung.

Der anatomischen Befunde giebt es, wie die obige Aufzählung beweist, nicht gar so wenige, wie gemeinhin angenommen wird. Eine gewisse Uebereinstimmung zeigt sich in der von verschiedenen Autoren constatirten Hyperämie der oberen Abschnitte des Rückenmarks. Wer wollte aber auch nur mit einigem Recht diesen Befund als die wirkliche anatomische Grundlage der Tetanie anerkennen? Es liegt ungleich näher, ihn — soweit er überhaupt in den betreffenden Fällen als pathologisch aufzufassen ist — als einen secundären Folgezustand zu betrachten. Die in dem einen BERGER'schen Falle constatirten Blutungen konnten nicht die Ursache der seit vielen Monaten bestehenden Krankheit sein, da sie viel zu frisch waren. Das erwähnte weiche, durchscheinende Gewebe ist wohl als gallertartig atrophisches Bindegewebe zu betrachten und in Beziehung zu dem äusserst heruntergekommenen Ernährungszustande des Kindes zu bringen. Abgesehen von dem negativen Befund der Centralorgane, erscheint das normale Verhalten der peripherischen Nervenstämme in zwei BERGER'schen Fällen von besonderem Interesse. Demgemäss dürfte auf die Angaben älterer Autoren von leichter Injection und Röthung der Nervenscheiden der Cauda equina.

der Rückenmarkshäute u. s. w. nicht allzu grosses Gewicht zu legen sein, und die von Delpech herrührende Ansicht, dass der Tetanie eine rheumatische Perineuritis zugrunde liege, kann wohl zurückgewiesen werden. Auch die übrigen oben erwähnten positiven Resultate können aus verschiedenen Gründen nicht den Anspruch erheben, eine wirkliche anatomische Grundlage der Krankheit zu statuiren. Sie repräsentiren eben nur verschiedene accidentelle anatomische Veränderungen der fast ausnahmslos nicht an der Tetanie als solcher, sondern auf Grund anderweitiger Krankheitszustände Verstorbenen. Den sichersten Gegenbeweis bilden aber die Fälle von typischer Tetanie mit negativem Resultat der anatomischen Untersuchung. Wenn mithin bis auf den heutigen Tag von einer constanten pathologisch-anatomischen Begründung der Tetanie nicht die Rede sein kann, so müssen wir auch, angesichts des ganzen Krankheitsverlaufes, zugestehen, dass es sich wahrscheinlich nur um eine pathologische Beschaffenheit der Erregbarkeitszustände handelt, ohne gröbere anatomische Läsionen, ja dass eine Wirkung dieser letzteren, gleichgiltig in welchem Abschnitte des Nervensystems sie aufgefunden werden, als wirkliche Grundlage der Tetanie sich unserem Verständnisse entzöge. Demgemäss wird die Tetanie bis jetzt mit Recht als Neurose zu bezeichnen sein. Selbst die Frage, ob es sich dabei um eine centrale oder peripherische Affection handelt, kann nicht mit Bestimmtheit entschieden werden. De la Berge verlegte den Sitz und die Ursache der Krankheit in die Muskeln (Myositis). Delpech, Hasse, Niemeyer und neuerdings Schultze neigen sich der Ansicht zu, dass eine peripherische Nervenerkrankung vorliege, die Niemeyer als eine Analogie der Neuralgien auffasst. Für den centralen Sitz der Krankheit dagegen (Rückenmark und Oblongata) haben sich aus verschiedenen Gründen Kussmaul, Riegel, Erb und Berger ausgesprochen. Der in neuerer Zeit geführte Nachweis, dass fast ausnahmslos eine hochgradige Uebererregbarkeit der peripherischen Nervenstämme vorliegt, lässt die Anschauung als die wahrscheinlichste erscheinen, dass es sich bei der Tetanie um eine krankhaft gesteigerte Irritabilität sowohl des Rückenmarks, als der peripherischen Nerven handle, womit allerdings durchaus keine Erklärung gegeben ist. Weiss spricht die Ansicht aus, dass ein in geringem Grade persistenter und zeitweise sich intensiv steigernder Reizzustand in der grauen Achse des Rückenmarks und der Oblongata — der seinerseits auf einer constant vorhandenen und periodisch sich steigernden Störung in der Gefässinnervation beruht — als die Ursache der Tetanie anzusehen sei, wobei er auf die durch verschiedene ätiologische Momente — Affectionen des Darms, des Uterus, Exstirpation der Schilddrüse — bedingte Reizung sympathischer Nerven an der Peripherie ein besonderes Gewicht legt. In gleicher Weise erklärt Weiss das Trousseau'sche Phänomen durch eine bei dem Druck auf den Arterienstamm ausgeübte Reizung der ihn umspinnenden sympathischen Fasern. Von ähnlichen Gesichtspunkten ausgehend, betrachtet H. Schlesinger die Tetanie »als eine Erkrankung des Gesammtnervensystems, bei der einzelne Symptome durch eine Affection peripherer Nerven, die Auslösung der spontanen Krämpfe hingegen, sowie die des Trousseau'schen Phänomens erst durch eine erhöhte Erregbarkeit des Centralnervensystems (Gehirn, verlängertes Mark, Rückenmark) erklärt werden könne; Reize verschiedener Art können möglicherweise vasomotorische Störungen hervorrufen, die diese functionellen Veränderungen im letzteren erzeugen«. Bei dem Trousseau'schen Symptom spielt vielleicht auch die artificiell hergestellte locale Anämie als erregendes Moment eine wichtige, wenngleich nicht allein giltige Rolle. Czerny konnte bei einem Kranken durch länger anhaltende Suspension des Armes einen Tetanieanfall hervorrufen.

Therapie. Bei einer Krankheit, deren natürlicher Verlauf zur Heilung tendirt, ist die Beurtheilung verschiedener therapeutischer Einwirkungen wenig zuverlässig. Zunächst müssen die in den einzelnen Fällen so verschiedenen causalen Indicationen erfüllt werden. Dies ist wenigstens theilweise angängig bei den von Magen- und Darmerkrankungen abhängigen Tetanieformen; hier ist das Grundleiden als solches zu behandeln, namentlich die Magenerweiterung — mag es sich um relativ benigne oder maligne (carcinomatische) Formen derselben handeln — entsprechend zu bekämpfen und so der Stauung und Zersetzung der Mageningesta thunlichst Einhalt zu gebieten. Aehnliche Indicationen liegen auch bei Darmerkrankungen, besonders Helminthiasis vor; in einzelnen Fällen hat man nach Abtreibung der Entozoen Heilung beobachtet. In den selteneren Fällen, denen eine Wasserverarmung infolge häufigen Erbrechens und verminderter Flüssigkeitsresorption, z. B. nach profusen Diarrhoen (Kussmaul u. a.) zugrunde liegt, müsste eine entsprechende roborirende Allgemeinbehandlung, Darreichung von Wasserklystieren (Blaetzer, Gumprecht), nöthigenfalls auch anderweitige rectale Ernährung in Anwendung kommen. Bei frischen »rheumatischen« Tetanien haben sich Diaphorese und Natr. salicyl., bei Suppressio mensium reizende Fussbäder und locale Blutentziehungen von Nutzen erwiesen. Die von Trousseau empfohlene Venaesection wird wohl heutzutage kaum noch in Anwendung kommen, eher noch die ebenfalls von Trousseau gerühmte Application blutiger Schröpfköpfe längs der Wirbelsäule. Der Indicatio morbi entsprechend, kommen die verschiedenen Narcotica und Nervina (Morphium, Opium, Belladonna, Chloralhydrat, Arsenik, Zinc. oxyd. etc.) vielfach in Betracht. In zwei längere Zeit hartnäckig den verschiedensten Mitteln trotzenden Fällen sah Berger den Krampf dauernd aufhören nach 4, respective 7 Injectionen von Curare. Das Bromkalium, selbst in grösseren Dosen, ist gewöhnlich ohne Einfluss, ebenso andere Brompräparate und die Inhalation des Bromäthyls. Crisolle will von der Anwendung der Chloroformnarkose gute Erfolge gesehen haben; andere empfehlen das Chloroform theils innerlich, theils in Form von Umschlägen äusserlich auf die befallenen Glieder (Aran). Hasse hat auch von localer Anwendung fliegender Vesicantien Nutzen gesehen. »Schmerzstillende« Einreibungen während langanhaltender Anfälle, Aetherirrigationen auf die Wirbelsäule und local, können hier und da wenigstens Linderung herbeiführen. Der Elektricität, besonders dem galvanischen Strome, werden günstige Erfolge nachgerühmt (Stich, Erb, Eisenlohr u. a.): aufsteigende stabile Ströme in den befallenen Nerven, aufsteigende Rückenmarksnervenströme, stabile Application der Anode theils auf die Hals-, respective Lendenwirbelsäule, theils auf die peripherischen Nervenstämme (Kathode am Sternum, Ein- und Ausschleichen des Stromes). Laue Bäder, hydrotherapeutische Proceduren (Weiss sah in einem Falle von der Application eines Eisbeutels auf die Halswirbelsäule während des Anfalles eine günstige Wirkung; andere Kranke rühmen dagegen den palliativen Nutzen localer Wärmeanwendung) werden eventuell ebenfalls zu versuchen sein. In jedem Falle sind körperliche und geistige Ruhe, ein geeignetes, meist tonisirendes, diätetisches Verhalten und Vermeidung aller in Betracht kommenden Gelegenheitsanlässe dringend geboten.

Literatur (mit 1872 beginnend, die ältere vergl. bei Erb in v. Ziemssen's Spec. Path. und Therap. 1., 2. Aufl. 1876, XII): Kussmaul, Berliner klin. Wochenschr. 1872, Nr. 37. — Bauer, Ibid. Nr. 44. — Steatly, British med. journ. 31. August 1872. — Handfield Jones, Med. press and circular. 16. October 1872. — Wilks, Guy's hosp. reports. 1872, XVII, pag. 180. — Riegel, Arch. f. klin. Med. 1873, XII, Heft 5. — Erb, Arch. f. Psych. etc. 1873, IV, pag. 271. — Simon, Dissert. inaug. Breslau 1874. — Schultze, Berliner klin. Wochenschr. 1874, Nr. 6. — Bathelsen, Hosp. Tid. 1874, 2. R., 1. Aarg., pag. 328. — Bouchut, Gaz. des hôp. 1875, Nr. 58, pag. 458. — Haddon, British med. journ. 9. October 1875. — Quincke, Correspondenzbl. f. Schweizer Aerzte. 1875, Nr. 14, pag. 431. — Oriboe, Gaz. des hôp. 1875. — Magnan, Gaz. méd. 1876, Nr. 50, pag. 601. — Payner, Thèse. Paris 1876. — Chvostek, Wiener med. Presse. 1876, pag. 1201 ff. — Fray, Petersburger med. Wochenschr. 1876, Nr. 23. — Tocton, Thèse. Paris 1876. — Matthaita, Ibid. 1877. — Marocvriez, Arch. de phys. norm. et path. 1877, Nr. 2. — Soltmann, Gaz. des hôp. 1877, Nr. 141. — Salomonsen, Ugeskr. for Laeger. 1877, R. 3, XXIII, pag. 31. — Chvostek, Wiener med. Presse. 1878, Nr. 26 ff. — Weiss, Anzeiger der Gesellsch. der Wiener Aerzte. 1880, Nr. 16 und Volkmann's Samml. klin. Vortr. Nr. 189. — Raviloot, Gaz. des hôp. 1880, Nr. 68. — Gluzinski, Przeglad lekarski. 1880, Nr. 52. — Kjellberg, Nord. med. Arkiv. 1881, XIII, Nr. 28. — Schultze, Deutsche med. Wochenschr. 1882, Nr. 20 und 21. — Weiss, Anzeiger der Gesellsch. d. Wiener Aerzte. 1883, Nr. 3 und Centralbl. f. d. ges. Therap. Nr. 9. — Raymond, Progrès méd. 1883. Nr. 6 und 7. — Gowers, Lancet. 26. Juni 1883. — Wagner, Wiener med. Blätter. 1884, VII. Nr. 25, 30. — M. Weiss, Allg. Wiener med. Ztg. 1885, Nr. 37. — Oppler, Arch. f. klin. Med. 1887, XL, pag. 232. — Hoffmann, Neurol. Centralbl. 15. April 1887, Nr. 8. — v. Frankl-Hochwart, Centralbl. f. klin. Med. 1887, Nr. 21; Arch. f. klin. Med. 1888, XLIII, pag. 21. — v. Frankl-Hochwart, »Die Tetanie«. Berlin 1889. — H. Schlesinger, Neurol. Centralblatt. 1892, 2. — v. Jaksch, Zeitschr. f. klin. Med. XVII (Supplementheft, pag. 144—173). — v. Frankl-Hochwart, Tetanie in Nothnagel's Spec. Path. und Therap. 1897, XI; daselbst vollständige Literatur. — Berliner, Berliner klin. Wochenschr. 1897. — Stevens, Kocher, Ibid. 1898. — Gumprecht, Centralbl. f. klin. Med. 1897. — Jürgensen, Deutsches Arch. f. klin. Med. 1898. — Ast, Ibid. 1899. — Strauss und Meyer, Virchow's Archiv. CXLIV. — Albu, Berliner klin. Wochenschr. 1899, 9. — Albu, »Die Tetanie Magenkranker« in Volkmann's Samml. klin. Vorträge. Nr. 254 (September 1899). — Hans Ury, Casuistische Beiträge zur Tetanie und den anderen tonischen Krampfformen bei Magendilatationen. Deutsche med. Wochenschr. 1900.

Eulenburg.

Tetanin, s. Ptomaine, XIX, pag. 604.

Tetanus (physiologisch), s. Muskel, XVI, pag. 195.

Tetanus. Einleitung. Definition des Tetanus und frühere Anschauungen über sein Zustandekommen. Der Tetanus, Starrkrampf, als typische, scharf charakterisirte Krankheit des Menschen, stellt sich dar als ein tonischer, ununterbrochener Krampf einer Anzahl Muskelgruppen. Aus kleinen Anfängen anwachsend, schreitet dieser Krampf continuirlich weiter und breitet sich, langsamer oder schneller, über einen Theil des Körpers aus. Der Bezirk seiner Ausbreitung kann auf ein kleines Gebiet beschränkt bleiben, aber auch fast alle Muskelgruppen des Körpers umfassen (Localerscheinungen).

Diese continuirliche tonische Contraction erfährt in vorgeschritteneren Stadien meist von Zeit zu Zeit blitzartig eintretende Steigerungen in Grad und Ausdehnung, die durch irgend welche äussere Reize ausgelöst werden und einige Zeit anhalten, worauf dann wieder der alte Zustand eintritt (Allgemeinerscheinungen). Während dieser Steigerungen können auch wohl klonische Zuckungen auftreten, die aber mit dem typischen Bilde des Tetanus nichts zu thun haben.

In dieser höchst charakteristischen Form ist der Starrkrampf schon seit alter Zeit bekannt. Man sah, dass die Krankheit am häufigsten im Gefolge von gequetschten, zerrissenen, grob verunreinigten Wunden auftrat (Tetanus traumaticus) und erklärte sich meist ihren Eintritt mit einer starken mechanischen Zerrung und Reizung einer grösseren Zahl von Nervenendigungen. Besonders die Verletzung sehr sensibler Nervenbezirke, so bei Castration der Thiere oder bei Fingerverletzungen, sollte leicht Tetanus herbeiführen können. Der häufige Fund spitzer Holzsplitter, Nägel u. dergl. in sonst unbedeutenden Wunden Tetanischer wurde mit einem Eindringen dieser Gegenstände in Nervenstämme in Verbindung gebracht. Man war geneigt, auch bei dem Auftreten des Tetanus im Gefolge von Erkältungen (Tetanus rheumaticus) an Einwirkungen auf das Nervensystem zu denken. Als das Wesentliche bei dieser Nervenreizung wurde eine langdauernde Einwirkung bei erhaltener Leitungsfähigkeit der geschädigten Nerven angesehen (Ziemssen's Handbuch. 1876).

Entwicklung der Anschauungen in neuerer Zeit. Als man begann, das Auftreten verschiedener Krankheiten mit kleinsten Lebewesen in Verbindung zu bringen, gewann der Gedanke, dass es sich beim Tetanus ebenfalls um eine Infectionskrankheit handeln könne, immer mehr Anhänger.

Die erste experimentelle Begründung erhielt diese Ansicht durch die Versuche von CARLE und RATTONE 1884, denen es gelang, durch Uebertragung von Theilen der Infectionsstelle tetanischer Menschen typischen Tetanus bei Thieren zu erzeugen. Weiter fand im Jahre 1885 NICOLAIER, dass die Infectionsquelle im Boden enthalten sei. Er verimpfte Gartenerde auf Versuchsthiere und bekam dabei häufig typischen Tetanus. In solcher Erde fand er mikroskopisch regelmässig köpfchentragende Bacillen, die er auch auf künstlichen Nährböden, z. B. Blutserum, zur Vermehrung brachte, allerdings nur in Gemeinschaft mit einer grossen Zahl anderer Mikroorganismen. Dieselben Bacillen fand 1886 ROSENBACH an der Infectionsstelle von an Tetanus erkrankten und gestorbenen Menschen.

Es wurde dadurch die Annahme, in diesen charakteristischen Mikrobien die Ursache der Krankheit gefunden zu haben, immer wahrscheinlicher. Dagegen erhoben sich aber doch noch gewichtige Bedenken. Zunächst war eine Uebertragung des Tetanus von Thier zu Thier nur in beschränktem Masse gelungen. Nach wenigen Passagen erlosch die Uebertragungsfähigkeit. Ferner wurden die betreffenden Bacillen von den nachprüfenden Forschern durchaus nicht immer gefunden, und endlich fand sich regelmässig eine Menge anderer Keime. Da gelang es KITASATO im Jahre 1889, die Bacillen aus dem Wundeiter eines an Tetanus erkrankten Menschen zu isoliren und beliebig lange in Reincultur virulent fortzuzüchten. Von diesem Zeitpunkt an war es möglich, allen Einzelheiten und Eigenthümlichkeiten der Infection experimentell nachzuspüren, und es gelang in kurzer Zeit, den ganzen Infectionsmodus und Krankheitsverlauf des Tetanus so klar zu legen, wie dies bisher bei keiner anderen Krankheit geschehen konnte.

Schon von ROSENBACH war constatirt worden, dass die charakteristischen Bacillen nur im Bezirk der Infectionsstelle gefunden werden konnten. Und KITASATO beobachtete bei der Uebertragung der Bacillen in Reincultur, dass selbst grosse Mengen derselben in sehr kurzer Zeit spurlos verschwanden, oft bevor noch die Erscheinungen des Tetanus bei den Versuchsthieren zum Ausbruch gekommen waren.

Dies liess, besonders nach Analogie mit dem kurz vorher von ROUX gefundenen Diphtheriegift, als höchst wahrscheinlich erscheinen, dass es sich auch bei Tetanus um die Einwirkung eines von den Mikrobien hervorgebrachten Giftes handle. In der That rief schon 1889 KNUD FABER mit dem sterilen Filtrat von allerdings unreinen Culturen tetanische Erscheinungen bei Thieren hervor. Und KITASATO konnte bald einwandsfrei nachweisen, dass die in Reincultur gezüchteten Bacillen an die sie umgebende Flüssigkeit ein leicht lösliches Gift von bisher beispiellos heftiger Wirkung abgeben, mit dem allein alle Symptome des Tetanus bei Thieren hervorgebracht werden können.

Als Ursache des Tetanus haben wir also das Eindringen des Tetanusbacillus, das heisst des von ihm erzeugten specifischen Giftes in den Organismus anzusehen.

Tetanusbacillus. Form. Die Tetanusbacillen stellen sich nach KITASATO als schlanke, gerade Stäbchen mit abgerundeten Enden dar, die sich zu langen Fäden vereinigen können. Im Brutschrank bilden sie schnell (30 bis 48 Stunden) Sporen, welche rund und dicker als der Bacillenfaden sind und an einem Ende des Bacillus sitzen, so dass derselbe in sporenhaltigem Zustand ein stecknadelförmiges Aussehen hat. Die sporenlosen Bacillen haben deutliche, aber wenig lebhafte Eigenbewegung, die sporenhaltigen sind unbeweglich. Sie wachsen in Reincultur nach KITASATO nur bei Ausschluss des Luftsauerstoffes. Gegentheilige Beobachtungen wurden zwar aus Italien mitgetheilt, sind aber nicht allgemeiner bestätigt worden.

Die Colonien haben ein massiges dichtes Centrum, umgeben von einem feinen, nach allen Seiten gleichmässig entwickelten Strahlenkranz. Gelatine wird allmählich verflüssigt, nicht Blutserum (entgegen den Angaben TIZZONI's). Die günstigste Wachsthumstemperatur ist 36—38° C. Die Bacillen wachsen aber auch noch bei 16°, allerdings sehr langsam.

Resistenz. Vermöge ihrer Sporenbildung sind die Tetanusbacillen gegen äussere Einflüsse, Hitze, Chemikalien, Eintrocknung und anderes sehr widerstandsfähig. In Wasser, Staub etc., an Gegenständen angetrocknet, können sie sich sehr lange virulent erhalten. Ein Stück Baumast z. B., das 11 Jahre lang trocken aufbewahrt worden war, enthielt nach dieser Zeit noch infectionsfähige Tetanuskeime.

Diese Widerstandsfähigkeit ist nicht immer die gleiche, sie ist nach dem Alter und der Herkunft der Culturen kleinen Schwankungen unterworfen. Die von TIZZONI geprüften Sporen scheinen z. B. widerstandsfähiger gewesen zu sein als die KITASATO's.

Fundort der Bacillen ausserhalb des Körpers. In der Natur ist der Tetanusbacillus sehr verbreitet. Er befindet sich häufig in an organischen Substanzen reichem Boden, dem Humus, in dem er sich nach den Untersuchungen von BOMBICCI auch vermehrt. Naturgemäss ist er nicht gleichmässig im Boden vertheilt, sondern es finden sich Stellen, die sehr reich an Tetanusindividuen sind, während andere Strecken gänzlich frei gefunden werden. Solche Anhäufungsorte fallen dann oft durch ihre besondere Neigung zur Infection auf. Besonders reich an Tetanusbacillen soll die Erde in den Tropen sein. Dafür spricht auch, dass das Pfeilgift mancher wilden Stämme in der Antrocknung tetanushaltiger Erde bestehen soll.

Mit der Erde, die an Schuhen, Arbeitsgeräthen, am Futter der Thiere haften bleibt, wird der Keim in Wohnungen und Ställe verschleppt.* In dem ihrer Nahrung anklebenden Schmutz und Staub können die Thiere die Sporen aufnehmen. Da dieselben den Verdauungstractus, ohne das Thier zu schädigen, oder selbst Schaden zu leiden, passiren können, ja sich scheinbar im Darme noch vermehren, werden sie mit dem Kothe in den Ställen verstreut. In solchen Ställen häufen sich dann die Erkrankungen von Thieren, besonders Pferden, nach unbedeutenden Verletzungen der Extremitäten.

Ansiedlungs- und Wachsthumsbedingungen des Bacillus. Aus diesen Medien kann der Tetanusbacillus in den thierischen und menschlichen Organismus gelangen. Doch ist dazu die Erfüllung gewisser Bedingungen nöthig. Die unverletzte Haut und die Schleimhäute bilden einen sicheren Schutz gegen seine Ansiedlung. Erst wenn diese verletzt sind, vermag er einzudringen. Aber auch dann kann er nicht ohneweiters wachsen. Schliesst man die Mitimpfung von fertigem Gift durch Erhitzung oder Auswaschen der Culturen aus, so kann man Thieren eine grosse Menge wachsthumsfähiger und virulenter Tetanuskeime unter die Haut bringen, ohne irgend welche Erkrankung zu veranlassen. Offenbar findet der Bacillus im intacten Gewebe keinen Nährboden und geht rasch unter. VAILLARD in Gemeinschaft mit VINCENT und ROUGET haben diese Verhältnisse experimentell festgestellt und gefunden, dass es eine Anzahl anderer Mikroben giebt, die die Gewebe für die Ansiedlung der Tetanusbacillen vorbereiten. Es scheint diese Symbiose am häufigsten die Tetanusinfection zu ermöglichen, da immer eine Anzahl anderer Mikroben in Gesellschaft der Tetanusbacillen gefunden werden. Aber auch andere Schädigungen der Gewebe ermöglichen das Zustandekommen einer Infection: so Blutergüsse, Nekrosen, Einspritzung von Milchsäure, Beigabe eines Holzsplitters.

Ueber die Umgebung der Infectionsstelle wuchern die Bacillen auch dann nicht hinaus, und sie gehen nicht ins Blut über. Die Angaben, dass

* HEINZELMANN fand unter 13 verschiedenen Proben von Dielenritzenstaub 9mal Tetanusbacillen.

in den inneren Organen sich Tetanusbacillen gefunden haben, stammen aus der allerersten Zeit der Züchtungsmöglichkeit und sind später nicht mehr bestätigt worden. Die Uebertragbarkeit der Krankheit durch grosse Stücke innerer Organe beruht wohl nur auf einer Uebertragung von Gift.

Tetanusgift. Bildung. Kommt nun der Tetanusbacillus in einen ihm zusagenden Nährboden, der die zu seiner Vermehrung und zum Aufbau seiner specifischen Producte nöthigen Stoffe enthält, so beginnt er Gift zu bilden.* Diese Nährstoffe müssen nicht unbedingt Eiweissstoffe sein. Uschinsky hat gezeigt, dass der Tetanusbacillus auf völlig eiweissfreien, in ihrer Zusammensetzung genau bekannten Nährlösungen zu wachsen vermag. Immerhin sind da seine Lebensäusserungen, besonders die Energie der Giftbildung, sehr kümmerliche. Andererseits scheinen auch wieder zu complicirte Verbindungen ihm nicht besonders zuzusagen und sind seine Ansprüche an den Nährboden jedenfalls keine besonders grossen.

Das Gift, das offenbar im Körper des Bacillus gebildet wird, tritt zum grössten Theil ausserordentlich rasch, im Gegensatz zu anderen Bakteriengiften, aus dem Mikrobienkörper in die flüssige Umgebung über und kann im Filtrat der Culturen schon nach einem Wachsthum von wenigen Tagen in reichlicher Menge nachgewiesen werden.

Die Wirksamkeit des Giftes ist eine erstaunliche. Kitasato besass bereits Culturen, von denen 0,000005 Ccm. eine weisse Maus tödtete. Und durch Concentration bringt man es sehr leicht auf Trockenpulver von 0,0000001 Grm. Minimaldosis für eine Maus. Das wäre, auf den Menschen von 60 Kgrm. Gewicht berechnet, eine gleiche Empfindlichkeit vorausgesetzt, 0,0003 Grm. einer unreinen Substanz, von der wahrscheinlich der allergrösste Theil nichts mit der Giftwirkung zu thun hat.

Chemische und physikalische Eigenschaften. Das Gift ist seiner chemischen Natur nach unbekannt, da es bisher nicht von den übrigen Stoffen der Culturlösungen abgetrennt werden konnte. Die früher von Brieger für das specifische Gift des Tetanus angesprochenen, chemisch definirten Körper, das Tetanin und Tetanotoxin, gaben bei den Versuchsthieren ein dem Tetanus nicht entsprechendes Krankheitsbild und haben nichts mit dieser Krankheit zu thun. Und auch die neueren Bestrebungen in dieser Richtung, an denen sich besonders wieder Brieger betheiligte, haben bis jetzt noch nicht zu einem endgiltigen Resultat geführt.

Dagegen haben bereits Knud Faber, Tizzoni und besonders Kitasato über das Verhalten des Giftes gegenüber physikalischen und chemischen Einflüssen eine grosse Reihe von Erfahrungen gesammelt. Und diese wurden seitdem noch bedeutend erweitert und vervollständigt. Das Ergebnis dieser Forschungen war vor allem, dass das Tetanusgift ausserordentlich leicht veränderlich ist.

Verlauf der Intoxication bei Thieren. Führt man nun eine gewisse Menge einer Reincultur einem Versuchsthier — Kaninchen, weisse Maus, Meerschweinchen — unter die Haut ein, so erkrankt das Thier an typischem Tetanus. Es handelt sich dabei, ob man die lebenden Bacillen entfernt oder nicht, immer um eine reine Intoxication. Die Bacillen vermehren

---

* Einige Autoren sind der Ansicht, dass das eigentliche, Tetanus erzeugende Gift nicht vom Bacillus gebildet werde. Dieser producire nur eine fermentartig wirkende Substanz, die dann im Organismus die Giftbildung veranlasse. Mit der Zeit, die diese Bildung brauche, erklären sie die Incubation. Das im Körper gebildete Gift rufe auch Tetanuserscheinungen hervor bei anderen Organismen, aber ohne Incubation. (Vincenzi, V. Congress der italienischen Gesellsch. f. innere Med. 1892. Ref. in Münchener med. Wochenschrift. 1892, pag. 878; Courmont und Doyon, Semaine méd. Juli 1893; Buschke und Oergel, Deutsche med. Wochenschr. Nr. 7.) Diese letztere Beobachtung wurde jedoch nicht bestätigt. (Brunner, Deutsche med. Wochenschr. 1894, Nr. 6; Uschinsky, Centralbl. f. Bakteriologie. 1893, XIV. Nr. 10.)

sich nicht, verschwinden im Gegentheil, wie oben bereits bemerkt, ziemlich rasch spurlos aus dem Organismus, und das Gift ist genau ebenso scharf zu dosiren, wie nach Filtration der Cultur.

Je nach der Menge des Giftes und der Empfindlichkeit der Thiergattung ist der Verlauf und Ausgang der Krankheit ein verschiedener. Charakteristisch ist, dass auch bei den stärksten Giftdosen dem Ausbruch der Erscheinungen ein Incubationsstadium vorausgeht. Nach KITASATO dauert dasselbe mindestens 5 Stunden. Dasselbe ist je nach der Höhe der Dosis grösser oder kleiner. Eine längere Incubation wie vier Tage bei Mäusen und Meerschweinchen nach Gifteinführung konnte von KITASATO nicht beobachtet werden. Waren bis dahin noch keine Erscheinungen aufgetreten, so blieben die Thiere überhaupt gesund.

Je grösser die Dosis ist, desto rascher treten die Erscheinungen auf, so dass direct aus der Dauer der Incubation ein ungefährer Schluss auf die Grösse der angewandten Giftdosis gemacht werden kann. Dies ist nicht annähernd so scharf möglich bei der Infection.

Ganz fehlt also die Incubation nie. Gegentheilige Angaben hielten, wie bereits bemerkt, der Nachprüfung nicht Stand.

Bei den gewöhnlichen Laboratoriumsthieren treten bei subcutaner Application des Giftes nach Ablauf der Incubation die ersten Erscheinungen in der Nachbarschaft der Einführungsstelle auf. Von da breiten sie sich, je nach der Grösse der Dosis, schneller oder langsamer aus, zunächst local. Nach einiger Zeit beginnen sie allgemein zu werden, d. h., es treten von Zeit zu Zeit die blitzartigen Steigerungen der Erscheinungen in Form allgemeiner tonischer Krämpfe ein.

Der Process kann bei sehr hohen Dosen vom Beginn der Erscheinungen bis zum Tod in wenigen Stunden verlaufen. Dann sind natürlich die einzelnen Phasen wenig ausgeprägt. Andererseits kann er sich bei kleinen Dosen tagelang hinziehen. Länger wie 3—4 Tage bleiben weisse Mäuse und Meerschweinchen gewöhnlich nicht am Leben; überstehen sie diese Frist, so tritt der Tod meist überhaupt nicht mehr ein.

Der Verlauf der Vergiftung ist ein ungemein charakteristischer und kann wohl kaum mit irgend etwas anderem verwechselt werden. Spritzt man einer weissen Maus subcutan in die Gegend der rechten Schenkelbeuge eine sicher tödtliche, aber nicht viel grössere Giftdosis ein, so dauert das Incubationsstadium, während dessen man an dem Thiere keine Veränderung bemerken kann, etwa 24 Stunden. Dann beginnt die Maus den rechten Hinterfuss etwas nachzuschleppen, der Gebrauch desselben wird »ruderförmig«, zugleich kann man, besonders bei Erheben des Thieres beim Schwanz, eine leichte Verkrümmung der Wirbelsäule constatiren. Allmählich treten die localen Erscheinungen deutlicher hervor und breiten sich in der Umgebung aus. Im Laufe des zweiten Tages nach Beginn der Erscheinungen tritt das allgemeine Stadium ein. Der Anfang dieses Stadiums ist meist zuerst an dem Anziehen der Ohren gegen den Kopf zu constatiren. Jetzt treten die allgemeinen Anfälle auf. Man kann dieselben durch Erschütterung des Glases, in dem die Maus sitzt, in vorgeschrittenem Stadium schon durch Geräusche, die die Maus erschrecken, auslösen. Am besten treten sie ein, wenn man die Maus auf den Rücken legt. Dann wird blitzartig der ganze Körper völlig starr. Beide Hinterextremitäten werden ad maximum gestreckt, die Zehen gespreizt, die Vorderextremitäten krampfhaft angezogen. Die Ohren sind fest an den Kopf gelegt, die Augen geschlossen, die Zähne zusammengepresst und meist die Unterlippe herabgezogen. Die Athmung ist mühsam und langsam, oft setzt sie völlig aus. Nach 5—10 Secunden lösen sich allmählich die Krämpfe und machen einer theilweisen Erschlaffung Platz, ohne dass jedoch die localen Symptome verschwinden würden.

Ruft man diese allgemeinen Krämpfe häufig hintereinander hervor, so tritt ein Zustand der Erschlaffung ein, in dem selbst eine starke Reizung keinen Krampf mehr auslöst.

Der Tod tritt sehr oft in einem allgemeinen Anfall ein, jedoch können die Mäuse auch stundenlang ohne sichtbare Athmung im Anfall liegen, ohne zu sterben. Andererseits kann der Tod auch ganz plötzlich ohne sichtbare Steigerung der Erscheinungen eintreten. Das ist besonders der Fall bei sehr hohen Giftdosen, bei welchen von Beginn der Erscheinungen an der Process in wenigen Stunden zum Tode führt und es gar nicht zur Entwicklung von Anfällen zu kommen braucht.

Giebt man dagegen eine Dosis, die unter der tödtlichen Menge liegt, so treten die localen Erscheinungen wohl auch zutage und können sehr hohe Grade erreichen, die allgemeinen Erscheinungen entwickeln sich jedoch nur schwach oder bleiben ganz aus. In solchen Fällen pflegt das Fortschreiten des Processes am 3. oder 4. Tag Halt zu machen und die etwa schon bestehenden Allgemeinsymptome nehmen bald ab. Dafür aber nehmen die bereits vorhandenen localen Contracturen noch erheblich zu. Die Wirbelsäule kann so verkrümmt werden, dass die Schnauze den Schwanz berührt. Der rechte Hinterfuss ist ad maximum gestreckt und die Pfote mit der Innenfläche nach oben gedreht. Die Maus kann sich nicht mehr aufrecht erhalten, sondern liegt auf dem Rücken. Alle anderen drei Extremitäten können dabei völlig frei bleiben. Auch ist es nicht möglich, in diesem chronischen Stadium eine Steigerung oder Verallgemeinerung der Erscheinungen hervorzurufen. In diesem Zustand können die Mäuse wochenlang verharren, bis allmählich eine Lösung der Krämpfe eintritt, die nach Monaten mit völliger Restitutio ad integrum enden kann. Oft aber treten, offenbar infolge gestörter Circulation, an dem gestreckten Fuss oder am Schwanz Nekrotisirungen auf, die mit Demarcation eines Theiles des Schwanzes oder der Pfote enden.

Durch geeignete Dosirung des Giftes kann man nun willkürlich die verschiedensten Grade der Erkrankung hervorrufen. So gelingt es manchmal auch, wenn die Dosis sehr nahe der tödtlichen liegt, ein Krankheitsbild hervorzurufen, bei dem die Allgemeinerscheinungen bis zu einem höchst bedrohlichen Grad zunehmen und doch nach 8—10 Tagen Stillstand und allmählich völlige Genesung eintritt.

Anders verläuft der Tetanus, wenn man das Gift nicht an eine Stelle des Unterhautbindegewebes, sondern anderswohin bringt. Besonders lehrreich ist die Injection in die Blutbahn, da sie den Gegensatz zum localisirten Tetanus zeigt:

Es geht auch hier stets eine Incubationsperiode dem Beginn der Erscheinungen voraus, dann aber kommt es zu einem plötzlichen allgemeinen Ausbruch, die Höhe des Krankheitsbildes ist sehr rasch erreicht und der Tod tritt viel schneller ein als bei der analogen subcutanen Application.

Vom Verdauungscanal aus ist das Gift völlig unschädlich.

Ueber das Verhalten der Temperatur, Athmung etc. beim experimentellen Tetanus ist wenig zu sagen. Die Temperatur bleibt meist normal, die Athmung ist, besonders nach einem Anfall, beschleunigt.

Mit dem Tode tritt eine völlige Erschlaffung der contrahirten Musculatur ein, die aber oft nur sehr kurze Zeit dauert, da die Todtenstarre sehr bald eintritt.

Abweichender Verlauf des Tetanus bei Pferd und Esel. Anders verläuft die Intoxication bei einer Anzahl anderer Thiere, so beim Pferd und Esel. Hier treten die ersten Erscheinungen nicht local an der Einführungsstelle auf, sondern zuerst an der Nickhaut des Auges und an den Hebern des Schwanzes. Erst dann werden andere Muskelgruppen ergriffen. Die charakteristischen Erscheinungen selbst gleichen ganz den an kleinen Thieren beobachteten. Die ätiologische Zusammengehörigkeit des Tetanus dieser Thiere mit dem der Laboratoriumsthiere hat KITT bereits 1890 experimentell nachgewiesen.

Verlauf der Infection. Erregt man die Krankheit bei den Thieren, statt durch Einführung fertigen Giftes, durch Einbringung lebender Infectionserreger, denen man Gelegenheit zum Wachsthum giebt, z. B. durch an Holzsplitter angetrocknete Sporen, deren freies Gift durch Hitze zerstört ist, so ist im allgemeinen der Verlauf der Krankheit genau derselbe. Nur kann das Incubationsstadium verhältnismässig länger dauern, da ja die Bacillen erst auswachsen müssen. Dieses Auswachsen ist den verschiedensten Zufälligkeiten ausgesetzt, weshalb aus der Incubationsdauer nicht ohneweiters auf die Menge des wirklich zur Geltung kommenden Giftes und damit der Schwere des Falles geschlossen werden kann.

Pathologisch-anatomischer Befund. Sowohl bei Intoxication als bei Infection ist der pathologisch-anatomische Befund, wenigstens bei nicht allzu langsam verlaufenden Fällen, ein rein negativer. Die unbedeutenden localen Veränderungen, die meist bei Infection vorhanden sind, sind jedenfalls belanglos und auf die Wucherung der Mikrobien, vor allem der Begleiter der Tetanusbacillen, zurückzuführen.

Physiologische Wirkungsweise des Giftes auf den Körper. Localisation im Körper. Um so eifriger suchte man der physiologischen Localisation des Giftes auf die Spur zu kommen. Die Forscher, die sich damit beschäftigt haben, sind darin einig, dass das Gift direct in Verbindung tritt mit nervösen Elementen. Während aber der eine Theil diese Nervenelemente nur peripher sucht, glaubt der andere Theil den Angriff des Giftes allein ins Rückenmark verlegen zu müssen. Die Unterschiede, die sich dabei in den Experimenten selbst ergeben haben, sind wohl auf verschieden starke Dosirung des Giftes zurückzuführen. Andere wieder, so BRUNNER und GOLDSCHEIDER, vertreten die Möglichkeit einer Doppelwirkung, peripher und central. Diese letztere Ansicht findet noch eine Stütze durch die eigenthümliche Vertheilungsweise des Giftes im Körper, über die man allerdings noch ziemlich unklar ist.

Schon sehr bald wurde das Gift im Blut und in anderen Säften kranker Thiere nachgewiesen. Von da tritt es auch in den Urin über. In einer grossen Zahl von Fällen, bei Mensch und Thier, war es aber nicht möglich, das Gift nachzuweisen. Untersucht man nun quantitativ genauer, so findet man, dass das Gift durchaus nicht gleichmässig im Körper sich vertheilt. Subcutan eingespritzt kommt nur ein ganz kleiner Theil des Giftes im Blut zum Vorschein. Wahrscheinlich ist, je nach dem Ort der ersten Einwirkung und den Resorptionsverhältnissen dieses Orts und besonders nach der Thierart, diese Menge sehr verschieden. Genauere Forschungen in dieser Beziehung werden vielleicht den Unterschied in Local- und Allgemeinwirkung und Verschiedenheiten im Verlauf der Krankheit dem Verständniss näher bringen.

Wichtig erscheint dies besonders gegenüber der Thatsache, dass, wie oben erwähnt, die dem Tetanusgift überhaupt zugänglichen Nervenelemente bei einzelnen Thierarten, dem Pferd, dem Esel und auch bei dem Menschen erhebliche Unterschiede in der Empfindlichkeit zeigen, während dies bei unseren Laboratoriumsthieren nicht der Fall zu sein scheint. BRUNNER theilt mit Recht die Organismen in zwei Gruppen, je nachdem alle in Betracht kommenden Nervenelemente gleich empfindlich gegen das Tetanusgift zu sein scheinen, oder einzelne Theile desselben Individuums viel leichter reagiren als andere. Zusammen mit der ungleichmässigen Vertheilung des Giftes im Körper erscheint diese Beobachtung wohl geeignet, manche Eigenthümlichkeiten im Verlaufe des menschlichen Tetanus klarer zu machen.

Empfindlichkeitsunterschiede und -Veränderungen. Auch bei den gleichmässig reagirenden Organismen ist wieder ein grosser Unterschied in der Empfindlichkeitsstärke je nach der Zugehörigkeit zu einer Thierart zu constatiren. Das Huhn z. B. ist fast völlig unempfindlich gegen das Tetanusgift. Wenig empfindlich scheint auch der Hund zu sein. Mehr empfindlich ist das Kaninchen, die weisse Ratte. Zu den empfindlichsten Thieren gehören die weisse Maus, die Ziege, vor allem das Meerschweinchen und das Pferd. Man misst bekanntlich die Empfindlichkeit einer Thiergattung, indem man an einer Reihe von Thieren die zur sicheren Herbeiführung des Todes nöthige Giftmenge bestimmt, die sicher tödtliche Maximaldosis. Die Applicationsweise muss allerdings ein und dieselbe sein, und man wählt dazu gewöhnlich die subcutane Injection.

Dabei zeigt sich nun, dass diese Dosis bei einer und derselben Thierart, normale Thiere vorausgesetzt, sehr geringen individuellen Schwankungen unterliegt, wenn man das Körpergewicht in Rechnung zieht, dass dagegen bei den verschiedenen Thierarten die Unterschiede sehr erheblich sind. So ergiebt sich, dass, wenn man 1 Grm. Meerschweinchenkörpergewicht mit einer Gifteinheit tödten kann, man zu 1 Grm. Mäusegewicht etwa 6 Einheiten und zu 1 Grm. Kaninchengewicht 1000 Einheiten nöthig hat. Mit anderen Worten, das Meerschweinchen ist tausendmal empfindlicher wie das Kaninchen. Das Verhältniss der krankmachenden Giftdosen ist allerdings ein anderes, da die Empfindlichkeitsbreite, d. h. der Unterschied der Mengen, die das Thier tödten und es gerade noch krank machen, beim Kaninchen viel grösser zu sein scheint. Diese Empfindlichkeit des einzelnen Individuums selbst ist aber keine unter allen Umständen feststehende und kann willkürlich beeinflusst werden. So hat Roux gezeigt, dass die Empfindlichkeit steigt bei Thieren, welche unter dem Einfluss anderer Schädigungen stehen. Auch durch allzu häufige Einführung kleiner Mengen des Tetanusgiftes selbst wird die Empfindlichkeit erhöht. Andererseits wird die Empfindlichkeit durch rationelle Einführung des Giftes herabgesetzt, die Thiere werden immun. Dieser Zustand ist kein absoluter, sondern immer nur ein relativer, einer gewissen Giftmenge gegenüber.

Behring hat zuerst bei Diphtherie und Tetanus nachgewiesen, dass dabei ein Stoff sich allmählich im Blut anhäuft, der imstande ist, die schädlichen Eigenschaften des Giftes aufzuheben. Ueber diese wichtigsten Ergebnisse der Immunitätsforschung muss, wenn auch ein grosser Theil am Tetanus gefunden wurde, auf eine andere Stelle verwiesen werden.

Tetanus beim Menschen. Aetiologie. Nach diesen experimentellen Thatsachen ist es ausser Zweifel, dass die Ursache der Tetanuserkrankung beim Menschen in dem Tetanusbacillus und seinen Lebensäusserungen zu suchen ist.

Die Möglichkeit der Aufnahme fertigen Tetanusgiftes allein in genügender Menge ist, wenn sie auch bei der kolossalen Wirksamkeit des Gifts theoretisch zugegeben werden muss, praktisch wohl von geringer Bedeutung. Es gehört demnach zum Zustandekommen der Erkrankung die Anwesenheit des Tetanusbacillus in virulentem Zustand, die Möglichkeit für denselben, durch eine Continuitätstrennung, eine Wunde, die schützende Haut zu passiren, in der Wunde die Verhältnisse zur Ansiedlung zu finden und wenigstens während kurzer Zeit zu wachsen.

Disposition. Der Tetanusbacillus und die zu seiner Ansiedlung nöthigen Componenten finden sich in der Erde, im Thierkoth und an den damit beschmutzten Gegenständen. Alle Personen, die mit diesen Dingen viel in Berührung kommen, sind daher besonders zur Tetanuserkrankung disponirt. Weiter disponirt die Berührung dieser Dinge mit unbedeckten Theilen der Haut, den Händen, blossen Armen, Knien, Füssen und die Möglichkeit, sich häufig an diesen Theilen unbedeutende, leicht vernachlässigte Verletzungen zuzuziehen. Daraus ergiebt sich von selbst das häufige Vorkommen des Tetanus bei Gartenarbeitern, Pferdewärtern, Scheuerfrauen, ebenso die Neigung von Finger- und Handverletzungen, Tetanuserkrankung im Gefolge zu haben.*

Weiter disponiren, theils wegen der häufigen Verunreinigung mit Erdpartikelchen und der Schwierigkeit der Reinigung, theils wegen der für die Bacillen vortheilhaften Wachsthumsbedingungen, stark gequetschte, zerrissene Wunden, Nekrotisirungen, Erfrierungen der Extremitäten, starke Blutgerinnsel, complicirte Fracturen, Wunden im Kriege. Hierher ist auch die Neigung zum Tetanus bei Wöchnerinnen und Neugeborenen, die in ärmlichen, schmutzigen Verhältnissen sich befinden, zu rechnen.

Auf schmutzige Behandung, Mangel an Bedeckung der Haut sowohl, als auch grosse Verbreitung der Mikrobien ist die Beobachtung zurückzuführen, dass eine ganze Menschenrasse, die Neger, in ihrer Heimat für Tetanus besonders disponirt zu sein scheinen.

Infectionspforte. In den meisten Fällen ist die Einwanderungspforte der Bacillen leicht zu finden und durch den mikroskopischen oder culturellen Nachweis derselben festzustellen. Es ist so bei allen Fällen von Tetanus traumaticus. In einer kleineren Anzahl von Fällen aber kann sie auch verborgen bleiben, es sind das die Fälle, die man früher als Tetanus idiopathicus und rheumaticus** bezeichnet hat. Durch genaue Untersuchung wird auch bei diesen Fällen oft noch der Gang der Infection aufgeklärt werden können. Dass es nicht immer leicht ist, zeigen einige genauer beschriebene Fälle. So wollen Carbone und Perrero Tetanusbacillen im Bronchialschleim eines an Tetanus Gestorbenen nachgewiesen haben. Kitasato fand tief in der Planta pedis eines Tetanustodten einen infectiösen Splitter, der äusserlich absolut keine Erscheinungen gemacht hatte. In Fällen, wo es gar nicht möglich ist, die Infectionspforte nachzuweisen, bleibt immer die Möglichkeit noch offen, dass der Wachsthumsprocess der Bakterien ein kurzer und beim Ausbruch der Krankheit bereits abgelaufen war. Dafür spricht auch, dass diese Fälle meist sehr mild verlaufen.

Nachweis der Bacillen durch Züchtung. Der Nachweis der Bacillen kann zunächst mikroskopisch erfolgen und wird sichergestellt durch Züchtung der Bakterien. Als rationellste Art des Nachweises muss auch heute noch die Züchtungsmethode von Kitasato gelten.

Derselbe kam zu seinen ersten positiven Resultaten dadurch, dass er das verdächtige Material der Infectionsstelle, Eiter, Holzsplitter und dergleichen, weissen Mäusen unter die Haut brachte. Wenn diese unter tetanischen Erscheinungen gestorben waren, fand er an deren Infectionsstelle wiederum Eiter, in dem sich die charakteristischen Mikrobien mikroskopisch leicht nachweisen liessen. Diesen Eiter breitete er auf Agarnährböden aus und liess ihn einige Zeit (30—48 Stunden) im Brütschrank stehen, bis die charakteristische Sporenbildung der Tetanusbacillen in reichem Masse zu

* Diese Neigung illustrirt eine Tabelle, welche in Ziemssen's Handbuch 1876 angeführt ist. Es fand sich danach bei Tetanus der Sitz der Infectionspforte:

an Hand und Finger	in 27,42 %
„ Ober- und Unterschenkel	„ 25,08 „
„ Füssen und Zehen	„ 22,19 „
„ Kopf, Gesicht und Hals	„ 10,99 „
„ Ober- und Unterarm	„ 8,09 „
„ Rumpf	„ 6,28 „

** Ob es sich bei diesen, dessen Entstehung früher auf eine starke Erkältung bezogen wurde, immer um ein zufälliges Hinzutreten der Erkältung handelt, oder ob manchmal diese zum Ausbruch eines sonst latent verlaufenden Tetanus durch Erhöhung der Empfindlichkeit (Koch'sche Versuche) beitragen kann, ist wohl nicht zu entscheiden.

constatiren war. Dann wurde diese Cultur ½—1 Stunde im Wasserbad auf 80° erhitzt und jetzt erst auf Nährböden für Anaerobe (Gelatine in hoher Schicht) übertragen. Hier wuchs nun der Tetanusbacillus, wenn nicht rein, so doch in so überwiegender Menge, dass die Anlegung einer Reincultur durch Ueberimpfen absolut keine Schwierigkeiten mehr bot.

Es handelt sich bei diesem Verfahren im Princip darum, zunächst die Menge der Tetanussporen zu vermehren (Mischcultur). Dann werden die anderen Bakterien durch Hitzegrade vernichtet, welche die Sporen noch überleben können. Wesentlich zum Gelingen des Verfahrens ist, dass der Tetanusbacillus schneller Sporen bildet als die meisten anderen Bakterien der Mischcultur (KITASATO), die die Fähigkeit der Sporenbildung auch besitzen. Es ist deshalb sehr wichtig, die Mischcultur bei hoher Temperatur (37—38°) und nur bis zum Eintritt der Sporulation der Tetanusbacillen, also nicht zu lange wachsen zu lassen.

Das Verfahren hat im Laufe der Zeit manche Modificationen erfahren, die dem Gutdünken des Einzelnen überlassen bleiben können. Die Grundprincipien aber müssen gewahrt bleiben, wenn man einen Erfolg haben will. So hat KITASATO selbst bereits aus dem infectiösen Material des Menschen, mit Umgehung der Thierpassage, direct gezüchtet. Es empfiehlt sich aber doch, wenigstens das Material zu theilen und beide Wege einzuschlagen. Einestheils können vielleicht manche Erdbakterienarten, die in dem ursprünglichen Material noch vorhanden waren, im Thierkörper aber nicht zu wachsen vermögen, ausgeschlossen werden durch die Thierpassage, und andererseits giebt das Eintreten der tetanischen Erscheinungen beim Thier, auch wenn die Züchtung fehlschlägt, einen Beweis für das Vorhandensein wenigstens von Tetanusgift.

Wichtiger noch als der Nachweis der Tetanusbacillen beim bereits erkrankten Menschen erscheint der Fund der Infectionsquelle in der Umgebung des Kranken, da dieser die Handhabe zu prophylaktischem Handeln geben kann. Auch hier sind schon interessante Resultate erzielt worden: So konnte HEYSE bei einem Tetanus puerperalis, bei welchem er intra vitam in den Lochien bereits Tetanusbacillen nachwies, in dem Bacillengehalt des Zimmerschmutzes den Ansteckungsherd aufdecken. Ferner fand CALJARDI Tetanusbacillen in Spinngeweben, von denen ein Theil zur Blutstillung einer Fingerwunde bei einem Knaben verwendet worden war und bei diesem Tetanus hervorgerufen hatte. So konnte auch im Staube eines Luftheizungsschachtes die Ursache zweier Tetanuserkrankungen nachgewiesen werden.

Verlauf des Tetanus beim Menschen. Der Tetanus des Menschen beginnt, wie bekannt, in den meisten Fällen nicht in der Umgebung der Verletzung, sondern in den Kaumuskeln und nimmt gewöhnlich seinen Verlauf über die Muskeln des Nackens, Rückens, Bauches nach unten. Die Arme bleiben am häufigsten frei. Die Erklärungen, die man für dieses vom Versuch an kleinen Thieren abweichende Verhalten gegeben hat, sind bereits früher besprochen worden. Sie werden gestützt durch eine grosse Zahl von Beobachtungen, die BRUNNER an Fällen von menschlichem Kopftetanus gesammelt hat. Derselbe nimmt analog früher ausgesprochener Ansichten eine für das Tetanusgift besonders empfindliche Stelle in der Medulla oblongata an. Uebrigens weist er an seinem reichen Material auch nach, dass die Fälle, in denen der Tetanus in der Gegend der inficirten Stelle beginnt, durchaus nicht so selten sind.

Der weitere Verlauf des menschlichen Tetanus ist allgemein bekannt und weist sonst keine wesentlichen Verschiedenheiten von dem bei Thieren experimentell erzeugten Tetanus auf.

Das Incubationsstadium kann sehr verschieden lang sein und lässt nicht ohne weiteres einen Schluss auf die Schwere der Erkrankung zu. Im allgemeinen kann man die Fälle mit Incubation bis zu 10 Tagen zu den schweren rechnen.

Auch die Dauer der Erkrankung kann sehr verschieden sein. Gewöhnlich tritt der Tod innerhalb der ersten fünf bis sechs Tage von Beginn der Erscheinungen ein. Jeder Tag mehr bessert die Aussicht auf Genesung erheblich. Die Symptome bleiben zunächst stehen und gehen dann ganz allmählich zurück. Doch kann der Tod auch noch viel später erfolgen.

Pathologische Anatomie. Wie bei den Thieren, ist auch beim Menschen der pathologisch-anatomische Befund meist negativ. Es sind zwar schon von ROKITANSKY und Anderen Veränderungen am Rückenmark und an den peripheren Nerven beschrieben worden und vor einiger Zeit hat wieder BONOME Beobachtungen veröffentlicht. Diese Veränderungen wurden aber von der Mehrzahl der Untersucher nicht bestätigt und sollen nicht charakteristisch für Tetanus sein. Neuerdings hat man dagegen mit Hilfe der NISSL-schen Reaction direct durch das Tetanusgift hervorgebrachte Veränderungen der Nervensubstanz an den Ganglienzellen nachweisen wollen (vergl. pag. 234).

Diagnose. Die Diagnose des Tetanus ist ausserordentlich leicht zu stellen. Meist schon die ersten Anzeichen, die Behinderung des Kauens und Sprechens, und vor allem das vollentwickelte Bild lassen kaum einen Zweifel aufkommen und genügen zur sicheren Bestimmung der Krankheit. Auch der Nachweis der Bacillen ist nach der oben beschriebenen Methode leicht zu führen und dient mehr zur wissenschaftlichen Bestätigung. Weiter hat KITASATO die Prüfung des Giftgehalts des Blutes praktisch angewandt. Man giebt einem möglichst empfindlichen Thier, also am besten einem Meerschweinchen, grosse Mengen Blut, das man womöglich schon während des Lebens durch Venäsection dem Kranken entnommen hat. Man durfte hoffen, vielleicht aus der Menge des Giftes einen prognostischen Schluss auf die Schwere des Falles machen zu können. Im allgemeinen gehören allerdings die Fälle, bei denen Gift im Blut nachgewiesen werden kann, zu den schwersten. Die nachgewiesene Menge steht aber offenbar in keiner directen Beziehung zur wirklich im Körper vorhandenen Giftmenge, wie dies zwei Fälle von STERN neben anderen zu beweisen scheinen. Jedenfalls lässt dies prognostische Hilfsmittel gerade dann, wenn es wichtig wäre, bei nicht allzu schwerer Erkrankung meist vollständig im Stich.

Prognose. Im allgemeinen ist die Prognose bei Tetanus sehr schlecht. Manche Autoren rechnen 80—90% Sterblichkeit, und wenn die Incubation unter fünf Tagen beträgt, soll kaum ein Fall durchkommen. Andere aber wieder, besonders Italiener, berechnen nur etwa 20% Sterbefälle. Es scheint fast, als ob das mit den Gegenden verschieden sei und in Italien der Tetanus milder verlaufe.

Gewöhnlich stellt man die Prognose nach der Länge der Incubationszeit. Dies ist allerdings für kurze Incubationsdauer, etwa bis zu 10 Tagen, ziemlich richtig, das heisst, der Procentsatz der Todesfälle ist bis dahin sehr gross, aber nach dieser Zeit wird die Prognose ausserordentlich unsicher. Wichtiger erscheint die Schnelligkeit des Ansteigens der Erscheinungen. Ist in kurzer Zeit, in 24—48 Stunden, das Krankheitsbild bereits ausgesprochen, so handelt es sich sicher um einen sehr schweren Fall. Ziehen sich dagegen schon die ersten Symptome mehrere Tage hin, ist die Wahrscheinlichkeit des Ueberstehens der Krankheit sehr gross.

Therapie. Diese Unsicherheit in der Prognose einer gewissen Gattung der Tetanusfälle machte von jeher die Beurtheilung des Heilerfolges irgend eines Mittels sehr schwierig. So wurde im Laufe der Zeit manches Mittel hochgepriesen und bald wieder als nutzlos aufgegeben. Es seien nur die von BACCELLI empfohlenen Carbolsäureeinspritzungen als Beispiel erwähnt. Erhalten haben sich nur die Narcotica, vor allem das Chloralhydrat. Wenn demselben auch ein bedeutender Einfluss auf die Sterblichkeitsziffer des

Tetanus kaum nachgewiesen werden kann, trägt es doch ausserordentlich zur Linderung der Beschwerden der Kranken bei. Sehr wichtig erscheint dagegen die Prophylaxe, die besonders sorgfältige Reinigung und Pflege aller, auch der kleinsten Wunden, die den Verdacht auf eine mögliche Tetanuserkrankung erwecken können. Am meisten erreicht man bei der grossen Widerstandsfähigkeit der Tetanuskeime jedenfalls mit möglichst gründlicher mechanischer Reinigung. Von bakteriologischer Seite wurde dem Silbernitrat und Jodoform ein besonders starker Einfluss auf die Tetanusbakterien zugeschrieben. Ist der Tetanus ausgebrochen, so ist jedenfalls die Entfernung des inficirenden Gegenstandes geboten. Allerdings wird man nach den heutigen Anschauungen von der Amputation ganzer Extremitäten absehen.

Je machtloser man dem ausgesprochenen Bilde des Tetanus gegenübersteht, desto grössere Erwartungen musste man der Heilserumtherapie entgegenbringen, und es wurden auch bis jetzt eine Reihe von Fällen mit Tetanusheilserum behandelt. Die allgemeine Meinung über diese Fälle geht dahin, dass dieselben noch keinen sicheren Schluss auf die Wirksamkeit der neuen Therapie für Tetanus zulassen. Einerseits werden die geheilten Fälle als zu leichte, die auch so hätten in Genesung übergehen können, von mancher Seite nicht als Heilungen anerkannt. Andererseits sind immer noch schwere Fälle, trotz Behandlung mit Heilserum, gestorben. Dazu ist zunächst zu constatiren, dass die bis jetzt beim Menschen angewandten Dosen, nach den Erfahrungen beim Thierexperiment, mit wenig Ausnahmen viel zu klein waren. Die Thierversuche beweisen andererseits mit Sicherheit, dass eine Möglichkeit der Heilung des Tetanus bei sonst sicher tödtlichem Verlaufe vorliegt, allerdings bis jetzt nur bei nicht allzu schweren, nicht allzu vorgeschrittenen Fällen und mit grossen Mengen Antitoxin. Für die Aussicht, dass damit die Erfolge der Heilserumtherapie erst in ihrem Beginne stehen, und dass mit Erhöhung des Serumwerthes der Procentsatz der durch diese Therapie vom sicheren Tode zu rettenden Menschen immer mehr zunimmt, sprechen die Erfahrungen bei der Behandlung der Diphtherie.

Literatur. 1. Tetanusbacillus: Carle und Rattone, Uebertragbarkeit. Giornale dell' R. accad. di Med. di Torino. 1884. — Nicolaier, Fund der Infectionsquelle in der Erde. Inaug.-Dissert. Göttingen 1885. — Rosenbach, Bacillen beim Menschen an der Infectionsstelle mikroskopisch nachgewiesen. Arch. f. klin. Chir. 1886, pag. 306. — Kitasato, Reinzüchtung aus Infectionsstelle, Morphologie, Widerstandsfähigkeit, Thierversuch. Zeitschr. für Hygiene. 1889, VII. — Tizzoni, Cattani und Baquis, Thierversuch. Bacillenfund im Organismus. Ziegler's Beitr. zur path. Anat. 1889, VII. — Sormani, Fütterungsversuche, Vermehrung der Bacillen im Darm. Assoc. Med. 1889, XIII; V. Congr. d. italien. Gesellsch. für innere Med. 1892, Ref. im Centralbl. f. Bakteriol. 1892, XII, pag. 600. — Pasinetti, Impftetanus bei Hunden. Rif. med. 1889. — Kitasato und Weyl, Züchtung. Zeitschr. f. Hygiene. 1890, VIII und IX. — Kitt, Impftetanus bei Pferden, Schafen etc., Verlauf. Centralbl. f. Bakteriol. 1890, VII, Nr. 10. — Sanchez Toledo und Veillon, Koth der Thiere infectiös, Bacillenfund in den Organen. Arch. de méd. expérim. 1890, II, Sér. 1, pag. 1; La Semaine méd. 1890, X, Nr. 45. — Sormani, Vom Verdauungs- und Respirationstractus Infection nicht möglich. Deutsche med. Wochenschr. 1890, Nr. 52; X. internat. Congr. in Berlin. — Tizzoni und Cattani, Widerstandsfähigkeit der Bacillen. Arch. f. experim. Path. und Pharm. 1891, XXVIII, pag. 41. — Heinzelmann, Nachweis der Bacillen im Dielenritzenstaub. Münchener med. Wochenschr. 1891, Nr. 10 und 11. — Vaillard und Vincent, Wachsthumsbedingungen im Körper. Annal. de l'institut Pasteur. 1891, Nr. 1, pag. 1. — Schwarz, Widerstandsfähigkeit in Wasser und Staub. Arch. per le scienze med. 1891, XV, pag. 121, 141. — Bombicci, Vermehrung im Boden. Ibid. 1891, XV, pag. 193. — Tosco, Verbreitung. La Rif. med. 1891, Nr. 236. — Henrijean, Widerstandsfähigkeit in an Holz angetrocknetem Zustand. Annal. de la Soc. méd. chir. de Liège. 1891, Nr. 10. — Vaillard und Rouget, Wachsthumsbedingungen im Körper. Annal. de l'institut Pasteur. 1892, Nr. 6, pag. 385. — Le Dantec, Tetanussporen als Pfeilgift. Ibid. 1892, Nr. 12, pag. 851. — Belfanti, Aerobes Wachsthum. Centralbl. f. Bakteriol. 1889, VI; Arch. per le scienze med. 1892, XVI, pag. 375. — Vincenzi, Morphologie. La Rif. med. 1893, Nr. 35; Ref. im Centralbl. f. Bakteriol. XIV, pag. 149. — Klipstein, Wachsthumsbedingungen im Körper. (Gegen Vaillard.) Hygienische Rundschau. 1893, Nr. 1. — Vaillard und Rouget (gegen Klipstein), Annal. de l'Institut Pasteur. 1893, Nr. 11, pag. 755. — Sanfelice, Züchtung auf gifthaltigem Nährboden. Zeitschr. f. Hygiene. 1893, XIV. — Uschinsky, Wachsthum auf eiweissfreiem Nährboden. Centralbl. f. Bakteriol. 1893,

XIV, Nr. 10. — Rossi, Aerobes Wachsthum. La Rif. med. 1894, pag. 651. — Carbone und Perrero, Aerobes Wachsthum. Centralbl. f. Bakteriol. XVIII, Nr. 7.

II. Tetanusgift. 1. Chemische und physikalische Eigenschaften, Intoxicationsverlauf: Knud Faber, Giftnachweis im Filtrat unreiner Culturen. Abschwächung durch Hitze. Berliner klin. Wochenschr. 1890, Nr. 31, pag. 717. — Brieger und Fraenkel, Toxalbumine, Alkoholfällung. Ebenda. 1890, Nr. 11 und 12. — Kitasato und Weyl, Zeitschr. f. Hygiene. 1890, VIII. — Tizzoni und Cattani, Chemische Eigenschaften des Giftes. Centralblatt f. Bakteriol. 1890, VIII, pag. 69. — Kitasato, Giftgewinnung, Thierversuche, chemische und physikalische Eigenschaften, Immunisirung. Zeitschr. f. Hygiene. 1891, X, pag. 267. — Tizzoni und Cattani, Chemische und physikalische Eigenschaften des Giftes. Fällung mit Alkohol, Ammonsulfat. Arch. f. experim. Path. und Pharm. 1890, XXVII. — Vaillard und Vincent, Chemische Eigenschaften. Annal. de l'Institut Pasteur. 1891, Nr. 1; Semaine méd. 1890, pag. 425. — Immerwahr, Toxalbumine aus den Organen. Deutsche med. Wochenschr. 1891, Nr. 30. — Vincenzi, Gift wird im Verdauungscanal zerstört. Arch. per le science med. 1892, XVI, pag. 341. — Fermi und Celli, Verschiedene Einflüsse auf das Gift. Centralbl. f. Bakteriol. 1892, XII, Nr. 18; Gazz. degli ospedali. 1893. — Brieger und Cohn, Chemische Eigenschaften. Zeitschr. f. Hygiene. 1893, XV, Heft 1. — Buchner, Trockengift. Münchener med. Wochenschr. 1893, Nr. 24 und 25. — Trevisan, Glycerin als Conservirung von Tetanusmaterial. Ref. im Centralbl. f. Bakteriol. 1893, XIII, pag. 631. — Fermi und Pernossi, Umfassende Zusammenstellung der verschiedensten Einflüsse auf das Gift. Zeitschr. f. Hygiene. 1894, XVI. — Harnack und Hochheim, Toxikologisches Krankheitsbild. Zeitschr. f. klin. Med. 1894, XXV. — Brieger, Chemische Eigenschaften, Reinigung. Zeitschr. f. Hygiene. 1895, XIX, pag. 101. — Brieger und Boer, Doppelverbindung des Giftes mit Metallen. Ebenda. 1895, XXI, pag. 267. — 2. Physiologische Wirkung des Giftes: Vaillard und Vincent, Physiologische Experimente. Annal. de l'Institut Pasteur. 1891, Nr. 1. — Brunner, Physiologische Experimente. Bruns' Beitr. z. klin. Chir. April 1892, IX; Berliner klin. Wochenschrift. 1891, Nr. 37. — Autokratow, Physiologische Experimente. Arch. de méd. expérim. September 1892. — Vincenzi, Tetanusgift entsteht erst im kranken Organismus durch fermentartige Wirkung. Auftreten im Blut bereits Heilvorgang. Arch. per le science med. 1892, XVI, pag. 341; Ref. in Münchener med. Wochenschr. 1892, pag. 878. — Courmont und Doyon, Physiologische Experimente. Société de biol. December 1892; Semaine méd. September 1892; Arch. de méd. expérim. Januar 1893. — Buschke und Oergel, Gift ohne Incubation. Deutsche med. Wochenschr. 1893, Nr. 7. — Courmont und Doyon, Ebenfalls Gift ohne Incubation. Semaine méd. Juli 1893. — Uschinsky, Gegen die Vorhergehenden. Centralbl. f. Bakteriol. 1893, XIV, Nr. 10. — Brunner, Ebenfalls Gift ohne Incubation nicht gefunden. Deutsche med. Wochenschr. 1894, Nr. 5, pag. 100. — Goldscheider, Physiologische Experimente. Zeitschrift f. klin. Med. 1894, XXVI; Fortschr. d. Med. 1895. — Gumprecht, Physiologische Experimente. Pflüger's Archiv. 1894. LIX; Deutsche med. Wochenschr. 1894, pag. 546. Kritik der Arbeiten Anderer. Deutsche med. Wochenschr. 1895, pag. 693. — Goldscheider, Kritik der obigen Arbeit. Ebenda. 1895, pag. 735. — 3. Vertheilung des Giftes im Thierkörper und Ausscheidung: Behring und Kitasato, Gift im Pleuraexsudat und Blut bei Kaninchen. Deutsche med. Wochenschr. 1890, Nr. 49. — Bruschettini, Gift im Blut, Centralnervensystem, Nierensubstanz sehr toxisch. La Rif. med. 1890, Nr 225. — Camara Pestana, Gift in den thierischen Organen. Le bull. méd. 1891, Nr. 53. — Kartulis, Gift im Blut und Urin nur bei starker Intoxication nachweisbar. Inaug.-Dissert. Berlin 1893. — Quadu, Vertheilung des Giftes im Körper nicht gleichmässig. La Rif. med. 1894, Nr. 241. — Knorr, Nur ein kleiner Theil des eingespritzten Giftes erscheint im Blut. Habilitationsschr. Marburg 1895. — 4. Empfindlichkeit der Thiere gegen das Gift. Ausser einer grossen Zahl verstreuter Angaben: Kitasato, Grosse Zahl von Thieren empfänglich. Genauer Meerschweinchen, weisse Mäuse, Kaninchen, Huhn unempfindlich. Zeitschr. f. Hygiene. 1889, VII. — Tizzoni, Cattani und Baquis, Ebenso grosse Anzahl von Thieren. Photographien von kranken Thieren. Ziegler's Beitr. z. path. Anat. 1889, VII. — Wladimiroff, Empfindlichkeitsscala für die zu Laboratoriums- und Immunisirungszwecken gebräuchlichsten Thiere. Zeitschr. f. Hygiene. 1893, XV, pag. 405. — Knorr, Schwanken der Empfindlichkeit. Habilitationsschrift. Marburg 1895. — 5. Heilungsversuche bei Thieren: Behring und Kitasato, Heilung bei Intoxication der Mäuse. Deutsche med. Wochenschr. 1890, Nr. 49. — Tizzoni und Cattani, Heilung von weissen Ratten bei Intoxication. La Rif. med. 1891, Nr. 183. — Behring und Frank, Schwierigkeit der Heilung im Verhältniss zur Immunisirung. Deutsche med. Wochenschr. 1892, Nr. 16. — Kitasato, Heilung von weissen Mäusen und Meerschweinchen bei Infection. Zeitschr. f. Hygiene. 1892, XII, pag. 256. — Behring und Casper, Heilwirkungen bei grossen Thieren. Die Blutserumtherapie II. Leipzig 1892, Thieme. — Behring und Knorr, Heilung von weissen Mäusen bei Intoxication, Bestimmung des Unterschiedes zwischen Immunisirung und Heilung. Zeitschr. f. Hygiene. 1893, XIII. — Roux und Vaillard, Unmöglichkeit der Heilung von Meerschweinchen, Mäusen und Kaninchen bei Infection. Annal. de l'Institut Pasteur. 1893, Nr. 2. — Tizzoni und Cattani, Heilung theilweise gelungen. Berliner klin. Wochenschr. 1893, Nr. 50, 51 und 52. — Brieger und Cohn, Heilung bei Intoxication möglich, nicht bei Infection. Zeitschr. f. Hygiene. XV, pag. 189. — Baum, Heilung bei Infection nicht möglich (Meerschweinchen). Ebenda. 1895, XIX. — Knorr, Heilung bei Infection möglich (Meerschweinchen). Habilitationsschrift. Marburg 1895.

III. Tetanus des Menschen. 1. Nachweis der Bacillen; 2. des Giftes im Körper; 3. anatomischer Befund; 4. Statistik. — 1. Kitasato, Erste Reinzüchtung. Zeitschr. f. Hygiene. 1889, VII. — Chantemesse und Vidal, Bacillen im Uterus. Bull. méd. 1880, Nr. 74. — Henvers, Drei Fälle von Züchtung aus der Wunde (durch Kitasato). Verein f. innere Med. Berlin, 7. Juli 1890. — Kitasato, Einige Fälle von Züchtung. Zeitschr. f. Hygiene. 1891, X, pag. 302. — Stern, Nachweis in zwei Fällen: Puerpera und sogenanntem Tetanus rheumaticus. Deutsche med. Wochenschr. 1892, Nr. 12. — Hatew, Züchtung aus Lochialsecret und Nachweis der Bacillen in der Umgebung der Kranken. Ebenda. 1893, Nr. 14, pag. 8. — Schnitzler, Fund von Bacillen in der Wunde benachbarter Lymphdrüsen. Centralbl. f. Bakteriol. 1885, XIII, pag. 679. — Carbone und Perrero, Züchtung aus Bronchialschleim (wachsen aerob). Ebenda. XVIII, Nr. 7. — 2. Kitasato, Gift im menschlichen Blut. Zeitschr. f. Hygiene. 1891, X, pag. 303. — Nissen, Gift im menschlichen Blut. Deutsche med. Wochenschr. 1891, Nr. 24, pag. 775. — Brunner, Gift im Gehirnsinus. Berliner klin. Wochenschr. 1891, Nr. 36. — Bruschettini, Gift im Blut und Urin. La Rif. med. 1892, Nr. 172 und 173; Deutsche med. Wochenschr. 1892, Nr. 16. — Kallmeyer, Untersuchung des Blutes auf Gift negativ. Ebenda. 1892, Nr. 4. — Stern, Bei schwerem Fall kein Gift, bei leichterem Gift im Blut, nicht in Milch und Urin. Ebenda. 1892. — Vulpius, Sehr viel Gift im Blut, nichts im Urin, nichts in Galle. Ebenda. 1893, Nr. 41, pag. 992. — 3. Bonome, Veränderungen im Rückenmark bei vier Fällen. Arch. per le science med. 1891, XV, pag. 15. — 4. Rotter, citirt die Statistiken von Richter und Rose, 80—90% Sterblichkeit. Deutsche med. Wochenschr. 1893, Nr. 7. — Marcosignori, Statistik über 188 Fälle, etwa 20% Sterblichkeit. Gaz. degli ospedali. 1892, Nr. 10. — Albertoni, Statistik über 176 Fälle, etwa 20% Sterblichkeit. Münchener med. Wochenschr. 1892, Nr. 45, pag. 805. — Vinay, Literatur des Tetanus puerperalis. Lyon méd. 1891, Nr. 51 und 52. — Brunner, Zusammenstellung sehr vieler Tetanusfälle, besonders Kopftetanus. Beobachtungen über Verlauf, Experimente. Bruns' Beitr. z. klin. Chir. IX, X, XI. — Sahli, Therapie des Tetanus. Mittheilungen aus Kliniken und med. Instituten der Schweiz. 1895, 3. Reihe, Heft 6.

IV. Anwendung des Heilserums beim Menschen: Baginsky, Bei Neugeborenem. (Gestorben.) Deutsche med. Wochenschr. 1891, Nr. 7. — Gagliardi, Geheilt. La Rif. med. 1892, Nr. 76. — R. Schwarz, Geheilt. Centralbl. f. Bakteriol. 1891, X, Nr. 24. — Pacini, Geheilt. La Rif. med. 1892, Nr. 4. — Finotti, Geheilt. Wiener klin. Wochenschr. 1892, Nr. 1, pag. 1. — Tizzoni, Geheilt. La Rif. med. 1892, pag. 160. — Taruffi, Geheilt. Centralbl. f. Bakteriol. 1892, XI, Nr. 20. — Casali, Geheilt. Ebenda. XII, Nr. 2, 3. — Finotti, Geheilt. Wiener klin. Wochenschr. 1892, pag. 431. — Berger, Geheilt. Münchener med. Wochenschr. 1892, pag. 921 (Referat). — Renon, Zwei Fälle gestorben. Annal. de l'institut Pasteur. 1892, pag. 233. — Rotter, Geheilt. Deutsche med. Wochenschr. Nr. 7. — Buschke und Oergel, Gestorben. Ebenda. Nr. 7. — Bonnke, Selbstimmunisirung gegen Tetanus. Erscheinungen. Ebenda. Nr. 50. — Roux und Vaillard, Sieben Fälle, davon fünf gestorben, zwei geheilt. Annal. de l'institut Pasteur. 1893, pag. 123. — Magagni, Geheilt. Centralbl. f. Bakteriol. 1893, XIV, pag. 157. — Finotti, Geheilt. Wiener klin. Wochenschr. 1893, Nr. 7. — Gattai, Geheilt. Centralbl. f. Bakteriol. 1893, XIV, pag. 108. — Lesi, Geheilt. Ebenda. 1893, XIV, pag. 393. — Marcosignori, Scheint einen Fall anzuführen, der starb. Deutsche med. Wochenschr. 1893, pag. 612; Ref. aus Gazz. degli ospedali, 1892, Nr. 10. — Morita, Geheilt. Münchener med. Wochenschr. 1893, Nr. 32, pag. 581. — Escherich, Zwei gestorben, einer geheilt. Wiener klin. Wochenschr. 1893, Nr. 30, pag. 580. — Dörfler, Geheilt. Münchener med. Wochenschr. 1894, Nr. 15. — Giusti und Bonaiuti, Kopftetanus. Geheilt. Berliner klin. Wochenschr. 1894, Nr. 36, pag. 818. — Foges, Gestorben. Wiener klin. Wochenschr. 1894, Nr. 24. — v. Hacker, Zwei Fälle geheilt. Ebenda. 1894, Nr. 25. — Schwarz, Gestorben. Ebenda. 1894, Nr. 45. — Bauer, Gestorben. Ebenda. 1894, Nr. 54. — Nemsoff und Fedoroff, Zwei Fälle, einer geheilt, einer gestorben. Centralbl. f. Bakteriol. 1894, XV, pag. 115. — Bach, Gestorben. (Grosse Antitoxinmengen.) Zeitschr. f. Hygiene. 1895, XIX, pag. 445. — Vagedes, Geheilt. (Grosse Antitoxinmengen.) Ebenda. 1895, XX, pag. 225. — Caretti, Geheilt. La Rif. med. 1895, Nr. 14. — Sahli, Drei Fälle von Tetanus, zwei ohne, einer mit Serum behandelt, alle drei geheilt. Mittheilungen aus Kliniken und med. Instituten der Schweiz. 1895, 3. Reihe, Heft 6. — Thompson, Ein Fall geheilt. Interessant die Infectionsquelle. Mittheilung von D. Wain, dass bis jetzt bereits 20 Fälle behandelt seien, wovon vier gestorben seien, während früher die Sterblichkeit 95% betragen hätte. Med. Record. New York, 5. Januar 1895. — Walko, Tetanus puerperalis. Gestorben. Zusammenstellung von behandelten Fällen. Deutsche med. Wochenschr. 1895, pag. 591. (F. Knorr.)

Tetanus neonatorum. Tetanus et Trismus neonatorum. Starrkrampf der Neugeborenen, Kinnbackenkrampf, Mundsperre, ist eine die Neugeborenen zwischen dem 1. und 11. Lebenstage — selten später — befallende Krankheit, bei welcher ein an den Kaumuskeln beginnender continuirlicher, tonischer Krampf (Trismus) sich über die Musculatur des Stammes und der Extremitäten ausbreitet und paroxysmenartig auftretende Exacerbationen, mit clonischen Krämpfen verbunden, aufweist.

Obwohl der Tetanus neonatorum schon im Alterthum gekannt war, wusste man über die Ursachen desselben bis in die neueste Zeit nichts Bestimmtes; erst durch die in den letzten Jahren von Nicolaier, Rosenbach, Bonome, Kitasato, Peiper und Beumer, Wassermann und Takaki u. A. gemachten Entdeckungen ist es gelungen, das Dunkel zu lichten, das bis dahin über das ätiologische Moment dieser Krankheit herrschte. Die Krankheit darf jetzt nach der ätiologischen Seite hin zu den bestgekannten gerechnet werden.

Vorkommen und Aetiologie. Ueber den ganzen Erdkreis verbreitet, findet dieser Würgengel der Neugeborenen den fruchtbarsten Boden in den tropischen Ländern, und zwar namentlich unter den Negern. Nach Berichten von Autoren gehen an manchen Orten, so in Cayenne, Guyana und Jamaika 10—25% der dortigen Negerbevölkerung an dieser Krankheit zugrunde, während die Weissen und die Indianer von derselben seltener befallen werden. Es muss also eine gewisse Racendisposition für Tetanus neonat. zugestanden werden, wenn auch einige dortige Autoren für das häufige Vorkommen des Tetanus unter den Negern besonders ungünstige äussere Verhältnisse in Anspruch nehmen.

In Europa kommt der Tetanus neonat. im Ganzen selten vor, zumeist sporadisch; jedoch sind auch Epidemien aufgetreten, die sich auf einzelne Häuser oder Städte beschränkten (Dublin 1782, Stockholm 1834).

Es ist begreiflich, dass bei der früheren Unkenntniss der Pathogenese die neurogenen Beziehungen vorangestellt wurden; so wurden Zerrungen der Medulla spinalis, Verschiebungen der Kopfknochen mit Druck auf das Gehirn und die Medulla u. a. m. ätiologisch mit herangezogen. Dies alles kann als bedeutungslos bezeichnet werden, seitdem man unter Berücksichtigung der Vorgänge bei dem Abfall der Nabelschnur und der Entdeckung eines tetanische Krämpfe erzeugenden Bacillus auf einen Causalnexus zwischen diesen beiden Factoren aufmerksam geworden ist. Schon die Analogie der Entstehung des Tetanus bei Erwachsenen von einer Wunde aus musste auf die Idee führen, dass der Tetanus neonat. seine Quelle in der nach dem Abfall der Nabelschnur zurückbleibenden Wunde haben könne, indem durch die Nabelwunde das schädliche Agens in das Blut eindringt.

Mit diesem schädlichen Agens nun haben sich in neuester Zeit viele Forscher näher befasst. Im Jahre 1884 haben Carle und Rattone bewiesen, dass der menschliche Tetanus eine übertragbare Infectionskrankheit sei, indem es ihnen gelang, durch Verimpfung des Eiters von der Infectionsstelle eines an Tetanus erkrankten Menschen bei Kaninchen in mehreren Generationen fortpflanzbare Tetanuserscheinungen hervorzurufen. In demselben Jahre haben Nicolaier und Bonome die Thatsache festgestellt, dass in den oberflächlichen Erdschichten in weitester Verbreitung Bacillen existiren, welche bei Mäusen, Meerschweinchen und Kaninchen subcutan geimpft, typischen Tetanus mit tödtlichem Ausgang bewirken. Bald darauf (1886) zeigte Rosenbach, dass die Nicolaier'schen Tetanusbacillen auch beim menschlichen Tetanus vorhanden sind und Kitasato lehrte den bisher nur in der Symbiose mit anderen Bakterien bekannt gewordenen Bacillus rein zu züchten, so dass derselbe in seinen Wirkungen besonders studirt werden konnte. Beumer, Brieger, Ammon, Ohlmüller, Goldschmidt, Peiper, Behring, Knorr, Ehrlich, Wassermann u. a. m. haben den Beweis erbracht, dass der Wundstarrkrampf der Erwachsenen und der der Kinder durch ein und dasselbe Gift, ein Product des von Nicolaier entdeckten Bacillus, hervorgerufen werde, welches von einer Wunde aus in den Körper dringt. Der Impftetanus der Thiere ist dieselbe Krankheit wie der Wundstarrkrampf der Menschen.

Durch den anlässlich eines 6 Tage nach der Geburt eingetretenen Trismus gelungenen Nachweis des Vorhandenseins von Bacillen in der Nabelwunde wurde der Beweis geliefert, dass der Tetanus et Trismus neonatorum identisch ist mit dem NICOLAIER'schen Impftetanus der Thiere und damit auch mit dem Tetanus der Erwachsenen und Kinder; auch mir ist es im Verein mit KITASATO geglückt, den Tetanusbacillus aus der eiternden Nabelwunde eines an Tetanus erkrankten Säuglings rein zu züchten und seine tetanuserzeugenden Wirkungen im Mäuseversuch festzustellen.

Die Regelmässigkeit in der Zeit des Auftretens des Trismus vom 1. bis 5. Tage nach dem Abfall der Nabelschnur erklärt sich aus dem regelmässigen physiologischen Verhalten der Nabelwunde, deren Ueberhäutung am 10. bis 14. Tage nach der Geburt vollendet ist, nachdem am 4. oder 5. Tage post partum die Nabelschnur abgefallen ist.

Der Gedanke, dass die Tetanusbacillen auf die Nabelwunde gelangen, lag umso näher, als der Tetanus neonatorum seit der Einführung einer strengen Antisepsis und Asepsis in den geburtshilflichen Kliniken fast gar nicht vorkommt, während er in der poliklinischen Praxis häufiger beobachtet wird.

Durch verschiedene Versuche ward die ungemeine Verbreitung des Tetanusbacillus — der sich überall, in reinem Erdreich und in tieferen Bodenschichten, hier allerdings weniger als an der Erdoberfläche und in verunreinigtem Boden, respective Kehricht findet — nachgewiesen und es ist daher leicht erklärlich, dass Keime beim Wechseln des Verbandes auf die Nabelwunde gelangen können. So wird die Thatsache, dass der Tetanus neonatorum wesentlich bei den niederen Volksclassen in schlecht gereinigten Wohnungen vorkommt, leicht begreiflich.

Auch die Disposition der Indianer und Negerstämme für Tetanus dürfte auf die Gewohnheit, die Nabelwunde und auch andere Wundflächen mit Wurzelknollen zu bestreichen, zurückzuführen sein.

Dass der Tetanus neonat. im Verhältniss zur grossen Verbreitung der Tetanusbacillen immer noch eine seltene Affection ist, hat nach BEUMER seinen Grund in der anatomischen Beschaffenheit der Nabelwunde. Eine besondere Versuchsreihe zeigt, dass der Tetanus durch Infection der granulirenden Nabelwunde oder irgend einer anderen Granulationsfläche immerhin schwer zu erzeugen ist, indess doch dann zustande kommt, wenn mit der Infection der Nabelwunde gleichzeitig eine stärkere mechanische Reizung derselben verbunden wird.

Inwieweit disponirende Momente bei der Verbreitung der Krankheit mitspielen, lässt sich im Einzelnen schwer beurtheilen. Es scheint fast so, dass die grossen Temperaturunterschiede zwischen Tag und Nacht in den Tropen die Uebertragung und Infection unterstützen, wie denn auf der anderen Seite die hygienische Verbesserung der Lüftung in den Anstalten die Verbreitung der Krankheit zu vermindern vermochte. Dieselbe konnte dadurch beispielsweise im Dubliner Findelhause von 16% auf 5% herabgesetzt werden (CLARKE).

Der Tetanusbacillus schädigt den Organismus und gelangt zu tödtlicher Wirksamkeit durch einen toxisch wirkenden Körper, das Tetanustoxin, über dessen chemische Constitution und Wirkungsart eine umfangreiche Literatur erschienen ist. BRIEGER stellt aus Tetanusreinculturen einen giftigen Körper dar ($C_{13}H_{30}N_2O_4$); später wurde die giftige Substanz der Tetanusbacillen von BRIEGER und FRAENKEL und von WEYL als ein Toxalbumin angesprochen, welches weit intensivere Wirkungen hatte als die ursprünglich von BRIEGER dargestellte Substanz. VAILLARD und VINCENT schildern dasselbe als einen fermentartigen, den Diastasen und dem Schlangengift ähnlichen Körper, der vom Magen aus unwirksam, in die Blutbahn eingebracht die schweren Giftwirkungen erzeugt, während COURMONT und DOYEN die Giftwirkung des Bacillus an eine fermentartige Substanz knüpfen, welche erst unter der Einwirkung des Bacillus in den Geweben gebildet wird und aus denselben hervorgeht. Dasselbe widersteht Temperatureinwirkungen von 65° C. noch, bei welchen eine ausserhalb des Thierkörpers gebildete toxische Substanz vernichtet wird. Diese Anschauung wurde weiterhin durch GOLDSCHEIDER'S und auch durch BLUMENTHAL'S Untersuchungen gestützt, welche directe Beziehungen des Tetanusgiftes zur Nervensubstanz zu erweisen vermochten, so dass sich selbst anatomische durch die NISSL'sche Reaction an Ganglienzellen erkennbare Veränderungen nachweisen liessen (GOLDSCHEIDER). Schliesslich sind die durch WASSERMANN und RAMSON aufgedeckten Beziehungen zwischen dem Tetanustoxin und dem im Centralnervensystem präformirten Antitoxin von hohem, auch für die Therapie des Tetanus bedeutsamem Interesse, da man sich vorzustellen hat, dass das in den Nervenzellen präformirte Antitoxin eine chemische Verbindung mit dem Toxin eingeht, und es ist die Wahrscheinlichkeit gegeben, dass dieser chemische Vorgang in letzter Linie die Entstehungsquelle des Tetanus ist. So hat die fortschreitende Erkenntniss über die toxische Substanz des Tetanusbacillus wesentlich mit dazu beigetragen, auch das Verständniss für die Wirksamkeit der Antitoxinwirkungen zu eröffnen, wenngleich es bis jetzt trotzdem nicht geglückt ist, gerade beim Tetanus in gleich erfolgreicher Weise wie bei Diphtherie Heilwirkungen durch antitoxisches Serum zu erreichen.

Pathologische Anatomie. Die pathologische Anatomie des Trismus und Tetanus hat nach den früheren Methoden der Bearbeitung des Centralnervensystems nicht sehr Wesentliches ergeben. Was man fand, waren im wesentlichen mehr consecutive Zustände der heftigen Krämpfe, und zwar Blutextravasate, blutig-seröse Ergüsse in die Rückenmarkshöhle und Congestionszustände in den übrigen Organen.

Erst die neueren feineren Untersuchungsmethoden (auch nach NISSL) scheinen bessere Aufschluss ergeben zu wollen, so hat BEEK gefunden, dass die Angriffspunkte des Tetanusgiftes die Nervenzellen sind. Es erkranken zuerst und verändern sich die dem Ursprungshügel des Achsencylinders benachbarten Theile. Die Schwellung der Zellen gehört zu den frühesten Erscheinungen; dabei werden die Chromatinschollen gröber. Auch beobachtet man partielle oder »peripherische« Degeneration der Zellen, ebenso Schrumpfung der Zellen, seltener Vacuolisation. Am Kern konnte derselbe Schrumpfung, diffuse Trübung und körperlichen Zerfall nachweisen. Diese Befunde wurden von GOLDSCHEIDER und FLATAU im wesentlichen bestätigt. Mögen dieselben auch immer noch durch weitere Studien ergänzungsfähig sein, so geben sie doch einigermassen die Möglichkeit an die Hand, die schweren Erscheinungen des Tetanus aufzuklären.

Symptomatologie. Alle Arten functioneller Störungen, die bei einem Neugeborenen beobachtet werden, wurden als Prodromalerscheinungen des Tetanus angeführt. Störungen der Magenverdauung, Blähungen und übelriechende Entleerungen, Strampeln mit den Schenkeln, Unruhe und Schlaflosigkeit einerseits, Schlummersucht und Müdigkeit andererseits, Gähnen, Husten, Niesen u. v. a. figuriren bei verschiedenen Autoren als Prodrome des Tetanus.

In den meisten Fällen wird aber die Krankheit von der Umgebung, sowie vom herbeigerufenen Arzte erst bemerkt, wenn das Kind zu saugen aufhört, indem es die Brust noch fasst, dieselbe jedoch unter schmerzlichem Geschrei wieder loslässt. Die Masseteren sind eben schon tetanisch contrahirt. Das Kind vermag nicht mehr nach Belieben den Mund zu öffnen und zu schliessen — der einleitende Trismus ist da. SOLTMANN macht insbesondere aufmerksam auf die schon vorhergehende Gerichtsverzerrung mit dem dadurch bedingten typischen Gesichtsausdruck und meint, dass derselbe, »rechtzeitig erkannt, durch die Möglichkeit eines therapeutischen Eingriffes, von grossem Werthe ist«, als Prodromalsymptom.

Nun wird aber der typische Gesichtsausdruck bedingt durch die Ausbreitung der Rigidität auf die Gesichtsmuskeln; es fällt somit schwer, denselben als Prodromalsymptom hinzustellen.

Die tetanische Muskelstarre breitet sich in absteigender Reihenfolge über den Nacken und Rumpf und zuletzt auch über die Extremitäten — in der Regel in einem ziemlich raschen Tempo aus und präsentirt sich nun folgendes Bild der Krankheit. Das Gesicht bietet einen schmerzhaften Ausdruck dar: die Stirn ist in Falten gelegt, die Augen sind krampfhaft geschlossen, die Lippen sind vorgestreckt und von strahlenförmigen Falten umgeben, das übrige Gesicht starr, entbehrt jedes Ausdruckes von Beweglichkeit. Der Kopf wird nach hinten gezogen; die gesammte Musculatur des Stammes und der Extremitäten ist rigid, brettartig hart anzufühlen. Durch die Prävalenz der langen Strecker der Wirbelsäule bekommt der Rumpf eine charakteristische Haltung, Orthotonus oder in schweren Fällen Opisthotonus, wobei das Kind mit dem Hinterhaupt und den Nates, ja sogar nur mit dem Hinterhaupt und den Fersen auf seiner Unterlage aufruht. Die oberen Extremitäten halb gebeugt, halb pronirt übereinander an die Brust geschlagen oder vorgestreckt; die Hände sind zur Faust geballt, die unteren Extremitäten etwas im Kniegelenke gebeugt und nach innen gedreht, die Zehen flectirt. In exquisiten Fällen liegt das Kind da wie eine Gipsfigur, die man an einem Fuss aufrichten kann.

Die herabgesetzte Beweglichkeit des Thorax gestattet nur eine sehr oberflächliche, jedoch beschleunigte Respiration; das Schlingvermögen ist etwas erschwert, Puls unfühlbar, stark beschleunigt; die Hautdecke cyanotisch, bläulichroth gefärbt.

Der Nabel, in einzelnen Fällen wund, mit missfarbigem, blutigem Eiter bedeckt, kuppelförmig vorgewölbt, kann im späteren Stadium vollständig verheilt sein.

Zu dieser tetanischen Ruhe des Körpers gesellen sich nun, ähnlich wie bei Erwachsenen, infolge äusserer Reize, als: Einführen von Nahrung, Berührung des wunden Nabels, oder auch der Hautdecken, oder auch ganz spontan paroxysmenartige Steigerungen der tetanischen Krämpfe mit klonischen Zuckungen, und alle oben erwähnten Erscheinungen steigern sich bis zum höchsten Grade. Insbesondere wird der sonst nur rigide Unterkiefer an den Oberkiefer total gepresst, der Stamm concav nach rückwärts gebogen, die Respiration fast ganz aufgehoben; infolge dessen hochgradige Cyanose. Solche Anfälle wiederholen sich sehr oft, sind aber glücklicherweise nur von kurzer Dauer und cessiren im Schlaf.

In solchem Anfalle von Athemstillstand kann das Kind asphyktisch zugrunde gehen.

Der Exitus letalis kann aber auch durch Lähmung der Centralorgane eintreten, wie solche durch die bedeutenden Circulationsstörungen, durch abnorm hohe Temperaturen, sowie durch das Herabkommen der Ernährung bewirkt wird. Ebenso können Complicationen den Tod herbeiführen.

Hören dagegen die Anfälle auf, so löst sich auch die tetanische Starre der Muskeln, der Trismus weicht und das Kind kann genesen; doch bleiben noch längere Zeit Steifigkeit der Musculatur an den Extremitäten zurück.

Wichtig ist das Verhalten der Temperatur.

Der Tetanus verläuft mit sehr wechselnden Temperaturen in den einzelnen Fällen; derselbe hat sonst nichts Charakteristisches.

Monti, von welchem die ersten Angaben über den Fieberverlauf im Tetanus stammen, stellte fünf Arten des Verhaltens der Temperatur auf: »Die Temperatur ist entweder vom Beginne der Erkrankung an normal und bleibt es auch, oder sie ist im Beginne etwas erhöht, um später normal zu werden, oder die ursprünglich normale oder erhöhte Temperatur variirt im Verlaufe der Erkrankung, um zuletzt normal zu werden, oder die ursprünglich normale Temperatur steigt nur auf mässige Höhe, oder sie steigt sehr hoch im Verlaufe der Erkrankung, zeigt einzelne Schwankungen und ist vor dem Tode erhöht.«

Dauer und Complicationen. Gleichwie der Zeitpunkt des Auftretens des Tetanus neonatorum sehr variabel ist, ebenso variiren die Angaben über die Dauer der Krankheit. Acute, stürmisch verlaufende Fälle enden schon nach 12 Stunden letal, während subacute Fälle, die in Genesung übergehen, bis zu vier Wochen andauern können. Als Complicationen können sich alle Krankheiten der Neugeborenen hinzugesellen. Insbesondere kommen häufig vor Verdauungsstörungen, Icterus und Entzündung des Nabels, seltener Phlebitis umbilicalis, Erysipelas, Pyämie und Septikämie, Oedeme, oder auch Sklerem.

Prognose. Der Tetanus neonatorum wurde bis nahezu zur Mitte unseres Jahrhunderts für absolut tödtlich gehalten. Seitdem man aber eine bessere Einsicht in die Aetiologie dieser Krankheit gewonnen und neue therapeutische Massnahmen kennen gelernt hat, sind mehrere Fälle von Heilungen bekannt geworden. Monti hatte unter 4 Fällen 2 geheilte, Soltmann unter 6 Fällen 1, Escherich unter 10 Fällen 1. Ich habe bisher nicht einen einzigen Fall am Leben erhalten können und habe erst jüngst wieder trotz einer specifisch eingeleiteten Therapie den Tod eintreten sehen. Einen Anhaltspunkt zur Stellung der Prognose giebt uns das Verhalten der Temperatur (Monti). Je höher die Temperatur, desto trüber die Prognose; wogegen Fälle, in denen die Temperatur zwar hoch, 39—41° einsetzt, bald aber zur Norm abfällt, oder in denen die Temperatur vom Beginne an sich niedrig hält, eine günstige Prognose gestatten. Dass auch andere Umstände bei der Stellung der Prognose zu berücksichtigen sind, wie Kräftezustand des Kindes, die Möglichkeit der Ernährung desselben, Complicationen etc. — ist selbstverständlich.

Therapie. In prophylaktischer Beziehung ist streng darauf zu achten, dass das Neugeborene unter möglichst günstige hygienische Verhältnisse gestellt werde und somit alle Schädlichkeiten, wie sie zum Theile als ätiologisches Moment angeführt wurden, hintangehalten werden.

Es ist demnach Sorge zu tragen für gehörige Ventilation und Temperatur der Wohnräume, für gehörige Pflege des Kindes in seinen ersten Lebenstagen in Bezug auf Nahrung und Entleerungen, Sorgsamkeit beim Waschen und Baden — nicht zu heisse oder zu kalte Bäder — ferner in Bezug auf Kleidungsstücke und namentlich auf eine zweckmässige Behandlung des Nabels: alle groben Verbandmittel, reizende Salben und Wundwässer, sowie mechanische Beleidigungen der Nabelwunde sind zu vermeiden. Vor allem hüte man die Nabelwunde vor Staub und Erdschmutz, weil diese zumeist den Bacillus bergen.

Eine Hauptindication der symptomatischen Behandlung ist, »die centrale Erregung abzuschwächen oder aufzuheben und eine vorhandene Steigerung der Erregbarkeit hintanzuhalten« (Bauer). Beides gelingt uns am besten durch Anwendung von Calabarextract und von Chloralhydrat. Durch beide Mittel sind wir imstande, sowohl die tetanischen Paroxysmen, als auch namentlich den Trismus für mehrere Stunden zum Stillstand zu bringen, während welcher dem Kinde auf eine leichte Art Nahrung beigebracht werden kann. Das Calabarextract wird nach Monti entweder intern gegeben 0.005 bis 0,01 pro dosi, oder als Injection. Aqua f. dest. 5,00, Extr. Calab. 0,15, hiervon 1—3 Tropfen einzuspritzen. Sowohl die innerliche Darreichung, als auch die Injectionen müssen so oft wiederholt werden, als Paroxysmen von neuem auftreten — bis sich der Schlaf einstellt. Unter 17 mit Calabarextract behandelten Fällen sind 12 Genesungsfälle zu verzeichnen.

Aehnlich ist Chloralhydrat, in voller Dosis gegeben, imstande, die tetanischen Krämpfe zu sistiren und Schlaf zu bewirken. Auf 0,20—0,25 tritt eine mehrstündige Ruhe ein und kann die Dosis so oft wiederholt werden, dass das Kind in 24 Stunden 1 Grm. Chloralhydrat verbraucht. WELCH (Brit. med. Journ., 1881) gab sogar 3—4 Grm. in 24 Stunden und erzielte Heilung.

Auch Atropinum sulfuricum ist empfohlen; man injicirt von einer Lösung 0,01 : 20 Aq. 3stündlich 1 Tropfen. Von DEMME ist Coniin. hydrobromicum (0,05 : 100 Aq.) in Gaben von 0,001—0,005 zur subcutanen Injection oder zur innerlichen Verabreichung empfohlen worden. Bei der cumulirenden Wirkung dieses Mittels ist indess grosse Vorsicht geboten. Extr. Canabis indicae wurde innerlich versucht in Gaben von 0,03—0,05 2stündlich. Inhalationen von Chloroform habe ich nur vereinzelt, von Amylnitrit bei so kleinen Kindern gar nicht angewendet; von dem letzteren will INGHAM wenigstens Milderung der Anfälle gesehen haben. Ueber den Gebrauch von Curare, welches KARU bei Tetanus Erwachsener mit nicht gerade sehr wesentlichem Erfolg anwendete, liegen für den Tetanus neonatorum meines Wissens Erfahrungen noch nicht vor. Bromkalium, Zincum valerianicum versprechen nach meinen, mit diesen Mitteln auch bei anderen convulsiven Krankheitsformen der Kinder gemachten Erfahrungen, wenig Erfolg. SOLTMANN empfiehlt Tinct. Moschi innerlich 0,03 pro dosi oder Tinct. Ambrae c. Moscho tropfenweise.

Leider ist die Serumtherapie des Tetanus neon. wenig erfolgreich, und es liegt dies augenscheinlich daran, dass die Tetanussymptome die Zeichen einer bereits vorgeschrittenen Vergiftung sind, hinter welcher, bei der Festigkeit, mit der das Toxin in dem Centralnervensystem gleichsam verankert wird, das Antitoxin zu langsam und zu wenig wirksam nachhinkt. Dies gilt noch weit mehr für den Tetanus neonatorum, als für die zumeist bei Erwachsenen vorkommenden Fälle von Wundtetanus. Das neue, von BEHRING (MEISTER-LUCIUS) hergestellte Antitoxin hat sehr hohe Werthigkeit, aber auch dies hat noch bis jetzt in allen Fällen im Stich gelassen. Das Gleiche gilt von dem Präparat von TIZZONI und CATTANI. Auch die von ROUX und BORREL empfohlene, anfänglich vielversprechende directe Einbringung des Heilserums in das Gehirn hat sich nach den Mittheilungen französischer Autoren (HUE, QUÉNU, CHAMPIONNIÈRE, CHAPUT, RICHELOT, HARTMANN) nicht bewährt, sondern als tödtlich erwiesen. Neuerdings hat man nun angefangen, gestützt auf die WASSERMANN'schen Experimente und den Nachweis antitoxischer Körper im Gehirn, durch subcutane Einbringung von steriler Hirnsubstanz den Tetanus zu bekämpfen. Ich selbst habe einen Fall so behandelt — ohne Erfolg, das Kind starb. BACCELLI und PAOLINI und auch HINDER haben unter solchen Verhältnissen vorgeschlagen, durch subcutane Injection von Carbolsäure den Tetanus zu heilen; bei Erwachsenen mit Erfolg; bei der furchtbaren Giftigkeit der Carbolsäure für junge Säuglinge wird auf dieses Mittel kaum Hoffnung zu setzen sein. Bei sehr hohen Fiebertemperaturen können überhaupt nebenbei Antipyretica, wie Antipyrin, versucht werden.

Begreiflicherweise kommt alles darauf an, dass das erkrankte Kind sorgsam ernährt wird. Am besten mit Muttermilch, die eventuell von der Brust abgesogen, mit dem Löffel verabreicht werden kann.

Literatur: INGERSLEV, Centralbl. f. Gyn. 1877. — WLADYSLAW PAPIEWSKI, Jahrb. f. Kinderhk. XXXVII, pag. 46. — BEER, Ung. Arch. f. Med. VII, Heft 3 4. — PAVIOT, Compt. rend. de la société de biologie. 1897. — GOLDSCHEIDER und FLATAU, Verhandl. des Congr. f. innere Med. 1897. — NICOLAIER, Deutsche med. Wochenschr. 1884, Nr. 52. — KITASATO, Ebenda. 1889, pag. 635. — BRIEGER und C. FRAENKEL, Berliner klin. Wochenschr. 1890. WEYL, Verhandl. der Berliner med. Gesellsch. 5. u. 19. März 1890. — BEHRING, Das Tetanusheilserum und seine Anwendung etc. Leipzig 1892. — THIAME-VAILLARD und VINCENT, Annal. de l'Instit. PASTEUR. 1891. — COURMONT und DOYEN, Compt. rend. CXVI, Nr. 11. — GOLDSCHEIDER, Zeitschr. f. klin. Med. XXXVI, 1 2, pag. 175. — F. BLUMENTHAL, Deutsche med. Wochenschr. 1898, Nr. 12, pag. 185. — A. WASSERMANN, Berliner klin. Wochenschr. 1898, Nr. 1, pag. 5. — WASSERMANN und TAKAKI, Ebenda. — PEIPER, Deutsches Arch. f.

klin. Med. 1890, XLVII. — Behring, Zeitschr. f. Hygiene, III. — Baginsky, Berliner klin. Wochenschr. 1891, Nr. 7. — Tizzoni und Cattani, Rif. med. 1893, Nr. 10, 126, 183. — Bacelli und Paolini, Ibid., pag. 143. — Brunner, Ibid., pag. 266.

A. Baginsky.

Tetanusbacillus, s. Bacillus, II, pag. 589, und die beiden vorhergehenden Artikel.

Tetragenus, s. Mikrokokken, XIV, pag. 291, 297.

Tetronal. Nach seinem chemischen Bau Diäthylsulfondiäthylmethan $\frac{C_2H_5}{C_2H_5} > C < \frac{SO_2.C_2H_5}{SO_2.C_2H_5}$, ein Sulfonkörper mit 4 Aethylgruppen, der gegenüber dem Trional um eine Aethylgruppe, gegenüber dem Sulfonal um zwei Aethylgruppen mehr enthält. Würde die schlafmachende Wirkung der genannten Sulfonkörper von der Zahl der im Molecül vorhandenen Aethylgruppen abhängen, wie dies Kast und Baumann vermutheten, so müsste Tetronal das wirksamste Hypnoticum der genannten Sulfone sein. Nach Versuchen von Barth und Rumpel ist dies beim Menschen keineswegs der Fall. Beim Menschen bedarf es sowohl vom Trional als Tetronal gleich starker Dosen wie vom Sulfonal um eine schlafmachende Wirkung zu erzielen; bei Hunden ergaben die Versuche jedoch eine gesteigerte Wirkung im Sinne der Annahme von Kast und Baumann. Auch eine verschiedenartige Einwirkung einzelner der hierhergehörigen Körper auf verschiedene Erregungszustände bei Geisteskranken lässt sich nicht mit Bestimmtheit behaupten. E. Schultze berichtet von Fällen, wo Sulfonal half, Trional und Tetronal aber durchaus nicht, und umgekehrt; es wirkt nach ihm das Tetronal weniger sicher wie Trional, auch wird seine Anwendbarkeit durch die schwere Löslichkeit und durch den stark bitteren Geschmack erschwert.

Das Tetronal bildet farblose glänzende Krystalle, die sich erst in 450 Theilen Wasser lösen. Als Hypnoticum zu 1,0—2,0 in Pulverform. Es ist das theuerste unter den drei Mitteln der Sulfongruppe. Siehe auch Trional.

Literatur: Siehe bei Trional.

Loebisch.

Texasfieber. Unter Texasfieber oder Rindermalaria versteht man eine zuerst in Amerika beobachtete Krankheit der Rinder, welche durch einen in den rothen Blutkörperchen sich einnistenden Mikroparasiten hervorgerufen wird und mit der Malaria des Menschen verwandt ist. In Amerika, wo der Süden der Vereinigten Staaten die eigentliche Heimat desselben darstellt, ist es eine schon seit langem gekannte und gefürchtete Rinderseuche, indem die Mittheilungen darüber bis zum Ende des vorigen Jahrhunderts zurückreichen. In neuerer Zeit hat man die Krankheit in Südafrika, Australien, Italien, Sardinien, den Donauländern, dem Südwesten von Russland und Finnland kennen gelernt, und jüngst ist sie von Koch auch in Deutsch-Ostafrika als an der Küste heimisch nachgewiesen worden.

Der Parasit des Texasfiebers, welcher von Smith und Kilborne entdeckt worden ist, stellt im vollkommen entwickelten Zustande ein birnförmiges Körperchen dar, welches sich mit den gewöhnlichen basischen Theerfarbstoffen ziemlich gut färbt. Gewöhnlich finden sich zwei solche Körperchen dicht nebeneinander gelagert in einem rothen Blutkörperchen, wovon der Parasit seinen Namen Pyrosoma bigeminum erhalten hat. Neben diesen vollkommen entwickelten Parasiten werden noch Jugendformen beobachtet. Koch fand letztere stäbchenförmig, häufig etwas gekrümmt, wodurch sie halbring- oder selbst ringförmig werden und so Aehnlichkeit mit den Parasiten der tropischen Malaria bekommen. Oefters sind die Stäbchen in der Mitte etwas dicker, und zwischen diesen Formen und der Birnform kommen alle Uebergänge vor. In ganz acut verlaufenden Fällen von Texasfieber werden nur diese Jugendformen in grosser Zahl, in einem Blutkörperchen 1 bis 4 nebeneinander, angetroffen. Je langsamer der Verlauf der Krankheit ist, desto mehr treten dieselben zurück, und um so sicherer findet man auch erwachsene Formen. Nach überstandener Krankheit konnte KOCH nur vereinzelte Jugendformen nachweisen.

Ueberstehen des Texasfiebers verleiht, selbst wenn die Erkrankung eine ganz leichte ist, Immunität gegen neue Infection. Wo dasselbe endemisch herrscht, ist infolge dessen das Vieh dagegen mehr oder weniger immun geworden und hat daher von ihm nur wenig zu leiden. Kommt es aber mit anderen, aus texasfieberfreier Gegend stammenden und daher nicht immunen Rindern in Berührung, so bricht unter letzteren nach einigen Wochen die Seuche aus. Die Uebertragung erfolgt nicht unmittelbar von Thier zu Thier, sondern wird durch eine Zeckenart (Ixodes bovis RILEY, Boophilus bovis CURTICE) vermittelt, und zwar findet die Infection, wie schon von SMITH und KILBORNE festgestellt und neuerdings von KOCH auch experimentell bestätigt wurde, nicht durch die Zecken, welche auf kranken Thieren gesessen haben, sondern durch deren Brut, die aus ihren Eiern ausgeschlüpften Larven statt. In welcher Weise und in welchem Entwicklungsstadium die Parasiten von den Zeckenweibchen auf die Larven übergehen, bedarf aber noch der Aufklärung.

In den Sommermonaten ist die Ansteckungsgefahr und die Heftigkeit der Seuche am grössten.

Das Krankheitsbild des Texasfiebers besteht hauptsächlich in den Erscheinungen eines schweren Fiebers. Die Thiere haben hohe Temperatur, fressen nicht, sind sehr matt und hinfällig und magern rasch ab. Manchmal ist Verstopfung, in anderen Fällen Durchfall vorhanden. Hierzu kommt in den meisten, wenn auch nicht in allen Fällen ein Symptom, das schon den Verdacht auf Texasfieber erweckt. Es ist dies eine mehr oder weniger stark blutige, dunkelrothe bis schwärzliche Färbung des Harns, welche durch Beimischung von gelöstem Blutfarbstoff bedingt ist. Es handelt sich hier also um Hämoglobinurie. In den schwersten Fällen nimmt die Krankheit in 1—2 Wochen einen tödtlichen Verlauf. Es wird sogar plötzlicher Tod durch Milzruptur ohne vorherige Krankheitserscheinungen beobachtet (NICOLLE und ADIL-BEY).

Was den pathologisch-anatomischen Befund, den die an Texasfieber verendeten Thiere darbieten, betrifft, so zeigt sich das Blut sehr dünnflüssig und lackfarben. Das Unterhautfettgewebe, die Musculatur und alle Organe weisen neben hochgradiger Anämie eine unverkennbar ikterische Färbung auf. Auf dem inneren Blatte des Herzbeutels sind kleine Blutungen vorhanden. Das Herzfleisch ist gelblichroth, trüb, weich und brüchig und zeigt subendokardiale Blutaustritte. Die Lymphdrüsen (Bugdrüsen) sind vergrössert, grauroth, sehr saftreich. Die Milz ist stark vergrössert, 2—3mal so gross als normal, schwärzlichbraunroth, sehr weich. Die Leber ist gleichfalls etwas vergrössert, von gelblicher Farbe, namentlich auf der Schnittfläche, die Gallenblase in der Regel mit ganz dickflüssiger, grüner Galle erfüllt. Bei der mikroskopischen Untersuchung der Leber findet man nach KOCH in der Umgebung der intralobulären Venen in mehr oder weniger weitem Umkreise die Leberzellen stark verändert: sie nehmen den Farbstoff nicht mehr an, stellenweise sind auch ihre Kerne nicht mehr sichtbar, so dass man sie für abgestorben halten muss. Ihre Umrisse sind aber noch deutlich zu erkennen an den sie netzförmig umspannenden Gallencapillaren, welche mit einer gelbglänzenden, soliden, stellenweise ganz einer künstlichen Injectionsmasse gleichenden Substanz angefüllt sind. KOCH sieht dies Verhalten der Gallencapillaren geradezu für pathognomonisch für Texasfieber an. Ferner sind die Nieren vergrössert, dunkelbraun gefärbt, weich, die Marksubstanz sehr stark geröthet und von braunrothen Streifen durchzogen, die Schleimhaut des Nierenbeckens etwas geschwollen und stellenweise mit kleinen Blutaustritten durchsetzt. Die Schleimhaut des 4. Magens endlich fand Koch fleckig geröthet, desgleichen das Duodenum und theilweise auch den Dünndarm.

Wegen seiner Aehnlichkeit mit der Malaria, insbesondere dem Schwarzwasserfieber, ist das Texasfieber auch für die Pathologie des Menschen von entschiedenem Interesse.

Literatur: A. Celli und F. S. Santori, Die Rindermalaria in der Campagna von Rom. Centralblatt für Bakteriol., Parasitenkunde und Infectionskh. XXI, 1897, Nr. 15/16, pag. 561. — Edington, Red-water or Texas fever. Lancet. 1899, Nr. 3979. — Robert Koch, Reiseberichte über Rinderpest, Bubonenpest in Indien und Afrika, Tsetse- und Surrakrankheit, Texasfieber, tropische Malaria, Schwarzwasserfieber. Berlin 1898. — Nicolle et Adil-Bey, Première note sur la malaria des bovidés. Annal. de l'Institut Pasteur. 1899, Nr. 4, pag. 337. — Weisser und Albert Maassen, Zur Aetiologie des Texasfiebers. Arbeiten aus dem Kaiserl. Gesundheitsamte. Berlin 1895, XI, 2, pag. 411. *R. Schrube.*

Thal (Louisenbad) bei Ruhla, Sachsen-Weimar, Wasserheilanstalt. *B. M. L.*

Thalamus (θάλαμος, Bett); Th. opticus, Sehhügel, s. Gehirn (anatomisch).

Thalassotherapie (θάλασσα, Meer und θεραπεία), die Behandlung mittels Aufenthaltes an oder auf der See, durch Seeklima, Seebäder, Seereisen.

Thalkirchen, Morphiumsüchtigen empfohlen. Wasserheilanstalt bei München. *B. M. L.*

Thallin, Thallinum, $C_9H_{10}N(OCH_3)$ (von θαλλός, grün, wegen der Färbung, welche die Lösung der Thallinsalze bei der Einwirkung oxydirender Substanzen annimmt), ein von Skraup 1884 synthetisch dargestelltes Derivat des Parachinanisols, welches v. Jaksch zuerst therapeutisch versuchte. Der Anschauung gemäss, welche die China-Alkaloide als Derivate eines hydrirten Chinolinkerns auffasste, lag es nahe, das Thallin, welches nach seiner chemischen Constitution das Tetrahydrür des Parachinanisols (d. i. des Methyläthers des Paroxychinolins), also Tetrahydroparachinanisol ist, als Antipyreticum zu versuchen.

Das Thallin ist eine bei gewöhnlicher Temperatur ölgflüssige, beim Abkühlen krystallinische Base, welche stark nach Cumarin riecht; sie verbindet sich mit Säuren zu krystallinischen Salzen. Therapeutisch wurden zumeist das Thallinum sulfuricum, tartaricum und auf Ehrlich's Empfehlung auch das tannicum versucht.

1. Thallinum sulfuricum, gelblichweisses krystallinisches Pulver, in 7 Theilen kaltem, in ½ Th. siedendem Wasser, ferner in 100 Th. Alkohol löslich. 2. Thallinum tartaricum, krystallinisches Pulver, in 10 Th. Wasser löslich. 3. Thallinum tannicum, noch schwerer löslich wie die vorigen Salze. Die Lösungen der Salze nehmen, wie schon Eingangs erwähnt, durch Einwirkung von Oxydationsmitteln (Chlor, Brom, Jod, Chromsäure, Eisenchlorid) eine smaragdgrüne Färbung an; durch rauchende Salpetersäure werden Thallinsalzlösungen, besonders beim Erwärmen, tiefroth gefärbt.

Nach v. Jaksch ist das Thallin selbst in jenen Fällen, wo weder durch Chinin, noch durch Salicylsäure die hohe Temperatur im Laufe einer Krankheit herabgesetzt werden kann, dies zu bewirken fähig; es sollte daher in allen jenen Fällen zur Anwendung kommen, in denen dem Kranken durch die Höhe des Fiebers Gefahr droht. Wie sich bald ergab, hat es jedoch auf den Verlauf des das Fieber bedingenden Krankheitsprocesses keinen wahrnehmbaren Einfluss, auch gelingt es nicht, mit demselben ein Malariafieber in ähnlicher Weise wie mit Chinin zu heilen. Das Mittel ist daher sehr bald obsolet geworden.

Die vielen Publicationen über dessen Einwirkung auf Mikroorganismen, auf die Fiebertemperatur haben nunmehr nur literarisches Interesse und wir verweisen, um nicht Veraltetes zu wiederholen, auf den gleichnamigen Artikel der 2. Auflage, XIX. Bd., pag. 597 u. f.

Ehrlich und Laquer versuchten den Typhuskranken entweder mittelst stündlicher Darreichung minimaler, allmählich sich steigernder Thallindosen bei einer Temperatur (wo es sich um continuirliches Fieber handelt) von 38,0—38,5° zu erhalten — Methode der continuirlichen Thallinisation — oder den Typhuskranken absolut fieberfrei zu machen — Methode der progressiven Thallinisation.

Auf diese Weise konnten sie einen auf der Höhe eines floriden Typhus befindlichen Kranken stets bei einer Temperatur von 37 oder 37,5° bei Euphorie und vollständiger Freiheit des Sensoriums erhalten. Doch wurde durch die Thallinisation der Ablauf des Krankheitsprocesses nicht verändert. Beim acuten Gelenksrheumatismus war die Thallinisation ohne Wirkung, einen besseren Erfolg hatte sie bei Erysipel und der croupösen Pneumonie. Das die acuten Exantheme begleitende Fieber wurde vom Thallin ebenfalls herabgesetzt. Die unangenehmen Nebenwirkungen des Thallins, profuse Schweisse beim Herabsinken der Temperatur, steiler Wiederanstieg dieser mit Schüttelfrost, machten sich hauptsächlich bei grösseren Gaben, 0,5—0,8 Grm. pro dosi geltend. In einzelnen Fällen wurde Erbrechen, Icterus mit Leberschwellung, hydrämische Oedeme im Laufe der Thallinwirkung beobachtet. Auch fand Ehrlich, dass das Thallin, wenn auch eine lipophane Substanz, nach längerem Gebrauche im Fettgewebe und in fettreichen Organen aufgespeichert wird, ja selbst in der grauen Substanz des Centralnervensystems. Als Nachwirkungen wurden beobachtet herabgesetzte Herzthätigkeit — subjective Schwäche, andauernder Collaps, schwere Aufsaugung von Exsudaten. Als Contraindication für die Thallintherapie wurden Herzfehler und verschiedene Formen der Nierenentzündung aufgestellt. In der Privatpraxis war die Anwendung des Thallins wegen der unentbehrlichen fortwährenden Controle der Temperatur nahezu unausführbar.

Bei der acuten Gonorrhoe nach 6—10tägiger Dauer bewirkten 3mal tägliche Injectionen von 1½—2%igen Lösungen des Thallinsulfats subjective Erleichterung, auch Abkürzung des Verlaufes; 3—5%ige Lösungen des Thallinsulfats wirkten schon reizend. Beim chronischen Tripper hatte die Irrigation unmittelbar nach der Sondirung mit schwachen Thallinsulfatlösungen (1—1½%) durch den auf 10—12 Cm. Tiefe eingeführten Nélatonkatheter günstigen Erfolg.

Dosirung. Das schwefelsaure Thallin enthält 77%, das weinsaure 52% und das gerbsaure 33% der wirksamen Base. Die nachfolgenden Angaben beziehen sich auf das Thallinum sulfuricum und tartaricum. Erwachsenen als Antipyreticum 0,25—0,72 Grm. pro dosi in Pulver mit Oblaten oder in Pillen; die Lösung der Salze schmeckt unangenehm aromatisch, an Cumarin, auch an Fenchel erinnernd. Beim Typhus abdominalis wurde die continuirliche Thallinisation mit der stündlichen Darreichung von 0,03 bis 0,05 Grm. Thallinum sulfur. begonnen und allmälig centigrammweise in 2—3stündigen Intervallen gestiegen, bis die Temperatur auf 38,0—38,5° herabsank, dann blieb man bei der erreichten Dosis oder verminderte dieselbe nach Bedarf wieder um 1 oder 0,5 Cgrm. und gab dieselbe stündlich, in der Nacht zweistündlich weiter. Bei der progressiven Thallinisation wurde zunächst die das Fieber gerade beeinflussende Dosis aufgesucht und diese Tag für Tag so lange gesteigert, bis die absolute Entfieberung erreicht war.

Aeusserlich zu Injectionen oder Irrigationen in 1,5—2%igen Lösungen. In gleicher Weise wie Thallin zeigte sich das Aethylthallin, $C_{12}H_{17}NO$, nach seiner Constitution Aethyltetrahydroparachinanisol, wirksam.

Literatur: R. v. Jaksch, Thallin, ein neues Antipyreticum. Wiener med. Wochenschr. 1884, 48. — Idem, Ueber die therapeutische Wirkung einiger neuer Chinolinbasen. Zeitschr. für klin. Med. 1884, VIII. — Alexander, Ueber die Wirkung der Thallinsalze. Centralbl. für klin. Med. 1885, 6. — E. Maragliano, Untersuchungen über die biologische und therapeutische Wirkung des Thallin. Zeitschr. für klin. Med. X. — P. Ehrlich u. Laquer, Ueber continuirliche Thallinzuführung und deren Wirkung beim Abdominaltyphus. Berliner klin. Wochenschr. 1885. — G. Bevan, The influence of Kairin, Thallin etc. on the heart and bloodvessels. Intern. Journ. of the med. sciences. 1886. — N. Tschistowitsch, Ueber die Wirkung des Thallin auf den thierischen Organismus. Centralbl. für med. Wissensch. 1885, 52. — H. Schulz, Wirkung der Thallinsalze auf Fäulniss und Gährung. Centralbl. für med. Wissensch. 1886, 7. — Ehrlich, Experimentelles und Klinisches über Thallin. Deutsche med. Wochenschr. 1886. — Biedert, Ueber Thallin. Deutsche med. Zeitung. 1886, 73. — O. Kohts, Thallinbehandlung des Typh. abdom. im Kindesalter. Therap. Monatsh. 1887, 1. — Steffen, Behandlung des Typh. abd. im Kindesalter mit Thallin. sulfur. Jahrb. f. Kinderheilk. — Ehrlich, Schädliche Wirkung grosser Thallindosen. Therap. Monatsh. 1887, 2. — Goll, Behandlung der Gonorrhoe mit besonderer Berücksichtigung der Thallinpräparate. Correspondenzbl. für Schweizer Aerzte. 1887, 1. — Dassiorn, Gebrauch von Thallin bei Phthise. Inaug.-Diss. Berlin 1887. — Istamanoff, Behandlung der infectiösen Urethritis mittels der Thallin-Antrophore. Monatsh. für prakt. Dermatol. 1888, 24. *Loebisch.*

Thallium. Das Thallium (Tl), von Crookes 1861 entdeckt, nach der Grünfärbung der Flamme benannt, ein in seinem chemischen Verhalten der Gruppe der Alkalimetalle zugehöriges Metall (At. = 204), hat medicinische Anwendung nicht gefunden; dagegen ist die ausgesprochen toxische Wirkung seiner Verbindungen durch Versuche von Marmé, Rabuteau, Grandeau constatirt worden, und zwar scheinen dieselben als Muskel- und Herzgifte nach Art der Kaliumsalze zu wirken. Es gilt dies insbesondere von den Oxydulsalzen (in welchen das Tl als einwerthiges Atom auftritt); dieselben sind in Wasser leicht löslich und nach Grandeau giftiger als die entsprechenden Bleisalze.

Thanatologie (θάνατος und λόγος). Lehre vom Tod, von den Todeszeichen.

Thanatophidin, s. Schlangengift.

Thapsia. Die Wurzel von T. Garganica L., einer im nördlichen Afrika einheimischen Umbellifere; enthält ein als Rubefaciens und Epispasticum wirkendes scharfes Harz, welches in Frankreich zu blasenziehenden Pflastern vielfach benutzt wird.

Thebain, s. Opium, XVII, pag. 365.

Thee, vergl. Coffeinum, V, pag. 22.

Theer, Pix liquida, Resina empyreumatica liquida. Erhitzt man Holz trocken, so destilliren ausser gasförmigen auch flüssige Producte. Diese scheiden sich nachher beim Stehen in zwei Schichten, eine obere, flüssige, und eine untere, zähflüssige. Die obere Schicht bildet bei Destillation des Holzes den rohen Holzessig, die untere den Holztheer. Je nach der Holzart, die man erhitzt, erhält man andere Theersorten. Der Theer der Pharmakopoe ist bereitet aus Pinus silvestris und Larix sibirica. Er ist ausgezeichnet durch seinen Gehalt an Phenolen. Namentlich enthält er viel Guajacol[1]) und Phenole ähnlicher Constitution, ferner Essigsäure. Allerdings wechselt nach Nencki und Sieber[1]) der Phenolgehalt des Theeres ausserordentlich, nämlich zwischen 2,5 und 15,6%. Daher sind die verschiedenen Theere auch sehr verschieden in ihrer antiseptischen Kraft. Am wenigsten wirksam soll ganz zäher Theer, der mit Pimarsäurekrystallen durchsetzt ist, sein. Für Desinfectionszwecke am geeignetsten sei der dickflüssige, syrupöse, nicht zähe, sauer reagirende Theer, der in dünner Schicht eine rothbraune Farbe zeigt.

Ausser den genannten finden sich noch folgende Bestandtheile in der Pix liquida: Benzol, Toluol, Xylol, Styrol, Naphthalin, Reten, Paraffin, Phenol

(Carbolsäure), Kresol, Phlorol, Brenzcatechin, Aether der Pyrogallussäure Pittakal etc.

Der Buchenholztheer zeichnet sich vor allem durch den Gehalt an Guajacol- und Pyrogalloiderivaten, der Birkenholztheer durch ein- und zweiatomige Phenole aus. Aus Buchenholztheer wird vor allem Kreosot gewonnen; aus Nadelholztheer wird Theeröl, Schiffspech etc. dargestellt. Unterwirft man nämlich diesen noch einmal der Destillation, so geht Theeröl über und es bleibt Schiffspech zurück. Hin und wieder werden für medicinische Zwecke auch noch Wacholderholztheer und Birkenholztheer benutzt. Letzteres enthält ziemlich bedeutende Mengen einatomiger Alkohole.

Was die Mengenverhältnisse der sich bildenden Körper angeht, so rechnet man, dass aus 100 Theilen Fichtenholz bei der Destillation sich bilden: 20—30 Theile Holzkohle, 5—8 Theile Theer, 40—50 Theile Holzessig.

Theer ist der Hauptsache nach in Wasser unlöslich, giebt aber bei passender Behandlung einige Stoffe an dieses ab. Man erhält dann das Theerwasser (Aqua picis). Man übergiesst, um es zu erhalten, Theer mit dem zehnfachen Gewicht heissen Wassers, rührt mehrfach um und lässt zwei Tage stehen, oder man schüttelt Theer mit dem zehnfachen Gewicht Wasser unter Zusatz von Bimsteinpulver 5 Minuten lang. Die Aqua picis hat Geschmack und Geruch des Theers, wird durch verdünnte Eisenchloridlösung grün, auf Zusatz gleicher Mengen Kalkwasser weingelb.

Gelöst wird Theer von verschiedenen Substanzen; Nadelholztheer fast vollkommen von der zwanzigfachen Menge Olivenöl, ferner von 95°/₀iger Essigsäure und Terpentinöl. Andere Theerarten lösen sich in anderer Weise. So sind Wacholdertheer und Birkentheer in 95°/₀iger Essigsäure nur unvollkommen löslich; Buchentheer ist in Terpentinöl unlöslich etc., so dass auf diese Löslichkeitsverhältnisse von Hirschsohn[1]) Erkennungsmerkmale der verschiedenen Theersorten basirt worden sind.

Durch eingreifende chemische Proceduren lässt sich der Theer auch wasserlöslich machen. Hierfür sind vorgeschlagen von Nencki[2]) Behandlung mit Kali und Natron, von Raptschewski[3]) Erhitzen mit grüner Seife und Kalihydrat (Pixol), von Danilewski[4]) Kalkmilch, von Hirschwald[5]) Colophonium und Aetznatron. Vermittels all dieser Methoden erhält man wasserlösliche Producte von mehr oder minder grosser antiseptischer Kraft.

Von Theerpräparaten ist weiter anzuführen die Theerseife. Sie besteht aus 7 Theilen Seife etwa und einem Theil Theer, die im erwärmten Mörser zusammengeknetet werden. Oder aber man löst Theer in Olivenöl auf, und verseift mit Natronlauge. Dabei verwendet man auf 1 Theil Theer etwa fünf Theile Oel (s. Seifen).

Die Theerpastillen bestehen aus Theer, Natron bicarbonicum und anderen anorganischen Salzen sowie etwas ätherischem Oel (z. B. die Pilulae picis Mayet aus Theer 2,0, Natron bicarbonicum 18,0, Calciumphosphat 30,0, Ol. Anisi gtt. 5 auf 100 Pastillen).

Aeusserlich hat man den Theer rein oder als Salbe (1 Theer zu 1 bis 10 Fett), Liniment (mit Seife und Spiritus), Lösung (in Spiritus oder Oel), endlich als Pulver gebraucht. Auch Theerinhalationen werden in der Veterinärmedicin vorgenommen: man steckt zu dem Zweck ein heisses Eisen in einen Theertopf oder träufelt Theer auf heisses Eisen. Eventuell stumpft man die Essigsäure vorher mit Soda ab.

Obsolet sind eine Anzahl älterer Theerpräparate: Theerliqueur, Theertinctur (1 Theer in 12 verdünntem Spiritus), Theersyrup (in 20 Syrup 1 Theer), Theerglycerin (1 Theer auf 3 Glycerin), Theerpflaster (Theer mit Fett und Wachs) etc.

Theer wurde und wird hauptsächlich äusserlich angewandt. Er wirkt auf der Haut vor allem antiseptisch und dann auch als Decke. Meist wird

16*

die Application des Theers zunächst gut vertragen, falls nicht zu grosse oder zarte Hautstellen betroffen sind. Selten kommt es nach der ersten Einreibung zu einer Entzündung. Bei fortgesetzter Anwendung bilden sich schwarze Punkte in den Ausführungsgängen der Follikel, und es bilden sich dann die Theeraknepusteln. Sind sehr grosse Hautflächen eingerieben, so kommt es zu wirklichen Vergiftungen infolge der Aufnahme von Theerbestandtheilen. Sie können schon eine halbe Stunde nach der Einreibung auftreten. Ausser Eingenommenheit des Kopfes treten zuerst Magendarmsymptome auf: Magenschmerzen und Erbrechen, dann Entleerung dunkler Fäcalmassen. Der Urin ist olivengrün bis schwarz (ähnlich wie der Carbolharn). Der erst gelassene ist der dunkelste und giebt an Aether nach SCHMIEDEBERG eine dem angewandten Theer entsprechende ähnliche Substanz ab.

Vor dem Eintheeren reinigt man die betreffenden Hauttheile mit Kaliseife, durch Bäder etc. und reibt dann den Theer mit einem Flanelllappen ein oder trägt ihn mit einem Borstenpinsel auf. Soll der Theer schnell eintrocknen, so mengt man ihn zu gleichen Theilen mit Spiritus oder Aether. Jede Stelle wird im Anfang zweimal, später nur einmal am Tag eingetheert.

Innerlich kann Theer oder Theerwasser in geringeren Mengen leichtere Magenbeschwerden, sowie Erbrechen und Durchfall hervorrufen. Grössere Mengen können das Bild der Kreosot-, respective Carbolvergiftung hervorrufen.

Bei Theerarbeitern treten ausser der Theerakne (der sogenannten Theerkrätze) noch Magendarmaffectionen und Bronchialkatarrhe auf.

Der innerliche Gebrauch des Theeres ist heutzutage nicht mehr sehr gebräuchlich. Man gab ihn gegen chronische Katarrhe der Bronchialschleimhaut, namentlich um die übermässige Secretion einzuschränken. Meist verwandte man die (oben genannten) Theerpastillen. Pro Tag werden 0,2 bis 2,0 Grm. gegeben.

Literatur: [1]) NENCKI und SIEBER, St. Petersburger chemisches Laboratorium. Arch. des sciences biolog. de l'institut de médecine expérim. de St. Pétersbourg. II, pag. 359. — [2]) HIRSCHSOHN, Pharm. Zeitschr. f. Russland. 1896, Nr. 49 u. 1897, pag. 211. — [3]) KARPECZEWSKI, Pharm. Ztg. 1893, pag. 167. — [4]) DANILEWSKI, Zeitschr. des allgem. österr. Apothekervereins. 1893, pag. 613. — [5]) HIRSCHWALD, Pharm. Zeitschr. für Russland. 1893, Nr. 8 und 9.

Geppert.

Theerakne, s. Acne, I, pag. 205.

Theerfarben, s. Farben, VII, pag. 678.

Theinum, Theïn. Das Theïn ist nach chemischen Eigenschaften und physiologischer Bedeutung als mit dem Coffein identisch zu betrachten. Man wolle über dasselbe den Artikel Coffein nachsehen.

H. Schulz.

Theobrominum, Theobromin, Herkunft und Darstellung. Das Theobromin ist das Alkaloid der Früchte des Cacaobaumes (Theobroma Cacao L.), einer Buettneriacee. Isolirt dargestellt wurde dasselbe zuerst von WOSKRESSENSKY im Jahre 1840, nachdem vorher schon SCHRADER dasselbe als einen bitterschmeckenden Körper in unreiner Form aus den Cacaobohnen erhalten hatte. Zur Darstellung des Theobromin nimmt man entweder die gepulverten und durch Pressen bei gelinder Wärme von ihrem Fettgehalt zum grössten Theil befreiten Früchte oder den sogenannten Cacaostaub, das in den Chocoladefabriken abfallende feingemahlene, grösstentheils aus den Schalen der Cacaobohnen bestehende Pulver. Man kocht die Cacaomasse so lange mit verdünnter Schwefelsäure, bis die in derselben enthaltene Stärke zum grössten Theil in Zucker übergeführt ist, setzt dann bis nahe zur Sättigung der Schwefelsäure kohlensaures Bleioxyd zu, filtrirt und wäscht den Filterrückstand aus. Um den Zucker zu entfernen, der der späteren Abscheidung des Theobromin hindernd im Wege steht, leitet man vor dem

Filtriren durch Zusatz von Bierhefe die Gährung ein, durch welches Verfahren der Zucker zum grössten Theil zerstört wird.

Das gelblich gefärbte Filtrat wird dann bis auf den fünften Theil seines Anfangsvolums eingedampft, nach dem Erkalten das überstehende Wasser von den braungefärbten Massen, die sich abgesetzt haben, getrennt. Das so erhaltene unreine Material wird darauf in heisser Salpetersäure gelöst, wobei gleichzeitig der aus dem Arbeitsmaterial herstammende Farbstoff oxydirt wird. Ein etwa entstandener Niederschlag von überschüssigem Blei wird durch Filtriren abgeschieden, aus der salpetersauren Lösung das Theobromin durch Ammoniak ausgefällt. Dabei wird durch den lösenden Einfluss, den das Ammoniak auf den oxydirten Farbstoff ausübt, die Lösung fast schwarz gefärbt, während sich das Theobromin als gelblich gefärbte Masse ausscheidet. Man isolirt dasselbe, löst wieder in wenig heisser Salpetersäure und lässt erkalten. Die dann ausgeschiedenen grossen Krystalle von salpetersaurem Theobromin werden nochmals in Salpetersäure gelöst und dann durch Zusatz von Ammoniak als reines Theobromin ausgefällt und sorgfältig mit Wasser ausgewaschen.

Chemische Eigenschaften. Rein dargestellt bildet das Theobromin ein farbloses Krystallpulver. Seine Formel ist $C_7H_8N_4O_2$, man kann dasselbe als das zweifach methylisirte Derivat des Xanthins ansehen, wohingegen das Coffein als dreifach methylisirtes Xanthin anzusprechen ist: Theobromin $= C_5H_2(CH_3)_2N_4O_2$ — Coffein $= C_5H(CH_3)_3N_4O_2$. Das Theobromin schmeckt bitterer als das Coffein und ist selbst in heissem Wasser nur schwer löslich. Von verdünnten Säuren wird es dagegen aufgenommen, seine Salze aber durch Wasser zerlegt. In Alkohol, Aether und Benzin löst es sich noch schwerer wie in Wasser, besser in Chloroform und warmem Amylalkohol. Auf der Schwerlöslichkeit in Benzin beruht die Möglichkeit der Unterscheidung von Coffein und Theobromin in gerichtlichen Fällen. Bei einer Temperatur von 290—295° lässt sich das Theobromin sublimiren. Lässt man Theobromin mit Chlorwasser verdunsten und setzt dem rothbraunen Rückstand Ammoniak zu, so färbt sich die Masse schön purpurviolett, ebenso wie auch das Coffein sich bei gleicher Behandlungsmethode verhält. In concentrirter Schwefelsäure löst sich das Theobromin farblos, mit verdünnter Schwefelsäure und Bleisuperoxyd gekocht, resultirt nach dem Filtriren eine farblose Flüssigkeit, welche die Haut rothbraun färbt und mit Magnesia indigoblau wird. Mit Barytwasser gekocht, liefert das Theobromin kein Ammoniak im Gegensatz zum Coffein.

Physiologische Eigenschaften. Aus den wenigen, auf experimenteller Grundlage gestützten Versuchen, die wir bis jetzt über die Wirkungsart des Theobromin besitzen, ergiebt sich, dass dasselbe dem Coffein sehr nahe steht, jedoch in der Intensität der Wirkung von letzterem übertroffen wird. Mitscherlich und nach ihm Bennet fanden, dass Frösche nach Aufnahme von 0,05 Grm. starben, Tauben und Kaninchen erlagen nach 0,5, beziehentlich 1,0 Grm. Frösche, die in Wasser gesetzt waren, das auf 1000 Theile einen Theil Theobromin enthielt, schwollen an, die Respiration wurde mehr und mehr verlangsamt und der Tod trat schliesslich ein nach vorhergegangener allgemeiner Lähmung. Ebenso verhielt sich ein Fisch, der in Wasser mit demselben Theobromingehalt gesetzt worden war. Dieselben Erscheinungen traten auch bei solchen Fröschen auf, die das Alkaloid innerlich erhalten hatten. Bei Kaninchen wurde Sinken der Respirationsfrequenz sowie auch der Körpertemperatur beobachtet. Gaben von mehr als einem halben Gramm riefen Zähneknirschen hervor. Der Puls wurde mit zunehmender Wirkung des Theobromin beschleunigt, aber gleichzeitig auch schwächer. Der Tod trat nach grösseren Dosen unter wiederholten Krampfanfällen ein. Bei der Section der durch Theobromin getödteten Thiere wurde an den Organen nichts

Wesentliches von Veränderungen gefunden, mit Ausnahme der Blasenschleimhaut, die von zahlreichen kleinen Blutextravasaten durchsetzt war. Die Gefässe der Blase waren, wie auch die der Nieren stark injicirt. Die quergestreifte Musculatur wurde nach dem Tode noch reizbar befunden, in einigen Fällen contrahirte sich auch das Herz noch längere Zeit nach vorgenommener Section, wie denn auch die peristaltische Bewegung der Eingeweide nach Eröffnung der Bauchhöhle noch deutlich wahrzunehmen war.

Die Resorption des Theobromin geht, wenn die hinreichende Menge Wasser zu seiner Lösung vorhanden ist, sowohl vom Magen wie von der Haut aus vonstatten, aus dem Harn lässt sich nach Einfuhr von Theobromin das Alkaloid leicht isoliren. Im Körper wird das Theobromin zum Theil zersetzt, zum Theil in Methylxanthin umgewandelt.

Therapeutisch wird das reine Theobromin nicht angewendet. Unter dem Namen »Diuretin« ist das salicylsaure Theobrominnatrium als Diureticum eingeführt. Auch gegen Asthma cardiale, Angina pectoris und chronische kardiale Dyspnoe ist es empfohlen (ASKANAZY, Deutsches Arch. f. klin. Med. LVI). Dosis bis 3,0 täglich. Das einfache Salz, Theobrominum salicylicum, ist zur gleichen Dosis ebenfalls im Gebrauch.

Literatur: M. ALBANESE, Arch. f. experim. Path. u. Pharm. 1895, XXXV. — E. ROST, Ebenda. 1895, XXXVI. — BONDZYNSKI und GOTTLIEB, Ebenda. 1895, XXXVI.

H. Schulz.

Theophyllin, eine von KOSSEL neuerdings im Theeextracte neben dem Coffein in geringer Menge aufgefundene Base, von der Zusammensetzung $C_7H_8N_4O_2$, isomer mit Theobromin und Paraxanthin, aber durch seine Reactionen von diesen Stoffen unterschieden (Dimethylxanthin). Untersuchungen über die physiologische Wirkung dieser Base liegen noch nicht vor.

Therapeutik, Therapie (von θεραπεύειν, eigentlich dienen, pflegen; θεραπευτική, sc. τέχνη θεραπεία): die Kunst oder Lehre der Krankheitsbehandlung.

Theriak (θηριακός, von θήρ, Thier; θηριακή ἀντίδοτος, ein Gegengift für thierische Gifte, dann für alle Arten von Giften überhaupt). Die — bei GALEN aufbewahrte — ursprüngliche Originalformel des Theriak wurde im Laufe der Zeit überall mehr oder weniger verändert, nur der Name blieb und erhielt sich achtzehn Jahrhunderte hindurch noch bis zuletzt in fast sämmtlichen Pharmakopoen; neuerdings ist die deutsche (ed. II, 1882) mit der Streichung des schwach opiumhaltigen »Electuarium Theriaca« (s. Opium) vorangegangen.

Thermästhesiometrie (θέρμη, αἴσθησις und μέτρον). Temperatursinnsmessung, speciell die Messung des Temperatursinns mit dem von A. EULENBURG angegebenen Instrument (Thermästhesiometer). Bei dem älteren EULENBURG'schen Instrumente werden an ein Stativ zwei Thermometer mit grossen Gefässen angeschraubt, deren möglichst breite und ebene Endflächen in beliebigem Abstande von einander gegen die Haut angedrückt werden können. Man bringt beide Thermometer auf möglichst auseinanderliegende Temperaturgrade, setzt sie auf und untersucht nun, bei welchem Temperaturabstande der beiden Thermometer von einander die Versuchsperson aufhört, die Differenz derselben als solche nach zu empfinden. Diese Differenz lässt sich an den mit entsprechenden Scalen versehenen Thermometern unmittelbar ablesen und so die Empfindlichkeit für Temperaturunterschiede an der geprüften Hautstelle bestimmen. Das neuere verbesserte Instrument von EULENBURG enthält an einem Stativ zwei mit schneckenförmig gewundenen Quecksilbergefässen versehene Normalthermometer, deren eines verstellbar ist; das andere unbewegliche ist oberhalb des

Quecksilbergefässes mit einem gut isolirten Platindraht umwickelt und kann durch einen in diesem Platindraht kreisenden Strom beliebig erwärmt werden. Die Intensität dieses Stromes und somit der durch ihn bewirkten Erwärmung lässt sich durch einen als Nebenschliessung angebrachten Rheostat leicht reguliren.

Literatur: Vergl. A. Eulenburg, Berliner klin. Wochenschr. 1866, pag. 46; Zeitschr. für klin. Medicin, IX, Heft 2.

Thermifugin. $C_9H_4(OH)(CH_3)(COONa)N(H_4)$, Methyltrihydro-oxychinolincarbonsaures Natrium. Dieses von v. Nencki synthetisch dargestellte Salz wurde von ihm zu 0,1—0,25 als Antipyreticum empfohlen. Jedoch bisher nicht erprobt. *Loebisch.*

Thermin. $C_{10}H_7(NH_2)(H_4)$, Tetrahydro-β-Naphtylamin. Diese Verbindung wirkt nach Filehne die Körpertemperatur erhöhend, zugleich auch mydriatisch. Man erhält sie durch Einwirkung von Natrium auf β-Naphtylamin in amylalkoholischer Lösung; sie stellt eine farblose, eigenthümlich riechende Flüssigkeit dar. *Loebisch.*

Thermodin, von E. Merck zuerst dargestellt, ist nach seiner chemischen Constitution $C_6H_4\left\langle\begin{matrix}OC_2H_5\\ N.CO.O.C_2H_5.CO.CH_3\end{matrix}\right.$, Acetyl-p-Aethoxyphenylurethan. Es leitet sich zunächst von dem p-Oxyphenylurethan in der Weise ab, dass der Wasserstoff in der Hydroxylgruppe desselben durch C_2H_5 ersetzt wurde, das so entstandene p-Aethoxyphenylurethan wurde überdies im Aminrest acetylirt. Es bildet derbe, farblose, nadelförmige Krystalle, die in kaltem Wasser fast unlöslich (1:2600 Wasser von 20° C.), in heissem Wasser (1:450 Wasser bei 100° C.) leichter löslich sind, vom Schmelzpunkt 86—88° C. Nach v. Mering's Erfahrungen ist Thermodin das beste Fiebermittel unter den bisher dargestellten und geprüften Derivaten des Amidophenols. Bei Typhus, Pneumonie, Pleuritis, Influenza, Tuberkulose, Erysipel, Angina trat, während des Fiebers gegeben, nach 0,5 Grm. in der Regel ein Temperaturabfall von 2—2,5° C. ein. Die Wirkung trat schon innerhalb der ersten Stunde ein und erreicht ungefähr in 4 Stunden ihr Maximum, wonach die Temperatur in der Regel ohne Frösteln wieder ansteigt. Die Entfieberung ist nur mit mässiger Schweissabsonderung verknüpft, der Puls wird minder frequent und zeigt eine Zunahme der Spannung. Die gewöhnliche Einzeldosis ist 0,5—0,7 Grm., bei Phthisikern beginnt man zweckmässig mit 0,3 Grm. und steigt allmählich. Als unangenehme Nebenerscheinung wurde nur in einem einzigen Typhusfall, nachdem 3 Tage hindurch 0,5 Thermodin gegeben wurde, ein masernähnliches Exanthem beobachtet. Antineuralgische Wirkungen erzielt man erst mit 1,5 Grm. bei Erwachsenen. v. Mering empfiehlt daher als Antineuralgicum nur das Neurodin, während er das Thermodin nur als Fiebermittel braucht. Als Antipyreticum bei Erwachsenen 0,5—1,0 in Pulverform, bei Kindern 0,1—0,3 pro dosi. Strauss, der die folgenden Antipyretica vergleichsweise untersuchte, erzielte bei einer Typhuspatientin durch 1,0 Antipyrin in einer Stunde einen Temperaturabfall von 1,3° C. und durch 0,8 Thermodin einen solchen von 2,6° C. in drei Stunden, während Lactophenin in fünf Stunden eine Temperaturerniedrigung von 1,8° C. bewirkte. Schmitt erklärt es als ein mildes Antipyreticum, welches gegenüber Phenacetin keine Vorzüge besitzt.

Literatur: J. v. Mering, Beiträge zur Kenntniss der Antipyretica; Thermodin, ein neues Fiebermittel, Therap. Monatsh. 1893, pag. 578. — Strauss, Therap. Monatsh. 1894, pag. 448. — Schmitt, Les nouveaux remèdes, 1894, pag. 194. *Loebisch.*

Thermographie, s. Graphische Untersuchungsmethoden, IX, pag. 316.

Thermokaustik (θέρμη und καυστικός, καίειν), das Aetzen mittels hoher Hitzegrade.

Thermokauter, s. Cauterisation, IV. pag. 403, 407.

Thermometrie. Die hohe Bedeutung, zu der die klinische Thermometrie, die Lehre von dem Verhalten der Körperwärme im gesunden und kranken Organismus, innerhalb weniger Jahrzehnte exacter Forschung gelangt ist, beruht vor allem auf der Präcision und Bestimmtheit des durch sie gelieferten Materials, das von der subjectiven Auffassung und der Uebung des Untersuchenden anscheinend unabhängige, direct messbare und direct verwendbare, einfache Resultate liefert. Nicht minder bedeutsam aber ist für ihren hohen Einfluss auf die Diagnostik der Umstand geworden, dass sie die einzige Methode ist, welche gestattet, einige für die sonstigen Untersuchungsmethoden in der Mehrzahl der Fälle unzugängliche Vorgänge im Organismus, nämlich die Aenderungen der Wärmeregulation, zu beleuchten und sofort vermittelst einer einfachen Manipulation objectiv nachweisbar zu machen. So ist es möglich, Anomalieen im Haushalte des Organismus zu erkennen, bevor sich die, sonst die Basis der Diagnose bildenden, localen Gewebsstörungen ausgebildet haben, und zugleich, bis zu einem gewissen Grade, die vorhandene Alteration des Stoffwechsels mit Rücksicht auf die Ergebnisse der Temperaturuntersuchung direct abzuschätzen; denn welche Ansicht man sich auch von der Natur und dem Wesen des fieberhaften Processes, dessen Symptom die Wärmesteigerung oder, richtiger, die Erhöhung der messbaren Temperatur ist, und von der Genese dieser letzteren selbst gebildet haben mag, das Eine ist sicher, dass ein **Ueberschreiten gewisser, durch empirische Forschung gefundener, Temperaturgrenzen** oder eine Verminderung der Constanz der sogenannten Normaltemperatur gegenüber äusseren Einflüssen **stets als das Zeichen eines krankhaften Zustandes**, als die Reaction des Gesammtorganismus gegenüber local oder allgemein einwirkenden Reizen zu betrachten ist. Schon dieser diagnostische Satz allein, den man natürlich nicht dahin umkehren darf, dass normale Temperatur auch stets für einen normalen Zustand des Organismus spricht, ist für unsere Erkenntniss pathologischer Zustände bedeutungsvoll geworden; einen noch grösseren Werth aber hat die Thermometrie dadurch erlangt, dass sie zur **pathologischen Thermonomie**, zur Aufstellung der Gesetze der Schwankungen der Körperwärme im kranken Organismus unter dem Einflusse der verschiedenartigsten Krankheitsprocesse führte. Zu dieser Ausbildung konnte sie natürlich nur gelangen, nachdem durch die Anwendung des Thermometers ein Mittel in die Hand gegeben war, exacte und vor Täuschungen freie Temperaturbestimmungen vorzunehmen, und nachdem die Entwicklung der physiologischen Wärmelehre, der Nachweis der Constanz der Temperatur des Gesunden (BLAGDEN und DOBSON), und endlich die Fortschritte in dem Ausbau der klinischen Medicin die Basis für eine rationelle Verwerthung des gewonnenen Beobachtungsmaterials geliefert hatten. So ist es erklärlich, dass trotz aller Aufmerksamkeit, welche die Alten dem Verhalten der Körperwärme widmeten, und trotz allen Scharfsinns, mit dem sie bereits Fiebertypen und Fieberstadien aufstellten, wegen der Unzulänglichkeit der Prüfungsmethode — denn auch der erfahrenste Arzt täuscht sich bei der Untersuchung der Temperatur vermittelst der aufgelegten Hand oft in ganz unerwarteter Weise — die Untersuchung der Temperatur des Körpers auch nicht im entferntesten die ihr gebührende diagnostische Werthschätzung finden konnte. So ist es ferner erklärlich, dass auch nach der ersten Anwendung des Thermometers zur Messung der Körperwärme (durch SANCTORIUS) noch ein so langer Zeitraum, bis zum 5. Decennium unseres Jahrhunderts, verstreichen musste, bevor die Thermometrie den entsprechenden Platz unter den anderen, bereits zur Blüte gelangten, physikalisch-diagnostischen Methoden erhielt. Zwar hatten Boerhave und van Swieten dem Verhalten der Eigenwärme erhöhte Beachtung geschenkt, zwar hatten de Haën und Currie bereits bedeutungsvolle Beobachtungen über die Temperatur gesunder und kranker Individuen veröffentlicht — der letztgenannte Forscher hat sogar schon den Einfluss therapeutischer Agentien auf die Körperwärme geprüft —, die eigentliche Ausbildung zur wissenschaftlichen Methode erhielt die Thermometrie erst durch die grundlegenden Arbeiten von Traube, Bärensprung, Zimmermann, Wunderlich, Liebermeister u. a. — Namentlich Wunderlich's classischem Werke wird trotz mancher allzu schematischen Ausführung im speciellen Theile stets das Verdienst bleiben, in umfassender, wahrhaft naturwissenschaftlicher Weise die Leistungen und Ziele der klinischen Thermometrie, der pathologischen Thermonomie, dargelegt und sie somit der praktischen Verwerthung zugänglich gemacht zu haben.

Die Thermometrie kann in vielfacher Weise für ärztliche Zwecke in Anspruch genommen werden: 1. In ihrer einfachsten Form dient sie nur zur Messung der Körperwärme schlechtweg, um zu constatiren, ob erhöhte, normale oder abnorm niedrige Temperatur vorhanden ist. Schon durch diese einfache Prüfung kann oft eine schwerere acute Affection festgestellt oder ausgeschlossen werden; doch ist ohne weiteres klar, dass hier ein positives Ergebniss beweiskräftiger ist als ein negatives, und dass erst wiederholte, zu verschiedenen Zeiten vorgenommene Messungen ein definitives Urtheil über den Krankheitszustand abzugeben berechtigen. Jede einzelne Messung aber ist genügend, den jeweiligen Zustand der Körperwärme direct zu beurtheilen und abnorme Vorgänge im Gesammtorganismus überall da zu erschliessen, wo zwar der Untersuchte sich subjectiv wohl fühlt, die normalen Temperaturgrenzen aber überschritten werden. 2. Durch regelmässige, in bestimmten Intervallen vorgenommene Messungen der Körperwärme erhält man ein anschauliches Bild von dem Gange der Temperatur überhaupt, d. h. von den die verschiedensten Erkrankungen begleitenden Veränderungen der Wärmeregulation, und kann mit Recht, falls sich bei gewissen pathologischen Zuständen stets gleichmässige Differenzen in dem Verhalten der Eigenwärme gegenüber der Norm constatiren lassen, die so gewonnenen Werthe als den Ausdruck der im Organismus sich abspielenden Stoffwechselvorgänge und somit als ein charakteristisches Merkmal der vorliegenden Krankheit überhaupt betrachten. Man hat dann ein Temperaturschema für eine gewisse Krankheitsform erhalten und vermag in zweifelhaften Fällen oft schon allein durch die Vergleichung der in einem fraglichen Falle gewonnenen thermometrischen Resultate mit den empirisch fixirten Temperaturtypen die Diagnose einer bestimmten Krankheitsform zu sichern. Da das Verhalten der Temperatur in einer grossen Zahl von Fällen das exacteste Reagens für die Einwirkungen des krankhaften Agens auf den Organismus repräsentirt, so gelingt es naturgemäss auch, die Schwankungen in der Intensität oder Extensität des sich abspielenden Processes, sowie die daraus resultirenden Stadien in der Entwicklung der Krankheit in entsprechenden Schwankungen im Gange der Temperatur zu erkennen, und wir besitzen in der Thermometrie deshalb ein Mittel, das auch für die Ermittlung der einzelnen Phasen, der Remissionen und Intermissionen eines krankhaften Vorganges von allergrösster Wichtigkeit ist und oft einzig und allein die Entscheidung zweifelhafter Zustände ermöglicht. 3. Gegenüber der Bedeutung der Thermometrie für die Diagnose der Allgemeinerkrankungen, d. h. der Affectionen, welche die Wärmeökonomie des gesammten Körpers in Mitleidenschaft ziehen, resp. nur die Wärmeregulation merkbar beeinflussen, sind bisher die praktisch-diagnostischen Ergebnisse der cutanen, localen und regionären Thermometrie, die sich die Feststellung der Wärmeveränderungen der Haut, der einzelnen Organe, respective bestimmter Bezirke zur Aufgabe macht, als ausserordentlich klein zu betrachten.

Viele Forscher haben allerdings Versuche in dieser Richtung angestellt und besondere Apparate construirt; aber systematische Messungen der Hauttemperatur sind noch nicht in genügendem Umfange vorgenommen worden, obwohl gerade hier ausserordentlich zahlreiche, für die Lehre vom Wärmehaushalt wichtige Fragen der Beantwortung harren, unter anderem: Ist die Hauttemperatur an den verschiedenen Körperstellen sehr different? Wie verhält sie sich zu der Achselhöhlentemperatur? Aendert sich die Temperatur häufig, oder ist sie an denselben Körperstellen bei demselben Individuum stets gleich? Ist sie bei verschiedenen Individuen an den gleichen Körperstellen sehr verschieden? Wie verhalten sich symmetrische Körperstellen? Schwankt die Körpertemperatur an einer und derselben Körperstelle oder an verschiedenen innerhalb kurzer Zeit sehr erheblich? Ist sie abhängig von der Tagesstunde, von der Temperatur der Umgebung, von der Bekleidung, von der Nahrungsaufnahme, von Körperbewegungen, von Störungen sensibler Nerven, von der Muskelthätigkeit? Kann man ein wechselndes Verhalten der Hauttemperatur an verschiedenen Körperstellen in dem Sinne beobachten, dass sie in gewissen Bezirken ansteigt, wenn sie in anderen sinkt? Welchen Einfluss haben antipyretische Massnahmen? Welchen Einfluss üben Wasser (kalte und warme Bäder), Einpackungen, Uebergiessungen etc. auf die Hauttemperatur an den verschiedenen Hautstellen aus, und bestehen Differenzen gegenüber der Temperatur des Inneren? Welchen Einfluss haben endlich pathologische Zustände auf den Zustand der Haut?

Alle diese Fragen, deren Beantwortung nur zum Theil und mit unzulänglichen Apparaten, vor allem aber noch nicht in genügendem Umfange und methodisch versucht worden ist, harren noch der Erledigung, und doch ist ihre Beantwortung von wesentlichem Werthe für die Erkenntniss der Wärmeregulation des Organismus: denn die Messung des Körperinneren, respective in einer Höhle oder Hauttasche berücksichtigt eben nur eine Seite des complicirten Vorganges der Wärmebildung und -Regulation, für den das Verhalten des Hautorgans von grösster Bedeutung ist. (Vergl. die klinisch-physiologischen Arbeiten von SENATOR, WINTERNITZ, BUSS u. a.) Hoffentlich wird durch den neuen sinnreichen Apparat von ROSIN wenigstens ein Theil der hier skizzirten Probleme der Lösung näher gebracht.

Die directe instrumentelle Messung der Temperatur der **Haut** ist bisher in sehr mannigfaltiger Weise bewerkstelligt worden. Am einfachsten ist wohl die Methode von SENATOR, der die Temperatur in einer Hautfalte bestimmte. WINTERNITZ hat sich eines besonderen Hautthermometers mit schneckenförmigem Behälter bedient, der mit der Breitseite auf die Haut gelegt wird; es giebt aber auch Hautthermometer mit platten Quecksilberbehältern von verschiedenen Dimensionen.

Da man in der Regel das Thermometer sehr lange, mindestens 1/4 Stunde, im steten Contacte mit der zu untersuchenden Stelle belassen muss, so ist ein Befestigungsmechanismus nöthig, und man hat daher Thermometer construirt, deren schneckenförmiger Quecksilberbehälter von einer festwandigen Gummihalbkugel umgeben ist, durch deren Mittelachse das Thermometerrohr vermittels einer eigenen Oeffnung unter dichtem Abschlusse hindurchgeführt wird. Comprimirt man die Gummihalbkugel unter festem Andrücken an die Hautoberfläche, so wird natürlich das Thermometer bei Aufhören des Druckes fest gesaugt (MEYER und MALTZER's Hautthermometer). Es ist ein erheblicher Uebelstand dieser Methode, dass der das Quecksilber umgebende Luftraum völlig abgeschlossen ist: denn seine Temperatur ist natürlich höher als die der Umgebung und macht die etwaigen Wärmeschwankungen der übrigen Hautoberfläche nicht exact mit.

Zur Ergründung der Grösse der von der Hautoberfläche innerhalb eines beliebig zu variirenden Zeitraumes abgegebenen Wärme construirte WINTERNITZ folgenden Apparat: Durch das Dach eines Holzkästchens — das keinen Boden, aber doppelte, 6 Mm. von einander abstehende Wände besitzt, um die Wärmeabgabe möglichst gering zu gestalten — führen zwei Thermometer in das Innere, von denen das eine, ein Hautthermometer mit schneckenförmigem

Behälter, der Oberfläche der Haut unter dem Kästchen dicht anliegt, während das andere, ein gewöhnliches Fieberthermometer, die Temperatur des Innenraumes des Kästchens bestimmt. Mittels dieses Hautcalorimeters, das mit der offenen Seite fest auf die Haut aufgelegt wird, suchte Winternitz die Wärmeabgabe zu bestimmen, indem er feststellte, um wieviel der Innenraum in gleichen Zeiträumen sich erwärmte. Da die Grösse des kubischen Luftraumes in dem Kästchen bekannt ist, so kann die Differenz der Temperatur des Innenraumes bei Beginn des Versuches und am Schlusse desselben annähernd als Product der Wärmeabgabe aus der Haut betrachtet werden. Es ist aber leicht ersichtlich, dass die Feststellung der Erwärmung eines abgeschlossenen Luftraumes, der die Circulation und Ausdehnung der Luft erschwert, ja unmöglich macht, keine genügenden Garantieen für die Feststellung der Abgabe in einer längeren Zeiteinheit bietet und somit eine wesentliche Fehlerquelle bildet. Im günstigsten Falle und bei Benutzung kurzer Zeiträume kann man allerdings relative Werthe von einer gewissen Bedeutung für die Wärmeökonomie erhalten.

Der Thermoelektricität bedienten sich Bescara und Jonas zur Bestimmung der Hauttemperatur; jedoch ist für klinische Zwecke diese Methode natürlich allzu subtil.

Von wesentlicher Bedeutung ist es, die Hauttemperatur nicht nur mit recht einfachen Apparaten zu bestimmen, sondern die Messung auch völlig frei auf der Hautoberfläche bekleideter Personen vornehmen zu können. Zu diesem Zwecke hat Koars für die Messung der Hautwärme ein Thermometer angegeben, das gestattet, unter Vermeidung der wesentlichsten, bereits erwähnten Fehlerquellen, sowohl am unbedeckten Körper, als auch unter den Kleidern die Temperatur abzulesen. Das Thermometer wird mittelst eines schröpfkopfartigen Metallgehäuses, mit dem es beweglich und federnd verbunden ist, an der zu untersuchenden Hautstelle fixirt. Der Quecksilberbehälter ist von Spiralform und liegt somit auf der Haut in grösstmöglicher Ausdehnung auf; der übrige Theil der Thermometerröhre ist vom Quecksilberbehälter rechtwinkelig abgeknickt, liegt also flach und parallel zur Hautfläche und hat deshalb auch Raum unter den Kleidern. Auch der schröpfkopfartige Behälter ist durch rechtwinkelige Knickung möglichst flach gestaltet. Durch Ansaugen der Luft aus demselben mittelst einer kleinen Glasspritze unter nachheriger Absperrung durch einen kleinen Hahn wird das Ganze an der Haut befestigt.

Meist kann man mit der Hand, sofern es nöthig ist, die Hauttemperatur annähernd taxiren und die allein wichtigen relativen Differenzen der einzelnen Bezirke erkennen; auch zur Constatirung localer Wärmesteigerung, z. B. über entzündeten Partien, genügt die Prüfung vermittelst der Hand und der Vergleich der afficirten mit einer anderen Hautpartie. Dasselbe gilt von der Feststellung einseitiger Differenzen der Körpertemperatur, und man kann wohl behaupten, dass, um Temperaturunterschiede überhaupt zu eruiren, das Tastgefühl vielfach vollständig ausreicht, während zur Feststellung absoluter Temperaturen natürlich das Thermometer unentbehrlich ist. Hierbei ist aber zu bemerken, dass bei gewissen hoch fieberhaften Krankheiten, z. B. bei Scharlach, auch bei schweren Typhen, die Hauttemperatur oft auffallend niedrig ist, so dass man sich nie verleiten lassen darf, aus dem Verhalten derselben, respective aus der Berührungsempfindung einen Schluss auf die Wärme des Körperinnern zu machen.

Man hat zahlreiche Untersuchungen über das Verhalten der localen Temperatur bei einseitigen Affectionen angestellt und stets von neuem den Satz zu beweisen versucht, dass localisirten Entzündungsprocessen in inneren Organen auch eine erhöhte Temperatur der betreffenden Körperhälfte oder wenigstens der benachbarten Körper- oder Hautpartien entspricht; wir haben uns aber nie von der Allgemeingiltigkeit dieser Behauptung überzeugen können; denn wir fanden ebenso häufig erhöhte Temperatur auf der erkrankten Seite, wie wir diese Steigerung vermissten; ja nicht selten fand das umgekehrte Verhalten statt. Weder bei Herdkrankheiten einer Gehirnhemisphäre, wo die Temperatur in dem entsprechenden Ohre, noch bei Pleuritis, wo die entsprechende Brusthälfte wärmer sein soll, noch bei anderen Affectionen haben wir charakteristische Befunde erhalten. Bei schweren Lähmungen, namentlich den mit Atrophie der befallenen Theile verbundenen, findet sich eine Herabsetzung der localen Temperatur, die aber meist unbedeutend ist und einige Zehntel eines Grades nur selten überschreitet.

So weittragend auch in diagnostischer Beziehung die Ergebnisse der Thermometrie sind, so darf man doch niemals vergessen, dass sie, wie alle durch eine einzige Methode gelieferten Zeichen, nicht absolute Bedeutung beanspruchen dürfen, sondern in der überwiegenden Anzahl der Fälle erst durch ihre Beziehungen zu anderen Symptomen den rechten Werth erhalten, und dass sie auch im Verein mit diesen nur das äussere Bild der Krankheit, aber nicht ihr Wesen repräsentiren. Man hat dies oft übersehen und dadurch Temperaturschemata geschaffen, die nur äusserst selten am Krankenbette in aller, der theoretischen Construction entsprechenden, Präcision zur Beobachtung gelangen, da in Wirklichkeit der Gang der Temperatur in Krankheiten durch eine Reihe äusserer, oft auffälliger, Einwirkungen derartig beeinflusst wird, dass ein vielfach modificirtes Bild zutage tritt, das nur in wenigen Zügen mit dem charakteristischen, der reinen uncomplicirten Krankheit entsprechenden, Fiebertypus Uebereinstimmung zeigt.

Mit dem Hinweise auf den Werth der Thermometrie für die Diagnose von Zuständen, die sich sonst oft der Untersuchung entziehen — wir können hier noch erwähnen, dass sehr stark remittirende Temperaturen bei Erwachsenen, namentlich bei mangelndem Nachweis einer Organerkrankung, häufig auf eine verborgene Eiterung, sicher aber auf eine schwere Entzündung hindeuten — mit diesem Hinweise auf den diagnostischen Werth der Temperaturmessung ist aber ihre Bedeutung als klinische Methode noch nicht erschöpft: denn sie ist auch von grösster Wichtigkeit 4. für die Prognose und 5. für die Prüfung therapeutischer Effecte. Man kann in prognostischer Beziehung wohl, ohne Widerspruch zu begegnen, folgende Behauptungen aufstellen: Je höher die Temperatur ist, je andauernder hohe Temperatur besteht, je geringer die Tagesfluctuation, desto bedenklicher ist die Prognose. Wiederholt auftretende Temperaturen über 41,5° C. in der Achselhöhle sind (mit Ausnahme der Febris recurrens und intermittens und des ersten Stadiums der Angina tonsillaris suppurativa), ebenso wie Temperatursteigerung unter Schüttelfrost stets als gefährliche Symptome aufzufassen. Die Sätze gelten mit gewissen Einschränkungen sowohl bei chronischen wie bei acuten Krankheiten; bei ersteren sind auch sehr grosse Tagesdifferenzen der Temperatur, namentlich bei starken Erhebungen über und nur unbedeutenden Senkungen unter die Norm, als prognostisch ungünstig aufzufassen, während bei acuten Krankheiten ein derartiges Verhalten der Temperatur (sogenannte steile Curven) in gewissen Stadien nichts Bedenkliches hat, wie überhaupt abnorm hohe Temperaturen im Beginne acuter Erkrankungen zwar die Schwere der einwirkenden Schädlichkeit, aber auch die Kraft der Reaction des Organismus anzeigen können und somit nicht so besorgnisserregende Bedeutung haben als in späteren Stadien, wo sie für die Schwere des Krankheitsprocesses charakteristisch sind. (Vergl. unsere Ausführungen in: Grundlagen, Aufgaben und Grenzen der Therapie, und in: Wesen und Behandlung der Krisen bei acuten Krankheiten. Berlin 1889.)

Was endlich den Werth der Temperaturmessung für therapeutische Fragen anbelangt, so braucht wohl kaum besonders betont zu werden, dass man nur mit dem Thermometer in der Hand den Effect von Medicamenten und Behandlungsmethoden controliren und den wahren Werth derselben erkennen kann. Den Einfluss des Chinins auf das Malariagift, die Einwirkung der Incision und rationellen Behandlung bei Eiteransammlungen, den Nutzen energischer Ausräumung der Uterushöhle bei Retention fauliger Placentarreste, — den zauberhaften Einfluss aller dieser wirksamen Manipulationen lehrt nichts mehr im vollen Umfange kennen als die Temperaturmessung; denn nur volle andauernde Fieberlosigkeit zeigt, dass die entsprechende Massregel ihren Zweck völlig erfüllt hat. Ebenso giebt nur die Thermometrie sicheren Aufschluss darüber, bis zu welchem Grade die antipyretischen Methoden die auf sie gesetzten Hoffnungen erfüllen; denn nur eine länger dauernde (zweckmässige) Temperaturdepression kann einen therapeutischen Effect ausüben, und je kürzer die Dauer der Wärmeerniedrigung unter dem Einfluss eines gewissen Verfahrens ist, desto weniger kann man sich von der in Anwendung gebrachten Methode versprechen. Auf Wärmeentziehung hinzielende Massnahmen sind sogar unserer Auffassung nach, wenn sie so wenig Effect haben, direct schädlich, da sie an die Wärmeproduction des Organismus, der ja (auch in pathologischen Fällen) jeder Abkühlung sofort durch Vermehrung der Wärmebildung entgegenarbeitet, die höchsten Anforderungen stellen, Anforderungen, denen der geschwächte Organismus doppelt schwer nachkommen kann. Dies gilt namentlich von den oft in so irrationeller Weise applicirten kalten Bädern.

Es ist vielleicht zweckmässig, hier noch darauf hinzuweisen, dass man sich in allen Fällen vor falschen Schlüssen in Betreff der Wirksamkeit einer therapeutischen Anordnung, die aus einer unbegründeten Anwendung des post hoc ergo propter hoc resultiren, möglichst hüten muss; denn nirgends liegt die Möglichkeit, den Effect der Therapie zu überschätzen, näher, als bei den einen unregelmässigen Fiebertypus darbietenden oder im Stadium decrementi sich befindenden Affectionen. Es ist allerdings sehr verlockend, die oft unvermuthet auftretenden bedeutenden Remissionen des Fiebers bei intermittirendem oder remittirendem Fieber, bei Eiterungsprocessen, bei chronischem Lungenleiden oder im letzten Stadium des Typhus als Wirkung des verwendeten Medicaments zu betrachten, wie dies nicht selten geschieht; aber ein solcher Schluss ist trügerisch, und vor solchen Irrthümern kann nur eine genaue Kenntniss des Temperaturganges, d. h. die Bekanntschaft mit den hier vorkommenden Irregularitäten schützen. Gerade bei den chronischen Eiterungen, bei der Phthise etc. ist, wenn nicht spontane Remission eintritt, wie die Erfahrung lehrt, der Effect antipyretischer Mittel, selbst wenn sie in grossen Dosen gereicht werden, ein verhältnissmässig geringer. Endlich dürfte es hier am Platze sein, vor der einseitigen Auffassung der Thermometrie, die sich heute nicht selten geltend macht, und die zu einer Ueberschätzung der durch die Temperaturmessung gewonnenen Zeichen und zu einer Unterschätzung der aus den anderen gleichwerthigen Untersuchungsmethoden resultirenden Symptome geführt hat, zu warnen. Man geht fast so weit, dem Thermometer die dominirende Stelle am Krankenbette einzuräumen und nur von seiner Angabe sowohl die Beurtheilung der Schwere des vorliegenden Falles als die Principien für das therapeutische Handeln abhängig zu machen. Gegen diese Art des Vorgehens muss Front gemacht werden; denn nicht von der Angabe des Thermometers — ein so wichtiger Factor auch das Verhalten der Körperwärme ist —, sondern von dem jeweiligen, durch den Arzt aufzunehmenden Gesammt-Krankenbefund hängt unser Ausspruch und unser Handeln am Krankenbette ab. Die Höhe der Temperatur ist durchaus nicht der directe Massstab für die Schwere der Affection, wie die Erfahrung lehrt, und unsere Therapie kann sich daher durchaus nicht allein und einseitig auf die Bekämpfung der Fieberhöhe — richtiger der hohen Temperatur; denn die Temperaturerhöhung ist ja nur ein Symptom des Complexes von Erscheinungen, den wir Fieber nennen — zuspitzen. Nur eine eingehende Beschäftigung mit der Thermometrie überhaupt, die, wie jede Methode, erst nach allen Richtungen erlernt werden muss, führt zu einem richtigen Urtheil über die Grenzen der Leistungsfähigkeit der Wärmemessung und zu einer naturwissenschaftlichen Auffassung ihrer Bedeutung. Erst wenn man das Verhalten der Körperwärme unter den verschiedensten Bedingungen vorurtheilsfrei und unter Berücksichtigung aller complicirenden und modificirenden Einflüsse studirt, wenn man eingesehen hat, wie häufig selbst sehr hohe Temperaturen eine ständige, durchaus nicht direct gefahrdrohende

Begleiterscheinung von anscheinend einfachen Störungen sind, wie namentlich bei jugendlichen Individuen sehr hohe Temperaturen durchaus keine directe, prognostisch üble Bedeutung besitzen, erst dann wird man von den Ergebnissen der Thermometrie den richtigen Gebrauch machen, nämlich nicht das einzelne Symptom, sondern die Summe aller vorhandenen Erscheinungen zur Grundlage für das ärztliche Schliessen und Handeln zu wählen. Von diesem Gesichtspunkte aus muss man den Werth der Wärmemessung als klinischer Methode beurtheilen: Die Zeichen, die sie liefert, sind anscheinend einfach und verständlich, aber sie besitzen nur einen relativen Werth und sind deshalb nicht immer leicht zu deuten. Je mehr Beachtung wir dem Kampf ums Dasein auch auf dem Gebiete der Pathologie (vergl. Grundlagen, Aufgaben und Grenzen der Therapie, pag. 12 ff.) schenken, je mehr man berücksichtigen wird, dass der menschliche Organismus im Kampfe mit den verschiedenen, seit den Urzeiten ihn treffenden Schädlichkeiten sich ihnen zweckmässig anpasst, desto sicherer wird man zu der Ueberzeugung gelangen, dass die Krankheitssymptome in ihrer Mehrzahl den Charakter von zweckmässigen Abwehrbewegungen haben, die bestimmt sind, die geeignetsten Bedingungen für den Kampf des Organismus mit der Noxe, d. h. die ungünstigsten Existenzbedingungen für die Schädlichkeit und die günstigsten für die Ernährung der Organe unter dem Einfluss des schädlichen Agens zu schaffen. Dann wird man auch die Temperaturerhöhung nicht als einen mit allen Mitteln zu bekämpfenden Feind, sondern als eines der wichtigsten Vertheidigungsmittel des Organismus ansehen. Nicht die Fieberhöhe schädigt den Körper, sondern die abnormen Umsetzungen des Organismus, welche die Temperatursteigerung bedingen und direct abhängig sind von der Grösse der Noxe, die den Organismus getroffen hat. (Es gereicht dem Verfasser, nachdem die hier vorgetragenen Ansichten allmählich immer mehr Boden gewonnen haben, zur besonderen Genugthuung, darauf hinweisen zu können, dass sie unverändert aus der ersten, 1883 erschienenen Auflage dieses Werkes herübergenommen und bereits 1882 niedergeschrieben sind.)

Man darf aber natürlich nicht so weit gehen, jedes Symptom, resp. jede Reaction, z. B. die abnorme Temperatursteigerung, stets als zweckmässig im Sinne der Erhaltung des Organismus, d. h. als Heilungsbestreben und deshalb als therapeutisches noli me tangere anzusehen, wie dies in der neuesten Zeit unter dem Einflusse der Koch'schen, im Laboratorium erwachsenen Anschauungen mit dem durch Tuberkulin angeregten Heilfieber geschehen ist. Die einfachste theoretische Betrachtung zeigt, dass die Temperatursteigerung wie jedes andere Symptom mehrere Bedeutungen haben kann. Sie kann ein rein accidenteller Vorgang oder die nothwendige Folge einer (uns unbekannten) Einwirkung sein, die aber vielleicht trotzdem keinen Einfluss auf den Heilungsprocess hat; sie kann endlich ein im Sinne der Herstellung der Normalreaction wesentlich wirksamer Factor sein.

Zwischen diesen Möglichkeiten zu entscheiden, ist bei dem heutigen Stande der Erkenntniss der Stoffwechselvorgänge nicht immer möglich; aber man wird eben zum Zwecke dieser Unterscheidung eingehendere Studien machen müssen als bisher, weil sonst alle Therapie in der Luft schwebt oder nur für einen der vielen möglichen Fälle passt.

(Vergl. unsere Darlegungen über Behandlung der excessiven Reaction in: Wesen und Behandlung der Krisen bei acuten Krankheiten.)

Nachdem wir an den vorstehenden Seiten die allgemeinen Grundlagen der Thermometrie, die Bedeutung und die Grenzen der thermometrischen Methode erörtert haben, bleibt uns nur noch übrig, die Art und Weise der Application des Thermometers zu skizziren, sowie einige Zahlenwerthe allgemeiner Natur anzuführen. Bezüglich aller speciellen Angaben, sowohl in Betreff des fieberhaften Processes als auch der einzelnen fieberhaften Krankheitsformen müssen wir auf die ausführliche Darstellung in dem Artikel Fieber und den Abhandlungen über die betreffenden fieberhaften Affectionen verweisen.

Zur Messung der Temperatur empfehlen sich am meisten Maximalthermometer (der hundertheiligen Scala [Celsius]), weil bei ihrem Gebrauche Irrthümer im Ablesen des Thermometerstandes, die namentlich bei bettlägerigen Kranken und schlecht beleuchteten Zimmern leicht entstehen, vermieden werden. Auch dort, wo in Abwesenheit des Arztes die Messung Personen anvertraut wird, die im Ablesen nicht genügend geübt sind, bietet ein Maximalthermometer, — obwohl infolge technischer Schwierigkeiten für absolute Constanz nicht in so hohem Grade garantirt werden kann, wie bei den gewöhnlichen Thermometern (s. unten) — die besten Garantien für die Richtigkeit der Ergebnisse, da es ja die nachträgliche Controle durch den Arzt gestattet. Dem Patienten erlaube man das Ablesen nie, da in vielen Fällen die Constatirung eines hohen Temperaturstandes auf den Kranken deprimirend einwirkt. Das Thermometer muss vor dem ersten Gebrauche mit einem Normalthermometer verglichen und von Zeit zu Zeit wieder durch ein solches controlirt werden, da neue Instrumente nicht selten bedeutende Differenzen gegenüber dem Normalinstrumente aufweisen.

Nachdem in neuester Zeit durch die Fortschritte und Entdeckungen auf dem Gebiete der Glasfabrication — die Zusammensetzungsverhältnisse des Glases bezüglich des Kali und Natrongehaltes verursachen eigenthümliche Nachwirkungen in den Angaben der Thermometer — es möglich geworden ist, Thermometer mit einer garantirten Constanz bis 0,1 oder 0,2 zu construiren, ist es jedem Arzt leicht möglich gemacht, ein constantes, mit einem Aichstempel versehenes Normalthermometer in Anwendung zu ziehen und so nicht nur relativ, sondern absolut richtige Temperaturangaben zu gewinnen. In dieser Frage hat sich neben den Physikern Weber, Wiebe, Abbé, namentlich Lewinski, der in überzeugender Weise auf die Uebelstände nicht absolut richtig zeigender Thermometer für die ärztliche Thätigkeit hinwies, bleibende Verdienste erworben.

Als Applicationsstellen für das Thermometer empfehlen sich Achselhöhle und Rectum, dessen Temperatur ebenso wie die der Vagina um etwa 0,2—0.5 höher ist als in der Axilla. Nur bei gewissen hochfieberhaften Hauterkrankungen (z. B. Scharlach) ist die Temperatur der Achselhöhle bisweilen der des Rectums gleich. Die Achselhöhle muss vor dem Einlegen des Instrumentes vom Schweiss gereinigt werden; auch empfiehlt es sich bei kühler Temperatur der Hautdecken, die Achselhöhle vor der Messung einige Zeit geschlossen zu erhalten; das Rectum muss kothfrei sein, wenn die Messung richtige Resultate ergeben soll; das Instrument kann vor der Einführung in den Mastdarm leicht eingeölt werden. Wenn Kranke schwach oder bewusstlos sind, so hat die Messung im Rectum gewisse Vorzüge vor der in der Achselhöhle; doch kann man auch in solchen Fällen die Temperatur in der Axilla genau feststellen, wenn man während der Messung den Arm des Patienten vorsichtig gegen den Thorax angedrückt erhält und darauf achtet, dass die Thermometerkugel nicht aus der Achselhöhle heraustritt. Die Messung im Munde oder in der Vagina, sowie die des frisch gelassenen Harns kann unter geeigneten Verhältnissen ebenfalls zur approximativen Feststellung der Temperatur benutzt werden. Sobald die Quecksilbersäule etwa 5 Minuten nicht mehr gestiegen ist, kann man die Messung als beendigt und den durch Ablesen an Ort und Stelle — bei Anwendung eines einfachen Thermometers — gefundenen Werth als den Ausdruck der Körpertemperatur betrachten; für die praktische Anwendung genügt schon eine Messung von 5—10 Minuten im Mastdarm und eine von 15 Minuten in der Achselhöhle. Der Geübte erkennt — bei warmen Hantdecken — bereits an der Schnelligkeit, mit der die Quecksilbersäule im Beginne der Messung steigt, ob man eine hohe oder niedere Temperatur zu erwarten hat. Der geeignetste Zeitpunkt für die Messung sind die Morgenstunden zwischen 7 und 9, sowie die Abendstunden zwischen 5 und 7. Doch ist es zweckmässig, in allen Fällen von unregelmässigem Fieber und in gewissen Krankheiten noch eine oder zwei Messungen zu anderer Tageszeit vorzunehmen, da man sich sonst über die Höhe der Temperatur und den Gang des Fiebers leicht täuschen kann. Messungen während der Nacht auszuführen, halten wir nicht für unumgänglich nöthig; wir halten sie sogar für unvortheilhaft, wenn der Patient dadurch im Schlafe gestört wird. Zu vermeiden sind Messungen während der Nachtzeit nur dann nicht, wenn es sich um eine genaue Feststellung der Temperaturbewegung zur Feststellung der Diagnose, z. B. bei Febris intermittens, resp. Frostschauer handelt, oder wenn eine unumgängliche therapeutische Massnahme von einer bestimmten Temperaturhöhe abhängig ist. Jedenfalls erfrischt unserer Auffassung nach ein ungestörter Schlaf die Kranken mehr als die meisten unserer therapeutischen Manipulationen, und wir können deshalb unbesorgt in der Mehrzahl der Fälle beim schlafenden Patienten eine Pause in der Behandlung eintreten lassen. Um sich ein anschauliches Bild der Temperaturbewegung zu verschaffen, thut man gut, die erhaltenen Messungsresultate in Curvenform zu verzeichnen; man erhält dadurch eine wesentlich bessere Uebersicht über den Gang der Krankheit und ihre Besonderheiten. — Dass auch bei einer Methode, die scheinbar so sichere Resultate liefert, beabsichtigte Täuchungen von Seiten des Untersuchten nicht ausgeschlossen sind, lehren neuere Mittheilungen, von deren Richtigkeit man sich jederzeit durch einen eigenen Versuch überzeugen kann. Es ist nämlich unzweifelhaft, dass durch Reiben des Thermometers in der Achselhöhle artificiell ein sehr hoher Temperaturstand erzielt wird. Man muss also in zweifelhaften Fällen, bei der Untersuchung Hysterischer oder bei Personen, die im Verdachte der Simulation stehen, auch auf diese Eventualität gebührende Rücksicht nehmen, d. h. die Messung genau überwachen und, wenn möglich, gleichzeitig an zwei verschiedenen Stellen machen.

Die Temperatur des Gesunden liegt zwischen 36.2—37.6; ihre Tagesfluctuation beträgt 0,3—0,5; das Temperaturmaximum fällt auf die Nachmittags- und Abendstunden (zwischen 4—9 abends), das Minimum auf die frühen Morgenstunden, zwischen 1—8 vormittags. Es ist zu bemerken, dass selbst die oben genannten Grenzwerthe der Normaltemperatur schon als krankhafte Erscheinungen zu betrachten sind, und dass sie jedenfalls den Verdacht einer Erkrankung erwecken können, wenn der obere Grenzwerth auf die frühen Morgen- und der untere auf die Abendstunden fällt. So würden wir z. B. bei einem Erwachsenen, namentlich einem Reconvalescenten, eine Temperatur von 37,6—37,8 am frühen Morgen, zur Zeit des Temperaturminimums, für nicht mehr normal halten und ebenso eine Temperatur von 36.0—36.5 in den Abendstunden für suspect ansehen. Bei Kindern sind die Grenzwerthe der Körperwärme (nach oben und unten hin) etwas höher als bei Erwachsenen. Bei Greisen lassen sich sichere Grenzwerthe nicht angeben; im Durchschnitte scheint hier die Temperatur eher etwas höher als im Mannesalter zu sein. Es muss darauf hingewiesen werden, dass bei Reconvalescenten von acuten Krankheiten und geschwächten Individuen schon relativ niedere Temperaturen die Bedeutung einer abnormen Steigerung haben können; bei einem eben entfieberten Typhuskranken zeigt eine Abendtemperatur von 37—37.3 oft schon das Eintreten eines Recidivs an, wenn alle anderen Zeichen noch fehlen; bei operirten Empyemen sind

Temperaturen über 37,2 fast immer ein Zeichen der beginnenden Eiterretention.

Die Temperatur bei kranken Individuen zeigt eine viel grössere Fluctuation als bei gesunden; bei acuten fieberhaften Krankheiten beträgt die Differenz meist zwischen 1—1,5°, bisweilen steigt sie auf 5—6°; bei Recurrens kommen Temperaturabfälle bis 7,5° vor; die Grenzwerthe der Körperwärme schwanken zwischen 34° und 42°, ja sogar 43°. Temperaturen von 24° und 44,7° (am Lebenden), die von glaubwürdigen Autoren beobachtet worden sind, sind natürlich als überaus seltene Ausnahmen zu betrachten. — Die Steigungen und Senkungen der Tagestemperatur, die bisweilen mehrfach innerhalb 24 Stunden zur Beobachtung kommen, bezeichnet man als Tagesexacerbation, respective Tagesremission. Der höchste Stand der Temperatur wird das Exacerbationsmaximum, der tiefste Remissionstiefe oder Temperaturminimum genannt. Die Exacerbation fällt gewöhnlich in die Nachmittags-, die Remission in die Morgenstunden, und man bezeichnet dies Verhalten als den normalen Typus, das umgekehrte Verhalten als Typus inversus. — Als Tagesmittel bezeichnet man die Durchschnittszahl der aus den Messungen eines Tages gewonnenen Temperaturen.

Die Literatur ist eingehend berücksichtigt bei Wunderlich, Das Verhalten der Eigenwärme in Krankheiten. 1870, 2. Aufl. — Liebermeister, Handbuch der Pathologie und Therapie des Fiebers. 1875. — C. L. Buss, Wesen und Behandlung des Fiebers. 1878. — Lewinski, Ueber Krankenthermometer. Deutsche med. Wochenschr. 1885, Nr. 3, 4 und pag. 492. — Senator, Untersuchungen über Wärmebildung und Stoffwechsel. Virchow's Archiv. L. — Winternitz, Die Hydrotherapie. — Benczur u. Jonas, Wesen und Zustandekommen der thermopalpatorischen Erscheinungen. Deutsches Arch. f. klin. Med. 1891, XLVIII. — Bosse, Zur Methode der Messung der Hauttemperatur. Zeitschr. f. Krankenpfl. 1898, Nr. 4. — O. Rosenbach, Grundlagen, Aufgaben und Grenzen der Therapie. Wien 1891, pag. 911., 25ff., 35, 88ff., 122. — O. Rosenbach, Ueber das Verhalten der Körpertemperatur bei Anwendung des Koch'schen Verfahrens. Deutsche med. Wochenschr. 1891, Nr. 2/3. — O. Rosenbach, Das Koch'sche Verfahren, die Schutzimpfung und die Gesetze wissenschaftlicher und klinischer Forschung. Eulenburg's Real-Encyclopädie (Encyclopädische Jahrbücher), 1891 u. 1892. — O. Rosenbach, Wesen und Behandlung der Krisen bei acuten Krankheiten. Berliner Klinik. 1899, Nr. 8.

Rosenbach.

Thermotherapie (θέρμη und θεραπεία), die therapeutische Benutzung thermischer Agentien oder speciell die Benutzung hoher Temperaturen, namentlich in der Badebehandlung (Thermalbäder). Vergl. Bad, Hydrotherapie.

Theromorphie (θήρ und μορφή), Thierähnlichkeit, s. Missbildungen.

Thevetia, T. Iccotli. Eine zu den Apocyneen gehörige, aus Mexico stammende und daselbst als Yoyote oder Yoyotli bezeichnete Pflanze, deren Samen und Früchte ein von Herrera dargestelltes, nach Versuchen von Carpio und Cerna giftig wirkendes Glykosid (Thevetin) enthalten. Dasselbe scheint sich in seiner Wirkungsweise bei Kalt- und Warmblütern den Herzgiften nach Art der Digitalis zu nähern, ausserdem aber auf der Haut und Schleimhäuten örtlich irritirend zu wirken, chemisch ist es besonders durch sein Verhalten gegen Schwefelsäure charakterisirt, mit welcher es sich anfangs grüngelb, später violett und endlich kirschbraun (auf Zusatz von Kaliumbichromat wieder smaragdgrün) färbt. Die Pflanze soll in ihrer Heimat als Mittel bei Hautkrankheiten, Geschwüren, Ohraffectionen u. s. w. (die Früchte in Mischung mit Fett bei Hämorrhoiden) therapeutische Anwendung finden.

Thierbäder, animalische Bäder, jetzt kaum mehr therapeutisch angewendet, bestehen in der Anwendung frisch geschlachteter Thiertheile, besonders der Eingeweide, und zwar geschah dies derart, dass paralysirte Gliedmassen des Menschen in die noch warmen Körperhöhlen frisch geschlachteter Thiere eingetaucht oder mit warmen Eingeweiden (Magen, Darm) umhüllt wurden. Hierher gehörten auch Bäder mit Zusatz animalischer Bestandtheile, so von Leim, 1 Kgrm. in kochendem Wasser gelöst und dem Wasserbade zugesetzt, oder der Zusatz von Gallerte, welche durch Auskochen von Hammelfüssen gewonnen wird, zum Bade. Früher waren auch Bouillonbäder üblich, hergestellt durch Zusatz von Fleischbrühe zum Bade, als kräftigendes Mittel; ebenso dachte man an einen roborirenden Effect durch Beigabe von Milch, Molke oder Buttermilch zum Bade. *Kisch.*

Thierische Gifte. Das Thierreich liefert weit weniger Gifte als das Mineral- und Pflanzenreich, und die animalischen Gifte haben, wenn man die ausserhalb des lebenden thierischen Organismus unter dem Einflusse verschiedener Mikroorganismen (Fäulnissbakterien) durch chemische Umsetzung thierischer Stoffe sich bildenden toxischen Substanzen von den im lebenden Thierkörper erzeugten Giften als besondere Abtheilung abtrennt, im ganzen nur untergeordnete Bedeutung. Diese Abtrennung und das Abgehen von dem Gebrauche der Toxikologie, die als »Zersetzungsstoffe« sich charakterisirenden giftigen Producte aus todten animalischen Materien als thierische Gifte zu behandeln, erscheinen umso eher gerechtfertigt, als analoge giftige Stoffe sich auch durch Fäulniss eiweissreichen vegetabilischen Materials bilden können, wie dies nicht allein die durch Faulen von Mais erhaltenen giftigen Substanzen, sondern auch manche Intoxicationen beweisen, die durch den Genuss länger nach dem Sammeln aufbewahrter oder infolge äusserer Einflüsse, namentlich der Witterung, bereits vor dem Einsammeln in Zersetzung begriffener Pilzspecies, die unter gewöhnlichen Verhältnissen vortreffliche Speisen liefern, hervorgerufen werden. Diesen Producten der Zersetzung, wie sie im Käsegift, Fleischgift, Wurstgift und aller Wahrscheinlichkeit nach im Garneelengift, theilweise auch im Fischgift (vergl. die betreffenden Artikel) vorliegen, deren Giftigkeit vorwaltend auf dem Vorhandensein sogenannter Ptomaine (s. d.) beruht, schliessen sich eng diejenigen Gifte an, die sich in gewissen als Nahrungsmittel dienenden Thieren während des Lebens, aber unter bestimmten abnormen Lebensbedingungen, entwickeln, wie dies für das Gift von Mytilus edulis L. (siehe Muschelgift) nachgewiesen und bezüglich des Giftes verschiedener Fische wahrscheinlich ist. Der Umstand, dass diese Thiere selbst anscheinend keine Abweichungen in ihren Lebensfunctionen zeigen, trennt die in ihnen erzeugten Gifte von den Schädlichkeiten, welche kranke Thiere auf den Menschen zu übertragen imstande sind und die man früher als Krankheitsgifte oder Virus (so genannt in dem ganz willkürlichen Gegensatze zu den Giften im engeren Sinne oder Venena) ebenfalls den Thiergiften anzureihen pflegte. Solche Gifte der Zoonosen, wohin namentlich das Milzbrandgift, das Gift der Lyssa, das Rotzgift u. a. m. gehören, schliessen sich an die der auf den Menschen beschränkten Infectionskrankheiten so eng an, dass es nicht angeht, sie davon abzutrennen. Beide Arten der Krankheitsgifte sind ohne Zweifel das Product niederer Organismen (Bacillen u. s. w.), die in dem kranken Organismus vegetiren, und welche das bei der Uebertragung der fraglichen Krankheiten in Frage kommende Material darstellen, das sich in dem neuen Träger weiter entwickelt und dort wiederum neues Gift producirt, das sich zum Theil an die Ptomaine (s. d.) anschliesst.

Werden die Fäulnissgifte und die Gifte der Zoonosen, die man früher der Toxikologie des Thierreiches zuwies, von diesen als besonders Noxen abgetrennt, so bleibt nur eine sehr beschränkte Anzahl wirklich giftiger Thiere übrig. Die Verringerung wird noch grösser dadurch, dass viele animalische Stoffe, die man in älteren Zeiten für giftig hielt, sich bei experimenteller Prüfung als völlig ungiftig erwiesen.

Am bekanntesten ist der Glaube der alten Griechen und Römer an die Giftigkeit des Stierblutes, durch welches Themistokles, Hannibal und eine Anzahl anderer bekannter Persönlichkeiten absichtlich ihren Tod gefunden haben sollen. Diese Ansicht scheint bis in den Anfang des vorigen Jahrhunderts, zu welcher Zeit GEOFFROY die Giftigkeit leugnete, völlig unbestritten geblieben zu sein, aber erst BLUMENBACH scheint sie experimentell widerlegt zu haben. Es hat keinen Zweck, eine vollständige Aufzählung analoger Irrthümer früherer Jahrhunderte, wie sie sich z. B. an Bocksblut, Pferdeblut, Blut und Speichel rothhaariger Menschen, Menstrualblut u. s. w. knüpfen, zu geben, doch darf nicht unerwähnt bleiben, dass man nicht allein die Gefährlichkeit wirklich giftiger Thiere überschätzte, indem man sogar ihrer blossen Berührung, ja ihrem Hauche, ihrem Blicke und den von ihnen hervorgebrachten Geräuschen (Klapperschlange) schädliche Wirkung beilegte, sondern geradezu fabelhafte Thiere erfand, wie den in der wunderlichsten Weise bei PARAEUS abgebildeten Basilisken, dessen Hauch nicht allein für Menschen und Thiere, sondern auch für die Bäume verderblich sein sollte, welche er berührte. Ein sehr gefürchtetes Thier war bei den Alten und ist in einzelnen italienischen Gegenden noch heute der zur Abtheilung der Gastropoden gehörige Seehase (Giftkuttel, Verhaarer), Aplysia depilans L., dessen Suchen schon der Giftmischerei verdächtig machte und dessen bei Berührung hervortretendem purpurfarbigem Safte man die Eigenschaft zuschrieb, die Haare ausfallen zu machen. Man schien dessen Giftigkeit aus dem üblen Geruche des Thieres abstrahirt zu haben.[1]) Zu den aus der Toxikologie zu entfernenden Thieren scheint auch die durch LIVINGSTONE bekannt gewordene Giftfliege von Südafrika, die sogenannte Tsetse (Glossina morsitans), zu gehören, obschon dieser von OWEN ein besonderes Giftbehältniss am Bulbus des Rüssels zugeschrieben wird. Die hauptsächlich im Zululande bei Pferden, Eseln, Ochsen und Hunden vorkommende, als Nagana bezeichnete Affection, die nach dem Stiche der Tsetse entsteht, charakterisirt sich als ein wenige Tage bis zu mehreren Monaten dauerndes, mit sulzigen Infiltraten des Unterhautzellgewebes und mehr oder weniger rapider Destruction der Blutkörperchen und Fieber einhergehendes Leiden. Nach neueren Untersuchungen erscheint der Stich nur von Tsetsefliegen der Niederungen, wo die Nagana ausschliesslich herrscht, giftig und ist in dem Blute der kranken Thiere ein eigenthümliches Hämatozoon, das dem bei der in Indien als Surra bezeichneten analogen Thierkrankheit aufgefundenen verwandt sein soll, vorhanden.[2]) Uebrigens bedürfen die eigenthümlichen Verhältnisse der Schädlichkeit der Tsetse, die unserer gemeinen Regenbremse, Haematopota pluvialis L. ähnlich ist, nicht ganz die Grösse unserer gemeinen Stubenfliege, die Farbe der Bienen und vier gelbe Querstreifen auf dem Hinterleibe hat, und besonders die Immunitäten saugender Kälber und Fohlen noch weiterer Aufklärung.

Durchmustert man die einzelnen Thierclassen, so wird man davon überrascht, dass ganze Abtheilungen keine giftigen Repräsentanten aufzuweisen haben. In den Classen der Decapoden, Tunicaten, Vögel und Säugethiere und in der Mehrzahl der Abtheilungen der Mollusken scheinen eigentlich giftige Thiere nicht zu existiren.

Die eigentlich giftigen Thiere lassen sich in zwei Abtheilungen bringen, je nachdem sie ihr Gift in besonderen Organen oder in allen Theilen oder Weichtheilen ihres Körpers bilden. Die erste Abtheilung ist bei weitem die umfangreichste. Das fragliche Gift steht dabei in Verbindung mit einem als Vertheidigungswaffe dienenden Giftapparate, der in der Regel mit den Beisswerkzeugen oder mit einem am Hintertheile befindlichen Stachel verbunden ist. Nur ausnahmsweise fehlt ein solcher Stachel, wie bei der Ameise, oder findet sich, wie bei Trachinus Draco, an anderen Körpertheilen (Kiemendeckel, Flossen). Den Uebergang zwischen beiden Abtheilungen bilden einzelne Spinnen, welche nicht allein durch ihren Biss Entzündung erregen, sondern auch in ihren gesammten Weichtheilen ein phlogogenes Gift enthalten (s. Spinnengift) und verschiedene niedere Seethiere, besonders aus der Classe der Hydromedusiden und Polypen, die nicht blos unter und zwischen den Epidermiszellen der äusseren Körperdecken, sondern auch, obschon seltener, zwischen den Epithelien innerer Theile eigenthümliche Organe besitzen, die sogenannten Nesselorgane, durch welche nicht allein kleinere Thiere betäubt und getödtet werden, sondern welche auch auf der Haut des menschlichen Körpers einen brennenden Schmerz mit dem eigenthümlich stechenden Gefühl, welches Brennesseln verursachen, erzeugen, wozu bei längerer Berührung eine Art Erythem oder Urticaria hinzukommt, das mehrere Tage anhalten kann.[3])

17*

Die Mehrzahl der giftproducirenden Organe sind bereits in einzelnen Specialartikeln beschrieben worden (vergl. Fischgift, Scorpiongift, Spinnengift, Bienengift, Krötengift und Schlangengift). Die Nesselorgane der Coelenteraten sind derbe, in Zellen entstehende Kapseln, in deren Innern ein elastischer, spiralig eingerollter Faden sich findet, der unter gewissen Verhältnissen, anscheinend bei Einwirkung eines Drucks auf die Kapsel, hervorschnellt und sich dann meist seiner ganzen Masse nach mit feinen, nach rückwärts gerichteten Häkchen besetzt zeigt. Diese in Form und Grösse sehr abweichenden isolirten oder in Häufchen gruppirten Nesselzellen besitzen ihre vorzüglichste Verbreitung an den Tentakeln oder Fangarmen und finden sich besonders reichlich und in dichte bandähnliche Reihen gestellt an den Senkfäden der Siphonophoren. Dass es sich bei den nesselnden Seethieren, unter denen wir hier nur die Seeblume oder Seeanemone (Gattung Actinia) aus der Abtheilung der Polypen und Physalia pelagia, die sogenannte Seeblase oder Seenessel aus der Classe der Schirmquallen nennen wollen, nicht blos um mechanische Reizung durch die Spiralfäden, sondern um ein wirksames Nesselgift handelt, ergiebt sich daraus, dass es einzelne mit Nesselorganen versehene und dennoch nicht nesselnde Coelenteraten giebt, z. B. die Kammqualle, Ctenophora. Der Schleim der nesselnden Coelenteraten, bisweilen auch das Wasser, in welchem sie einige Stunden gelebt haben, nehmen mitunter dieselben Eigenschaften wie diese an, wobei allerdings an die Wirkung losgestossener Nesselzellen gedacht werden könnte, doch trifft letztere Annahme wohl kaum zu, wenn man erwägt, dass selbst ein Stift, mit welchem eine nesselnde Qualle berührt wird, das eigenthümliche Erythem erzeugt. Durch starke Einwirkung grosser Quallen in tropischen Gegenden (in der Nordsee und im atlantischen Ocean ist Rhizostoma Cuvieri die grösste, oft an 20 Pfund schwere Meduse) sollen neben unmittelbarem Erstarren und Anschwellen des betroffenen Gliedes und entsetzlichem Brennen auch allgemeine Convulsionen und heftiges Fieber von 12–24 Stunden Dauer auftreten.[4] Ueber die chemische Beschaffenheit des Nesselgiftes ist uns nichts Genaueres bekannt; vielleicht handelt es sich nach der Erfahrung GREENHOW's und anderer englischer Aerzte, welche alkalische Waschungen von günstigem Effecte sahen, um eine Säure, wie bei dem dem Nesselgifte am ähnlichsten wirkenden Gifte der Ameisen und verschiedener Raupen von Schmetterlingen.

Aehnliche Nesselorgane finden sich auch bei einer einzigen Abtheilung im Meere lebender Gastropoden, den Aeolidiiden, an der Spitze am Rücken befindlicher keulenartiger oder spindelförmiger oder cylindrischer Papillen (sogenannte Rückenpapillen), z. B. bei der in der Nord- und Ostsee einheimischen Fadenschnecke, Aeolida papillosa L.

Unsere Ameisen, meist der sehr artenreichen Gattung Formica angehörend, besitzen keinen Stachel, sondern nur sogenannte Glandulae anales venenilerae in doppelter Anzahl, deren scharfes, saures Secret sie in die von ihnen gemachte Bisswunde treten lassen, indem sie den Hinterleib unter die Brust nach vorne beugen. Dagegen sind bei verschiedenen tropischen Ameisen, z. B. Ponera clavata und einigen Species von Cryptocerus, die weiblichen und geschlechtslosen Individuen mit einem dem Bienenstachel analogen Stachel am Hinterleibe, dessen sie sich auch als Schutzwaffe bedienen, versehen.

An den Beisswerkzeugen sind, wie bei den Giftschlangen und Spinnen, die giftsecernirenden Drüsen auch bei den Myriapoden angebracht, deren Bisswunden für kleine Thiere tödtlich, für grössere und den Menschen in der Regel mehr lästig als gefährlich sind. Gefährlich sind nur tropische Arten der Gattung Scolopendra, z. B. Scolopendra morsitans L., die in Ost- und Westindien eine Grösse von 1—2 Fuss erreichen und deren Biss unter bestimmten Verhältnissen, z. B. wenn er die Zunge trifft, selbst tödtliche Folgen haben kann, während in der Regel auch die Verletzung der grössten Arten nur eine Quaddel oder Beule hervorruft. Der Giftdrüsenapparat ist übrigens auch unseren gewöhnlichen Tausendfüssern, Lithobius forficatus, deren Biss Fliegen zu tödten vermag, eigenthümlich; der Ausgangspunkt desselben wird von den horizontal liegenden, seitlich bewegenden Lippentastern, welche in scharfspitzige, braune, durchbohrte oder hohle, am Ende mit einer Oeffnung versehene Haken auslaufen, verdeckt. Von Geophilus longicornis beschrieb Wright die Giftdrüsen als zwei von quergestreiften Muskelbündeln umgebene längliche Körper von festem Gewebe und zelliger Structur. Der Giftapparat fehlt sämmtlichen pflanzenfressenden Myriapoden. Minder sichergestellt ist das Vorhandensein von derartigen Giftapparaten am vorderen Ende bei den Solpugen und Phryniden, welche den Uebergang zwischen den Scorpionen und Spinnen bilden und unter denen Galeodes araneoides, der sogenannte Bychorcho der Russen, im Oriente sehr gefürchtet wird; Giftstachel, wie bei den Scorpionen, sind bei diesen Arachniden nicht vorhanden. Inwieweit die mit der Einbohrung verschiedener Milben und Zecken, z. B. der amerikanischen Waldlaus, Amblyomma Americanum Koch, in die menschliche Haut verbundenen Entzündungen und Anschwellungen auf der Inoculation eines giftigen Secretes beruhen, ist zweifelhaft; dagegen ist das Vorhandensein von Speichel- und Giftdrüsen bei Angehörigen der Gattung Thrombidium (Erdmilben) constatirt, von denen eine als Bête rouge bezeichnete südamerikanische Art zu Hautentzündungen und Verschwärungen häufig Anlass giebt. Kleine Speichel- oder Giftdrüsen sind von Wright am Kauorgan von Nepa cinorea, der zu den Hemipteren gehörenden Wasserscorpionwanze, und der verwandten Notonecta glauca constatirt.[1])

Wie bei Kröten und Salamandern, denen sich auch der Frosch anschliesst, an dessen Halse P. Bert ein giftiges Drüsensecret auffand, scheint eine giftige Substanz durch in der Haut belegene Drüsen auch bei Raupen verschiedener Schmetterlinge, insbesondere aus der Familie der Bombyciden, unter denen die Processionsraupen, die Raupen von Cnethocampa s. Gastropacha processionea, dem Eichenprocessionsspinner, C. pinivora Tr., dem Kiefernprocessionsspinner und C. pityocampa Fabr., dem südeuropäischen Pinienprocessionsspinner, die bekanntesten sind, zu entstehen. Die Haare dieser Raupen und verschiedener nahe verwandter, wie des Eichenspinners, Gastropacha quercus L., des Brombeerspinners, G. rubi L. und des Ringelspinners, G. neustria L.[1]), auch indischer (Shoâ poca) und australischer Arten (Lasiocampa vulneraria), ebenso der pulverartige Stoff, der an ihnen oder auch auf und in den Raupennestern und den Cocons einiger Puppen kleben kann, können, wenn sie in die Haut eindringen, starkes Jucken, das sich bisweilen auch über die Applicationsstelle hinaus erstreckt, Schmerz, Röthe und Geschwulst und Exantheme hervorrufen, die bald als Papeln, Pusteln und Vesikeln, bald als Rothlauf oder Urticaria auftreten und mitunter mit Fieber einhergehen. Die Affection beruht zum Theil auf mechanischer Reizung, die bei dem Vorhandensein von Widerhäkchen oder derartigen Auswüchsen von besonderer Intensität sein muss, zum Theil auf einer sauer reagirenden flüchtigen Flüssigkeit, nach Will Ameisensäure, die in besonderen Hautdrüsen abgeschieden zu werden scheint. Nach v. Nordmann sind die Haare der hierhergehörigen Raupe von Liparis chrysorrhoea an ihrer Wurzel mit einem Bläschen versehen, welches das Gift enthalten soll. Möglicherweise wird das Secret solcher Drüschen, wie sie sich z. B. bei Gastropacha rubi L. finden, durch feine Porencanäle in das Haar geleitet, das, wie es scheint, von einigen Raupen willkürlich losgelassen werden kann. Am intensivsten scheinen die kurzen, dichten, an der Haut sitzenden, bei dem Verpuppen ausfallenden und sich zusammenballenden Haare zu wirken; auch soll der in den Raupennestern befindliche Staub intensiver wirken als die Haare der Raupen. Die scharfe Wirkung macht sich auch an den Schleimhäuten geltend, wie besonders beim Einsammeln und Zerstören von Raupennestern durch Forstarbeiter beobachtet wurde, wo nicht selten Conjunctivitis und Oedem der Augenlider, mitunter auch Anginen und Lungenentzündungen, in einzelnen Fällen auch Ozaena sich entwickelten. Auf die Schleimhaut des Magens und des Tractus scheinen diese giftgetränkten Haare und Haarfragmente ebensowenig wie Schmetterlingspuppen besonders stark irritirenden Einfluss auszuüben, doch hat GURLT bei Fütterungsversuchen an Pferden und anderen Pflanzenfressern Mundentzündung und Speichelfluss beobachtet, auch kommt bei einigen Säugethieren Erbrechen darnach vor. Auch in den Raupen anderer Schmetterlinge, z. B. des Kohlweisslings, Pieris brassicae L., scheint ein giftiger Stoff zu existiren, der bei Enten verfüttert Diarrhoe und starke Entzündung des Tractus bewirkt.*)

Es ist wiederholt angegeben, obschon nicht experimentell erwiesen, dass die Raupen einzelner Schmetterlinge, wie die von Harpyia vinula, Hermelinspanner oder Gabelschwanz, welche beim Drücken oder Berühren eine weisse oder gelbe Flüssigkeit absondern, in ihren ganzen Weichtheilen ein scharfes Princip enthalten und damit einen Uebergang zu den giftigen Käfern bilden, namentlich zu der Gattung Meloë, deren Angehörige bei der Berührung aus den Gelenken der Beine einen gelben zähen Saft von grosser Schärfe hervortreten lassen. Die in ihren Weichtheilen giftführenden Käfer sind in ihrer Toxicität indessen insoweit verschieden, als ihr giftiges Princip nicht ausschliesslich örtliche, sondern auch entfernte Erscheinungen bedingt. Dieses ist das Cantharidin, welches, wie in dem Artikel über Canthariden angegeben wurde, sich nicht nur in der spanischen Fliege, dem Maiwurm und den zur Gattung Mylabris gehörenden persischen und chinesischen Canthariden, sondern auch in einer sehr grossen Zahl von Coleopteren findet, wie dies BEGUIN (Histoire des insectes qui peuvent être employés comme vésicants. Poissons) darthut. Blasenziehende Principien kommen übrigens auch bei anderen Insecten vor, ein ziemlich schwaches bei der chinesischen Cicade, Huechys sanguinea Amyot et Serv., die in ihrer Heimat wie Canthariden als Vesicans benutzt wird, ein weit stärkeres, vielleicht selbst Cantharidin, bei den Larven einiger Käfer, z. B. von Curculio antodontalgica und Curculio oryzae.

Zu den Giftthieren sind ohne Zweifel auch verschiedene Helminthen zu rechnen, und zwar Thiere aus allen Abtheilungen. Allerdings sind die Helminthengifte bis jetzt nicht isolirt worden, aber die Symptome, welche einzelne bei ihren Wirthen veranlassen, können nur unter Annahme des Vorhandenseins einer toxischen Substanz erklärt werden. So sind verschiedene Symptome der durch die Trichina spiralis hervorgerufenen Krankheit nur als Giftwirkung erklärlich, und zwar nicht nur die örtlichen Entzündungserscheinungen in Darm und Muskeln, sondern vor allem die typhösen Erscheinungen und die fettigen Degenerationen in der Leber und in den Nieren, zu welchen die Trichinen auf ihrer Wanderung nicht gelangen. Nach LEUCKART enthalten die Muskeln des Spulwurms ein irritirendes Gift, das Niesen und Thränen der Augen erregt, bei Berührung mit der Bindehaut heftige Entzündung dieser mit Schwellung bewirkt, auch beim Aufschneiden frischer Würmer zu Anschwellung der Finger führt. Auch die Eiterung, welche das Abreissen der Filaria medinensis zur Folge hat, ist als Giftwirkung aufzufassen, da von den 150 in verschiedenen Körpertheilen diverser Thiere parasitirenden Filariaarten nur diese und die Filaria hispinosa der Riesenschlange Abscesse bewirken. Irritirende Gifte finden sich auch in der als Coenurus cerebralis bekannten Finne von Taenia Coenurus, welche die Drehkrankheit der Schafe veranlasst, und in Echinococcusblasen, deren Platzen mitunter zu so rascher Synkope führt, dass diese nur durch Resorption eines starken Giftes erklärlich ist. Experimentell ist die Giftigkeit der Flüssigkeit der Finne von Taenia marginata (Cysticercus tenuicollis) dargethan. Offenbar müssen auch die schweren Anämien, welche verschiedene Helminthen, wie Anchylostomum duodenale, Bothriocephalus latus, Hymenolepis (Taenia) nana beim Menschen, Anchylostomum trigonocephalum und perniciosum, Strongylus strigosus und Taenia expansa bei verschiedenen Säugethieren (Hund, Tiger, Hase, Fasan) hervorrufen, auf Erythrocyten bezogen werden, wie auch die Veränderungen der nervösen Erscheinungen, insbesondere auch solche convulsivischer Art, wie sie bei bandwurmleidenden Menschen und Thieren beobachtet werden, wahrscheinlich toxischen Ursprungs sind.[7])

Wie für die Production vegetabilischer Gifte in Pflanzen gilt es auch für die Erzeugung der Thiergifte, dass sie von äusseren Verhältnissen bedeutend beeinflusst wird. Schon die Verbreitung der giftigen Thiere weist auf den Einfluss der Wärme hin. Dass tropische Länder eine weit grössere Anzahl giftiger Arten von Thanatophidiern, Scorpionen, Myriapoden und Insecten aufzuweisen haben, ist eine bekannte Thatsache. Bei den Fischen gilt dies nicht nur für die Tetrodonten und verwandten Species, sondern auch für die mit Stachelflossen bewehrten Arten. So haben z. B. zahlreiche Welse tropischer Meere Stachelflossen, während der Donauwels, Silurus glanis L., unbewehrt ist und nach BOTTARD[8]) soll der Seescorpion (Cottus scorpius) in Grönland keinen Giftapparat besitzen. Auch mit der wärmeren Jahreszeit nimmt die Giftigkeit der toxischen Secrete bei den Vipern (PHISALIX und BERTRAND) und bei den Scolopendern (SOULIÉ, DUBOSC) zu. Nach LANGER[m]) wirken Bienenstiche im Hochsommer intensiver, weil das Gift reichlicher ist. Dasselbe gilt von den Blasen diverser Giftspinner.[9]) Auch ein Einfluss der Jahreszeit auf die Qualität der Thiergifte ist nachgewiesen; das Gift der Vipern von Arbois hat nach PHISALIX und BERTRAND[10]) im Mai nur neurotische Wirkung, während von Juni bis November die örtliche Wirkung vorwaltet. Auch ein Einfluss der Oertlichkeit ist unverkennbar; so fürchtet man in Mexico ganz besonders die Scorpione von Durango und nach PHISALIX und BERTRAND ist das Gift der Vipern von Arbois (Jura) und Clermont-Ferrand (Puy-de Dôme) in gleicher Jahreszeit wesentlich verschieden. Auch die Zustände des Thieres sind von Einfluss; namentlich ist die Steigerung der Giftigkeit des Secrets für Giftschlangen (CALMETTE), für Scolopender (SOULIÉ) und für Scorpione (NOÉ) durch Hungern nachgewiesen. Ein Einfluss der Wärme zeigt sich auch darin, dass Kaltblüter, welche sehr wenig empfindlich gegen Schlangengift sind, in warmer Luft weit stärker afficirt werden.[11])

Ueber die Art und Weise der Absonderung thierischer Gifte liegen bis jetzt nur vereinzelte Studien über die Hautgifte der Batrachier (Frosch, Kröte, Salamander) vor. Nach PHISALIX ist die Absonderung des Giftes unabhängig von äusseren Reizen, welche vermehrte Secretion der Schleimdrüsen bewirken; dagegen lässt sich durch directe Nervenreizung auch die Giftdrüsensecretion vermehren. Wahrscheinlich sind ausser excito-secretorischen Fasern noch Hemmungsfasern vorhanden. Das Hauptcentrum der Innervation liegt in den Lobi optici. Das Secret wird von den Drüsenepithelien geliefert.

Die Eintheilung der dem Thierreiche angehörigen Gifte nach der Art ihrer Wirkung ist, wenn wir die Zersetzungsgifte und pathologischen Gifte von den animalischen Giften absondern, insofern einfach, als sich eine beträchtliche Anzahl nur örtlich entzündungserregender Thiergifte von einer Reihe solcher abtrennen lässt, welche neben der örtlichen auch eine auf das Blut oder auf das Nervensystem gerichtete Action besitzen. Zu der ersten Abtheilung gehören insbesondere die eine Säure, in specie Ameisensäure, zur Vertheidigung benutzenden Thiere, während zu der zweiten Kategorie die cantharidinhaltigen Insecten und die giftigen Wirbelthiere (Fische, Kröten, Salamander, Schlangen) und einzelne Würmer und Spinnen zu stellen sind. Ein nur entfernte Wirkungen hervorbringendes Thiergift, das von örtlicher Irritation vollkommen frei wäre, scheint nicht zu existiren. Wenn die locale Wirkung nach dem Bisse mancher tropischer Giftschlangen wegfällt, erklärt sich dies genügend durch die Rapidität des Verlaufes der Intoxication. Die Annahme besonderer giftiger Substanzen, welche durch Gefässverengung der örtlichen Entzündung entgegenwirken (Noë), ist unnöthig. Selbst die in entschiedenster Weise auf die Nervencentren wirkenden giftigen Fische der Tropen bedingen zugleich Entzündung im Tractus. Auch das 1888 von Mosso entdeckte Aalgift oder Muraenidengift im Blutserum von Muraena, Conger und Anguilla theilt die Doppelwirkung des Schlangengiftes, von welchem es sich nur durch geringere Intensität unterscheidet.

In Bezug auf ihre chemische Natur nehmen die cantharidinhaltigen Käfer eine Sonderstellung ein. Die übrigen, meist in besonderen Organen producirten Thiergifte bieten darin, dass viele Eiweissstoffe sind oder doch den Eiweissstoffen sehr nahe stehen, eine Abweichung von den Pflanzengiften, unter denen giftige Eiweissstoffe ausserordentlich selten sind. In der Mehrzahl der Thiergifte scheinen die giftigen Eiweissstoffe zu prävaliren. Dass indessen manche dieser Eiweissstoffe ihre Activität einer Beimengung sehr stark wirkender Basen verdanken, ist wahrscheinlich. Die früher als giftiges Princip des Bienengiftes u. a. herangezogenen Säuren sind durch die neueren Untersuchungen depossedirt. Der Nachweis eines wirklichen Alkaloids in einem Thiergifte wurde zuerst 1866 von Zaleski im Gifte des Erdsalamanders geführt; neben dem von ihm entdeckten Samandarin fand Faust[12]) 1899 ein zweites, 7—8mal schwächer wirkendes. Die Ansicht Noë's, dass dies Alkaloid in näheren chemischen Beziehungen zu dem von Gautier im Krötengifte aufgefundenen Methylamin oder zu der von Calmels im Kröten- und Tritonengift gefundenen Methylcarbylamincarbonsäure (Isocyanacetsäure) stehe, wird durch die Faust'schen Untersuchungen widerlegt. Dass auch im Schlangengifte Alkaloide, und zwar in ihrem Verhalten gegen Eisensalze und Kaliumferricyanid den Ptomaïnen entsprechend, existiren, beweisen die Arbeiten von Gautier, der ihr salzsaures Salz und ihre Gold- und Platindoppelsalze darstellen konnte. Jedenfalls sind aber diese Alkaloide nicht das active Princip des Schlangengiftes. Anders scheint es mit dem Bienengifte zu sein, in welchem Langer eine alkaloidische Substanz als actives phlogogenes Princip nachwies. Eiweissstoffe werden als active Principien des Schlangengiftes nach den Untersuchungen von Weir-Mitchell und Reichardt allgemein angenommen, doch ist man über die Frage, zu welcher Classe die einzelnen gehören, bis auf den heutigen Tag nicht einig geworden. Nachgewiesen sind Toxalbumine auch im Blute diverser Muraeniden (Ichthyotoxin von Mosso) und anderer Fische und im Gifte verschiedener Spinnen (Kobert). Mit ziemlicher Bestimmtheit sind auch in diesen Giften nicht die sämmtlichen Wirkungen die Folge eines einheitlichen Eiweisskörpers, sondern von verschiedenen Stoffen abhängig, wie dies Phisalix und Bertrand für das Viperngift dargethan haben. Allerdings sind die von ihnen unterschiedenen drei Stoffe (Echidnotoxin, Echidnovaccin, Echidnase) keine chemischen Einheiten.[13]) Noë hat einen local entzündlichen Stoff im Aalblutserum neuerdings dargethan. Dass sich die Wirkung der in besonderen Organen producirten Thiergifte eng an die von Toxinen bakteriellen Ursprunges anschliesst, hat vorübergehend zu dem Glauben geführt, dass Schlangengift und verwandte Gifte mit einem »Contagium animatum« in Verbindung ständen. Die Angaben Halford's und Lacerda's über das Vorhandensein eines organisirten Ferments oder von Schwärmsporen im Schlangengift besitzen gegenwärtig nur historisches Interesse. Im Schlangengift und anderen Thiergiften sind Bakterien nur bei beginnender Fäulniss zu constatiren; sowohl das Vipergift (KAUFMANN) als das Gift der Batrachier und das Bienengift (LANGER) sind steril. Bacillus subtilis macht Schlangengift sehr rasch unwirksam (CALMETTE).

Als besondere Eigenthümlichkeit der Thiergifte hat man häufig bezeichnet, dass sie von dem Magen aus nicht giftig wirkten. Man hat sogar das analoge Verhalten amerikanischer Pfeilgifte auf Beimengung von Schlangengift zurückgeführt. Allerdings haben Untersuchungen (CALMETTE's[13]) und FRASER's[14]) das Ausbleiben der Giftwirkung nach enormen Gaben (selbst der tausendfachen der bei Subcutaninjection minimal letalen Dosen) bei Thieren bestätigt und in dem von FRASER dargethanen antidotarischen Effecte der Galle und dem von WEHRMANN constatirten analogen Effecte des Ptyalins und Pankreatins auf Schlangengift sind neue Momente, welche diese interessante Erscheinung erklären, gefunden. Auch das Ichthyotoxikon der Muraeniden, das Gift der centralamerikanischen Kröte Phyllobates und das Scorpionengift schliessen sich dem Schlangengifte an. Dass das Verhalten im Magen aber keineswegs das gleiche bei allen giftigen Thieren sei, geht schon aus der durch den Genuss der Tetrodonten in Japan und anderen Ländern bewirkten Fischvergiftung hervor. Diese Abweichungen haben nichts Auffälliges, da ja auch die vegetabilischen Toxalbumine und bakteriellen Toxine sich in Bezug auf ihre Wirkung vom Tractus aus verschieden verhalten.

Eine Analogie mit den vegetabilischen Toxalbuminen und mit den pathogenen Toxinen bietet auch die für Thiergifte neuerdings evident erwiesene Möglichkeit der Immunisirung gegen kolossale Dosen durch allmähliche Einverleibung kleinerer. Genauer studirt ist dieses Verhältnis bisher besonders beim Schlangengift (vergl. Bd. XXI, pag. 654); doch existirt auch eine erworbene Immunität gegen Bienengift (LANGER). Die Ursachen dieser Immunisirung sind noch nicht nach allen Richtungen hin erforscht. PHISALIX sucht dieselbe bei der immunisirenden Wirkung des Schlangengiftes in dem von ihm als Echidnovaccin bezeichneten Eiweissstoffe, der von der die örtlichen Erscheinungen bedingenden Echidnase und von dem die entfernten Vergiftungserscheinungen verursachenden Echidnovaccin sowohl chemisch als physiologisch sich unterscheide. Während das Echidnotoxin nur langsam, die Echidnase gar nicht filtrirt und dialysirt, filtrirt und dialysirt das Echidnovaccin weit rascher; Echidnotoxin und Echidnase werden durch Alkohol gefällt, ersteres verändert sich bei successiver Fällung, letztere nicht; Echidnovaccin löst sich in Alkohol. Echidnase wird durch Erhitzen und diverse chemische Substanzen zerstört, Echidnotoxin widersteht kurzem Kochen. Echidnovaccin ist längere Zeit wider den Einfluss der Siedehitze resistent. Als wesentliche Gegensätze in der Wirkung bezeichnet PHISALIX die durch Echidnotoxin veranlasste starke Herabsetzung der Temperatur und die temperatursteigernden und immunisirenden Effecte des Echidnovaccins, während der Echidnase die örtlichen Erscheinungen (Oedem, Hämatolyse, Nekrose) zur Last fallen. Nach FRASER ist die Immunisirung gegen die örtliche Infection des Schlangengiftes weit schwieriger zu erhalten als die gegen die entfernte Wirkung. Interessant ist die von PHISALIX constatirte Thatsache, dass auch das Gift anderer Giftthiere einen Stoff enthält, der chemisch dem Echidnovaccin entspricht und wie dieses sowohl gegen das Gift seines Trägers und gegen Schlangengift immunisirt. So widerstehen Thiere, welche mit dem Gifte des japanischen Riesensalamanders (Salamandra maxima) geimpft sind, nicht blos dem Salamander-, sondern auch dem Vipergifte[15]) und ein analoges Verhalten findet gegenüber dem Aalblutserum und dem Hornissengifte[16]) statt. Dass ein analoger Stoff sich in dem immunisirten Thiere findet liegt nahe anzunehmen, und da das durch Impfung erhaltene Heilserum gegen den Schlangenbiss (vergl. den Artikel **Schlangengift**) nicht blos prophylaktisch, sondern auch curativ wirkt, dürfte es auch gegen andere Intoxicationen durch giftige Thiere verwendbar sein, wie es auch bereits gegen Zufälle durch Trachinus Draco Anwendung gefunden hat.[10])

In Bezug auf die Aetiologie der Intoxication durch Thiergifte ist zu betonen, dass die Mehrzahl der Vergiftungen durch zufällige Verwundung seitens der das Gift producirenden Thiere hervorgerufen werden. Da die Mehrzahl dieser, und zwar nicht allein die giftigen Schlangen, sondern auch die giftigen Spinnen, Scorpione und Myriapoden in tropischen Ländern leben, ist das Ueberwiegen der Vergiftung durch Thiere in letzteren leicht begreiflich.

Dass gewisse Gewerbe durch ihre Beschäftigung mit giftigen Thieren oder animalischen Giftstoffen in hervorragender Weise betroffen werden, hat ebensowenig etwas Auffallendes. Die Jäger in den tropischen Wäldern, die Neger auf Zuckerplantagen, Menageriewärter und Schlangenbeschwörer sind dem Bisse giftiger Schlangen besonders exponirt; Forstarbeiter, welche die Entfernung von Raupennestern zu bewerkstelligen haben, erleiden vorwaltend die oben erwähnten Entzündungen der Haut und sichtbaren Schleimhäute, Arbeiter in Drogenhandlungen sind ähnlichen Affectionen beim Packen von Canthariden ausgesetzt, ebenso soll starke Gesichtsanschwellung und Augenentzündung die beim Verpacken von Reis beschäftigten Personen infolge des Verstäubens der Reste gewisser Curculionenlarven treffen können. Hieran reiht sich das sogenannte Mal de bassine oder Mal della caldajuole der **Seidenspinner**, ein infolge fortgesetzten Manipulirens der Cocons von **Bombyx mori**, der Seidenraupe, sich entwickelndes, halb blasen-, halb pustelförmiges Exanthem, das an Fingern und Händen beginnt. Auch bezüglich der Vergiftungen durch als Speise benutzte, wirklich giftige Thiere haben die Tropenländer den Vorrang, da die hier vorwaltend in Betracht kommenden giftigen Fische ja vorzugsweise den tropischen Meeren angehören. Dagegen sind die medicinalen Vergiftungen, welche besonders durch cantharidinhaltige Käfer (Lytta vesicatoria, Meloë Proscarabaeus, Mylabris cichorei) bedingt werden, mindestens ebenso häufig bei uns wie in den Tropen. Auch die durch Inoculation von Schlangengift gegen Lepra, Gelbfieber u. s. w. in südlicheren Ländern vorgekommenen Medicinalintoxicationen werden durch analoge heilkünstlerische Proceduren mit Vipera Berus, Formica, Apis mellifica der Zahl nach reichlich aufgewogen. Mehrere den Medicinalintoxicationen zu subsumirende Vergiftungen mit Canthariden, bei denen das Mittel den Zweck hatte, als Aphrodisiacum zu wirken, führen zu den criminellen Intoxicationen über, insofern wiederholt fahrlässige Tödtung durch spanische Fliegen oder deren Präparate vorgekommen ist. Absichtliche Vergiftung, seien es Gift- oder Selbstmorde, mit animalischen Giften sind ausserordentlich selten, indem ausser einigen Fällen absichtlicher Intoxication mit cantharidinhaltigen Insecten sich nur einzelne Selbstvergiftungen durch Schlangenbiss aus sehr entfernten historischen Zeiten finden, z. B. die vielfach mit Unrecht bezweifelte Selbstvergiftung der Cleopatra durch den Biss einer Aspis (Naja). Der Zusatz thierischer Gifte zu Pfeilgiften amerikanischer und centralafrikanischer Völkerschaften ist constatirt.

Literatur: [1]) Husemann, Toxikologie, pag. 280. — [2]) The Tsetse fly disease in Zulu Land. Lancet, 18. April 1896, pag. 1145. — [3]) Husemann, Toxikologie, pag. 239. — [4]) Husemann, a. a. O. pag. 256, 257. — [5]) Caterpillar erythema. Lancet. 2. Mai 1896, pag. 1145. — [6]) Giraud, L'empoisonnement par les chenilles. Bull. gén. de Thérap. 23. April 1896, pag. 1239. — [7]) v. Linstow, Ueber den Giftgehalt der Helminthen. Internat. Monatsschr. für Anat. und Physiol. 1896, XIII, Heft 5. v. Linstow, Die Giftthiere. Berlin 1894. — [8]) Bottard, Les poissons venimeux. Paris 1888. — [9]) Langer, Das Gift unserer Honigbienen. Arch. f. exper. Path. XXXVIII, pag. 397, 1897. Der Aculeatenstich. Wien und Leipzig 1898. — [10]) Guiskat,

A propos d'accidents produits par la piqûre d'une araignée. Nouv. Montpell. méd. 1880, Nr. 6. — [10]) Phisalix und Bertrand, Variation de virulence du venin de la vipère. Arch. de physiol. XXVII, 1895. — [11]) Noé, Les venins. Arch. gén. de méd. 1899, Nr. 2, pag. 218. — [12]) Faust, Beitrag zur Kenntniss der Salamanderalkaloide. Arch. f. exper. Path. XLIII, pag. 84, 1899. — [13]) Phisalix, Action du filtre de porcelaine sur le venin de vipères; séparation des substances toxiques et des substances vaccinantes. Compt. rend. LXXII, Nr. 24, 1897. — [14]) Calmette, La vaccination contre le venin des serpents. Janus. Heft 1, pag. 30, 1897. — [15]) Fraser, The treatment of snake poisoning. Brit. med. Journ. 17. Aug. 1896. Derselbe, Remarks on the antivenomous properties of the bile of serpents and other animals. Brit. med. Journ. 7. Juli 1897. — [16]) Wehrmann, Recherches sur les propriétés toxiques et antitoxiques du sang et de la bile des anguilles et des vipères. Ann. de Pasteur. 1897, Nr. 11, pag. 810. — [17]) Phisalix, Action physiologique du salamandre de Japon. Compt. rend. CXXV, Nr. 2, pag. 121; Sem. méd. 1897, Nr. 37. — [18]) Phisalix, Antagonisme entre le venin des Vespidae et celui de la vipère. Compt. rend. CXXV, Nr. 23, pag. 977. — [19]) Bassompierre und Schneider, Envenimation par la piqûre de la vive. Arch. de méd. milit. Oct. 1899, pag. 301.

Husemann.

Thierische Wärme, s. Eigenwärme, VI, pag. 315.

Thiermilch, s. Kinderhygiene, XII, pag. 187.

Thieröl. Durch trockene Destillation stickstoffhaltiger animalischer Materien resultirt eine widrig riechende, schwarzbraune, theerartige Flüssigkeit, die ein sehr variables Gemisch von kohlensaurem Ammoniak, Cyanammonium, verschiedenen Kohlenwasserstoffen und organischen Basen bildet, das Hirschhornöl oder stinkende Thieröl (Oleum cornu cervi s. animale foetidum). Durch Abdestilliren im Wasserbade erhält man das ätherische Thieröl oder Dippelsöl (Oleum animale aethereum) als dünnes, farbloses Liquidum, welches den eigenthümlichen Geruch des Darstellungsmaterials nicht besitzt, diesen jedoch beim Stehen an der Luft unter gleichzeitiger Braunfärbung wieder mehr oder weniger annimmt. Das ätherische Thieröl galt früher als krampfstillendes und belebendes Mittel, ist jedoch in grösseren Mengen ein intensives Gift, das zu einem Esslöffel voll den unmittelbaren Tod eines erwachsenen Menschen herbeiführen kann und nach Versuchen von Werber zu 4.0 der stärksten Sorte mittelgrosse Hunde in einer Viertelstunde tödtet, trotzdem nur wenig zur Resorption gelangt. Auch bei längerer Application grosser Mengen auf die Haut kann es bei Kindern zu tödtlicher Vergiftung kommen. Die Erscheinungen bestehen in Schwindel, Unwohlsein, Ohnmacht, andauerndem heftigen Erbrechen, wozu in letalen Fällen Krämpfe kurz vor dem Tode hinzutreten. Die Giftigkeit beruht nicht auf dem Cyanammonium, sondern auf den organischen Basen, namentlich den der Reihe der Pyridinbasen angehörigen, von denen die mit höheren Siedepunkten begabten die giftigsten sind und unter denen Parvolin zu 0,1 pro Kilo auf Hunde in 3—4 Minuten tödtlich wirkt. Sämmtliche Pyridinbasen, insbesondere Pyridin, Picolin, Lutidin, Collidin und Parvolin, erzeugen Lähmung, Stupor und Herabsetzung der Athmung und Herzthätigkeit. Das früher zur Darstellung des Liquor Ammonii carbonici pyrooleosi benutzte ätherische Thieröl ist als Arzneimittel nur mit grösster Vorsicht zu gebrauchen und die Dosis von 5—20 Tropfen nicht zu überschreiten.

Ein ähnliches Destillat von stinkendem Thieröl und Terpentinöl bildet das früher als Wurmmittel viel benutzte Oleum anthelminticum Chaberti, das jedoch in den Dosen von 15,0—30,0 pro die, in welchen es sicher Taenien abtreibt, sehr unangenehme Nebenerscheinungen (Durchfälle, Schwindel und lästiges Harnbrennen) hervorruft. Rohes Thieröl wird nur in der Veterinärpraxis benutzt, ist übrigens etwas weniger giftig als destillirtes.

Husemann.

Thiessow, Ostseebad auf der äussersten Südostspitze der Insel Rügen, Provinz Pommern, infolge seiner Lage auf weit in die See vorspringender Landzunge mit Badeplätzen am Ost- und Weststrande. Am Oststrande schöner, feinsandiger, gut zu begehender Strand und Badeplatz; Weststrand etwas steinig, aber der vorherrschenden Westwinde wegen besserer Wellenschlag. Geringe Bestände von Nadel- und Laubholzwaldung, aber schöne Luft. Gutes Trinkwasser am Lootsenberge, sonst schlecht. Gute Gasthöfe und Privatwohnungen; warme Seebäder. *Edm. Fr.*

Thilanin (braunes geschwefeltes Lanolin). Eine durch Einwirkung von Schwefel auf Lanolin dargestellte braune salbenartige Masse von der Consistenz wie gewöhnliches Lanolin, von eigenthümlichem, an Schwefel erinnerndem Geruch, deren Gehalt an Schwefel etwa 30% beträgt. SAALFELD erinnert an den Schwefelbalsam, Oleum lini sulfuratum, des früheren Arzneischatzes, um die Anwendung eines geschwefelten Lanolins als eines energischer wie die gebräuchlichen indifferenten Salben wirkenden, namentlich als Ersatz des Ung. Hebrae, des Borvaselins oder Borlanolins dienenden Mittels zu empfehlen. Es bewährte sich bei acutem Ekzem des Gesichtes, bei subacutem trockenem Ekzem des Gesichtes, bei schuppendem Ekzem des Unterschenkels, bei papulo-vesiculösem Ekzem der Hände, bei Eccema rhagadiforme scroti et penis. Die Fälle der letzteren Art waren mit Jucken complicirt, erwiesen sich gegen jede Therapie sehr hartnäckig; eine indifferente Behandlung führt in solchen Fällen keine Veränderung herbei und eine differente verschlimmert die Affection meist durch Reizung. Auch bei Ekzem der Kinder wirkte es günstig, weniger wegen seiner zähen Consistenz bei crustösen Kopfekzemen der Kinder; es wirkt auf die durch eine andere energische Therapie hervorgerufene Reizung — z. B. Chrysarobindermatitis — mildernd und die Rückbildung der Folgen derselben fördernd. Contraindicirt ist die Anwendung des unverdünnten Thilanins auf der behaarten Kopfhaut.

Literatur: EDMUND SAALFELD, Vortrag auf dem III. Congress der deutschen dermat. Gesellschaft. 1891. Therap. Monatsh. 1891, pag. 575. *Loebisch.*

Thiocol, guajacolsulfosaures Kali $C_6H_3\left\langle\begin{matrix}OH\\OCH_3\\SO_3K\end{matrix}\right.$ wurde von C. SCHWARZ wegen seiner leichten Löslichkeit in Wasser, zugleich als geruchloses, die Schleimhäute des Magens nicht reizendes Guajacolpräparat zur Behandlung der Tuberkulose, ferner bei chronischer Bronchitis, Abdominaltyphus und Darmkatarrhen empfohlen. Das Thiocol stellt ein feines Pulver dar, welches anfangs etwas bitter, später süsslich schmeckt. Es werden Tagesdosen von 2,0—4,0 in Einzelgaben von 0,5 Grm. längere Zeit hindurch ohne jede Störung vertragen. Die passendste Dosirung ist 1,5—2,0 täglich. Bei Tuberculösen soll das Mittel sowohl Besserung des Allgemeinbefindens als der localen Erscheinungen bewirken. Ein Syrup. cortic. Aurantiorum, der 10% Thiocol enthält, kommt als »Sirolin« in den Handel; dieses wird Erwachsenen zu 3—4, Kindern zu 1—2 Theelöffel voll täglich verabreicht. Die bisherigen Beobachter berichten über günstige Erfolge namentlich bei Tuberculose der Lungen.

Literatur: C. SCHWARZ, Therap. Wochenschrift. 1898, Nr. 19. — J. W. FRIEDM, Der therapeutische Werth des Thiocol und Sirolin. Therap. Monatsh. 1899, pag. 631. — E. DE RENZI und G. BOERI, Ueber die Heilwirkung des Thiocol »Roche«. Deutsche med. Wochenschr. 1899, Nr. 32. *Loebisch.*

Thioform. Das Wismuthsalz der Dithiosalicylsäure

$$C_6H_3\left\langle\begin{matrix}OH\\COOH\end{matrix}\right. \quad S-S-C_6H_3\left\langle\begin{matrix}OH\\COOH\end{matrix}\right.$$

ein graugelbes, geruch- und geschmackloses, in Wasser unlösliches Pulver, welches von L. HOFFMANN als Ersatzmittel des Jodoforms empfohlen wurde. Es hat sich insbesondere in der Augenheilkunde als austrocknendes und schmerzstillendes Mittel bewährt. E. FROMM wendet es morgens und abends auf die Bindehaut gepulvert bei Conjunctivitis catarrhalis und purulenta an, ferner bei Conjunctivitis, welche durch das Tragen künstlicher

Augen entsteht; wegen seiner geringen antiseptischen Wirkung bewährte es sich bei Blennorrhoe weniger, nach TRAPESNIKOW wirkt es auf die Hornhaut anästhesirend und ist in allen Fällen von Lichtscheu bei Keratitis gut brauchbar. SCHMIDT versuchte das Mittel innerlich bei Dickdarmkatarrh in der Dosis von 0,3 viermal täglich mit gutem Erfolg.

Dosirung. Aeusserlich als Streupulver oder als 25%ige Lanolinsalbe; innerlich wie oben.

Literatur: L. HOFFMANN, Ueber Thioform. Pharm. Centralhalle. 1893, pag. 410. — E. FROMM. Deutsche Med.-Ztg. 1894, pag. 445. — JOH. JUL. SCHMIDT, Therap. Monatshefte. 1894, pag. 416. — TRAPESNIKOW, Wojenno-medicinsky Shurnal, Beilage zur Petersburger Ztg. 1895, Nr. 9 und 10.

Loebisch.

Thiol, von JACOBSEN als künstliches Ichthyol bezeichnet. Zunächst wurden durch Einführung von Schwefel in die ungesättigten Kohlenwasserstoffe der Mineralöle oder durch Erhitzen der flüssigen Destillationsproducte des Braunkohlentheeröls (»Gasöl«) unter allmählichem Zusatze von Schwefelblumen im Oelbade auf ungefähr 210°, wobei je nach dem Schwefelzusatz ein bis zu 10% Schwefel enthaltendes Rohöl entsteht, schwefelhältige Kohlenwasserstoffe erhalten, welche mittels concentrirter Schwefelsäure sulfonirt werden, hiebei bildet sich Thiosulfosäure, welche durch Neutralisiren der wässerigen Lösung mittels Ammoniak oder Natronlauge die entsprechenden Salze der Säure liefert, von welchen das Ammonium sulfothiolicum als »Thiol« schlechtweg bezeichnet wird. Letzteres ist in einer Mischung von Alkohol und Aether leicht löslich, etwas schwerer in Alkohol oder Aetherölen; aus der wässerigen Lösung wird es durch Säuren oder Salze als thranige dunkelbraune Masse niedergeschlagen, die sich nach vollständiger Entfernung der Fällungsmittel in Wasser wieder leicht löst. In seinen pharmaceutischen Eigenschaften und Wirkungen soll es dem Ichthyol vollständig entsprechen. In den Handel gelangt: 1. Thiolum siccum, ein dunkelbraunes Pulver von schwach bituminösem Geruche, welches sich in Wasser zu einer neutralen Flüssigkeit löst, auch in Chloroform löslich, nur wenig in Alkohol und Benzol; in Petroleumbenzin, Aether, Aceton fast unlöslich; 2. Thiolum liquidum, eine dunkelbraune, syrupdicke Flüssigkeit, mit Wasser in jedem Verhältnisse mischbar. Die gesättigte Lösung enthält 30 bis 40% Thiol, letzterer Gehalt ist durch Zusatz von etwas Glycerin zu erreichen. Aus der wässerigen Lösung wird durch Kochsalz oder Salzsäure eine in Wasser lösliche Masse abgeschieden. SCHWIMMER hat mit Thiol bei verschiedenen Erythemformen, Dermatitis herpetiformis, Herpes zoster, Acne rosacea et vulgaris faciei, bei papulösem und nässendem Ekzem und Verbrennungen günstige Resultate erzielt; er vindicirt ihm vor dem Ichthyol den Vorzug, dass es geruchlos ist und sich sowohl von den bestrichenen Hautstellen, wie auch aus der Wäsche ziemlich gut entfernen lässt. — Auch BIDDER rühmt das Thiol bei Ekzemen, acuten entzündlichen Processen der Haut und darunter liegender Gewebe, Perniones und Periphlebitiden, acuten Gelenkergüssen, Oedemen, rheumatischen Affectionen, Contusionen und subcutanen Hämorrhagien. Die Anwendung geschah meist in ziemlich concentrirter Form, Verdünnung mit gleichen Theilen Wasser oder Wasser und Glycerin, die mit Pinsel aufgetragen wurde, darüber dünne Watteschicht oder ein Stück Guttapercha. Wiederholung meist in 2—3tägigen Intervallen. Auch feuchte Umschläge mit 10%igem Thiolwasser (BUZZI) und Thiolseifen können benutzt werden; ebenso Thiolum siccum zum Bepudern bei Intertrigo, nässenden Ekzemen und zum Bestreuen von Excoriationen. **Innerlich** kann man das Thiol in Tropfen, Pillen u. s. w. zu 0,5—2 Grm. ohne Belästigung des Darmcanales — die Defäcation eher befördernd — geben.

Literatur: REPS, Mittheilungen aus SCHWENINGER's dermatologischer Klinik in der Charité zu Berlin, 1888. — M. LANGE, Monatsh. f. prakt. Dermat. 1889, Heft 1. — E. SCHWIMMER,

Das Thiol in der dermatologischen Praxis. Wiener med. Wochenschrift. 1890, Nr. 30. — A. Bidder, Deutsche med. Wochenschr. 1890, Nr. 20 und 21. *Loebisch*

Thiophen und Verbindungen. Das Thiophen, C_4H_4S, von Victor Meyer 1883 im Steinkohlentheerbenzol als Verunreinigung aufgefunden, ist nach seiner Synthese als Benzol aufzufassen, in welchem die Gruppe — CH = CH — durch S ersetzt ist, und verhält sich in seinen Reactionen wie ein Kohlenwasserstoff der aromatischen Reihe. Thiophen stellt ein farbloses, leicht bewegliches, mit Wasser nicht mischbares Oel dar vom Siedepunkt 84° C. Nach A. Heffter wird es von Hunden in Gaben von 1 und 2 Grm. subcutan oder per os ohne üble Folgen vertragen; eine geringe Menge desselben geht in den Harn über, die gepaarten Schwefelsäuren des Harns werden dabei höchst unbedeutend oder gar nicht vermehrt, es soll Verminderung des Eiweisszerfalles bewirken. Therapeutisch wurden bis nun folgende Verbindungen des Thiophens versucht: 1. Das **thiophensulfosaure Natron**, $C_4H_3S - NaSO_3$, weisses, in Blättchen krystallisirendes, in Wasser lösliches Pulver, mit 33% Schwefelgehalt, die Hälfte davon an Kohlenstoff gebunden, von schwachem, unangenehmem Geruch, der jedoch schon in 5—10% Salben nicht mehr zu merken ist. Wurde von E. Spiegler in 5—10% Salben mit Lanolin und Vaselin aa. auf Kaposi's Klinik bei Prurigo mitis und agria wirksam gefunden. Das Präparat ist durchaus ungiftig und irritirt die Haut in keiner Weise. Aehnlich, aber langsamer (entsprechend dem hohen Verbindungsgewicht der Base) wirkt das **thiophensulfosaure Blei**, jedoch erzeugt es bei manchen Individuen für wenige Minuten ein leichtes Brennen. 2. Das **Thiophendijodid**, $C_4H_2J_2S$, mit 75% Jod an Kohlenstoff und 9,5% Schwefel ebenfalls an Kohlenstoff gebunden. Es krystallisirt in Tafeln, ist unlöslich in Wasser, leicht löslich in Aether, Chloroform, warmem Alkohol, schwieriger in kaltem. Schmilzt bei 40,5° C. und ist an der Luft flüchtig, von eigenthümlichem Geruch. Versuche, die E. Spiegler an Culturen von Staphylococcus aureus auf aufgestreutem Thiophendijodid anstellte, zeigten, dass das Präparat bezüglich der Verschlechterung des Nährbodens möglichst sicher wirkt. Eine directe antiluetische Wirkung wurde bei Sklerose nicht beobachtet. Bei Wunden nach Verbrennung zeigte es in der Form der von August Hock hergestellten 10%igen Gaze prompte desodorisirende und secretionsbeschränkende Wirkung. Die erstere Wirkung zeigte sich dem Jodoform überlegen. Sowohl E. Spiegler als Hock, welch letzterer das Mittel bei eiternden Wunden (es waren Phlegmonen, Caries, Mastitiden u. a.) versuchte, beobachteten niemals ähnlich wie bei Jodoform das Auftreten von Ekzem. Die Granulationsbildung tritt langsamer ein als unter Jodoform, doch sind die Granulationen fester, obwohl Adstringentien schliesslich nicht vollständig entbehrlich sind. Die zur Wundbehandlung dienende 10%ige Gaze stellt Aug. Hock aus folgender Lösung dar: Rp. Thiopheni bijodati 50,00, Alcohol. rectific., Aeth. sulf. aa. 500,00, Glycerini 10,00. Dieser Lösung werden 2—3 Grm. gesättigte alkoholische Safraninlösung als Index für die gleichmässige Vertheilung des Thiophendijodids in der Gaze zugefügt. Die 20—30%ige Gaze erzeugt heftiges Brennen. Die 10%ige Gaze erzeugt kein Brennen, riecht angenehm, schwach aromatisch und der Geruch haftet nicht an den Kleidern wie der des Jodoforms. Auf Wunden und in Wundhöhlen wird das Thiophendijodid direct aufgepulvert, beziehungsweise eingebracht. Das Pulver verklebt nicht zu Schorfen, verursacht daher auch keine Secretionsretention; auf Wunden gebracht, erzeugt es ein leichtes Brennen, welches jedoch nach längstens ½ Stunde verschwindet.

Literatur: E. Spiegler, Das Thiophen und seine therapeutische Anwendung. Aus der Klinik des Prof. Kaposi in Wien. Therap. Monatsh. 1892, pag. 66. — August Hock, Ueber chirurgische Anwendung des Thiophendijodid. Ibidem, pag. 68. *Loebisch.*

Thioresorcin, ein von Ewer & Pick in den Handel gebrachtes, geruchloses und ungiftiges, pulverförmiges Antisepticum; soll als Wundheilmittel das Jodoform ersetzen, als Verbindung von Schwefel und Resorcin bei chronischen Hautkrankheiten (Ekzeme, Psoriasis, Scabies u. s. w.) sich zur Benützung empfehlen. Anwendung als Streupulver (rein); in 10—20% Salbe mit Vaselin oder Lanolin; als 10% Verbandwatte und Gaze.

Thiosinamin, s. Allylsulfocarbamid, I. pag. 450.

Thiuret, carbolsulfonsaures Thiuret. $C_8H_7N_3S \cdot C_6H_4 \cdot SO_3H$ wird durch Oxydation des Phenyldithiobiuret's erhalten und stellt ein leichtes geruchloses, sehr bitter schmeckendes krystallinisches Pulver dar, welches in Wasser fast unlöslich ist, leicht löslich in Alkohol und Aether. Wegen seiner Eigenschaft, bei Anwesenheit von Alkalien schon in der Kälte leicht Schwefel abzuspalten, wurde es von F. Blum als Ersatzmittel für Jodoform empfohlen.

Literatur: Blum F., Ueber Thiuret. Deutsche med. Wochenschr., 1893, Nr. 8.

Loebisch.

Thomsen'sche Krankheit (Myotonia congenita), eine chronische, in der Regel angeborene, ererbte und das ganze Leben hindurch persistirende Anomalie des willkürlichen Muskelapparates, welche durch Steifigkeit und krampfhafte Unnachgiebigkeit der Muskeln bei Ausführung intendirter Bewegungsacte (»Intentionskrampf«), sowie durch eigenthümliche Veränderungen der mechanischen und elektrischen Muskelreizbarkeit charakterisirt wird. Den spärlichen (nur am Lebenden durch Muskelexcision gewonnenen) pathologisch-anatomischen Befunden zufolge ist das Leiden mit histologischen Veränderungen am Muskel verbunden, die den myopathischen, pseudohypertrophischen Formen einigermassen verwandt sind.

Obwohl schon bei Ch. Bell, Benedikt und namentlich bei Seeligmüller (1876) sich einzelne hierhergehörige Beobachtungen finden, so beginnt doch die eigentliche Geschichte des Leidens mit der Selbstbeschreibung von Thomsen in Kappeln, in dessen Familie das Leiden durch fünf Generationen hindurch vererbt und beobachtet wurde. Die hiernach von Westphal vorgeschlagene Bezeichnung »Thomsen'sche Krankheit« verdient den Vorzug vor der von Strümpell herrührenden »Myotonia congenita«, an deren Stelle Seeligmüller blos »Myotonia« vorschlägt, da das Leiden in einzelnen — wenn auch seltenen — Fällen nicht sicher congenitalen Ursprungs zu sein scheint. In der ersten Zeit wurde übrigens die Anomalie auch als tonische Krämpfe in willkürlich beweglichen Muskeln, als musculäre Ataxie (Thomsen), als hypertrophisch-spastische Spinalparalyse u. s. w. bezeichnet.

Aetiologie. Die Krankheit ist nicht häufig; die Gesammtzahl der seit 1876 beschriebenen unzweifelhaften Fälle erreicht kaum etwa 50. Fast in allen Fällen ist eine familiäre Belastung erkennbar; diese spricht sich theils durch directe Vererbung der Krankheit von einer Generation zur anderen, theils durch das Befallenwerden mehrerer zu einer Generation gehörigen Familienmitglieder, theils endlich durch anderweitige Erscheinungen krankhafter (neuropathischer) Disposition aus. In einzelnen Fällen scheint, beim Fehlen directer Vererbung, Blutsverwandtschaft der Eltern eine mitwirkende Rolle zu spielen. Die Zahl der befallenen männlichen Individuen erscheint nach der bisherigen Casuistik entschieden grösser als die der weiblichen; doch ist hieraus wohl kaum eine allgemeine Folgerung herzuleiten. Auch wissen wir nichts über die Momente, welche dazu führen, dass unter einer grösseren Anzahl von Geschwistern nur ein Theil derselben erkrankt, die übrigen dagegen verschont bleiben. Unter meinen eigenen Beobachtungen sind in dieser Beziehung diejenigen bei zwei Familien bemerkenswerth. In der einen zeigten unter 6 Kindern (3 Söhne, 3 Töchter) 4 das typische Bild des Leidens; die Eltern waren bis auf »Magenkatarrh« und Migräne der Mutter, gesund, auch nicht blutsverwandt (ein Bruder des Vaters hinterliess zwei taubstumme Kinder). Sämmtliche Geschwister, auch die beiden nicht mit THOMSEN'scher Krankheit behafteten Töchter litten während der Zahnperiode an tonischen Krämpfen, und während der Schulzeit häufig an Migräneanfällen, eine der verschont gebliebenen Töchter auch als Kind an Pavor nocturnus. In der zweiten Familie waren die Eltern, abgesehen von einem Nierenleiden des Vaters, gesund, aber blutsverwandt (Cousin und Cousine); von 8 Kindern (3 Söhne, 5 Töchter) zeigten nur zwei die Erscheinungen der THOMSEN'schen Krankheit, und zwar das älteste Kind (19jähriger Sohn) und das sechste (11jährige Tochter), während die übrigen völlig verschont blieben. Besondere Gelegenheitsursachen bei den Erkrankten liessen sich nicht nachweisen. — Von anderer Seite werden Gemüthsaffecte (Schreck) und Verletzungen als occasionelle Momente bezeichnet, die aber vielleicht nur ein deutliches Sichtbarwerden der schon vorhandenen Anomalie zur Folge haben mögen. Von complicirenden Erkrankungen, die möglicherweise auch in einem gewissen ätiologischen Zusammenhange mit der THOMSEN'schen Krankheit stehen können, wurden unter anderen Magenektasie und Tetanie (F. SCHULTZE), Tetanus (BETTMANN), Polyneuritis (HOFFMANN), Tabes (HALBANDOFF) und arthritisches Podagra (BECHTEREW) beobachtet.

Symptomatologie und Verlauf. Die Krankheitserscheinungen treten bald schon in den ersten Lebensjahren, bald erst später vom siebenten Lebensjahre und darüber hinaus, bald sogar erst um die Pubertätsperiode und nach derselben deutlich hervor. Diese Unterschiede zeigen sich auch bei Geschwistern und sind insoferne bemerkenswerth, als andere in jugendlichem Alter auftretende Myopathien, namentlich Pseudohypertrophie, bei Geschwistern in der Regel in dem nämlichen Lebensalter zur Entwicklung kommen.

Es ist übrigens keine Frage, dass in den früh entwickelten oder früh zur Beobachtung gekommenen Fällen das Leiden bis zur Pubertätszeit und nach derselben, etwa bis zum 20. Lebensjahre an Intensität häufig sehr erheblich zunimmt; später scheint dagegen öfters keine weitere Zunahme, eher etwas Abnahme zu erfolgen.

Die charakteristische Functionsanomalie des willkürlichen Muskelsystems äussert sich in einer Spannung, Steifheit oder krampfartigen Starre mehr oder weniger aller willkürlichen Muskeln bei Ausführung intendirter Bewegungen, eine Erscheinung, die besonders nach längerer Ruhe am ausgesprochensten ist, daher im Beginn der Willkürbewegungen am deutlichsten hervortritt, bei weiterer Fortsetzung der Bewegung dagegen häufig einer freieren, ja sogar unter Umständen vollständig freier Beweglichkeit Platz macht. Diese Erscheinung tritt natürlich bei Ausführung locomotorischer Actionen, wie Aufstehen, Gehen, Treppensteigen u. dergl., am schlagendsten hervor; sowohl der Uebergang aus Ruhe in active Bewegung, wie aus einer längere Zeit eingehaltenen gleichmässigen Bewegung in eine andere (z. B. aus dem Gehen auf ebener Erde in Steigebewegung) ist dabei stets mit der grössten Schwierigkeit durch die eintretende Muskelsteifheit verbunden. Das »Ce n'est que le premier pas qui coûte« wird für diese Kranken oft zur unmittelbarsten Wahrheit. Sollen sie z. B. eine Treppe hinaufsteigen, so können sie die ersten Stufen oft nur mit der grössten Schwierigkeit, indem sie sich am Geländer festhalten und mit unerhörter Muskelanstrengung nehmen, dann aber rascher und rascher, zuletzt ganz leicht und ohne Anstoss hinanlaufen. Einer meiner Kranken, der unter grossen Beschwerden und stets als Simulationsverdächtiger geltend sein Dienstjahr absolvirt hatte, konnte beim Detailexerciren, wenn längere Zeit »Stillgestanden« commandirt wird, nicht gleich auf das Commando »Marsch« antreten, klappte mit den ersten Griffen und Wendungen nach, konnte bei Felddienstübungen, wenn die Leute ausschwärmten und längere Zeit im Liegen geschossen hatten, beim schnellen Vorrücken auf das Commando »Marsch-Marsch« nicht rasch genug aufkommen und bei Vorlaufen nicht in der Front bleiben u. s. w. — am schwierigsten wurde es ihm, nachzukommen, wenn auf dem Marsche nach ebenem Terrain plötzlich eine etwas stärkere Ansteigung folgte. Eine an THOMSEN'scher Krankheit leidende Dame schilderte mir, wie ihr beim Tanzen stets der erste Rundtanz äusserst schwierig und ermüdend gewesen sei durch das besonders in Adductoren und Wadenmuskeln eintretende Spannungsgefühl, das sich dann aber allmählich verlor. Aehnliche Rigiditäten sind aber mehr oder weniger an der willkürlichen Musculatur fast aller Körperregionen zu constatiren. Lässt man den Kranken z. B. aufeinanderfolgende abwechselnde Beugungen und Streckungen des Armes im Ellenbogengelenk ausführen, so werden die ersten derartigen Bewegungsacte nur langsam und mit grosser Anstrengung vorführt oder der Arm verharrt selbst in völliger Starre, während die antagonistischen Muskeln des Oberarms fest contrahirt hervorspringen; die weiteren Wiederholungen geben dagegen oft ganz frei und leicht vor sich. Das erste Schreiben wird den Kranken oft schwer, und kaum minder schwer wird es ihnen, wenn sie einige Zeit geschrieben haben, die Feder aus der Hand zu legen. Der oben erwähnte Freiwillige half sich beim Schiessen — wobei es ihm schwer wurde, den Kolben schnell an die Schulter zu setzen — dadurch, dass er, bevor die Reihe an ihn kam, privatim einige Vorübungen machte. Aber auch die Muskeln des Rumpfes, die Gesichts- und Kaumuskeln, ja selbst Zunge, Augenmuskeln u. s. w. lassen mehr oder weniger die nämliche Störung erkennen. Im Beginne des Essens bleiben z. B. die Kiefer einige Secunden halb geöffnet stehen; beim Sprechen nach längerem Schweigen bereitet die Aussprache der ersten Worte besondere Schwierigkeit; beim Lesen bleiben, wenn der Kranke vom Buche aufsieht, die Bulbi noch einen Moment hindurch unbeweglich; bei den Hebungen und Senkungen der Visirebene, bei den Seitenbewegungen der Bulbi ist die Starrheit derselben nicht minder bemerkbar.

Die Neigung zu Rigidität ist übrigens bei den nämlichen Individuen nicht immer, nicht zu jeder Tageszeit u. s. w. in gleich hohem Grade vorhanden. Im allgemeinen ist die Rigidität bei Willkürbewegungen, der »Intentionskrampf« um so stärker, je länger die Muskeln vorher in Ruhe verharrten; also zumal nach dem Schlafe. Verschlimmerung zeigt sich ferner in der Kälte, nach kalten Abreibungen und Bädern, grösseren körperlichen Strapazen, im Zustande der Inanition, nach deprimirenden Gemüthsaffecten; umgekehrt ist beim Warmwerden, nach reichlichem Essen, bei heiterer Laune und besonders auch im Alkoholrausch öfters eine transitorische Besserung bemerkbar. Neuerdings hat DANILLO auch das Verhalten der »myotonischen« Zuckungscurve unter verschiedenen physiologischen Bedingungen graphisch untersucht (am Biceps brachii bei THOMSEN'scher Krankheit) und dabei die Zuckungscurve stets in der nämlichen Richtung verändert gefunden, wie an normalen Muskeln, unter Erhaltenbleiben der charakteristischen Form der Zuckung. — Der **Gesammtverlauf** lässt, wie schon erwähnt wurde, häufig ein Anwachsen des Uebels mindestens bis zu einem gewissen Lebensalter erkennen; dann scheint, wenigstens unter begünstigenden äusseren Verhältnissen, bei bequemer Lebensweise u. s. w., öfters ein Nachlass erfolgen zu können. Eine unter Kälteeinfluss anfallsweise auftretende Erkrankungsform haben MARTIUS und HANSEMANN als »**Myotonia congenita intermittens**« beschrieben. Die Functionsanomalie war in dem betreffenden Falle vorzugsweise auf Hand und Vorderarm, weniger auf Gesichts- und Kaumuskeln beschränkt; auch die gleich zu besprechenden Reactionsanomalien traten nur unter Kälteeinfluss deutlich hervor, während sie in der anfallsfreien Zeit ausblieben. Dieser Fall nähert sich demnach schon mehr den noch zu erwähnenden, als »Paramyotonie« von mir unterschiedenen Zuständen (vergl. unten Diagnose).

Abgesehen von den functionellen Störungen ist das klinische Bild der Krankheit besonders charakterisirt durch die Anomalien der mechanischen und der neuerdings als »myotonische Reaction« (ERB) zusammengefassten Anomalien der elektrischen Muskelexcitabilität — wogegen die Nervenreizbarkeit gar keine oder nur verhältnissmässig geringe und unwesentliche Veränderungen darbietet. Man muss daher bei der Exploration die Ergebnisse am motorischen Nerven und am Muskel vollständig trennen.

1. Am motorischen Nerven ist die (durch Beklopfen geprüfte) mechanische Reizbarkeit normal oder sogar etwas herabgesetzt; die elektrische, faradische und galvanische Reizbarkeit quantitativ in der Regel vollständig normal. Einzelreize (einzelne faradische Oeffnungsschläge) rufen stets nur kurze blitzähnliche Zuckungen hervor, wogegen summirte Reize (tetanisirende secundäre Inductionsströme) bei mittleren und höheren Stärkegraden eine Nachdauer der Contraction veranlassen können. Als qualitative Anomalie erwähnt ERB das relativ späte und erst bei hohen Nervenstärken, zum Theil erst nach KaOZ bemerkbare Auftreten von KaSTe; auch konnte er bei labiler Reizung des N. ulnaris (Summirung der Reize) eine tonische, deutlich nachdauernde Contraction des betreffenden Muskelgebietes beobachten.

2. Am Muskel ist die mechanische Excitabilität erheblich gesteigert und in eigenthümlicher Weise verändert. Beim Druck oder Beklopfen entsteht eine langsam verlaufende partielle Contraction der getroffenen Muskelbündel; es bildet sich meist an der percutirten Stelle ein Wulst (idiomusculärer Wulst), oft von einer ringförmigen Delle umgeben. Die Contraction schwillt langsam bis zu ihrer vollen Höhe an und verschwindet noch langsamer, so dass der ganze Vorgang sich selbst bei schwächerer Reizung in 3 bis 5 Secunden abspielt; bei stärkerer Reizung wird nicht selten eine Nachdauer von 10—20, ja selbst 30 Secunden beobachtet! Die faradische Exploration ergiebt normale oder etwas gesteigerte Muskelreizbarkeit, für einzelne Oeffnungsschläge kurze blitzartige Zuckung, für tetanisirende Ströme aber in hervorragender Weise die Erscheinung der Nachdauer nach beendeter Reizung. (Nur an den Gesichtsmuskeln lässt sich Nachdauer oder langsames Abklingen, nach BERNHARDT, nicht nachweisen.) Noch prägnanter sind die Erscheinungen bei der galvanischen Exploration. Die galvanische Muskelreizbarkeit ist im allgemeinen erhöht, die Erregbarkeit für Ka und An ungefähr gleich, die Muskeln geben nach ERB nur Schliessungszuckungen (ich fand dagegen in einem Falle erheblich verstärkte, jedoch nicht regelmässig erscheinende Oeffnungszuckung bei mittelstarken Strömen an der Kathode). Am auffälligsten sind jedoch die Veränderungen im Verlaufe der Zuckungscurve, welche sich durch Zuckungsträgheit (langsames Anschwellen, scheinbar verlängerte Latenz und durch noch langsameres Abschwellen — Nachdauer der Contraction) kundgeben. Nur bei minimaler Reizung ist die Zuckung eine kurze, blitzartige, während bei etwas erhöhter Reizstärke ein träges Einsinken der Musculatur mit tiefer Dellenbildung (ähnlich wie bei mechanischer Reizung) und der langgezogene Charakter der Zuckung deutlich hervortritt. Eigenthümlich ist ein von ERB beschriebenes, bisher aber noch nicht von anderer Seite bestätigtes Phänomen, nämlich bei ganz stabiler Stromeinwirkung rhythmisch aufeinanderfolgende, hintereinander über die Muskeln hinlaufende wellenförmige Contractionen, die in ganz gesetzmässiger Weise von der Kathode ausgehen und

gegen die Anode hinziehen. Setzt man z. B. eine Elektrode in die Hand, die andere in den Nacken, so treten bei genügender Stromstärke diese wellenförmigen, ungefähr im Secundentempo aufeinanderfolgenden Contractionen in den Beugern der Finger auf; sie laufen nach aufwärts, wenn die Kathode, nach abwärts, wenn die Anode sich in der Hand befindet. Dasselbe ist der Fall im Vastus internus, wenn die Elektrode unterhalb desselben neben der Patella sitzt (Erb). — Ich habe weder in den früheren, noch in 3 neuerdings untersuchten Fällen von Thomsen'scher Krankheit diese wellenförmigen Contractionen nachweisen können, obwohl ich genau nach Erb's Angabe verfuhr und zum Theil Ströme bis zu 25 M.-Amp.-Stärke anwandte, und ebenso wenig scheint dies der Mehrzahl anderer Beobachter gelungen zu sein, während dagegen Renner in zwei Fällen mit hereditärer Veranlagung, sowie neuerdings Bechterew bei einem 46jährigen Arzte mit allgemein herabgesetzter elektrischer Erregbarkeit in manchen Muskeln bei stabiler Stromapplication die wellenförmige Contraction nachzuweisen vermochte. Uebrigens erinnert Bernhardt an die Analogie dieser fraglichen rhythmisch-wellenförmigen Contractionen mit dem von Kühne 1860 am Froschmuskel beschriebenen »galvanischen Wogen des Muskels«, welches jedoch am normalen Muskel umgekehrt, im Sinne des positiven Stroms, also nach der Kathode hin abläuft; die scheinbar entgegengesetzte Verlaufsrichtung bei Thomsen'scher Krankheit ist nach Bernhardt vielleicht auf die krankhaft gesteigerte Erregbarkeit der Muskeln für AnS zurückzuführen, indem unter diesen Umständen an den secundären (virtuellen) Anodenstellen die localen idiomusculären Wülste und Contractionen eher entstehen und so das eigenthümliche Wogen in einer der Norm entgegengesetzten Richtung vermitteln.

Das Verhalten der franklinischen Nerven- und Muskelreizbarkeit wurde von mir in einem Falle geprüft und der faradischen völlig parallel gefunden (bei Schwellenwerthreizen in Form heller oder dunkler Entladungen oft oscillatorisches Zittern, bei stärkeren Reizen deutlicher Tetanus mit etwas langsamem Abklingen, doch ohne eigentliche Nachdauer).

Von anderweitigen Krankheitssymptomen lässt sich bei der Thomsen'schen Krankheit kaum sprechen. Die Musculatur zeigt im allgemeinen pralle Beschaffenheit und mindestens normale, nicht selten sogar stellenweise hypervoluminöse oder doch athletische Verhältnisse, welche wohl auch zur Annahme combinirter Formen von Pseudohypertrophie und Thomsen'scher Krankheit (Vigouroux) Anlass gaben. Die grobe Kraft der Muskeln ist dagegen nicht selten beträchtlich herabgesetzt. Die Sehnenphänomene — besonders Kniephänomen — sind wohl nie gesteigert, in der Regel herabgesetzt, zeitweise bei manchen Patienten (der Rigidität halber?) kaum wahrnehmbar; Hautreflexe, Sensibilität u. s. w. dagegen stets unverändert. — Ueber Anomalien der Harnbeschaffenheit (Vermehrung des Creatinins und der Leukomaine im Harn u. s. w.) vergl. das Folgende.

Pathologische Anatomie und Pathogenese. Obwohl schon vor Erb, v. Ponfick, Petrone, Grawitz, Pontoppidan, Rieder Untersuchungen excidirter Muskelstücke von Thomsen'scher Krankheit — mit angeblich negativem Resultate — vorgenommen wurden, so haben doch erst die Untersuchungen Erb's, denen sich einige spätere (wie Jacoby, Dana, Seifert, Martius und Hansemann) anschliessen, über den Muskelbefund grössere Klarheit verbreitet. Erb fand am frischen, aus dem M. biceps brachii excidirten Präparate nur eine auffällige Verbreiterung der Muskelfasern; nach Härtung und Färbung dagegen einerseits eine ganz beträchtliche Hypertrophie der Muskelfasern (weit über das Maximum der normalen Breite hinaus; Grenzwerthe von 24—180 μ), andererseits auch eine beträchtliche Vermehrung der Muskelkerne, Vermehrung des interstitiellen Bindegewebes, Veränderung der feineren Structur der Muskelfasern (feinere Querstreifung und Vacuolenbildung). Im wesentlichen übereinstimmend ist der Befund JACOBY's: derselbe fand auch Vergrösserung der Muskelfasern (um das Doppelte) mit mehr abgerundeten Ecken, deutliche Trennung der kleineren Fasern von einander, Vermehrung des äusseren und inneren Perimysiums, Kernvermehrung, endlich auch Vermehrung und Verkleinerung der Sarcous elementa, dichtere Aneinanderlagerung derselben, was einem erhöhten Contractionsgrade innerhalb der einzelnen Elementengruppen bei gleichzeitiger Lockerung des Zusammenhanges zwischen den verschiedenen Gruppen — also einem wesentlich anormalen Contractionszustande der Faser zu entsprechen scheint. Diese angeborene Deformation der Muskelfasern betrachtet JACOBY als das Wesentliche und Primäre. Auch ERB glaubt die vorgefundenen histologischen Veränderungen des Muskels als das Wesentliche und als Ursache für die myotonische Störung betrachten zu dürfen — lässt aber die Frage, ob die THOMSEN'sche Krankheit myopathischen oder neuropathischen Ursprunges sei, noch unentschieden. Für eine neuropathische Entstehung scheint sich nur DANILLO, der eine Functionsstörung, respective Hemmung in den psychomotorischen Centren annimmt, ausgesprochen zu haben.

Neuerdings gewinnt dagegen die Ansicht an Boden, dass wir es bei der THOMSEN'schen Krankheit mit einer auf Autointoxication zurückführbaren eigenartigen Anomalie des Stoffwechsels zu thun haben (BECHTEREW). Diese schon früher ausgesprochene Annahme findet eine positive Unterstützung in den von KARPINSKI vorgenommenen Harnuntersuchungen bei Myotonikern, die unter anderem eine Verminderung der Harnsäure, bedeutende Vermehrung des Creatinins und der Leukomaine, eine erhebliche Verschiedenheit des Tag- und Nachturins (in ersterem wenig Leukomaine, viel Creatinin, erhöhte Giftigkeit, in letzterem umgekehrt) nachwiesen. Es scheint sich danach um eine der Harnsäurediathese nahestehende Anomalie des Stoffwechsels, wobei die gebildeten und zurückgehaltenen Producte auf das Muskelgewebe intoxicirend wirken, zu handeln (eine Annahme, die freilich noch weiterer Bestätigung bedarf, als sie ihr durch den vorerwähnten Untersuchungsbefund in vereinzelten Fällen bisher zutheil wurde).

Diagnose und Prognose. Die Diagnose bietet keine Schwierigkeiten; höchstens könnte eine Verwechslung mit Pseudohypertrophie in Frage kommen, wovor jedoch die Beachtung der myotonischen Reaction (träger Zuckungsverlauf, Nachdauer) hinreichend schützt. Ein von mir beschriebener, der THOMSEN'schen Krankheit einigermassen verwandter Krankheitszustand, von welchem ich ein durch sechs Generationen verfolgbares familiäres Beispiel beobachtete, ist bereits an anderer Stelle dieses Werkes als »Paramyotonia congenita« (XVIII, pag. 283) dargestellt. Der Hauptunterschied liegt darin, dass bei letzterem Leiden die als »Klammheit« bezeichnete krampfhafte Starre fast nur unter Kälteeinfluss entsteht, auch ist eine Nachdauer der mechanischen und faradischen Muskelreizung nicht zu constatiren. Ganz identische Fälle hat DELPRAT beschrieben und in einer solchen paramyotonischen Familie zweimal das Vorkommen echter THOMSEN'scher Krankheit (bei zwei Brüdern im Alter von 19 und 14 Jahren) beobachtet.

Die Prognose der THOMSEN'schen Krankheit ist insofern ungünstig, als ein Verschwinden des Leidens mit oder ohne Kunsthilfe oder selbst nur eine wesentliche Abnahme bisher nicht erwiesen ist. Spontane Besserung nach dem 20. Jahre und beim Eintritt in bequemere Lebensverhältnisse habe ich bei mehreren meiner Patienten beobachtet; zwei davon üben gegenwärtig das Gewerbe eines Zahntechnikers ohne nennenswerthe Störungen aus, ein dritter ist Landwirth.

Von einer eigentlichen Therapie ist, dem Gesagten zufolge, bisher nicht die Rede; doch kann man immerhin hoffen, durch Regelung der Lebensverhältnisse und angemessene diätetische Vorschriften das Leiden für die davon Befallenen leichter ertragbar zu machen. Elektricität und Massage haben der Krankheit gegenüber nichts Wesentliches geleistet. Von warmen Bädern, reichlicher Ernährung, mässiger Zufuhr alkoholischer Getränke u. s. w. ist wenigstens eine palliative Einwirkung zu erwarten. Unzweifelhaft am wichtigsten ist eine methodisch durchgeführte **Uebungstherapie**, wodurch es den Kranken gelingt, allmählich zu einer gesteigerten Beherrschung ihres willkürlichen Bewegungsapparates, namentlich der am häufigsten und gewöhnlichsten in Anspruch genommenen Bewegungsleistungen zu gelangen.

Literatur: Seeligmüller, Deutsche med. Wochenschr. 1876, Nr. 33 und 34. — Thomsen, Arch. f. Psych. 1876, VI, pag. 702. — Bernhardt, Virchow's Archiv. LXXV, pag. 516. — Strümpell, Berliner klin. Wochenschr. 1881, pag. 118. — Vizioli, Giorn. di neuropatologia. 1882, 1, 2, pag. 77. — Ballet und Marie, Arch. de neurol. 1883, Nr. 13. — Engel, Philadelphia med. Times. September 1883, 8. — Westphal, Berliner klin. Wochenschrift. 1883, Nr. 11. — Schönborn, Ebenda. 1883, Nr. 27. — Seppilli, Archivio per le malattie nervose. 1878, XX, 5, pag. 357. — Marie, Revue de méd. Dec. 1883, pag. 1064 — Rieder, Militärärztl. Zeitschr. 1884, Nr. 10. — Pontoppidan, Hosp.-Tidende. 1884, 3. R., II, 34. — Vigouroux, Arch. de neurol. 1884, Nr. 24, pag. 272. — Peters und Dallinger, Ibid. 1885, X, pag. 201. — Eulenburg und Melchert, Berliner klin. Wochenschr. 1885, Nr. 38. — Bernhardt, Centralbl. f. Nervenhk. 1885, Nr. 6 und 9. — Deligny, Union, 1885, Nr. 5. — Erb, Neurol. Centralbl. 1885, Nr. 13: Die Thomsen'sche Krankheit. Leipzig 1886. — G. Fischer, Neurol. Centralbl. 1886, Nr. 4. — Eulenburg, Ebenda. 1886, Nr. 12. — Danillo, Wjestnik psychiatrii i nevropathologii. 1886, I. — Geo. W. Jacoby, Journ. of nervous and mental disease. März 1887, XIV, pag. 23. — Bernhardt, Centralbl. f. Nervenhk. 1887, Nr. 22. — Dana, New York neurol. Society. 5. März 1888 — L. Blumenau, Petersburger psychiatrische Gesellsch. September 1888. — v. Frankl-Hochwart, Zeitschr. f. klin. Med. XIV, Heft 5 und 6 (1888). — Seiffer, Ein Fall von Thomsen'scher Krankheit. Deutsches Arch. f. klin. Med. XLVII, pag. 127. — Kaiser, Zwei Fälle Thomsen'scher Krankheit (Myotonia congenita). Festschr. zur Feier des 50jähr. Bestehens des Vereines pfälzischer Aerzte. Frankenthal 1889, pag. 251. — Martius und Hansemann, Ein Fall von Myotonia congenita intermittens. Virchow's Archiv. 1889, CXVII, pag. 587. — Erb, Ueber die Thomsen'sche Krankheit Myotonia congenita. Deutsches Arch. f. klin. Med. 1889, XLV, pag. 529. — Charles K. Mills, Myotonia and athetoid spasm. Internat. clinics. April 1891. — Huet, Contribution à l'étude de l'excitabilité électrique dans la maladie de Thomsen. Nouvelle iconogr. de la Salpêtrière. 5. Jahrg., 1892, Nr. 1, pag. 1. — Delprat, Over Thomsen'sche Ziekte (Myotonia congenita) en verwante toestanden. Nederl. Tijdschr. 1891, Theil 2, Nr. 17; Thomsen'sche Krankheit in einer paramyotonischen Familie. Deutsche med. Wochenschr. 1892, Nr. 8. — Gowers, Ataktische Paramyotonie und Thomsen'sche Krankheit. Centralbl. f. Nervenhk. und Psych. Februar 1892. — Gressier, Thèse de Paris. Januar 1890. — Delbasch, Thèse de Paris. Juli 1890. — A. Fahr, Zur Kenntniss der Thomsen'schen Krankheit. Neurol. Centralbl. 1892, Nr. 2. — Eulenburg, Ueber Thomsen'sche Krankheit. Deutsche med. Wochenschr. 1895, Nr. 42. — F. Schultze, Myotonie bei Magenektasie. Neurol. Centralbl. 1897, Nr. 13; ein Fall von Myotonia congenita. Deutsche med. Wochenschr. 1897, 38. — Wartilow, Ein Fall von Thomsen'scher Krankheit. Neurol. Centralbl. 1897, Nr. 15. — Salomonson (J. K. A. Wertheim), Psychiatr. en neurol. Bladen 1897, Nr. 1. — Pelizaeus, Ein Fall von Thomsen'scher Krankheit. Neurol. Centralbl. 1897, Nr. 3. — Hayes, Journ. of nervous and mental disease 1897, Nr. 7. — Hoffmann, Deutsche Zeitschr. f. Nervenhk. 1897, IX, Heft 3 und 4. — Bettmann, Ebenda. Heft 5 und 6. — Bechterew, Ueber Myotonie und ihre Behandlung. Therap. Wochenschr. 1897, Nr. 21, 22; zur Behandlung der Myotonie. Neurol. Centralbl. 1897, Nr. 21. — Clemens, Thomsen's disease, a family history. Lancet. 23. October 1897; Buffalo med. Journ. August 1897. — Mikhnoff, Contribution à l'étude de la maladie de Thomsen. Thèse. Paris 1897. — Roussel, La maladie de Thomsen. Thèse. Paris 1897. — Haase, Ein neuer Fall von Myotonia congenita. Dissert. Bonn 1897. — Jacoby, Thomsen's disease. Journ. of nervous and mental disease. 1898, Nr. 1; On Myotonia. Ibid. Nr. 7. (New York med. Monatsschr. Nr. 3 und 8.) — Koch, Berliner klin. Wochenschr. 1898, Nr. 20. — Lamotte, Un cas de maladie de Thomsen. Nord méd. 1898. — Schreiber, Thomsen'sche Krankheit. Pester med.-chir. Presse. 1898, Nr. 52. — Halbandorf, Gesellsch. der Neurologen und Irrenärzte zu Moskau. 22. Januar 1899 (cfr. Neurol. Centralbl. 1899, pag. 396). — A. J. Karpinsky, Neurol. Centralbl. 1899, pag. 365. — Bechterew, Myotonie, eine Krankheit des Stoffwechsels. Ebenda. 1900, Nr. 3.

Eulenburg.

Thorakokentese, s. Brustfellentzündung, IV, pag. 127, 130.

Thorakomelus, s. Missbildungen, XV, pag. 536.

Thorakometrie. Sie lehrt uns die Resultate der Brustmessung an Gesunden und die Verwerthung dieser Resultate zur Beurtheilung der Athmungstüchtigkeit und Athmungskräftigkeit, respective der krankhaften Beschaffenheit der Lungen.

Namentlich waren es in der ersten Hälfte dieses Jahrhunderts französische und englische Aerzte, welche sich mit der Brustmessung beschäftigten und sie zur Geltung zu bringen suchten. In der neuesten Zeit nahmen Wintrich, Toldt, Frölich, Vogl und Fetzer eingehende Messungen der Brust vor. Grosses Ansehen hat sich die Brustmessung trotz alledem bis jetzt nicht erringen können. Wintrich und Toldt kommen bei ihren Untersuchungen gerade zu der Ansicht, dass die Brustmessung keinen oder nur einen höchst beschränkten Werth als wissenschaftliches Untersuchungsmittel habe.

Der Umstand, dass das Messen des Brustkorbes, namentlich des Brustumfanges, viele Fehlerquellen zulässt, dass, wie Toldt nachgewiesen, ein wesentlicher Zusammenhang besonders zwischen Brustumfang und Rauminhalt des Brustkorbes oder der Lungen nicht besteht, dass, wie Toldt ferner dargelegt hat, schon innerhalb der Grenzen des Normalen individuelle Differenzen in der äusseren Form des Brustkorbes ausserordentlich mannigfach sind, dass die Thoraxmessung zumeist nur bei Männern anwendbar ist, der Mangel an zuverlässigen Zahlen, an Einheit in der Messungsmethode (hinsichtlich der Maasslinien und der Athmungsphase, innerhalb welcher gemessen wurde), führten zu der Missachtung, welche die Brustmessung geniesst, namentlich in Rücksicht darauf, dass der architektonische Bau der Brust sehr gut mit dem Auge beurtheilt werden kann und man durch die Inspection der Brust besser auf die Leistungsfähigkeit zu schliessen im Stande ist als mit Hilfe und mit der Kenntniss aller Masse. Ueber die äussere Ebenmässigkeit, namentlich über das Verhältniss der Breite, Tiefe und Länge der Brust zur Körperlänge, über Abweichungen vom normalen Brustbau (über die schmale, lange, spitze, hohe Brust) belehrt uns das Auge am schnellsten und sichersten.

Besonders haben die Militärärzte darnach gestrebt, aus der Brustmessung Anhaltspunkte für die Militärdiensttauglichkeit eines Individuums zu erhalten, und in den verschiedenen Staaten werden auch, wie wir später erwähnen werden, bei der Recrutirung einzelne Brustmasse als Minimalmasse angenommen, unter welchen eine Tauglichkeit zum Militärdienste als ausgeschlossen betrachtet wird.

Die Thorakometrie hat, wie wir sehen, einen höchst beschränkten und dabei noch sehr problematischen diagnostischen Werth, von etwas grösserer Wichtigkeit ist sie für die Beurtheilung der Wirkungslosigkeit oder der Wirksamkeit einer angewendeten Therapie, zumal es sich hier um das einzelne Individuum handelt, bei welchem man die Maasse bereits kennt. Eliminiren muss man hier jedoch bei den Messungen das Plus oder Minus, welches der Zu- oder Abnahme des Unterhautfettpolsters angehört.

Die Messungen, welche man bis jetzt am Thorax vornahm, bezogen sich auf den Brustumfang, die Brustbeweglichkeit (den Brustspielraum), die Sagittal-, Frontal-, Quer- und Verticaldurchmesser, ferner auf die Entfernung verschiedener anderer Punkte, als: zwischen jeder Brustwarze und der Mittellinie des Sternums, zwischen dem Sternumausschnitt am Jugulum und jeder Brustwarze, zwischen den Brustwarzen und der Spina ossis ilei anterior, und zwischen dieser und dem Rande der untersten Rippe. Nur die Kenntniss der ersteren vier Masse hat einen allgemeinen Werth; die übrigen Maasse können hauptsächlich nur zur Beschreibung eines einzelnen Falles, resp. einer besonderen Thoraxdeformität dienen, obwohl man auch für sie einen allgemeinen Werth zu beanspruchen gesucht hat.

1. **Der Brustumfang und die Brustbeweglichkeit.** Man misst den Inspirationsumfang, den Exspirationsumfang und den Brustspielraum (die Athmungsbreite). Die Messung nimmt man mit dem gewöhnlichen unelastischen Centimetermaass vor, indem man es bei Hängarmstellung des zu Messenden um die Brust vorn in der Höhe der Brustwarzen und hinten in der Höhe der Schulterblattwinkel bei tiefster Inspiration und dann bei tiefster Exspiration fest anzieht und dann abliest. Der Unterschied zwischen beiden Maasen zeigt den Brustspielraum an. Die Hängarmstellung ist der wagrechten und der nach oben senkrechten Armhaltung vorzuziehen, weil man durch sie den richtigeren Exspirationsumfang bekommt. Die übrigen Armhaltungen bringen den Thorax in geringe Inspirationsstellung. Man erhält durchschnittlich bei Hängarmstellung 2 Cm. weniger Exspirationsumfang.

Die Brustumfangmessung hängt, wie Fetzer richtig bemerkt, sehr viel vom Willen, der Geschicklichkeit und dem Verständniss des zu Untersuchenden ab, so dass unter Umständen dieses Maass einen recht zweifelhaften Werth hat.

Der **Exspirationsumfang** bei gesunden, kräftigen Männern schwankt zwischen 70 und 95 Cm. Als niedere Werthe sind 70—75 Cm., als mittlere 76—85 Cm., als hohe Werthe 86 Cm. und mehr zu betrachten. Im Durchschnitt beträgt der Exspirationsumfang bei Hängarmstellung circa 81,8 Cm. (Fetzer), bei wagrechter Armhaltung circa 82,0 Cm. (Frölich). Vogl, der nur in der Athempause misst, findet als Durchschnittsziffer 84 Cm.

In der deutschen Armee gelten bei Recrutirungen 80 Cm. (gemessen in der Athempause und bei wagrechter Armhaltung) als Minimalmaass für einen Exspirationsumfang, in Oesterreich 75,2 Cm., in Frankreich 78 Cm., in Russland soll der Exspirationsumfang mindestens 2 Cm. grösser sein als die halbe Körperlänge; in England wechselt der Minimalumfang je nach der Grösse des Mannes zwischen 79 und 84 Cm.

Fetzer und Frölich glauben, dass man 75, resp. 76 Cm. Exspirationsumfang als Minimalmass für eine sufficiente Brust annehmen kann. Ein Umfang von 70—75 Cm. kann jedoch nur ausnahmsweise bei sonst günstigen anderen Körperverhältnissen genügen und zeigt meist eine insufficiente Brust an.

Der **Inspirationsumfang** bei gesunden kräftigen Männern schwankt zwischen 76 und 100 Cm. Als niedere Werthe sind 76—86 Cm., als mittlere 86—95 Cm., als hohe Werthe 96 Cm. und mehr zu bezeichnen. Im Durchschnitt beträgt der Inspirationsumfang 89 Cm. (Fetzer, Frölich). Als Minimalmass für eine gesunde Brust betrachtet Fetzer 85 Cm., weniger als 85 Cm. bedingt nach ihm Militärdienstuntauglichkeit. — Auch die deutsche Armee verlangt von einem Militärtüchtigen 85 Cm. Inspirationsumfang bei 80 Cm. Exspirationsumfang und 5 Cm. Brustspielraum.

Der **Brustspielraum** schwankt zwischen 5 und 12 Cm. Als niedere Werthe sieht man 4—7 Cm., als mittlere 8—10 Cm., als hohe Werthe 11 Cm. und auch mehr an. Die Durchschnittszahl zeigt 8 Cm. (Fetzer) und 7 Cm. (Frölich). Die deutsche Militärdienstanweisung stellt einen Brustspielraum von 5 Cm. als Minimalmass auf. Diesem Satz stimmt Fetzer bei, dagegen nimmt Frölich als äusserste Grenze 3 Cm. an, eine Zahl, die entschieden zu klein ist: denn 3 Cm. Brustspielraum findet man selbst bei ziemlich hochgradigen Phthisikern noch.

Einige Autoren messen den Brustumfang nur in der Athempause, einige wieder geben gar nicht an, in welcher Respirationspause sie gemessen haben, so dass die von ihnen mitgetheilten Werthe bedeutungslos werden; ferner haben manche Autoren den Brustumfang an drei Stellen gemessen und unterscheiden einen oberen, den durch die höchstzugängliche Stelle der Achselhöhlen führenden Umfang, einen mittleren, den bereits besprochenen durch die Brustwarzen führenden Umfang, einen unteren, den die 6. Rippe und den Schwertknorpel durchziehenden Umfang. Wintrich fand hierbei, dass die obere Circumferenz von der Jugend bis zum 25. Lebensjahre die untere Circumferenz gradatim zunehmend übertrifft (von 0,5—7,64 Cm.), dass vom 63. Lebensjahre an der untere Umfang anfängt grösser als der obere zu werden und diesen von da an bis zum 87. Lebensjahre um 0,10 Cm. bis zu 4,70 Cm. übertraf. Bei Frauen waren die Unterschiede etwas geringer als bei Männern. Die mittlere Circumferenz ist etwas kleiner als die obere und bleibt in dieser geringen Differenz beim Weib, während sie vom 25. Lebensjahre an beim Manne um mehr als 3 Cm. kleiner wird. HAWKE hatte ähnliche Resultate wie WINTRICH.

ARNOLD, FRÖLICH, VOGT, FETZER forschten nach einem in Zahlen ausdrückbaren Verhältniss zwischen Körpergrösse, Brustumfang, vitaler Lungencapacität und Körpergewicht. ARNOLD giebt leider nicht an, in welcher Respirationsphase er gemessen hat. — FRÖLICH fand, dass auf 1 Cm. Exspirationsumfang 655 Grm. Körpergewicht, 1,8 Cm. Körpergrösse, auf 1 Cm. Exspirationsumfang 712 Grm. Körpergewicht, 2,0 Cm. Körperlänge, auf 1 Cm. Brustspielraum 8239 Grm. Körpergewicht, 25 Cm. Körpergrösse kommen. — VOGT bestätigt den bereits von anderen gekannten Satz, dass die Brustentwicklung von den Mittelgrossen an hinter der Längenentwicklung zurückbleibt; er fand ferner für eine Körperlänge von 160, 170, 180 Cm. als minimale Brustumfangswerthe für die Athempause 77,0, 81,2, 83,8 Cm. VOGT fand ferner, dass der Exspirationsumfang 2 Cm. weniger im Durchschnitt beträgt als der Umfang in der Athempause. — Hinsichtlich des Verhältnisses des Körpergewichtes zum Brustumfang fand VOGT, dass auf 1 Cm. Brustumfang 0,744 Kgrm. Körpergewicht, auf 1 Cm. Brustumfangszunahme 1,94 Kgrm. Gewichtszunahme kommen. Diese wie die FRÖLICH'schen Zahlen sind sicherlich keine zuverlässigen. — FETZER giebt für eine Körperlänge von 157—165 Cm. einen Exspirationsumfang von 70—75 Cm., einen Inspirationsumfang von 76—86 Cm., einen Brustspielraum von 4—7 Cm., für eine Körperlänge von 165,5—175 Cm. einen Exspirationsumfang von 76—85 Cm., einen Inspirationsumfang von 86—95 Cm., einen Brustspielraum von 8—10 Cm., für eine Körperlänge von 175 Cm. und mehr einen Exspirationsumfang von 86 Cm. und mehr, einen Inspirationsumfang von 96 Cm. und mehr und einen Brustspielraum von 11 Cm. und mehr an.

Auch den halben Brustumfang hat man gemessen und dazu zwei Centimetermasse benützt, welche an den Anfängen der Massscala vereinigt waren und deren Vereinigungsstelle genau auf die Process. spinos. der Wirbelsäule gelegt wurden. Man fand bei den Messungen an Gesunden nicht mehr, als dass die Mehrzahl der rechtshändigen Menschen rechts namentlich unten $\frac{1}{2}$—2 Cm. mehr Umfang hatte als links und umgekehrt.

Die pathologische Verwerthung der Messung des Brustumfanges hat, wie eingangs schon im allgemeinen erwähnt wurde, keine besonderen Erfolge zu verzeichnen. Man kann unter Zuhilfenahme der vorerwähnten Masse einigermassen beurtheilen, ob man einen schwach- oder starkbrüstigen Menschen vor sich hat, allein eine äusserlich nicht erkennbare Anlage der Lunge zu Erkrankungen lässt sich durch das Brustumfangmass nicht feststellen.

Die einzelnen Lungenerkrankungen selbst verändern natürlich ebenfalls den Thoraxumfang, doch geben uns die übrigen diagnostischen Hilfsmittel einen viel sichereren Aufschluss über die Art der Erkrankung als die Messung des Brustumfangs. Wir wollen nur erwähnen, dass sich z. B. beim Lungenemphysem ein grosser Inspirations-, ein grosser Exspirationsumfang und demzufolge ein geringer Brustspielraum findet, dass wir bei Phthise einen kleinen Inspirationsumfang und geringen Brustspielraum beobachten.

Die einseitige Circumferenzmessung des Thorax kann uns Aufschlüsse, z. B. über die Grösse, die Zu- und Abnahme eines pleuritischen Exsudats, über den Grad von Lungenschrumpfungen, über die Ausdehnung einer Thoraxhälfte bei Pneumothorax u. dergl. m. geben. Derartigen Messungen kann man jedoch nur einen sehr untergeordneten Werth beilegen und man wird sie wohl auch nur vornehmen, wenn es sich um das Beispiel einer vollständigen Krankengeschichte handelt.

Auch für die Pneumonie hat die Messung des Umfangs der erkrankten Seite keinen besonderen Werth. BROUSSAIS nahm an, es trete eine Dilatation der erkrankten Seite ein. LAËNNEC und ANDRAL konnten das nicht constatiren. WOILLEZ hat trotz sorgfältiger Messungen nichts Abnormes gefunden. WINTRICH dagegen sieht die Pneumonie entschieden als Erweiterungsursache des Thoraxraumes an, wenn die Erkrankung unten, dabei weit nach vorn ausgebreitet ist und sich im Stadium der Hepatisation befindet. Er giebt aber an, dass man die Erweiterung erst genauer erkennt, wenn man die Seiten nach starker Exspiration mit einander vergleicht, und dass dann die

Differenz $^1/_2$—$2^1/_2$ Cm. beträgt. Damit ist aber nach der Ansicht von AUFRECHT noch kein Beweis für eine Erweiterung des Thoraxraumes erbracht. Denn eine pneumonisch infiltrirte Lunge hat höchstens das Volumen einer ad maximum inspiratorisch ausgedehnten normalen Lunge; eine Erweiterung des Brustkastens über die Norm hinaus kann also nicht vorhanden sein. Wenn aber bei der Exspiration der Umfang der erkrankten Seite grösser ist, so kann dies nicht als Beweis für die Ausdehnung des Thorax gelten, sondern nur darauf zurückgeführt werden, dass die infiltrirte Lunge, weil sie nicht zu dem Volumen einer normalen Lunge im Stadium der Exspiration zurückkehren kann, beim Hinaufsteigen während der Exspiration nur ein Zusammensinken der entsprechenden Thoraxseite verhindert.

2. Die Sagittaldurchmesser (gerade Durchmesser). Der Sagittaldurchmesser wird mit dem Tasterzirkel, und zwar an drei verschiedenen Stellen des Thorax gemessen, um der Thoraxformation Rechnung zu tragen. Die eingehendsten Messungen am Lebenden nahmen in der neuesten Zeit VOGL und FETZER vor. Vor ihnen haben von deutschen Aerzten schon WINTRICH, TOLDT und KRAUSE sowohl an Lebenden, wie an Leichen diese Durchmesser gemessen. VOGL hat bei wagrechter, FETZER bei hängender Armstellung in der Athempause gemessen. Die letztere Stellung giebt das richtigere Mass, da wagrechte Armhaltung mehr oder weniger Inspirationsstellung der Brust bedingt. Wir richten uns im Nachfolgenden nach FETZER's Angaben, die uns als die zuverlässigsten erscheinen. FETZER hat zwischen der Mitte der oberen Incisur des Brustbeinhandgriffes (oberer Sagittaldurchmesser), der Mitte des Brustbeinkörpers (mittlerer Sagittaldurchmesser), der Verbindungsstelle von Brustbein und Schwertfortsatz (unterer Sagittaldurchmesser) und den entsprechenden horizontal gegenüberliegenden Rückenwirbeldornfortsätzen gemessen. VOGL wählte ähnliche Stellen. FETZER hält die Kenntniss der Sagittaldurchmesser für ziemlich wichtig zur Beurtheilung der Brustbreite. Als untere Grenze für den oberen Sagittaldurchmesser fand er 12,0 Cm., für den mittleren Sagittaldurchmesser 16,0 Cm., für den unteren Sagittaldurchmesser 18,0 Cm. Ein Sinken dieser drei Sagittaldurchmesser in toto unter dieses Mass bezeichnet einen wenigstens für den Militärdienst zu schwachen Brustkorb. Der eine oder der andere Sagittaldurchmesser kann nach FETZER bei gleichzeitigen günstigen Massen für die beiden anderen Durchmesser herabsinken, ohne dass der Brustkorb als insufficient angesehen zu werden braucht. Als facultative Grenzen bezeichnet FETZER hier für den oberen 10—15,5 Cm., mittleren 13—15,5 Cm., unteren 15—17,5 Cm.

VOGL fand bei Messung in wagrechter Armstellung den oberen Sagittaldurchmesser um 0,5 Cm. kleiner, den mittleren um 1,4 Cm. und den unteren um 0,4 Cm. grösser als FETZER, was lediglich durch die andere Armhaltung bedingt wird, bei welcher, wie schon erwähnt, der Thorax mehr oder weniger in Inspirationsstellung gebracht wird.

Die Untersuchung über das Verhalten der Sagittaldurchmesser zur Körperlänge und zu den Brustumfängen haben ergeben, dass zwischen ihnen zwar ein Parallelverhältniss, aber keineswegs ein so constantes besteht, dass aus einer bestimmten Körperlänge oder aus bestimmten Brustumfängen auf bestimmte Sagittaldurchmesser geschlossen werden kann. Dagegen zeigte sich, dass die medianen Sagittaldurchmesser auf die Brustbeweglichkeit ganz ohne Einfluss sind.

3. Die Frontaldistanzen wurden von den im Vorhergehenden genannten Autoren ebenfalls gemessen, allein FETZER hat die Messung derselben am eingehendsten vorgenommen. Derselbe mass an drei Stellen bei vollkommen ungezwungener Haltung und bei herabhängenden Armen des zu Untersuchenden, und zwar die obere Frontaldistanz, d. i. die Entfernung zwischen den beiden Rabenschnabelfortsätzen, die mittlere Frontaldistanz, d. i. die Entfernung des unteren Endes der beiden vorderen

Achselfalten, die untere Frontaldistanz, d. i. die Entfernung der beiden Brustwarzen von einander. Die untere Frontaldistanz liegt annähernd 1,5 Cm. oberhalb des vorderen Stützpunktes des oberen Sagittaldurchmessers, die mittlere und untere Frontaldistanz fällt dagegen mit dem vorderen Stützpunkt für den mittleren und unteren Sagittaldurchmesser zusammen. Als untere Grenze für die drei Frontaldistanzen möchte FETZER 26 Cm. für die obere, 35 Cm. für die mittlere, 19 Cm. für die untere Frontaldistanz festsetzen. Was für die Sagittaldurchmesser gilt, gilt auch hier; sinken an einer Brust die drei Frontaldistanzen in toto unter diese Werthe herab, so dürfte ein solcher Brustkorb wenigstens für den Militärdienst unzulänglich sein. Der Brustkorb kann jedoch auch hier noch als sufficient bezeichnet werden, wenn ein Mass hinter der genannten Grenze bei sonst günstigen übrigen Frontaldistanzwerthen zurückbleibt. Hier bezeichnet FETZER als facultative Grenze 23—25 Cm. für die obere, 30—34 Cm. für die mittlere, 17—18 Cm. für die untere Grenze.

Ferner fand FETZER, dass ein Sinken der Summe der drei Frontaldistanzwerthe unter 80 Cm. eine zweifelhafte Brust anzeigt.

FETZER untersuchte ferner das Verhalten der Frontaldistanzen zu den übrigen Körper- und Brustmassen. Hinsichtlich der Körperlänge fand er, dass mit ihr die Frontaldistanzen in einem parallelen Verhältniss stehen; es fand sich als Mittelwerth der oberen Frontaldistanz 27,0 Cm., der mittleren 35,1 Cm., der unteren 20,0 Cm., der Distanzsumme 82,1 Cm. bei kleinen Leuten von 157—165 Cm. Körperlänge; der oberen Frontaldistanz 28,0 Cm., der mittleren 36,5 Cm., der unteren 21,0 Cm., der Distanzsumme 85,5 Cm. bei mittelgrossen Leuten von 165—175 Cm. Körperlänge; der oberen Frontaldistanz 29,9 Cm., der mittleren 37,3 Cm., der unteren 21,8 Cm., der Distanzsumme 88,1 Cm. bei grossen Leuten von 175 Cm. und mehr Körperlänge.

Es kommen bei FETZER's Untersuchungen niedere Werthe der Frontaldistanzen umso häufiger vor, je kleiner die Leute, grosse Werthe umso häufiger, je grösser die Leute waren, so dass also ein directes Parallelverhältniss zu erkennen war.

Der Exspirations- und Inspirationsbrustumfang fand sich als in einem annähernd parallelen Verhältniss zu den drei Frontaldistanzen stehend; es zeigte sich ferner, dass geringe Distanzwerthe grosse Exspirationsbrustumfänge, und umgekehrt, ausschliessen, dass auch grosse Distanzwerthe geringe Inspirationsbrustumfänge constant ausschliessen, aber nicht umgekehrt. — Auf die Grösse des Brustspielraums fand sich die Grösse der Frontaldistanzen von untergeordnetem Einfluss. Nur bei grosser oberer Frontaldistanz fanden sich keine geringen Brustspielraumwerthe, sonst aber fanden sich alle Grössenclassen für den Brustspielraum bei allen Distanzwerthclassen, und nur ganz im allgemeinen lässt sich demnach sagen, dass der Brustspielraum mit der Grösse der Distanzwerthe steigt.

Die Ermittlungen über das Verhalten der drei Frontaldistanzwerthe zu den drei Sagittaldurchmessern ergaben, dass die Tiefenentwicklung des Brustkorbes in der medianen und unteren Sagittalebene mit der Flächenentwicklung der vorderen Brustwand ziemlich gleichen Schritt hält, dass dagegen in der oberen Brustregion die sagittale Tiefe des Brustkorbes auf die Frontalentwicklung des oberen Theils der vorderen Brustwand weniger von Einfluss ist.

FETZER hält die Kenntniss der Frontaldistanzwerthe für Beurtheilung der Brustreife für sehr wichtig, da sich namentlich die Anlage zur Phthisis durch mangelhafte Entwicklung der vorderen Brustgegend zu erkennen giebt. Die oben angegebenen unteren Grenzen für diese Werthe sind FETZER Richtschnur bei Beurtheilung der Brust. FETZER glaubt überhaupt, dass man auf Grund seiner gefundenen Masszahlen und Massverhältnisse einen ziemlich richtigen Aufschluss über die Qualität einer Brust erhält, selbst dort, wo physikalische Diagnostik und Augenmass im Stiche lassen, und tritt für die Mensuration der Brust lebhaft ein. Die sämmtlichen Resultate seiner umfangreichen Untersuchungen stellt er kurz in der unten folgenden Tabelle zusammen.

Die Querdurchmesser (Costaldurchmesser) oder die Durchmesser von einer Seite quer durch den Brustkorb zur anderen Seite haben keinen besonderen Werth. Denn der obere Durchmesser kann wegen der Schultervorlage nicht bestimmt werden und der mittlere und untere Querdurchmesser bietet wieder zu wenig gleichbleibende feste Stützpunkte zur Messung.

Körpermass	Körpergewicht	Exspir.	Inspir.	Brustspielraum	Sagittal-Durchmesser			Frontal-Distanzen			Distanz der Warzen	Respirationsgrösse
		[illegible]			oben	in der Mitte	unten	oben	Mitte	unten		
	kgrm.	Cm.	Cm.	Cm.	Cm.	Cm.	Cm.	Cm.	Cm.	Cm.		Ccm.
Niedr. Werth 157—165 Cm.	[illegible]	[illegible]	[illegible]	[illegible]	[illegible]	[illegible]	[illegible]	[illegible]	[illegible]	[illegible]		[illegible]
Mittelwerth 165—175 Cm.	[illegible]	[illegible]	[illegible]	[illegible]	[illegible]	[illegible]	[illegible]	[illegible]	[illegible]	[illegible]	—	[illegible]
Hohe Werth. 175 [illegible]	[illegible]	[illegible]	[illegible]	11	[illegible]	[illegible]	21	[illegible]	[illegible]	[illegible]		[illegible]
Durchschnitt	[illegible]	81 [illegible]	89,6	[illegible]	13 [illegible]	17 [illegible]	18,5	27 [illegible]	[illegible]	20,1	[illegible]	[illegible]

Zum Schlusse ist noch zu erwähnen, dass einzelne Autoren das Bandmass und den Tasterzirkel für die Zwecke der Brustmessung als nicht ausreichend fanden. Deshalb construirte Woillez sein Cyrtometer. Dasselbe besteht aus einer 60 Cm. langen Kette von Fischbeinstäbchen, welche derart zusammengefügt sind, dass die Kette, um den Thorax gelegt, nach Abnahme und erneuerter Schliessung die Form des Thorax wiedergiebt. Aehnlichkeit mit dem Cyrtometer hat das Wail'sche Instrument und der sogenannte Stethogoniometer von Alison. Als Ersatz für den Tasterzirkel empfahl Kohnahn ein ähnliches Instrument, wie es die Schuster zur Messung der Fusssohlenlänge benützen: einen in Centimeter getheilten kleinen Stab, an welchem zwei verschiebbare Arme befestigt sind. Das Thorakometer oder Chest-Measurer von Sibson, welches nicht zur Untersuchung des ganzen Brustumfanges, sondern nur circumscripter Thoraxpartien dient, gestalteten Wintrich, Quain und Waldenburg durch Anbringung eines Bandmasses und anderer Dinge zu einem Instrument für Messung des Thoraxumfanges um. Alle genannten Instrumente haben keine Verbreitung erlangen können. — Kurz erwähnt sei noch der Stethograph, Pneumograph und Doppelstethograph, mit welchen die Zeit- und Grössenverhältnisse der einzelnen Athemzüge dargestellt werden können. Die ausführlichsten graphischen Darstellungen über die Messung bei Gesunden und bei Brustkranken lieferte Riegel.

Literatur: Wintrich, Virchow's Handbuch der Pathologie und Therapie. Erlangen 1854, V, Abth. I, pag. 79. — Fröhlich, Das zweckmässigste Brustmessungsverfahren. Virchow's Archiv. LIV. — Tolby, Studien über die Anatomie der Brustgegend mit Bezug auf die Messung derselben etc. Stuttgart 1875. — Vogl, Ueber den praktischen Werth der Brustmessungen. München 1877. — Fetzer, Ueber den Einfluss des Militärdienstes auf die Körperentwicklung. Stuttgart 1879. — Riegel, Die Athembewegungen. Würzburg 1873. — Waldenburg, Die pneumatische Behandlung der Respirations- und Circulationskrankheiten etc. Berlin 1880. — Aufrecht, Die Lungenentzündungen. Wien 1899. *(Kuauthe) Aufrecht.*

Thorakopagus, s. Missbildungen, XV, pag. 525 ff.

Thorakotomie, s. Brustfellentzündung.

Thorax, s. Brusthöhle, IV, pag. 148.

Thränenapparate, s. Augen (anatomisch), II, pag. 479.

Thränendrüsen, Entzündung, s. Dakryoadenitis, V, pag. 287.

Thränenfistel. Dieselbe ist entweder eine Thränendrüsenfistel (siehe den Artikel Dakryoadenitis) oder eine Thränensackfistel (s. Thränensackleiden, pag. 285).

Thränenflüssigkeit. Alle Säugethiere, mit Ausnahme der Cetaceen, besitzen in jeder Augenhöhle, und zwar im oberen äusseren Theile derselben und tief im periorbitalen Fettgewebe gelegen eine grössere und eine kleinere Thränendrüse, welche mittels ihrer die Conjunctiva durchbohrenden Ausführungsgänge (10 an Zahl) ihr Secret, die Thränenflüssigkeit, über die vordere Fläche des Augapfels ergiessen.

Die Acini der Thränendrüsen schliessen sich ihrem feineren Bau nach dem der Parotis an, und wie an dieser (vergl. Speicheldrüsen) so zeigen an jenen nach dem Fund von (Heidenhain und) Reichel die Zellen nach anhaltender Thätigkeit morphologische Veränderungen. Während die Drüsenzellen im Ruhezustand nur mässig getrübt erscheinen, glatte oder unregelmässig zackige Kerne zeigen, sind sie nach längerer Absonderung im ganzen verkleinert, sehr stark getrübt, ihre Kerne rund.

Die Thränenflüssigkeit ist dünnflüssig, klar und farblos, von alkalischer Reaction und schwach salzigem Geschmack, sie enthält 98—99% Wasser, also nur 1—2% feste Bestandtheile. Von organischen Stoffen findet sich etwas globulinartiges Eiweiss, Schleim und Spuren von Fett; unter den anorganischen Salzen Kochsalz, das die Hauptmenge bildet, sowie etwas Natriumcarbonat (Soda) und Erdphosphat. Von morphotischen Elementen enthält die Thränenflüssigkeit spärliche Schleimkörperchen und losgestossene Epithelzellen der Augenbindehaut.

100 Th. Thränen enthalten	Frerichs		Lerch	Magaard
Wasser	99,1	98,7	98,2	98,1
Feste Stoffe	0,9	1,3	1,8	1,9
Epithelien	0,1	0,3		1,5
Albumin	0,1	0,1	0,5	
Schleim und Fett	0,3	0,3		
Kochsalz, Phosphate	0,4	0,8	1,3	0,4

Die Thränen scheinen in winziger Menge beständig abgesondert zu werden. In einem Falle von Ektropium, der die Aufsammlung reinen Secretes gestattete, fand Magaard im Mittel für je 20 Minuten und jedes Auge die Secretion zu 0,04 Grm. oder rund 1 Tropfen und schätzt danach die tägliche Secretionsgrösse für jedes Auge zu 3,2 Grm. Die Secretion war nach dem Essen, beim Umhergehen und Arbeiten, auch nach dem Gähnen vermehrt; Atropin bewirkte eine starke Verminderung, Einstäubung von Calomel eine Steigerung der Secretion.

Von besonderem Interesse ist der Einfluss des Nervensystems auf die Thränensecretion, und zwar sollte der N. lacrymalis vom ersten Ast des Trigeminus die secretorischen Fasern (vergl. Secretion) enthalten. Indes hat F. Krause gezeigt, dass Resection des Trigeminusstammes und des Gasser'schen Ganglions ohne Einfluss auf die Thränensecretion ist; vielmehr wird diese vom N. facialis vermittelt, von dem diese resp. Fasern sich weiterhin der Bahn des N. lacrymalis trigemini anschliessen. Reizung des N. lacrymalis ruft daher sehr reichliche Thränenabsonderung hervor, unabhängig von Veränderungen der Blutströmung, durch directe Einwirkung auf die Drüsenzellen, wie sich daraus ergiebt, dass auch noch am frisch abgeschnittenen Kopf diese Secretion zu erzielen ist, und ferner daraus, dass nach anhaltender Thätigkeit dieser Drüsen ihre Zellen verkleinert und stärker getrübt erscheinen (s. oben). Durch Reizung aller sensiblen Hirnnerven wie der oberen Spinalnerven kann reflectorisch Thränenabsonderung hervorgerufen werden, ebenso direct vom Hirn aus (Angst, Schmerz, Furcht, Wuth). So bilden Aeste des Trigeminus, z. B. die Ciliaräste beim Blicken in die Sonne, die Infratrochlearäste bei Berührung der Conjunctiva, die Nasenäste bei mechanischer oder chemischer Reizung der Nasenschleimhaut die sensible Bahn, deren Erregung sich im Centrum, das im verlängerten Mark (Med. oblong.) gelegen ist, auf den N. facialis überträgt. Nach Durchschneidung des N. lacrymalis hat HERZENSTEIN in einigen Tagen continuirliche Absonderung eintreten sehen, analog der »paralytischen Secretion« der Speicheldrüsen.

Durch den Schlag der Lider wird die zumeist spärlich ergossene Thränenflüssigkeit über die vordere Fläche des Augapfels verbreitet. Bei jedem Schliessen der Lidspalte wird sie durch die hintere Kante des Lidrandes vom Augapfel wieder abgewischt und in einem kleinen dreieckigen Raum gesammelt, der nur im Moment des Contacts beider Augenlidränder existirt und »Thränenbach« heisst, weil in ihm die Thränen zum inneren Augenwinkel strömen. Hier sammeln sich dann die Thränen in dem »Thränensee«, der sie, wenn sie, wie einzig und allein beim Menschen infolge von Affecten (Schmerz, Freude, Aerger), im Ueberschuss zuströmen, über die Wangen ablaufen lässt. Bei den übrigen Säugethieren wird wohl kaum je eine so starke Absonderung beobachtet, dass das Secret in Form von Thränen über das Gesicht hervorstürzt. Bei gesteigerter Thränensecretion kann sich zunächst ein stärkerer Benetzungsgrad der freien Conjunctivalfläche herstellen, ehe es zur Flüssigkeitsansammlung auf dem Lidrande kommt. Bei länger anhaltender Steigerung der Secretion sammelt sich zwar Flüssigkeit auf dem unteren Lidrande, aber die Befettung des letzteren mit dem Secret der MEIBOM'schen Drüsen hält die Thränen bis zu einem gewissen Grade zurück, wirkt stauend, bis die Oberflächenspannung derselben zu gross wird, dann laufen die Thränen über die Lidränder nach den Wangen. Bei mässiger Grösse der Thränenabsonderung werden die Thränen durch die in den Thränensee eintauchenden, mit wulstigen Rändern umgebenen Oeffnungen, die »Thränenpunkte«, wahrscheinlich vermöge der Capillarität aufgesogen und gelangen so in die steifen Thränenröhrchen, welche weiterhin in den Thränensack und von diesem in den häutigen Thränennasencanal führen, der die Fortsetzung des Thränensackes bildet und im unteren Nasengang ausmündet. Ein Apparat, welcher die Thränen pumpend in die Nase befördert, existirt nach GAD nicht, wenn auch beim Lidschluss der Thränensack sich erweitert; die Verengung des Thränensacks bei der Lidöffnung lässt einen Theil der Flüssigkeit durch die Thränenröhrchen in den Conjunctivalsack regurgitiren und ermöglicht so eine ausreichende Benetzung der Conjunctiva.

Nach Exstirpation oder krankhafter Verödung der Thränendrüsen kann die Conjunctivalschleimhaut, dank ihrer eigenen Secretion, vicariirend den Flüssigkeitsbedarf annähernd liefern.

Die Thränenflüssigkeit hat die Bedeutung, die der Aussenwelt zugewandte durchsichtige Wölbung des Augapfels, die Hornhaut, zu bespülen und dadurch sowohl dem Eintrocknen als dem Trübewerden derselben vorzubeugen.

Literatur: FRERICHS in WAGNER's Handwörterbuch der Physiologie. III, 1. Th., pag. 617. — HERZENSTEIN, Arch. f. Anat. u. Physiol. 1867, pag. 651. — REICHEL, Arch. f. mikrosk. Anat. XVII, pag. 12. — MAGAARD, VIRCHOW's Archiv. LXXXIX, pag. 258. — J. GAD, Arch. f. Physiol. 1883, Supplementband, pag. 69; Festschrift für A. FICK, Braunschweig 1899, pag. 31. — F. KRAUSE, Die Neuralgie des Trigeminus. Leipzig 1896. *I. Munk.*

Thränensackleiden. Ich werde den Begriff der Thränensackleiden in diesem Artikel etwas weiter fassen und die ganzen Erkrankungen des ableitenden Thränenschlauches von den Thränenpünktchen bis zur Mündung des Thränennasenganges unterhalb der unteren Muschel im Zusammenhange abhandeln. Zum Verständniss mancher Symptome derselben, besonders der Epiphora, des Thränenträufelns, dürfte es zweckmässig sein, unsere heutigen Anschauungen über die Physiologie der Thränenableitung kurz zu recapituliren.

Die Befeuchtung der Bulbusoberfläche wird im wesentlichen von der Bindehaut besorgt, die beständig etwas Flüssigkeit absondert, jedoch so wenig, dass sie durch Verdunstung wieder verschwindet. Es sind also weder die Thränendrüse noch auch der Thränenschlauch Gebilde, die sich in beständiger Thätigkeit befinden. Wir erkennen das besonders deutlich daran, dass man einerseits beide Thränendrüsen exstirpiren kann, ohne dass dadurch der Bulbus trockener wird, und andererseits den Thränenschlauch veröden, ohne dass deshalb Thränenträufeln eintritt. Thränenschlauch und Thränendrüsen treten nur periodisch in Thätigkeit, wenn die letztere psychisch oder reflectorisch zu vermehrter Absonderung angeregt wird. Dann tritt die Thränenflüssigkeit durch die Ausführungsgänge in der äusseren Hälfte der oberen Uebergangsfalte in den Conjunctivalsack und gelangt von hier durch den Thränenschlauch in die Nase. Nur falls zu reichliche Mengen Thränen producirt werden, genügen die Abfuhrwege nicht, und es kommt trotz normalen Verhaltens derselben zum Herabfliessen der Thränen über die Backen.

Der Mechanismus der Thränenableitung ist noch nicht in allen Einzelheiten klar gestellt; als allgemein anerkannt darf Folgendes gelten. Die Thränen werden durch die Lider zusammengekehrt und nach dem inneren Augenwinkel hin befördert. Sie sammeln sich dabei vor allem in dem schmalen Raum, der von der Bulbusoberfläche und den beiden intermarginalen Theilen begrenzt wird. Hier werden sie bei jedem Lidschluss ein Stück nach der Nase hin geschoben, da sich ja die Lidspalte von aussen nach innen hin schliesst. Intactheit der Lidbewegungen ist daher eine Vorbedingung für eine geregelte Thränenabfuhr. In der That haben wir Thränenträufeln in allen Fällen, wo der Lidschluss behindert ist, sei es durch Ektropium, durch Facialislähmung oder durch Lidkolobom. Auch das Blinzeln bei stärkerer Secretion, wenn man das Hinüberfliessen der Thränen über die Backen verhindern will, spricht für die Wichtigkeit der Lidbewegung.

Aus dem innersten Theil der Lidspalte, dem sogenannten Thränensee, werden die Thränen in die Thränenpunkte und -röhrchen, wieder in erster Linie durch die Thätigkeit des Lidschliessers hineingepresst. Die fest auf einander schliessenden Lider treiben durch die Contraction des Musculus orbicularis die Flüssigkeit aus dem Thränensee in die Thränenpunkte, die normaler Weise in ihn eintauchen sollen. Vielleicht wirkt dabei auch etwas Aspiration mit, indem die Portion des Orbicularis, welche am inneren Lidbande inserirt, bei ihrer Contraction das letztere und die mit ihm verwachsene vordere Wand des Thränensacks vom Thränensee abzieht und damit eine Art Vacuum im Thränensack schafft. Eine Aspiration von der Nase her durch Luftverdünnung in derselben während der Inspiration findet hingegen sicher nicht statt (v. HASNER'sche Aspirationstheorie).

Aus dem Thränensack in die Nase dringen die Thränen theils durch ihre Schwere, theils infolge Nachrückens stets neuer Flüssigkeitsmengen, vor allem aber durch den Tonus der Thränensackwandungen, welche sich wieder zusammenzuziehen streben.

Aus dem Gesagten geht hervor, dass das so häufige und wichtige Symptom des Thränenträufelns sowohl durch vermehrte Thränensecretion, als auch durch gehemmte Abfuhr hervorgerufen werden kann; durch letztere jedoch nur, wenn die Thränendrüse in Function tritt. Unter gewöhnlichen Verhältnissen tritt auch bei völliger Verlegung des Thränenschlauches, wie wir sie nach Exstirpation des Sackes haben, keine Epiphora ein, so lange nicht die Drüse reflectorisch, z. B. durch Wind oder Staub, gereizt wird. Die geringen Flüssigkeitsmengen, welche die Conjunctiva producirt, verschwinden durch Verdunstung.

Eine reflectorische Anregung der Thränensecretion findet sich bei sehr vielen Augenerkrankungen, vor allem auch bei Conjunctivitiden und bei Erkrankungen der thränenabführenden Wege. Wir haben daher Epiphora als regelmässiges Symptom bei Verstopfung der Thränenröhrchen und bei Eversion der Thränenpunkte. Erstere ist zuweilen durch Leptothrixmassen bedingt, die als weissliche krümelige Massen, besonders im unteren Röhrchen sich finden. In den letzten Jahren sind diese Concremente als Actinomycesmassen erkannt worden. Die Eversion der Thränenpunkte findet sich vielfach auch, wo sonst keine Spur von Ektropium vorliegt und fast ebenso häufig am oberen wie am unteren Lid. Sie ist vorhanden, wenn man ohne Abziehen der Lider die Thränenpunkte ganz oder grösstentheils sieht. Bei normaler Position soll man höchstens ihren äusseren Rand gerade noch erblicken. Hier ist die Schlitzung der Röhrchen angezeigt, wobei man sorgfältig darauf achten muss, dass der Schlitz auf die conjunctivale Seite der Lider fällt, damit er auch wirklich dem Bulbus anliegt und in den Thränensee eintaucht. In den uncomplicirten Fällen führt dieser kleine Eingriff stets schnelle Beseitigung der lästigen Epiphora herbei.

I. Verlegung des Thränenschlauches.

Eine Verlegung des Thränenschlauches findet sich, abgesehen von der eben erwähnten Verstopfung der Röhrchen durch Leptothrixmassen, ausschliesslich im Thränennasengange und kann hier durch einfache Anschwellung der Schleimhaut und der zwischen dieser und dem Knochen gelegenen Venennetze oder durch narbige Verengerung bedingt sein. Ersteres haben wir nicht selten bei acutem Schnupfen, und es schwindet wieder, wenn die Schwellung der Nasenschleimhaut zurückgeht. Auch die Rhinitis hypertrophicans kann durch Fortkriechen der Schwellung in die untere Mündung des Thränennasenganges zur Verlegung desselben und damit zum Thränenträufeln führen.

Noch häufiger handelt es sich um narbige Stenosen, verursacht durch Schrumpfungsprocesse in der Schleimhaut. Die Rhinitis atrophicans mit oder ohne Ozaena, tuberkulöse oder syphilitische Geschwüre und Knochenerkrankungen bilden die häufigste Ursache dieser Verengerungen, die sich fast stets entweder am Ostium nasale oder am Ausgang aus dem Thränensack finden.

Das einzige Symptom, welches solche Verlegung macht, ist das Thränenträufeln, das besonders in freier Luft, zumal bei stärkerem Wind sich bemerkbar macht, aber auch bisweilen beim ruhigen Sitzen im Zimmer lästige Grade erreichen kann. Es ist gewöhnlich mit einseitiger katarrhalischer Conjunctivitis oder Conjunctivalhyperämie combinirt, die immer den Verdacht auf ein Thränenschlauchleiden erwecken muss. Bestärkt wird der Verdacht, wenn sich andere Ursachen für die Epiphora ausschliessen lassen. Doch bleibt die Diagnose immer eine Wahrscheinlichkeitsdiagnose, wenn man nicht mit der Sonde direct die verengerte Stelle fühlt.

Eine solche Sondirung ist nun aber durchaus nicht in jedem Falle indicirt; sie soll vielmehr stets vermieden werden, wo es sich um einfache Schwellungen der Schleimhaut handelt. Eine Untersuchung der Nase ist stets das erste, was geschehen soll, um uns darüber zu informiren, ob wir Stricturen oder Schwellung im Nasengang zu erwarten haben. Finden wir eine Rhinitis hypertrophicans, so muss zunächst versucht werden, durch Behandlung derselben die Epiphora zu heilen. Schnupfpulver z. B. aus Menthol 0,1 und Acidum boricum 10,0 oder Acidum boricum 2,0, Jodol 1,0, Menthol 0,3 und Sacch. lactis 7,0, eventuell verbunden mit Aussprayen der Nase mit schwachen Lösungen von Kochsalz oder Natr. bicarb. führen hier oft zum Ziel.

Wird auf diese Weise nichts erreicht, oder lässt das Aussehen der Nase narbige Stricturen vermuthen, so muss das Hinderniss gesprengt werden; nicht nur um das lästige Thränenträufeln zu beseitigen, sondern auch weil sich aus solchen Stricturen bei längerem Bestande gewöhnlich eine Thränensackblennorrhoe mit all ihren Gefahren entwickelt.

Die Sondirung des Thränenschlauchs ist eine höchst delicate Manipulation, die von dem Ungeübten stets nur mit grösster Vorsicht und unter Vermeidung jeder Gewalt vorgenommen werden sollte. Sie ist selbst bei schonendstem Vorgehen recht schmerzhaft, und auch Cocain hilft gewöhnlich nicht viel. Nur die Schlitzung des Thränenröhrchens wird durch dasselbe weniger empfindlich. Letztere sollte jeder Sondirung vorhergeschickt werden, da das Thränenpünktchen für die gewöhnlich verwandten Sonden nicht passirbar ist. Nur bei Sondirung zu diagnostischen Zwecken, die ich stets mit einer feinsten ANEL'schen Sonde ausführe, gehe ich durch den intacten Thränenpunkt ein. Ob wir das obere oder untere Röhrchen schlitzen, ist ziemlich gleichgiltig. Am unteren ist die Schlitzung leichter auszuführen, vom oberen her die Sondirung. Da das untere für die Thränenabfuhr das wichtigere ist, schone ich es gewöhnlich und schlitze das obere, und zwar das rechte über den Kopf des Patienten, das linke von vornher. Die Manipulation würde sich am oberen rechten Röhrchen etwa folgendermassen gestalten.

Nach mehrmaliger Instillation einer 4%igen Cocainlösung trete ich hinter den sitzenden Patienten, lege seinen Kopf etwas hintenüber an meinen Leib und spanne mit der Linken das obere Lid in der Richtung des Röhrchens, also nach oben aussen hin, stark an, um alle Falten und Knicke in demselben auszugleichen. Dann ergreife ich mit der Rechten ein geknöpftes WEBER-sches Thränenmesserchen und führe den Knopf in den Thränenpunkt ein. Man muss hierbei darauf achten, dass es senkrecht auf den Lidrand eingeführt wird, da das Röhrchen mit einem kurzen senkrechten Schenkel beginnt und erst dann im rechten Winkel nach innen unten hin umbiegt. Ist das Pünktchen so eng, dass der Knopf des Messers immer abgleitet, so ist es zweckmässig, dasselbe vorher mit einer gewöhnlichen Stecknadel etwas zu erweitern, deren Spitze einige Millimeter weit eingeführt wird. Mehr noch wie bei Anwendung des Messerchens ist hierzu aber nöthig, dass man das Pünktchen auch wirklich sicher sieht.

Steckt der Knopf im Röhrchen, so stellt man das Messer in die Richtung des Röhrchens, also von aussen oben nach innen unten, den Rücken nach oben, aber nicht nach hinten gekehrt und sucht es nun durch sanfte Gewalt unter stetem, starkem Anspannen des Lides bis in den Sack vorzuschieben. Dass man in letzterem angelangt ist, fühlt man an dem festen knöchernen Widerstand, den die Spitze findet, und daran, dass bei leichtem Hin- und Herschieben die Haut sich nicht mitbewegt. So lange beim Verschieben des Messers sich die Haut noch in feine Runzeln legt, ist die Spitze nicht frei im Sack, sondern hat sich hinter irgend einer Falte gefangen, und man muss suchen, durch Zurückziehen und Wiedervorschieben entlang einer anderen Wand des Röhrchens und durch straffe Geradstreckung desselben das Hinderniss zu überwinden.

Erst wenn man sicher ist, dass sich die Spitze frei im Sack befindet, soll die Schlitzung vollführt werden. Hierzu zieht man mit der Linken die ganze Haut des oberen Lides stark nach oben, richtet die Schneide des Messers nach unten und ein wenig nach rückwärts und dreht nun um die dem Knochen aufliegende Spitze das Messer mit einer energischen Bewegung nach unten. Es soll also diese Bewegung in einer frontalen, nicht, wie man so häufig sieht, in einer horizontalen Ebene nach vorne ausgeführt werden. Thut man letzteres, so liegt der Schlitz nachher nicht dem Bulbus an und kann daher auch nicht die Thränen ableiten.

Nun folgt die Sondirung des Thränennasenganges, welche am besten mit den BOWMANN'schen Sonden ausgeführt wird, die in verschiedener Stärke (Nr. 1—6) vorhanden sind. Ich beginne gewöhnlich mit Nr. 3 und gehe, falls diese zu stark erscheint, zu dünneren, falls sie leicht passirt, zu stärkeren

Nummern über. Zunächst führt man die leicht gebogene Sonde, ähnlich wie das Messerchen, die Convexität nach oben, in den Sack ein. Stösst ihre Spitze am Knochen an, so wird sie, ohne auf letzteren zu drücken, aufgerichtet und in die Richtung des Thränennasenganges gebracht. Dieser verläuft vom Thränensack aus nach unten und ein wenig nach aussen; man trifft ihn am besten, wenn man die im Sack steckende Sonde, deren Convexität nunmehr nach hinten gerichtet wird, in der Richtung auf die Furche zwischen Nasenflügel und Wange vorschiebt, und zwar langsam und vorsichtig, um keinen falschen Weg zu bohren. Trifft man hierbei auf die Strictur, so soll man suchen, durch continuirliches, sanftes Andrängen dieselbe zu überwinden; gelingt es nicht, so greife man zu den schwächeren Nummern; falls auch diese versagen, ist es besser abzubrechen und das Manöver an den folgenden Tagen zu wiederholen, bis man schliesslich in die Nase gelangt. Man erkennt dies daran, dass die Platte der Sonde jetzt der Augenbraue aufliegt; gewöhnlich fühlt auch der Patient die Spitze in der Nase.

Sehr feste narbige Stricturen sind auf diese Weise nicht zu überwinden. Gewinnt man die Ueberzeugung, dass mit der Sonde allein nicht zum Ziel zu kommen ist, so soll man zum spitzen STILLING'schen Messer greifen. Die Handhabung desselben erfordert wegen der grösseren Leichtigkeit, falsche Wege zu bohren, noch grössere Sorgfalt und Geschicklichkeit, wie die Einführung der Sonde. Mit ihm durchsticht und durchschneidet man die stricturirte Stelle und schickt sofort eine Sondirung nach, die nun meist keine Schwierigkeit mehr bietet.

Ist die Sondirung gelungen, so muss sie häufiger wiederholt werden, damit nicht neuerdings eine Verengerung eintritt; jedoch soll man nicht in zu kurzen Zwischenräumen sondiren, weil dadurch die Schleimhaut unnöthig gereizt und zu noch energischerer Narbenschrumpfung angeregt wird. Ich sondire höchstens zweimal in der Woche, oft, zumal bei Patienten von auswärts, noch seltener. Um die Schleimhaut nicht zu sehr zu maltraitiren, vermeide ich auch die Anwendung von Dauersonden, die mit einer umgebogenen Spitze im Bindehautsack festgehalten werden und tage- und wochenlang liegen bleiben sollen. Auch die Anwendung der sehr dicken WEBER'schen Sonden halte ich aus diesen Gründen für unzweckmässig.

Auf diese Weise lässt sich in einer grossen Reihe von Fällen dauernde Heilung herbeiführen, manchmal in Wochen, manchmal erst in Monaten. In anderen treten immer wieder Recidive auf und führen schliesslich doch zur Entwicklung einer Thränensackblennorrhoe.

II. Katarrh des Thränensackes (Dacryocystoblennorrhoe).

Unter diesem Namen verstehe ich eine Entzündung der Thränensackschleimhaut, bei welcher sich Secret im Sack ansammelt, ohne dass die umgebenden Weichtheile an der Entzündung theilnehmen. Ob dies Secret einen mehr eiterigen oder schleimigen oder wässerigen Charakter hat, ist für das Wesen des Processes gleichgiltig; stets handelt es sich um eine katarrhalische Entzündung der Schleimhaut; die Art des Secretes hängt in erster Linie von der Beschaffenheit der letzteren ab. Eine bis vor kurzem noch normale, erst frisch entzündete Schleimhaut liefert im allgemeinen ein eiteriges Secret; besteht die Entzündung schon längere Zeit, so pflegt die Absonderung mehr schleimig zu sein, und schliesslich in ganz alten Fällen, besonders mit Ektasie des Sackes und Atrophie der Schleimhaut, nimmt sie einen wässerigen Charakter an. Das Verhalten der Schleimhaut kann aber nicht allein massgebend sein für die Art des Secretes, denn man sieht nicht selten eine schon seit langem schleimige Secretion plötzlich wieder eitrig werden. Vielleicht handelt es sich hier um ein neuerliches Eindringen von virulenten Eitererregern.

Eine Thränensackkatarrh entsteht, soviel wir wissen, fast stets von der Nase her, sehr selten einmal vom Conjunctivalsack aus, vorausgesetzt, dass dies überhaupt vorkommt. Unter 100 Fällen von Thränensackleiden aus der Königsberger Universitäts-Augenklinik, die von einem Nasenspecialisten untersucht wurden, fanden sich 16mal Rhinitis atrophicans, 7mal Rh. atrophicans foetida, 26mal Rh. hyperplastica, 16mal Rh. chronica simplex, 3mal Rh. purulenta, 24mal andere Nasenleiden und nur 8mal ein normaler Befund. Sehr gewöhnlich geht der Entzündung des Sackes eine Strictur im Thränennasengang voraus. Dieselbe bewirkt eine Flüssigkeitsstauung im Thränenschlauch, bald dringen Mikroorganismen aller Art vom Conjunctivalsack her in dieselbe ein. Sie finden in dem stagnirenden Secret bei Körpertemperatur einen ausgezeichneten Nährboden, wo sie sich rasch vermehren und Zersetzungen hervorrufen, welche die Schleimhaut in Entzündung versetzen. Man findet stets die verschiedenartigsten Eitererreger im Thränensacksecret, niemals aber, wie der Name Blennorrhoe verleiten könnte anzunehmen, Gonokokken.

Auch Erkrankungen des Periosts und des Knochens, besonders auf syphilitischer und tuberkulöser Basis, sind häufige ursächliche Momente, und zwar kann die Entzündung direct die Schleimhaut durchbrechen und auf sie übergreifen, oder es tritt zunächst durch Schwellung derselben eine Stauung und dann auf dem gewöhnlichen Wege ein Katarrh ein.

Diagnose: Von den Symptomen eines Thränensackkatarrhs ist das lästigste, das den Patienten gewöhnlich zum Arzt treibt, das Thränenträufeln. Im Freien ist es gewöhnlich viel stärker infolge reflectorischer Reizung der Thränendrüsen, es kann aber auch im Zimmer recht unangenehm sein. Weitere subjective Beschwerden sind durch den gleichzeitig bestehenden Bindehautkatarrh bedingt; auch eine Blepharitis ciliaris auf der betroffenen Seite erhöht gewöhnlich die Beschwerden.

Von objectiven Zeichen ist zuerst die oben erwähnte Blepharo-Conjunctivitis zu nennen. Wo chronischer Bindehautkatarrh einseitig auftritt, wo sich eine Blepharitis nur in der Mitte der Lidränder zeigt, da muss stets an eine Thränensackblennorrhoe gedacht werden. Gesichert wird die Diagnose durch den Nachweis von Secret im Sack; denn normalerweise sollen dessen Wandungen, nur durch eine capillare Flüssigkeitsschicht getrennt, einander anliegen. Ein Druck auf die Gegend unten innen vom inneren Lidwinkel wird in den meisten Fällen Gewissheit bringen. Besteht Blennorrhoe, so sieht man das Secret in grossen Tropfen, mitunter selbst im Strahle aus den Thränenpunkten austreten; in seltenen Fällen entweicht es nach der Nase hin; man fühlt unter dem drückenden Finger deutlich, wie der Sack sich entleert, und der Patient fühlt den Eintritt von Flüssigkeit in die Nase. Es giebt aber zweifellos Fälle, wo die Secretmenge eine so minimale ist, dass sich auf Druck nichts entleert und trotzdem können gerade diese Fälle sehr verhängnissvoll werden, indem sie die Infection in frische Operationswunden hineintragen. Es ist dies umso leichter möglich, als nicht selten unter einem Verbande nach 24 oder 48 Stunden die Secretion wieder erheblich zunimmt. Hier kann man Sicherheit nur durch vorheriges Durchspritzen des Thränenschlauches mit einer indifferenten Flüssigkeit erlangen. Läuft dieselbe glatt ab, so liegen Abnormitäten nicht vor; tritt die Flüssigkeit dagegen gar nicht oder nur sehr mühsam aus, so haben wir es entweder mit einem Katarrh oder mit einer Strictur zu thun.

Eine Prominenz der normal aussehenden Haut in der Thränensackgegend braucht nicht vorhanden zu sein, findet sich aber sehr häufig und kann bei ektatischen Säcken ganz excessive Dimensionen annehmen. Solche Säcke sind gewöhnlich mit einer ganz klaren, wenig fadenziehenden Flüssigkeit gefüllt und werden als Hydrops sacci lacrymalis bezeichnet. Ich habe einmal einen Sack exstirpirt, der die Grösse einer Walnuss hatte, die ganze innere Hälfte der Lidspalte verdeckte und noch über den Nasenrücken prominirte.

Gegen den Thränensackkatarrh sind die davon Befallenen, die zum grössten Theil der arbeitenden Bevölkerung angehören, meist unglaublich indolent. Da sie das Thränenträufeln nicht so sehr lästig empfinden und weiter keine Beschwerden haben, entschliessen sie sich nur selten zu einer regelrecht durchgeführten Behandlung. Darin liegt eine ausserordentliche Unterschätzung der Gefahren dieser Erkrankung, die ihnen oft verhängnissvoll wird. Nicht nur dass sich aus dem Katarrh eine Phlegmone entwickeln kann, viel wichtiger sind die Gefahren, die dem Bulbus durch Infection kleinster Defecte drohen. Jedes Thränensacksecret, nicht nur das eiterige, enthält grosse Mengen eitererregender Bakterien, die jeden kleinen Epitheldefect der Cornea in eine Hypopyon-Keratitis umwandeln, aus jeder perforirenden Wunde eine Panophthalmie machen können.

Ausdauer und Geduld erfordert die Behandlung allerdings von Seiten des Kranken wie des Arztes, wenigstens wenn sie conservativ geleitet werden soll. Sie hat ausser fleissigem Ausdrücken des Secrets zu bestehen in der Beseitigung der fast stets vorliegenden Strictur und der Ausspritzung des Sackes. Ohne jeden Eingriff mit einfachem Ausdrücken, schlimmstenfalls mit einer einfachen Sondirung mit dünnster Sonde kommt man in der Regel bei der angeborenen Thränensackblennorrhoe aus, die in der Regel darauf beruht, dass die Oeffnung des Thränennasenganges unter der unteren Muschel durch einen epithelialen Verschluss unwegsam ist.

In allen anderen Fällen, soweit man noch eine conservative Behandlung versuchen will, wird man nach vollzogener Schlitzung und Sondirung Durchspritzungen mittels der ANEL'schen Spritze nachschicken. Hierzu wird dieselbe wie eine Sonde mit ihrer Spitze bis in den Sack eingeschoben, steil gestellt und nun unter mässigem Druck die Flüssigkeit herausgetrieben, die bei stark vornübergebeugtem Kopfe aus der vorderen Nasenöffnung abfliessen soll. Von allen zur Durchspülung angegebenen Flüssigkeiten halte ich das Hydrargyrum oxycyanatum für bei weitem das beste. Ich gebrauchte es in letzter Zeit ausschliesslich in einer Concentration von 1 : 500, nachdem ich mich überzeugt habe, dass schwächere Lösungen auch nicht annähernd die gleiche Wirkung entfalten. Schon nach der ersten Durchspülung sieht man regelmässig die Secretion sehr erheblich abnehmen, und ich habe in einer Reihe nicht zu alter Fälle durch 3—6 Durchspülungen, die in Zwischenräumen von 2—3 Tagen applicirt wurden, dauernde Heilungen gesehen. Sublimat, Bor, Zink u. dergl. haben nicht annähernd gleich gute Wirkung. Ueber das Protargol, das in letzter Zeit sehr empfohlen wurde, fehlen mir eigene Erfahrungen.

Eine einzige Unannehmlichkeit haftet dem Quecksilberoxycyanid an; gelangt es durch einen Missgriff in das Unterhautzellgewebe, so entstehen hier sehr ausgedehnte und langwierige Oedeme, die nicht nur die ganze Wangen- und Schläfengegend einnehmen, sondern auch über den Nasenrücken hinweg auf die andere Gesichtshälfte übergreifen können. In einem Falle, der vor 3 Jahren in meiner Klinik vorkam, trat das Oedem so rapid und so intensiv auf, dass der Kranke schon nach 15 Minuten beide Augen nicht mehr öffnen konnte, obgleich nur einseitig ausgespritzt wurde, und ich ihn deshalb sofort in die Klinik aufnehmen musste. Hier dauerte es 3 Tage, bis die Augen wieder anfingen, sich zu öffnen, und erst nach 4 Wochen waren die letzten Spuren des Oedems verschwunden. Ich habe seitdem angeordnet, dass jeder Hydrargyrumdurchspritzung eine solche mit 3 %iger Borlösung vorausgeschickt wird, und nur wenn letztere gut durchläuft, darf das Hydrargyrum angewandt werden. Bor resorbirt sich aus dem subcutanen Gewebe in 24 Stunden, ohne irgend welche Spuren zu hinterlassen. Auch controlire ich stets mit dem aufgelegten Finger den Thränensack und lasse mit dem Einspritzen nach, falls er sich zu prall füllt und ich ein Platzen befürchte.

Diese Durchspritzungen des Thränenschlauches, verbunden mit Sondirungen, um die stenotischen Stellen dauernd weit zu halten, vermögen in einer ganzen Reihe besonders nicht zu alter Fälle eine Heilung des Katarrhs herbeizuführen. Nicht selten ist dieselbe allerdings nicht von Dauer; zumal bei der arbeitenden Bevölkerung sehen wir unter dem Einflusse von Wind und Staub häufig Recidive auftreten. Veraltete Fälle und solche, welche schon Ektasie der Sackwandungen oder Knochenerkrankungen aufweisen, widerstehen oft jeder conservativen Behandlung. Für diese Fälle hat sich, besonders im letzten Jahrzehnt, die Exstirpation des Sackes Bürgerrecht in der Ophthalmochirurgie erworben; sie allein ist hier imstande, das Auge vor den Gefahren, die ihm von der Blennorrhoe drohen, zu befreien. In früheren Jahrzehnten war anstatt der blutigen Ausschälung des Sackes die Verschorfung der Schleimhaut durch Glüheisen oder die Verätzung durch Chemikalien vielfach im Gebrauch. Die nekrotische Schleimhaut stiess sich dann allmählich los und die Wundhöhle schloss sich durch Granulationsbildung. Heute sind diese beiden Methoden wegen der längeren Heilungsdauer und des weniger guten kosmetischen Resultats von der überwiegenden Mehrzahl der Ophthalmologen völlig verlassen worden.

Die blutige Exstirpation ist schon 1724 von Platner ausgeführt worden, gerieth aber bald wieder völlig in Vergessenheit. Erst in den Sechziger Jahren des vorigen Jahrhunderts nahm Berlin diese Operation wieder auf und hat sich, ebenso wie nach ihm Kuhnt, die grössten Verdienste um die Ausbildung der Methode und die Indicationsstellung erworben. Wer sich für die Geschichte der Thränensackausschaltung interessirt, findet nähere Daten in der Dissertation von Ulrich: »Die Ausschaltung des Thränensackes«, Jena 1886 und der gleich betitelten Dissertation von Adolph, Königsberg 1899.

Man könnte zunächst denken, da die Thränenabfuhr nach der Nase hin nunmehr völlig aufgehoben ist, müsste ein beständiges lästiges Thränenträufeln durch die Operation entstehen. Dem ist jedoch durchaus nicht so, da ja unter normalen Verhältnissen der Thränennasengang gar nicht in Function tritt, sondern die geringe Menge producirter Flüssigkeit durch Verdunstung an der Bulbusoberfläche wieder verschwindet. Tritt jedoch im Wind und Staub erhöhte Thränensecretion ein, die vom normalen Auge noch ganz gut bewältigt wird, so haben wir hier in der That Epiphora, und diese ist der beste Beweis dafür, dass eine secundäre Atrophie der Thränendrüse, die das Ausbleiben der Epiphora erklären sollte, in der Regel nicht eintritt. Das kosmetische Resultat der Operation ist ein sehr gutes; die zarte Narbe ist gewöhnlich schon nach einigen Wochen nicht mehr zu sehen.

Die Indicationen für die Exstirpation des Sackes werden von den verschiedenen Autoren sehr verschieden weit gesteckt; giebt es doch immer noch eine Anzahl Ophthalmologen, welche diese Operation überhaupt verwerfen. Folgende Anzeigen erfreuen sich einer allgemeinen Anerkennung:

1. Chronische Katarrhe mit Ektasie des Sackes.

2. Chronische Katarrhe mit starken Stricturen im Thränennasengang.

3. Chronische Katarrhe mit cariösen Knochenerkrankungen am Thränenschlauch.

4. Chronische Katarrhe, die sich der Therapie wenig zugänglich zeigen, oder wo aus äusseren Gründen die consequente Durchführung der geeigneten Therapie unmöglich scheint.

5. Chronische und frische Katarrhe bei Ulcus serpens, frischen Verletzungen und vor Operationen mit Eröffnung der Bulbuskapsel. — Hierzu füge ich noch

6. chronische und frische Katarrhe, wenn das Auge der anderen Seite durch Hypopyonkeratitis zugrunde gegangen oder schwer geschädigt ist.

Die **Methode der Operation** ist jetzt allgemein die, dass man den Sack, möglichst ohne ihn zu eröffnen, herauspräparirt und ihn nicht, wie früher allgemein geschah, zunächst durch einen Schnitt spaltet. Differenzen bestehen nur über die Lage des ersten Hautschnittes. Während Kuhnt denselben auf die Crista lacrymalis anterior legt, sofort bis auf den Knochen schneidet und hier die Kapsel des Sackes vorsichtig incidirt, legen andere Autoren, z. B. Graefe und Völckers, ihn zwischen diese Crista und die Carunkel. Möglich ist eine reine Exstirpation bei jeder Schnittlage; bei welcher sie am schnellsten und sichersten zu erreichen ist, steht noch dahin. Nach dem Hautschnitt soll man vorsichtig präparirend in die Tiefe gehen, bis die Sackwand frei zutage liegt, dann werden die nasale, die obere und temporale Wand des Sackes frei gelöst — ob man nasal das Periost am Knochen lässt oder es mitnimmt, ist für die Heilung gleichgiltig — und zum Schluss wird mit senkrecht aufgesetzter Scheere der Sack unmittelbar über der Mündung des Ductus nasolacrimalis abgeschnitten. Wurde der Sack geletzt, so soll man die Wundhöhle mit dem scharfen Löffel auskratzen, um ja alle Reste der Schleimhaut zu entfernen; denn bleibt etwas davon zurück, so ist eine primäre Heilung unmöglich. Ist alles entfernt, so wird der Thränennasengang sondirt und mit einem kleinen scharfen Löffel ausgekratzt; sodann folgt die Vernähung der Wunde, die recht sorgfältig mit tiefgreifenden Suturen geschehen soll; auch ist darauf zu achten, dass die Wundränder nicht gegen einander verschoben werden; durch einen Fehler in dieser Hinsicht können sehr unschöne Verziehungen des inneren Lidwinkels zustande kommen.

Die Nachbehandlung besteht in einem einseitigen, trockenen Gazeverband, den ich gewöhnlich zwei Tage liegen lasse. Am 4. oder 5. Tage werden die Fäden entfernt und der Verband kann fortfallen. Am 8. Tage durchschnittlich können die Kranken entlassen werden. Suppurirt es in der Tiefe, so müssen sofort sämmtliche Fäden entfernt, die Wundhöhle ausgespritzt werden und gründlich ausgekratzt, um etwa zurückgebliebene Schleimhauttheile zu entfernen, und dann wird unter Tamponade die Heilung durch Granulationsbildung abgewartet.

III. Dacryocystitis phlegmonosa. Thränenfistel.

Die Dacryocystitis phlegmonosa entwickelt sich stets aus einem Thränensackkatarrh, indem die im Sackinnern befindlichen Mikroben die Wandungen durchdringen — jedenfalls durch kleine Epitheldefecte hindurch — und sich im subcutanen Gewebe ansiedeln. Hier geben sie Anlass zu einer abscedirenden oder mehr phlegmonösen Entzündung, die in der Regel mit dem Durchbruch des Eiters nach aussen endet. Die Ursache für das Uebergreifen der Entzündung aus dem Sackinnern auf das umgebende Gewebe ist in den meisten Fällen unbekannt; zuweilen mögen Sondirungsversuche den Anlass geben; noch nach jahrelangem Bestehen des Katarrhs kann diese Ausbreitung der Entzündung stattfinden.

Das klinische Bild der phlegmonösen Dacryocystitis ist in den meisten Fällen ein so typisches, dass die Diagnose auf den ersten Blick gestellt werden kann. Unter heftigen Schmerzen, mitunter auch leichten Fiebererscheinungen entwickelt sich in der Thränensackgegend eine Röthung und Schwellung der Haut, die auf Druck sehr empfindlich ist. Bald breitet sie sich nach unten und temporal auf die Wangengegend aus, während sie nach oben die Augenbrauenbogen gewöhnlich nicht erreicht und auch den Nasenrücken nicht zu überschreiten pflegt; doch kann die Schwellung so erhebliche Dimensionen erreichen, dass sie den Nasenrücken überragt. Nach längerem oder kürzerem Bestehen bahnt sich der Eiter einen Weg zur Oberfläche; er schimmert gelb durch die Haut durch und perforirt sie schliesslich, worauf sich der Eiter entleert, die Schmerzen nachlassen und die Geschwulst schnell zurückgeht.

Zu einer wirklichen Spontanheilung kommt es auf diese Weise aber äusserst selten. Die zurückgebliebene Höhle unterscheidet sich ja von einer gewöhnlichen Abscesshöhle dadurch, dass ein Theil ihrer Wandung von Schleimhaut ausgekleidet ist, die beständig weiter secernirt, und dieses Secret muss einen Abfluss haben. Es ist zunächst noch rein eiterig, wird später schleimig und schliesslich fast wasserklar; die Oeffnung, aus der es sich entleert, wird stetig kleiner und bleibt durch einen schmalen Gang mit dem Thränensack in Verbindung; es ist eine Thränenfistel entstanden. Nun giebt es zwar seltene Fälle, wo der Thränennasengang wieder frei wird und das Secret passiren lässt; hier kann sich dann die Perforationsöffnung völlig und dauernd wieder schliessen. Gewöhnlich aber bleibt eine Fistel zurück, die ohne Kunsthilfe nicht zur Heilung gelangt. Vorübergehend kann sie sich zwar bei sehr geringer Secretion schliessen; öffnet sich aber stets bald wieder, wenn genügend Secret hinter ihr angesammelt ist, wobei sich gewöhnlich leichtere Recidive phlegmonöser Entzündung einstellen. Eine feine Haarfistel ist durchaus nicht immer leicht zu diagnosticiren, da sie in den Borken eines umgebenden Ekzems völlig verborgen sein kann. Wo Verdacht auf sie besteht, thut man am besten, nach vorsichtiger, aber gründlicher Säuberung der betreffenden Hautpartie den Thränensack von oben nach unten hin zu comprimiren. Hierbei sieht man oft ein feines Tröpfchen klarer oder leicht gefärbter Flüssigkeit aus ihr austreten, und es wird dann gewöhnlich leicht gelingen, eine feinste Sonde von der Oeffnung aus in den Sack einzuschieben.

Behandlung: Eine beginnende phlegmonöse Thränensackentzündung lässt sich bisweilen durch Eisumschläge und fleissiges Ausdrücken des Sackes hintanhalten. Doch gelingt dies nur in den ersten Anfangsstadien bisweilen; gewöhnlich schreitet die einmal begonnene Entzündung fort, und der Durchbruch ist nicht zu verhüten. Hier ist eine möglichst frühzeitige Incision am Platz, die oft, selbst ehe Fluctuation nachweisbar ist, einen Eiterherd ganz in der Tiefe zutage fördert, aber auch im anderen Fall durch die Entspannung der Gewebe die Entzündung günstig beeinflusst und die Eiterung in geringeren Grenzen hält. Einen Grund, mit der Incision bis zur vollendeten Abscessbildung zu warten, vermag ich nicht anzuerkennen; sobald man die Ueberzeugung gewonnen hat, dass ein Durchbruch nicht zu vermeiden ist, soll incidirt werden.

Bei der Ausführung dieses kleinen Eingriffs ist von grösster Wichtigkeit, dass der Thränensack selbst in möglichst grosser Ausdehnung mit eröffnet wird. Zu diesem Zweck muss die Spitze des Messers schräg von aussen unten her in der Richtung auf das untere Ende der Fossa sacci lacrimalis vorgeschoben werden, bis es auf den Knochen aufstösst, dann wird es in der gleichen Richtung, also nach oben innen hin, aufgerichtet. Der hierdurch entstehende Schnitt soll 2—3 Cm. lang sein und in einiger Entfernung am inneren Lidwinkel vorbeilaufen; in der Tiefe soll er die vordere Sackwand breit eröffnen.

Soll die weitere Behandlung eine conservative sein, wünscht man den Thränensack zu erhalten, so wird die Wunde tamponirt und so lange offen gehalten, bis alle entzündlichen Erscheinungen verschwunden sind. Dies erreicht man meiner Erfahrung nach am schnellsten durch feuchte Verbände mit Borsäure oder essigsaurer Thonerde. Aber auch nach Rückgang der entzündlichen Erscheinungen darf man die Hautwunde nicht ohneweiters sich schliessen lassen, das Secret der Thränensackschleimhaut würde sie bald wieder sprengen. Vielmehr muss vorher durch Schlitzung und Sondirung die fast regelmässig verlegte Passage nach der Nase frei gemacht sein und dauernd frei gehalten werden. Ist dies gelungen, so schliesst sich die Oeffnung in wenigen Tagen, und es hat nun noch eine Behandlung des fast regelmässig weiter bestehenden Thänensackkatarrhs durch Ausspritzung in der früher beschriebenen Weise zu folgen.

Die auf diese Weise erzielten Heilungen halten, zumal bei der arbeitenden Bevölkerung, die sich beständig allem Wind und Wetter aussetzen muss, häufig nicht stand. Nicht nur ein Thränensackkatarrh kommt in kurzer Zeit wieder, auch die Neigung zu neuen phlegmonösen Attaquen ist meiner Erfahrung nach — und ich verfüge hier in Greifswald über eine aussergewöhnlich grosse Zahl von Thränenschlaucherkrankungen — entschieden erhöht. Ich habe deshalb in letzter Zeit ein radicaleres Verfahren bevorzugt. Nach vollendeter Incision habe ich mit einem grossen scharfen Löffel die ganze Thränensackgegend energisch und ausgiebig ausgekratzt, um die Schleimhaut, die man ja in dem entzündeten Gewebe nicht sicher unterscheiden kann, vollständig zu entfernen. Unter Tamponade, natürlich aber ohne Sondirungen, hat sich dann die Heilung in gewöhnlicher Weise ohne Schwierigkeit vollzogen, und nun scheinen die gewonnenen Resultate viel dauerhafter zu sein.

Wo bereits eine Fistel besteht, ist Heilung durch einfaches Anfrischen und Vernähen derselben natürlich nicht zu erreichen; die noch bestehende Secretion sprengt den Verschluss immer wieder von neuem. Will man den Thränensack erhalten, so ist vor allem Beseitigung der fast immer bestehenden Strictur durch Sondirungen und Behandlung des Thränensackkatarrhs durch Ausspritzungen nöthig. Hierbei schliesst sich die Fistel meist von selbst; nur wenn sie verdickte callöse Ränder hat, ist eine Excision derselben und Vernähung erforderlich. Handelt es sich aber, wie so oft, um bereits seit langem bestehende Entzündungen, so würde ich mit KUHNT entschieden der Exstirpation des Sackes den Vorzug geben. Dabei ist es ganz unnöthig, den Schnitt durch die Fistel zu legen, ich thue dies nur, wenn sie gerade bequem liegt.

Literatur: 1870. STELLWAG, Lehrbuch der praktischen Augenheilkunde. 4. Auflage, pag. 548—576 und pag. 605—622. — 1871. R. SCHIRMER, Leptothrix im oberen Thränenröhrchen. Klin. Monatsbl. f. Augenhk., pag. 248. — 1872. TALKO, Fisteln der Lacrimalcanäle. Ebenda. X, pag. 23—25. — 1873. EMIL GAESINO, Leptothrixconcrement im oberen Thränenröhrchen. Arch. f. Augen- u. Ohrenhk. III, 1, pag. 164—166. — 1873. OTTO BECKER, Ueber Stricturen im Thränennasencanal ohne Ektasie des Thränensackes. Arch. f. Ophthalm. XIX, 3, pag. 353—358. — 1874. ROBIN, Six calculs extraits d'un canalicule lacrimal. Recueil d'Ophthalm., pag. 128—127. — 1874. ARLT, Operationslehre. Handbuch von GRAEFE und SAEMISCH, pag. 479—500. — 1876. R. SCHIRMER, Erkrankungen der Thränenorgane. Handbuch der gesammten Augenheilkunde von GRAEFE und SAEMISCH. (Enthält ein vollständiges bis zum Jahre 1870 reichendes Literaturverzeichniss.) — 1876. EMMERT, Angeborenes Fehlen aller vier Thränenpunkte und Thränenröhrchen; angeborene beiderseitige Thränenfisteln. Arch. f. Augen- u. Ohrenhk. V, 2, pag. 399. — 1877. BECKER, Ueber Sondirung der Thränenwege ohne Schlitzung eines Thränenröhrchens. Centralbl. f. prakt. Augenheilkunde, pag. 97. — 1877. ANDREW, Exstirpation of the lacrimal gland in obstruction of the nasal duct. Brit. med. Journ., pag. 623. — 1879. A. NIEDEN, Zur Behandlung der Thränenschlaucheiterung. Centralbl. f. prakt. Augenhk., pag. 138. — 1879. MANDELSTAMM, Ueber eine Auslöffelung des Thränensackes. Ebenda, pag. 178. — 1879. HORN, Anwendung der Luftdouche bei Blennorrhoea sacc. lacrimalis. Ebenda, pag. 67. — 1879. C. J. KIPP, Dacryocystitis in nursing infants. Transact. of the Amer. ophth. soc., pag. 240. — 1879. E. FUCHS, Cystöse Erweiterung eines Thränenröhrchens. Klin. Monatsbl. f. Augenhk., pag. 355. — 1882. MOOREN, Behandlung der Thränenleiden; 5 Lustren ophthalmologischer Wirksamkeit. Wiesbaden, pag. 83. — 1884. NIEDEN, Ueber den Zusammenhang von Augen- und Nasenaffectionen. Arch. f. Augenhk. XVI, pag. 381. — 1886. PANAS, De l'exstirpation de la glande lacrimale dans les cas de larmoiement incorrcible. Gaz. méd. de Paris. Nr. 8. — 1887. FÉRÉ, Note sur un cas de dacryorrhée tabétique. Société de biologie. Séance du 8 Janvier. — 1888. KUHNT, Ueber Exstirpation des Thränensacks. Correspondenzbl. d. allg. ärztl. Vereins von Thüringen. Nr. 11. — 1889. DESPAGNET, Rapports entre les maladies des yeux et les maladies du nez. Recueil d'Ophth., pag. 513. — 1889. WEISS, Zur Behandlung der Thränensackblennorrhoe der Neugeborenen. Klin. Monatsbl. f. Augenhk., pag. 1. — 1890. Kiesselbach, Ueber Thränenträufeln. Münchener med. Wochenschr. Nr. 34, pag. 589. — 1891. Gillet de Grandmont, Pathogénie et traitement des affections des voies lacrymales. Arch. d'Ophth. XI, pag. 524. — 1892. Peters, Zur Behandlung der Thränenschlauchstrictur der Neugeborenen. Klin. Monatsbl. f. Augenhk., pag. 363. — 1893. Goldzieher, Beitrag zur Physiologie der Thränensecretion. Arch. f. Augenhk. XXVIII, pag. 9. — 1894. v. Schröder, Actinomyces im unteren Thränenröhrchen. Klin. Monatsbl. f. Augenhk., pag. 101. — 1895. Elschnig, Actinomyces im Thränenröhrchen. Ebenda, pag. 188. — 1896. v. Grolman, Die Erkrankungen der Thränenwege. Zeitschr. f. prakt. Aerzte. Nr. 22. — 1897. Ahlström, Zur Technik der Thränensackexstirpation. Centralbl. f. prakt. Augenhk., pag. 79. — 1897. Königshöfer, Thränenschlaucherkrankungen. Festschrift des Stuttgarter ärztlichen Vereins. — 1897. Truc, De l'exstirpation du sac dans les dacryocystites. Revue gén. d'Ophth., pag. 22. — 1899. G. Adolph, Ueber die Ausschaltung des Thränensackes. Dissert. inaug. Königsberg. *O. Schirmer.*

Thromboarteriitis proliferans, obliterans, s. Arterienkrankheiten, II. pag. 216; purulenta, ibid. pag. 225.

Thrombose (θρόμβωσις, Gerinnsel; θρόμβος, Klumpen; τρέφω, fest machen, zur Gerinnung bringen). Unter der Bezeichnung Thrombose fasst man jene Vorgänge zusammen, durch welche während des Lebens innerhalb des Herzens oder der Blutgefässe aus dem Blute feste Massen sich bilden und bezeichnet das Resultat dieser Processe als Thrombus.

Die Vorgänge, welche zur Thrombusbildung führen, schliessen sich eng an jene an, welche man bei der Gerinnung des Blutes nach dem Tode, sowie auch nach seinem Austritt aus den Gefässen beobachtet, und es zeigen danach auch die Thromben in ihrem Aussehen Aehnlichkeit theils mit geronnenem Blute, theils mit Faserstoffabscheidungen, die man durch Schlagen des den Gefässen entnommenen Blutes mit irgend einem festen Körper erhält. Die erstgenannten Formen bilden die rothen Thromben, während die zweitgenannten, je nach dem Gehalt an rothen Blutkörperchen, als weisse, d. h. der rothen Färbung entbehrende, und als gemischte, d. h. theils grauweiss oder gelblichweiss, theils roth gefärbte Thromben bezeichnet werden.

Das circulirende Blut ist eine Flüssigkeit, welche zellige Bestandtheile, aber kein Fibrin enthält, und es kann auch in Blutgefässen ausser Circulation gesetztes Blut lange Zeit flüssig bleiben. Zur Abscheidung von Fibrin, d. h. zur intravasculären Gerinnung des Blutes während des Lebens müssen also besondere Bedingungen gegeben sein. Da das Blut nach dem Aderlass binnen wenigen Minuten zu gerinnen pflegt (Menschenblut ist in 7 bis 8 Minuten in eine gallertähnliche Masse umgewandelt), so ist anzunehmen, dass die Bedingungen zur Gerinnung sehr leicht eintreten, und zwar entweder dadurch, dass gewisse Einwirkungen, welche die Umgebung auf das Blut ausübt, in Wegfall kommen, oder aber dadurch, dass das Blut durch die Veränderung seiner Umgebung selbst Veränderungen erleidet. Nach Brücke wird das Blut durch den Contact mit der lebenden Gefässwand an der Gerinnung verhindert, doch kann das nicht so aufgefasst werden, dass das lebende Endothel modificirend auf die Constitution des Blutes einwirkt, sondern nur so, dass die Beschaffenheit der normalen Gefässwand das Blut vor Insulten schützt und auch eine Adhäsion desselben an der Gefässwand verhindert, während auf das aus den Gefässen ausgetretene Blut die verschiedensten schädlichen Einwirkungen stattfinden, und Veränderungen der Herz- und Gefässwände auch ein Anhaften der corpusculären Blutbestandtheile bewirken und zugleich auch mehr oder weniger erhebliche Veränderungen an den Bestandtheilen des Blutes herbeiführen können.

Hiermit stimmt überein, dass Blut, welches in eingefettete Gefässe aufgefangen wird, nicht gerinnt, aber durch Schlagen mit einem uneingefetteten Glasstabe oder durch Uebertragung in ein nicht eingefettetes Gefäss alsbald zur Gerinnung gebracht wird, so dass also anzunehmen ist, dass schon die Adhäsion des Blutes, respective der Blutzellen an einem Fremdkörper oder an der Gefässwand genügt, um Gerinnung auszulösen.

Es ist danach der Eintritt der Gerinnung von Veränderungen im Blute selbst abhängig, und es müssen sich in demselben chemische Umsetzungen vollziehen, welche die Abscheidung des Fibrins oder Faserstoffs, d. h. eines unlöslichen Eiweisskörpers zur Folge haben.

Die **Veränderungen des Blutes** betreffen zunächst die morphotischen Bestandtheile, und es stimmen die meisten Autoren darin überein, dass aus denselben irgend welche Stoffe in das Blutplasma übertreten; es gehen dagegen die Ansichten über die Herkunft und die Art dieser Stoffe sowie über den Modus ihres Austritts sehr auseinander. ALEX. SCHMIDT nahm einen massenhaften Zerfall von farblosen Blutkörperchen bei der Gerinnung an. LÖWIT lässt nur Bestandtheile des Plasmas der Leukocyten durch Plasmoschise austreten. Nach GRIESBACH sind es Bestandtheile des Zellleibes, nach LILIENFELD solche der Kerne, deren Uebergang ins Blutplasma von Bedeutung ist. BIZOZZERO sieht dagegen die Blutplättchen als die Producenten der wirksamen Substanz an, während WLASSOW, ARNOLD, Referent u. A. den Eintritt der Gerinnung vornehmlich auf die Veränderung der rothen Blutkörperchen zurückzuführen suchen. Das Blutplasma enthält neben den als Serumglobulin (Paraglobulin) und Serumalbumin zusammengefassten Eiweissstoffen noch einen Eiweissstoff, das Fibrinogen, welches durch die Gegenwart eines anderen Stoffes, des Fibrinferments oder Thrombins (A. SCHMIDT), eines enzymartigen Körpers, welcher von den einen als Globulin, von anderen als Nucleoproteid aufgefasst wird, in Fibrin sich umsetzt. Nach SCHMIDT soll das Thrombin aus einer Muttersubstanz, dem Prothrombin, entstehen, nach PEKELHARING bildet sich dasselbe unter dem Einflusse von löslichen Kalksalzen aus einem in dem spontan nicht gerinnenden Plasma vorhandenen Zymogen.

Nach SCHMIDT enthalten die Leukocyten sowohl Gerinnung beschleunigende zymoplastische als auch Gerinnung hemmende Substanzen, von denen die letzteren während des Lebens die vorherrschenden sind, während ausserhalb des Gefässsystems oder bei krankhaften Veränderungen des Blutes die ersteren vorwiegend wirksam werden und das Thrombin aus dem Prothrombin abspalten. Gleichzeitig soll diese den Leukocyten entstammende zymoplastische Substanz aus den gerinnungshemmenden Bestandtheilen der Zellen, die er Cytoglobin und Präglobulin nennt, Serumglobulin und aus diesem Fibrinogen bilden. Das Thrombin setzt alsdann das Fibrinogen in Fibrin um.

LILIENFELD ist der Ansicht, dass das Nucleohiston, das aus den Zellkernen ins Blutplasma trete, sich in Leukonuclein und Histon spalte, von denen das erstere als Gerinnungserreger wirkt, während das letztere die Gerinnung hemmt. Nach ARTHUS und PAGÈS ist die Anwesenheit löslicher Kalksalze für die Gerinnung des Blutes nothwendig, und es soll das Thrombin bei Abwesenheit von Kalksalzen unwirksam sein, doch geben A. SCHMIDT, PEKELHARING und HAMMARSTEN an, dass das Thrombin auch bei Abwesenheit durch Oxalat fällbarer Kalksalze wirksam sei. Auch die Ansicht LILIENFELD's, dass das Leukonuclein aus dem Fibrinogen eine Proteinsubstanz, das Thrombosin, abspalte, welches darauf mit dem vorhandenen Kalk als eine unlösliche Verbindung, als Thombosinkalk oder Fibrin sich ausscheide, erklären HAMMARSTEN, SCHÄFER und CRAMER für unrichtig, indem das Thrombosin LILIENFELD's nichts anderes als Fibrinogen sei, welches in kochsalzarmer oder -freier Lösung von einem Kalksalz gefällt wird.

Nach PEKELHARING ist das Thrombin die Kalkverbindung des Prothrombins, und das Wesen der Gerinnung soll nach ihm darin bestehen, dass das Thrombin Kalk auf das Fibrinogen überträgt, welches dadurch in die unlösliche Kalkverbindung Fibrin übergeführt wird. Hierbei wird das Thrombin in Prothrombin zurückverwandelt, nimmt aber von neuem Kalk auf und geht dadurch in Thrombin über, das seinen Kalk auf eine neue Portion Fibrinogen überträgt. HAMMARSTEN ist dagegen der Ansicht, dass der Kalk von dem Fibrinogen nur als Verunreinigung mit niedergerissen werde und für die Umwandlung des Fibrinogens in Fibrin bei Gegenwart von Thrombin ohne Bedeutung sei. Die Beobachtung von ARTHUS und PAGÈS, dass die Kalksalze für die Gerinnung des Blutes und des Blutplasmas unentbehrlich sind, erklärt er durch die Annahme, dass (PEKELHARING) die Kalksalze nothwendige Bedingnisse für die Umwandlung des Prothrombins in Thrombin sind. Das Prothrombin leitet er in Uebereinstimmung mit PEKELHARING von den Formelementen des Blutes ab und nimmt an, dass das normale circulirende Plasma keine nennenswerthen Mengen desselben enthalte. Nach PEKELHARING und HAMMARSTEN wird also die Gerinnung dadurch eingeleitet, dass Prothrombin aus den Formelementen des Blutes in das Plasma übertritt und durch die Kalksalze desselben zu Thrombin wird.

Wie aus dem Mitgetheilten ersichtlich ist, sind wir von einem vollen Verständniss der chemischen Vorgänge bei der Gerinnung des Blutes noch weit entfernt, es bestehen noch viele Controversen.

Die histologischen Veränderungen, welche sich bei der extra- und intravasculären Gerinnung des Blutes sowie bei der Bildung der Thromben nachweisen lassen, betreffen theils das Blutplasma, theils die corpusculären Bestandtheile des Blutes, und es stimmen die Vorgänge bei der postmortalen und der extravasculären Gerinnung in ihren wesentlichen Erscheinungen mit denjenigen der Thrombose überein. Immerhin besteht zwischen ersterer und letzterer insofern ein Unterschied, als gewisse Vorgänge, die bei der Gerinnselbildung zurücktreten und danach der Feststellung leicht entgehen, bei der Thrombusbildung in den Vordergrund treten. Am nächsten steht der extravasculären und der postmortalen Blutgerinnung der rothe Thrombus, während die weissen und gemischten Thromben nach ihrem Bau und ihrer Entstehung sich erheblich von ersteren unterscheiden.

Die Veränderungen im Blutplasma, welche man bei der Blutgerinnung und bei der Bildung rother Thromben beobachtet, bestehen zunächst in dem Auftreten von Fibrinfäden verschiedener Dicke, welche theils glatt und glänzend, theils mit Körnern besetzt sind, theils auch von Körnern unterbrochen oder auch ganz aus solchen zusammengesetzt sind. Sodann findet man auch im Plasma Körner, Körnerhaufen und Blutplättchen verschiedener Grösse und Form. Die Fäden sind theils beliebig gelagert, theils netzartig verbunden oder laufen strahlenförmig in einem Punkt zusammen und bilden dadurch Büschel und Sterne. Wo sie zusammentreten, liegt nicht selten ein kleiner Körper, ein Blutplättchen, auch ein Leukocyt. Bei intravasculären Thromben können die Fadenbüschel auch von einer Endothelzelle ausstrahlen.

An den rothen Blutkörperchen lassen sich stets in mehr oder minder grosser Ausdehnung Desorganisationserscheinungen wahrnehmen, und man kann unter denselben eine Plasmolyse, eine Plasmorrhexis und eine Plasmoschise unterscheiden. Bei der Plasmolyse oder Erythrocytolyse findet ein Austritt gelöster Substanz in das Blutplasma statt, so dass eine Abnahme des Volumens des Blutkörperchens eintritt und sich sogenannte Mikrocyten und Blutkörperchenschatten bilden. Daneben können sich auch Quellungszustände an einzelnen Blutkörperchen zeigen.

Bei der Plasmoschisis oder Erythrocytoschisis und der Plasmorrhexis oder Erythrocytorrhexis treten helle glänzende Körner oder Kügelchen aus den Blutkörperchen aus, oder es verändern die rothen Blutkörperchen ihre Form, werden stachelig und maulbeerförmig oder senden längere fadenförmige Fortsätze aus, und es entstehen alsdann durch Abschnürung dieser

Prominenzen runde oder scheibenförmige oder auch eckige und fädige Körper, die bald homogen, bald feingekörnt erscheinen und nicht selten auch grössere glänzende Körner einschliessen. Endlich können die rothen Blutkörperchen auch in scheibenförmige oder kugelige Bruchstücke zerfallen. Durch weiteren Zerfall der abgelösten Stücke können sich auch feinkörnige Massen bilden.

Ein Theil der durch Rhexis und Schisis entstehenden Zerfallsproducte zeigt durchaus die Charaktere der als Blutplättchen bezeichneten flachen oder biconvexen Scheibchen, und es sind auch die Blutplättchen nichts anderes als besonders gestaltete Abscheidungs- und Spaltungsproducte von rothen Blutkörperchen. Die Substanz dieser Blutplättchen ist meist zum Theil feinkörnig, zum Theil homogen und schliesst sehr oft auch grössere glänzende Körner ein. Meist sind sie farblos, doch kommen auch hämoglobinhaltige Formen vor. Nach Beobachtungen von Arnold und Deetjen können die Blutplättchen amöboide Bewegungen ausführen.

Die geschilderten Veränderungen lassen sich zum Theil am frischen Präparat unter dem Mikroskop erkennen. An Präparaten, die durch Formaldehyd (4%), oder durch Sublimatlösung, oder durch Müller's Sublimatlösung, oder durch Alkohol, oder durch Ueberosmiumsäure, oder auch durch Säuregemische fixirt und danach gefärbt sind, lassen sich weitere Einzelheiten unterscheiden. Als Färbemittel werden zweckmässig Alaunhämatoxylineosin, Eisenhämatoxylineosin, Hämatoxylinsäurefuchsinpikrin, sowie die Weigert'sche Fibrinfärbung verwendet.

Diese Untersuchungen ergeben zunächst, dass schon die noch gut erhaltenen, normal erscheinenden rothen Blutkörperchen nicht alle gleich beschaffen sind, so dass bei Behandlung mit Eisenhämatoxylineosin (Arnold) viele gleichmässig schwarzblau, andere im Centrum roth, in der Peripherie schwarzblau gefärbt werden. Wieder andere enthalten in einem rothgefärbten Stroma dunkle Kugeln und blaue Körner, während andere rothe Körner oder auch Fädchen einschliessen. Die in ihrer Form und Grösse veränderten Blutkörperchen zeigen ebenfalls verschiedene Färbungen und ihr Stroma ist theils homogen, theils körnig oder fädig. Die Fortsätze der stachelig und maulbeerförmig gewordenen Blutkörperchen färben sich theils roth, theils blau und ebenso zeigen auch die vielgestaltigen Ausstossungs-, Abschnürungs- und Zerfallsproducte der rothen Blutkörperchen, die Scheibchen, Körner, Kugeln etc. ein verschiedenes Verhalten gegen Farbstoffe und schliessen oft in ihrem Innern Körner ein, die sich bei Behandlung mit den genannten Farbstoffen anders färben als der übrige Theil des Körperchens. Beachtenswerth ist, dass in rothen Blutkörperchen und deren Zerfallsproducten sich auch Substanzen zeigen, die gegenüber kernfärbenden Farben sich ähnlich verhalten wie Kerne, die man danach auch als nucleoide Substanz (Nucleoalbumin Wlassow) bezeichnen kann. Den Austritt gelöster Substanzen aus den rothen Blutkörperchen kann man an Trockenpräparaten des Blutes, die mit Methylviolett gefärbt sind, daran erkennen, dass um die rothen Blutkörperchen ein mehr oder weniger breiter Hof auftritt, der gleich gefärbt ist wie der Inhalt des rothen Blutkörperchens.

Eine Beziehung der Destructionsvorgänge an den rothen Blutkörperchen sowohl zu der extravasculären und der postmortalen Blutgerinnung, als auch zur Bildung intravasculärer Thromben ist unzweifelhaft vorhanden und ergiebt sich aus der Constanz des gleichzeitigen Auftretens der genannten Erscheinungen. Ferner ist zu erwähnen, dass nach Untersuchungen von Panum, Landois, Naunyn, Francken, Köhler, Foà, Plósz, Silbermann, Eberth, Schimmelbusch u. A. die Injection von Substanzen, welche die Blutkörperchen schädigen, in die Blutbahn, wie z. B. von lackfarbenem Blute, gallensauren Salzen, Aether, chlorsauren Salzen, Glycerin, fremdem Blute, Sublimat,

Gerinnungen erzeugen. Man hat diese Zusammengehörigkeit auch noch durch geeignete Färbemethoden zu erweisen gesucht und hierfür namentlich das von WEIGERT angegebene Verfahren zur Färbung von Fibrin angewendet. Es ergiebt sich indessen, dass sowohl die fädigen Bildungen, welche sicher Fibrin darstellen, als auch die Körner, Kügelchen, Scholbchen etc., die aus den degenerirenden Blutkörperchen entstehen und theils gesondert, theils in Verbindung mit Fibrinfäden und Balken auftreten, dass ferner auch die Körner im Innern von Erythrocyten, sowie die an der Oberfläche von solchen auftretenden Stacheln und Körner sich theils durch das genannte Verfahren blau färben lassen, theils nicht. Es ist also dasselbe kein sicheres Reagens auf Fibrin, und was man nach seiner morphologischen Beschaffenheit und nach seiner Genese als Fibrin bezeichnet, zeigt gegenüber Farbstoffen nicht immer dasselbe Verhalten. Letzteres gilt auch von den Zerfallsproducten der rothen Blutkörperchen, die offenbar unter dem Einflusse der Blutflüssigkeit, in der sie liegen, leicht und rasch Veränderungen eingehen.

Man hat bisher den Eintritt der Gerinnung des Blutes vornehmlich von Degenerationsvorgängen an den Leukocyten (LÖWIT, GRIESBACH, LILIENFELD, HAUSER) oder auch der Endothelien (HAUSER, ZENKER) abhängig gemacht und glaubte, dass von diesen durch Plasmolyse und Plasmoschise Gerinnung erzeugende Substanzen an das Blutplasma abgegeben werden. Es ist nach den bisherigen Untersuchungen auch nicht unwahrscheinlich, dass das thatsächlich vorkommt, doch ist zu bemerken, dass sich diese Hypothese nicht auf nachweisbare Veränderungen an den farblosen Blutkörperchen stützt. Bei dem Eintritt extravasculärer oder intravasculärer Gerinnungen lassen die Leukocyten keinerlei Veränderungen erkennen, weder an frischem, lebendem Blute, noch an fixirten und gefärbten Präparaten, und wenn nach längerem Bestande der Gerinnung solche eintreten oder im krankhaft veränderten Blute, z. B. bei Infectionen, im Beginne der Gerinnung vorhanden sind, so lassen sich daraus keine sicheren Beziehungen zum Eintritt der Gerinnung ableiten.

Nachdem KLEBS, MOSSO und WELTI auf Veränderungen an den rothen Blutkörperchen hingewiesen hatten, hat auf meine Veranlassung WLASSOW in meinem Institut die Veränderung der rothen Blutkörperchen bei extravasculärer Gerinnung und bei Thrombose einer systematischen Untersuchung unterzogen und die grosse Bedeutung der Desorganisation der rothen Blutkörperchen für die Gerinnung festgestellt. Zugleich lieferte er auch den Nachweis, dass die Blutplättchen, deren Bedeutung für die Gerinnung bereits BIZZOZERO erkannt hatte, grösstentheils nichts anderes darstellen als das Product einer besonderen Desorganisation, eine Plasmoschise der rothen Blutkörperchen. Weiterhin haben alsdann ARNOLD und nach ihm auch FR. MÜLLER, FELDBAUSCH, DEETJEN, DETERMANN u. A. sich mit solchen Untersuchungen befasst, und es hat ARNOLD nicht nur die von WLASSOW und mir an lebendem, extravasculär unter verschiedenen Bedingungen untersuchten Blute, sowie an fixirten Präparaten frischer und experimentell erzeugter Thromben gemachten Beobachtungen bestätigt und vervollständigt, er hat auch am circulirenden Blute des Mesenteriums von Mäusen die Abschnürungsvorgänge an den rothen Blutkörperchen, d. h. die Bildung von Blutplättchen direct unter dem Mikroskope verfolgt.

Wir müssen nach diesen Untersuchungen annehmen, dass ein Theil der rothen Blutkörperchen, wohl diejenigen, welche die ältesten sind, zur Degeneration sehr geneigt sind, so dass schon leichte Aenderungen der Blutbeschaffenheit, sowie Adhäsion des Blutes an veränderten Gefässwänden oder an Fremdkörpern genügen, um Plasmolysis oder Plasmorrhexis und Plasmoschisis hervorzurufen, wobei alsdann neben Körnern meist Bildungen entstehen, die wir als Blutplättchen bezeichnen. Ob letztere auch schon bei dem normalen Untergang der rothen Blutkörperchen entstehen und darnach einen normalen Bestandtheil des Blutes darstellen, ist fraglich; sicher aber ist, dass sie bei sehr geringen Aenderungen in der Zusammensetzung des Blutes und bei Adhäsion der rothen Blutkörperchen an irgend einem Gegenstand entstehen.

Die Abhängigkeit der Fibringerinnung von Zelldegenerationen haben HAUSER und ZENKER vornehmlich aus den nahen Beziehungen erschliessen zu dürfen geglaubt, welche Fibrinfäden sehr oft zu Zellen oder Zelltrümmern zeigen; sowohl in entzündlichen Exsudaten als auch bei intravasculären Gerinnungen sieht man oft, dass, wie schon erwähnt, die Fibrinstäbchen oder Fäden und Balken strahlen- oder büschelförmig von Blutplättchen oder anderen Zerfallsproducten rother Blutkörperchen, von normalen oder degenerirten Leukocyten und von Endothelzellen ihren Ausgang nehmen, respective in diesen Centren zusammenlaufen und allem Anschein nach unter Umständen auch in den Zellkörper eindringen. Am häufigsten findet man diese Fibrinsterne und Büschel intravasculär in Gefässen entzündeter Gewebe, wenn auch das Exsudat einen fibrinösen Charakter trägt, wobei dann oft nicht zu bestimmen ist, wie weit diese Gerinnungen intra vitam, wie weit erst post mortem entstanden sind. Es ist möglich (HAUSER, ZENKER), dass in solchen Fällen die Gruppirung der Fibrinfäden um Zellen oder Zelltrümmer die Folge davon ist, dass von den Zellen Gerinnung erzeugende Substanzen, Fermente, an das Plasma abgegeben werden oder auch schon im Innern der Zellen zur Wirkung gelangen; allein, es ist auch möglich, dass die im Plasma entstehenden Fibrinfäden sich an diese Körper nur von aussen anlegen und sich um dieselben gruppiren. Für letzteres spricht, dass man nicht in allen Gerinnungscentren eine Zelle oder einen Zellrest erkennen kann.

Die rothen Thromben, in denen das Mengenverhältniss der rothen Blutkörperchen zu den farblosen annähernd der Zusammensetzung des betreffenden Blutes entspricht und nur durch den Zerfall eines Theiles der rothen Blutkörperchen etwas beeinflusst wird, entstehen dann, wenn eine Blutsäule ganz oder nahezu ganz in Ruhe sich befindet und aus irgend einer Veranlassung das Blut zur Gerinnung gebracht wird. Sie finden sich danach zunächst in der Nachbarschaft der Ligaturen unterbundener Gefässe, wo die Aufhebung der Circulation und die Wandverletzung ihre Entstehung bewirken. Sie können sich ferner in Venen, in denen die Circulation, z. B. infolge allgemeiner Stauung und Venenerweiterung, eine sehr langsame ist, bilden, doch entwickelt sich der reine rothe Thrombus auch hier meist erst, nachdem durch Bildung eines gemischten Thrombus die Vene an irgend einer Stelle verschlossen und dadurch die Circulation aufgehoben ist. In Arterien können, abgesehen von Unterbindungen, rothe Thromben dann entstehen, wenn durch Embolie oder durch Arteriosklerose und gemischte Thromben das Lumen einer Arterie verschlossen ist. In kleinen venösen Gefässen und Capillaren entstehen sie, wie schon erwähnt, insbesondere bei Entzündungen.

Der frisch entstandene rothe Thrombus bildet eine weiche, gallertige, cohärente, schwarzrothe Masse, welche postmortal geronnenem Blute gleicht und kurz vor dem Tode entstanden auch nur schwer von ersterem unterschieden werden kann. Späterhin wird sie fester und trockener, haftet der Gefässwand an und unterscheidet sich dadurch von postmortalen Gerinnungen.

Der weisse oder ungefärbte und der gemischte Thrombus zeichnen sich von dem rothen dadurch aus, dass sie farblose Bestandtheile, insbesondere als Fibrin bezeichnete, fädige und körnige oder auch hyalin aussehende Massen in weit grösserer Menge enthalten als in Ruhe geronnenes Blut, und sie stellen danach auch nicht einfach geronnenes Blut, sondern vielmehr eine Abscheidung aus circulirendem Blute dar, wobei die Zahl der im Gerinnungsgebiet eingeschlossenen rothen Blutkörperchen sehr erhebliche Unterschiede zeigt, niemals aber so reichlich ist wie in den rothen Thromben.

Fehlen in einem solchen Thrombus erhaltene rothe Blutkörperchen ganz, so fehlt auch die rothe Farbe und er sieht mattgrauweiss oder graugelblich aus. Beimischung von rothen Blutkörperchen giebt ihm auch eine rothe Färbung, bei grösseren Thromben meist so, dass schwarzrothe und gelbliche Partieen untereinander abwechseln und der Thrombus auf dem Durchschnitt eine Fleckung oder eine Schichtung erkennen lässt. Je mehr rothe Blutkörperchen er einschliesst, desto mehr nähert er sich in seinem Aussehen dem rothen, und es lässt sich auch keine ganz scharfe Grenze zwischen beiden Formen feststellen. Von den speckigen Leichengerinnseln, d. h. den durchscheinend glänzenden, glatten, an Flüssigkeit reichen, elastischen Faserstoffabscheidungen, welche sich nach dem Tode, nach Senkung der rothen Blutkörperchen, im blutkörperchenfreien Plasma bilden und wesentlich aus feinen Fibrinfäserchen, mehr oder weniger Leukocyten und Flüssigkeit bestehen, unterscheiden sich die ungefärbten Thromben stets durch mattes Aussehen, grössere Festigkeit, Trockenheit, durch geringere Elasticität und grössere Brüchigkeit.

Gemischte Thromben lassen zwischen geronnenem Blute festere gelbliche Gerinnungsmassen erkennen.

Die ungefärbten Thromben und der der rothen Färbung entbehrende Theil der gemischten Thromben bestehen in erster Linie aus körnigen Massen. Kleine Thromben, wie sie z. B. bei Endokarditis in Form kleiner warziger Auflagerungen an den Klappen des Herzens sich finden, können, von in ihnen vorhandenen Bakterien abgesehen, ganz aus solchen körnigen Massen bestehen. In grossen Thromben bilden sie nur einen Bestandtheil derselben und zeigen dann oft einen korallenstockähnlichen Aufbau oder bilden Inseln innerhalb der sonstigen Massen. Die körnigen Massen können frei von Leukocyten sein, so namentlich in den kleinen Klappenthromben bei Endokarditis. Häufiger schliessen sie mehr oder weniger Leukocyten ein. Zwischen diesen körnigen Herden spannt sich meist ein Netz von feinen oder etwas gröberen Fibrinfäden aus, welche rothe und auch mehr oder weniger farblose Blutkörperchen einschliessen. Die Menge der einzelnen Bestandtheile und der ganze Aufbau der Thrombusmassen ist dabei erheblichem Wechsel unterworfen. Die körnigen Herde sind bald reichlich und gross und bilden eine korallenstockähnliche Grundmasse des Thrombus, bald sind sie spärlich und klein und treten gegenüber dem fädigen Fibrin zurück. Das letztere ist bald durchgehends netzartig angeordnet, bald prävaliren einander parallel gerichtete Fäden und dickere Balken und bedingen namentlich in gemischten Venenthromben auch histologisch im Querschnitt das Bild einer concentrischen Schichtung der Fibrinabscheidungen. Bei Herzklappenthromben bilden die körnigen Massen oft den Kern des Thrombus, der von netzförmig angeordnetem Fibrin, das rothe und farblose Blutkörperchen einschliesst, überdeckt wird. Im allgemeinen bietet das Aussehen frischer gemischter und weisser Thromben ein sehr wechselndes Bild, sowohl was die Menge, als auch was die Anordnung der einzelnen Bestandtheile betrifft, und es wechselt namentlich auch die Menge der in den Gerinnungsmassen eingeschlossenen Leukocyten.

Geeignete Fixation und Färbung der Präparate lassen auch hier glatte oder durch Körner unterbrochene oder von solchen belegte Fibrinfäden unterscheiden, welche bei der Weigert'schen Färbung theils die Fibrinfärbung annehmen, theils nicht. Es lassen sich ferner in verschiedenen Zuständen der Desorganisation, der Lysis, Rhexis und Schisis befindliche rothe Blutkörperchen, ferner auch deren Zerfallsproducte, Blutplättchen, rundliche und eckige Körner und Fäden nachweisen, und es zeigen auch alle diese Bildungen wieder das wechselnde Verhalten gegenüber Farbstoffen, insbesondere auch gegenüber Eisenhämatoxylineosin und der Weigert'schen Fibrinfärbung. Eisenhämatoxylineosin-Färbung weist z. B. neben gleichmässig dunkelblau gefärbten rothen Blutkörperchen auch solche nach, welche nur im Centrum oder nur an der Peripherie blau gefärbt sind, oder welche in einem rothen Stroma dunkle Körner enthalten, und es zeigen auch die Ausläufer und Fortsätze der stachel- und maulbeerförmigen Erythrocyten verschiedene Färbungen. Es ist danach nicht zu bezweifeln, dass die rothen Blutkörperchen nicht nur in dem Masse an dem Aufbau des Thrombus theilnehmen, als sie noch als solche vorhanden sind, sondern auch an der Bildung der farblosen körnigen Massen. Damit steht auch in Uebereinstimmung, dass Eberth und Schimmelbusch bei der Erzeugung von Thromben in kleinen Blutgefässen durch locale Schädigung der Gefässwand unter dem Mikroskope verfolgen konnten, wie bei starker Stromverlangsamung es zu einer Bildung von Blutplättchen und zu einem Uebertritt derselben in die plasmatische Randzone des Blutstromes kommt, und wie alsdann diese Blutplättchen am Orte der Läsion sich festsetzen, untereinander verkleben, conglutiniren und sich in eine körnige Masse umwandeln, wie sie auch in den Thromben innerhalb der Blutgefässe des Menschen vorhanden ist. Man kann danach auch diese körnigen Massen als Plättchenfibrin von dem fädigen Fibrin, dessen Ausscheidung aus dem Blutplasma erfolgt, unterscheiden; doch ist damit nicht gesagt, dass die Vorstufe der körnigen Massen immer typische Blutplättchen waren, indem ja die Erythrorrhexis und -schisis sich unter verschiedenen Erscheinungen vollziehen kann. Es sprechen namentlich Beobachtung von Wlassow dafür, dass diese Massen aus zerfallenden Erythrocyten sich bilden können, ohne dass Blutplättchen zur Ausgestaltung kommen.

Die *Ursache der Bildung weisser und gemischter Thromben* ist zunächst in örtlichen Veränderungen der Gefässwand oder der Herzwand gegeben, wird aber begünstigt durch Verlangsamung oder durch Unregelmässigkeit der Circulation, z. B. durch Wirbelbildungen, sodann auch durch besondere Zustände des Blutes, gesteigerte Hinfälligkeit der Erythrocyten, vielleicht auch der Leukocyten, und durch vermehrte Bildung von Fibrinferment. Je nach der Ursache der örtlichen Gefäss- oder Herzläsion kann man *traumatische, infectiöse, thermische, durch degenerative Wandveränderungen, durch Geschwulstwucherung, durch Fremdkörper bedingte Thromben* unterscheiden. Stellt sich Thrombose bei heruntergekommenen Individuen mit schlechter Circulation ein, so spricht man auch von *marantischer Thrombose*. Der Beginn der Thrombose ist durch das Anhaften von Producten der desorganisirten Erythrocyten, insbesondere von Blutplättchen, und durch eine Conglutination derselben unter Bildung körniger Massen, oder auch durch ein Ankleben und nachherige körnige oder auch mehr hyaline Umwandlung ganzer rother Blutkörperchen gegeben.

Bei weiterem Wachsthume des Thrombus gesellen sich dazu fädige Abscheidung von Fibrin, wobei es unentschieden bleiben muss, inwieweit absterbende Leukocyten und Erythrocyten (Blutplättchen) an der Bildung des die Gerinnung auslösenden Fibrinfermentes betheiligt sind. Man kann nur sagen, dass, wie bei der Bildung der rothen Thromben und bei der extravasculären Blutgerinnung, der Zerfall von Erythrocyten eine wichtige Rolle spielt und Material zur Bildung des Fibrins liefert.

In dem zur Abscheidung kommenden fädigen Fibrin bleiben je nach den Circulationsverhältnissen bald wesentlich nur rothe Blutkörperchen, bald auch zahlreiche Leukocyten haften; ersteres namentlich dann, wenn die Gerinnung rasch in erheblicher Ausdehnung erfolgt; letzteres dann, wenn sie beschränkt bleibt, so dass die in geringer Zahl vorbeiziehenden Leukocyten haften bleiben können. Es können indessen auch in eine bereits bestehende Thrombusmasse Leukocyten successive einwandern.

Die *weissen und gemischten Thromben* kommen an allen Theilen des Gefässsystems vor und entstehen nach dem Mitgetheilten bei strömendem Blute.

An den *Herzklappen* sind sie theils durch einfache Degenerationen des Gewebes, theils durch Infection verursacht und bilden bald kleinere warzige, bald grössere, villöse und polypöse Auflagerungen. In den *übrigen Theilen des Herzens* treten sie als Folge von Wandendokarditis und von Wanddegenerationen, insbesondere von Verfettung und ischämischer Myomalacie und von Schwielenbildung auf, und es wird ihre Entstehung durch Herzdilatation und mangelhafte Herzcontraction begünstigt. Die ersten thrombotischen Ablagerungen treten häufig in den Recessus zwischen den Muskeltrabekeln oder in den Herzohren auf; mit zunehmender Grösse erheben sie sich mehr und mehr in Form keulenförmiger Polypen verschiedener Grösse über die Oberfläche, können aber auch mehr der Fläche nach über einen Theil des Herzens sich ausbreiten, so namentlich dann, wenn sie über Herzschwielen in aneurysmatischen Ausbuchtungen des Herzens sich entwickeln. Bei grösseren Thromben ist die Oberfläche oft gerippt. Nicht selten treten polypöse Thromben in grösserer Zahl auf, so dass die Innenwand der betreffenden Herzhöhle mit Polypen verschiedener Grösse besetzt ist. Vom Orte ihrer Bildung in den Vorhöfen sich loslösende Thromben können zu freien Kugelthromben werden, welche, falls sie eine sehr bedeutende Grösse besitzen, das atrioventriculare Ostium nicht mehr passiren, dasselbe vielmehr nach Art eines Kugelventils theilweise verschliessen.

In den *Arterien* geben Verletzungen, Wandinfectionen und Wandveränderungen, wie sie der Arteriosklerose und dem Atherom zukommen, die Veranlassung zur Thrombenbildung. Aneurysmatische Erweiterungen der Arterien begünstigen die Bildung von Thromben. Stichwunden können sich durch Thromben schliessen, wobei auch im Innern des Gefässlumens sich thrombotische Auflagerungen in der Umgebung der Wunde bilden. Wandinfection und degenerative Wandveränderungen nicht infectiöser Art können theils zarte, flächenhaft ausgebreitete, theils auch wieder mehr umschriebene, warzenartig gestaltete Auflagerungen herbeiführen, die Veranlassung gegeben haben, von Arteriitis, insbesondere Aortitis verrucosa zu sprechen. Bei Sklerose und Atherom bilden sich theils auf der verdickten und an der Oberfläche degenerirten Intima selbst, theils auch peripher von den durch die arteriosklerotischen Wandveränderungen verengten Stellen, wo die Stenose in das Gebiet der normalen Lichtung übergeht, Thromben. Diese Thromben sind zunächst wandständig, können aber schliesslich obturirend werden, d. h. also das Lumen der Arterie verschliessen. Es kommt dies namentlich an kleineren Arterien, Hirnarterien, Herzarterien, Extremitätenarterien, Retinaarterien etc. vor, kann sich aber auch in der Aorta abdominalis oder der Aorta thoracica ereignen, indem wandständige Thromben durch Anlagerung neuer Gerinnungsmassen sowohl in der Länge als in der Dicke wachsen, bis schliesslich das Lumen verlegt wird. Solche grosse wandständige Thromben der Aorta zeigen an der Oberfläche seichte Vertiefungen und dazwischen Erhebungen, wahrscheinlich eine Folge der Wirkung der Blutwellen.

Veranlassung zur Bildung obturirender Thromben geben endlich oft auch Emboli, insbesondere aus Venen oder aus dem Herzen in Arterien verschleppte Thrombenstücke, die irgendwo stecken bleiben, durch Auflagerung neuer Gerinnungsmassen sich vergrössern und das anfänglich vielleicht nur unvollständig verlegte Gefäss vollständig verschliessen. Hat sich irgendwo aus einem Embolus oder aus einem wandständigen Thrombus ein verschliessender gemischter Thrombus gebildet, so kann derselbe sich auch noch durch Blutgerinnung in dem ausser Circulation gesetzten Abschnitt, d. h. durch Anlagerung eines rothen Thrombus vergrössern.

In den Venen sind theils degenerative und entzündliche Wandveränderungen, theils Störungen der Circulation, insbesondere Stauungen, theils auch Veränderungen des Blutes selbst, z. B. durch Infection, für die Entstehung von Thromben verantwortlich zu machen. Die Thrombose kann sowohl in kleinen als in grossen Venen auftreten; in grossen sind es oft die Klappentaschen, in denen der Process beginnt.

Entsprechend der langsamen Blutströmung pflegen die Thromben reich an rothen Blutkörperchen zu sein. Vergrösserung der einmal entstandenen Thromben sind hier ausserordentlich häufig und so werden die wand- und klappenständigen Thromben zu obturirenden. Es setzt sich ferner die Thrombose theils nach der Peripherie, theils nach dem Herzen fort, geht von kleinen auf grössere Venen über und kann z. B. von einer Femoralvene aus durch die Iliaca communis bis in die untere Hohlvene, ja sogar bis zum Herzen fortgeleitet werden. Diese fortgesetzten Thromben sind theils rothe, theils gemischte und geschichtete; ersteres da, wo durch Venenverschluss die Circulation zum Stillstand gekommen ist, z. B. in dem peripheren Abschnitt der verlegten Vene, letzteres da, wo der Thrombus noch von strömendem Blute umgeben ist, z. B. da, wo er aus einer kleinen Vene in eine grössere eintritt.

Ueber **Lymphgefässthromben** siehe Lymphangitis.

Die im Gefässsysteme vorhandenen Thromben gehen mit der Zeit stets gewisse **Veränderungen** ein, welche theils zu einem Zerfall, theils zu einer Consolidation derselben führen.

Zunächst gewinnen frisch entstandene Thromben durch Verlust eines Theiles ihrer Flüssigkeit, die wohl durch dichtere Zusammenziehung des Fibrinnetzes ausgepresst wird, eine festere, trockenere Beschaffenheit, und es gilt dies namentlich für die rothen und die blutreichen gemischten Thromben. Weiterhin gehen die eingeschlossenen rothen Blutkörperchen Veränderungen, d. h. einen Zerfall unter Bildung von Hämosiderin ein, was in dem Auftreten braunrother und braungelber, rostfarbener Färbungen seinen Ausdruck findet.

Bei günstigem Verlauf kommt es im Laufe von Tagen und Wochen zu einer sogenannten **Organisation des Thrombus**, oder richtiger zu einer **Substitution der todten Gerinnungsmassen durch lebendes Keimgewebe und weiterhin durch Bindegewebe**. An diesem Process nehmen die ursprünglich im Thrombus vorhandenen Zellen, die Leukocyten, keinen Theil, sie gehen vielmehr, soweit sie nicht etwa wieder durch Wanderung in den Blutstrom gelangen, zugrunde. Das Keimgewebe entstammt der Gefässwand, respective dem Endokard, die am Orte der Thrombose in Wucherung gerathen. Bei erhaltenem Endothel kann dieses zunächst Bildungszellen, Fibroblasten liefern, allein es können auch die übrigen Bindegewebszellen der Gefässwand und des Endokards in Wucherung gerathen, oft unter gleichzeitiger Anhäufung von Leukocyten, die aus den Ernährungsgefässen der Herzwand oder der Gefässwand stammen, eventuell auch aus Nachbargebieten des Gefässes, z. B. nach Unterbindungen, zuwandern. Diese Wucherung führt einestheils zu Gewebsneubildung im Inneren der Gefässwände oder des Endokards, andererseits dringen Fibroblasten, zum Theil auch Leukocyten in die Thrombusmasse ein, die dadurch mehr und mehr von Keimgewebe durchzogen wird, bald in Form von netzartig sich verbindenden Zellzügen, bald auch so, dass ein compactes Granulationsgewebe sich erhebt, welches da und dort in die Spalten der Thrombusmasse sich vorschiebt. Bei Bildung grösserer Granulationswucherungen wachsen auch Gefässsprossen, die sich weiterhin in Gefässe umwandeln, in das Keimgewebe ein, und es stammen diese Gefässe zunächst von den Vasa vasorum und den endokardialen Gefässen.

Unter Umständen können auch Gefässe der Umgebung sich an der Gefässneubildung betheiligen, z. B. bei Unterbindungen, wo die Gefässe vornehmlich an der Unterbindungsstelle eindringen.

In gefässlose Herzklappen können Gefässe von deren Basis aus in die Klappen und von da in das Granulationsgewebe einwachsen.

Wie die Thrombusmasse verschwindet, ist nur zum Theil im mikroskopischen Bilde zu erkennen. Sie wird im allgemeinen körnig und verschwindet da, wo Keimgewebe sich entwickelt. Zuweilen werden durch Phagocytose auch Zerfallsproducte von den Granulationszellen aufgenommen, insbesondere Hämosiderin.

An Stelle obturirender Thromben von Arterien (z. B. Unterbindungsthromben) und Venen tritt meist mehr oder weniger gefässreiches Bindegewebe, welches das Gefäss dauernd verschliesst und ohne scharfe Grenze in die Gefässwand übergeht. Die letztere ist in ihrer Structur durch die eingetretene Bindegewebswucherung mehr oder weniger verändert, lässt sich indessen meist noch deutlich an der noch vorhandenen Musculatur, sowie an dem elastischen Gewebe erkennen, insbesondere wenn man Färbungen anwendet, die letzteres hervorheben. Zuweilen bleiben auch Reste des Thrombus, körnige oder hyaline Massen bestehen und verkreiden, so dass sich an den Gefässen festgewachsene Concremente bilden, die als Phlebolithen und als Arteriolithen bezeichnet werden. In anderen Fällen können auch obturirende Thromben nur theilweise durch Bindegewebe substituirt werden, während der Rest durch Verflüssigung verschwindet. Es wird alsdann das betreffende Gefäss nur von Bindegewebssträngen durchzogen, die von Endothel überkleidet sind, oder es bleibt nur eine Wandverdickung zurück, und es kann danach das Blut wieder durch die verlegt gewesene Stelle passiren. Es kommt diese Erscheinung sowohl bei primären als auch bei embolischen Thromben vor.

Wand- und klappenständige, nicht obturirende Thromben werden von ihrer Basis aus durch Keimgewebe und Bindegewebe substituirt, und es führt diese Wucherung zur Verdickung der betreffenden Theile der Intima, respective des Endokards. Einander benachbarte Klappensegel können dabei untereinander verwachsen.

Kleinere Wand- und Klappenthromben werden, soweit sie nicht durch Verflüssigung, Zerfall und Wegspülung untergehen, gewöhnlich ganz durch Bindegewebe substituirt werden, doch kann es auch vorkommen, dass ein Theil der Thrombusmasse als körnige oder hyaline Masse sich erhält und verkalkt, so dass an der Herzklappe oder auch an der Intima der Gefässe höckerig gestaltete, festgewachsene und in Bindegewebe eingeschlossene Kalkconcremente, Klappen- und Gefässsteine, sitzen.

Grössere Thrombusmassen, wandständige Herzpolypen, geronnene Ausfüllungsmassen in grösseren Aneurysmen etc. werden meist nur in sehr beschränktem Umfang, nur an der Basis, von Bindegewebe durchwachsen.

Die einfache Erweichung und Verflüssigung, die man am häufigsten an fibrinösen Herzpolypen, sodann auch in grösseren Venenthromben zu beobachten Gelegenheit hat, geht jeweilen von den centralen Theilen der Thrombusmasse aus und führt zur Bildung einer breiigen Masse, deren Farbe je nach der Menge der rothen Blutkörperchen, welche der Thrombus enthielt, bald gelblich, bald rothbraun in verschiedenen Nüancen ist. Vollständige Verflüssigung kleiner Thromben, soweit sie nicht durch Bindegewebe ersetzt sind, kann zur Beseitigung derselben ohne weitere Störungen führen.

Centrale Erweichung grösserer Thromben führt dagegen oft zur Ablösung grösserer Thrombusstücke, die alsdann in den Kreislauf gelangen und zur Bildung von Embolieen im grossen oder kleinen Kreislauf führen.

Bei Anwesenheit von Bakterien, insbesondere von Streptokokken und Staphylokokken, können die Thromben statt der einfachen eine puriforme oder septische Erweichung eingehen. Diese Erscheinung kann zunächst dann vorkommen, wenn thrombosirte Gefässe innerhalb einer inficirten Wunde liegen, oder wenn die Thrombose selbst durch das Eindringen von Mikroorganismen in Venen verursacht wurde. Sodann können aber auch ins Blut gelangte und in demselben circulirende Mikroorganismen da oder dort durch ihre Ansiedlung Thromben verursachen, so nicht selten am Endokard, insbesondere an den Klappen, dann aber auch in den grossen Arterienstämmen oder noch häufiger in den kleineren Gefässen des grossen und kleinen Kreislaufes. Die besondere Bedeutung dieser inficirten Thromben liegt zunächst darin, dass sie entweder von vornherein eine Theilerscheinung einer infectiösen Entzündung sind, oder dass die Vermehrung der Mikroorganismen eine schwere Entzündung der Gefässwand, eine schwere Thrombophlebitis und Thromboarteriitis, oft mit eiterigem und destructivem Charakter, auslöst, die bei Arterien zu Ruptur der vereiternden Gefässwand und zu Blutungen führen kann, dass ferner auch die Umgebung der Gefässe in stärkere Entzündung geräth. Die weitere Gefahr besteht darin, dass von den Venen, vom Endokard, insbesondere von den Herzklappen, seltener von den Arterienstämmen aus inficirte Partikel zerfallender Thromben oder auch Bakterienhaufen allein dem Blutstrome sich beimischen und dadurch die Infection auf neue Gebiete übertragen, wobei je nach der Grösse der verschleppten Partikel bald nur metastatische Entzündungen entstehen, bald zugleich auch noch die Folgen der Verstopfung von Arterien sich geltend machen.

Die Verschleppung von Bruchstücken von Thromben oder auch ganzer Thromben erfolgt gewöhnlich in der Richtung des Blutstromes, doch kommt auch ein retrograder Transport vor, wenn Verlegung von Venenstämmen die Stromrichtung in einzelnen Venen ändert, oder wenn rasche Drucksteigerung im Thorax und Insufficienz der Venenklappen das Auftreten rückläufiger Wellen im Gebiete der oberen und unteren Hohlvene bedingen.

Die Bedeutung der Thrombose ergiebt sich aus den geschilderten Erscheinungen. Hervorzuheben sind die Verengerung und der Verschluss von Gefässen und von Klappenostien, welche zunächst durch die Gerinnungsmassen, weiterhin durch die Bindegewebsentwicklung herbeigeführt und durch letztere zu einem bleibenden Zustand werden. Sklerose und Atherom der Arterien, welche zu wandständiger Thrombose Veranlassung geben, erfahren durch solche Thromben eine Verschlimmerung, indem zunächst das Lumen des betreffenden Gefässes rasch verengt oder verschlossen werden kann, und zwar selbst grosser Gefässe, wie der Aorta abdominalis; sodann führt die nachfolgende Bindegewebsentwicklung zu einer Zunahme der Verdickung der Intima. Desgleichen spielt auch die Thrombose an den Herzklappen oft eine verhängnissvolle Rolle, indem fibröse Klappenverdickungen und Klappenverwachsungen sich anschliessen. Endlich sind auch die Thromben die häufigste Ursache embolischer Verstopfung arterieller Gefässe, an welche sich sehr oft ischämische Nekrose und hämorrhagische Infarctbildung anschliessen. Sehr häufig ist mit der Verschleppung von Thromben auch die Metastase einer Infection verbunden. Ging die Thrombose mit einem Einbruch von Geschwülsten, von Carcinom oder Sarkom in eine Vene zusammen, so können zugleich mit den Thrombusmassen auch Geschwulstzellen verschleppt werden.

20

Als eine heilsame günstige Erscheinung ist die Thrombose anzusehen, wenn durch sie unterbundene Gefässe definitiv geschlossen oder Verletzungen der Gefässe durch Bildung von Narbengewebe in der Gefässwand zur Heilung gebracht werden. Ebenso kann bei Infectionen, insbesondere bei Tuberkulose, sodann auch bei bösartigen Neubildungen ein Verschluss der Gefässe durch Thrombose, der weiterhin Bindegewebsentwicklung sich anschliesst, die Verbreitung der Infection oder der Geschwulstbildung auf dem Blutwege hintanhalten. Ueber infectiösen Herz- und Gefässgeschwüren können Thromben ebenfalls eine schützende Decke bilden, welche, falls sie nicht wieder zerfällt und mit oder ohne Bakterien abgespült wird, die Heilung des geschwürigen Defectes fördert.

Literatur: Apollonio, Organisation des Unterbindungsthrombus. Beitr. v. Ziegler. 1888, III. — Arnold, Freie Kugelthromben. Ebenda. 1890, VIII; Die Geschicke der Leukocyten bei der Fremdkörperembolie. Virchow's Archiv. 1893. CXXXIII; Biologie der Blutkörper. Ebenda. 1896, CXLV; Die Herkunft der Blutplättchen. Centralbl. f. allg. Path. 1897, VIII, Nr. 8; Morphologie der extravasculären Gerinnung. Virchow's Archiv. 1897, CL; Morphologie der intravasculären Gerinnung. Ebenda. 1899, CLV; Ueber die sogenannten Gerinnungscentren. Centralbl. f. allg. Path. 1899, X. — Arthus, Ueber den Aufbau der menschlichen Thromben. Virchow's Archiv. 1892, CXXX; La Coagulation du Sang. Paris 1899. — Arthus et Pagès, Nouvelle théorie chimique de la coagulation du sang. Arch. de phys. 1890, II. — Aschoff, Ueber den Aufbau der menschlichen Thromben. Virchows' Arch. 1892, CXXX. — Baumgarten, Die sogenannte Organisation des Thrombus. Leipzig 1877; Zur Lehre vom rothen Thrombus. Centralbl. f. d. med. Wissensch. 1877; Ueber die neuen Standpunkte in der Lehre von der Thrombose. Berliner klin. Wochenschr. 1888. — Beno, Verhalten der weissen Blutkörperchen bei der Gerinnung. Jurjew 1893. — Bizzozero, Blutplättchen und Blutgerinnung. Centralbl. f. d. med. Wissensch. 1882, 1883; Virchow's Archiv. 1882, XC; Arch. per le sc. med. 1883; Arch. ital. de biol. I, II, III, IV u. XVI; Festschr. f. Virchow. Internat. Beitr. 1891, I. — Bonne, Ueber das Fibrinferment und seine Beziehungen zum Organismus. Würzburg 1888. — Böttcher, Verhalten des Blutes in doppelt unterbundenen Gefässen. Beitr. v. Ziegler. 1888, II. — Bass, Herkunft der Blutplättchen. Centralbl. f. d. med. Wissensch. 1894. — Brücke, Ueber die Ursache der Gerinnung des Blutes. Virchow's Archiv. 1857, XII. — Bubnoff, Ueber die Organisation des Thrombus. Ebenda. 1868, XLIV. — Dochlers, Autochthone Hirnsinusthrombose. Arch. f. Psych. 1893, XXV. — Castellino, Nature du zymogène du fibrino-ferment. Arch. ital. di biol. 1895, XXIV. — Corin, Ueber die Ursachen des Flüssigbleibens des Blutes bei der Erstickung und anderen Todesarten. Vierteljahrschr. f. gerichtl. Med. 1893, V. — Cramer, Das Thrombosin Lilienfeld's. Zeitschr. f. physiol. Chemie. 1897, XXIII. — Deetjen, Eine Methode der Fixirung der Bewegungszustände der Leukocyten und Blutplättchen. Münchener med. Wochenschr. 1897. — Determann, Klinische Untersuchungen über Blutplättchen. Verhandl. d. Congr. f. innere Med. Wiesbaden 1898. — v. Dusino, Die Fermentintoxication und ihre Beziehung zur Thrombose. Deutsche Zeitschr. f. Chir. 1885, XXII. — Eberth und Schimmelbusch, Die Thrombose nach Versuchen und Leichenbefunden. Stuttgart 1888; Dyskrasie und Thrombose. Fortschr. d. Med. 1888, VI. — Edelberg, Ueber die Wirkungen von Fibrinferment im Organismus. Arch. f. experim. Path. 1880, XII. — Eichwald, Beiträge zur Chemie der gewebebildenden Substanzen. Berlin 1883. — Feldbausch, Bedeutung der rothen Blutkörperchen für die Gerinnung. Virchow's Archiv. 1899, CLV. — Freund, Ursachen der Blutgerinnung. Wiener med. Jahrb. 1888 und Limbeck's Pathologie des Blutes. Jena 1896. — Gössel, Historische Darstellung der Lehre von der Thrombose. Inaug.-Dissert. Erlangen 1893. — Griesbach, Beiträge zur Histologie des Blutes. Arch. f. mikrosk. Anat. 1891, XXXVII. — Halliburton, The Coagulation of the Blood. Brit. med. Journ. 1893. — Hammarsten, Bedeutung der löslichen Kalksalze für die Gerinnung. Zeitschr. f. physiol. Chem. 1896, XXII; Lehrbuch der physiol. Chemie. Wiesbaden 1899; Weitere Beiträge zur Kenntniss der Fibrinbildung. Zeitschr. f. physiol. Chem. 1899, XXVIII. — Hanau, Entstehung und Zusammensetzung der Thromben. Fortschr. d. Med. 1886, IV und 1887, V. — Hauser, Beiträge zur Lehre von der Fibringerinnung. Deutsches Arch. f. klin. Med. 1892, L; Ueber die Bedeutung der sogenannten Gerinnungscentren bei Gerinnung entzündlicher Exsudate und des Blutes. Virchow's Archiv. 1898, CLIV; Bemerkungen über Arnold's Artikel über die Gerinnungscentren. Centralbl. f. allg. Path. 1899, X. — Hayem, Du sang et de ses altérations anat. Paris 1889. — Hess, Ueber ältere Thromben im Herzen. Deutsches Arch. f. klin. Med. 1885, XXXVII. — Henking und Thoma, Substit. des marantischen Thrombus durch Bindegewebe. Virchow's Archiv. 1887, CIX. — Hlava, Beziehungen der Blutplättchen zur Gerinnung und Thrombose. Arch. f. experim. Path. 1883, XVI. — Justi, Hyaline Capillarthrombose. Inaug.-Dissert. Marburg 1894. — v. Kahlden, Der jetzige Stand der Lehre von der Thrombose und Blutgerinnung. Münchener med. Wochenschr., 1888, Nr. 34 u. 35. — Kaufmann, Die Sublimatintoxication. Breslau 1888. — Köhler, Ueber Thrombose und Transfusion. Dorpat 1877. — Laker, Die Blutscheiben sind constante Formelemente. Virchow's Archiv.

1889, CXVI. — Landois, Die Transfusion des Blutes. Leipzig 1875. — Lilienfeld, Ueber Leukocyten und Blutgerinnung. Verhandl. d. physiol. Gesellsch. zu Berlin 1892; Ueber den flüssigen Zustand des Blutes. Ebenda 1892; Weitere Beiträge zur Kenntniss der Blutgerinnung. Ebenda. 1893; Hämatologische Untersuchungen. Arch. f. Anat. u. Physiol. 1892; Blutgerinnung. Zeitschr. f. physiol. Chemie. 1894, XX. — v. Limbeck, Klinische Pathologie des Blutes. Jena 1896. — Löwit, Blutgerinnung. Sitzungsber. d. kais. Akad. d. Wissensch. in Wien. 1884, LXXXIX und XC; Blutplättchen und Blutgerinnung. Fortschr. d. Med. 1885, III; Die Beobachtung der Circulation am Warmblüter. Arch. f. experim. Path. 1887, XXIII; Blutplättchen und Thrombose. Ebenda. 1888, XXIV; Blutplättchen und Thrombose. Fortschr. d. Med. 1888, VI; Beziehungen der weissen Blutkörperchen zur Blutgerinnung. Beitr. v. Ziegler. 1889, V; Präexistenz der Blutplättchen. Virchow's Archiv. 1889, CXVII u. Centralbl. f. allg. Path. 1891, II; Studien zur Physiologie und Pathologie des Blutes. Jena 1892. — Lubnitzky, Die Zusammensetzung des Thrombus in Arterienwunden. Inaug.-Dissert. Bonn 1885. — Marassa, Hyaline Ballen und Thromben in den Gefässen. Virchow's Archiv. 1892, CXXX. — Mosen, Herstellung wägbarer Mengen von Blutplättchen. Arch. f. Anat. 1893. — Mosso, Die Umwandlung der rothen Blutkörperchen. Virchow's Archiv. 1887, CIX. — Müller, Die morphologischen Veränderungen der Blutkörperchen. Beitr. v. Ziegler. 1898, XXIII. — Naunyn, Untersuchungen über die Blutgerinnung im lebenden Thiere. Arch. f. experim. Path. 1873, I. — Pekelharing, Bedeutung der Kalksalze für die Gerinnung. Festschr. f. Virchow. Berlin 1891; Untersuchungen über das Fibrinferment. Amsterdam 1892; Gerinnung. Deutsche med. Wochenschr. 1892. — Pansera, Sulla fusione purulenta del trombo. Sicilia Med. I., Palermo 1889. — Petrone, L'esistenza del nucleo nell' l'emasia adulta dei mammiferi. Catania 1897; Sulla coagulazione del Sangue. Morgagni 1897; Il valore reale degli ematoblasti e piastrine del sangue. Boll. dell' Accad. di Sc. Nat. in Catania, 1899, LX. — Pick, Hyaline Thrombose. Virchow's Archiv. 1894, CXXXVIII; Zur Aetiologie und Genese der hyalinen Thrombose. Ebenda. 1894, CXXXVIII. — Pitres, Recherches expérimentales sur le mode de formation et sur la structure des caillots qui déterminent l'hémostase. Arch. de physiol. 1876, III. — Raab, Anatomische Vorgänge nach Unterbindung der Blutgefässe. Virchow's Archiv. 1879, LXXV. — v. Recklinghausen, Freie Kugelthromben. Deutsches Arch. f. klin. Med. 1885, XXXVII; Handb. d. allg. Path. d. Kreislaufes. Stuttgart 1883. — Sacerdotti, Piastrine del Sangue. Arch. per le Sc. Med. 1893, XIII. — Salvioli, Compartecipazioni dei leukociti nella coagulazione. Arch. per le Sc. Med. 1895, XIX. — Schmauch, Zooid- und Oekoidbildung in den rothen Blutkörperchen. Zeitschr. f. Heilk. 1896, XVII. — A. Schmidt, Die Lehre von den fermentativen Gerinnungserscheinungen. Dorpat 1877; Zur Blutlehre. Leipzig 1892; Weitere Beiträge zur Blutlehre. Wiesbaden 1895. — Schmiedeberg, Elementarformen einiger Eiweisskörper (Fibrin). Arch. f. experim. Path. 1897, XXXIX. — Schmorl, Untersuchungen über Puerperaleklampsie. Leipzig 1893. — Schwalbe, Die morphologische Umwandlung der rothen Froschblutkörperchen bei der extravasculären Gerinnung. Virchow's Archiv 1899, CLI. Schwalbe, Thrombose und Chlorose. Virchow's Archiv. 1898, CLII. — Silbermann, Ueber das Auftreten multipler vitaler Gerinnungen. Ebenda 1889, CXVII. — Stange, Kugelthrombus im Vorhof. Arbeiten aus dem pathol. Institut zu Göttingen. 1888. — Vaquez, De la thrombose cachectique. Paris 1890; Des coagul. sanguines intravascul. Nancy 1896. — Virchow, Handbuch d. spec. Pathol. 1854, I; Thrombose und Embolie. Ges.-Abhandl. Frankfurt 1856. — Völker, Varix der Vena facialis ant. mit zwei Venensteinen. Deutsche Zeitschr. f. Chir. XXXVIII. — Weigert, Pathologische Gerinnungsvorgänge. Virchow's Archiv. 1880, LXXIX; Weisser Thrombus. Fortschr. d. Med. 1887, V. — Welch, Thrombosis and Embolism, Allbutt's System of Medicine. 1899. — Welti, Todesursache nach Hautverbrennungen. Beitr. v. Ziegler. 1889, IV u. Centralbl. f. allg. Pathol. 1890, I. — Wlassow, Untersuchungen über die histologischen Vorgänge bei der Gerinnung und der Thrombose mit besonderer Berücksichtigung der Entstehung der Blutplättchen. Beitr. v. Ziegler. 1894, XV. — Wooldridge, Die Gerinnung des Blutes. Leipzig 1891. — Wright, Contr. of the Study of the Coagulation of the Blood. Journ. of Path. 1893, I; Lecture on tissue or cellfibrinogen. The Lancet. 1892; On Wooldridge's Method of producing immunity. Brit. med. Journ. Sept. 1891. — Zahn, Thrombose. Virchow's Archiv. 1879, LXII, u. Revue méd. de la Suisse rom. 1881; Rippenbildung an der Oberfläche der Thromben. Internat. Beitr. Festschr. f. Virchow. Berlin 1891, II. — Zenker, Intravasculäre Fibringerinnung. Beitr. v. Ziegler. 1895, XVII. — Ziegler, Ueber den Bau der endokarditischen Efflorescenzen. Verhandl. d. Congr. f. innere Med. 1888, VII; Neue Arbeiten über Blutgerinnung. Centralbl. f. allg. Path. 1893, IV; Lehrbuch der pathologischen Anatomie. Jena 1898, I.

Ziegler.

Thrombus (θρόμβος, Blutklumpen, Blutpfropf), s. Thrombose.

Thrombus neonatorum, s. Kephalhämatom, XII, pag. 125.

Thrombus vaginae, vulvae, s. Hämatokele, IX, pag. 420.

Thuja. Die immergrünen Zweige von Thuja occidentalis, die wie die verwandte und vom Volke häufig damit verwechselte Sabina in einzelnen Gegenden als Abortivmittel gemissbraucht werden, verdanken ihre Wirksamkeit ihrem ätherischen Oele, das aus einem Kohlenwasserstoffe (**Thujoterpen**) und zwei sauerstoffhaltigen Oelen (rechtsdrehendem und linksdrehendem **Thujol**) besteht. Thujol wirkt örtlich stark entzündungserregend (stärker als Thujoterpen und Sadebaumöl) und erzeugt wie Campher bei Warmblütern heftige Aufregungserscheinungen, von den Krampfcentren im Gehirne und im verlängerten Marke ausgehende Krämpfe und starke Steigerung des Blutdruckes durch Wirkung auf das vasomotorische Centrum. Thujoterpen wirkt wie Sadebaumöl wenig erregend auf die Krampfcentren und setzt diese in grossen Dosen herab; auf die Herzaction wirkt es beschleunigend.[1]) Bei Vergiftung durch Thujathee sind Erbrechen, Diarrhoe, Betäubung und Anästhesie, in einzelnen Fällen Nephritis und eklamptische Krämpfe bei Lebzeiten und starke Hyperämie der Unterleibsorgane, hochgradige, zum Theil hämorrhagische Entzündung des Magens und der Eingeweide, Hyperämie und Exsudation im Hirn und Hirnhäuten constatirt.[2]) Auch bei Thieren findet man bei interner Vergiftung die Befunde der Gastroenteritis und Peritonitis. Die früher officinellen Frondes Thujae und das Thujol erscheinen ihrer Wirkung nach sehr zu Versuchen behufs Einleitung substitutiver Entzündungen an entfernten Körperstellen nach Art des cantharidinsauren Natriums geeignet, wodurch sich wohl die Lobpreisungen der homöopathischen Aerzte über die Wirksamkeit einer Thujatinctur gegen Neubildungen erklären.

Literatur: [1]) Hofmeister, Ueber die Wirkung der Herba Thujae occidentalis und der Herba Juniperi Sabinae. Göttingen 1889. — [2]) Husemann, Suppl. zum Handbuch der Toxikologie, pag. 143. Tschirch, Ist Thuja ein Abortivum? Zeitschr. des Oesterr. Apotheker-Vereins. 1893, Nr. 6, 7. Kalt, Thuja occidentalis als Emmenagogum und Abortivum. Schweizer Correspondenzbl. 1894, Nr. 8. *Husemann.*

Thure Brandt'sche Massage, s. Mechanotherapie.

Thurmkopf, s. Makrokephalie, XIV, pag. 512.

Thurso Bay, Nordsee-Küstenbad im Norden Schottlands, Caithness, unweit des weit in die See vorspringenden Vorgebirges Dunnet Head, mit sandigem Strande und erfrischendem Klima. *Edm. Fr.*

Thymol. Thymolum, Acidum thymicum; franz. Acide thymique, thymol; engl. thymic acid; ital. timolo. Das Thymol wird aus dem Thymianöl, dem Oel von Thymus vulgaris, gewonnen. Das im Handel vorkommende Oel ist sehr häufig dieses seines werthvollsten Bestandtheiles schon beraubt. Bei einer daraufhin angestellten Untersuchung zeigte es sich, dass gerade die heller gefärbten Sorten die an Thymol ärmsten darstellten. Es giebt Oele, die bis 40% und mehr Thymol besitzen. Im übrigen soll auch Boden und Klima den Gehalt an Thymol beeinflussen können. Das letztere befindet sich ebenfalls im Oel von Monarda punctata und Ptychotis Ajowan. Das Thymol wurde, wie Lewin feststellte, von Casper Neumann 1719 entdeckt und erst 1857 durch Lallemand genau chemisch untersucht. Neben dem Thymol findet sich noch im Thymianöl das Thymen, ein mit dem Terpentinöl isomerer Kohlenwasserstoff und in geringer Menge Cymol. Das Thymol hat die Zusammensetzung $C_{10}H_{14}O$ und ist als ein Derivat des Benzols anzusehen, und zwar als Isopropyl-m-Kresol. Es schmilzt bei 50—52° C. und siedet bei 228—230° C. Mit Wasserdämpfen ist es flüchtig. In neuerer Zeit ist Widmann[1]) die Synthese des Thymols geglückt, und wenn auch die betreffende Methode noch umständlich und das Herstellungsmaterial nicht billig ist, so ist doch zu erwarten, dass beide Uebelstände noch gehoben werden. In Alkohol, Aether, Essigsäure, sowie wässerigen Alkalien ist das Thymol leicht, in kaltem Wasser nur wenig löslich. In heissem Wasser schmilzt es zu einem hellen, auf der Flüssigkeit schwimmenden Oele von stechendem, zum Husten reizendem Geruche. Eine vollkommen gesättigte Thymollösung erhält man durch Lösen von 1 Grm. Thymol in 1000—1100 Ccm. Wasser.

Diese Lösung, die sich im geschlossenen Glase unverändert hält, hat einen aromatischen Geruch und reagirt neutral.

Wirkt concentrirte Schwefelsäure bei mässiger Temperatur auf Thymol ein, so entsteht beim Erkalten ein Brei von rothen Krystalldrusen, die sich schon in kaltem Wasser leicht lösen und Thymolsulfosäure sind. Das Thymol fällt Eiweiss.

Zum Nachweise des Thymols ist folgende Reaction empfohlen worden, die noch in einer Verdünnung des Mittels von 1:1,000,000 ein deutliches Resultat giebt. Man löst ein Krystallfragment Thymol in etwa 2 Ccm. Eisessig, versetzt mit einer geringen Menge von salpetersaurer Eisenoxydlösung, so dass der Essig strohgelb gefärbt erscheint und fügt dann ein gleiches Volumen concentrirter Schwefelsäure hinzu. Beim allmählichen Erwärmen entsteht eine violettrothe Färbung. Die Färbung ist sehr charakteristisch und zeichnet sich durch ein charakteristisches Absorptionsspectrum aus, welches sich nur insofern von dem Oxyhämoglobinspectrum unterscheidet, als das Intensitätsverhältniss der beiden Streifen ein umgekehrtes ist. Hat man eine thymolhaltige Flüssigkeit auf Thymol zu untersuchen, so fügt man ihr ein halbes Volumen Eisessig und ein Volumen concentrirte Schwefelsäure zu. Beim Erhitzen tritt dann auch die violette Farbe auf.

Der Nachweis gelingt auch so, dass man zu dem in concentrirter Kalilauge gelösten Thymol einige Tropfen Chloroform hinzufügt. Es entsteht sogleich eine violette Färbung, die beim Schütteln in violettroth übergeht. Die Reaction gelingt nur in der Wärme.

Hinsichtlich der bekannteren Reactionen unterscheidet sich die Carbolsäure vom Thymol dadurch, dass Eisenchlorid die Carbolsäure blauviolett färbt, Thymol aber unverändert lässt, und dass MILLON's Reagens die Carbolsäure roth färbt — diese Färbung bleibt auch beim Erhitzen beständig — Thymol dagegen hiermit eine violettrothe Farbe giebt, die beim Kochen verschwindet. Bromwasser erzeugt mit Phenol einen krystallinischen Niederschlag, mit Thymol nur eine Trübung.

Wird Thymol in den Thierkörper eingeführt, so erscheint ein Theil desselben als entsprechende Aetherschwefelsäure im Harn. Die Menge der gepaarten Schwefelsäure wird entsprechend gesteigert. Wie so vielen anderen aromatischen Körpern kommt auch dem Thymol in Substanz und in concentrirten Lösungen die Fähigkeit zu, bei directer Berührung mit Blut die Blutkörperchen sowohl von Kalt- als Warmblütern aufzulösen, ohne sie vorher aufquellen zu machen. Dagegen gelingt es nicht, nach Einbringung von 0,1 Grm. des Mittels pro Kilo in die Blutbahn von Thieren den Harn hämoglobinhaltig zu machen oder überhaupt nachweisbare Veränderungen im Blute zu erzeugen. Es findet auch keine Verminderung der rothen Blutkörperchen statt. Die künstliche Verdauung wird erst bei einem Gehalt von mehr als 0,01 Grm. auf 100 Cm. Verdauungsflüssigkeit behindert.[1]

Die bemerkenswertheste Eigenschaft des Thymols ist diejenige, welche sich gegen Fäulniss und Gährung richtet. Die hierbei in Frage kommenden Thatsachen sind zuerst in ihrer Wesenheit durch L. LEWIN[2] experimentell festgestellt worden, nachdem vorher PAQUET das Thymol im unreinen, flüssigen Zustande in fünf Fällen mit günstigem Erfolge zur Wundreinigung angewandt hatte. LEWIN fand, dass das Thymol schon in $^1/_{10}$% Lösung und nur in nicht zu geringer Quantität angewandt, die Zuckergährung vollkommen aufhebt; dagegen in geringeren Mengen dieselbe nur zu einer minimalen Entwicklung kommen lässt. Die Carbolsäure und Salicylsäure vermögen dies in mehr als vierfach so starken Lösungen nicht. Die Hefezellen selbst erscheinen verkleinert und in der Entwicklung gehemmt.

In ähnlicher Weise hemmt das Thymol die Milchgährung in hohem Grade und verhindert die Schimmelbildung.

Auch die Fäulniss organischer Materien wird durch relativ geringe Mengen Thymol für lange Zeit hinausgeschoben und bereits eingeleitete Fäulniss inhibirt. Man kann Fleisch in gesättigter Thymollösung bei Zutritt von Luft eine Zeit lang conserviren. So sah HUSEMANN[3] Muskelstücke, die in concentrirter, wässeriger Thymollösung an freier Luft an einem heissen

Orte aufbewahrt wurden, circa sechs Wochen frei von Fäulniss bleiben. Ebenso hielten sich Stücke gekochten Hühnereiweisses, die in kaltgesättigte Thymollösung gelegt wurden, über acht Monate sowohl beim Stehen an der Luft, als in einem bedeckten Gefässe frei von Zersetzung, während analoge, mit Carbolsäurelösung behandelte Stücke schon viel früher exquisiten Fäulnissgeruch und Zerfall aufwiesen. Diese Thatsache hat dazu geführt, Thymol in Verbindung mit Glycerin auch zum Einbalsamiren von Cadavern und zum Conserviren von animalischen Geweben, z. B. in folgender Mischung zu benützen: Thymol 5, Alkohol 45, Glycerin 2160, Wasser 1080 (PEABODY). Niemals zeigt sich bei der Aufbewahrung organischer Massen in Thymollösung Schimmelbildung. Es entwickeln sich nie in reinen Thymollösungen Schimmelpilze im Gegensatze zu manchen anderen antiseptischen Mitteln, bei denen dies schon nach kurzer Zeit eintritt. Auch auf Spaltpilze wirkt das Thymol deletär ein. Nach den Untersuchungen von BUCHHOLZ[4]) hindert dasselbe in einer Verdünnung von 1:2000 die Entwicklung von Bakterien und hindert das Fortpflanzungsvermögen derselben in einer Verdünnung von 1:200. Hinsichtlich der Hemmung der Bakterienentwicklung wird es nur vom Sublimat übertroffen.

KOCH[5]) untersuchte den Einfluss des Thymols auf Milzbrandbacillen, die durch Reinculturen erhalten waren. Er constatirte, dass Thymollösungen von 1:80.000 noch imstande seien, die Entwicklung derselben zu hindern. Der Carbolsäure kommt dieselbe Wirkung erst in einer Verdünnung von 1:1250 zu. Neuere Versuche[13]) haben die erstere Zahl als nicht richtig erwiesen. Danach veranlasst das Thymol in einer Verdünnung von 1:4000 eine Behinderung des Wachsthums der Eiterkokken, und in einer Verdünnung von 1:10.000 die Wachsthumsbehinderung der Milzbrandbacillen. Vollständige Aufhebung des Wachsthums der Eiterkokken geschieht durch Lösungen von 1:3000, der Milzbrandbacillen durch solche von 1:4000. Auf die Haltbarkeit von Vaccinelymphe wirkt das Thymol in sehr günstiger Weise ein. KÖHLER[6]) und KOBERT[7]) mischten Lymphe mit dem gleichen, ja selbst mit dem doppelten Volumen concentrirter wässeriger ($^1/_{10}$%) Thymollösung und fanden dieselbe sowohl frisch, als nach circa zwei Monate langer Aufbewahrung noch vollkommen wirksam. Sie lieferte gute Pocken, von denen mit Erfolg weiter geimpft wurde.

Aus dem Angeführten geht hervor, dass das Thymol zu den besten der bekannten fäulnisshindernden Mittel zu rechnen ist, dazu den schwerwiegenden Vortheil der Ungiftigkeit besitzt, und dass die früher von einigen Chirurgen auf Grund vereinzelter klinischer Versuche gemachten gegentheiligen Angaben theils auf Unkenntniss des Mittels, theils auf nicht zweckmässige Verwendung desselben zurückgeführt werden müssen.

Der Einfluss des Thymols auf den thierischen Organismus stellt sich folgendermassen dar. Wenn man dasselbe in einer Lösung von 0,1:100 Wasser auf die Froschhaut applicirt, so erfolgt, wie LEWIN fand, eine Lähmung der peripherischen Endigungen der sensiblen Hautnerven. Dieser Anästhesirung der Froschhaut folgt nach geschehener Resorption des Thymols eine Einwirkung auf die unter ihr gelegenen Muskeln. Die elektrische Erregbarkeit derselben nimmt ab. Die Erklärung für diese Veränderungen ist darin zu suchen, dass das Thymol in geeigneter Concentration Schleimhäute oder Gewebe, die den Schleimhäuten nahe stehen, mehr oder minder anätzt. Diese Anätzung, die keine grobe Gewebszerstörung bedingt, bringt auf der Froschhaut Unempfindlichkeit und nach der tiefer gehenden Resorption auch eine solche der oberflächlichen Muskelschichte zustande.

Analoge Effecte erzeugt das reine Thymol bei Menschen auf Schleimhäuten etc. Es hat einen brennenden Geschmack und hinterlässt auf der Mundschleimhaut und der Zunge weisse Flecke, welche nach einigen Stunden unter

Abstossung der Epithelialschicht verschwinden.[8]) Auf der unversehrten Haut ruft krystallinisches Thymol ein Kältegefühl, auf Wundflächen Brennen hervor. In 1/10 % Lösungen erzeugt es ein leichtes Gefühl von Brennen im Munde und längs des Oesophagus. In derselben Concentration inhalirt, bewirkt es Hustenreiz. Diese örtliche Wirkung ist qualitativ jedoch eine viel geringere als die durch Carbolsäure erzeugte.

Einen Einfluss auf den Stickstoffstoffwechsel konnte KÜSSNER[9]), der an sich selbst experimentirte, nicht auffinden. Er nahm 1 Grm. in 24 Stunden. Die Ausscheidungsgrösse des Harnstoffs schwankte in normaler Breite. Ebenso sah er die Diurese nicht verändert, während LEWIN dieselbe vermehrt fand. Nach BÄLZ[14]) ist der Urin bei Menschen, denen Dosen von 1,5—2,0 Grm. gereicht werden, dunkel und dichroitisch, grünlich im auffallenden, braungelb im durchfallenden Lichte — und giebt mit Eisenchlorid einen grauweissen, wolkigen Niederschlag. Das Thymol geht in den Urin theilweise als solches über, daneben erscheint aber, wie HUSEMANN angiebt, noch ein pfefferminzähnlich riechender Körper, welcher vielleicht Thymoll ist. Während des Thymolgebrauches bei verschiedenen Darmaffectionen sah MARTINI[15]) Phenolsulfosäure fast ganz aus dem Harn schwinden, ein Beweis dafür, dass im Darm eine jähe Unterdrückung der Fäulniss dadurch stattfindet.

Neben der antiseptischen, resp. antizymotischen Wirksamkeit ist der Einfluss des Thymols auf die Körpertemperatur am bemerkenswerthesten. HUSEMANN sah bei Kaninchen, denen 2 Grm. subcutan verabfolgt wurden, die Temperatur oft um mehr als 1° C. sinken, bei letalen Dosen selbst um 3° C. Bei zwei 8—10 Tage alten Hündchen beobachtete auch KÜSSNER nach Einspritzung von 5 Ccm. einer 1 % Thymolemulsion in den Magen ein Heruntergehen der Temperatur um 2°, resp. 6° C. Auch bei gesunden Menschen und solchen mit fieberhaften Affectionen erzeugt das Thymol in Dosen von 2—8 Grm. Temperaturabfälle von 2° C., ohne jedoch Collapstemperatur hervorzurufen. Die Pulsfrequenz nimmt hierbei ebenso wie der Blutdruck ab.[20])

Sehr wesentlich unterscheidet sich das Thymol von anderen Phenolen durch die ganz unbedeutenden, und auch nur selten nach grossen Dosen auftretenden Nebenwirkungen, die es auf den menschlichen Organismus ausübt. Die Toleranz für das Mittel ist gross, da nach BÄLZ bis 7 Grm. pro die davon vertragen werden. Es ist bis jetzt trotz ausgedehnter Anwendung desselben zum Wundverbande, zum Ausspülen von serösen und Eiterhöhlen etc. niemals eine schädliche Einwirkung auf die Körperfunctionen zur Beobachtung gekommen. Nach innerlicher Verabfolgung von 1—2 Grm. beobachtet man lebhaftes Brennen längs der Speiseröhre und in der Magengegend. Es kann sich dasselbe zu anhaltendem Schmerz und Druckempfindlichkeit des Epigastriums steigern. Beide Symptome können nach dem Aussetzen des Medicamentes noch bestehen bleiben und erst allmählich abnehmen. Uebelkeit oder Brechreiz, sowie Leibschmerzen fehlen gewöhnlich. Indessen giebt es Personen, die eine individuelle, besondere Empfindlichkeit gegen das Mittel zu besitzen scheinen und bei denen auch diese Nebenwirkungen auftreten können. So sah KÜSSNER bei einer an Polyarthritis rheumatica leidenden Frau, der er Thymol in Pillen zu je 0,2 Grm. verordnet hatte, nachdem sie erst wenige davon genommen, heftige Magenschmerzen und Erbrechen von blutig tingirten Massen auftreten. Ob und inwieweit das Thymol in dieser Blutung betheiligt ist, lässt sich, da diese Beobachtung eine ganz vereinzelte ist, nicht feststellen. Bei anderen Individuen erfolgten nach Tagesdosen von 0,3 bis 1,0 Grm. unangenehmes Aufstossen, sowie Kolikschmerzen.

Entferntere Wirkungen sind allein von BÄLZ beschrieben worden, welcher das Mittel zu antipyretischen Zwecken in sehr grossen Dosen verabfolgte. Er sah darnach häufig Schweiss auftreten. Oft stellten sich Schwindel und

Ohrensausen ein, bisweilen verbunden mit Schwerhörigkeit und in sehr seltenen Fällen Delirien. Nach grösseren Gaben als 3 Grm. soll Collaps zustande kommen können. Bei der jetzt am häufigsten gebräuchlichen äusserlichen Anwendung des Thymols kommen so grosse Quantitäten desselben auf einmal nicht zur Resorption.

Das Bild der Thymolvergiftung, wie es von mehreren Untersuchern an Thieren beobachtet wurde, stellt sich folgendermassen dar: Ausgewachsene Kaninchen sterben, wenn sie 3—4 Grm. hypodermatisch und 5 bis 6 Grm. Thymol in den leeren Magen injicirt erhalten. Bei directer Einbringung in die Gefässbahn genügen schon 0.1 Grm. des emulsionirten Thymols pro Kilogramm, um einen letalen Ausgang herbeizuführen. Von der Peritonealhöhle aus wird Thimol in Emulsion oder öliger Lösung schnell resorbirt. Der Tod erfolgt unter Sinken der Temperatur und des Blutdrucks, Apathie und Koma. Convulsionen fehlen gewöhnlich ganz. In dem komatösen Zustand erleidet die Respirationsfrequenz eine mitunter plötzlich eintretende Abnahme, die Pulszahl wird anfangs grösser, sinkt dann wieder und die Herzcontractionen werden schwächer. Die Reflexerregbarkeit erlischt allmählich. Die Herzthätigkeit überdauert den Respirationsstillstand, so dass es, wie Kessner fand, mitunter gelingt, sogar noch in tiefer Narkose, wenn das Thier auf die stärksten sensiblen Reize nicht mehr reagirt und der Blutdruck fast auf Null gesunken ist, dasselbe durch Einleitung künstlicher Respiration am Leben zu erhalten. Der Harn enthält bei so acuten Vergiftungen constant Eiweiss und hyaline Cylinder. Bei Thieren, die bis zum tiefen Koma mit Thymol vergiftet sind, erzeugt Strychnin keinerlei Wirkung mehr.

Bei der äusserlichen therapeutischen Verwendung des Mittels an Menschen können derartige toxische Erscheinungen nicht entstehen, weil die Wirkungen, die man hier erzielen will, durch viel kleinere, von den giftigen weit entfernte Dosen eintreten. Hierin liegt ein grosser Vorzug des Thymols vor anderen Substanzen, die zu ähnlichen Zwecken verwandt werden, besonders vor der Carbolsäure. Diese Erkenntniss gerade hat sich Bahn gebrochen und deswegen findet das Thymol, dem die Chirurgen anfangs skeptisch gegenüberstanden, überall da Anwendung, wo man Grund hat, die Gefahren der Carbolsäure, des Sublimats und ähnlicher Gifte zu fürchten.

Im Vordergrunde steht der Gebrauch als Antisepticum, speciell als antiseptisches Verbandmittel. Klinisch wandte es Ranke[1]) zuerst für diesen Zweck an. In den von ihm auf der Volkmann'schen Klinik behandelten Fällen (grössere Amputationen, Resectionen und Exstirpationen) war der Heilungsverlauf der mit Thymol behandelten Wunden ein durchaus aseptischer, die Wunden waren stets schmerzfrei, die Wundränder nie geschwollen, nie geröthet und das Secret absolut geruchlos. Die Secretion der aseptischen Wunden wird auf ein Minimum reducirt, der Verbandwechsel dadurch ein seltener, die Kosten für denselben geringer und die zur Heilung nothwendige Zeit verkürzt. Ranke benutzte eine Thymollösung von 1 : 1000 gleich den gewöhnlichen Carbolsäurelösungen zu Abwaschungen, Spray etc. Zur Darstellung von Verbandstoffen gebrauchte er 1000 Gaze, 500 Cetaceum, 50 Harz und 16 Thymol. Pohl stellte eine antiseptische Thymolgaze durch Zerstäubung einer Lösung von 8.0 Grm. Thymol in 8 Grm. Aether und 24 Grm. 90%igen Spiritus auf 3.5 Qm. entfettete Gaze her. Auch von anderen Chirurgen wurde constatirt, dass die antiseptische Wirkung des Mittels den Erwartungen entspricht, die man nach den Veröffentlichungen Lewin's hegen konnte. Die von Bardeleben mit diesem Mittel verbundenen Wunden zeigten neben den Charakteren des aseptischen Verlaufes kleine, derbe Granulationen. Die Tendenz zur Vernarbung war eine regere als unter dem Carbolverbande. Die Bestätigung für die letztere Beobachtung ist vielfach auch für solche

Wunden gegeben worden, die im allgemeinen nur geringe oder gar keine Tendenz zur Vernarbung zeigen. Hierher gehören vorzüglich die chronischen Unterschenkelgeschwüre. Dieselben vernarben unter dem Thymolverbande schnell.

Dass das Thymol selbst bei den ausgedehntesten chirurgischen Eingriffen die Carbolsäure zu ersetzen vermag, beweisen, abgesehen von den unter Thymolspray gemachten Ovariotomien durch Spencer Wells [13], die von H. Ranke [12] aus der Klinik zu Groningen mit dem Thymolgazeverband erhaltenen Resultate. Dieselben sind in einem Zeitraum von vier Jahren gesammelt und so günstig, wie sie besser durch keine andere Art der Wundbehandlung erlangt werden können.

Die conservirende Eigenschaft des Thymols für organische Substanzen wurde auch, wie bereits oben erwähnt, mit Erfolg für die Schutzpockenlymphe benutzt. Dieselbe wird innerhalb der ersten 12 Stunden ihrer Gewinnung zu gleichen Theilen oder auch im Verhältniss von 1 : 2 mit einer $^1/_{10}$%igen Thymollösung in einem Uhrglase mittels eines Glasstabes 1 bis 2 Minuten lang umgerührt und von allen Gerinnseln befreit. Die zurückbleibende, klare Flüssigkeit wird in Capillaren gefüllt. Die Thymollymphe ist sehr dünnflüssig und trocknet beim Impfen sehr schnell ein. Die Erfolge sind zufriedenstellend. So erhielt z. B. Pott unter 38 Impfungen mit Thymollymphe 36 gute positive Resultate.

Gegen Psoriasis wandte Crocker [14]) das Thymol mit gutem Erfolge an. Ebenso bewährte es sich bei parasitären Hautkrankheiten, wie Tinea versicolor. Er benutzte von demselben folgende Arzneiformen: eine Salbe von 0,3—2,0 : 30,0 Grm. Vaseline und ein Waschwasser: Thymoli 0,3, Spir. vini rectific., Glycerini aa. 30,0, Aqua dest. 240,0. Auch zur Bekämpfung der Pityriasis hat es in Form eines Thymolglycerolats Verwendung gefunden. Man kann hierfür verordnen: Thymoli 0,6, Glycer. Spirit. rectific. aa. 15,0, Aq. 270. Um den Pockennarben vorzubeugen, empfahl Schwimmer die örtliche Anwendung des Thymols in Pastenform: Thymol 5, Leinöl 40, Kreide 60.

Mit Wasser verdünnt liefert dieses Glycerolat ein wirksames antiseptisches Mundwasser, dem übrigens auch schmerzstillende Wirkungen zukommen sollen. Ebenso wird das Thymol zu Seifen und anderen kosmetischen Mitteln hinzugesetzt.

Zu Inhalationen bei verschiedenen, mit sehr reichlichem Auswurf behafteten Kranken (Phthisiker etc.) liess Küssner das Mittel in Lösungen von 1 : 1000 anwenden. Der Erfolg war in einzelnen Fällen sehr gut. Der Auswurf verminderte sich und das Fieber liess nach. Die gleiche Anwendungsweise bewährte sich bei Lungenabscess.

K. Köster [15]) sah günstige Erfolge von Thymolinhalationen bei Keuchhusten. Er liess von einer Lösung von 0,25 : 500 durch einen Zerstäuber oder durch einen einfachen Refraichisseur 3—4mal am Tage einige Minuten lang einathmen. Die Anfälle nehmen, wenn früh mit dieser Behandlung begonnen wird, überhaupt keinen heftigen Charakter an. Bestanden aber bereits häufige, heftige Anfälle, so werden dieselben sehr bald milde und nehmen an Anzahl ab. Die Dauer des so behandelten Keuchhustens wechselte zwischen 3—4 Wochen. Ausserdem scheint die Anwendung von prophylaktischen Thymolinhalationen bei solchen gesunden Kindern, die von den an Keuchhusten erkrankten nicht isolirt werden können, das Auftreten des Keuchhustens zu verhindern. Auch bei einfachen Katarrhen der Luftwege ist der Erfolg solcher Inhalationen sichtbar. Deswegen empfiehlt Köster in jedem Haushalte, und besonders wo kleine Kinder vorhanden sind, einen Zerstäuber und Thymolsolution vorräthig halten zu lassen, damit bei beginnendem Katarrh sofort inhalirt werden kann.

Innerlich wurde das Thymol gegen Blasenkatarrh in Lösungen von 1 : 2000, respective 1 : 1000 2—4stündlich 1 Esslöffel, oder in Pillen zu 0,5—1,0 pro die verwendet. Bei einigen Kranken sah man sehr rasch einen günstigen Erfolg eintreten, bei anderen war derselbe nicht besser als bei anderen Behandlungsmethoden. Eine günstige Einwirkung wurde auch bei Magen- und Darmkatarrhen kleiner Kinder beobachtet. Die Dosis betrug hier entweder 3—5 Tropfen einer mit Weingeist hergestellten Lösung von 1 : 100 mehrmals täglich, oder stündlich 1 Theelöffel einer Solution von 1 : 2000.

Martini [18]) gab bei Darmaffectionen 2—8 Grm. Thymol pro die, ohne dass Nebenwirkungen auftraten. Auch Henry [22]), der das Mittel in Pillenform für den gleichen Zweck verordnete, sah davon gute Erfolge.

Nach grossen Gaben Thymol (Pulver von 2—10 Grm. pro die in Oblaten und Nachtrinken von verdünntem Branntwein) sah Bozzolo [16]) Anchylostomen in grossen Mengen abgehen und in zwei Fällen auch Trichocephalen. Diese Wirkung ist vielfach bestätigt worden. So berichtet Sonsino [17]), dass einem mit Anchylostomen behafteten Mädchen nach einigen täglichen Dosen von 4 Grm. Thymol 130 dieser Nematoden und nach weiterer Verabreichung noch 70 Stück abgingen. Nach Verbrauch von 23 Grm. wurde sie ganz geheilt. Auch als Bandwurmmittel ist Thymol in grossen Gaben (8 Grm. in 12 Malen zu nehmen) mit Erfolg verabreicht worden. [21])

Bälz verordnete bei Typhus und Polyarthritis das Thymol durchschnittlich zu 2—3 Grm. Der Temperaturabfall betrug hier 2° C., hielt aber kürzere Zeit an als nach Salicylsäure oder Chinin.

Literatur: [1]) Widmann, Berichte der deutschen chemischen Gesellschaft. 1882. — [2]) L. Lewin, Das Thymol ein Antisepticum und Antifermentativum. Centralbl. f. d. med. Wissensch. 1875, Nr. 21; ferner Virchow's Archiv. LXV, und Deutsche med. Wochenschr. 1878, Nr. 15. — [3]) Husemann, Arch. f. experim. Path. u. Pharm. IV, pag. 280. — [4]) Buchholz, Ebenda. XIV, pag. 80. — [5]) Koch, Mitth. a. d. kais. Gesundheitsamte, Berlin 1881, pag. 271. — [6]) Köhler, Deutsche Zeitschr. f. prakt. Med. 1878, Nr. 21. — [7]) Kobert, eod. loco Nr. 29. — [8]) Coones, Ref. Virchow-Hirsch's Jahresbericht für die gesammte Medicin, 1876, 1, pag. 425. — [9]) Küssner, Ueber die physiologischen und therapeutischen Wirkungen des Thymols. Halle 1878. — [10]) Bälz, Arch. d. Heilk. 1877, pag. 344. — [11]) Hanke, Samml. klin. Vortr. Herausg. von Volkmann, Nr. 128. — [12]) Spencer Wells, Brit. med. Journ. Mai 1876. — [13]) H. Ranke, Vorläufiger Bericht über die erster Anwendung des Thymolgazeverbandes behandelten grossen Operationen und schweren Verletzungen. Als Manuscript gedruckt. 1882. — [14]) Crocker, Brit. med. Journ. 16. Februar 1878. — [15]) Küster, Berliner klin. Wochenschr. 1881, pag. 394. — [16]) Bozzolo, Centralbl. f. med. Wissensch. 1881, pag. 591. — [17]) Sonsino, Wiener med. Presse. 1888, pag. 1076. — [18]) Martini, Annali di chim. e di farm. V, 4 Ser., pag. 144. — [19]) Schulz, Zeitschr. f. physiol. Chemie. IX, pag. 584. — [20]) Fiori, Sperimentale. 1883, Heft 1. — [21]) Vanni, Buffalo med. and surg. Journ. October 1886. — [22]) Henry, Med. News. 3. September 1887. — [23]) E. Samter, Desinficirende Eigenschaften der Salicylsäure, des Thymols und einiger neuerer Antiseptica. Inaug.-Dissert. 1887, pag. 22.

L. Lewin.

Thymus. Herba Thymi, Thymian (Pharm. Germ.), von Thymus vulgaris L., Labiatae.

»Die beblätterten, blühenden Zweige des wildwachsenden oder cultivirten Thymus vulgaris. Die dicklichen, bis 9 Mm. langen, höchstens 3 Mm. breiten Blätter sind sitzend oder kurz gestielt, am Rande umgerollt und fast stumpf nadelförmig, mit grossen Oeldrüsen versehen, mehr oder weniger behaart. Der borstige, drüsenreiche Kelch wird von der blassröthlichen, zweilippigen Blumenkrone überragt. Thymian ist von sehr gewürzhaftem Geruche und Geschmacke.« (Pharm. Germ. III.)

Das Thymianöl, Oleum Thymi, ist das in den Blättern und blühenden Trieben enthaltene ätherische Oel. Dasselbe ist »farblos oder nur sehr schwach röthlich, von stark gewürzhaftem Geruche und Geschmacke, 2 Ccm. des Oeles mischen sich klar mit 1 Ccm. Weingeist«. (Pharm. Germ. III.) — Ueber das daraus dargestellte Thymol vergl. den vorigen Artikel.

Therapeutische Benützung findet die Herba Thymi wohl nur äusserlich, zu aromatischen Umschlägen, Kräuterkissen u. dergl., — das

Thymianöl innerlich als Elaeosaccharum, äusserlich zu spirituösen Einreibungen und Salben, in ähnlicher Weise, doch seltener wie Ol. Lavandulae, Rosmarini und verwandte Mittel.

Thymusdrüse (innere Brustdrüse, Briesel). Die Thymus, eine sogenannte Blutgefässdrüse, liegt als ein paariges, längliches, unten breites, oben sich verjüngendes Organ im lockeren Bindegewebe des vorderen oberen Mediastinums und erreicht mit ihrem oberen Ende den unteren Rand der Schilddrüse. Sie besteht aus einer Anzahl grösserer Lappen, die durch Bindegewebe mit einander verbunden sind und um einen centralen, aus Marksubstanz bestehenden Strang angeordnet erscheinen. Dieser Markstrang

Fig. 27.

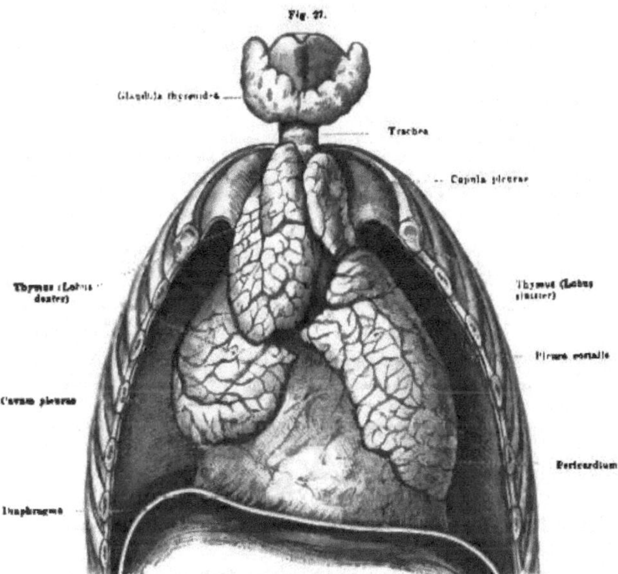

Das Briesel, Thymus, mit dem Herzbeutel nach vollständiger Entfernung der Lungen dargestellt. Von einem 5 Wochen alten Knaben. Ansicht von vorne.

setzt sich in das Innere der Läppchen in Form einer centralen Markmasse fort, die überall von einer festeren Rindenmasse umhüllt ist. Jedes Läppchen zerfällt wieder in eine Anzahl kleinerer, durch Bindegewebssepta von einander getrennter, secundärer Abtheilungen, die sogenannten Drüsenkörner oder Follikel. An der Oberfläche des Organs erzeugen dieselben eine Mosaik vieleckiger Felder. Die bindegewebigen Scheidewände der Läppchen dringen bis zur Oberfläche der Marksubstanz vor. Die Thymus entsteht als eine epitheliale Wucherung im Bereich der dritten Kiemenspalte des Embryo und bildet im entwickelten Zustande ein embryonales Organ von zweifelhafter Bedeutung. Sie wächst bis zum zweiten Lebensjahre, um sich dann unter

Entstehung von Fettgewebe zurückzubilden. Doch kann sie sich bis zum zwanzigsten, selbst vierundzwanzigsten Lebensjahre erhalten.

Was den feineren Bau des Organs anbelangt, so zeigt die Marksubstanz ein aus verästelten Zellen bestehendes Netzwerk, dessen Maschen von grösseren und kleineren Leukocyten ausgefüllt werden. Ferner finden sich vielkernige Riesenzellen und Nester oder Stränge echter Epithelzellen, die als Reste der ursprünglichen epithelialen Anlage des Organs gedeutet werden. Eben daher stammen auch die sogenannten HASSALL'schen Körperchen, eigenthümliche concentrisch geschichtete, kugelige Gebilde von 13—22 μ Durchmesser, deren Centrum eine mattglänzende homogene Masse bildet, die von Schichten platter Epithelzellen mit erhaltenen Kernen umhüllt wird.

Die Rindensubstanz ähnelt dagegen in ihrem Bau den Lymphknoten und setzt sich wie diese aus einem Reticulum und eingelagerten dichtgedrängten einzelligen Lymphzellen zusammen. Daneben finden sich kernhaltige rothe Blutkörperchen in allen Entwicklungsstadien, ähnlich wie im Knochenmark. Zum Unterschied von den echten Lymphknoten fehlen aber der Thymus die Keimcentren; die Mitosen der Lymphzellen finden sich vielmehr zerstreut über die ganze Rindensubstanz.

Die Arterien der Thymus dringen längs des centralen Markstranges in die Marksubstanz des Organs ein und lösen sich an der Grenze der Rindensubstanz in dieser in ein Capillarnetz auf, welches in die von der Oberfläche des Organs zwischen die Läppchen eindringenden Venen unter Bildung eines radiären, engmaschigen Netzes übergeht. Die Marksubstanz erscheint daher im Gegensatz zur Rinde blutarm. Die Lymphgefässe sind noch wenig bekannt, jedenfalls fehlen sogenannte Lymphsinus. Was die Function der Thymus anbelangt, so ist letztere sicher eine Bildungsstelle für farbige und farblose Blutkörperchen.

Literatur: Vorwiegend KÖLLIKER, Handbuch der Gewebelehre des Menschen. 4. Auflage. Bearbeitet von VICTOR v. EBNER, wo auch die Literaturzusammenstellung sich findet. Die Textfigur aus dem anatomischen Atlas von CARL TOLDT. *H. Rabl-Burkhard.*

Thymusextracte, s. Organsafttherapie, XVIII, pag. 69.

Thyreoidea (θυρεοειδής von θυρεός, Schild und εἶδος), schildartig; sc. glandula, s. Schilddrüse.

Thyreoidektomie (θυρεοειδής, ἐκ und τομή), Schilddrüsenexstirpation; vergl. Struma.

Thyreoidismus, s. Myxödem, XVI, pag. 310.

Thyreoiditis, s. Schilddrüsenentzündung.

Thyreoidpräparate, s. Organsafttherapie, XVIII, pag. 60.

Thyreotomie, s. Larynxgeschwülste, XIII, pag. 242.

Thyrojodin, s. Organsafttherapie, XVIII, pag. 22.

Tic, Zucken; Tic convulsif, s. Gesichtsmuskelkrampf, IX, pag. 171; Tic douloureux, s. Prosopalgie, XIX, pag. 383.

Tiefenbach, im bayerischen Algäu (eine Stunde von Oberstdorf), 782 Meter über Meer; Schwefelquelle, klimatischer Höhencurort.

Tiermas, kleiner Thermal-Ort der Provinz Zaragoza, 44 Km. von der französischen Grenze, mit erdigen Schwefelquellen bis 37,5° C. und Bade-Anstalt. Das Wasser enthält Chlor und Schwefelsäure in Verbindung mit Natrium, Magnesium, Kalk, im ganzen 39 in 10000. *B. L. L.*

Tienté, s. Pfeilgifte, XVIII, pag. 592.

Tiglinsäure, s. Crotonöl, V, pag. 206.

Tilia, s. Lindenblüthen, XIII, pag. 507.

Timmendorf, kleines Ostsee-Küstenbad an der Ostküste der Provinz Schleswig-Holstein an der Neustädter Bucht, unweit der Bäder Scharbeutz und Niendorf, feinsandiger Badegrund, schöner Laubholzwald. *Edm. Fr.*

Tincturen. Tincturen sind weingeistige oder ätherische Auszüge aus Drogen. Diese werden grob gepulvert und mit Alkohol oder Aether übergossen. Das Verhältniss der Droge zur Flüssigkeit ist meist 1 : 5. Man lässt die Mischung in einer weithalsigen, gut verkorkten Flasche stehen, die man mehrfach täglich umschüttelt. Zum Schluss colirt man durch ein Tuch und presst den Rückstand aus. Die gesammte angelaufene Flüssigkeit lässt man absetzen und filtrirt dann durch ein Filter. Aetherische Tincturen filtrirt man sofort, um die Verdunstung zu vermeiden.

Die Tincturen werden meist in Tropfenform gegeben, und zwar entspricht 1.0 Grm. etwa 20 Tropfen nach der üblichen Annahme. Allerdings hängt die Grösse der Tropfen von sehr vielen anderen Umständen und nicht allein von der Natur der Flüssigkeit ab. Man nimmt die Tinctur auf Zucker oder in schleimigen Vehikeln, in Wasser, Wein etc., manchmal auch als Zusatz von Mixturen. Der Zusatz zur Mixtur ist meist nicht sehr vortheilhaft, weil dabei Stoffe ausfallen können, die in Alkohol gelöst sind.

Das Quantum, das im einzelnen Fall gegeben wird, hängt selbstverständlich von der Natur der Tinctur ab, doch wird von den meisten indifferenten Tincturen pro dosi ein halb bis einige Gramm gegeben, von manchen auch ein Theelöffel bis zu einem Esslöffel. *Geppert.*

Tinea (aus dem Arabischen stammend?), Grind, besonders Kopfgrind, veraltete Bezeichnung verschiedener Dermatosen, nur noch in Zusammensetzungen (T. capitis, crustacea, favosa, furfuracea, granulata, humida, lactea u. s. w.) üblich. T. tondens, tonsurans, siehe Herpes tondens, X, pag. 370.

Tisane (πτισάνη), s. Ptisane, XIX, pag. 588.

Titillatio, auch **Titillatus** (von titillare, kitzeln): Kitzel, Kitzelempfindung, eine leichte Form von Parästhesie der Haut und Schleimhäute. Besonders pflegt mit diesen Ausdrücken der von der Respirationsschleimhaut (Larynx) ausgehende »Hustenkitzel«, kitzelnde Hustenreiz bezeichnet zu werden.

Tobelbad, s. Dobelbad, VI, pag. 124.

Todesursachen, s. Morbilitäts- und Mortalitätsstatistik, XVI, pag. 39.

Todeszeichen, s. Scheintod, XXI, pag. 576.

Todtenflecke. Als solche bezeichnet man die in der Regel lividen, diffusen Verfärbungen der Haut, welche sich an den abhängigen Stellen der Leichen durch mechanische Senkung (Hypostase) des Blutes zu bilden pflegen. Die Localisation und Verbreitung der Todtenflecke hängt von der Lage oder Stellung ab, in welcher sich eine Leiche in der ersten Zeit nach dem Tode befindet.

Für gewöhnlich ist es die Rückenfläche einer Leiche, an welcher sich die Todtenflecke finden. Die dadurch bewirkte Verfärbung der Haut ist jedoch keine gleichmässige, sondern nimmt einestheils nach oben zu an Intensität ab, andererseits fehlen die Todtenflecken an jenen Stellen, mit welchen die Leiche aufliegt (Schulterblätter, Gesässbacken, Waden), weil dort die Compression der Haut das Zustandekommen der Hypostase nicht gestattet. Auch an Stellen, die anderweitig, z. B. durch Strumpfbänder, umgebundene Kleidungsstücke (Taille), Halsbänder, Hemdkragen etc. comprimirt werden, kommt es nicht zur Bildung hypostatischer Verfärbungen, was insofern wichtig ist, als die betreffenden blassen Hautstreifen am Halse für Strangulationsmarken gehalten werden können. Auch in der Tiefe von Hautfalten bleibt die Haut blass, was besonders bei fetten Personen, namentlich bei wohlgenährten Kindern am Halse berücksichtigt werden muss.

Lag die Leiche längere Zeit am Gesichte, so entwickeln sich natürlich die Leichenflecken auf der Vorderfläche des Körpers, wodurch Cyanose vorgetäuscht werden kann. Einseitige Entwicklung der Todtenflecke findet man namentlich häufig im Gesichte, wo nicht selten, wenn der Kopf nach der einen Seite gelagert war, die betreffende Gesichtshälfte livid und die Conjunctiva des betreffenden Auges injicirt erscheint, während die andere Gesichtshälfte sammt der Conjunctiva die gewöhnliche Leichenblässe zeigt. Blos auf die untere Hälfte des Körpers beschränkte hypostatische Verfärbung kommt bei Erhängten zur Beobachtung, wenn dieselben längere Zeit am Strange geblieben waren. Selbstverständlich kommt diese Vertheilung der Todtenflecke ebenso zustande, wenn Jemand erst nach dem Tode suspendirt und hängen gelassen wurde. Blos auf den Oberkörper beschränkte livide Leichenverfärbung ist selten, da entsprechende Körperlagen nur ausnahmsweise vorkommen.

Die Leichenflecken entwickeln sich natürlich nicht blos an den absolut tiefsten, sondern auch an relativ tiefer gelegenen Körperstellen, z. B. sehr gewöhnlich oberhalb der Strangfurche bei Erhängten, oder an den tiefsten Stellen herabhängender Extremitäten.

Die Farbe der Todtenflecke ist für gewöhnlich livid oder schmutzigviolett, d. h. die Farbe des durchscheinenden sauerstofffreien Blutes. Ist das Leichenblut roth, wie bei der Kohlenoxydvergiftung oder mitunter auch bei der Blausäure- (Cyankalium-) Vergiftung, so zeigen auch die äusseren Hypostasen eine mehr weniger auffallende hellrothe Farbe. Letzteres ist auch der Fall bei frischen Wasserleichen, sowie bei Leichen, die auf Eis gelegen oder aufgethaut worden sind. Hier ist theils die Kälte als solche (F. Falk), theils die Durchfeuchtung der Epidermis und die dadurch veranlasste Sauerstoffzufuhr zu dem die Todtenflecke bildenden Blute die Ursache der Erscheinung. Nach Cloakengas- (Schwefelwasserstoff-) Vergiftungen kann man auffallend dunkle Leichenflecke (wohl als Fäulnisserscheinung) beobachten, ebenso graue nach Vergiftung mit chlorsaurem Kali.

Auch unter normalen Verhältnissen ist die Intensität der Farbe, ebenso wie die Ausbreitung der Todtenflecke eine verschiedene. Sie hängt ab von der Zeit, welche seit dem Tode verflossen ist, von der Menge des in der Leiche befindlichen Blutes und von der Beschaffenheit des letzteren.

Die Senkung des Blutes kann bei protrahirter Agonie schon während dieser beginnen, und man kann dann schon unmittelbar nach dem Tode eine Differenz zwischen der Färbung der Haut der abhängigen Stellen und jener an den übrigen Körpertheilen finden. In der Regel aber beginnen sich die Todtenflecke erst postmortal innerhalb der ersten bis zweiten Stunde nach dem Tode zu entwickeln und nehmen dann rasch an In- und Extensität zu. Die Raschheit und Intensität, mit welcher die Todtenflecke sich entwickeln, hängt namentlich von der Beschaffenheit und Menge des im Körper vorhandenen Blutes ab. Ist das Blut in der Leiche flüssig, so können sich die Todtenflecke, insoweit dem nicht etwa äussere mechanische Hindernisse entgegenstehen, rasch an den abhängigen Partien entwickeln, bleiben aber dann, wenn die Leiche in einer und derselben Stellung längere Zeit nach dem Tode verbleibt, stationär, können jedoch bei Lageveränderungen, welche in der ersten Zeit nach dem Tode mit der Leiche etwa vorgenommen werden, von Stellen, an denen sie bereits stark entwickelt waren, sofort verschwinden und sich gleichzeitig an den momentan abhängigen Körperpartien zeigen, ein Umstand, dessen Beachtung gelegentlich bei der Constatirung des eingetretenen Todes ins Gewicht fallen kann. Wir erinnern uns eines Falles, in welchem von einer Seite bezweifelt wurde, dass der Tod eines durch Strangulation hingerichteten Menschen bereits eingetreten sei, da an der nach der Herabnahme des Strangulirten vom Galgen ursprünglich in Rückenlage befindlichen Leiche sich keine Spur von Todtenflecken am Rücken zeigte, nachdem die Leiche vollständig umgedreht worden war; wir mussten erst darauf aufmerksam machen, dass sich beim Umdrehen der Leiche die Todtenflecke sofort auf der vorderen Körperseite entwickelt hatten. Natürlich ist dies nur möglich, so lange das Blut in der Leiche flüssig ist.

Je mehr Blut die Leiche enthält, desto früher und intensiver treten die Todtenflecke auf, dagegen fallen sie bei anämischen Leichen spärlich aus, und ihre Nuance bleibt auch eine blässere. Bei sehr hohen Graden der Anämie, insbesondere auch nach manchen Formen des »äusseren« Verblutungstodes können die Todtenflecke vollkommen fehlen oder ganz undeutlich ausfallen. Je flüssiger das Leichenblut ist, desto rascher und desto in- und extensiver entwickelt sich die Hypostase; daher finden wir bei acut Erstickten, wo die ganze Menge des Blutes im Körper zurückbleibt und das Blut überdies nicht gerinnt, eine besonders rasche und intensive Ausbildung der Todtenflecke.

Die forensische Bedeutung der Todtenflecke liegt, abgesehen davon, dass sie zu Todeszeitbestimmungen und zur Erkennung, in welcher Lage sich die Leiche durch einige Zeit nach dem Tode befand, verwerthet werden können, vorzugsweise darin, dass man aus ihrer Beschaffenheit manche Schlüsse auf die Todesart (z. B. Verblutung, Kohlenoxydvergiftung) zu ziehen vermag, und dass die durch sie bewirkte Verfärbung einer Hautstelle für eine Sugillation, oder umgekehrt diese für jene gehalten werden kann. Ein Einschnitt, wie er auch in den meisten Regulativen für die gerichtliche Todtenbeschau vorgeschrieben ist, schützt vor solchen Täuschungen. Liegt eine Sugillation vor, so findet sich beim Einschnitt ausgetretenes, geronnenes Blut im Gewebe, rührt die Verfärbung nur von Hypostase her, so findet man in den ersten Stadien nur eine einfache Hyperämie, in den späteren die bald aus letzterer hervorgehende Imbibition der betreffenden Gewebe mit blutigem Serum. Bevor letztere eintritt, können die Todtenflecke durch Veränderung der Körperlage zum Verschwinden gebracht werden und bilden sich dann anderwärts. Dieses »Déplacement« der Todtenflecke (TOURDES) erfolgt desto unvollständiger, je längere Zeit seit dem Tode bereits verstrichen war. Im weiteren Verlaufe werden die »Todtenflecke« durch Fäulniss missfärbig, es kommt zur Lockerung des Zusammenhanges der Epidermis mit dem Corium, und schliesslich zur blasigen Abhebung der ersteren durch blutiges Transsudat.

Als Todtenflecke im weiteren Sinne bezeichnet man auch die diffusen, schmutziggrünen Verfärbungen, die als erstes Symptom der Fäulniss der Leiche meist zuerst in der Unterbauchgegend aufzutreten und schliesslich über den ganzen Körper sich auszubreiten pflegen. Diese Verfärbungen kommen theils durch faulige Zersetzungen des Blutfarbstoffes zustande, können daher auch aus gewöhnlichen Hypostasen sich entwickeln, theils verdanken sie der fauligen Veränderung der Gewebe selbst ihren Ursprung, da auch ganz blutleere, z. B. ausgewässerte Hautstücke durch Fäulniss die bekannte grüne Verfärbung annehmen. *Hofmann (Dittrich).*

Tönnisstein in Rheinpreussen, eine halbe Stunde von der Eisenbahnstation Brohl, 130 Meter ü. M., hat alkalische Säuerlinge, von denen die Natron-Lithiumquelle versendet wird und sich besonders für chronische Katarrhe der Respirations- und Harnorgane eignet. Die genannte Quelle enthält in 1000 Theilen Wasser:

Doppelkohlensaures Natron	1,02
Chlorlithium	0,015
Doppelkohlensaure Magnesia	0,87

Kisch.

Töplitz in Oesterreich, Krain (nächste Eisenbahnstation Laibach), 165 Meter hoch gelegen, hat Akratothermen von 38—50° C., deren Verwerthung durch das milde Klima daselbst begünstigt ist. *Kisch.*

Töplitz-Warasdin in Croatien, im Comitate Warasdin (nächste Eisenbahnstation Csakathurn), 282 Meter hoch in dem schönen Bedyathale gelegen, besitzt eine sehr wasserreiche Schwefeltherme von 56,2—57,5° C. Temperatur, welche zum Trinken und vorzugsweise zum Baden benützt wird. Das Wasser gehört zu den Schwefelkalkwässern, denn es enthält in 1000 Theilen: 0,965 feste Bestandtheile, darunter 0,174 schwefelsaures Natron, 0,037 schwefelsaures Kali, 0,423 kohlensauren Kalk, 0,030 schwefelsauren Kalk und 0,0075 Schwefelwasserstoff. Aus den benachbarten, von den Thermen durchstrichenen Thonlagern wird ein Schlamm zu Bädern verwendet. Hauptsächlich sind in Töplitz-Warasdin Rheuma, Gicht, Hautkrankheiten, Scrophulose, Knochenleiden, Syphilis und metallische Intoxicationen vertreten. Die Badehäuser, welche Piscinen-, Wannen- und Douchebäder besitzen, sind sehr gut eingerichtet. *Kisch.*

Toffana (Aqua), s. Ptomaine, XIX, pag. 588.

Toilette, s. Eierstock, VI, pag. 307.

Tollwuth, s. Hundswuth, XI, pag. 5.

Tolubalsam, Balsamum Tolutanum (Pharm. Germ. und Austr.), der durch Einschnitte in die Rinde des Stammes von **Toluifera Balsamum** L., einem ansehnlichen, in Neu-Granada (namentlich in der Nähe der Stadt Tolu) und in Venezuela einheimischen Baume aus der Familie der Papilionaceen, gewonnene Balsam, im frischen Zustande eine halbflüssige, fast terpentinartige Masse von hellbrauner Farbe, lieblichem, dem Perubalsam ähnlichem Geruch und sehr schwachem aromatischen Geschmack darstellend, bei längerer Aufbewahrung zu einem festen spröden, zerreiblichen, gelb- bis rothbraunen, unter dem Mikroskope durch und durch krystallinischen Harz erhärtend, welches in der Wärme der Hand erweicht und bei circa 60—65° schmilzt.

Der Tolubalsam hat ein spec. Gew. von 1,2, löst sich leicht und vollkommen in Alkohol, Chloroform, Aetzkali und Aceton, weniger in Aether, sehr wenig in ätherischen Oelen und gar nicht in Petroleumäther und Schwefelkohlenstoff.

Der festgewordene Balsam besteht der Hauptmasse nach (80%) aus einem Harzgemenge (ein Theil in Alkohol leicht, ein anderer Theil darin schwer löslich); ausserdem enthält er Benzoë- und Zimmtsäure (12—15%, Paul Oberländer, Arch. d. Pharm. 1894) neben etwas (0,05%) Vanillin. Busse (1876) erhielt aus dem Tolubalsam ausser Harz Zimmtsäure- und Benzoësäure-Benzylester, Benzoë- und Zimmtsäure, Oberländer 7,5% einer ölartigen sauren, sehr fein aromatisch riechenden Flüssigkeit, zum grössten Theile aus Benzoësäure-Benzylester und zum kleinen Theile aus Zimmtsäure-Benzylester bestehend.

In der Wirkung dürfte der Tolubalsam im wesentlichen dem Perubalsam gleichkommen.

Anwendung findet er hauptsächlich nur als geruchgebendes und geruchverbesserndes Mittel zu verschiedenen Cosmeticis, zum Ueberziehen von Pillen, zu Räuchermitteln etc., selten mehr intern (zu 0,3—1,0 pro dosi in Pillen, Pastillen, Syrup etc.) und extern (Inhalationen) nach Art der balsamischen Mittel überhaupt, namentlich bei chronisch-katarrhalischen Affectionen der Luftwege. *Vogl.*

Toluidin. Als Toluidine bezeichnet man die dem Anilin als Amidobenzol entsprechenden Amidoverbindungen des **Toluols** oder **Methylbenzols**, C_7H_8 oder $C_6H_5 . CH_3$. Dieser aromatische Kohlenwasserstoff wirkt bei Thieren vorzugsweise narkotisch und lähmend; bei kleineren Thieren kommt es auch bei subcutaner Injection, bei grösseren nur bei Einathmung, zu Zuckungen, Tremor, Convulsionen, Mydriasis und Salivation. Im Organismus bildet sich darnach Benzoesäure und Paraoxybenzoesäure (infolge von Bildung von **Parakresol**, das weiterer Oxydation unterliegt).[1] Das dem Nitrobenzol entsprechende **Nitrotoluol** wird im Organismus in Nitrobenzoesäure verwandelt und erscheint als Nitrohippursäure im Harn.[2] Die durch Reduction der Nitrotoluole entstehenden **Toluidine** (**Amidotoluole**), $C_6H_4 . CH_3 . CH_2$, spielen bei der Fabrication verschiedener Anilinfarben (Fuchsin, Safranin) eine bedeutende Rolle. Von den drei bekannten Toluidinen, dem **Metatoluidin**, **Paratoluidin** und **Orthotoluidin**, gilt dies besonders von den beiden letztgenannten, deren aus Rohnitrotoluol bereitetes Gemenge das Toluidin der Anilinfarbenfabriken bildet. Alle drei Toluidine sind giftig und stehen in ihrer Wirkung dem Anilin nahe, indem sie bei Thieren wie dieses Dyspnoe, Speichelfluss, Cyanose der Mundschleimhaut, Sinken der Temperatur selbst bis zu 30°, Beschleunigung und Irregularität des Pulses, später Paralyse, Anästhesie und Koma mit tonischen und klonischen Krämpfen hervorrufen.[3] Paratoluidin ist giftiger als Orthotoluidin[3], Metatoluidin giftiger als die beiden anderen.[4] Die giftige Wirkung ist, von Nervencentren und Herz abgesehen, wesentlich auf das Blut gerichtet, dessen Sauerstoffcapacität bedeutend herabgesetzt wird, wobei gleichzeitig Methämoglobin im Blut auftritt. Paratoluidin scheint auch neben der Wirkung auf das Blut noch entzündungserregende Action auf die Schleimhäute zu besitzen.[4] Orthotoluidin erscheint im Harn theilweise als Paramidophenolätherschwefelsäure, Paratoluidin als solches; bei beiden treten dunkle Farbstoffe mikroskopisch im Blute und diversen Körpertheilen auf.[5] Die in Anilinfabriken vorkommende Vergiftung durch Toluidin beim Menschen charakterisirt sich durch Ohnmachtsanfälle und protrahirte Bewusstlosigkeit, mit dunkelblauer, beinahe schwarzer Färbung der Mundschleimhaut und starkem Toluidingeruche des Athems.[6] Bei den Vergiftungen durch das in der Farbentechnik ungemein viel verwendete rohe Anilinöl sind Toluidine stets betheiligt, da jenes stets beträchtliche Mengen Toluidine enthält. DRAGENDORFF wies in einem solchen Vergiftungsfalle Paratoluidin als solches im Harne nach.[6]

Die **Alkylbasen des Toluidins** (**Methyl-** und **Aethyltoluidin**) wirken herabsetzend auf die Erregbarkeit der peripheren Nerven bei Integrität der Reizbarkeit der Muskeln und des Herzens.[7]

Literatur: [1] CURCI, Azioni e trasformazioni del toluene nell'organismo. Annal. di Chimica. April 1891, pag. 200. — [2] JAFFÉ, Ueber das Verhalten des Nitrotoluols im thierischen Organismus. Ber. der deutschen chem. Gesellsch. 1874, pag. 1673. — [3] TARTERFELD, Beiträge zur Toxikologie des Ortho- und Paratoluidins. Dorpat 1888. — [4] WERTHEIMER und E. MEYER, Influence de l'aniline et des toluidines sur la capacité respiratoire du sang. Nouv. Remed. 1889, Nr. 2, pag. 40. GIBBS und HARE, Systematische Untersuchung der Wirkung constitutionell verwandter chemischer Verbindungen auf den thierischen Organismus. Arch. f. Anat. und Physiol. Physiol. Abth. 1890, pag. 314. — [5] STARK, Ein seltener Fall von Anilinvergiftung. Therap. Monatsh. Juli 1892, pag. 376. — [6] DEHIO, Ein Fall von Anilinvergiftung.

Berliner klin. Wochenschr. 1888. Nr. 1. — [2]) Jolyet und Cahours. Sur l'action physiologique de la méthylaniline, de l'éthylaniline et de l'amylaniline. Compt. rend. 1868, LVI, Nr. 22, pag. 1131.

Husemann.

Tolypyrin, Para-Tolydimethylpyrazolon, $C_{12}H_{14}N_2O$, nach seiner chemischen Constitution ein Antipyrin, in welchem an Stelle der Phenylgruppe C_6H_5 die nächst homologe Toluylgruppe C_7H_7, ($C_6H_4 . CH_3$) substituirt ist. Demgemäss soll nach P. Guttmann das Tolypyrin dem Antipyrin als antipyretisches, antirheumatisches und antineuralgisches Mittel gleichwerthig sein, was jedoch keineswegs noch bewiesen ist. Liebreich fand bei den Versuchen, dessen anästhetische Wirkung zu prüfen, dass das Tolypyrin ebenfalls zu der von ihm aufgestellten Gruppe der Annesthetica dolorosa gezählt werden kann, jedoch viel reizender wirkt als das Antipyrin. Das Tolypyrin stellt farblose, sehr bitter schmeckende Krystalle vom Schmelzpunkt 136 bis 137° C. dar, löslich in 10 Theilen Wasser und in Alkohol, fast unlöslich in Aether. Aujeszky beobachtete ebenfalls eine verlässliche antipyretische Wirkung des Mittels (in kleineren Dosen bewirken 1,0—2,0 Grm. eine 7—8stündige, in grösseren Dosen 3,0—4,0 Grm. eine 10—16stündige Apyrexie). In einem Falle von beiderseitiger Spitzeninfiltration bewirkten 3 Grm. sogar eine subnormale Temperatur (34,8° C.). Als Nebenwirkungen des Tolypyrins beobachtete er Schwitzen, welches bei Phthisikern enorm zu sein pflegt, auch gastrische Symptome, u. zw. Nausea und Erbrechen. In einem Falle trat Urticaria auf. Anwendung als Antipyreticum 1,0 pro dosi, 4mal täglich in 1stündlichen Zwischenräumen, bei Gelenksrheumatismus alle 3 Stunden 1 Pulver bis 4 Pulver täglich; als Analgeticum 2,0—4,0 täglich. Das Pulver wird wegen seiner Bitterkeit zweckmässig in Stärkekapseln verabreicht.

Literatur: P. Guttmann, Ueber Tolypyrin. Berliner klin. Wochenschr. 1893, pag. 249. — O. Liebreich, Tolypyrin und Tolysal. Therap. Monatsh. 1893, pag. 180. — Aladár Aujeszky, Versuche mit Tolypyrin und Tolysal. Orvosi Hetilap. 1894, 9; Pester med.-chir. Presse. 1894, 16.

Loebisch.

Tolysal ist salicylsaures Tolypyrin, $C_7H_6O_3 . C_{12}H_{14}N_2O$ (der Name der Verbindung ist aus den Anfangsbuchstaben der beiden Componenten gebildet), es verhält sich zum Tolypyrin, wie Salypyrin zum Antipyrin. Nach A. Hennig wirkt Tolysal in Gaben von 3,0—6,0 in 1/2—1stündigen Zwischenräumen nach der Formel 2,0 + 1,0 + 1,0 gereicht bei acutem Gelenksrheumatismus sehr zuverlässig, beeinflusst in gleicher Weise mehrere Tage hintereinander verabfolgt, selbst veraltete Muskel- und Gelenksrheumatismen sehr günstig. Der anhaltende Erfolg wird durch längeres Verabfolgen von 3,0 pro die nach der Besserung des Leidens erzielt. Als Antifebrile in der Gesammtmenge von 4,0—8,0 pro die in Dosen wie oben setzt es bei continuirlichen Fiebern die Temperatur herab, der Temperaturabfall tritt häufig schon in einer Stunde ein, keine unangenehmen Nebenwirkungen, geringe antiseptische und antifermentative Eigenschaften, wirkt bei febrilen und afebrilen Krankheiten günstig auf den Schlaf ein. Als Analgeticum 1—3,0 täglich. Stanislaus Klein versuchte das Tolysal bei acutem Gelenksrheumatismus, Influenza, Neuralgie und Pleuritis und rühmt dessen Wirkung. Das Tolysal ist nach Aujeszky ein schwaches Antipyreticum; hingegen ein wirksames Antirheumaticum, welches in Fällen, wo das salicylsaure Natron nicht gut vertragen wird, dasselbe ersetzen kann. Bei Schmerzen rheumatischen Ursprungs wirkt es analgetisch.

Das Tolysal bildet kleine, fast farblose, nur wenig ins Mattrosa spielende Krystalle von herb-bitterem Geschmack, nur wenig löslich in Wasser, schwer löslich in Aether, leicht löslich in Alkohol und Essigäther. Schmelzpunkt zwischen 101—102° C.

Literatur: A. Hennig, Ueber Tolysal. Deutsche med. Wochenschr. 1893, Nr. 8. — O. Liebreich, Tolypyrin und Tolysal. Therap. Monatsh. 1893, pag. 180. — Stanislaus Klein,

Assistent der med. Klinik von Prof. Stolnikow in Warschau. Die therapeutische Anwendung des Tolysals. Allgem. med. Central-Ztg. 1894, Nr. 9. — Arsenzew, s. bei Tolypyrin.

Loebisch.

Tonbehandlung, s. Gehörempfindungen, IX, pag. 15.

Tonga. Eine vor 20 Jahren als angebliches Antineuralgicum angepriesene Drogue, zu deren Gunsten jedoch noch keine authentischen Beobachtungen vorliegen. Dieselbe stammt von den Fidji-Inseln und wurde von dort aus nach London importirt; sie besteht aus einem Gemisch von Rindenpartikeln, Blättern und Holzfasern, in so äusserst kleinen Fragmenten, dass der botanische Charakter schwer zu bestimmen ist. Nach der in der Pharm. Society ausgesprochenen Vermuthung von Holmes dürften verschiedene Pflanzen, u. a. eine Rhaphanidophora (R. vitiensis Seem.), daran participiren. Diese Fragmente bilden kleine Päckchen von der Grösse einer Orange, die mit einem Stück Cocosblatt umwickelt sind. Sydney Ringer erhielt dieselben von einem Ansiedler der Fidji-Inseln, welcher bezüglich ihrer Provenienz berichtete, dass die Composition ein Geheimniss sei, welches sich in einer Häuptlingsfamilie über 200 Jahre fortgeerbt habe; ein Europäer, welcher eine Häuptlingstochter heiratete, solle das Geheimniss der Bereitung von seinem Schwiegervater erlernt haben! Der Name »Tonga« sei ganz willkürlich in Ermanglung von etwas Besserem erfunden. Beim Gebrauche wird das unverletzte Packet sammt dem daran haftenden Cocosblatt zehn Minuten lang in ein halbes Bierglas mit kaltem Wasser gethan, darin ausgedrückt und der so gewonnene Auszug in Dosen von je einem halben Weinglase dreimal täglich, eine halbe Stunde vor der Mahlzeit, genommen. Das Packet wird an einem trockenen Orte hingehängt und kann dann angeblich ein ganzes Jahr lang oder noch länger stets in gleicher Weise wieder benützt werden. Häufig soll schon am zweiten oder dritten Tage bei Neuralgien ein Erfolg eintreten. Ganz neuerdings werden Pastillen, die neben Salicylsäure u. a. auch Tonga enthalten sollen, als Antineuralgicum wieder empfohlen. *A. E.*

Toug-Pang-Chong, chinesischer Name einer Drogue (Wurzel und Blätter von Rhinacanthus communis L.), welche in Indien und China gegen Hautkrankheiten, besonders Ringworm (Tinea tonsurans), erfolgreich benützt werden sollen. Liborius will aus der Wurzel einen dem Chinin ähnlichen, auch antiseptisch und antiparasitär wirkenden Stoff (Rhinocanthin) isolirt haben. Ausser der frischen Wurzel und der aus derselben bereiteten Tinctur oder Mischung mit Citronensaft sollen auch die Samen (äusserlich) gegen Ringworm Anwendung finden.

Tonica (von τόνος, Spannung, tonus) sc. remedia: tonisirende, eigentlich spannungsvermehrende Mittel. Eine, wie so viele Ausdrücke der älteren Pharmakodynamik, bei der völligen Veränderung der pathologischen und therapeutischen Fundamentalanschauungen allmählich ganz sinnlos und unbrauchbar gewordene Bezeichnung, welche aber dennoch aus dem ärztlichen Vocabular, ihrer Bequemlichkeit und Geläufigkeit halber, nicht so bald wieder verschwinden dürfte. Ursprünglich dachte man dabei vom solidarpathologischen Standpunkt aus an Mittel, welche den »Tonus« der organischen Faser anregen und vermehren sollten, wie dies aber im Allgemeinen auch in Betreff der zusammenziehenden Mittel (Adstringentia) behauptet wurde (vergl. Adstringentia, I, pag. 208), welche man dennoch mittels unklarer Differenzirungen von den eigentlichen »Tonicis« in der Regel trennte. Den letzteren schrieb man sodann speciell eine Hebung der gesunkenen Ernährung und Beseitigung vorhandener Schwächezustände, also eine insgesammt stärkende (roborirende) Wirkung als Heileffect zu, welcher dadurch zustande kommen sollte, dass entweder durch Zuführung normaler, aber im erkrankten Organismus in verminderter Menge vorhandener Mischungsbestandtheile zu dem Blute und den Geweben eine gesteigerte Formation und nutritive Thätigkeit hervorgerufen werden sollte (daher auch wohl »plastische« oder »euplastische« Mittel) — oder dass durch Einwirkung auf den Digestionsapparat, Anregung und Normalisirung der Verdauungssecrete u. s. w. die assimilirende Thätigkeit der Magen- und Darmschleimhaut befördert und somit ebenfalls eine Besserung der Blutbildung und der Gesammternährung erzielt werden sollte. Infolge dessen pflegte man zwei Hauptgruppen der Tonica zu unterscheiden, von welchen die erstere die sogenannten »metallischen Tonica« (die Eisenpräparate und die gewöhnlich als Anhängsel derselben betrachteten Manganpräparate) — die zweite dagegen die vegetabilischen Tonica, nämlich die einen bitteren Extractivstoff enthaltenden Digestiva (Amara) umfasste. Das Weitere hierüber vergl. unter den Specialartikeln Eisenpräparate, Manganpräparate, Amara und Digestiva.

Tonkabohne, s. Cumarin, V, pag. 221.

Tonnensystem, s. Städtereinigung, XXIII, pag. 218, 230 ff.

Tonsillen. Mandeln; franz.: Amygdales; engl.: Tonsils.

I. Anatomie. Um die Rachen- und obere Pharynxgegend zieht sich nach WALDEYER* ein Ring aggregirten adenoiden Gewebes. Von oben betrachtet, beginnt derselbe an der Pharynxtonsille, zieht sich von hier zur Gegend der Tubenmündung, dann zur Tonsilla palatina, folgt dann dem Arcus glossopalatinus und geht in die Zungenbalgdrüsen und hier auf die andere Seite über, um in umgekehrter Reihenfolge wieder zur Pharynxtonsille zurückzukehren. Zieht man das lymphatische Gewebe des Velums, welches mit diesem grösseren Ringe unmittelbar zusammenhängt, hinzu, so wird aus dem Ringe eine 8 gebildet, deren quere Theilung das Velum darstellt.

Viele Autoren belegen alle Theile dieses Ringes mit dem Namen Tonsille; sie sprechen nicht nur von einer Tonsilla pharyngea, nicht nur von Tonsillae palatinae, sondern auch von einer Tonsilla lingualis, von Tonsillae tubariae, unter welchen Bezeichnungen sie die drüsigen Lymphgebilde des Zungengrundes, respective der Tubengegend in ihrer Gesammtheit verstehen. Es ist nun nicht zu verkennen, dass in allen diesen Gegenden sich um Fossulae gelagerte Anhäufungen von adenoidem Gewebe finden, in welchen sich Follikel zeigen. Letztere nennt FLEMMING Secundärknötchen. Nach BICKEL** soll aber ein Organ, um Tonsille genannt werden zu können, nothwendig folgende Eigenschaften besitzen: 1. eine umschriebene Form; 2. diffuse Infiltration von Lymphzellen mit Einsprengung von Follikeln; 3. Fossulae, d. h. buchtige, mit Epithel ausgekleidete Schleimhauteinsenkungen, um welche das lymphatische Gewebe gruppirt ist; 4. Heranrücken des lymphatischen Gewebes bis dicht unter das Epithel, und vielleicht noch 5. die Anwesenheit einer grösseren Menge von Schleimdrüsen, deren Ausführungsgänge in die Buchten münden. Nach dieser einschränkenden Definition würde ausser den Tonsillae palatinae nur die Tonsilla pharyngea diesen Namen verdienen. Doch ist in die von der anatomischen Gesellschaft beschlossene Nomenclatur als Tonsilla lingualis die Gesammtheit der der Zungenwurzel angehörigen Balgdrüsen, der Noduli lymphatici linguales aufgenommen worden.

An dieser Stelle haben wir uns nur mit den Tonsillae palatinae sive faucium zu beschäftigen. Diese Organe, die ἀντιάδες sive παρίσθμια der Alten, sind von jeher mit diesem Namen belegt, volksthümlich auch,

* WALDEYER, Ueber den lymphatischen Pharynxring. Deutsche med. Wochenschr. 1884, Nr. 20.

** G. BICKEL, Ueber die Ausdehnung und den Zusammenhang des lymphatischen Gewebes in der Rachengegend. VIRCHOW's Archiv. XCVIII, pag. 310.

entweder infolge ihrer entsprechenden Form oder wahrscheinlich im Vergleich zu ihrer einer Mandelschale ähnlichen Oberfläche, wie im Deutschen Mandeln, **Amygdalae** genannt worden. Nach etymologischem Erbrecht gebührt ihnen der Name einer Tonsille unter allen Umständen. Die Nachbargebilde, welche mit mehr oder minderem Recht auch diesen Namen tragen, werden in diesem Werke an anderen Stellen abgehandelt; nämlich die Drüsen des Zungengrundes bei der Zunge, die der Tubenmündung beim Ohr und die Tonsilla pharyngea unter (adenoiden) Vegetationen.

Fig 29.

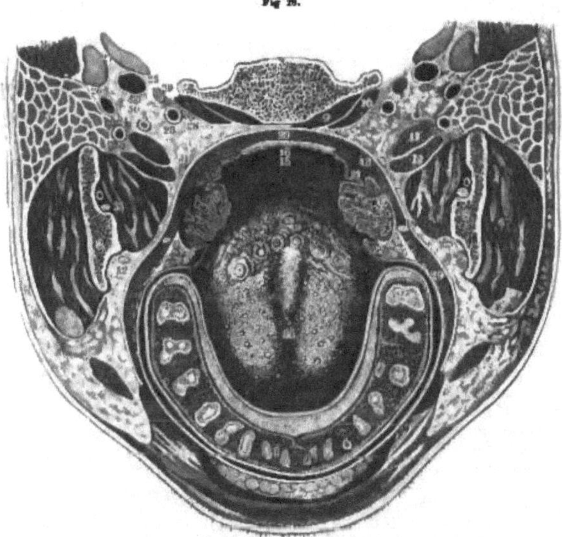

Durch den Zahnfortsatz der oberen Kinnlade geführter Querdurchschnitt des Gesichtes, um die Lage der Mandeln zur Nachbarschaft darzulegen.

1 Alveolarfortsatz des Oberkiefers mit den Fächern und Wurzeln der Zähne. 2 Ast des Unterkiefers. 3 Körper des zweiten Nackenwirbels. 4 Processus styloideus. 5 Parotis. 6 Musc. masseter. 7 Musc. pterygoideus externus. 8 Musc. sternocleidomastoideus. 9 Musc. rectus capitis anticus major. 10 Musc. longus colli. 11 Musc. styloglossus. 12 Musc. stylohyoideus. 13 Musc. stylopharyngeus. 14 Zungenrücken. 15 Kehldeckel. 16 Rachenhöhle. 17 Tonsille. 18 Ligam. pterygomandibulare. 19 Musc. buccinatorius. 20 Musc. cephalopharyngeus. 21 Musc. pharyngopalatinus. 22 Musc. glossopalatinus mit einer Gruppe acinöser Drüsen nach aussen. 23 Carotis interna. 24 Carotis externa. 25 Vena jugularis interna. 26 Vena facialis posterior. 27 Zwei Lymphdrüsen. 28 Nerv. sympathicus. 29 Nerv. vagus. 30 Nerv. accessorius Willisii. 31 Nerv. glossopharyngeus. 32 Nerv. lingualis trigemini. 33 Nerv. alveolaris inferior nebst Arterie gleichen Namens. (Nach H. v. LUSCHKA, Der Schlundkopf. Tübingen 1868, Taf. IX, Fig. II.)

Die **Mandeln** liegen zu beiden Seiten des Interstitium arcuarium (siehe **Pharynx**) in dem nach oben spitzwinkeligen Dreieck, welches beiderseits die beiden Gaumenbögen zwischen sich lassen. (Vergl. Fig. 28.)

Der aus den zwei Schlundbogen hervorgegangene Arcus glossopalatinus läuft nach W. HIS medialwärts in eine scharf begrenzte dreieckige Schleimhautfalte aus, die **Plica triangularis**. Diese beginnt oben schmal und verbreitert sich bei ihrem Ansatz an die Zunge. Hinten und lateralwärts von ihr liegt beim Foetus eine tiefe Bucht, der **Sinus tonsillaris**, von deren Grund aus sich die Gaumentonsille entwickelt. Je nach dem Grad und der Ausdehnung der adenoiden Wucherungen können nun folgende verschiedene Möglichkeiten eintreten:

1. Die Tonsille hebt sich als scharf umgrenzter Wulst von der übrigen Bucht ab und über ihr liegt eine hoch hinauf sich erstreckende **Fossa supratonsillaris**.

2. Die Tonsille füllt die Bucht beinahe vollständig aus, wobei die Fossa supratonsillaris noch offen sein kann. Die Plica triangularis liegt dem unteren Theile der Tonsille flach auf und verwächst mit ihr, ohne indessen ihre scharfe Abgrenzung einzubüssen.

3. Es kommt auch an der freien Oberfläche der Plica triangularis zur Entwicklung von Lymphknötchen, und in extremen Fällen verliert sich deren Abgrenzung gegen die übrige Tonsille.

Nach J. KILLIAN (Arch. f. Laryngol., VII. 167) entwickelt sich das adenoide Gewebe der Mandel fast ausschliesslich in der lateralen Wand des Sinus tonsillaris und wird durch zwei Hauptfurchen in drei Wülste abgetheilt. Nebenstehendes KILLIAN'sches Schema veranschaulicht die Mandelbucht des Neugeborenen (Fig. 29).

Fig. 29.

Schema der Mandelbucht, Sinus tonsillaris, des Neugeborenen.

Vv. Uvula; *Ep.* Epiglottis; *Z.* Zunge; *h. G.* hinterer Gaumenbogen; *v. G.* vorderer Gaumenbogen. *a c* Plicula supratonsillaris, *c b* Plicula infratonsillaris, *c d* Plicula praetonsillaris, zusammen Plica triangularis. * Fossa triangularis. *1* oberer Mandelwulst = Randwulst. *2* mittlerer Mandelwulst. *3* unterer Mandelwulst. *α* obere Hauptfurche. *β* untere Hauptfurche. ✕ Eingang in den Recessus palatinus, die Höhle, welche lateral von der Plica triangularis liegt.

Die **Grösse** der Tonsillen ist recht erheblichen Schwankungen unterworfen. Durchschnittlich zeigt dieselbe beim erwachsenen Menschen nach LUSCHKA* in der Länge 20, in der Quere 18 und in der Dicke 13 Mm. als grössten Durchmesser. Ein Theil der Tonsille liegt häufig unter der Schleimhaut der Plica triangularis oder im Velum palatinum.

Die Mandeln werden von früher Kindheit an häufig von Krankheiten befallen. Deshalb sieht man verhältnissmässig selten ganz normale Tonsillen. Das Bild, welches dieselben bieten, ist folgendes: Sie ragen als **flachhalbkugelige Gebilde**, wenn auch nicht erheblich, so doch immer etwas über die Ebene der umgebenden Schleimhaut hervor. Nur muss man den Zwischenraum zwischen den Gaumenbögen als die Ebene ansehen, von der aus gemessen werden muss. Denn die benachbarten vorderen Gaumenbögen springen zuweilen weiter in die Rachenhöhle hinein vor als die Kuppe der Tonsillen.

Die **mediale**, dem Pharynx zugewandte Fläche der Tonsille erhält ihr eigenthümliches, an das Gitterwerk der Mandelschale erinnerndes Aussehen von **Oeffnungen**, die sich hier finden. Diese Orificien bilden die Ausführungsgänge von Höhlen, die einzeln oder zu zweien und dreien gemeinsam münden. Die Grösse der Oeffnungen ist an derselben Mandel sowohl, wie im Vergleich zu anderen verschieden und wird auch durch krankhafte Vorgänge verändert. Ebenso wechselt ihre Anzahl, die gewöhnlich 8—10 beträgt. Die **Höhlen** (**Fossulae tonsillares**, früher **Kryptae** sive **Lacunae** oder **Follikel** genannt) durchsetzen fast die ganze Dicke der

* LUSCHKA, Der Schlundkopf. Tübingen 1868, pag. 65.

Tonsille und erweitern sich im Innern derselben zu umfänglichen Bildungen. Auch sie sind von einer Mucosa überzogen, die der der Rachenschleimhaut entspricht, also Papillen trägt und von mehrschichtigem Pflasterepithel bedeckt wird.

Der Theil der Plica tonsillaris, welchen J. Killian Plicula supratonsillaris nennt (vergl. Fig. 30), bleibt. wenn auch der andere Theil der Plica mit dem adenoiden Gewebe verwächst, fast ausnahmslos als freier Rand bestehen (Margo supratonsillaris), und auch das Verschmelzen der fötalen Mandelwülste kommt an dieser Stelle am unvollständigsten zuwege. So bildet sich hier eine recht auffallende Erscheinung, welche Fig. 30 nach J. Killian darstellt.

Die laterale, der äusseren Haut zugewandte Fläche der Mandel bekommt man zu Gesicht, wenn man drei Viertel

Fig. 30.

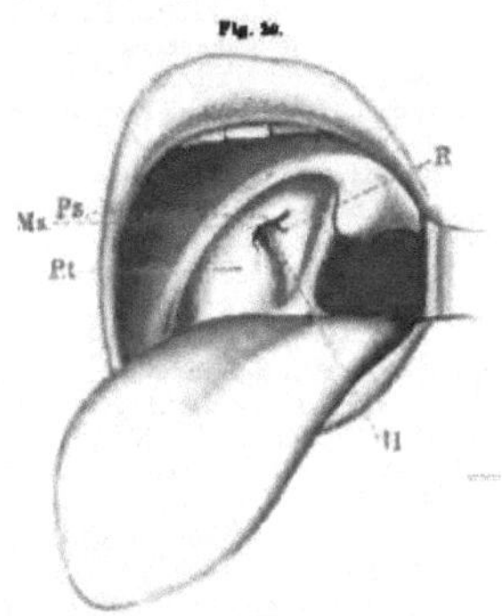

Ansicht der rechten Mandelbucht eines 23jährigen Mannes bei vorgestreckter Zunge und abgezogenem Mundwinkel der Gegenseite, während der Untersuchte »ha« singt.

H. Mandelhilus führt oben in den Recessus palatinus (unter *M.s.*) *M.s.* Margo supratonsillaris. *Ps.* Plicula supratonsillaris. *P.t.* Plica triangularis bedeckt die Pars triangularis der Mandel. *R.* Randwulst.

Fig. 31.

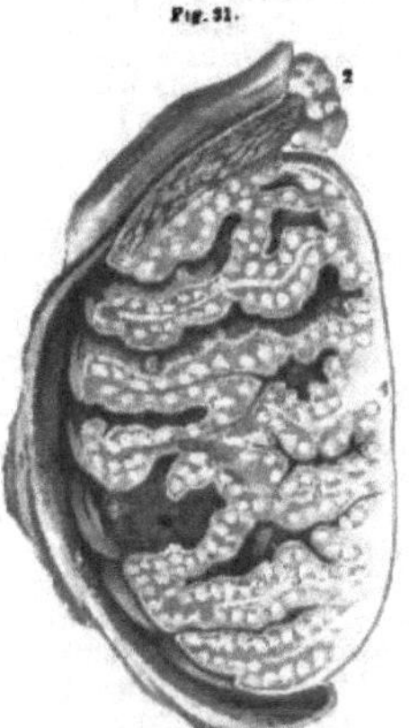

Frontalschnitt der linken Tonsilla palatina.

1 Schleimhaut der lateralen Wand des Isthmus faucium. 2 Gruppe acinöser Schleimdrüsen. 3 Durchschnitt einzelner Bündel des Musculus pharyngo-palatinus. 4 Fibröse Hülle der Mandel. 5 Interglandulare Scheidewände. 6 Einfache Follikel. 7 Gemeinsamer Ausführungsgang mehrerer Follikel. 8 Durch eine faserige Scheidewand getrennte Drüsenbläschen mit eingestreuten Follikeln. (In 2facher Vergrösserung nach Luschka.)

der Peripherie derselben mit einem Schnitt umkreist und sodann die Tonsille aus ihrer Nische heraushebelt. Dieselbe stellt nach Zuckerkandl* eine aus Verfilzung derber straffer Bindegewebsstränge gewebte fibröse, etwa 1 Mm. dicke Haut dar. Von dieser Kapsel strahlen derbe Bindegewebszüge ins Innere der Tonsille aus, die zu Septis zwischen den Höhlen werden und dem ganzen Organ als Gerüst dienen, indem sie mit von der Mucosa ausgehenden, in das Innere eindringenden Bindegewebszügen communiciren (vergl. Fig. 31).

Die wesentliche Substanz der Mandeln, das eigentliche Parenchym, besteht aus adenoidem Gewebe, dem eine nicht unbeträchtliche Anzahl Schleimdrüsen eingeflochten sind.

* O. Zuckerkandl, Zur Frage der Blutung nach Tonsillotomie, Wiener med. Jahrbücher, 1887, pag. 323.

In dem *adenoiden Gewebe* der Tonsille unterscheidet Stöhr (l. c.) dreierlei Formen: 1. diffuse Infiltration des Bindegewebes mit Leukocyten: *lockerer Leukocytenhaufen*; 2. compacte, mehr oder weniger scharf begrenzte Infiltration: *compacter Leukocytenhaufen*; 3. kugelige, bläschenförmige Bildungen mit centralen Erweichungsherden. Die sub 2 und 3 angeführten Formen werden von vielen Autoren *Follikel* genannt. Stöhr will diesen Namen ausschliesslich der dritten Form reserviren. Jedenfalls aber enthält die Tonsille alle drei Formen, und auch von der dritten Form, die nun alle Autoren als Follikel bezeichnen, regelmässig eine sehr erhebliche Anzahl, so dass dieselben auf jedem Schnitt gesehen werden können. Die Bezeichnung dieser Gebilde mit dem Namen Follikel hat sich nunmehr allgemein eingeführt. Folliculus heisst Tasche, und mit einer solchen haben diese Lymphfollikel nichts gemein, während die Fossulae der Tonsillen in ganz ausgesprochener Weise auf diesen Namen Anspruch hätten. Es ist deshalb eine widerrechtliche Usurpation der kleinen Lymphgebilde, wenn sie sich nunmehr als Follikel bezeichnen lassen. In den Follikeln finden sich nach Kölliker epitheliale oder epitheloide Zellen. Alle diese lymphatischen Gebilde liegen in einem lockeren Reticulum, welches mit dem Bindegewebsgerüst der Kapsel, den Septis und der Mucosa in Verbindung steht.

Die *Schleimdrüsen* der Mandel sind acinös. Sie senden ihre Ausführungsgänge zum grösseren Theil in die Krypten, aber auch an die freie Oberfläche. In ihren Ausführungsgängen finden sich nach Stöhr (l. c.) flimmertragende Cylinderzellen.

Die Tonsille bezieht ihr Blut aus der Carotis externa. Zuckerkandl hat (l. c.) diesem Punkt eine besondere Untersuchung gewidmet. Nach ihm ist es in der grössten Mehrzahl der Fälle die Arteria palatina ascendens, die, selbst entweder direct aus der Karotis oder aus der Maxillaris externa entspringend, die *Arteria tonsillaris* abgiebt. Diese tritt von aussen unten an die Tonsille heran. Da die betreffenden Arterien von *Venen* begleitet werden, so ist anzunehmen, dass das rückfliessende Blut denselben Weg nimmt, um sich in die Vena jugularis interna zu ergiessen.

Lateralwärts von den Tonsillen, hinter dem Kieferwinkel, liegen *Lymphdrüsen* (vergl. Fig. 28), die die Lymphgefässe des Organs sammeln. Sie führen sie dem Plexus lymphaticus anterior des Halses zu.

Ihre *Nerven* bezieht die Mandel aus den Pharynxästen des Glossopharyngeus und Vagus.

Die Mandel steht durch das sie umgebende Bindegewebe mit den *Muskeln* beider Gaumenbögen und dem oberen Rachenschnürer in Verbindung und wird von diesen, mehr oder minder direct, mit bewegt. Nach Luschka (l. c.) treten aber zwei besondere Muskelbündel an ihre Kapsel heran. Der eine von diesen, der Musculus amygdaloglossus, zweigt sich vom vorderen Gaumenbogenmuskel ab und zieht die Mandel medialwärts und nach unten, während der andere, der Musc. stylo-tonsillaris, ein Bündel des Musc. stylo-pharyngeus, dieselbe nach aussen zieht. Wenn man, wie oben erwähnt wurde, um die laterale Fläche der Mandel zu sehen, dieselbe aus ihrer Nische heraushebelt, muss man diese Muskeln abreissen.

II. *Function.* Ueber die Function der Tonsillen war bis vor kurzem so wenig bekannt, dass ihnen Bosworth auf dem internationalen Congress in Kopenhagen (Verhandl., IV, pag. 54 und New York med. Record, 4. Oct. 1884) die Berechtigung, als ein physiologisches Organ betrachtet zu werden, absprechen und sie als lediglich pathologische Producte darstellen zu dürfen glaubte. Auch diejenigen, die sie als normale Bildungen ansahen, gingen kaum darüber hinaus, etwas anderes von ihnen auszusagen, als dass sie dem Lymphsystem angehörten und ihr Dasein oder Fehlen für den Organismus mässig gleichgiltig sei. Noch in der Section für Laryngologie und

Rhinologie der British Medical Association im Jahre 1888 (3. Sitzung vom 16. August) verglich sie SPICER ihrer vermeintlichen absorbirenden Eigenschaften wegen mit Rieselfeldern, während HILL ihnen ausser dieser eine blutbildende Function zusprach und als ein Abbild ihrer Wirksamkeit eine an einem Flusse liegende Industriestadt bezeichnete.

Durch die Arbeiten STÖHR'S*, die bisher unwidersprochen geblieben sind und die unter Anderen auch Verfasser nach eigenen Untersuchungen bestätigen kann, ist jedoch eine eigenthümliche, wichtige Function der Mandeln sichergestellt worden, nämlich die **Auswanderung von Leukocyten** aus denselben. Diese geschieht überall da, wo compacte oder folliculäre Leukocytenhaufen dicht unter dem Epithel liegen. Von diesen **subepithelialen** Haufen oder Follikeln aus wandern beim Menschen und jedem normalen Säugethiere, welches Tonsillen besitzt, von der Geburt an ununterbrochen das ganze Leben hindurch zahlreiche Leukocyten durch das Epithel in die Mundhöhle, um hier zu Schleim- und Speichelkörperchen zu werden. Sie schieben sich zwischen den Epithelzellen durch, beeinträchtigen aber durch massenhafte Wanderung, sowie durch während dieser Zeit sich vollziehende Theilungen die Functionen des Epithels und zerstören selbst dieses. Bei gewissen, mit massenhafter Eiterproduction verbundenen Krankheiten versiegt diese Auswanderung, wie STÖHR* dies bei einem Falle von Pyopneumothorax nachwies. Die Schädigung des Epithels durch die Auswanderung ist erheblich genug, um demselben die Eigenschaft einer ununterbrochen schützenden Decke zu rauben. Es entstehen in demselben Löcher, die gross genug sind, um vordringenden Mikroorganismen als bequeme Eintritts- und Durchgangspforte zu dienen, wie dies die Abbildungen STÖHR'S vortrefflich illustriren.

Fig. 31.

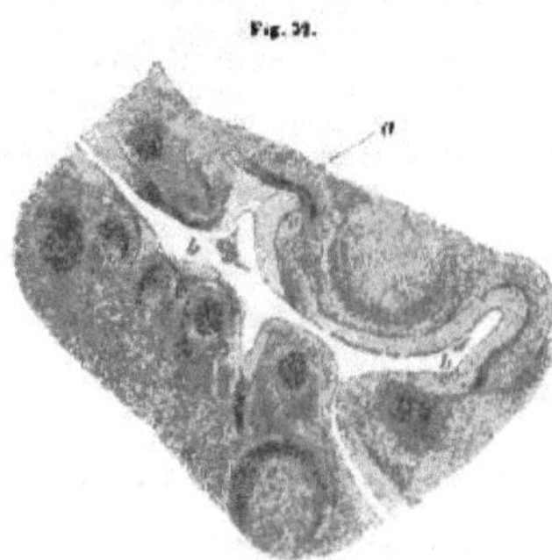

Theil eines Ausschnittes der Tonsille eines gesunden erwachsenen Menschen.

Auswanderung von Leukocyten aus subepithelialen Haufen durch das Epithel und auf die freie Fläche, letzteres bei b. Das Epithel ist von wechselnder Dicke, das durch die Leukocyten zum Theil verdeckt wird. Bei a eine von Leukocyten freie Stelle. 20mal vergrössert. (Nach TH. STÖHR.)

DREWS (Archiv f. mikroskop. Anat., XXIV) hat an Thieren nachgewiesen, dass die Follikel in ihren Zellen häufig Mitosen zeigen und deshalb als »Keimcentren« zu betrachten sind.

GOODALE (Archiv f. Laryngol., VII) und HENDELSOHN (Ebenda, VIII) haben nachgewiesen, dass feine Partikel (Zinnober, Kohle), welche der Oberfläche der Mandel aufgebracht werden, in das Gewebe derselben hineingelangen.

III. **Untersuchung.** In Bezug auf die Untersuchung der Tonsillen kann auf die Darstellung bei »Pharynxkrankheiten« verwiesen werden. Insonderheit wird auf die dort geschilderte Methode der Beseitigung des Hindernisses, welches die zuweilen vorspringenden Arcus glossopalatini der Besichtigung entgegenstellen und auf die bimanuelle Palpation verwiesen. Um von der Mandel und der Mandelbucht eine Flächenansicht zu gewinnen und

* TH. STÖHR, Ueber Mandeln und Balgdrüsen, VIRCHOW'S Archiv, 97; Ueber Tonsillen bei Pyopneumothorax, Sitzungsber. der physik. Gesellschaft zu Würzburg. 1884.

letztere zu entfalten, lässt J. KILLIAN (l. c.) den Patienten die Zunge vorstrecken und, wie beim Laryngoskopiren, festhalten. Der Mundwinkel der Gegenseite wird, um den directen Einblick noch mehr zu erleichtern, stark nach hinten abgezogen und von der Seite und hinten her hineingeblickt (vergl. Fig. 30). Um die verschiedenen Hohlräume, welche sich in und an der Tonsille finden, studiren zu können, ist der Gebrauch der Sonde erforderlich. J. KILLIAN benutzt dazu eine 1—1½ Mm. dicke Sonde, deren vorderes Ende 1,5 Cm. lang abgebogen ist.

IV. **Missbildungen.** *a)* In seltenen Fällen fehlen die Tonsillen gänzlich, wenigstens konnte **Verfasser** in einem von ihm allerdings nur intra vitam beobachteten Falle an dem Orte, wo die Tonsillen sonst sitzen, nichts von adenoidem Gewebe entdecken. Es spannte sich vielmehr eine gewöhnliche Schleimhaut zwischen den Gaumenbögen aus, an der keine Narben zu sehen waren. Der Patient entsann sich nicht, dass er tonsillotomirt worden wäre. CHALBOME beobachtete das Fehlen der Tonsillen auf beiden Seiten, neben einem rechtsseitigen lochartigen Defect in der Tonsillengegend (vergl. **Pharynxkrankheiten**).

b) Auffallende **Kleinheit** der Tonsillen findet sich relativ häufig. Es ist aber im einzelnen Falle schwer zu entscheiden, ob dieselbe durch Bildungsfehler oder durch krankhafte Atrophie entstanden ist. Was dem **Verfasser** in manchen Fällen dafür zu sprechen schien, dass ein Bildungsfehler vorläge, war die Coincidenz der Kleinheit des ganzen Organs mit einer ungewöhnlich geringen Anzahl von Lacunarorificien. In solchen Fällen nehmen die Tonsillen nicht nur in der Fläche einen sehr kleinen Raum ein, sondern ragen auch nicht über die Ebene der Schleimhaut hervor, sind vielmehr darin eingesenkt, so dass man auf den ersten Blick daran denken könnte, eine Narbe vor sich zu haben, wogegen jedoch die normale Oberfläche spricht. P. GOULD (Brit. med. Journ., 16. October 1886) beschreibt einen Fall von angeborener Kleinheit der Tonsillen bei einem 27jährigen Manne, der ausserdem kleine Hoden hatte und geschlechtlich nicht ausgebildet war. Uebrigens unterliegen auch die Gaumenmandeln einer **physiologischen Resorption** zur Zeit der Geschlechtsreife.

c) Sogenannte **Tonsillae succenturiatae** werden häufiger beobachtet. Zuweilen finden sich Spalten, die das Organ in zwei meist ungleiche Hälften theilen. In solchen Fällen kann man nicht von Nebentonsillen sprechen, da diese Spalten nur die Grenzen der fötalen Mandelwülste (siehe oben) darstellen. Nebentonsillen sind vielmehr erst dann anzunehmen, wenn in der Nachbarschaft von wohlausgebildeten Tonsillen, aber räumlich von ihnen getrennt, sich mehr oder minder grosse Haufen von zusammengeballtem adenoidem Gewebe vorfinden, an welchem auch die anderen Charakteristica der Tonsillen, Fossulae etc. vorhanden sind. Dieselben sitzen bald oberhalb, bald unterhalb, zuweilen dicht an oder auf den Gaumenbögen, vor oder hinter den Mandeln.

d) **Tonsilla pendula.** In seltenen Fällen ist eine Mandel gestielt. JURASZ* beschreibt eine solche, die als hühnereigrosse Geschwulst in den unteren Theil des Pharynx hinunterhing und nur zuweilen im Isthmus erschien. VIRCHOW (**Geschwülste.** II. pag. 609) erwähnt die »gestielten Geschwülste«, zu denen die Mandeln sich umbilden können, als pathologische Bildungen. Ist die Basis der Tonsille erst zu einem Stiele ausgezogen, so wird derselbe, wie dies bei allen in dieser Gegend vorkommenden gestielten Geschwülsten der Fall ist, durch den Schluckact immer mehr in einen dünnen langen Faden verwandelt. FISHER beschreibt eine gestielte Geschwulst der Mandel, welche mikroskopisch aus Tonsillargewebe bestand

* JURASZ, Anomalien der Gaumentonsillen. Monatsschr. f. Ohrenhk. etc. 1885. Nr. 12.

(Archiv f. Laryngol., VIII, pag. 356). L. Réthi (Wiener med. Blätter, 1893, Nr. 14) stellt bei Gelegenheit der Beschreibung eines eigenen Falles, welcher mit Perforation des hinteren Gaumenbogens einherging, die betreffende Literatur zusammen.

V. Ueber die acuten Entzündungen, Hyperämie, Blutungen vergl. die Artikel Angina und Pharynxkrankheiten.

VI. Tonsillitis superficialis chronica. Käsige Herde. Der chronische Katarrh der Mandeln ist eine häufige Krankheit. Er stellt eine chronische Entzündung der die Tonsillen überziehenden Schleimhaut und deren Einsenkungen in die Fossulae dar. In der Mehrzahl der Fälle bildet er eine Theilerscheinung oder eine Complication der chronischen Pharyngitis, kommt aber auch vor, ohne dass eine chronische Entzündung der übrigen Pharynxschleimhaut in irgendwie bemerkenswerthem Grade daneben vorhanden ist. Wohl immer nehmen die oberflächlicheren Schichten des adenoiden Gewebes an der Erkrankung Antheil. Die Tonsille selbst ist bei diesem Zustande meist hyperplastisch (siehe weiter unten sub VII), zuweilen atrophisch und zuweilen normal gross.

Im klinischen Bilde wird der chronische Katarrh der Tonsille durch das Austreten von schleimig-eiterigen oder eiterigen Secreten aus den Oeffnungen der Fossulae gekennzeichnet. Die mit der Auswanderung von Leukocyten aus den Follikeln einhergehende physiologische Secretion der Mandeln, die sich in die Fossula ergiesst, wird insensibel entleert. Es ist anzunehmen, dass der Schluckact, bei welchem die Tonsillen zunächst gedehnt und dann zusammengepresst werden, die Entleerung der Höhlungen von ihren Secreten wesentlich befördert. So lange aber die Mandeln gesund sind, sieht ihre Oberfläche zwar feucht und glänzend aus, wie die ihrer Umgebung, doch macht sich an ihren Oeffnungen kein ausfliessendes Secret besonders bemerkbar. Beim chronischen Katarrh aber zeigen sich in den Oeffnungen weissliche Tropfen einer dickflüssigen, undurchsichtigen Masse, die gewöhnlich, wenn auch wenig richtig, Pfröpfe genannt werden. Dies liegt zum Theil an einer Vermehrung, zum Theil an einer Veränderung der Natur des Secrets. Das physiologische Secret der Tonsillen zeigt zwar mikroskopisch dieselben Bestandtheile, als das pathologische, nämlich Leukocyten, Bakterien und Epithelien; es ist demselben aber eine so erhebliche Menge von Flüssigkeit beigemengt, dass dasselbe sich makroskopisch von der normalen Mundflüssigkeit nur wenig unterscheidet. Im katarrhalischen Secret ist die Menge der formativen Bestandtheile erheblich gesteigert, so dass es schon dem blossen Auge einen undurchsichtigen, schleimig-eiterigen Eindruck macht. Ob die Bakterienarten, die sich darin finden, von den im normalen Pharynx vorkommenden abweichen, bedarf noch weiterer Untersuchungen. Die Rosenbach'schen Eiterkokken, Staphylococcus aureus und albus, hat Verf.* auch im Secrete des normalen Pharynx nachgewiesen, was seitdem von zahlreichen Forschern bestätigt worden ist. Es fragt sich besonders, welche Rolle auch in den chronischen Fällen die Streptokokken spielen. In vielen Fällen, besonders bei engen Kryptenöffnungen, fliessen die Secrete nicht ab, sondern stagniren längere Zeit in den Höhlen. Dabei werden sie immer dickflüssiger und schliesslich in gelblichweisse, käsige Massen verwandelt, die man mit grösserem Recht, als die ursprünglichen schleimig-eitrigen Secrete, Pfröpfe nennen kann. Dieselben fallen häufig stinkenden Zersetzungen anheim, bei denen in ihnen fettiger Zerfall und zuweilen Fettsäurenadeln entstehen. Schliesslich gelangen sie durch kräftigere Würgebewegungen oder beim Schlucken, Husten etc. auf die Oberfläche.

* B. Fraenkel, Angina lacunaris etc. Berliner klin. Wochenschr., 1886, Nr. 16 u. 18.

Die käsigen Massen liegen zuweilen in abgeschlossenen, cystenartigen Räumen. Letztere sind von einem Epithel ausgekleidet, welches durchaus dem Epithel der Fossulae entspricht (vergl. FINDER, Arch. f. Laryng. VIII, pag. 354). Es stellen also derartige Cysten mit käsigem Inhalt Theile einer Fossula dar, welche durch pathologische Vorgänge ihre Ausflussöffnung verloren haben und abgeschlossen sind. Es ist demnach eine irrthümliche Auffassung, wenn man sie als Follicularabscesse bezeichnet. Sie scheinen als gelbe, häufig etwas erhabene Flecke durch das dünne, sie überziehende Gewebe hindurch. EUGEN PEYRISSAR hat den chronischen abgekapselten Abscessen der Mandeln eine besondere Studie gewidmet (Paris 1893). Es darf aber hierbei nicht unerwähnt bleiben, dass in den Tonsillen auch kleine Abscesse vorkommen, welche von den Follikeln oder den Schleimdrüsen ausgehen. Sie sehen gewöhnlich weniger saturirt gelb aus, als die käsigen Herde und haben einen flüssigeren Inhalt.

Einer besonderen Erwähnung verdienen Ansammlungen eingedickten, käsigen und häufig stinkenden Secrets, welche sich in den Sinus und Recessus bilden, die sich bei den Tonsillen finden, so lateral von der Plica tonsillaris, oben als Recessus tonsillaris (vergl. pag. 328), oder auch unten an der Tonsille zwischen dieser und der Plica, oder auch hinten zwischen Tonsille und der sie bekleidenden Pharynxschleimhaut. D. R. PATERSON (Journ. of Laryng., Rhinol. etc., April 1898) beschreibt unter den Krankheiten der Fossa supratonsillaris auch in derselben localisirte Eiterungen. Hier müssen auch erweiterte Fossulae erwähnt werden, die namentlich dann als etwas Besonderes auffallen können, wenn sie nicht mit der Hauptmasse der Tonsillen in unmittelbarem Zusammenhange stehen, sondern in abgesprengten Drüsenmassen sich finden. Anscheinend sind die tiefen Gruben, welche TOURTUAL oben in der Höhe des Vereinigungspunktes des vorderen und hinteren Gaumenbogens beobachtet und beschrieben hat, derartige Fossulae in abgesprengtem Tonsillargewebe.

Die Beschwerden der Kranken, die durch den chronischen Mandelkatarrh hervorgerufen werden, sind ähnlich denen, die die chronische Pharyngitis erzeugt. Es kann deshalb im allgemeinen auf die Schilderung derselben in dem Artikel Pharynxkrankheiten verwiesen werden. Hier mag hervorgehoben werden, dass in einer Reihe von Fällen die chronische Tonsillitis superficialis die Ursache für die Prädisposition zu acuten lacunären Anginen abgiebt. Wenigstens wird bei vielen Leuten, die an Angina habitualis leiden, chronischer Mandelkatarrh gefunden und erlischt mit seiner Heilung die Neigung zu acuten Entzündungen. Die Sensationen, die von der Tonsillitis chronica in einer gewissen Reihe von Fällen ausgehen, werden häufiger, als dies von den übrigen Theilen des Pharynx gilt, von den Pat. in das Ohr verlegt. Auch können von der chronischen Tonsillitis Reflexneurosen veranlasst werden. Es sind dies die bekannten, vielfach geschilderten Erscheinungen (cf. Pharynxkrankheiten). Was aber noch nicht erwähnt ist, ist der Umstand, dass auch Nieskrämpfe vom chronischen Mandelkatarrh verursacht werden können. Bei einem Mädchen von 13 Jahren, welches täglich beim Zubettegehen von stundenlang anhaltenden Nieskrämpfen befallen wurde, konnte ich durch Berühren der Mandeln mit einer Sonde Niesen hervorrufen und heilte die Nieskrämpfe durch Galvanocauterisation der Tonsillen. Es verdienen solche Beobachtungen schon deshalb hervorgehoben zu werden, weil wir gewohnt sind, den Ort, von dem der Reflex ausgeht, höher am Körper zu suchen, als das befallene Organ gelegen ist. Denn sie geben prägnante Beispiele dafür ab, dass auch eine umgekehrte Ordnung statthaben und der Reflex in einem höher gelegenen Organ von einem tieferen aus veranlasst werden kann.

Abgesehen aber von allen diesen Erscheinungen geben die »Pfröpfe« häufig den Patienten zu Klagen Veranlassung. Ich sehe davon ab, dass nicht gerade selten die Entdeckung von etwas »Weissem im Halse«, die bei Besichtigung des Schlundes gemacht wird, insonderheit bei ängstlichen Müttern die Furcht vor beginnender Diphtherie und deren Folgen hervorruft. Denn zur Heilung dieser Beschwerde ist nichts weiter erforderlich, als ein beruhigendes Wort seitens des Arztes. Wichtiger ist es schon, wenn die Patienten die Pfröpfe in ihrem Auswurf bemerken und sie dann als ausgehustete »Lungentuberkeln« deuten. Hier reicht meistens ärztlicher Zuspruch allein nicht aus. Die allmorgendliche Wiederkehr der Erscheinung ruft vielmehr auf die Dauer auch in vertrauensseligen Gemüthern Zweifel an ihrer Gutartigkeit hervor und fordert gebieterisch dazu auf, dieselbe zu beseitigen. Ueberhaupt sind die Pfröpfe das, was der Patient am leichtesten wahrnimmt. Deshalb bezieht er, auch ohne falsche Deutung derselben, seine Klagen auf sie und verwebt in seiner Vorstellung seine örtlichen Beschwerden, die er in der Gegend des Halses empfindet, mit dieser ihm besonders sinnfälligen Abnormität. Ueberdies rührt ein Theil des Foetor ex ore mancher Menschen von Zersetzungen in den Tonsillen her. Man kann sich davon überzeugen, wenn man die Mandeln mit einem kleinen Wattebausch betupft und daran riecht. (Vergl. B. Fraenkel, Ueber den üblen Geruch aus dem Munde. Arch. f. Laryng., X.)

Verwechselt kann der chronische Tonsillarkatarrh nur mit der Pharyngomycosis benigna (s. Pharynxkrankheiten) werden.

Andererseits kann der chronische Mandelkatarrh zur Verwechslung mit einer acuten Angina Veranlassung geben, wenn nämlich ein damit behafteter Kranker Fieber aus anderer Ursache bekommt. Hier muss der Verlauf, insonderheit das Fehlen der lividen Röthe und der wachsenden Schwellung der Tonsillen, sowie der Nachweis der anderweitigen, das Fieber bedingenden Krankheit die diagnostischen Anhaltspunkte liefern.

Wenn auch der chronische Tonsillarkatarrh nach obiger Darstellung der durch ihn veranlassten Beschwerden nicht zu den wichtigeren Krankheiten gehört und niemals ernste Gefahren bedingt, so sind die Erscheinungen, die er im Gefolge haben kann, doch immerhin erheblich genug, um den dringenden Wunsch der Kranken zu rechtfertigen, davon befreit zu werden. Die Therapie fällt aber im allgemeinen mit der der chronischen Pharyngitis zusammen und kann deshalb auch hier auf deren Darstellung bei Pharynxkrankheiten verwiesen werden. Einiges mag hier jedoch besonders hervorgehoben werden: Einmal ist es in vielen Fällen nothwendig, die zu engen Orificien der Krypten zu erweitern. Hierzu empfiehlt sich besonders ein Verfahren, welches H. v. Hoffmann (Ophthalmologen-Congress 1884, Praktischer Arzt, 1887) angegeben und Mor. Schmidt (Naturforscherversammlung, 1889) bestätigt hat, nämlich das Aufschlitzen derselben. Man bedient sich dazu eines Schielhakens, geht damit in die Oeffnung der Krypten ein und zerreisst die sich spannende Schleimhaut. Es ist dies ein einfaches, fast schmerzloses Verfahren, welches der Retention der Secrete vortrefflich entgegenwirkt. Bei den Secreten, welche in den hinter den Plicae liegenden Recessus sitzen, und wer sich gewöhnt, diese mit der Sonde zu untersuchen, wird sich von deren Häufigkeit überzeugen können, sorgen wir für den Abfluss, indem wir die Plicae spalten. Man fasst dieselbe unter Anwendung der örtlichen Narkose mit einem stumpfen Häkchen und schneidet sie mit einer Cowper'schen Scheere, so weit sie vorspringen, ein. Dann aber möchte Verf. hervorheben, dass gerade bei dem in Rede stehenden Leiden, insonderheit bei der Neigung zum Befallenwerden von acuten Anginen, sich vor allem die Galvanokaustik empfiehlt. Verf. beobachtete bei einem Kinde, welches fast allmonatlich von Angina lacunaris befallen wurde, dass nach Galvanocauterisation der einen Tonsille diese frei blieb, während die andere in der gewöhnlichen Weise erkrankte. Zur Ausführung der Galvanocauterisation wird nach vorheriger Cocainisirung die ganze Oberfläche der Tonsille mit einem weissglühenden Flachbrenner betupft. Der Brenner muss glühend aufgesetzt und noch glühend wieder abgenommen werden. Geht man mit dem Brenner nicht über die Tonsillen hinaus und vermeidet es besonders, die Gaumenbögen anzusengen, so ist die Reaction meist eine geringe und die darnach auftretenden Schmerzen leicht zu ertragen. Statt des Galvanokauters in diesem Falle den Thermokauter anzuwenden, ist weniger zweckmässig, nicht nur weil derselbe zum Schrecken des Patienten warm in den Mund eingeführt werden muss, sondern auch, weil die Wärme desselben sich schwerer abstimmen lässt und man infolge dessen mit demselben leicht zu tief einwirkt. Nach der Cauterisation der Oberfläche heilt in den meisten Fällen auch der Katarrh der Krypten. Ist dies nicht der Fall, so muss man nach vorheriger Erweiterung der Oeffnungen entsprechende Medicamente in dieselben einspritzen oder mit einem Spitzbrenner eingehen und ihre Schleimhaut cauterisiren.

VII. Tonsillitis abscedens. Die abscedirende Tonsillitis findet sich meist neben oder im Gefolge einer acuten Krankheit des Pharynx oder der Tonsillen (vergl. Angina und Pharynxkrankheiten), gewöhnlich auf einer, selten auf beiden Seiten. Wir haben schon das Auftreten kleiner Abscesschen durch Vereiterung von Follikeln und Schleimdrüsen und die käsigen Herde erwähnt. Wir sprechen aber erst von einer Tonsillitis abscedens, wenn grössere Abscesse entstehen, wie sie sich durch die Vereiterung des adenoiden Gewebes oder mehrerer Follikel einer Tonsille bilden. Es ist dies ein im ganzen seltenes Vorkommniss. In solchen Fällen treffen wir neben den übrigen Erscheinungen intensivere Röthung der Umgebung der Tonsille und meist erheblicheres Oedem der Uvula. Die Tonsille bildet medianwärts die Kuppe der angeschwollenen Partie und zeigt schliesslich entweder fluctuirende Stellen oder einen fluctuirenden Sack. Die übrigen Erscheinungen sind dieselben wie bei einer schwereren parenchymatösen Tonsillitis. Mit der Entleerung des Eiters schwinden meist die subjectiven Beschwerden plötzlich und die Röthung und Schwellung in sehr kurzer Zeit. Die Behandlung besteht in möglichst zeitiger Incision des Abscesses, wobei man auf seine vollkommene Reifung durchaus nicht zu warten braucht.

VIII. Im Gegensatze zu dem seltenen Vorkommen der abscedirenden Amygdalitis ist der peritonsilläre Abscess eine relativ häufige Krankheit. Er schliesst sich entweder an eine Mandelentzündung, besonders an die Angina lacunaris meist in der Reconvalescenz an oder entsteht als selbständige Krankheit meist aus Erkältung. Ich sah ihn auch sich an eine Epulis in der Gegend des Weisheitszahnes anschliessen. Die hier in Rede stehende Entzündung tritt in dem lockeren Bindegewebe auf, welches sich extracapsulär um die Tonsille gelagert findet, und zwar vornehmlich am Uebergang der Schleimhaut des vorderen und hinteren Gaumenbogens auf die Rachenseite der Tonsille. Die Umgebung des vorderen Gaumenbogens ist der Lieblingssitz der Erkrankung. Tritt die Entzündung, wie dies für grössere Abscesse beinahe die Regel ist, hier auf, so verliert diese Gegend ihre Contouren und wird in eine livid-rothe, halbkugelig vorragende Geschwulst umgewandelt, welche nach vorn und einwärts häufig so weit vorragt, dass sie die Tonsille verdeckt. Befällt sie den hinteren Gaumenbogen, so zeigt sich hier die Geschwulst, die aber an dieser Stelle auch nach oben und hinten platzgreift und die Tonsille nach vorn verdrängt. Die Schmerzen, die diese Entzündung setzt, sind meist höheren Grades, wie die einer einfachen Angina, und deshalb ist es ein Glück, dass sie sich meist einseitig findet, und wenn sie doppelseitig auftritt, gewöhnlich nicht gleichzeitig beide Seiten befällt. Auch haben die Schmerzen eine andere Art als die der Angina. Es sind heftige Stiche, welche auch nach dem Ohr ausstrahlen und namentlich das Leerschlucken zu einer Qual für den Kranken machen. Bei dieser Krankheit findet sich häufig ein absolutes Unvermögen, zu schlingen oder die Schneidezähne von einander zu bringen, typische anginöse Sprache und ziemlich hohes Fieber. Bei der objectiven Untersuchung sieht man neben der phlegmonösen Entzündung der betroffenen Partie und der beschriebenen Geschwulst häufig hochgradiges collaterales Oedem, welches auch den Larynxeingang mit befallen kann. Aus diesem Grunde ist die Prognose dieser Krankheit nicht so durchaus günstig wie die der einfachen Angina. Hinter dem Kieferwinkel fühlt man eine Infiltration des Bindegewebes im Interstitium pharyngo-maxillare und an der Zungenwurzel. Lässt man den Pat. phoniren, so bemerkt man häufig eine vollkommene Unbeweglichkeit der betreffenden Gaumenhälfte. Die Palpation ergiebt uns das Gefühl einer gleichmässig prallen Geschwulst, und es wäre ein Fehler, mit der künstlichen Eröffnung des Abscesses zu warten, bis sich Fluctuation oder eine weiche Stelle fühlen lässt. Die Erfahrung zeigt, dass die Erscheinungen mit der Eröffnung des Abscesses plötzlich verschwinden; der bis dahin anginös sprechende, bei jeder Bewegung des Velums schmerzhaft das Gesicht verziehende Kranke fühlt sich wie neugeboren, sobald der Abscess sich entleert hat. Es ist aber fehlerhaft, die Eröffnung des Abscesses auf eine andere Weise als durch chirurgische Massnahmen erzielen zu wollen. Verf. hat bisher ausschliesslich dazu das Messer verwendet. Verletzungen grösserer Blutgefässe oder Nerven sind in der betreffenden Gegend unmöglich und es gehört eine gewisse Feigheit seitens des Arztes oder des Patienten dazu, dem Kranken die Wohlthat, die ihm jede Incision, selbst wenn sie den Abscess nicht trifft, macht, nicht angedeihen lassen zu wollen. Ist der Kranke nicht imstande, den Mund hinlänglich weit zu öffnen, so schützen wir mit einem Spatel die Zunge und gehen mit einem spitzen Bistouri, dessen Schneide bis in die Nähe der Spitze man nöthigenfalls mit Heftpflaster umwickelt, in den Mund ein und machen in der Nähe des vorderen Gaumenbogens am Velum einen Einstich. Die geringe Blutung erleichtert den Kranken so sehr, dass er nun den Mund weiter öffnen kann. So schaffen wir uns ein hinlänglich weites Gesichtsfeld und suchen nun den Punkt auf, an welchem wir den Abscess vermuthen. Diesen zu finden erfordert einige Uebung, doch ist es nach Obigem leicht zu unterscheiden, ob wir ihn am vorderen oder hinteren Gaumenbogen suchen müssen. Meist liegt er lateralwärts von dem vorderen Gaumenbogen, und stechen wir hier, auf der Höhe der Kuppe, die die Geschwulst bildet, gerade nach hinten, vielleicht 1 Cm. tief ein, dann drehen wir das Messer etwas um seine Achse, um zu sehen, was vorquillt, und sehen wir Eiter vorquellen, so erweitern wir vorsichtig den Schnitt nach oben oder unten. Ich sage vorsichtig, weil ein Fall veröffentlicht ist, in dem nach Eröffnung eines solchen Abscesses der Eiter so massenhaft vorquoll, dass der Patient dabei erstickte. Der Eiter enthält Mikrokokken und Stäbchen. Unter den Mikrokokken finden sich, so viel ich sehe, immer Streptokokken und lässt sich deshalb die Entstehung der Peritonsillitis durch das Eindringen der Streptokokken durch die Kapsel der Tonsille hindurch in das peritonsilläre Bindegewebe hinein erklären. Finden wir bei einem Einstich vor dem Gaumenbogen den Eiter nicht, so stechen wir zwischen demselben und den Tonsillen ein. Ohne unser Zuthun bricht der Abscess schliesslich auch auf, und zwar meistens auch an diesen Stellen. Wir haben aber kein Mittel, was dem Kranken nur halb so viel Erleichterung verschafft, wie Incisionen oder die Eröffnung des Abscesses. Bei hinlänglicher Cocainisirung sind die Incisionen, wenn auch nicht schmerzlos, doch leicht zu ertragen. Statt der Incisionen empfiehlt J. KILLIAN (Münchener med. Wochenschr., 1896) den Abscess von der Fossa supratonsillaris aus nach Cocainisirung mit einer Sonde aufzusuchen und die gefundene Oeffnung mit einer Kornzange zu erweitern. Grünwald (ebenda) pflichtet ihm hierin bei und hält das Verfahren für ein solches, dass er einen Abscess, welcher sich von der Fossa supratonsillaris aus nicht mit der Sonde auffinden lässt, als nicht von der Tonsille ausgehend betrachtet. Sonst empfiehlt es sich, das Fieber zu bekämpfen, bei sehr starken Schmerzen Morphium hypodermatisch zu injiciren, mit Cocain zu pinseln und äusserlich Eisblasen anzulegen. Es giebt hierzu besonders angefertigte wurstförmige Gummibeutel, man kann ebenso gut Condons benutzen. Morell Mackenzie hat zur Beseitigung der phlegmonösen Entzündung die hier wie ein Specificum wirkende und beinahe in Vergessenheit gerathene Resina Guajaci empfohlen (in Pastillen 0,2 pro dosi, zweistündlich). Ich habe mich davon überzeugt, dass man bei dieser Behandlung, sofern sie frühzeitig eingeleitet wird, die Peritonsillitis coupiren und den Abscess vermeiden kann. Ich gebe deshalb Tinctura Resinae Guajaci auch bei einfacher Angina und der lacunären Tonsillitis, sobald die phlegmonöse Röthung in der Gegend der Gaumenbögen und das charakteristische Schluckweh den Uebergang in Peritonsillitis andeutet. Auch Tinct. Aconiti ist empfohlen worden. Sonst ist von inneren Mitteln wenig zu erwarten; Brechmittel helfen nichts und sind eine Qual für den Patienten. Sie werden gegeben in der Hoffnung, dass beim Würgact ein reifer Abscess platzt. Ist der Abscess eröffnet, so wird er durch warme Gurgelungen mit einhüllenden Mitteln (lauwarmes Wasser mit Tinct. Myrrhae, 15 Tropfen auf ein Glas Wasser, Flieder-, Salbeithee oder Mandelmilch) offen erhalten.

Ebenso wie es eine Angina habitualis giebt, so kommt es vor, dass Kranke, welche hieran leiden, regelmässig in der Reconvalescenz von Peritonsillitis befallen werden, also an Peritonsillitis habitualis leiden. In solchen Fällen empfiehlt sich die Galvanocauterisation der Tonsillen als Prophylacticum.

IX. Hyperplasia Tonsillarum. *a)* Aetiologie. Die Vergrösserung der Tonsillen ist ein häufiges Leiden der Kindheit und kommt selbst angeboren vor. Viele der betroffenen Kinder haben gleichzeitig Lymphdrüsenschwellung, besonders des Halses, und andere Zeichen der Scrophulose. Andere dagegen sind im übrigen durchaus gesund und lediglich von Vergrösserung der Tonsillen, zuweilen gleichzeitig der Rachen- und Gaumentonsillen, zuweilen aber auch lediglich der letzteren befallen. In solchen Fällen ist die Aetiologie recht dunkel. Denn wenn auch manchmal allerhand katarrhalische Affectionen des Mundes, insonderheit bei der Dentition, oder Ekzeme des Kopfes und des Gesichts u. dergl. oder auch acut-entzündliche Zustände der Tonsillen selbst vorangegangen sind, so wird doch andererseits die Hyperplasie der Gaumenmandeln bei Kindern beobachtet, denen bisher nichts gefehlt hat, die sich vielmehr im übrigen einer durchaus ungestörten Gesundheit erfreuten. In solchen Fällen kann man über die Aetiologie wenig aussagen. In manchen Fällen hat der Vater oder die Mutter ebenfalls Tonsillarhyperplasie. Auch kommt es vor, dass mehrere Kinder derselben Eltern daran leiden. Es ist deshalb ein gewisser erblicher Einfluss nicht zu verkennen. Doch ist die Tonsillarhyperplasie viel zu häufig, um sie als den letzten Ausläufer von Syphilis der Eltern anzusehen und kommt jedenfalls auch bei Kindern häufig vor, deren Eltern niemals an Syphilis gelitten haben.

Es lehrt übrigens die directe Beobachtung, dass in manchen Fällen sich acut-entzündliche Schwellungen nicht wieder vollkommen zurückbilden, sondern Hyperplasie veranlassen. Es kommt dies sowohl bei primären, wie bei secundären oder symptomatischen Entzündungen vor. So giebt die Häufigkeit der Erkrankung der Mandeln an entzündlichen Affectionen gleichzeitig eine Erklärung für die Häufigkeit der Hyperplasie ab. Die entzündlichen Veränderungen der Gefässe und die Durchtränkung des Organs mit Serum und Leukocyten, die den acuten Vorgang begleiten, bilden sich in solchen Fällen nicht wieder vollkommen zurück und geben, insonderheit wenn sie sich wiederholen, die Ursache der Vergrösserung ab.

Auch zeigt die Erfahrung, dass gewisse Infectionskrankheiten Hyperplasie der Mandeln bedingen können, und zwar insonderheit die Syphilis und die Lyssa. In manchen Fällen von allgemeiner Lymphdrüsenschwellung mit oder ohne Vermehrung der weissen Blutkörperchen (Leukämie und Pseudoleukämie, Lymphosarcoma) betheiligen sich die Tonsillen an der Erkrankung, ja Verf. hat Fälle gesehen, in denen die Hyperplasie der Tonsillen das erste Zeichen dieser Processe ausmachte. (Vergl. MAMLOCK, Arch. f. Laryngol., IX, pag. 485.) Auch die Gaumentonsille kann primär von Tuberkulose befallen werden (vergl. Pharynxkrankheiten).

Manche Autoren erwähnen neben dem kindlichen Alter dasjenige der Pubertät als eines prädisponirenden Momentes für die Hyperplasie der Mandeln. Verf. kann dies nicht bestätigen, sondern nur zugeben, dass die durch den Schulbesuch und auch vielleicht durch den Aufenthalt in hygienisch schlecht eingerichteten Pensionen* gesteigerte Häufigkeit des Vorkommens von acuten Anginen indirect auch die Fälle von Hyperplasie vermehren kann. Noch weniger aber kann der Verf. der Vorstellung beipflichten, dass die angeblich zur Pubertätszeit vermehrte Häufigkeit der Hyperplasie durch einen engen Zusammenhang zwischen den Geschlechtsorganen und den Tonsillen vermittelt werde. Dass eine gewisse Verbindung der Halsorgane mit der Entwicklung der Geschlechtsreife besteht, kann nicht bestritten werden. Dies zeigt schon die Mutation der Stimme. Aber dieser Connex ist kein so intimer, dass nun mit dem Reifen der Hoden eine Vergrösserung der Tonsillen Hand in Hand ginge oder gar, wie dies ein von einigen Aerzten getheilter Volksglaube in England behauptet**, eine Atrophie eines Hodens durch Exstirpation der Tonsille derselben Seite veranlasst werden könnte. Beim weiblichen Geschlecht kommt es zuweilen, insonderheit bei jungen Mädchen, vor, dass zur Zeit der Menses eine gewisse Fluxion gegen die Tonsillen statthat, die Röthung derselben und auch, meist im Ohr gefühlte, Schmerzen bedingt. Doch hat Verf. dabei niemals eine Schwellung so hohen Grades gesehen, dass sie zur Hyperplasie hätte führen können. Verf. muss vielmehr nach seiner Erfahrung denjenigen Autoren beitreten, die, wie dies auch für die Rachentonsille bekannt ist, eine physiologische Involution der Gaumentonsillen mit dem Aufhören des Wachsthums behaupten. Mit dem Eintritte des Mannesalters, so müssen wir annehmen, kann der Körper der Function der Tonsillen theilweise entrathen und dient diese Beobachtung gleichzeitig als eine Stütze derjenigen Anschauung, welche die Tonsillen den blutbildenden Organen zuzählen (vergl. oben Function). Die so physiologisch eintretende geringere Ernährung des Organs bedingt eine Verkleinerung nicht nur normaler, sondern auch hyperplastischer Mandeln. Dass diese letztere häufig eintritt, ist eine Sache der directen Beobachtung, die nicht bestritten werden kann, auch wenn die Erklärung derselben bisher nur eine hypothetische ist. Nach dem dreissigsten Lebensjahre entsteht eine Hyperplasie nur selten, und dann meist auch nur durch Syphilis, Leukämie u. dergl. bedingt, also gewöhnlich nicht mehr in der idiopathischen Weise, die die kindliche Hyperplasie meistens hervorruft.

* cf. HAIG-BROWN, Tonsillitis in adolescents. London 1886.

** cf. F. SEMON, St. Thomas' Hosp. Rep., XIII, und den oben citirten Vortrag P. GOULD's in der Clinical Society vom 8. October 1886, nebst zugehöriger Discussion. S. auch DALY, Med. and Surg. Rep., 15. December 1883.

b) Anatomie. Die hyperplastischen Tonsillen treten uns in zwei Formen entgegen, einmal als umschriebene Halbkugeln, deren Basis gewöhnlich um ein Geringes kleiner ist als ihre grösste Peripherie, oder als mehr in die Breite und Länge sich ausdehnende Gebilde. Zwischen beiden Formen kommen die verschiedensten Uebergangsformen vor, doch ist die erstere erheblich häufiger als die zweitgenannte. Sie kann bis zu Formen fortschreiten, welche wir als gestielt bezeichnen können. Einen Unterschied bedingt auch noch das Verhalten der Plica triangularis, hinter der sich hyperplastische Bildungen verstecken können. Die in die Breite wuchernden Formen rücken zuweilen bis hoch in das Velum hinein.

Die Grösse der hyperplastischen Mandeln ist sehr verschieden. Zuweilen sind sie beiderseits gleich gross, häufiger ist die eine grösser als die der anderen Seite. Nicht selten berühren sie sich in der Mitte und füllen den Isthmus vollkommen aus, so dass die Uvula nicht mehr zwischen ihnen Platz hat und meist nach hinten ausweichen muss. Manchmal kommt es vor, dass sie sich so innig berühren, dass ihre Kuppen fest gegeneinander liegen und sich gegenseitig abplatten. Die gewöhnliche Grösse ist die der Wallnuss, zuweilen erreichen sie das Volumen eines Tauben- oder gar eines Hühnereies. Die grösste Tonsille, die Verf. bisher beobachtet und exstirpirt hat, sass auf der rechten Seite eines ungefähr 25 Jahre alten Mannes. Sie überschritt die Mittellinie recht erheblich. Das in Spiritus aufbewahrte und in der Sammlung der Universitätspoliklinik für Hals- und Nasenkranke befindliche Präparat hat jetzt folgende Masse: Grösste Länge (von oben nach unten) 45 Mm., grösste Breite (von vorn nach hinten) 33 Mm., grösste Dicke (von links nach rechts) 23 Mm. im Durchmesser. Ihr Umfang an der Basis beträgt 105 Mm. und ihr Gewicht 13 Grm.

Die Oberfläche sieht meist eben aus. Seltener ist die Hyperplasie stellenweise stärker entwickelt und es entstehen Zapfen und Buckeln. Das ebene Aussehen findet sich gewöhnlich bei den kugeligen Vergrösserungen, während die breiten Formen relativ häufiger eine buckelige Oberfläche darbieten. Manchmal sehen die Tonsillen durchaus zerklüftet aus.

Die Oeffnungen der Fossulae werden bei der Vergrösserung vielfach verzogen und bekommen eine unregelmässige Gestalt. Aus annähernd runden Löchern werden sie in Schlitze und Spalten verwandelt. Diese Gestaltveränderung vollzieht sich nicht selten auf Kosten des Lumens der Orificien. Tonsillen jedoch, die hyperplastisch gewesen sind und später der Involution anheimfallen, zeigen häufig sehr weite Orificien, durch welche man tief in die Höhlen hineinsehen kann.

Die mikroskopische Untersuchung hyperplastischer Mandeln ergiebt eine Vermehrung und Vergrösserung aller ihrer Bestandtheile. Es handelt sich nicht um eine Hyperämie oder gar nur um eine Durchtränkung, also nicht um etwas, was mit dem Namen Hypertrophie richtig bezeichnet werden könnte, sondern um eine echte Hyperplasie des Gewebes. Am wenigsten scheint davon die epitheliale Decke betroffen zu werden. Denn nur selten findet sich eine deutliche Dickenzunahme derselben. Ist eine solche nachzuweisen, so ist dies häufiger an der Oberfläche als in den Krypten der Fall. Die unter dem Epithel vorhandenen Papillen erscheinen stellenweise vergrössert, stellenweise verstrichen und in ihrer Anzahl verringert.

Das adenoide Gewebe ist quantitativ beträchtlich vermehrt und anscheinend auch die Anzahl der echten Follikel eine grössere. Das bindegewebige Gerüst ist ebenfalls verstärkt. Es machen sich jedoch in Beziehung auf das relative Verhältniss der adenoiden Substanz und des Bindegewebes erhebliche Unterschiede bemerkbar. Soviel Verf. gesehen hat, überwiegt bei der Hyperplasie jugendlicher Individuen und der frischen Vergrösserung älterer Leute das adenoide Gewebe, während bei lange bestehenden Hyperplasien älterer Patienten die Bindegewebszüge auffallend breit und zahlreich erscheinen und die lymphatischen Gebilde relativ verkleinert und vermindert sind. Es lässt sich darnach annehmen, dass die Hyperplasie zunächst auf Vermehrung des adenoiden Gewebes beruht, welches später durch das nachwachsende Bindegewebe verdrängt und zur Schrumpfung gebracht wird. Ueberwiegt das adenoide Gewebe, so fühlen sich die Mandeln weich an, während die Vermehrung des Bindegewebes sich durch zunehmende Härte kundgiebt, bis schliesslich die Tonsillen sklerotisch werden und beim Schneiden knirschen.

Die Auswanderung der Leukocyten durch das Epithel hindurch und die Kerntheilung in ihnen geht an hyperplastischen Tonsillen ebenso, wie an normalen von statten.* Wenn wir relativ häufig in den Fossulae vergrösserter Mandeln retinirte und eingedickte Secrete, also käsige Pfröpfe finden, so beweist dies an und für sich nicht eine Vermehrung der Auswanderung. Denn der Abfluss der Secrete aus den Krypten kann bei der Hyperplasie erschwert sein, da die Oeffnungen sich nicht vermehren oder vergrössern und ihr Lumen im Verhältniss zu der durch die Vergrösserung nothwendig eintretenden Erweiterung ihrer Stromgebiete relativ zu eng ist. Die zurückgehaltenen Secrete dicken sich ein und unterliegen denselben Veränderungen, wie beim chronischen Katarrh (vergl. oben). Es spricht aber die directe Beobachtung dafür, dass die Hyperplasie nicht auf einer Stauung der Leukocyten durch Unterbrechung der Auswanderung beruht. Wir müssen vielmehr annehmen, dass ein grösserer Zufluss von Ernährungsmaterial und eine vermehrte Inanspruchnahme des Organs das gesteigerte Wachsthum bedingt. Das hyperplastische adenoide Gewebe der Tonsillen hat aber im Gegensatz zu dem der Lymphdrüsen keine Neigung zu verkäsen. Was von »käsigen Pfröpfen« derselben berichtet wird, bezieht sich auf retinirte Secrete in den Fossulae und nicht auf käsige Herde im Gewebe.

Das Hauptwachsthum der hyperplastischen Tonsillen erfolgt medialwärts in den Isthmus hinein. Es verdickt sich aber auch die Kapsel und wird, insonderheit bei breiten Hyperplasien, nach aussen convex.

c) Symptome. Die Erscheinungen, die durch die Hyperplasie der Mandeln hervorgerufen werden, zerfallen in zwei Gruppen, einmal in solche, die durch das Leiden an und für sich und dann in solche, die durch die Verengerung des Isthmus bedingt werden. An und für sich veranlasst die Mandelschwellung Symptome, die denen des chronischen Katarrhs derselben oder der Pharyngitis chronica ähneln.

In dieser Beziehung ist zu bemerken, dass der chronische Katarrh der Tonsillen und des Pharynx mit der Hyperplasie in Wechselbeziehung steht und eine Veränderung die andere häufig bedingt. Wenn der chronische Katarrh nicht schon vor der Hyperplasie bestanden hat, so wird er meist im Verlauf derselben durch die vergrösserten Tonsillen, die in ihrer Wirkung auf die Umgebung gleichsam zu Fremdkörpern werden, hervorgerufen. Jedenfalls ist chronische Tonsillitis und Pharyngitis eine gewöhnliche Complication der Tonsillarhypertrophie und vice versa. Wir verweisen deshalb auch an dieser Stelle auf die Symptome der chronischen Pharyngitis (s. Pharynxkrankheiten) und bemerken nur, dass auch von der Tonsillarhyperplasie Reflexneurosen, insonderheit Asthma (Schmid)** hervorgerufen werden kann. Hierhin gehören vielleicht auch Fälle von nächtlichem Aufschrecken der Kinder, die durch Exstirpation der Mandeln geheilt wurden.***

* E. Paulsen, Zellvermehrung und ihre Begleiterscheinungen in hyperplastischen Lymphdrüsen und Tonsillen. Arch. f. mikroskop. Anat. XXIV. Drews, Zellvermehrung in der Tonsilla palatina. Ibidem.

** Deutsche Zeitschr. f. prakt. Med., 1877, pag. 257.

*** Spicer, Lancet, 6. October 1888.

Auch muss hervorgehoben werden, dass alle Autoren darüber einig sind, dass vergrösserte Mandeln eine Prädisposition für Angina lacunaris erzeugen. Dieselbe Angabe findet sich in den Lehrbüchern in Bezug auf Diphtherie. Ich hatte Gelegenheit, im Mosse'schen Waisenhause, bei Gelegenheit einer Epidemie von Diphtherie, sämmtliche Zöglinge — gegen 80 — hierauf zu untersuchen. Es stellte sich heraus, dass diejenigen, welche Tonsillarhyperplasie hatten, relativ weniger von Diphtherie befallen waren als diejenigen mit normalen Tonsillen. Selbstverständlich kann eine einzelne derartige Beobachtung die Frage nicht abschliessen. Es darf aber auch nicht unerwähnt bleiben, dass in manchen Fällen die Hyperplasie durchaus symptomlos verläuft und die Träger selbst beträchtlicher Vergrösserungen davon kein Bewusstsein haben, vielmehr dieselbe erst zufällig bei Besichtigung ihres Schlundes entdecken, oder erst durch die Aussagen eines sie anderweitiger Ursachen wegen untersuchenden Arztes darauf aufmerksam gemacht werden.

Was nun die durch die Verengerung des Isthmus entstehenden Erscheinungen anlangt, so sind dieselben von dem Grade der Schwellung und der Stenose abhängig und demselben entsprechend. Sie beziehen sich auf Behinderung der Athmung und des Schluckens, auf Veränderung der Sprache, Beeinträchtigung des Gehörs und Verschlechterung des Allgemeinbefindens. Es muss aber in dieser Beziehung hervorgehoben werden, dass manche Autoren die so häufige Complication der Tonsillarhyperplasie mit adenoiden Vegetationen hierbei nicht genügend berücksichtigen. Insbesondere beziehen sich die Schilderungen der älteren Autoren, die vor Bekanntwerden der adenoiden Vegetationen geschrieben haben, mehr auf dieses Leiden, als auf die Vergrösserung der Gaumentonsillen. Diese älteren Schilderungen sind aber noch nicht vergessen und ohne genügende Sichtung in viele neuere Lehrbücher übergegangen. Selbst erhebliche Tonsillarhyperplasie, z. B. solche, bei denen die Tonsillen sich gegenseitig fest berühren, behindert im wachen Zustand die Nasenathmung nicht, wenn der Nasenrachenraum und die Nase frei sind. Die betroffenen Kinder bekommen deshalb nicht den wohlgekennzeichneten Gesichtsausdruck der adenoiden Vegetationen. Wohl aber wird auch von uncomplicirter Hyperplasie der Gaumenmandeln, sofern dieselbe erheblich genug ist, im Schlaf die Athmung behindert. Es entsteht dabei Schnarchen, und bei längerem Bestande eine Veränderung der Thoraxform, nämlich Erweiterung in den oberen Partien und Verengerung der unteren mit Hochstand des Zwerchfells. Es ist aber diese Veränderung am Brustkorb nicht so ausgesprochen, als sie durch adenoide Vegetationen hervorgerufen wird und soll dieselbe deshalb bei diesem Leiden besprochen werden (s. Vegetationen). Auch ist es unrichtig, wenn, in Bezug auf das Saugen, das, was für Stenose der Nase und des Rachenraums gilt, der Tonsillarhyperplasie zugeschrieben wird; Säuglinge mit uncomplicirter Mandelvergrösserung können die Brust und die Flasche unbehindert nehmen. In Bezug auf den Schluckact rufen nur sehr erheblich vergrösserte Gaumenmandeln Veränderungen hervor. Auch Erwachsene, die solche haben, verschlucken sich nämlich leicht. Verschlechterung des Geruchs und Geschmacks, wovon manche Autoren der Hyperplasie der Gaumenmandeln Schuld geben und die sich bei adenoiden Vegetationen findet, hat Verf. bei einfacher chronischer Mandelschwellung niemals gesehen. Harthörigkeit infolge von Otitis media oder von Verschluss der Tuba ist meist eine Folge der adenoiden Vegetationen und nur selten der Tonsillarhyperplasie, womit nicht geleugnet werden soll, dass durch Mandelschwellung Störungen des Gehörs unter Umständen entstehen können (cf. Ohr). Was die Sprache anlangt, so wird dieselbe dabei »anginös«. Sie bekommt einen Klang, als »stäke ein Kloss im

Schlunde«. Die klanglose, todte Sprache dagegen, die von manchen auch den Gaumenmandeln zugeschrieben wird, ist die Folge der adenoiden Vegetationen. Die Resonanz im Nasenrachenraume leidet bei einfacher Mandelschwellung keine Noth, die Sprache behält also dabei ihren Klang, bekommt jedoch eine Veränderung, die das Ohr sofort auf den Rachen bezieht. Was schliesslich das Allgemeinbefinden anbelangt, so sind Kinder mit Mandelschwellung häufig, wahrscheinlich unter Mitwirkung der Behinderung der Respiration im Schlafe, bleich und schlaff, wenn auch nicht in so hohem Grade, als dies bei adenoiden Vegetationen beobachtet wird. Resumiren wir nach dieser Darstellung die Erscheinungen, die durch die Stenose des Isthmus infolge von Mandelhyperplasie veranlasst werden, so haben wir 1. Behinderung der Respiration im Schlaf, 2. klossige Sprache, 3. zuweilen Gehörsstörungen und 4. leichtes Verschlucken. Es ist dies nicht so viel, als gewöhnlich der Mandelschwellung Schuld gegeben wird, aber immer noch genug, um sie als ein wichtiges und auch das Allgemeinbefinden beeinträchtigendes Leiden erkennen zu lassen.

d) Diagnose. Die Diagnose der Tonsillarhyperplasie ist leicht. Bei kunstgerechter Inspection des Pharynx kann sie nicht übersehen werden. Die Palpation giebt uns über die Consistenz Aufschluss. Die ätiologischen Verhältnisse müssen aus den begleitenden Erscheinungen des Einzelfalles beurtheilt werden.

Vortäuschen können einfache Hyperplasie 1. acute Schwellung, 2. Abscedirungen, 3. Tumoren, 4. Aneurysmen, 5. extrapharyngeale Tumoren. Die Häufigkeit der Hyperplasie darf uns nicht verleiten, den Einzelfall darauf genau anzusehen, ob nicht eine dieser selteneren Aehnlichkeiten vorliegt. In dieser Beziehung mögen folgende differentielle Punkte angeführt werden: Die acute Schwellung zeigt lebhaftere Röthung, bedingt meist Fieber und schwindet nach kurzer Zeit. Ein Abscess der Tonsille, der acut entsteht, ruft Anschwellung und seröse Durchtränkung der Umgebung hervor. Subacute eiterige Einschmelzung der Tonsille zeigt Fluctuation. In beiden Fällen entleert eine Incision Eiter. Tumoren, die hier in Frage kommen, sind meistens sarkomatöser oder carcinöser Art. Sie sind wohl immer, so lange sie mit einfacher Hyperplasie verwechselt werden können, einseitig, sehen stärker injicirt aus und zeigen meist grössere Härte. Sie wachsen schnell und greifen auf die Umgebung über. Malignes Lymphosarkom, welches von der Tonsille ausgeht, lässt sich im Beginn von einer einfachen Tonsillarhyperplasie makroskopisch nicht unterscheiden. Die complicirenden Lymphdrüsenschwellungen sichern aber im Verlauf meist bald die Diagnose. Ein Aneurysma in der Mandelgegend hat Verf. einmal gesehen. Dasselbe zeigte sicht- und fühlbare Pulsation. Als extrapharyngeale Geschwülste, die die Mandel vor sich herdrängen und so eine Hyperplasie vortäuschen können, sind besonders cavernöse Tumoren zu erwähnen, welche, wenn auch selten, hier beobachtet werden. Eine genauere Betrachtung zeigt in solchen Fällen, dass die Mandel nebst Umgebung lediglich dislocirt und nicht geschwollen ist. Auch kann man durch bimannelle Palpation sich hierüber belehren, insonderheit Cavernome durch Compression entleeren und zu schnell vorübergehender Abschwellung bringen.

Therapie. In Bezug auf die Therapie ist zunächst die Frage gestattet, sollen hyperplastische Tonsillen überhaupt behandelt werden? Sollen wir, insonderheit bei Kindern, nicht lieber warten, bis die spontan eintretende Involution eine Verkleinerung von selbst herbeiführt? Die Antwort auf diese Frage lautet: Das hängt von den Erscheinungen ab, die durch die Vergrösserung hervorgerufen werden. Wir Aerzte haben nicht die Aufgabe, das Aussehen des Isthmus zu verschönern und gleichsam aus kosmetischen Rücksichten sonst symptomlos verlaufende Hyperplasien zu beseitigen. Wenn die vergrösserten Mandeln sonst keine oder nur unbedeutende Erscheinungen veranlassen, so könnte nur die Vorstellung, dass sie eine erhöhte Disposition für Entzündungen oder gar für Diphtherie bedingen, unser Eingreifen herausfordern. Ein Arzt, der vergrösserte Mandeln ganz unbehandelt lässt, wird sich einigermassen berechtigten Vorwürfen aussetzen, wenn die Träger derselben von Diphtherie befallen werden. Es ist übrigens selten, dass diese Frage, so auf des Messers Schneide gestellt, an uns herantritt. Denn in der überwiegenden Mehrzahl der Fälle rufen vergrösserte Tonsillen Erscheinungen hervor, die folgenschwer genug sind, um die betreffenden Kranken nicht auf unbestimmte Zeit damit behaftet zu lassen, und die an und für sich unser therapeutisches Handeln nothwendig machen.

Auch geben die vorhandenen Symptome die Indicationen ab, um unter den uns zu Gebote stehenden Heilfactoren die Auswahl zu treffen. In dieser Beziehung ist zunächst aus den Erscheinungen des Einzelfalles die Frage zu entscheiden, ist eine Stenose des Isthmus vorhanden oder nicht? Ist eine solche nicht vorhanden, so stimmt die Behandlung mit der der chronischen Pharyngitis (siehe Pharynxkrankheiten) und des chronischen Tonsillarkatarrhs (siehe oben) überein und kann auf die betreffenden Schilderungen verwiesen werden. Es muss aber bei der Tonsillarhyperplasie ganz besonders das Allgemeinbefinden berücksichtigt und z. B. bei vermutheter Scrophulose Ferrum jodatum, Leberthran, Soolbäder etc. in Gebrauch gezogen werden. Gegen die Prädisposition zu acuten Processen, Angina habitualis etc. empfiehlt sich die Anwendung der Galvanokaustik. Die Beobachtungen, welche zeigen, dass sich unter der einfachen Tonsillarhyperplasie eine latente, primäre Tuberkulose verbergen kann, geben freilich dieser ganzen Frage ein anderes Gesicht. Denn diese Vorstellung muss dahin führen, sämmtliche hyperplastische Tonsillen zu amputiren.

Ist die Grösse der Tonsillen so beträchtlich, dass sie augenscheinlich eine Stenose des Isthmus hervorruft, oder machen sich Zeichen bemerklich, die im Vorstehenden als von der Stenose herrührend erwähnt sind, anginöse Sprache oder nächtliches Schnarchen oder Schwerhörigkeit etc., so entsteht für unser Handeln die zwingende Indication, das mechanische Hinderniss, welches die Hyperplasie setzt, hinwegzuräumen und durch entsprechende Verkleinerung der Mandeln die Strasse des Isthmus als des Luft- und Speiseweges hinlänglich frei zu machen. Nur ist dabei zu beachten, dass ohne wegsame Nasenhöhlen und ohne hinlänglich offenen Nasenrachenraum die Beseitigung der Isthmusstenose resultatlos verläuft. Höchstens, dass dann die klossige Sprache wegfällt; die übrigen Erscheinungen bleiben unverändert. Es ist deshalb dabei der Nase und dem Nasenrachenraum alle Aufmerksamkeit zu schenken. Insonderheit ist die bei Kindern so häufige Complication der adenoiden Vegetationen vorher, nachher oder gleichzeitig zu beseitigen, wenn wir Erfolg haben wollen.

Eine ausgiebige Verkleinerung stenosirender Tonsillen ist — mit Ausnahme der syphilitischen — durch innere Medicamente, durch Bäder und klimatische Curen oder ähnliche Einwirkungen nicht zu erzielen. Auch leistet die topische Anwendung resolvirender oder adstringirender Medicamente viel zu wenig, als dass wir uns auf dieselbe verlassen könnten. Einigen Erfolg kann man mit parenchymatösen Einspritzungen von Jod erzielen. Verfasser hat sich seinerzeit mit diesem Verfahren redlich abgemüht, steht aber nicht an, auszusprechen, dass er es angesichts der jetzigen Methoden für einen Umweg hält, der die darauf verwandte Arbeit und Zeit, sowie die entstehenden Schmerzen keineswegs lohnt.

Gegen stenosirende Hyperplasien empfiehlt sich nur die Anwendung chirurgischer Encheiresen. Es werden aber eine ganze Reihe solcher empfohlen und wollen wir sie im folgenden durchsprechen und ihren Werth vergleichen:

1. **Anwendung der Caustica.** Besonders empfohlen wird die Londoner Aetzpaste (Kali causticum und Calcaria usta). Das Pulver wird mit etwas Wasser zu einem dicken Brei angerührt und mittels eines Holz- oder Glasstäbchens auf eine kleine Stelle aufgetragen. Die Operation wird 1—2mal wöchentlich wiederholt und giebt nach 2—3 Monaten Aussicht auf Erfolg.

Aehnlich können concentrirte Lösungen von Zincum chloratum angewendet werden. Man umwickelt eine feine Sonde mit Watte, taucht sie in die Lösung und führt sie in eine Kryptenöffnung ein.

Diese und alle anderen flüssigen Caustica haben den Nachtheil, dass man grosse Gefahr läuft, auch gesunde Stellen beim Abtropfen derselben etc. zu verletzen. Diesen Nachtheil hat Chromsäure, die man an eine Sonde anschmilzt, nicht. Sie wird ähnlich der Londoner Paste angewandt.

Die Caustica führen erst nach sehr langer Zeit zu einer hinlänglichen Verkleinerung. Ihre jedesmalige Anwendung verursacht Schmerz, der länger anhält als die Cocainanästhesie. Die Oberfläche einer durch sie verkleinerten Tonsille ist uneben.

2. **Anwendung der Glühhitze.**

a) **Wegbrennen.** Mit einem Kuppelbrenner oder einem auf der Fläche leicht gebogenen flachen Galvanokauter betupfen wir nach vorheriger Cocainisirung die Tonsille an der Kuppe und an der Peripherie, bis dieselbe durch die Glühhitze genügend verkleinert ist oder die Eschara so dick wird, dass wir nicht weiter vordringen können. Das Cauterium muss glühend aufgesetzt und glühend abgenommen werden. Der Patient hat dabei keine weitere Unannehmlichkeit, als dass er die heissen, wie verbranntes Horn riechenden Dämpfe einathmen muss. Werden dieselben zu heftig, so unterbrechen wir die Operation für wenige Secunden. Man muss sich dabei hüten, die Gaumenbögen oder die Uvula anzusengen, auch die Plica triangularis möglichst schonen. Nur die Schleimhaut ist schmerzhaft, das Parenchym anscheinend unempfindlich. Man kann also hinlänglich tief vordringen. Der nach der Operation eintretende Schmerz ist verhältnissmässig gering. Der Patient bleibt den ersten Tag zu Hause und gurgelt fleissig mit Eiswasser. Am nächsten Tag kann er meist, wenn dies nöthig ist, wieder seinen Geschäften nachgehen. Es bildet sich eine, gewöhnlich durch eine fibröse Schwarte verdickte, Eschara, unter der die Heilung in 8 Tagen bis 3 Wochen erfolgt. Der Patient muss es bis zur Heilung vermeiden, mechanisch oder chemisch reizende Speisen und Getränke zu geniessen, mit lauwarmen aromatischen Wässern (Tinct. Myrrhae oder Aehnlichem) gurgeln, und sich vor Schädlichkeiten hüten. Eine heftigere entzündliche Reaction gehört zu den Seltenheiten und muss dann entsprechend behandelt werden. Ebenso gehört es zu den seltenen Ausnahmen, dass statt der glatten Heilung unter dem Schorf Geschwüre zurückbleiben. Dieselben heilen dann unter topischer Anwendung von Adstringentien. Ist die Heilung der einen Tonsille hinlänglich weit vorgeschritten, nach 4—5 Tagen, so wird die andere ebenso behandelt. Reicht die Abschwellung, die durch den ersten Eingriff erreicht wurde, nicht aus, so muss derselbe auf einen oder auf beiden Seiten wiederholt werden. Es dauert gewöhnlich 14 Tage, selten einen Monat lang, bis eine ausreichende Verkleinerung erzielt ist.

Werner (Württemberger Correspondenzblatt, 31. October 1888) beobachtete 5 Tage nach der Cauterisation eine sehr heftige **Blutung**, die nur durch tagelang fortgesetzte Compression gestillt werden konnte.

b) **Ignipunctur.** Spitzbrenner werden an 4—8 Stellen in die Tonsillen eingesenkt. Wöchentlich ein bis zwei Sitzungen. 10—15 Sitzungen reichen zur Verkleinerung aus.

Sowohl zum Wegbrennen *(a)*, wie zur Ignipunctur *(b)* kann statt der Galvanokaustik der **Thermokauter** angewandt werden.

c) Abtragen mit der galvanokaustischen Schneideschlinge. Die Schlinge wird um die Basis gelegt und langsam zugezogen. Nachbehandlung wie bei a.

3. Elektrolyse. Die Elektrolyse, die von einigen Autoren bevorzugt wird, erfordert auch eine Reihe von Sitzungen, die wöchentlich 1- bis 2mal stattfinden. Sie dauert lange, ist aber ein sicheres, wenn auch nicht ein schmerzloses Verfahren.

4. Tonsillotomie.

a) Mittels des Messers. Wir benützen zur blutigen Entfernung der Tonsillen geknöpfte Messer, die gerade oder leicht gekrümmt sind, mit entsprechend langem Stiele (siehe Fig. 33) und eine Hakenzange, wie sie Muzeux angegeben und wie sie mehrfach durch Modification vervollkommnet worden ist (siehe Fig. 34). Es ist zweckmässig, die Operation bei Erwachsenen und älteren Kindern unter Cocainanästhesie auszuführen, weil dabei jeder Schmerz fortfällt und die Patienten nicht würgen etc. Bei kleineren Kindern ist die Anwendung des Cocains dagegen zuweilen so schwer wie die Operation selbst und muss deshalb entbehrt werden. Wenn dies nöthig erscheint, wird der Patient, respective dessen Hände durch einen Assistenten gehalten. Kinder nimmt ein Assistent auf den Schoss, so dass sie auf dem linken Oberschenkel sitzen, schlägt das rechte Bein über die Beinchen des Kindes, umschlingt mit seinem rechten Arm den rechten des Kindes und hält dessen linken Arm mit seiner Rechten. Mit der an die Stirne des Kindes gelegten Linken fixirt er dessen Kopf. Zur Tonsillotomie ist ein gutes Licht erforderlich. Deshalb muss der Kopf so gehalten werden, dass das volle Tageslicht in den Mund des Patienten fällt, wenn der Operateur sich nicht eines Stirnspiegels bedient und sich hierdurch von der Kopfhaltung des Kranken unabhängig macht. Oeffnet der Patient den Mund nicht hinlänglich, so wird ein Elsberg'scher Mundsperrer angelegt (siehe Abbildung beim Artikel Rhinoskopie). Der Operateur drückt nun mit dem Stiele des Tonsillenmessers die Zunge nieder oder lässt dies durch einen Assistenten mit einem Spatel besorgen, ergreift die Mandel mit der Zange und zieht dieselbe leicht medialwärts in den Isthmus hinein. Jetzt kann die Depression der Zunge entbehrt werden. Der Operateur dreht das Messer rasch um und schneidet den vorstehenden Theil der Mandel, am besten von unten nach oben, in sagittaler Richtung in einem geraden und nicht nach aussen bogenförmig werdenden Schnitte fort. Die Haken der Zange dürfen nicht so tief in das Fleisch der Tonsille eingreifen, dass das Messer darauf zu reiten kommt. Bei der linken Tonsille wird das Messer mit der rechten, bei der rechten mit der linken Hand geführt. Wer das Messer mit der Linken nicht beherrschen kann, tritt bei der Entfernung der rechten Tonsille rechts und hinter den Kranken, sieht von oben in dessen Mund hinein, kann sich deshalb keines Stirnspiegels bedienen, fasst nun mit der Linken die Zange und die Tonsille und schneidet mit der Rechten die Tonsille von unten nach oben fort. Sollen beide Tonsillen in einer Sitzung entfernt werden, so beginnt man zweckmässig mit

Fig. 33.

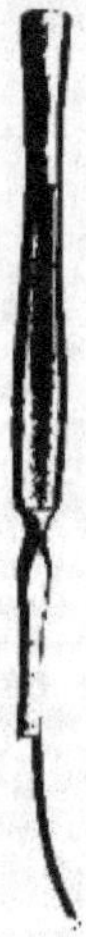

Tonsillenmesser (verkleinert).

Fig. 34.

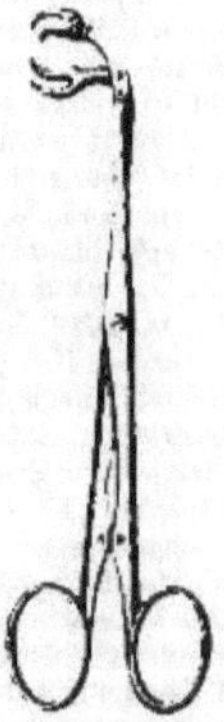

Muzeux'sche Zange, modificirt von Mackenzie (verkleinert).

der schwierigeren, nämlich der rechten Seite, weil die nach der Exstirpation entstehende Blutung immer ein gewisses Hinderniss abgiebt.

Soll Chloroform angewendet werden, so wird die Operation zur Vermeidung des Einfliessens von Blut in den Kehlkopf in tiefer Narkose am hängenden Kopf ausgeführt. In diesem Falle wird das Messer bei der rechten Mandel mit der rechten, bei der linken mit der linken Hand geführt oder der Operateur tritt, wenn er ausschliesslich seine Rechte benutzen will, zur Exstirpation der linken links neben den Kranken und operirt von oben.

Fig. 35.

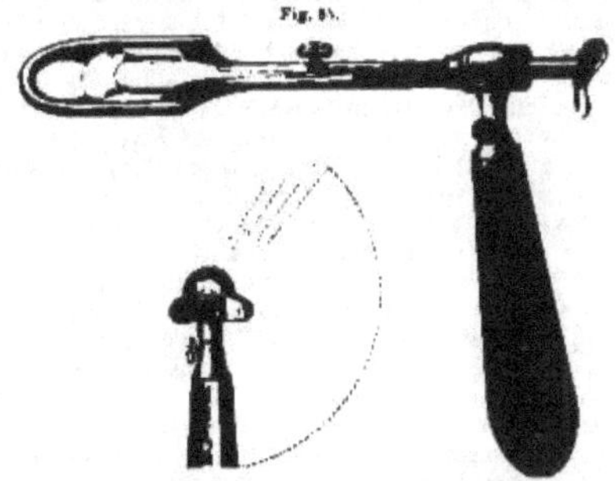

PHYSICK's Tonsillotom, modificirt von MACKENZIE.

b) Mittels des Tonsillotoms. PHYSICK in Philadelphia construirte 1827 (Amer. Journ. of Med. Science, Vol. I) nach dem Muster der Uvulotome ein Instrument zum Abtragen der Tonsillen. Die Fig. 35 zeigt dasselbe und bedarf keiner Erläuterung. Das Messer der Guillotine wird mit dem Daumen der Hand, die den Griff hält, vorgestossen.

Im Jahre 1832 construirte FAHNESTOCK (Amer. Journ. of Med. Sc. XI) ein Tonsillotom, welches seinen Namen überall bekannt machte und, besonders in Frankreich, mehrfach modificirt wurde. Ein scharfer Ring bewegt sich

Fig. 36.

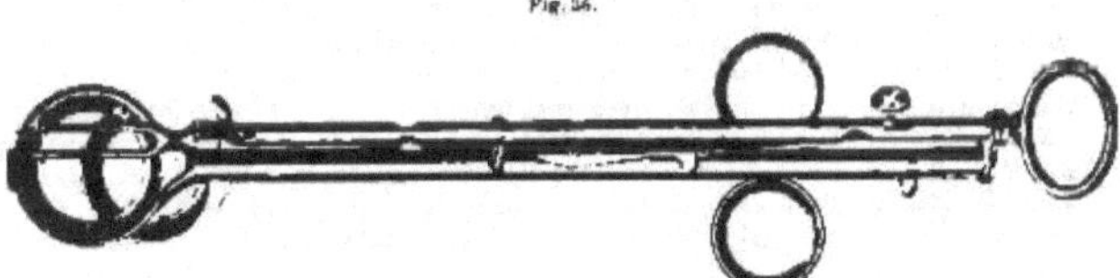

FAHNESTOCK's Tonsillotom, modificirt von BÖCKER.

unter einem zweiten, der als Deckung dient. Das Vorziehen des Ringes geschieht am vorderen Ende des Instrumentes durch den Finger des Chirurgen. Gleichzeitig mit dem Vorziehen des Ringes bewegt sich eine Gabel in umgekehrter Richtung, die die Tonsille aufspiesst. Fig. 36 giebt ein solches Tonsillotom in der ihm von BÖCKER gegebenen Modification. Statt des Ringes befindet sich an dieser ein sichelförmiges Messer.

Während früher die FAHNESTOCK'schen Instrumente allgemein in Gebrauch waren, kommen in neuerer Zeit solche, die dem PHYSICK'schen Modell nachgebildet sind, immer mehr in Aufnahme, wie Verfasser glaubt, mit Recht. Denn diese Instrumente liegen vermittels ihres Handgriffes besser in der Hand und man kann mit ihnen leichter die nöthige Kraft ausüben. Auch lassen sie sich leicht und vollkommen desinficiren. Ueberdies mehren sich die Veröffentlichungen, in denen über das Abbrechen des Ringes der FAHNESTOCK'schen Tonsillotomie geklagt wird (cf. KATZ, Berliner klin. Wochenschr., 1885, Nr. 24. SCHIFFERS, Annal. de la société méd. de Liège, 1885, IV, 9. BARRÉ, Union méd., 1886, IV, 43). Die PHYSICK'schen Tonsillotome haben nur einen Nachtheil. Sie sind so construirt, dass sie mit der der zu exstirpirenden Tonsille entsprechenden Hand geführt werden müssen, zur Exstirpation der linken also mit der linken Hand. Dieser Uebelstand lässt sich vermeiden, wenn man den Stiel verstellbar macht; Fig. 35 giebt die Art und Weise, wie dies MANDEVILLE ausgeführt hat (New York Med. Journ., 5. März 1887). MORELL MACKENZIE hat das, was MANDEVILLE mit dem drehbaren Stiel erstrebt, durch einen Reiter ausgeführt, der dem Stiele des Instrumentes aufgesetzt wird. Obgleich er selbst das Instrument das PHYSICK-sche Tonsillotom nennt, geht jetzt die von MACKENZIE angegebene Modification meist unter dem Namen dieses Autors.

Die PHYSICK'schen Tonsillotome haben jetzt mehrere, gewöhnlich drei Blätter, bei denen der Ring verschieden gross ist. Wir suchen uns den passenden aus, legen denselben, ohne die Uvula oder die Gaumenbögen mit einzuklemmen, über die Tonsille, überzeugen uns mit dem Auge, dass die Basis der Mandel genau damit gefasst ist und schneiden dieselbe ab. Sie bleibt fast immer eingeklemmt im Instrument sitzen und wird mit ihm herausgezogen. Sollte sie einmal herunterfallen, so macht dies keinen Schaden, da sie verschluckt wird und den Weg alles Fleisches geht.

Chirurgen vom Fach lächeln zuweilen darüber, dass Aerzte Tonsillotome statt des einfachen Messers verwenden und doch nimmt der Gebrauch ersterer stetig zu. Dies liegt nicht daran, dass Diejenigen, die sich der Tonsillotome bedienen, nicht hinlängliche Uebung im Gebrauch der Zange und des Messers hätten. Verfasser z. B. hat früher ausschliesslich mit dem Messer operirt und ist erst später, zunächst lediglich zur Demonstration, zu der Anwendung der Tonsillotome übergegangen. Wenn er jetzt von diesen in der Regel Gebrauch macht, so bestimmt ihn dazu die Erfahrung, dass Messer und Zange zwar ein einfacheres Instrumentarium darstellen, dass jedoch die Operation selbst mit dem Tonsillotom einfacher wird. Insonderheit ist dies in der Kinderpraxis der Fall. Dieselben lassen sich das Tonsillotom, an welchem sie das Messer nicht sehen, bereitwilliger, gleichsam als wäre es nur ein Löffelstiel, in den Mund führen; wir drücken mit ihm die Zunge nieder und haben die Tonsille draussen, bevor der kleine Schreihals recht merkt, dass mit ihm etwas vorgenommen werden soll. Auch kommt es bei den Tonsillotomen niemals vor, dass die Zange ausreisst, was bei dem weichen Gewebe der kindlichen Tonsillen bei Anwendung derselben sich nicht zu selten ereignet. Man muss dann ein zweitesmal zufassen. Auch kann man bei Anwendung des Tonsillotoms des Mundsperrers entbehren. Es ist sicher richtig, dass man mit Zange und Messer auskommen kann; bei Kindern aber ist das Tonsillotom bequemer und angenehmer.

Nach der Tonsillotomie kommen ab und zu Blutungen vor, und zwar auch bei solchen Personen, die keineswegs als Bluter bezeichnet werden können. Es sind dieselben die Veranlassung, weshalb die Operation im 17. und 18. Jahrhundert fast vollständig perhorrescirt war und warum sie auch heute noch gefürchtet wird. Die Blutungen erfolgen in zweierlei Formen. Einmal ergiesst sich sofort nach dem Schnitte ein heftiger arterieller Blutstrom in den Pharynx, der zum Theil ausgewürgt oder ausgehustet wird, zum Theil in den Magen gelangt, um später erbrochen zu werden. Bei der zweiten Form ergiesst sich das Blut langsamer, aber andauernd. Hier beginnt die Blutung zuweilen erst einige Zeit, zuweilen selbst mehrere Tage nach der Operation. Das Blut wird zum Theil ausgebrochen, zum Theil ausgehustet. Meist handelt es sich dabei um das Sickern der sogenannten parenchymatösen Blutung, zuweilen bemerkt man ein kleines Gefäss, welches spritzt.

Was die Häufigkeit derartiger Blutungen anlangt, so sah sie WARREN unter 1000 Tonsillotomien niemals, VOSS unter 347 17mal, GUERSANT unter 1000 Exstirpationen bei Kindern 3mal und unter 15 bei Erwachsenen 5mal. Die allgemeine Erfahrung bestätigt es, dass Blutungen bei Kindern verhältnissmässig sehr viel seltener vorkommen als bei Erwachsenen. Tödtliche Blutungen nach Tonsillotomie sind äusserst seltene Ereignisse. Bei Kindern scheint bisher nur der eine Fall vorgekommen zu sein, den E. HAHN in der ersten Auflage dieses Buches (Artikel Tonsillen, pag. 597) erwähnt. Meist stehen die Blutungen von selbst mit Eintritt der durch sie veranlassten Ohnmacht oder unter entsprechender Behandlung. Doch sind sie bedrohlich genug, um nicht nur die Laien, sondern auch den Arzt in Furcht und Aufregung zu versetzen. Verfasser hatte einmal Gelegenheit, eine solche Blutung zu sehen. Ein Bierbrauer, dem er beide Mandeln exstirpirt hatte, betrachtete die Operation als ein festliches Ereigniss und feierte dasselbe durch eine solenne Kneiperei. Er bekam dabei eine heftige Blutung, die den herkulischen Mann wachsbleich und pulslos machte, aber schliesslich nach einer bangen Stunde mit Eintritt einer tiefen Ohnmacht und Hinterlassung schwerer Anämie zum Stehen kam.*

In der Gesellschaft für Chirurgie in Paris kam im October 1847 die Frage der Blutungen nach Tonsillotomie zur Discussion, und zwar infolge eines Briefes von HATIN, worin dieser unter Anführung eines von ihm beobachteten Falles gegen die Behauptung MALGAIGNE's auftrat, dass derartige Hämorrhagien mehr in der Theorie als in der Praxis existirten. In dieser Discussion erklärte CHASSAIGNAC diese Blutungen aus der Nachbarschaft der Carotis interna. Dem gegenüber wies LINHART (Zeitschr. d. k. k. Gesellschaft d. Aerzte zu Wien, 1849) aus den anatomischen Verhältnissen nach, dass bei kunstgerechter Tonsillotomie eine Verletzung der Carotis unmöglich sei, eine Angabe, der LUSCHKA beitritt. Ein Blick auf Fig. 28 wird dies hinlänglich deutlich machen. Uebrigens ist nach den Mittheilungen von BECLARD in Angers ein Mann verblutet, dem ein Charlatan bei der Tonsillotomie, wie die Section erwies, die Carotis interna verletzt hatte. Während bei Eiterung tödtliche Blutungen aus den Tonsillen durch Arrosion der Carotis häufiger berichtet werden, gehören solche nach der Tonsillotomie jedenfalls zu den grössten Seltenheiten.

Die Quelle der Blutung ist nach ZUCKERKANDL** die Tonsillararterie, und zwar weniger durch Abnormitäten ihres Ursprungs — zuweilen entspringt sie direct aus der Carotis oder aus der Maxillaris externa —, als dadurch, dass sie zu weit nach aussen getroffen wird. Nach ihrem Durchtritt durch die laterale Kapsel löst sie sich in kleine Zweige auf, die durchschnitten sich spontan retrahiren, wodurch die Blutung zum Stehen kommt. Wird dagegen der Stamm der Arterie in der Tonsillarkapsel oder gar lateralwärts von derselben getroffen, so ist nach ZUCKERKANDL eine Verengerung des Gefässlumens durch Retraction der Arterie und deshalb eine

* Fälle von Blutungen nach Tonsillotomie finden sich u. a.: LEFFERTS, The Question of hemorrhage after Tonsillotomy. Arch. of Laryngol., 1882, III, 1. — HUNTER MACKENZIE, Edinburger Med. Journ., October 1885. (Nach dem Genuss einer Tasse heissen Thees.) — DOWNIE, Ibidem, August 1886. — FEL. SEMON, St. Thomas Hosp. Rep. XIII. — BLAIR-ALBANY, Med. Annal. Februar 1888. — FULLER, Amer. Journ. of Med. sciences, April 1888. (Bei einem Hämophilen.)

** ZUCKERKANDL, Die Quelle der Blutung nach Tonsillotomie. Wiener med. Jahrbücher, 1887, Nr. 6.

spontane Stillung der Blutung unmöglich, vielmehr selbst nach künstlicher Hämostase eine Wiederkehr derselben wahrscheinlich. Für die Praxis folgert ZUCKERKANDL daraus, dass, mit Ausnahme der Hämophilie, sich eine stärkere Blutung bei der Tonsillotomie vermeiden lasse, wenn man nur die Kuppe abkappe und sich davor hüte, dass der Schnitt in die Ebene der lateralen Tonsillarwand (Fig. 28) falle.

Es bestätigen die anatomischen Untersuchungen ZUCKERKANDL'S den schon von AËTIUS und MARCUS AUREL. SEVERINUS gegebenen Rath, »ob metuendam gravem haemorrhagiam«, nicht die Tonsille ganz zu exstirpiren, sondern nur den vorspringenden Theil derselben zu amputiren. Verf. kann sich diesem Rath nur anschliessen und möchte noch besonders davor warnen, unten an der Tonsille, wo die Arterie in die Mandel eintritt, bis zur Kapsel einzuschneiden. Aus derselben Rücksicht vermeidet es der Verf., den von England aus gegebenen Vorschlag zu befolgen und bei Anwendung des Tonsillotoms mit der freien Hand von der äusseren Haut aus die Tonsille medialwärts in den Ring hineinzudrücken.

Nach der Darstellung ZUCKERKANDL'S wäre die Blutung nach der Tonsillotomie eine vermeidliche Sache. Es würde demnach bei derselben den Operateur eine gewisse Schuld treffen. Deshalb möchte Verf. bemerken, dass eine Gefässvarietät, die HYRTL (Gefässvarietäten. Oesterreichische Zeitschr. f. prakt. Heilk., 1859) für die Blutungen nach Tonsillotomie mitverantwortlich macht, die ZUCKERKANDL aber für enorm selten erklärt, ihm in neuerer Zeit häufiger vorgekommen ist, nämlich die Vertretung der Arteria maxillaris interna durch die Palatina ascendens. Letztere bekommt dann die Dicke der Maxillaris. Verf. hat freilich dies nur am Lebenden beobachtet und in dem Falle als vorliegend angenommen, wenn in der Gegend des Seitenstrangs ein mehr als rabenfederkieldickes Gefäss durch seine Pulsation sicht- und fühlbar war, welches von hier auf die hintere Pharynxwand nach oben und innen überging. Diese dicht unter der Schleimhaut liegende Arterie kommt aus der Tonsillengegend hervor und kann unter Umständen bei der Tonsillotomie verletzt werden. Es ist deshalb nöthig, jedesmal vor der Tonsillotomie sich durch Inspection und Palpation darüber zu vergewissern, ob nicht eine derartige Gefässvarietät vorliegt und in diesem Falle von der Tonsillotomie abzustehen.

Heftige oder langandauernde Blutungen nach der Tonsillotomie werden am besten mit Compression behandelt. Diese Methode verdient mehr Vertrauen, als die ebenfalls empfohlene Bepinselung mit Cocain oder Ferrum sesquichlorat. und das Gargarisma Acidi tannici (18.0) et Acid. Gallici (6.0, 30,0 Aqua) der Pharmakopöe des Throat Hospitals. Es soll davon in kurzen Zwischenräumen ein halber Theelöffel voll geschlürft werden. Diese Methoden können in leichteren Fällen langdauernder Blutung versucht werden. In allen ernsteren Fällen ist die Compression vorzuziehen. Dieselbe wird mit dem Finger, einer umwickelten Kornzange oder einem besonderen Compressorium ausgeführt, wie es PEAN und MIKULICZ angegeben und STÖRK (Fig. 87) modificirt hat. Es ist auch empfohlen worden, die Carotis zu unterbinden. FULLER (Amer. Journ. of med. society, April 1888) führte dieses gefahrvolle Unternehmen ohne Erfolg aus. Jedenfalls müsste die Carotis oberhalb und unterhalb unterbunden werden, wenn wir davon Erfolg sehen wollen. Ist ein blutendes Gefäss vom Munde aus sichtbar, so ist dieses zu fassen und zu torquiren. CLARKE legte mit Erfolg eine Ligatur um den Stumpf der Tonsille in toto (New York med. Journ., 48, 1). Der Kranke darf der zu fürchtenden Blutung wegen nie entlassen werden, bevor dieselbe durchaus steht. Ist Cocain angewandt worden, so muss der Kranke in unserer Beobachtung bleiben, bis die Cocainwirkung aufgehört hat und die Gefässe wieder weit sind.

Als **Contraindication** gegen die Tonsillotomie gilt allgemein **Hämophilie**. Auch wird von manchen Autoren mit Recht hervorgehoben, dass die **Stimme** darnach zuweilen höher wird, ein Umstand, der bei Sängern, insonderheit Altistinnen, Baritonisten und Bassisten, ins Gewicht fällt. In solchen Fällen sollte deshalb die Tonsillotomie nur aus zwingender Ursache gemacht werden.

Nach der Tonsillotomie kann der **verbleibende Rest** aufs neue von **Hyperplasie** befallen werden. Verf. hat dies mehrfach gesehen, und zwar nach Operationen, die zunächst einen ausgezeichneten Erfolg aufwiesen. Es ist dies jedoch ein seltenes Vorkommniss.

5. **Entfernung der Tonsillen mit dem Fingernagel.** Diese schon von Hippokrates und Celsus geübte Methode wird ab und zu immer wieder empfohlen. Verf. hat über dieselbe keine Erfahrung.

Wägen wir nach dieser Darstellung die verschiedenen Methoden gegen einander ab, so möchte Verf. folgende Gesichtspunkte für die Auswahl unter denselben aufstellen:

1. Bei **Kindern** verdient die Tonsillotomie den Vorzug. Sie ist in einer Sitzung erledigt, leistet alles, was erforderlich ist und bietet keine nennenswerthen Gefahren.

2. Bei **Erwachsenen** verdient die Anwendung der Glühhitze dann den Vorzug, wenn die Neigung zu Angina habitualis die Indication zum Eingriff abgiebt oder ein besonderer Grund vorliegt, weshalb wir eine Blutung fürchten müssen.

Fig. 57.

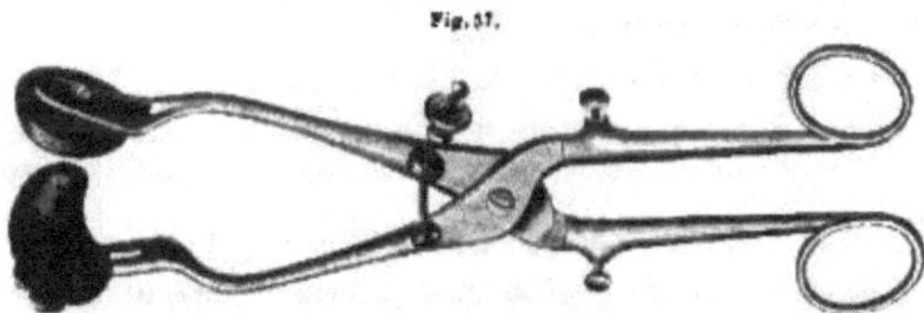

Compressorium der Tonsillen.

Die plattenförmige Pelotte kommt an die äussere Haut hinter dem Kieferwinkel, die andere in den Mund auf die blutende Stelle. Dann werden die Schrauben festgeschraubt und die Griffe entfernt. (Nach Mikulicz-Störk.)

3. Auch bei Erwachsenen kann die Tonsillotomie ausgeführt, es muss aber dabei die **Gefahr der Blutung** wohl ins Auge gefasst werden. Freilich steht es noch dahin, ob dieselbe nicht auch bei der Glühhitze mit der Häufigkeit der Anwendung häufiger beobachtet werden wird.

4. In der **Narkose** ist die Glühhitze, insonderheit die Schneideschlinge vorzuziehen.

5. Die Glühhitze verdient ebenfalls den Vorzug, wenn es sich um Tonsillen handelt, die mit **breiter Basis** aufsitzen und diffus in die Umgebung übergehen.

X. **Tonsillensteine.**

Nicht gerade zu selten werden **Verkalkungen** in den Tonsillen beobachtet. Sie entstehen in den retinirten Secreten der Krypten und können beträchtliche Grösse erreichen. Die Erscheinungen sind dieselben wie beim chronischen Katarrh oder, wenn die Steine gross sind, bei der Hyperplasie. Die Diagnose erfolgt mit dem Finger oder der Sonde. Die Therapie besteht in der Extraction mit einer Zange und, wenn nöthig, vorheriger Incision des bedeckenden Gewebes. A. Rosenberg (Arch. f. Laryng., II, pag. 405) beschreibt einen Mandelstein von $9^1/_2$ Grm. Gewicht, dessen Länge 4 Cm. und dessen Breite $1^1/_2$ Cm. beträgt.

Zu beachten ist, dass in den Mandeln Einsprengungen von Knorpel- und Knochengewebe vorkommt. (DEICHERT, VIRCHOW's Archiv, CXLI; J. KILLIAN, Arch. f. Laryng., VII, pag. 181.)

Neuere Fälle: N. KAMPF, Wratsch, 1884, Nr. 12 (4½ Cm. lang). NIXON, Brit. med. Journ., 3. Januar 1885. TERILLON, Assoc. franç. à Grenoble, 19. Aug. 1885 und Arch. gén. de méd., August 1886. PARGAMIN, Wratsch, 1885, Nr. 18 (wog 4 Grm.). LUBLINSKI, Monatsschr. f. Ohrenhk. etc., 1887, Nr. 10. ALDERSON, Brit. med. Journ., 14. April 1888.

XI. Ueber Geschwülste vergl. Pharynxkrankheiten (ARDENNE, Tumeurs bénignes etc., Bordeaux 1897). Erwähnt mag noch das Lipom werden (cf. HAUG, Arch. f. Laryng., IV).

XII. Ueber Geschwüre, Syphilis, Tuberkulose, Geschwülste etc. siehe die betreffenden Capitel und Pharynxkrankheiten. *B. Fraenkel.*

Tonsillitis, s. Angina, I, pag. 590 und Tonsillen, XXIV, pag. 333 ff.

Tonsillotomie, s. Tonsillen, pag. 346.

Tonus (τόνος), Spannung; s. Atonie, II, pag. 426.

Topalgie, s. Hysterie, XI, pag. 332.

Tophus (τόφος, Tuff); s. Ostitis.

Topica (von τόπος, Ort), sc. remedia; örtliche Mittel, besonders extern applicirte Arzneimittel.

Topophobie, s. Agoraphobie, I, pag. 332.

Topusko in Croatien, im Glinaer Grenzdistricte (Eisenbahnstation), besitzt Akratothermen von 50—55,5° C. Temperatur und Schlammbäder. *Kisch.*

Torfcloset, s. Städtereinigung, XXIII, pag 219.

Torische Brillengläser, s. Brillen, IV, pag. 10.

Tormentilla. Rhizoma Tormentillae (Radix Tormentillae), Tormentillwurzel, von Potentilla Tormentilla Sibthorp (Pharm. Germ. (1872). Racine de Tormentille (Pharm. franç.).

Knolliger, verschieden gestalteter, vielköpfiger, gerader oder gekrümmter, bis 2½ Cm. dicker, bis 8 Cm. langer, fester, harter Wurzelstock, aussen dunkelrothbraun mit Höckern und infolge des Abschneidens der fadenförmigen Wurzeln genarbt; innen braunroth, mit dünner Rinde, mit einem Ringe weisslicher Holzbündel und einem weiten Mark versehen, von stark zusammenziehendem Geschmack. Im Frühling zu sammeln (Pharm. Germ. 1872). — Nicht mehr officinell.

Die Tormentillwurzel ist reich an Gerbsäure und rothem, dem Ratanharoth ähnlichem Farbstoff; ihre Wirkung ist die der Adstringentia. Anwendung innerlich in Pulver oder Decoct (5—15 : 100), besonders als stopfendes Mittel bei Diarrhoen; auch wohl äusserlich, zu Mund- und Gurgelwässern und Cataplasmen. Jetzt fast nur für veterinäre Zwecke noch im Gebrauche.

Tormina (intestinorum), s. Darmneurosen, V, pag. 404.

Torpa, Provinz Göteborg, mit starkem Kochsalzwasser (125 festem Gehalt in 10000), welches versendet wird. Es enthält etwas Jod und Brom.

Literatur: LEVERTIN, Om Torpa Källa, 1875. (Sehr fleissige Monographie.)

Torpor, Torpidität, Starre; besonders im Sinne verminderter oder aufgehobener Sinnesempfindung.

Torres, Bezirk von Madrid. Kalte Magnesia- und Kalksulfatwässer mit kleiner Badeanstalt. *B. M. L.*

Torsekile, auch Hundebunden genannt, besuchtes norwegisches Küsten-Seebad an der gleichnamigen Bucht des Christianiafjords unweit Fredrikstad, letzteres Station der Eisenbahn Christiania—Gothenburg. *Edm. Fr.*

Torsion. Unter Torsion versteht man dasjenige Blutstillungsverfahren, welches auf der Drehung oder Umdrehung der blutenden Arterie beruht und im wesentlichen auf zweifache Art zur Ausführung gelangt.

1. Die begrenzte Drehung (Torsion limitée) (Fig. 38) von AMUSSAT.[1]) Man zieht mit einer Pincette die Arterienmündung 5—6 Linien aus der Wunde hervor, befreit sie von den anhängenden Weichtheilen, fasst sie da, wo sie aus der Wundfläche heraustritt, mit einer Schieberpincette im queren Durchmesser und so fest, dass die inneren Häute durchtrennt werden. Darauf dreht man mit der eigentlichen Torsionspincette das Gefäss so lange um seine Längsachse, bis das von der Schieberpincette gefasste Stück abgedreht ist.

Diese Methode hat den Zweck, ein Weitergreifen der Drehungen über die isolirte Strecke hinaus zu verhüten, eine Vorsicht, die an sich ohne grosse Bedeutung ist, weil auch ohnedies die Gefässscheide und die umgebenden Muskeln eine zu grosse Ausdehnung der Umdrehungen verbindern. Die Methode bietet aber den Nachtheil, dass sie eine sehr weite Isolirung der Arterie fordert und durch Beschränken der Drehung einen weniger sicheren Verschluss liefert.

Fig. 38.

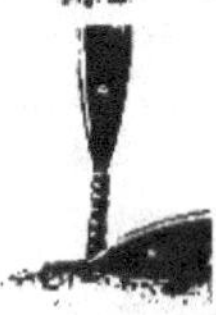

Fig. 39.

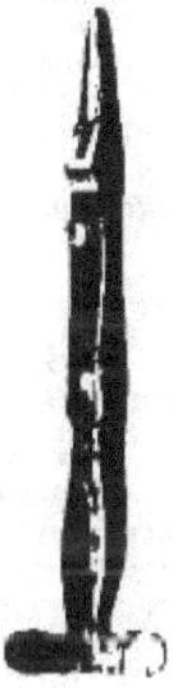

2. Die freie und unbegrenzte Drehung (Torsion libre), von THIERRY[2]) und FRICKE[3]) zuerst geübt, besteht darin, die Arterie an ihrem freien Ende etwas hervorzuziehen und zu isoliren und mehrmals zu drehen. Dabei legen sich die inneren Häute zunächst in Falten, reissen dann kreisförmig durch, lösen sich von der torquirten Adventitia ab, nähern sich einander, stülpen sich in die Lichtung des Gefässes hinein und verstopfen dieselbe. Dieser Verschluss wird dadurch verstärkt, dass die losgelösten und umgestülpten inneren Häute von dem andrängenden Blutstrome klappenförmig gegen die zu einem sehr festen und widerstandsfähigen Strange zusammengedrehte Adventitia gepresst werden. Der definitive Verschluss des Gefässes vollzieht sich durch Bindegewebswucherung, genau so wie nach der Unterbindung. Bei der Torsion selbst ist es von Wichtigkeit, die Arterie so zu fassen, dass das ganze Rohr und nicht etwa blos ein Theil desselben in regelmässigen Windungen gedreht werde.

Die unbegrenzte Drehung wird nun wiederum auf zweifache Weise ausgeführt; sie heisst eine vollkommene oder unvollkommene, je nachdem das torquirte Stück der Arterie völlig abgedreht und entfernt oder nicht abgedreht und daher in der Wunde zurückgelassen wird. Im letzteren Falle ist die Zahl der Drehungen je nach der Grösse des Gefässes eine verschiedene: 4—6—10.

Die begrenzte Drehung im Sinne AMUSSAT's ist gegenwärtig verlassen und die freie Drehung allein im Gebrauch, und der Ausdruck Torsion der Arterien bezeichnet eben dieses Verfahren. Wenngleich die unvollständige Drehung von namhaften Chirurgen mit bestem Erfolge geübt wird, so dürfte doch die vollständige, mit Entfernung des torquirten Stückes verbundene Drehung vorzuziehen sein, weil sie keinen Zweifel darüber lässt, wie lange man in jedem Einzelfalle die Drehung fortsetzen soll.

TILLAUX[4]), dem wir in neuerer Zeit eingehende Untersuchungen über die Torsion verdanken, bedient sich einer Pincette mit sehr langen, genau aufeinander passenden Gebissen und mit einem kleinen Quergriff am unteren Ende (Fig. 39). — Er isolirt die Arterie auf 12—15 Mm., fasst sie schräg, hält mit der linken Hand die Pincette in der Richtung der Arterie und vollführt mit der rechten die Drehungen ruhig und ohne Zug, bis das Stück abgedreht ist.

Was den Werth der Torsion als Hämostaticum anbetrifft, so ist das Verfahren zunächst ohne Assistenz mit jeder Schieberpincette ausführbar und empfiehlt sich besonders bei kleineren und mittleren Arterien. Es passt ferner vortrefflich zu der antiseptischen Wundbehandlung und liefert nach Tillaux's Untersuchungen und den Erfahrungen vieler, namentlich englischer Chirurgen, eine durchaus sichere Blutstillung für Gefässe aller Grössen.

Die eigentlichen Torsionspincetten müssen sehr sorgfältig gearbeitet sein, damit die beiden Gebisshälften sich nicht aneinander verschieben; sie unterscheiden sich nur dadurch von den Unterbindungspincetten, dass sie etwas grösser sind als diese.

Da man bei der Ligatur die Unterbindungsfäden als Fremdkörper fürchtete, so glaubte man anfangs in der Torsion einen ebenso sicheren als ungefährlichen Ersatz für die Ligatur gefunden zu haben. Indessen vor der Antisepsis bewiesen sich diese Hoffnungen als trügerische, da die gequetschten Gewebe nicht selten zu Fremdkörpern und zu Ausgangspunkten für Entzündungen wurden. Diese Gefahren sind durch die Antisepsis beseitigt, und wenn die Torsion noch nicht die gebürende Verbreitung gefunden hat, so ist nur die althergebrachte Gewohnheit, das blutende Gefäss zu unterbinden, daran Schuld.

Literatur: [1]) Archives générales de médecine. XX, Août 1829. — [2]) Thierry, De la torsion des artères. Paris 1829. — [3]) Fricke, Rust's Magazin. Berlin 1830, XXXII, Heft 3. — [4]) Tillaux, Bullet. de la Soc. de Chir. 1876, 3.

Wolzendorff.

Torsion der skoliotischen Wirbelsäule, s. **Rückgratsverkrümmungen**, XXI, pag. 47.

Torticollis. Unter der Bezeichnung **Torticollis** (musculärer Schiefhals, Caput obstipum, franz. Torticolis, Cou tortu, engl. Wry-neck, ital. Torticollo) versteht man einen permanenten Schiefstand des Kopfes, und zwar diejenige pathologische Stellung desselben, die durch eine Annäherung der Insertionspunkte des Musculus sternocleidomastoideus bedingt ist und sich in einer Neigung des Kopfes nach der entsprechenden, einer Drehung desselben nach der entgegengesetzten Seite kennzeichnet.

Die in Rede stehende Deformität ist bereits seit sehr langer Zeit bekannt. Schon der Dichter Horatius hat den Namen Caput obstipum in dem heutigen Sinne gebraucht; ja es sind Belege dafür vorhanden, dass Alexander der Grosse an einem rechtsseitigen musculären Schiefhalse gelitten habe, der, wie seine Porträtbüste in der Salle de la Pallas de Velletri in Paris zeigt, auch bildlich richtig dargestellt worden ist. Witzel [1]) glaubt sich auf Grund dieser Nachbildung zu dem Schlusse berechtigt, dass es sich hier sogar um einen einer Behandlung unterzogen gewesenen Schiefhals gehandelt habe.

Wenngleich mit dem Leiden eine hochgradige Verunstaltung verbunden ist, fand dasselbe wegen der geringen Beschwerden, die es dem Patienten verursacht, erst in neuerer Zeit von Seiten der Aerzte eingehende Berücksichtigung und Behandlung; von Seiten der »Marktschreier« wurde indes, wie aus einem zwischen 1648 und 1679 geschriebenen und 1839 von Charles Severs [2]) gedruckten Manuscript hervorgeht, schon im 17. Jahrhundert und offenbar bereits zuvor ein als »Halss-Gericht« bezeichnetes Behandlungsverfahren geübt, das in der offenen Durchschneidung des Muskels unter Vermeidung einer Verletzung der Vena jugularis mit orthopädischer Nachbehandlung bestand und somit sich in nichts von dem augenblicklich wieder modern gewordenen Verfahren unterscheidet. Neuerdings hat man ausser der Therapie namentlich den ätiologischen Verhältnissen des Leidens seine Aufmerksamkeit zugewendet.

Der Schiefhals ist eine relativ seltene Verbildung. Unter 1444 Deformitäten der Münchener chirurgischen Poliklinik fand er sich nach HOFFA'S[1]) Bericht 7mal (0,4%), unter 659 von DOLLINGER behandelten Kranken befanden sich zwei Patienten mit Torticollis (2%). Die Affection kommt nach der allgemeinen Angabe aller Autoren häufiger bei Mädchen als bei Knaben vor und soll etwa doppelt so oft die linke als die rechte Seite betreffen. Unter den 17 innerhalb der letzten drei Jahre von mir beobachteten Kranken mit musculärem Schiefhals, von denen ich bei 14 die offene Durchschneidung des einen Kopfnickers vollzogen habe, befanden sich 9 männliche, 8 weibliche Patienten. Achtmal war die Deformität auf der rechten, neunmal auf der linken Seite ausgebildet. Bei einer 7jährigen Patientin bestand neben einem linkseitigen Schiefhals eine angeborene linkseitige Hüftluxation, die vor der operativen Behandlung des Caput obstipum mit Hilfe des LORENZschen Repositionsverfahrens beseitigt werden konnte.

Diese letzterwähnte Beobachtung führt uns zu der noch viel umstrittenen Frage der **Aetiologie** des Caput obstipum.

Combinationen des Schiefhalses mit anderweitigen angeborenen Anomalien, namentlich aber die Thatsache der gelegentlichen Vererbung der Deformität sind untrügliche Beweise gegen die neuerdings wieder namentlich von KADER[4]) und von NOORDEN[5]) verfochtene Anschauung einer ausschliesslich extrauterinen Entstehung des Leidens.

Ausser mit Hüftluxationen sah man dasselbe sich mit Klumpfussbildung, Polydaktylie, angeborenem Radiusdefect, Hasenscharte, congenitalem Strabismus combiniren. Was die Vererbung anlangt, so operirte DIEFFENBACH[6]) ein Kind, dessen Mutter gleichfalls ein Caput obstipum hatte; PFEIFFER[7]) berichtet aus der v. BERGMANN'schen Klinik über die Durchschneidung des verkürzten Kopfnickers bei Mutter und Sohn; FISCHER[8]) sah eine Frau, deren sieben Kinder Schiefhälse mit auf die Welt brachten, PETERSEN[9]) und ZEHENDER[10]) je zwei Geschwister mit Torticollis. Unter meinen eigenen Fällen befindet sich zunächst eine von mir im Alter von 23 Jahren mit offener Durchschneidung des rechten Kopfnickers behandelte Kranke, deren $4^1/_2$ Monate altes Kind einen hochgradigen linkseitigen Schiefhals zeigte. Das starre Vorspringen des verkürzten Kopfnickers bei Redressionsversuchen liess auch hier jede andere als eine operative Therapie als aussichtslos erscheinen. Ein zwei Jahre zuvor von der Mutter vor ihrer Verheiratung geborenes und dann im Alter von vier Monaten verstorbenes Kind hatte gleichfalls einen hochgradigen linkseitigen Schiefstand des Kopfes mit auf die Welt gebracht. Bei einem Mädchen, das ich wegen eines linksseitigen Torticollis im Alter von 9 Jahren operirte, hatte ein 7jähriger Bruder einen leichteren, ebenfalls linksseitigen Schiefhals; ebenso konnte ich bei dem Vater eines Knaben, der im Alter von 14 Jahren mit einem myogenen linksseitigen Caput obstipum in meine Behandlung eintrat, eine analoge Schiefstellung des Kopfes constatiren.

Ist somit die Entstehung des Leidens auf Grund einer fehlerhaften Keimanlage zweifellos, so hat man weiterhin versucht, Fälle, in denen unmittelbar nach der Geburt oder kurze Zeit nach derselben ein permanenter Schiefstand des Kopfes constatirt wurde, auf intrauterin wirkende mechanische Einflüsse zurückzuführen. PETERSEN[11]), der hauptsächlichste und eifrigste Vertreter dieser Richtung, machte eine im frühen Embryonalleben bestandene Verwachsung der Gesichtshaut mit dem Amnion verantwortlich, während MEINHARD SCHMIDT[12]) unter Berücksichtigung des Umstandes, dass der Schiefhals meist an in Steisslage geborenen Kindern zur Beobachtung gelangt, die Schuld der mütterlichen Leber zuschreibt, die den

23*

Kopf des den reifen Massen sich nähernden Kindes zwingt, seitlich abzuweichen. Dass übrigens in der That mechanische Einwirkungen auf den Fötus gelegentlich die Ursache einer Schiefstellung des Kopfes sein können, bewies mir[13]) ein von einer $4^1/_2$ Monate bestandenen Extrauteringravidität stammendes Präparat, an dem der Fötus in den engen und stark gewundenen Tuben nicht nur beiderseitige Klumpfüsse, Zehen- und Fingerverschiebungen sowie eine Schnürfurche am Kopf acquirirt hatte, sondern auch einen typischen rechtsseitigen Schiefhals zeigte. Der rechte sonst normale Kopfnicker erwies sich dem linken gegenüber auf die Hälfte seiner Länge reducirt.

Im Gegensatz zu solchen zweifellos schon vor der Geburt entstandenen Schiefhälsen wurde für eine Anzahl der Fälle versucht, sie in Bezug auf ihre Entstehung in das extrauterine Leben zu verweisen. Dieffenbach[14]) war 1830 der erste, der im Anschluss an schwierige Geburten im Verlaufe des Kopfnickers eine Anschwellung, das sogenannte Hämatom, beobachtete, das er als Folge einer partiellen oder totalen Zerreissung des Muskels auffasste, und das Stromeyer[15]) 1838 für die Entstehung des Schiefhalses verantwortlich machte. Auch hier war wieder der Umstand von Bedeutung, dass die an Torticollis leidenden Kinder meist in Steisslage oder mit Kunsthilfe geboren wurden, wobei die nothwendigen Manipulationen leicht die gedachten Einrisse bewirken können, die dann zunächst zu einem Bluterguss im Muskel und allmählich zu einer narbigen Schrumpfung der Rissstelle führen. Ich selbst sah u. a. ein Hämatom des Sternocleidomastoideus, das zugleich mit einer Fractur des einen Oberarms bei einer schwierigen Entbindung zustande gekommen war. Man bemerkt dann gleich nach der Beendigung der Geburt oder an einem der darauffolgenden Tage am Halse des Kindes eine bohnen- bis taubeneigrosse, bald rundliche, bald spindelförmige Geschwulst, die gelegentlich aus mehreren Theilen besteht und sich in seltenen Fällen über den ganzen Muskel ausdehnt. Das ursprünglich weiche, leicht bläulich durchscheinende Hämatom wird in den nächsten Tagen, wohl infolge einer Nachblutung, fester, prallelastisch. Einige Wochen respective Monate später findet man eine derbe callusartige Geschwulst im Muskel.

Ob das Caput obstipum nun wirklich die Folge einer derartigen Geburtsverletzung des Muskels ist, wie sie sich auch bei leichten Entbindungen lediglich durch starke Drehung des Kopfes einstellen kann (Küstner[16]), ist noch Gegenstand der Controverse. Ohne im einzelnen auf die strittigen Fragen hier eingehen zu können, erwähne ich nur, dass Petersen den Riss des Sternocleidomastoideus aus der Aetiologie des Caput obstipum gestrichen zu sehen wünscht. Er weist in einer Reihe von Publicationen darauf hin, dass ein directer Nachweis dafür, dass Torticollis infolge eines intra partum eingetretenen Kopfnickerrisses entstanden sei, noch niemals geführt werden konnte, dass die spätere Verkürzung eines zerrissenen normalen Muskels wenig Wahrscheinlichkeit für sich habe, sowie dass das bleibende Caput obstipum nach Hämatom des Sternocleidomastoideus sich durch ein umgekehrtes ursächliches Verhältniss, das Einreissen eines schon vor der Geburt verkürzten Muskels, zwanglos erklären lasse.

Kader[4]), dem wir eine neuere eingehende Bearbeitung der Aetiologie des Caput obstipum musculare auf Grund der genauen Untersuchung von 21 durch Mikulicz wegen Schiefhals exstirpirter Sternocleidomastoidei verdanken, findet die Ursache des musculären Schiefhalses in einem als Folge von Verletzungen des Kopfnickers auftretenden Process, welcher in pathologisch-anatomischer Hinsicht, der Aetiologie und dem Endausgange nach als Myositis interstitialis fibrosa traumatica (Mikulicz) bezeichnet wird und sich im Anfangsstadium durch Auftreten einer Induration äussert. Als Folge dieser Myositis bleibt in schweren Fällen eine bindegewebige Entartung und Verkürzung des ganzen Muskels oder eines Theiles desselben zurück. Eine

Anzahl der Fälle von musculärem Schiefhals verdankt ihre Entstehung nach KADER den mit solcher bindegewebigen Entartung und Verkürzung ausheilenden schweren Verletzungen während der Geburt; die leichteren Verletzungen dieser Art — sie bilden die Mehrzahl — verschwinden ohne Hinterlassung functioneller Störungen und bedingen bisweilen nur einen vorübergehenden Schiefhals. In einer grossen Zahl, vielleicht in der Mehrzahl der Fälle, glaubt KADER die den permanenten musculären Schiefhals bedingenden Veränderungen des Kopfnickers durch eine Myositis verursacht, welche sich in dem verletzten Muskel infolge der Infection derselben mit pathogenen Mikroorganismen entwickelt. Die Gefahr einer Infection auf hämatogenem Wege vom Darm aus ist ja im Säuglingsalter eine ganz besonders grosse.

Ein durch traumatische Myositis des Kopfnickers bedingtes Caput obstipum musculare kann übrigens ebenso gut im späteren Alter, also ganz unabhängig von der Geburt, entstehen. Beispielsweise theilt GAUDIER[17]) zwei in dieser Beziehung interessante Fälle von Hämatom des Kopfnickers mit Schiefhalsbildung mit. Es handelte sich um Kinder von 20 Tagen, respective 2 Monaten, die während des Impfens eine heftige Bewegung des Kopfes nach der dem zu impfenden Arm entgegengesetzten Seite ausführten. In dem einen Falle nach 3, in dem anderen nach 6 Tagen entwickelte sich ein typisches Kopfnickerhämatom und später ein Caput obstipum. BOUVIER[18]) sah im Anschluss an eine Verletzung des Halses durch eine auffallende Segelstange sich einen Torticollis ausbilden. CAVALIER[19]), v. EISELSBERG[20]) und KADER berichten über Erwachsene, die nach heftigen Kopfbewegungen Schmerzen und Schwellung in einem Kopfnicker verspürten und mehrere Monate später ein Caput obstipum der gleichnamigen Seite zeigten, das selbst operative Hilfe erforderlich machte.

Durch eine Reihe von Experimenten an Kaninchen hat vor kurzem HELLER[21]) der Frage näher zu treten versucht, ob die als Ursache des Caput obstipum angesprochenen Zufälligkeiten wirklich imstande sind, Veränderungen eines Muskels hervorzurufen, welche sich mit den vielfach citirten Autopsiebefunden in Einklang bringen lassen. Nach seinen Feststellungen führen weder eine blosse Muskelruptur, noch ein einfaches Hämatom, noch eine Dehnung, noch einzelne oder multiple Incisionen und Quetschungen an und für sich — beim Kaninchen wenigstens — zu Muskelveränderungen, wie sie beim Caput obstipum constant vorkommen. Es war oft geradezu wunderbar, zu sehen, wie sich der Muskel nach den gröbsten und schwersten Verletzungen bei der Section von dem normalen makroskopisch gar nicht und mikroskopisch wenig unterschied. Die dauernde Annäherung der Ansatzpunkte eines Muskels führt nach HELLER zwar zur Verkürzung desselben, wahrscheinlich aber nicht zu der sehnigen Entartung, wie sie sich in fast allen Sectionsberichten verzeichnet findet. Dagegen können Verkürzung sowohl wie sehnige Entartung aus einer heftigen Myositis resultiren, die besonders durch bakterielle Infection sich hervorrufen lässt. HELLER hält nach seinen Befunden die Hypothese für sehr wahrscheinlich, dass beim Caput obstipum eine infectiöse, zu Muskelverhärtung und -verkürzung, respective zu der sogenannten fibrösen Degeneration führende Myositis die fehlerhafte Stellung des Kopfes herbeiführe.

Für gewisse Fälle von Caput obstipum ist der infectiöse Ursprung der Kopfnickercontractur ja seit langem ausser jedem Zweifel. Es sind dies diejenigen, die im Gefolge von Infectionskrankheiten auftreten, so nach Typhus (BARDELEBEN[22]), ZEHNDER), nach Scharlach und Diphtherie (DOLLINGER[23]), nach Masern (WHITMAN[24]), nach Meningitis (HENOCH[25]), nach Syphilis (LITTLE[26]), und theils nur zu vorübergehender, vielfach jedoch auch zu dauernder Contractur und hochgradiger bindegewebiger Entartung des Kopfnickers führen. Wegen der vollkommenen Analogie dieser Formen mit derjenigen, wie wir sie bei dem typischen Schiefhals beobachten, ist eine gleiche Aetiologie im Sinne von KADER durchaus wahrscheinlich, wenngleich für eine gewisse Zahl von Fällen der congenitale Charakter des Leidens nicht von der Hand zu weisen ist.

Offenbar kommen, wie bei anderen Deformitäten, so auch beim Schiefhals, verschiedene ursächliche Momente in Betracht. Es erklärt sich so am ungezwungensten, dass man bei der Autopsie des verkürzten Kopfnickers, zu der ja die operativen Massnahmen jetzt vielfach Gelegenheit bieten, einerseits Muskeln findet, die einfach verkürzt sind, weder eine Narbe noch eine einer Inscriptio tendinea ähnliche Unterbrechung zeigen, andererseits Veränderungen constatirt, die nur als Folge eines entzündlichen Processes gedeutet werden können, den Muskel in mehr oder minder ausgedehnte schwielige Massen verwandeln und Verwachsungen der Muskelscheide mit der Nachbarschaft, selbst den grossen Gefässen, bedingen. Mit dem Mikroskop constatirt man (nach KADER) eine excessive Wucherung des Perimysiums und eine Degeneration des Muskelparenchyms mit Substitution der erkrankten Partien durch neugebildetes Bindegewebe. Infolgedessen sind nicht nur die Balken des bindegewebigen Stromas verdickt, sondern auch grössere Abschnitte des Muskels partiell oder total degenerirt.

Ich muss an dieser Stelle noch einige andere Formen des myogenen Caput obstipum erwähnen. Zu den sogenannten Gewohnheitscontracturen rechnet man ein Caput obstipum, das bei Kindern entsteht, die, von Wärterinnen stets auf einem Arm getragen, sich gewöhnen, den Kopf nach der Seite zu neigen. Ein ähnliche Form entsteht bei Leuten, die schwere Lasten auf dem Kopfe oder auf einer Schulter tragen. Hierher gehört auch eine bei Neugeborenen zu beobachtende, früher oder später von selbst schwindende seitliche Neigung des Kopfes, die von KRUCKENBERG[27]) als »physiologische Lateralflexion« bezeichnet wird.

Von den verschiedenen Formen des sogenannten functionellen Schiefhalses ist die bekannteste der von LANDOLT[28]) genauer beschriebene »Torticolis oculair«, der, auf einer Anomalie der Augen oder deren Muskeln beruhend, deshalb zustande kommt, weil der Kranke durch die Schiefstellung seines Kopfes seine durch die Augenaffection bedingten Störungen besser compensirt. Fig. 40 und 41 veranschaulichen eine 10jährige Patientin meiner Beobachtung mit »Torticols oculair« infolge von Hypermetropie, verschiedener Sehschärfe auf beiden Augen und periodischem Strabismus convergens. Eine Brille führte hier neben orthopädischer Behandlung zur Beseitigung des Schiefhalses.

Meist schnell vorübergehend tritt ein sogenannter Torticollis rheumaticus gewöhnlich mit grosser Schmerzhaftigkeit auf. GRASER[29]) sah ein Caput obstipum musculare, veranlasst durch ein kleinzelliges Spindelzellensarkom. Das als tonischer oder klonischer Krampf des Sternocleidomastoideus zu beobachtende Caput obstipum spasmodicum ist entweder die Folge einer Erkrankung des Nervus accessorius oder centraler Störungen. Bei dem Caput obstipum paralyticum entsteht die Schiefstellung des Kopfes durch eine Lähmung des einen Sternocleidomastoideus und das Uebergewicht des Muskels der gesunden Seite. Endlich hat noch BRISSAUD[30]) mit dem Namen »Torticolis mental« eine psychische Störung bezeichnet, die sich in dem Unvermögen des Patienten, seine Halsmuskeln in genügender Weise zu beherrschen, äussert.

Die klinischen Symptome des musculären Schiefhalses zerfallen in primäre, die sich aus der Verkürzung des Sternocleidomastoideus erklären, und in secundäre Formveränderungen im Bereich der Wirbelsäule und am Kopfe. Wie die auf den beigefügten Abbildungen eines vor sechs Monaten von mir mit offener Durchschneidung des linken Kopfnickers behandelten

13jährigen Patienten hervortritt (Fig. 42 und 44 zeigen den Knaben vor, Fig. 43 und 45 sechs Monate nach der Operation), ist bei einem typischen Falle einer linksseitigen Deformität der Kopf stark nach links geneigt, das Kinn nach rechts gedreht. Der Kranke hat die linke Schulter stark gehoben und nähert sie so noch mehr dem schon an und für sich um mehrere Centimeter tiefer stehenden Ohr der entsprechenden Seite. Der Kopf ist in toto nach rechts verschoben, so dass die beiden Ansatzpunkte des verkürzten Kopfnickers in eine Senkrechte fallen, und der Winkel, den der Muskel mit der Clavicula bildet, sich einem rechten nähert — im Gegensatz zu dem kaum eine Grösse von 45° erreichenden entsprechenden Winkel der anderen Seite. Bei der Palpation fühlt man den verkürzten Sternocleidomastoideus, der die Haut in einer Falte emporhebt, als derben festen Strang. Der Puls der

Fig. 40. Fig. 41.

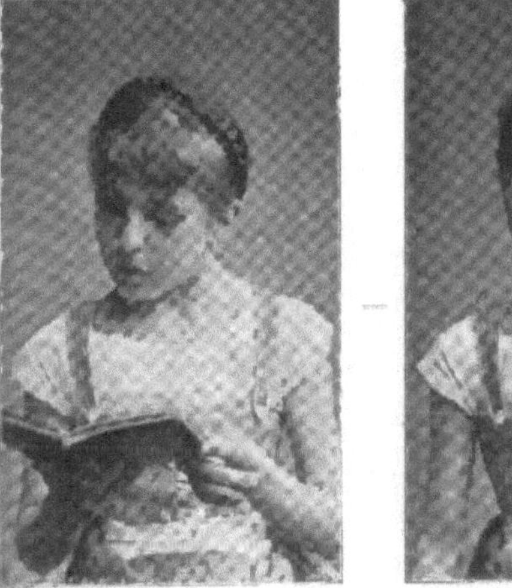

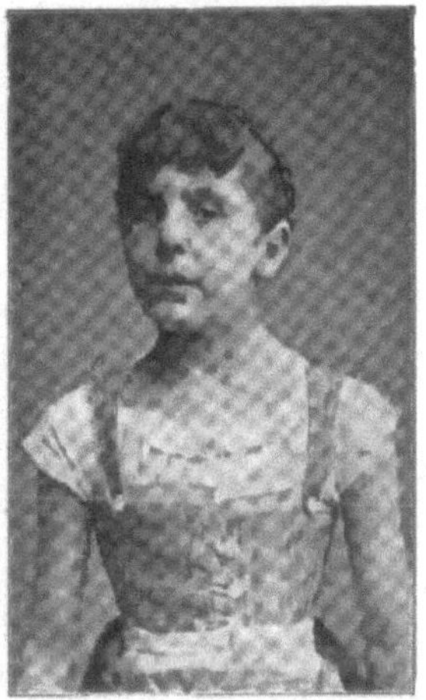

rechten Carotis ist deutlich oberflächlich zu fühlen, während er links nur schwer in der Tiefe neben dem gespannten Muskel wahrzunehmen ist. Das Gesicht ist in hohem Grade asymmetrisch. Die durch beide äusseren Augen- und beide Mundwinkel gelegten transversalen Linien convergiren nach links. Die Mittellinie des Gesichtes verläuft in einem nach rechts convexen Bogen. Auch die Nase selbst zeigt eine deutliche Schweifung. Die verkleinerte Gesichtshälfte verhält sich zur entgegengesetzten »wie der beschattete Mond zur leuchtenden Sichel«. Auch die Raphe des Gaumens erscheint bogenförmig. Bei der Betrachtung der Rückseite (s. Fig. 41) ergiebt sich eine rechtsseitige Cervical- und eine linksseitige Dorsalabweichung mit allen der habituellen Skoliose eigenthümlichen Veränderungen. Eine vollkommene Erhebung des Kopfes ist activ und passiv unmöglich, ebenso ist die weitere Drehung nach links beschränkt.

Dieses Symptomenbild mag noch durch einige Zusätze ergänzt werden.

Die Verkürzung des Muskels betrifft zuweilen nur einen der beiden Köpfe, meist dann nur den Sternaltheil.

Was die Krümmung der Wirbelsäule anlangt, so unterscheiden wir hier mit LORENZ[31]) zwei Typen. Beiden gemeinsam, dem Grade nach aber verschieden ist die Kopfneigung nach der kranken Seite. Die Fälle der ersten Kategorie (s. Fig. 46) zeigen eine stark seitliche Neigung, während die Fälle des zweiten Typus (s. Fig. 47) gewöhnlich eine viel geringere Kopfneigung erkennen lassen. Das Schwergewicht des Kopfes ist in den ersteren Fällen nach der kranken Seite zu verlagert, die Skoliose des Hals- und Brustsegmentes ist gleichgerichtet, nämlich concav nach der kranken Seite. In den Fällen des weit häufigeren zweiten Typus, in den auch der auf Fig. 42 und 44 abgebildete Kranke hineingehört, ist das Gewicht des mässig geneigten Kopfes nach der gesunden Seite verlagert (Fig. 47). Hals und

Fig. 46.

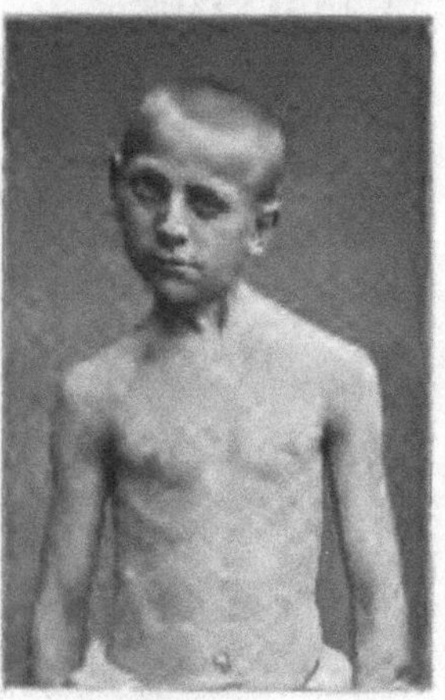

Fig. 47.

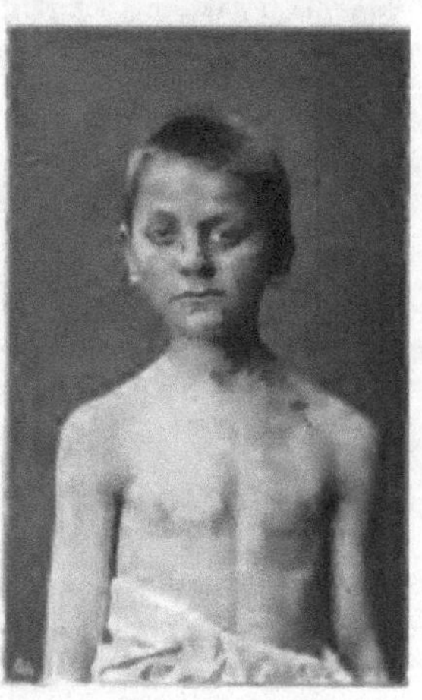

Brustskoliose sind einander entgegengesetzt, die erstere ist concav nach der kranken, die letztere concav nach der gesunden Seite.

Die erstere einfache Form des Schiefhalses ist als primäre Cervicalskoliose ohne occipitale Compensation anzusprechen. Der Kopf bleibt seitlich geneigt, sein Gewicht ist nach der Seite der Neigung verschoben, die consecutive Brustskoliose daher gleichgerichtet. Die zweite complexe Form des Schiefhalses hingegen ist eine primäre Cervicalskoliose mit theilweiser occipitaler Compensation. Diese theilweise Compensation geschieht jedoch wegen der Kürze des Kopfnickers nicht auf dem einfachen Wege einer contralateralen Seitenbeugung der Kopfgelenke, sondern kann nur auf Umwegen ermöglicht werden: durch allmähliche Verschärfung der Cervicalkrümmung, wodurch der Kopf nach der Seite der Convexität dieser Krümmung verlagert wird, und die Ansatzpunkte des Muskels in eine Senkrechte zu liegen kommen. Unter solchen Umständen erlaubt der verkürzte Muskel eine relativ aufrechtere Haltung des Kopfes. Die Brustskoliose ist der Halsskoliose unter diesen Umständen nothwenigerweise entgegengesetzt.

Die relativ geringe Neigung des Kopfes könnte bei dieser complexen Form des Schiefhalses zu der irrthümlichen Annahme verleiten, dass die Deformität nur eine geringfügige sei; und doch trifft ganz das Gegentheil zu. Meist bildet sich die complexe Form der Deformität allmählich aus der einfachen heraus, wenn auch die letztere für immer bestehen bleiben kann.

In schwereren Fällen des Typus II besteht, worauf KADER hinweist, in den Kopfgelenken noch eine ausgeprägte Lordose. Es kommt somit eine lordo-skoliotische Occipitalcompensation oder Cervicalskoliose und -Kyphose zustande.

Die Verbiegungen der Wirbelsäule müssen naturgemäss bei längerem Bestande zu allerdings bisher nur wenig studirten Veränderungen an den

Fig. 41.

Fig. 45.

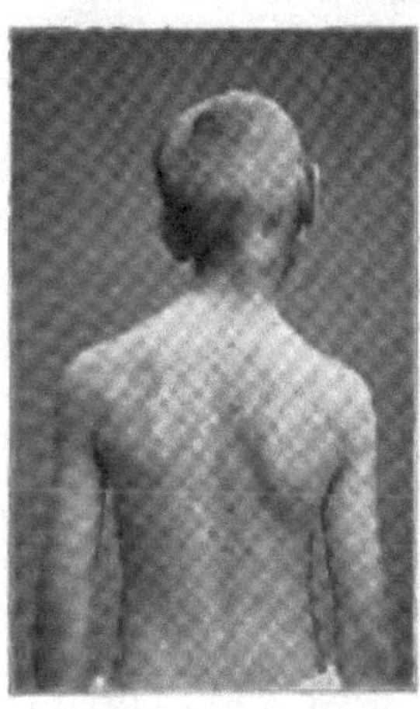

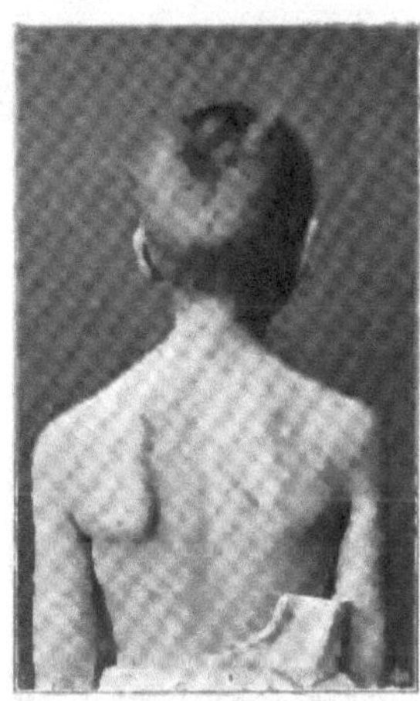

Wirbeln führen, die denjenigen bei der Skoliose analog sind. Dass dieselben zunächst keine sehr hochgradigen werden, erhellt aus ihrem relativ schnellen Verschwinden während der der operativen Beseitigung der Kopfnickercontractur folgenden orthopädischen Behandlung.

Ein eingehendes Studium unter den secundären Veränderungen beim Schiefhals hat weiterhin die in hochgradigen Fällen nie fehlende Gesichts- und Schädelasymmetrie gefunden, die bei älteren Individuen häufig entstellender wirkt als die Schiefstellung des Kopfes selbst. Sie betrifft nicht nur die Weichgebilde, sondern auch die knöchernen Theile.

An einem von WITZEL [31]) eingehend studirten Präparat bildete bei einem linksseitigen Caput obstipum einer 44jährigen Frau bei der Betrachtung der Schädelbasis von unten die Mittellinie einen nach links (der Seite der Muskelverkürzung) concaven Bogen, indem besonders der Gesichtsschädel nach links hinten verzogen war. Der Hirnschädel war sowohl bei äusserer als bei innerer Betrachtung in seiner rechten Hälfte schmäler und länger als links. Am Gesichtsschädel fiel wieder der nach links concave Bogen der Mittellinie auf. Der obere Theil des Gesichtsschädels war gegen den Hirnschädel, mithin nach hinten und links verzogen, hierbei die linke Hälfte niedriger und breiter, die rechte länger und schmäler geworden. Die Symphysis mandibulae war beträchtlich nach links und etwas nach hinten verschoben, die linke Unterkieferhälfte stärker nach aussen convex gebogen, besonders im vorderen Theil des Körpers. Die ganze rechte Hälfte der Mandibula war länger und schlanker gebaut als die massigere linke, deren geringere Länge besonders durch die stärkere Krümmung des die Zähne tragenden Theiles und die grössere Abbiegung des Astes gegen den Körper vermittelt wurde.

Fig. 46. Fig. 47.

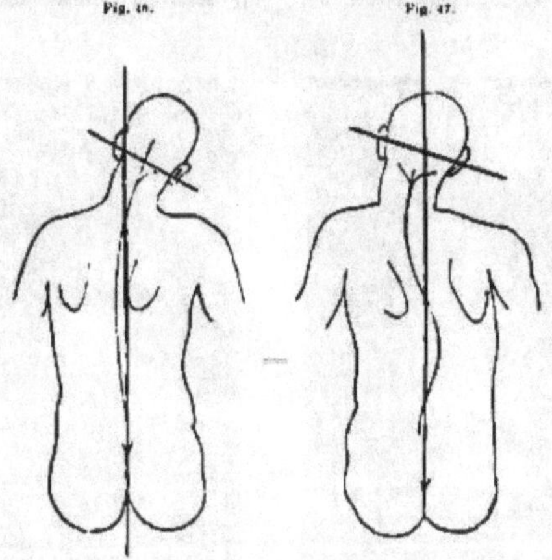

Diese Veränderungen des Gesichts- und Hirnschädels haben bereits frühzeitig die Aufmerksamkeit der Beobachter auf sich gezogen und mannigfache Erklärungsversuche veranlasst.

Stromeyer fasste die Asymmetrie zuerst als bedingt durch eine Atrophie der dem verkürzten Muskel entsprechenden Gesichtshälfte auf, später nahm er an, eine mangelhafte Respirationsthätigkeit der kranken Seite sei die Ursache, dass die entsprechende Gesichtshälfte im Wachsthum zurückbleibe, indem die tiefer liegenden Halsmuskeln durch die von unten nach oben fortschreitenden Inspirationsbewegungen nicht in Action treten können, weil ihre Insertionspunkte einander zu nahe gerückt sind. Dieffenbach wollte die Schädeldifformität durch den Zug des verkürzten Sternocleidomastoideus erklären. Bouvier [32], Guérin [33], Broca u. a. erklärten die Atrophie durch eine Behinderung der Blutcirculation auf der kranken Seite, eine Auffassung, die durch Experimentaluntersuchungen von Gudden [34], bei denen es durch Gefässunterbindungen gelang, partielle Schädelatrophien zu erzeugen, eine gewisse Stütze zu gewinnen schien. Nach Witzel handelt es sich um ein gesetzmässig asymmetrisches Wachsthum beider Seiten, dessen Ergebniss wohl am besten als Skoliose des Gesichts- und Hirnschädels zu bezeichnen ist. Es finde beim Schiefhals stets eine Störung im Gleichgewicht der Muskelgruppen in der Weise statt, dass die Muskeln der concaven Seite weniger gespannt seien als die der convexen. Die Folge sei, dass die Musculatur der convexen Seite den wachsenden Hirnschädel stärker gegen die Wirbelsäule andrücke und sein Breitenwachsthum hemme. Zugleich ziehe sie ihre Gesichtshälfte nach der anderen Seite hinüber. Wenn, wie in den meisten Fällen, noch eine Rückwärtsbeugung des Kopfes vorhanden sei, so erfolge gleichzeitig ein vom Kinn aus wirkender Zug, der den Gesichtsschädel nach unten und hinten gegen die Wirbelsäule andränge.

Alle diese Erklärungsversuche können mit unseren modernen Anschauungen über die Pathogenese der Deformitäten nicht in Einklang ge-

Fig. 48.

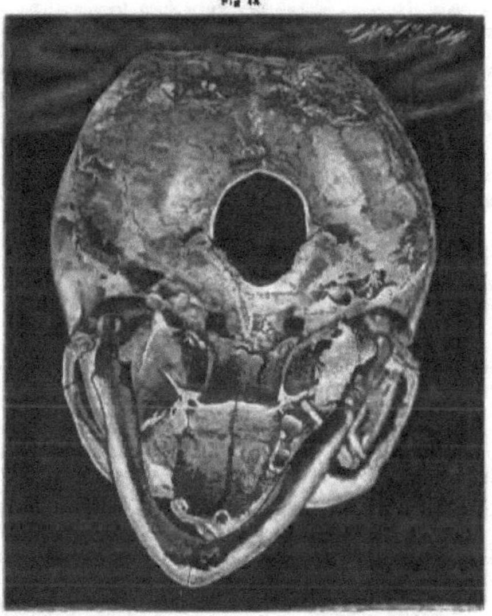

bracht werden. In der That handelt es sich bei den in Rede stehenden Veränderungen um eine Skoliose des Gesichts- und Hirnschädels. Das zeigt aufs eclatanteste ein Vergleich der Witzel'schen Abbildung der Schädelbasis (Fig. 48) mit einem Durchschnitt durch einen einer rechtsconvexen Dorsalskoliose entnommenen Wirbel. Die Veränderungen können aber nur als Anpassungsvorgänge gedeutet werden, die an den einzelnen Kopftheilen im Sinne des Wolff'schen Transformationsgesetzes im Anschluss an die dauernd eingenommene Schiefstellung in gleicher Weise zustande kommen wie die Veränderungen der Wirbelsäule bei der Skoliose. Nur so erklärt es sich, dass, wie ich vielfach beobachten konnte, die gleiche Asymmetrie beider Gesichts- und Schädelhälften wie beim musculären Schiefhals auch bei hochgradigen Skoliosen sich einstellt, wenn der Kopf infolge compensirender hochsitzender Cervicalskoliose eine dauernde Schiefstellung einnimmt. Interessant erscheint in dieser Hinsicht auch eine Beobachtung von v. Eiselsberg.[34]) Bei einem 12jährigen Mädchen wurde ein Furunkel der Nackengegend incidirt, der sehr langsam heilte. Durch Narbenzug entstand ein Caput obstipum und ein halbes Jahr später die für den musculären Schiefhals charakteristische Schädel- und Gesichtsasymmetrie.

Differentialdiagnostisch kommen gegenüber dem musculären Schiefhals namentlich die spondylitischen Erkrankungen der Halswirbelsäule, sowie die sogenannten Rotationsluxationen in Betracht.

Für die ersteren ist der Umstand von Wichtigkeit, dass Caries der Halswirbelsäule sich gewöhnlich langsam bei constitutionell belasteten Individuen unter heftigen Schmerzen zu entwickeln pflegt, wobei die Beweglichkeit des Kopfes meist in höherem Grade beschränkt ist als beim musculösen Schiefhals. Häufig — wenngleich auch nicht immer — findet man bei dem spondylitischen Caput obstipum eine rein seitliche Neigung des Kopfes. Charakteristisch ist auch das Fehlen des durch den verkürzten Kopfnicker bedingten Vorsprungs sowie eine neben der Wirbelsäule am Nacken nachweisbare Schwellung. Weitere Aufschlüsse ergiebt die Untersuchung der Vorderfläche der Wirbelsäule vom Rachen aus, die bei der Caries neben Schwellungszuständen gelegentlich Retropharyngealabscesse nachweisen lässt.

Bei den unvollständigen Rotationsluxationen ist der Kopf nach der gesunden Seite geneigt und im Gegensatz zu dem Symptomenbilde des myogenen Caput obstipum ein wenig nach derselben Seite gedreht.

Bei den vollständigen Rotationsluxationen, bei denen die Stellung des Kopfes derjenigen beim Schiefhals vollkommen gleichen kann, fühlt man vom Rachen aus den Vorsprung des luxirten Wirbels und findet den Kopf in der verrenkten luxirten Stellung fixirt.

Wenden wir uns nunmehr zur Therapie des Torticollis, so kann man sich bei leichten Graden und bei Kindern im ersten Lebensjahre zunächst auf redressirende Manipulationen, Anwendung der Massage und Verordnung einer sogenannten Pappcravatte beschränken. Diese letztere wird nach der Vorschrift von Dieffenbach so hergestellt, dass ein mit Watte umhüllter Pappdeckelstreifen in das Halstuch gelegt und damit um den Hals befestigt wird. Die grösste Höhe des Pappstreifens wird an die kranke Seite gelegt, und zwar so, dass der Unterkieferrand sich auf denselben stützt. Wenn man allmählich immer höhere Stücke verwendet, so steigt die corrigirende Wirkung des Verbandes damit langsam an.

Die grosse Anzahl der zur Correction des Schiefhalses angegebenen Apparate, die am Stamm ihre Befestigung finden und mit Hilfe von Schrauben und Gelenken eine Correction der falschen Stellung vermitteln sollen, gehört der Geschichte an. Bei älteren Kindern und ausgesprochenen Deformitäten erzielt man einen wirklichen Erfolg nur mittelst Durchschneidung des verkürzten Muskels und nachfolgender orthopädischer Behandlung.

Wie wir oben gesehen haben, war das ursprünglich geübte Operationsverfahren die offene Myotomie. Dupuytren ersetzte sie (1822) durch das subcutane Vorgehen, das dann namentlich durch Stromeyer und Dieffenbach geübt und weiteren Kreisen bekannt gegeben wurde, in England in Little, in Frankreich in Guérin und Bouvier begeisterte Fürsprecher fand. Einmal die Gefahr der Verletzung der grossen Halsgefässe, weiterhin die Feststellung der Unmöglichkeit, auf subcutanem Wege alle verkürzten Stränge zu durchtrennen, führten dann v. Volkmann[35]) (1885) dazu, wiederum das in der Zeit der Asepsis ungefährliche offene Verfahren zu empfehlen, das augenblicklich das fast überall eingeführte Vorgehen darstellt. Endlich hat Mikulicz[36]) (1895) für schwerere Fälle die totale, respective partielle Exstirpation des Sternocleidomastoideus angegeben.

Bei dem subcutanen Vorgehen beschränkt man sich gewöhnlich auf die Durchschneidung des inneren oder Sternaltheiles des Muskels. Man wählt als Einstichstelle meist eine Stelle 1—2 Cm. oberhalb des unteren Ansatzpunktes. Am narkotisirten Patienten, dessen Kopfnicker durch ein unter den Rücken geschobenes Kissen und Herabdrängen des Kopfes stark angespannt wird, wird ein concaves Tenotom am linken Sternalkopfe auf der Aussen-, am rechten an der Innenseite eingestochen, flach hinter dem Muskel durchgeführt und dann mit der Schneide demselben zugewendet. Der Zeigefinger der anderen Hand drückt dem Tenotom den Strang entgegen, der dann unter meist hörbarem Krachen nachgiebt. Fühlt man noch einzelne Reste, so kann man diese auf gleiche Weise aus dem Wege räumen. Die Blutung ist meist gering; anderenfalls wird ein comprimirender Verband angelegt und nach einigen Tagen mit der Nachbehandlung begonnen.

Zur Ausführung der offenen Durchschneidung hat man verschiedene Theile des Muskels gewählt. Um der Kosmetik nach Thunlichkeit Rechnung zu tragen, dabei aber trotzdem eine gründliche Durchtrennung der verkürzten Weichtheile zu ermöglichen, schlägt LORENZ folgendes Verfahren vor.

Der Hautschnitt wird zwischen den beiden Köpfen des Muskels, und zwar von der sternalen Insertion beginnend und in schräger Richtung nach aussen oben gegen den inneren Rand der Clavicularportion leicht ansteigend, aber möglichst kurz geführt. Man kann mit 2½, höchstens mit 3 Cm. Schnittlänge sein Auskommen finden, obwohl die Ausführung der Operation unter solchen Umständen sich etwas weniger bequem gestaltet als bei reichlich langem Hautschnitt. Nach Durchtrennung der Haut und des Platysma wird das Messer fortgelegt und die Hautwunde sodann etwas nach innen verzogen, um den sternalen Kopf in die Mitte des Operationsfeldes zu bringen. Mit Pincette und starker Hohlsonde wird die Muskelfascie zur Anschauung gebracht, stumpf eröffnet, der Muskel vorsichtig auf die Hohlsonde geladen, und langsam Faser für Faser mit dem wieder zur Hand genommenen Messer durchtrennt. Ist dies geschehen, so überzeugt man sich, ob nicht hintere Antheile des Muskelbauches stehen geblieben sind. In der Regel ist dies der Fall, da man bestrebt war, den Muskel möglichst flach aufzuladen. Diese Muskelbündel werden mit Pincetten stumpf zerrissen. Ist man mit der sorgfältigen Nachlese fertig, so wird die Hautwunde durch spitze Häkchen über die Clavicularportion des Muskels nach aussen verzogen, und in ganz analoger Weise das flache und dünne Muskelband auf stumpfem Wege freigelegt und vorsichtig durchtrennt. Die Muskelbündel, welche namentlich in den Nischen der Fascienscheiden den Aufladungen auf die Sonde entgangen sind, werden nachträglich stumpf durchtrennt. Es folgt nunmehr die Beseitigung der straffen Bindegewebszüge, des äusseren Blattes der Muskelscheide und des Bindegewebes zwischen den Muskelbäuchen. So wird die durch ein Septum in zwei Nischen geschiedene Wunde in einen einzigen einfachen Hohlraum verwandelt. Die Hautwunde wird sorgfältig und vollständig genäht. 14 Tage nach der Operation beginnt die orthopädische Nachbehandlung, die ihre Hauptaufgabe in der Beseitigung der cervicalen Skoliose zu suchen hat.

TILLAUX vollführt nach ROCHARD's[30]) Bericht, um die beim weiblichen Geschlecht störende Narbe, die SABATIER in einigen Fällen sogar von dem unteren Theile bis in die Mitte des Halses wandern sah, zu vermeiden, die offene Durchschneidung des Kopfnickers nicht am unteren, sondern am oberen Ende des verkürzten Muskels, so dass die spätere Narbe hinter dem Ohr gelegen ist. Der Schnitt wird an der vorderen Seite des obersten Theils des Muskels geführt, dieser von seiner Aponeurose befreit, auf eine Hohlsonde gelegt und 2—3 Cm. unterhalb seiner Insertion durchtrennt.

Ich selbst habe unter den 14 von mir nach einem dem LORENZ'schen Vorgehen analogen Verfahren operirten Fällen nach ausnahmslos aseptischem Verlauf stets kaum angedeutete Narben erzielt und demnach keine Nothwendigkeit gesehen, von der Schnittführung oberhalb der unteren Insertionsstelle des Muskels abzugehen.

Der kleine Eingriff wurde stets ambulant ausgeführt. Am 10. Tage wurden die Nähte entfernt und die Nachbehandlung begonnen.

Die erzielten Resultate mögen durch einige Abbildungen veranschaulicht werden. Fig. 42—45 zeigen das Verhalten eines 13jährigen Patienten mit hochgradigem linksseitigen Schiefhals vor und 6 Monate nach der offenen Durchschneidung des verkürzten linken Kopfnickers. Fig. 49 und 50 ein 13jähriges Mädchen mit rechtsseitigem Caput obstipum. Die zweite Aufnahme entspricht einem Zeitraum von $1\frac{1}{2}$ Jahren nach der Ausführung der Ope-

Fig. 49.

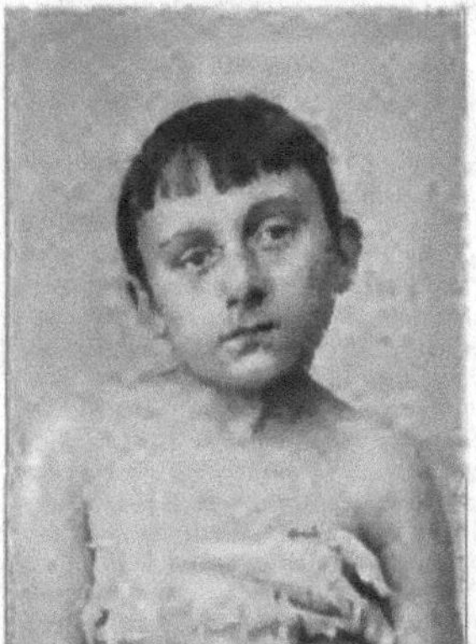

Fig. 50.

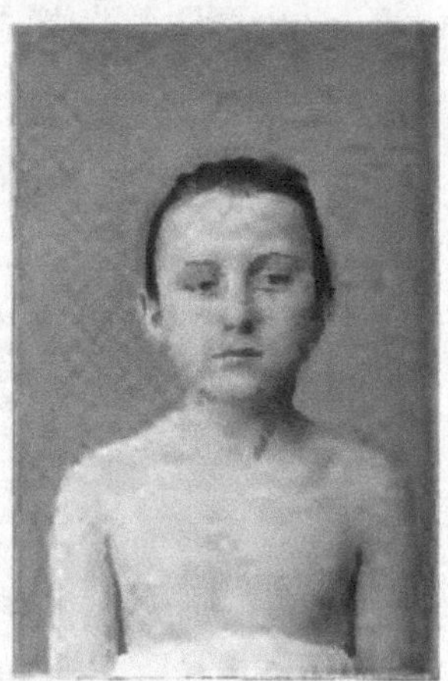

ration. In diesem Zeitraume hat auch die Gesichtsasymmetrie sich bereits wesentlich zurückgebildet. Wie schnelle Resultate man gelegentlich selbst bei älteren Individuen erzielen kann, zeigen Fig. 51 und 52 an einem 26jährigen Kranken mit rechtsseitigem Torticollis vor und 4 Wochen nach der offenen Durchschneidung des rechten Sternocleidomastoideus.

Dass man übrigens bei dem Versuch der unmittelbaren Geraderichtung der skoliotischen Wirbelsäule im Anschluss an die Myotomie, wie sie neuerdings von LORENZ [10]) in Form des sogenannten modellirenden Redressements empfohlen wird, mit Vorsicht vorzugehen hat, lehrt eine Beobachtung von REINER [11]) aus der ALBERT'schen Klinik.

Der 16jährige Patient, über den er berichtet, hörte, nachdem er schon mehrere Minuten kein Chloroform mehr erhalten und bereits Brech- und Abwehrbewegungen gemacht hatte, plötzlich zu athmen auf. Nach erfolgreicher künstlicher Respiration ging man an die Vollendung des Redressements und hatte bereits einige Bindentouren zur Fixirung der übercorrigirten Stellung angelegt, als die Athmung neuerdings sistirte, obwohl der Patient seit dem ersten asphyktischen Anfall nicht mehr chloroformirt worden war. Der Patient ging trotz künstlicher Athmung, Herzmassage u. s. w. zugrunde. Die Obductionsdiagnose lautete auf Status thymicus. Es erschien wohl möglich, dass die grossen Halsgefässe durch die seit der Geburt getragene erhebliche Difformität des Halses solche Verkürzungen oder Dislocationen erhalten hatten, dass die Correctur der falschen Stellung direct zu einer Kreislaufsstörung in diesen Gefässen führen konnte, sei es durch Compression, durch Abknickung oder Elongation respective einen anderen Modus des Gefässverschlusses.

Es gelang nun in der That, den experimentellen Nachweis für die supponirte Kreislaufsstörung in den grossen Halsgefässen zu erbringen. In die Brustaorta der Leiche wurde zu diesem Behufe eine entsprechend weite

Fig. 54.

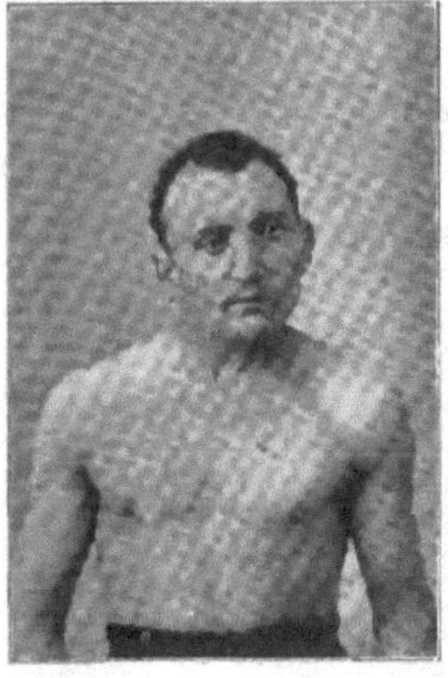

Fig. 55.

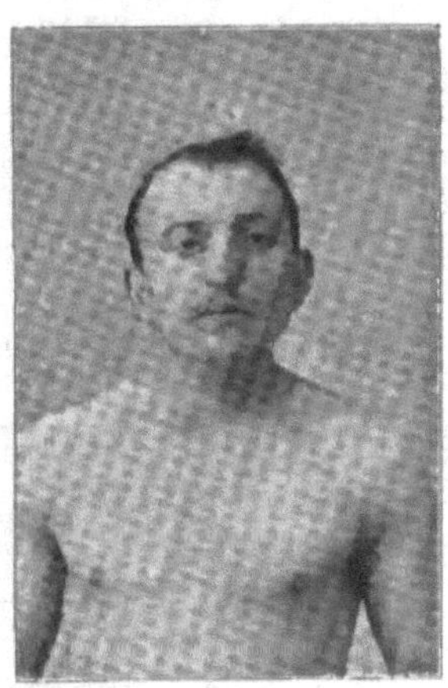

Canüle eingebunden und nun durch dieselbe centralwärts in die Aorta ein Strom von 0,6% Kochsalzlösung unter dem (nahezu) constanten Injectionsdruck von 120 Mm. Hg eingeleitet, nachdem vorher alle Nebenwege abgesperrt worden waren. Nur durch die Carotiden und die Vertebrales konnte sich die Flüssigkeit ergiessen. Die Leiche war weiterhin noch derart vorbereitet, dass nach Abnahme des Schädeldaches und Entfernung des Gehirns die Stümpfe der Carotiden und Vertebrales möglichst weit hervorstanden. Aus diesen Stümpfen spritzte die Flüssigkeit in mächtigem Bogen, so lange der Schädel, sich selbst überlassen, in seiner ursprünglichen Lage verharren konnte. Als man nun aber die Halswirbelsäule in derselben Weise umkrümmte, wie es in vivo geschehen war, sistirte plötzlich der Strahl, der aus der Arteria carotis der kranken Seite abgeflossen war, und ebenso sistirte, als in cadavere auch die Rechtsdrehung corrigirt wurde, auch das Abströmen aus der Carotis der gesunden (linken) Seite. Der Strahl aus der

Vertebralarterie der gleichnamigen (linken) Seite wurde so sehr abgeschwächt, dass die Flüssigkeit langsam und in sehr verminderter Menge abtropfte. Damit war der Beweis für die Annahme erbracht, dass in dem vorliegenden Falle die Correctur der falschen Stellung des Kopfes zu einer bedeutenden Störung des Hirnkreislaufes geführt hatte. Reiner empfiehlt demnach, bei Erwachsenen das modellirende Redressement nicht auf einmal, sondern etappenweise zu Ende zu führen. Ich selbst habe stets auf dasselbe unmittelbar nach der Operation verzichtet und der Nachbehandlung die Beseitigung der Halswirbelskoliose überlassen.

Fig. 53.

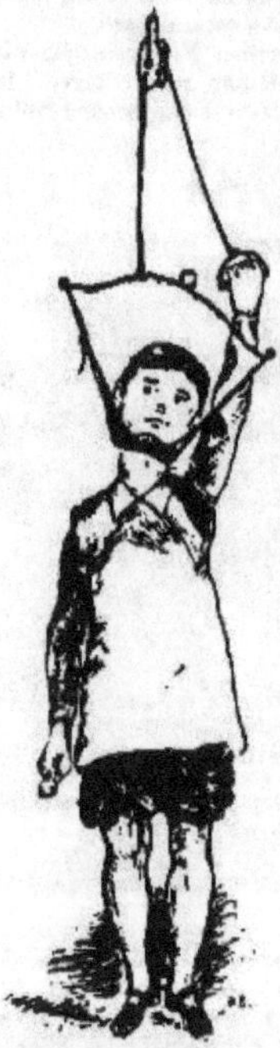

Fig. 54.

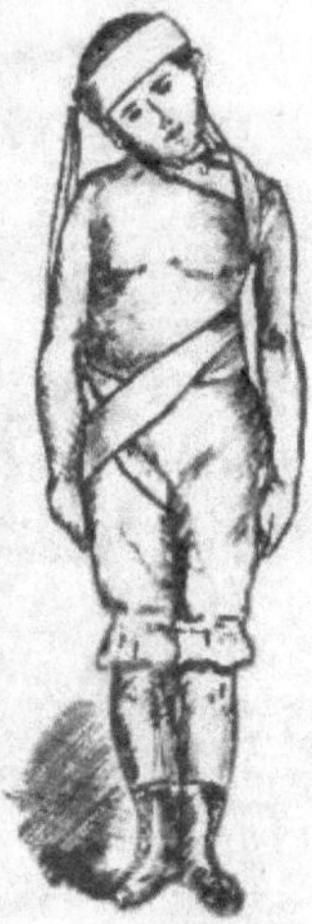

Diese Nachbehandlung, die man übrigens bei kleinen Kindern und geringen Graden der Verbildung vielfach ganz unterlassen kann, soll im wesentlichen eine gymnastische sein und so lange fortgesetzt werden, bis der Patient imstande ist, seine Halswirbelsäule activ umzukrümmen, und bis bei aufrechter Haltung die seitliche Verschiebung des Kopfes behoben ist. Man benützt zur Unterstützung der Redressionsübungen zweckentsprechend eine Kopfschwinge, deren Aufhängepunkt (siehe Fig. 53) nach Lorenz nach der Seite der Concavität der Halskrümmung verschoben ist. Die Hand der gesunden Seite des Patienten erfasst die Handhabe, während die andere nach abwärts gehalten und durch ein Gewicht (Hantel) belastet wird. Für die Nacht verwendet Lorenz ein den Kopf umfassendes Gipsdiadem, in welches an passender Stelle ein Ring eingelassen ist; ein elastischer Gurt, der in geeigneter Weise an diesem Ringe einerseits und dem Rumpf andererseits seine Fixation findet, vermittelt die gewünschte mechanische Wirkung (Fig. 54). Auch auf die Anwendung dieser letzteren und ähnlicher Vorrichtungen habe ich stets verzichten können.

Nachdem schon früher v. Volkmann und Hadra partielle Excisionen aus dem Kopfnicker ausgeführt hatten, empfahl Mikulicz für die schwereren Fälle des Caput obstipum die *Entfernung des ganzen Sternocleidomastoideus*.

Die Technik der Exstirpation des Kopfnickers gestaltet sich nach Mikulicz so, dass zwischen der Clavicular- und Sternalportion des Muskels ein Längsschnitt durch Haut und Platysma geführt wird. Indem die Wundränder mit scharfen Haken das eine Mal nach der Clavicular-, das andere Mal nach der Sternalportion verschoben werden, unterminirt man beide Muskelpartien theils mit dem Messer, theils stumpf, dicht an ihren Insertionsstellen.

Während man zum Schutze der darunter liegenden Theile ein Elevatorium unterschiebt, löst man die Muskelenden unmittelbar am Knochen von der Clavicula und dem Sternum ab; ist dies geschehen, so fasst man jedes Ende mit einer Arterienklemme und zieht es kräftig nach oben; theils stumpf, theils mit dem Messer schabend, löst man jede Portion bis an die Vereinigungsstelle aus ihrer Umgebung. Während bisher der Kopfnicker durch entsprechende Stellung des Kopfes mässig gespannt wurde, wird der Kopf bei der Herauslösung des gemeinsamen Muskelstückes so weit als möglich in der pathognomonischen Richtung geneigt. So gelingt es von derselben kleinen Wunde aus, den Muskel bis an den Proc. mastoideus herauszulösen; hier wird er möglichst nahe am Warzenfortsatz mit der Scheere abgetrennt, mit Ausnahme der hinteren oberen Partie, durch die der Nervus accessorius dringt. Nach Exstirpation des Muskels streckt man den Kopf so weit als möglich nach der entgegengesetzten Seite. In der Regel spannen sich jetzt noch einige Faserzüge, die der Muskelscheide angehören und oft bis dicht an die Scheide der grossen Gefässe reichen; auch diese werden sorgfältig herauspräparirt und entfernt. Nach Vollendung der Operation wird die Wunde vollständig vernäht.

Ein Nachtheil der Methode in kosmetischer Hinsicht ist die durch den Wegfall des Muskels entstehende Abflachung des Halses. Helferich[42]) hat weiterhin darauf hingewiesen, dass beim Fehlen der Sternocleidomastoideus die Patienten sich schwer mit dem Kopf langsam aufrichten und niederlegen können.

Das Verfahren dürfte sich daher, wenn überhaupt, nur für vereinzelte Fälle empfehlen, nach Jordan[43]) und Hoffa[44]), namentlich für solche, bei denen aus äusseren Gründen eine sorgfältige orthopädische Nachbehandlung undurchführbar erscheint, oder bei welchen trotz exacter Durchführung der gebräuchlichen Therapie sich eine Recidive entwickelt hat.

Die von mir selbst nach offener Durchschneidung und meist nur kurzer Nachbehandlung erzielten Heilresultate waren stets vollauf befriedigend, so dass ich keine Veranlassung hatte, die Mikulicz'sche Exstirpation zu üben.

Die Therapie des musculären Schiefhalses, die die damit behafteten Individuen von einem der entstellendsten Leiden befreit, kann als eine der dankbarsten Aufgaben der ärztlichen Thätigkeit angesehen werden.

Was die Behandlung des Caput obstipum spasticum anlangt, die noch einer gesonderten Besprechung bedarf, so erweisen sich hier in wohlausgebildeten Fällen innere Mittel meist als unwirksam. Bessere Resultate erzielt man, wenigstens bei nicht zu langem Bestand des Leidens, mit der Anwendung von Elektricität (in der Form der Galvanisation der kranken und der Faradisation der antagonistischen Muskeln). Endlich hat man, falls diese Behandlung nicht zum Ziele führt, operative Eingriffe an den Muskeln oder Nerven oder an beiden zusammen vollführt.

Für die Muskeldurchschneidungen tritt neuerdings namentlich Kocher[45]) ein. Sein Operationsverfahren macht es sich zur Aufgabe, alle an dem Krampf betheiligten Muskeln vollkommen zu durchtrennen. Der erste Act besteht in der Durchschneidung des Sternocleidomastoideus, respective der Resection eines 2—3 Cm. langen Stückes aus der Continuität des Muskels, 3—4 Cm. unterhalb seines oberen Ansatzes. Behufs Ausführung des in der Durchtrennung der an dem Krampf betheiligten Nackenmuskeln bestehenden zweiten Actes der Operation wird ein Hautschnitt von dem Proc. mastoideus bis zur Mittellinie geführt. Nach der oberflächlichen Fascie werden dann nach einander der Cucullaris, der Splenius, in der Tiefe der Complexus major und minor durchschnitten, wobei man die Verletzung des Occipitalis magnus zu vermeiden hat. An dem Zwischenraum zwischen Atlas und Epistropheus gelangt man dann auf den an der schief von innen unten nach aussen oben verlaufenden Richtung seiner Fasern leicht kenntlichen Obliquus capitis inferior, nach dessen Durchtrennung, falls man eine zu schnelle Verwachsung der Muskelstümpfe hindern will, die Tamponade derselben folgt. Beide eben geschilderte Operationsacte werden nun je nach der Eigenart des vorliegenden Falles miteinander combinirt und eventuell, wenn der Erfolg kein dauernder war, weil die Muskeln mangelhaft durchschnitten wurden oder zu früh miteinander verheilten, wiederholt. In den typischen Fällen wird der Kopfnicker auf der einen, die Nackenmusculatur auf der anderen Seite in Angriff genommen. Wo die Seitenneigung vorherrscht, macht man beide Operationen auf derselben Seite, bei vorwiegender Rückneigung wird beiderseitig die Nackenmusculatur durchschnitten. Kocher sah selbst bei ausgedehnter und wiederholter Operation niemals Nachtheile, insonderheit niemals Störungen in der Kopfhaltung.

Der Krampfzustand schwand nach den Eingriffen 7mal unter 12 von de Quervain zusammengestellten, durch Kocher operativ behandelten Fällen ganz; von den betreffenden Patienten sind 4 länger als ein Jahr, 2 sogar 10—12 Jahre in Beobachtung geblieben. 3 Patienten wurden gebessert, 2 blieben bisher ungeheilt, nach Kocher's Ansicht deshalb, weil nicht genügend ausgedehnte Durchschneidungen vorgenommen werden konnten. In der Nachbehandlung legt Kocher grosses Gewicht auf Jahre lang fortzusetzende gymnastische Uebungen.

Von Nervenoperationen kommen in Betracht: Die Dehnung des Nervus accessorius, die einfache Durchschneidung und die Ligatur des N. accessorius, die Nervenresection, und zwar die Resection des Accessorius allein, die Resection der Cervicalnerven allein und die combinirte Resection des N. accessorius und der Cervicalnerven.

Nach einer vor kurzem gemachten Literaturzusammenstellung von Kalmus[44]), die 95 operativ behandelte Fälle von spasmodischer Torticollis umfasst, kamen von 11 Fällen, in denen nur die Dehnung des N. accessorius vorgenommen wurde, nur 3 zur Heilung. Unter 68 Fällen von Accessoriusresection kamen 23 (darunter ein Fall von beiderseitiger Resection) nach dieser Operation zur Heilung; 20 zeigten eine grössere oder geringere Besserung und 1 hatten nur einen sehr geringen Erfolg.

In 15 Fällen wurden nach der Accessoriusresection noch weitere Operationen ausgeführt. In 13 Fällen die Durchschneidung der Cervicalnerven, in zwei Fällen diejenige des M. sternocleidomastoideus gleichzeitig mit nochmaliger Zerstörung des Accessorius. Von den Cervicalnervendurchschneidungen wurden 10 geheilt, 3 mehr oder weniger gebessert. Die beiden nochmaligen Accessorius-, beziehungsweise Sternocleidomastoideusresectionen führten ebenfalls zur Heilung.

Von den beiden Fällen, in denen die Resection der Cervicalnerven ohne vorausgegangene Accessoriusresection zur Ausführung kam, wurde einer geheilt, einer gebessert.

Um ein bestimmtes Urtheil darüber zu fällen, welches von diesen Verfahren bei der Behandlung renitenter Fälle von spasmodischem Torticollis als das zweckmässigste anzusehen ist, sind noch weitere Erfahrungen nothwendig. Jedenfalls sind die Cervicalnervenresectionen mit so ausgedehnten Muskeldurchschneidungen vollführt worden, dass sie der Kocher'schen Methode sehr nahestehen.

Literatur (vergl. das ausführliche Literaturverzeichniss bei Kader, Beitr. zur klin. Chir. XVIII, pag. 306 und P. Redard, Le torticolis et son traitement. Paris 1898): [1]) Witzel, Ueber die Entstehung des sogenannten angeborenen Schiefhalses. Arch. f. Gyn. XLI, pag. 124. — [2]) Savage, Diary of the Rev. John Ward, A. M. Vicar of Stratford upon Avon, extending from 1648 to 1679, from the original Mss. preserved in the library of the Med. Society of London. Arranged by Charles Severn M. D. Published by permission of the Councii Colburn 1839, pag. 275. — [3]) Albert Hoffa, Lehrbuch der orthopädischen Chirurgie. 3. Aufl. 1898, pag. 50. — [4]) Bronislaus Kader, Das Caput obstipum musculare. Beitr. zur klin. Chir. XVII, pag. 251; XVIII, pag. 178. — [5]) v. Noorden, Zur Schiefhals-Behandlung. Münchener med. Wochenschr. 1900, Nr. 10. — [6]) Dieffenbach, Ueber die Durchschneidung der Sehnen und Muskeln. Berlin 1841. — [7]) Hugo Pfeiffer, Zur Aetiologie und Therapie des Caput obstipum musculare. Inaug.-Dissert. Berlin 1900. — [8]) G. Fischer, Krankheiten des Halses. Deutsche Chirurgie. Lief. 34. — [9]) Petersen, Langenbeck's Archiv. XXX. — [10]) Zumsande, Ueber den musculären Schiefhals. Inaug.-Dissert. Berlin 1886. — [11]) Petersen, Ueber den angeborenen musculären Schiefhals. Zeitschr. f. orthopäd. Chir. I, pag. 86 und a. a. O. — [12]) Meinhard Schmidt, Zum Capitel des Schiefhalses. Centralbl. f. Chir. 1890, Nr. 30, pag. 570. — [13]) G. Joachimsthal, Ueber Verbildungen an extrauterin gelagerten Früchten. Berliner klin. Wochenschr. 1897, Nr. 4. — [14]) Dieffenbach, Caput obstipum in Rust's Handb. d. Chir. 1830—1836, III. — [15]) L. Stromeyer, Beitr. zur operat. Orthopädie. 1838, pag. 128. — [16]) Kuttner, Wiener med. Blätter. 1886, Nr. 10 und 11. — [17]) Gaudier, Contribution à l'étiologie de l'hématome du sterno-mastoïdien chez le nouveau-né. Revue d'orthopédie. 1894, pag. 207. — [18]) Bouvier, Torticolis. L'Expérience. 1838; Leçons cliniques. 1858. — [19]) Cavalier, Caput obstipum traumaticum. Journ. gén. de méd. LIV, 15. — [20]) v. Eiselsberg, Ein Fall von traumatischem Torticollis. Anzeiger der k. k. Gesellsch. der Aerzte in Wien. 1888, Nr. 7. — [21]) M. Heller, Experimenteller Beitrag zur Aetiologie des angeborenen musculären Schiefhalses. Zeitschr. f. Chir. XLIX, pag. 204. — [22]) Bardeleben, Lehrbuch der Chirurgie. 1889, 8. Aufl., III. — [23]) Dollinger, Ein Fall von Torticollis. Arch. f. Kinderhk. X, pag. 302. — [24]) Whitman, Observations on torticollis etc. Med. News. 24. October 1891. — [25]) Henoch, Vorlesungen über Kinderkrankheiten. 1887, 3. Aufl., pag. 37. — [26]) Little, On the nature and treatment of the deformity etc. London 1853. — [27]) Kaufmann, Zur Aetiologie des Caput obstipum. Deutsche med. Wochenschr. 1894, Nr. 18, Vereinsbeilage Nr. 3, pag. 23. — [28]) Landolt, Torticolis oculair. Le Bull. méd. 1890, pag. 573. — [29]) Gelsam, Aetiologie und Therapie des Caput obstipum. Münchener med. Wochenschr. 1887, Nr. 13. — [30]) A. Romaine, Du torticolis mental. Thèse. Paris 1894. — [31]) Adolf Lorenz, Zur Pathologie und Therapie des musculären Schiefhalses. Wiener klin. Wochenschr. 1881, Nr. 17 und 18, pag. 318. — [32]) Oscar Witzel, Beiträge zur Kenntniss der secundären Veränderungen beim musculären Schiefhals. Zeitschr. f. Chir. 1883, XVIII, pag. 534. — [33]) Bouvier, Mémoire sur l'inégalité congénitale ou acquise des deux moitiés latérales de la face. Bull. de l'Acad. XVII, pag. 667. — [34]) Jules Guérin, Déformations de la face et du crâne dans le torticolis ancien. Ibid. 1874, Nr. 2. — [35]) Gudden, Experimentaluntersuchungen über das Schädelwachsthum. 1874. — [36]) v. Eiselsberg, Rasche Ausbildung von Schädelasymmetrie infolge eines erworbenen Caput obstipum. Verein f. wissenschaftl. Heilk. Königsberg, 6. December 1897; s. Med. d. Gegenwart, 1898, pag. 104. — [37]) v. Volkmann, Das sogenannte Caput obstipum. Centralbl. f. Chir. 1885, pag. 233. — [38]) Mikulicz, Ueber die Exstirpation des Kopfnickers beim musculären Schiefhals. Ebenda. 1895, Nr. 1. — [39]) Etienne Rochard, Du torticolis par rétraction. Union méd. 1893, Nr. 27, pag. 313. — [40]) Adolf Lorenz, Zur Therapie des musculären Schiefhalses. Centralbl. f. Chir. 1895, Nr. 5, pag. 105. — [41]) Max Reiner, Bemerkungen zum modellirenden Redressement der Halswirbelsäule. Wiener klin. Wochenschr. 1896, Nr. 43. — [42]) Chirurgen-Congress. 1900. — [43]) Jordan, Handb. der praktischen Chirurgie (v. Bergmann, Bruns und Mikulicz). II, pag. 25. — [44]) Chirurgen-Congress. 1900. — [45]) F. de Quervain, Le traitement chirurgical du torticolis spasmodique d'après la méthode de Kocher. Semaine méd. 1896, Nr. 51. — [46]) Ernst Kalmus, Zur operativen Behandlung des Caput obstipum spasticum (Torticollis spasmodicus). Beitr. z. klin. Chir. 1900, XXVI, pag. 189.

Joachimsthal.

To-Sai-Shin, aus Japan stammende Drogue, das Rhizom von Asarum Sieboldii Mig., von aromatisch scharfem Geschmack und Geruch, Speichelfluss hervorrufend.

Tossens, Küstenbad am östlichen Ufer des Jadebusens, im sog. Butjadinger Lande, in nicht malariafreier Gegend. Der Badeplatz des 20 Minuten entfernten Dorfes liegt hart an der Mündung des Jadebusens, weshalb der Strömung wegen nur bei Fluthhöhe vor beginnender Ebbe gebadet werden kann. Badegrund sandig und schlickig. Trinkwasser nur Cisternenwasser.

Edm. Fr.

Totalnekrose, s. Necrose, XVI, pag. 577.

Totland Bay, Seebad im Westen der Insel Wight in der Nähe der Felsgruppe der Needles mit schönem Strande und gesundem Klima. *Edm. Fr.*

Tourniquet, s. Compression, V, pag. 78.

Towyn, besuchtes Seebad an der Westküste Englands, Merionethshire, am St. Georgs-Canal, mit festem sandigen Strande. *Edm. Fr.*

24*

Toxalbumine, s. Toxine und Toxoide.

Toxephobie, s. Agoraphobie, I, pag. 382.

Toxicämie (τοξικόν, Gift und αἷμα), Blutvergiftung.

Toxicodendron (τοξικόν und δένδρον = Giftbaum). Folia toxicodendri (Herba Rhois Toxicodendri), die Blätter von Rhus Toxicodendron Michaux, Giftsumach, sumac vénéneux. Nicht mehr officinell.

Langgestielte, dreizählige Blätter mit hauptsächlich dünnen spitzen Blättchen, wovon das mittlere gestielt und oval, die seitenständigen sitzend, eirund und ungleichseitig. Die frischen Blätter sind gefüllt mit einem in der Luft sich schwärzenden, auf der Haut Entzündung und Anschwellung bewirkenden Safte. Sie sind nicht mit den ähnlichen, jedoch mit sämmtlich ungestielten Blättchen versehenen Blättern der gemeinen Lederblume, Ptelea trifoliata L., zu verwechseln. — Im Juni und Juli gesammelt; vorsichtig nicht über ein Jahr aufzubewahren (Pharm. Germ. 1872).

Die Blätter des Giftsumachs, ein unbekanntes, dem Cardol ähnliches (oder damit identisches?) Acre enthaltend, dienten früher innerlich als Narcoticum und Antiparalyticum, in Pulvern, Pillen, Infus (Maximaldosis der Ph. Germ. (I. = 0,4 pro dosi; 1,2 pro die). Zur Anfertigung der Tinctura Toxicodendri (Pharm. Germ. 1872; wie Tinct. Bellad. bereitet, gelbgrün; Maximaldosis = 1,0 pro dosi; 3,0 pro die) — ebenfalls als Antiparalyticum innerlich und äusserlich (in Form von Einreibungen) — verwerthet.

Toxicologie (τοξικόν und λόγος), die Lehre von den Giften.

Toxinämie, s. Septikämie, unter Sepsis, XXII, pag. 333.

Toxine und Toxoide. In dem Jahrzehnt, das seit Entdeckung der löslichen Bakteriengifte in keimfreien Culturmedien — des Diphtheriegiftes durch ROUX und YERSIN, des Tetanusgiftes durch KITASATO, FABER, BRIEGER und FRAENKEL — verflossen ist, sind diese wirksamsten aller bekannten Giftstoffe von grundlegender Bedeutung für das Verständniss der Bakterienwirkung, die Pathologie und vor allem, durch BEHRING's Entdeckung, die Therapie der Infectionskrankheiten geworden. Trotz eifriger und erfolgreicher Forschung, die die Kenntnisse wesentlich vertieft hat, ist es auch heute noch kaum möglich, mit kurzen Worten den Begriff »Toxin« allgemein zu umgrenzen. Dieser Umstand ist zunächst eine Folge der Wandlungen, denen der Begriff im Laufe der Jahre unterworfen war. BRIEGER, der das Wort Toxin in den medicinischen Wortschatz einführte, bezeichnete damit die giftigen Ptomaine. Als dann andersartige Gifte der Bakterienculturen bekannt wurden, deren erstaunliche Activität die Bedeutung der Ptomaine für die Lehre von den Infectionskrankheiten wesentlich einschränkte, ging auch der Name Toxin vornehmlich auf diese über.

Die Bezeichnung als Toxalbumine, die man früher dieser ganzen Gruppe der Bakteriengifte und gewissen, ihnen sehr nahe stehenden Körpern, insbesondere den Pflanzengiften Ricin, Abrin, Crotin, sowie dem Schlangengift beilegte, ist in der letzten Zeit insofern eingeschränkt worden, als man sie nur mehr für diejenigen Körper anwendet, deren Eiweissnatur, wie die der giftigen Pflanzeneiweisse, mit grosser Wahrscheinlichkeit festgestellt ist. Es dürfte sich aber empfehlen, den Namen »Toxine« auf jene starkwirkenden Giftstoffe unbekannter chemischer Constitution zu beschränken, die als Stoffwechselproducte der Mikroorganismen nach Art von Secreten in die Nährflüssigkeit ausgeschieden werden und die, wie das Diphtherie-, Tetanus- und Botulismusgift, die typische Erkrankung des thierischen Organismus bedingen.

Eine erweiterte Anwendung erfährt der Begriff in neuerer Zeit häufig, indem auch die in dem Zellleibe der Bakterien — Cholerabacillus, Typhusbacillus, Streptococcus — enthaltenen Giftstoffe als Toxine bezeichnet werden. Ihre Beziehungen zu den Toxinen im eigentlichen Sinne sind noch nicht bekannt, da ihre äusserst schwierige Erforschung noch in den Anfängen steht. Diese Gifte sind im Bakterienleibe fest verankert und werden häufig erst mit dessen Zerfall frei. Im thierischen Organismus scheinen sie besondere Bedingungen für ihre Lösung zu finden, wenn überhaupt ihre Wirksamkeit jedesmal an eine Lösung und an den directen Uebergang in den Kreislauf gebunden ist. Es wäre denkbar, dass diese Gifte eine Wirkung entfalten, ohne von dem Protoplasma des Bakterienkörpers losgelöst zu sein, ein Verhalten, wie es für gewisse Fermente bereits festgestellt ist. So ist Monilia candida imstande, Rohrzucker zu vergähren, ohne dass man ein invertirendes Ferment aus dem Pilz isoliren kann (Hansen). Dagegen konnte E. Fischer und Lindner [12]) mit zerriebenen Culturen von Monilia, die keine Gährwirkung mehr hervorbrachten, die Inversion des Rohrzuckers erzielen. Es handelt sich hier also um ein unlösliches Ferment, das, noch im Protoplasmaverband stehend, seine Wirkung ausübt.

Versuche, diese Gifte der Bakterienkörper zu isoliren, scheitern an ihrer ausserordentlichen Labilität. Die von Pfeiffer [10]) so genannten primären Toxine zerfallen leicht in beständigere Körper (secundäre Toxine nach Pfeiffer). Die biologische Stellung dieser Stoffe ist eine ganz eigenartige und es dürfte das Studium der ohnehin schon ziemlich verwickelten Verhältnisse nicht erleichtern, wenn man auch sie in den Begriff »Toxine« mit einschliesst. Auf alle Fälle ist die Eintheilung der Bakteriengifte eine mehr oder weniger künstliche und provisorische, doch sind die Toxine im eigentlichen Sinne, d. h. die hochtoxischen Secretionsproducte bestimmter pathogener Mikroorganismen — Diphtherie, Tetanus, Pyocyaneus, Botulismus — durch eine Anzahl gemeinsamer Eigenschaften als zu einer Gruppe gehörig charakterisirt. Ihrer chemischen Erforschung steht, abgesehen von der quantitativ geringen Ausbeute, die die Culturflüssigkeiten gewähren, die Schwierigkeit der Reindarstellung entgegen.

Schon die Entdecker [13]) des Diphtheriegiftes konnten durch Fällung der Diphtheriebouillon mit Calciumphosphat ein concentrirtes und haltbares Trockengift erhalten. Aus Giften, die mit Ammoniumsulfat aus der Lösung niedergerissen waren, stellten später Brieger und Cohn [4]) ein von vielem Ballast befreites Toxin dar.

Brieger und Cohn fällten aus Tetanusbouillonculturen ein Rohgift und reinigten dieses durch nochmalige Ausfällung mit basischem Bleiacetat von den Eiweissstoffen und dann durch Dialyse von den Peptonen, Amidosäuren und Salzen der Culturflüssigkeit. Dieses verhältnissmässig reine Gift ergab nun nicht mehr die typischen Eiweissreactionen und die Untersucher gelangten daraus zu dem Schlusse, dass die Toxine nicht eiweissartiger Natur seien. Zu der Annahme hatte nur die aussergewöhnlich schwierige Trennung von den Eiweisskörpern geführt, bei deren Fällung die Toxine mechanisch mitgerissen werden, ein ähnlicher Vorgang, wie der der Adsorption der Toxine durch Thierkohle oder die Poren des Porzellanfilters. Nur in reinen Toxinlösungen könnten die Fällungsreactionen einen Aufschluss über die chemische Natur der Gifte geben. Auch Tichomiroff [14]), der Diphtherie- und Tetanustoxin, sowie Ricin durch Nucleinsäure ausfällte, muss die Möglichkeit, dass die Gifte durch Eiweissniederschläge mitgerissen werden, zugeben.

Die relativ reinsten Gifte wurden wohl in jüngster Zeit durch Brieger und Boer [3]) gewonnen. Mit Zinkchlorid wurde aus der Diphtheriebouillon das Gift als Zinkverbindung ausgefällt, durch verschiedene Proceduren gereinigt und endlich durch combinirte Anwendung von Ammoniakderivaten aus der Paarung abgetrennt. Diese Ausbeute soll eine quantitative sein. Da aber auch durch dieses complicirte Verfahren die Eiweisskörper nicht völlig entfernt waren, benutzte Brieger weiterhin Culturen in dialysirtem Harn, in denen früher schon Guinochet [15]) Toxinproduction erhalten hatte.

Die aus dem eiweissfreien Medium erhaltene Toxinmenge war äusserst geringfügig, auf dem Filter kaum sichtbar. Von den Eigenschaften dieses gereinigten Toxins seien folgende erwähnt. Das Toxin war äusserst leicht zersetzlich, optisch inactiv. Durch Alkohol, Aether, Aceton, Säuren und oxydirende Mittel wurde es zerstört, wenig geschädigt durch schwache Alkalien und Reductionsmittel. Hammel und Ziegen wurden damit immunisirt. In entsprechender Weise gewonnenes Tetanustoxin gab minimale Ausbeute und wurde im gehärteten Filter vollständig absorbirt. Mit Lösungen dieser Toxine fielen die Eiweissreactionen negativ aus, und BRIEGER und BOER fanden den Schluss bestätigt, dass ein sogenanntes Eiweissderivat im »landläufigen Sinne« in den Toxinen der Diphtherie und des Tetanus jedenfalls nicht vorliegt. Auch USCHINSKY[1]) züchtete Diphtheriebacillen in eiweissfreien Medien und erhielt ziemlich reichliche Toxinbildung. Eine Fällung des Toxins nach BRIEGER und BOER durch Zinkchlorid oder Zinksulfat gelang ihm jedoch nicht; das Toxin blieb vollständig im Filtrat.

Das biologisch und medicinisch wichtigste, alle Toxine umfassende Charakteristicum ist die Fähigkeit der Antitoxinbildung. Alle Toxine folgen dem BEHRING'schen Gesetze; in den Thierkörper in entsprechenden Dosen eingeführt, erzeugen sie specifische Antitoxine, deren Bildung durch das entsprechend geleitete Verfahren der activen Immunisirung bis zu hohen Graden gesteigert wird. Die Fähigkeit der Erzeugung specifischer Antikörper theilen die Toxine mit den ihnen verwandten pflanzlichen Giften — Ricin, Abrin, Crotin — und dem Schlangengift.

Für das Pyocyanensgift hat WASSERMANN[4]) in neuerer Zeit das Antitoxin dargestellt. Das specifische Antitoxin des zuletzt bekannt gewordenen Botulismusgiftes hat KEMPNER[1]) durch Immunisirung von Ziegen erhalten.

Eine weitere, den Toxinen gemeinsame physiologische Eigenschaft ist die Incubationszeit, die ihrer Giftwirkung vorangeht. Von der Resorption des Toxins bis zur klinisch oder anatomisch wahrnehmbaren Wirkung vergehen viele Stunden, oft Tage. Durch keine Steigerung der Giftdosis ist es möglich, die Incubationszeit zu eliminiren. Nur das den Toxinen verwandte Schlangengift und gewisse, den Toxinen nahestehende Gifte des normalen Serums, von denen das bekannteste das Ichthyotoxikon des Aalserums ist (MOSSO), machen von dieser Regel eine Ausnahme.

Die PASTEUR'sche Schule (ROUX und YERSIN, 1889) schrieb den Toxinen Fermentnatur zu. Es ist zweifellos, dass beide Classen von Körpern viel Gemeinsames haben, so die Wirksamkeit ausserordentlich geringer Quantitäten, die Adsorption durch feinvertheilte Niederschläge, die Empfindlichkeit der Lösungen gegen Wärme, Licht und eine Reihe chemischer Agentien. Dazu kommt, wohl als bedeutsamstes Bindeglied zwischen beiden Gruppen, die Fähigkeit auch der Fermente, specifische Antikörper zu bilden, wie dies im besonderen vom Labferment nachgewiesen ist.[19]) Die Eiweissnatur der Fermente ist wie die der Toxine mehr als zweifelhaft, wenn auch beide als molecular hoch complicirt anzusehen sind. Je reiner ein Ferment erhalten wird, umsomehr treten, ebenso wie bei den Toxinen, die Eiweissreactionen zurück.

Für das Tetanusgift wurde von einigen Autoren die Vorstellung einer ganz eigenartigen fermentativen Wirkung im Thierkörper verfochten. Nachdem schon im Jahre 1892 SIDNEY MARTIN[13]) angenommen hatte, dass das Diphtherietoxin durch Enzymwirkung aus dem Körpereiweiss erst das eigentliche, specifisch wirksame Gift abspalte, stellten 1893 COURMONT und DOYON[5]) eine ähnliche Theorie für das Tetanustoxin auf. COURMONT und DOYON nahmen an, dass nicht das genuine Tetanusgift die tetanischen Krämpfe hervorruft, sondern ein unter dessen Einfluss im Organismus gebildeter strychninartiger Stoff. So sollte sich die charakteristische Incubationszeit des Tetanus erklären und die von Courmont gefundene Thatsache, dass Frösche nur bei höherer Temperatur der Tetanusvergiftung zugänglich sind. Dieser vom Organismus gebildete Stoff findet sich nach Courmont und Doyon im Blute und Harn und in den Muskeln, aus denen er mit Wasser extrahirt werden kann. Er wirkt tetanisirend ohne Incubationszeit. Blumenthal [3]) schloss sich dieser Anschauung an und suchte dieselbe mit der später zu besprechenden Ehrlich'schen Theorie der Giftwirkung in Einklang zu bringen. Nach Blumenthal tritt das Tetanustoxin mit einem im Organismus vorgebildeten Stoffe zu der wirksamen Verbindung zusammen. In neuester Zeit haben übrigens Courmont und Doyon selbst diese Anschauung als unhaltbar verlassen.[10])

Die **Bedingungen der Giftbildung** in Culturen sind vielfach studirt, da ja für den Grossbetrieb der Immunisirung zur Gewinnung des Diphtherieheilserums reichliche Giftproduction unentbehrlich ist. Man kommt mit verschiedenen der empfohlenen Culturmedien zum Ziele, ohne dass eine Methode für alle Fälle gleich gute Resultate gäbe. Das Wesentliche ist die Auswahl von Stammculturen hoher Toxicität und die Verwendung sorgfältig bereiteter Bouillon, die frei von Zucker sein muss, da dieser eine starke Säurebildung bedingt, welche die Giftproduction schädigt. Brauchbare Anweisungen gaben Martin [24]), Roux und Yersin.[25]) Neuerdings hat Spronck [26]) in einer Hefeabkochung mit Peptonzusatz einen guten, einfachen und billigen Nährboden gefunden, auf dem rasch und reichlich Diphtheriegift gebildet wird.

Neben den allgemein bekannten Toxinen der Diphtherie und des Tetanus verdient eine eingehendere Besprechung ein Toxin, dessen Kenntniss wir den vortrefflichen Untersuchungen van Ermengem's [11]) verdanken und das von hohem praktischen und theoretischen Interesse ist, das **Botulismusgift**. van Ermengem entdeckte das Toxin und den dazu gehörigen Mikroorganismus, Bacillus botulinus, in einem Schinken, dessen Genuss im Jahre 1895 zu Ellezelles in Belgien eine Anzahl schwerer, zum Theil tödtlicher Erkrankungen zur Folge hatte. Es gelang ihm, sehr wahrscheinlich zu machen, dass wir in dem Botulismusgift die Ursache vieler Vergiftungen zu sehen haben, die nach dem Genuss anscheinend unverdorbenen Fleisches, gesalzener Fische, von Fleischconserven etc. entstehen und deren Haupterscheinungen nicht gastrointestinale, sondern centrale Symptome, besonders Lähmungen, bilden. Das wissenschaftliche Interesse der Untersuchungen liegt u. a. darin, dass hier der erste Fall der eminent pathogenen Wirkung eines rein saprophytisch lebenden Mikroorganismus vorliegt. Der Bacillus botulinus, der obligat anaërob ist und im Blute oder in den Geweben auch der für das Gift empfänglichsten Thiere rasch zugrunde geht, erzeugt das Gift nur ausserhalb des Thierkörpers. In Fleischwaaren, die zu seiner Entwicklung günstige Bedingungen bieten, findet man in reichlicher Menge die Sporen des Bacillus und zugleich das von diesem gebildete Toxin, welches leicht in Lösung zu erhalten ist. Das in den wässerigen Auszügen enthaltene Gift ist für verschiedene Laboratoriumsthiere — Huhn und Hund sind wenig empfindlich — höchst wirksam und erzeugt Erscheinungen, die den Krankheitssymptomen des Menschen analog sind. Katzen z. B. erkranken unter Lähmungserscheinungen, die sich durch Aphonie, Unfähigkeit zu schlucken, Harnverhaltung kundgeben. Bei Tauben tritt Parese der Flügelmuskeln, Ptosis, Mydriasis ein, bei besonders empfindlichen Thieren, dem Affen, Meerschweinchen, Kaninchen und der Maus allgemeine Muskellähmung. Das Gift zeigt alle Eigenthümlichkeiten eines echten Toxins, ist in äusserst geringen Mengen wirksam, wird durch den Einfluss von Licht und Sauerstoff, durch Temperaturen von 60—70°, ebenso durch verdünnte Alkalien zerstört, dialysirt langsam. Im Gegensatz zum Tetanus- und Diphtheriegift wirkt das Botulismustoxin bei vielen Thieren und besonders beim Menschen vom Darm aus äusserst heftig, nicht schwächer als bei subcutaner Einverleibung. Zwei Tropfen einer Bouilloncultur können, per os gegeben, Affen oder Meerschweinchen in 24—36 Stunden tödten. Die feineren anatomischen Veränderungen im Centralnervensystem der vergifteten Thiere sind von MARINESCU[21]), später von KEMPNER und POLLACK[12]) untersucht worden. Die Gewinnung eines specifischen Antitoxins durch KEMPNER wurde schon erwähnt.

Aus Culturen verschiedener anderer pathogener Bakterien wurden von einigen Autoren noch wenig untersuchte Gifte dargestellt. So gewann RANSOM[17]) in BEHRING's Institut aus Choleraboulllonculturen ein lösliches Choleragift, auch in fester Substanz. Das Gift ist wenig haltbar, der Wärme gegenüber aber resistent. Meerschweinchen, die der Vergiftung erlegen waren, boten einen Sectionsbefund dar, der dem nach Vergiftung durch lebende Culturen entspricht. Thiere, die systematisch mit diesem Gifte immunisirt wurden, lieferten ein antitoxisches Serum, das auch den tödtlichen Ausgang der Cholerainfection der Meerschweinchen verhinderte.

HANKIN[16]) fällte die Culturflüssigkeit des Milzbrandbacillus mit Ammoniumsulfat und concentrirte die durch Dialyse gereinigte Lösung des Niederschlages bei 46—48°. Durch Eintropfen in Alkohol erhielt er den Niederschlag einer »Toxalbumose«. Derselbe war giftig, und es gelang HANKIN auch, mit ihm Immunität gegen Milzbrand zu erzielen.

MARMIER[18]) stellte aus filtrirter Culturflüssigkeit des Milzbrandbacillus durch Fällung mit Ammonsulfat, Lösen des Giftes in Glycerin und nachherige Fällung mit Alkohol ein Toxin dar, das keine Eiweissreaction gab und wenig empfindlich gegen hohe Temperaturen war. Das Gift wirkte pathogen für Kaninchen, bei denen es Fieber und Kachexie erzeugte. Auch die Immunisirung von Kaninchen gegen die Milzbrandinfection gelang durch das Toxin.

Weitere Untersuchungen müssen erst ergeben, ob diese Gifte zu den Toxinen im eigentlichen Sinne zu rechnen sind, d. h. ob sie wirklich giftige Secretionsproducte der betreffenden Mikroorganismen sind.

In dem Tetanusgift hat neuerdings EHRLICH[7]) neben dem bisher bekannten Nervengift ein zweites Toxin nachgewiesen, das in vitro die rothen Blutkörperchen verschiedener Thierspecies auflöst und das zum Unterschied von dem schon früher bekannten Tetanusgift (Tetanospasmin) als Tetanolysin bezeichnet wird.

In jüngster Zeit haben die Anschauungen über die Natur und das Verhalten der Toxine eine einschneidende Wandlung erfahren durch Untersuchungen EHRLICH's[7]), die sich auf das vertiefte Studium des Diphtheriegiftes und seines specifischen Antitoxins gründen. Die Bedeutung dieser Untersuchungen für die theoretische Immunitätslehre, die Praxis der Immunisirung und die Werthbemessung der Antitoxine verlangt eine eingehendere Besprechung, die sich wohl am besten möglichst eng an die Darstellung EHRLICH's anschliesst.

Die Toxine, die ja zunächst nur als Rohproducte zur Verfügung stehen, bilden einen ausserordentlich geringen Theil der Nährflüssigkeit. Man durfte sich jedoch zunächst praktisch für berechtigt halten, diese Flüssigkeit einfach als Lösung des Toxins zu betrachten und die übrigen Substanzen, die als Nährstoffe der Mikroorganismen zugegeben oder durch deren Stoffwechsel gebildet waren, als indifferent zu vernachlässigen. Die unter Umständen sehr rasch erfolgende spontane Entgiftung dieser Rohlösungen fasst man als eine Zerstörung des Toxins durch die schon erwähnten physikalischen und chemischen Agentien auf.

Neue und bisher nicht vermuthete Componenten der Toxinlösungen festzustellen und, was noch wichtiger ist, ihre wesentlichen Eigenschaften zu präcisiren, gelang erst EHRLICH mit der Auffindung der Toxoide, die ebenso wie die Toxine selbst zunächst nur durch das Thierexperiment nachgewiesen sind, deren Existenz sich aber mit strenger Consequenz aus demselben ergiebt.

Ueber die Beziehungen zwischen Toxin und Antitoxin stehen sich bekanntlich zwei Anschauungen gegenüber. Nach der von BEHRING und EHRLICH begründeten Vorstellung beruht die Entgiftung der Toxine durch ihre specifischen Antitoxine auf einer chemischen Bindung. Gift und Antitoxin vereinigen sich nach den Gesetzen chemischer Aequivalenz zu einer ungiltigen Verbindung, im Reagensglase wie im Thierkörper. Trotz oder vielleicht gerade wegen ihrer Einfachheit stiess diese Vorstellung auf das Misstrauen und die Gegnerschaft namhaftester Forscher (BUCHNER, ROUX, METSCHNIKOFF). Man wollte die unthätige Rolle des lebenden Thierkörpers nicht anerkennen und glaubte, auch die passive Immunisirung, d. h. die Immunisirung durch Einführung der fertigen Antitoxine in die Blutbahn als durch eine Art Stimulation der Körperzellen entstehend sich vorstellen zu müssen, obwohl die Schnelligkeit dieser momentan eintretenden complicirten Reaction als biologische Erscheinung einzig dastünde. Die ausserordentlich exacten zahlenmässigen Beziehungen zwischen Toxin und Antitoxin sprachen von vornherein entschieden zu Gunsten der chemischen Auffassung, der schlagende und directe Beweis wurde aber erst dadurch erbracht, dass es gelang, die Gesetze der Neutralisation nicht nur im Thierkörper, sondern auch im Reagensglas zu erweisen.

EHRLICH'S [10]) Versuche bezogen sich zunächst auf das Ricin, ein pflanzliches Toxalbumin, das in seinen wesentlichen Eigenschaften den Bakterientoxinen vollständig entspricht, auch darin, dass es im Thierkörper ein specifisches Antitoxin erzeugt. Das Ricin besitzt nun die — in KOBERT'S Laboratorium eingehend studirte — Eigenschaft, die rothen Blutkörperchen im Reagensglase zu verklumpen, eine Art Agglutination derselben zu bewirken. Im Thierkörper wirkt es als ausserordentlich heftiges Gift. EHRLICH fand nun, dass durch vorherige Mischung mit dem specifischen Antitoxin in bestimmten Zahlenverhältnissen die Wirkung des Ricins auf Blut in vitro aufgehoben, beziehungsweise entsprechend vermindert werden kann; derartige vollständig oder theilweise neutralisirte Toxin-Antitoxingemische zeigen ein analoges Verhalten im Thierkörper. Ein Gemisch von Toxin und Antitoxin, das für Blut eben unwirksam ist, ist es auch im Thierversuch, ein theilweise neutralisirtes Gift, das im Reagensglas noch geringe Wirkung entfaltet, macht das Versuchsthier krank, während der vollkommenen Verklumpung des Blutes im Reagensglas der Tod des Versuchsthieres entspricht. Der Parallelismus ist ein absolut exacter. Eine entsprechende Neutralisation im Reagensglas wurde später für das Gift des Aalblutes und sein Antitoxin (KOSSEL [15]), GLEY und CAMUS [16]), das Crotin (MORGENROTH [8]) und das Schlangengift (STEPHENS und MYERS [38]) nachgewiesen.

Eine chemische Bindung nun erfahren die Toxine auch im thierischen Organismus. Für das vielfach studirte Tetanusgift sind hierfür zahlreiche Beobachtungen vorhanden. KNORR [16]) hat festgestellt, dass das Tetanustoxin, in die Blutbahn eingeführt, sehr rasch, noch lange vor dem Auftreten tetanischer Symptome, aus dem Blute verschwindet. Bei der genaueren Verfolgung dieser Erscheinung stellte sich heraus, dass dieses Verschwinden des Giftes aus dem Blute bei verschiedenen Thieren nicht in gleichem Grade statthat. So ist z. B. das Kaninchen imstande, sehr grosse Mengen des Tetanusgiftes schnell aus dem Blute zum Verschwinden zu bringen, in viel geringerem Masse das viel empfindlichere Meerschweinchen. Indem nun EHRLICH annahm, dass die chemische Bindung des Toxins durch das Protoplasma die Bedingung der Erkrankung sei, ergab sich speciell für das Tetanusgift, dessen Giftwirkung sich ja in erster Linie auf das Centralnervensystem erstreckt, das Postulat, eine Bindung desselben im Gehirn und Rückenmark der empfindlichen Thiere anzunehmen. WASSERMANN und TAKAKI[47]), konnten diese Forderung durch das Experiment bestätigen. Sie fanden, dass eine Emulsion von Gehirn und Rückenmark — von Meerschweinchen, Kaninchen, Pferd — imstande ist, mit dem Gifte verrieben, dasselbe zu binden. Ein derartiges Gemisch war, Thieren injicirt, nicht mehr giftig. Der gleiche Erfolg ergab sich, wenn man, wie dies KNORR und MILCHNER thaten, die Gehirnemulsion centrifugirte und die klare Flüssigkeit injicirte.

Das Centralnervensystem ist allerdings nicht das einzige Organ, das imstande ist, Tetanusgift zu binden. Gerade beim Kaninchen findet das rasche Verschwinden grosser Giftmengen seine einfachste Erklärung in der Annahme, dass auch in den parenchymatösen Organen — Leber, Niere — eine Giftbindung stattfindet, wie dies zuerst von DÖNITZ festgestellt worden ist. Zu dieser Folgerung gelangt DÖNITZ[4]) auf Grund des Nachweises einer bei Kaninchen durch das Tetanustoxin unter gewissen Bedingungen hervorgerufenen Erkrankung, die sich auf eine Degeneration der parenchymatösen Organe mit allgemeiner Kachexie, ohne Betheiligung des Centralnervensystems, beschränkt. Zu der gleichen Folgerung wie DÖNITZ gelangten auf einem anderen Wege ROUX und BORREL.[35])

Die relative Unempfindlichkeit des Kaninchens erklärt sich also daraus, dass das eingeführte Tetanustoxin nur zu einem kleinen Theil vom Nervensystem gebunden wird, während die Hauptmenge von anderen Parenchymen an sich gerissen wird.

Den Vorgängen der Bindung der Toxine liegt nach EHRLICH'S[5]) Theorie ein bestimmter Bau des Protoplasmamolecüls zugrunde. Jedes functionirende Protoplasma besteht nach EHRLICH aus einem Kern, dem Leitungkern, und dessen Seitenketten, die bestimmten Functionen dienen. Die Möglichkeit der Bindung von Toxinen beruht nun darauf, dass gewisse Seitenketten eine specifische chemische Verwandtschaft zu diesen besitzen, die sozusagen einen unglücklichen Zufall darstellt. Die nothwendige Bedingung zum Zustandekommen einer chemischen Bindung zwischen der Seitenkette und dem Toxin ist also eine ganz bestimmte chemische Configuration beider Molecüle, des Protoplasmas sowohl als des Toxins. Ob die bindenden Atomgruppen (haptophore Gruppen) des Toxins zugleich die specifische Giftwirkung bedingen, oder ob noch besondere »toxophore« Gruppen vorhanden sind, muss zunächst dahingestellt bleiben. Durch das Eingreifen des Toxins ist die Seitenkette in ihrer normalen Function, gleichviel welcher, ausgeschaltet, es entsteht ein physiologischer Defect. Ist z. B. die betreffende Seitenkette normal befähigt, eine bestimmte Verbindung, die der Ernährung der Zelle dient, anzuziehen, so wird sie, wenn der bindende Complex durch das Gift dauernd besetzt ist, ihre normale Function nicht ausüben können. Es wird also an die Zelle der betreffende Nährstoff nicht mehr gelangen können und so ist eine Art Hungerzustand der Zelle in dieser Richtung geschaffen. Soll die Zelle diesem »Hungerzustand« nicht erliegen, so kann sie dies nur dadurch, dass ein Ersatz der functionell ausgeschalteten Seitenkette erfolgt. Diese Regeneration der Seitenketten ist eine natürliche Function des Protoplasmas. Es findet hier ein Vorgang statt, der zuerst von WEIGERT[36]) in seiner Allgemeinheit erkannt worden ist. Dieser Process ist zu den von WEIGERT so genannten »bioplastischen« Vorgängen zu rechnen, auf denen in physiologischen und pathologischen Zuständen die formativen Leistungen der Organismen beruhen. Nach dem von WEIGERT betonten Gesetze tritt nicht eine einfache Compensation, sondern eine Uebercompensation ein. Führt man durch richtig geleitete Toxinzufuhr eine Besetzung der neugebildeten Seitenketten herbei, so tritt eine allmähliche Steigerung der Regenerationsvorgänge ein, die endlich dahin führt, dass weit mehr Seitenketten producirt werden als Verwendung finden können, dass das Protoplasma die überschüssigen Seitenketten nicht mehr angliedern kann und dieselben abstösst, in den Kreislauf gelangen lässt. Die überschüssigen Seitenketten kreisen im Blut, ausgestattet mit ihrer natürlichen Eigenschaft, das Toxin zu binden, sie sind zu Antitoxinen geworden. Jedes Antitoxin besitzt also ein physiologisches Analogon und die Antitoxinbildung ist die Steigerung eines physiologischen Regenerationsprocesses. Die Antitoxinbildung ist einfach das nothwendige Correlat der Toxinwirkung und verliert im Lichte dieser Theorie vollständig den mystischen Charakter einer teleologisch zu deutenden Einrichtung.

Auf Grund der eben entwickelten Vorstellungen von dem Wesen und der Wirkungsweise der Toxine ist der Begriff der Toxoide, wie ihn Ehrlich einführt, leicht zu verstehen. Die bindende Gruppe des Toxins ist nothwendig zum Eingreifen in die Seitenkette des Protoplasmamolecüls, aber sie allein als solche ist nicht Bedingung der Giftwirkung. Diese ist abhängig von der Gesammtconfiguration des Giftmolecüls, möglicherweise von besonderen »toxophoren« Atomgruppen. So gelangt man zur Vorstellung eines Molecüls, das zwar die specifisch bindende Gruppe besitzt, aber im übrigen so beschaffen ist, dass sein Eingreifen in die bindende Seitenkette eine Giftwirkung nur in geringem Grade oder überhaupt nicht mehr zur Folge hat.

Ein derartig modificirtes Toxin, das die Eigenschaft der specifischen Bindung besitzt, dessen Giftwirkung aber vermindert oder ganz aufgehoben ist, dessen toxophorer Atomcomplex zerstört, dessen haptophore Gruppe erhalten ist, bezeichnet Ehrlich als Toxoid. Solche Toxoide nun bilden einen wichtigen Bestandtheil der Culturflüssigkeiten und entstehen bei der sogenannten spontanen Abschwächung der Toxinlösungen. Diese Behauptung beruht nicht auf willkürlichen Annahmen, sondern ergiebt sich mit Nothwendigkeit aus dem Studium der zahlenmässigen Beziehungen zwischen Toxin und Antitoxin, wie sie am genauesten bei dem Diphtherietoxin und -Antitoxin ermittelt sind.

Stellt man die Giftmenge fest, die von einer bestimmten Antitoxinmenge, der Immunisirungseinheit, gerade vollkommen neutralisirt wird und bestimmt nun, wieviel tödtliche Dosen die betreffende Toxinmenge (L_0) enthält, so findet man bei verschiedenen Giften ausserordentlich grosse Differenzen, die sich von 25 bis 100 tödtlichen Dosen erstrecken. Diese Thatsache ist nur so zu erklären, dass diese Gifte unmöglich reine Giftlösungen darstellen, sondern dass sie neben dem Toxin ungiftige Modificationen, bindungsfähige Toxoide enthalten.

Fügt man diesem Giftserumgemisch, in dem die Immunitätseinheit eben genau durch das Toxin gesättigt ist (L_0), weiter Gift zu, so wird ein zweiter Grenzwerth erhalten. Dieser (L_+) ist dann erreicht, wenn die einfach tödtliche Dosis überschüssig ist, so dass der Tod des Versuchsthieres in vier Tagen eintritt. Bei reinen Giftlösungen muss, wie leicht zu sehen ist, die Differenz der beiden Grenzwerthe ($D = L_+ - L_0$) die tödtliche Dosis betragen. Ehrlich zeigte aber, dass die Differenz bei verschiedenen Giften thatsächlich zwischen 1 und 50 Gifteinheiten schwankt.

Diese Erscheinungen finden eine befriedigende Erklärung nur in der Existenz von Toxoiden, und zwar von solchen Modificationen, deren Bindungsvermögen geringer ist als das der Toxine, die erst nach diesen sich mit Antitoxin sättigen und die daher von Ehrlich als Epitoxoide bezeichnet werden.

Dass diese Toxoide durch Umbildung der Toxine entstehen können, hat Ehrlich zuerst am Tetanusgift nachgewiesen. Behandelt man Tetanusgift mit Schwefelkohlenstoff, so wird es fast vollkommen entgiftet, hat aber noch die Fähigkeit, Mäuse zu immunisiren und Antitoxin zu binden, die ungiftige Modification also besitzt die specifisch bindende Gruppe.

Ganz entsprechende Vorgänge konnte nun Ehrlich bei der spontanen Abschwächung eines flüssigen Diphtheriegiftes beobachten. Trotz erheblicher

Verminderung des Giftwerthes blieb der Neutralisationswerth constant. Durch weitere eingehende Untersuchung zahlreicher Gifte, bezüglich deren Einzelheiten wir auf das Original verweisen müssen, gelang Ehrlich der Nachweis, dass der Zerfall des Toxins in Toxoide nach streng zahlenmässigen Gesetzen erfolgt. Die hierbei entstehenden Toxoide tragen aber nicht den Charakter der Epitoxoide. Es kann sich nur um Toxoide handeln, die dieselbe Verwandtschaft (Syntoxoide) oder eine grössere Verwandtschaft (Protoxoide) zum Antitoxin besitzen als das Toxin. In einer späteren Arbeit hat Ehrlich[8]) die Analyse des Diphtheriegiftes vervollständigt und die Zusammensetzung einer Anzahl von Giften in graphischer Darstellung veranschaulicht. Die »Epitoxide« erwiesen sich bei genauerem Studium als primäre Secretionsproducte des Diphtheriebacillus und wurden mit einer besonderen Benennung zum Unterschied von den Toxinen als Toxone zusammengefasst. Durch Untersuchungen Madsen's[13]) konnte auch eine analoge Zusammensetzung des Tetanolysins aus Toxin und Toxoiden erwiesen werden.

Die Entstehungsbedingungen der Toxoide im einzelnen harren noch der genaueren Erforschung, die den äusserst mühevollen Weg der Untersuchung der Fundamentalwerthe zahlreicher Rohgifte gehen muss. Es ist wohl möglich, dass bei der künstlichen »Abschwächung« der Toxine, wie sie zu Immunisirungszwecken vielfach geübt wird — Jod (Roux), Jodtrichlorid (Behring), Erwärmen (C. Fraenkel) — die Bildung von Toxoiden eintritt, die zwar die Giftigkeit ganz oder theilweise verloren haben, aber mit der specifisch bindenden Gruppe die Fähigkeit der Antitoxinerzeugung noch besitzen.

Die Versuche der Darstellung eines chemisch reinen Toxins dürften leider durch die Auffindung der Toxoide ihrem Ziele eher noch ferner gerückt sein. Denn es ist anzunehmen, dass bei den nahen Beziehungen der chemischen Constitution der Toxine und der verschiedenen Toxoide die Giftmodificationen im wesentlichen dieselben Reactionen (z. B. Doppelsalzbildung) eingehen, so dass als weitere und schwierigste Aufgabe die Trennung der Toxine von ihren Derivaten sich entgegenstellt.

Eine befriedigende Erklärung finden vielleicht durch die Toxoide die Versuche zur Herstellung »künstlicher Antitoxine« aus den Toxinen. Dass man es in den durch Elektrolyse (Smirnow[23]), Krüger[12]) oder durch die Einwirkung hochgespannter Wechselströme (d'Arsonval und Charrin[1]) auf die Toxine erhaltenen Producten nicht mit wirklichen Antitoxinen zu thun hat, ist zweifellos, ist doch Smirnow's »Antitoxin« in grossen Gaben imstande, die Versuchsthiere unter den typischen Erscheinungen der Diphtherievergiftung zu tödten. Dagegen kann man sich vorstellen, dass Toxoide in den Lösungen entstehen, die vielleicht eine schnelle active Immunisirung der Versuchsthiere herbeiführen. Im übrigen haben die Untersuchungen Marmier's[14]) gezeigt, dass nicht die unmittelbare Einwirkung des elektrischen Stromes, sondern in Smirnow's Versuchen die aus dem Kochsalz der Lösung entstehenden unterchlorigsauren Salze durch Oxydation und in den Versuchen d'Arsonval's und Charrin's die Erhitzung der Giftlösung Ursache der Veränderungen sind.

Literatur: 1) d'Arsonval und Charrin, Compt. rend. de l'Acad. des sciences. CXXII, 1896. — 2) Blumenthal, Deutsche med. Wochenschr. 1898, Nr. 12. — 3) Brieger und Boer, Ebenda. 1896. Nr. 49. — 4) Brieger und Cohn, Zeitschr. f. Hygiene. 1893. XV. — 5) Courmont und Doyon, Arch. de physiol. 1893. Nr. 1. — 6) Dönitz, Deutsche med. Wochenschr. 1897, Nr. 27. — 7) Ehrlich, Die Werthbemessung des Diphtherieheilserums etc. Klin. Jahrb. 1897, VI, Sonderabdruck. — 8) Ehrlich, Sitzung der Gesellschaft der Charité-Ärzte vom 3. Februar 1898. Berliner klin. Wochenschr. 1898, Nr. 12. — 9) Ehrlich, Das Sauerstoffbedürfniss des Organismus. Berlin 1885. — 10) Ehrlich, Fortschritte d. Medicin. 1897, Nr. 2. — 11) van Ermengem, Archive internat. de Pharmacodynamie. III; Zeitschr. f. Hygiene. XXVI.

Heft 1. — [12]) E. Fischer, M. Lindner, Ber. d. deutschen chem. Gesellsch. 28. Jahrgang. — [13]) Gley und Camus, rel. Sem. méd. 1898, Nr. 7. — [14]) Grimbert, Compt. rend. de la Société de biologie. 1892. — [15]) Hankin, Brit. med. Journ. 1889 und 1890. — [16]) Kempner, Zeitschrift f. Hygiene. 1897, XXVI. — [17]) Kempner und Pollack, Deutsche med. Wochenschr. 1897, Nr. 23. — [18]) Kroon, Habilitationsschrift. Pfeil, Marburg 1895. — [19]) Kossel, Berliner klin. Wochenschr. 1898, Nr. 7. — [20]) Krüger, Deutsche med. Wochenschr. 1895, Nr. 21. — [21]) Marinescu, Compt. rend. de la Société de biologie. 1896; Presse méd. 1897. — [22]) Marmier, Annal. de l'Institut Pasteur. 1896, Nr. 8. — [23]) Marmier, Ebenda 1895. — [24]) Martin, Ebenda. 1898, XII. — [25]) Sidney Martin, Brit. med. Journ. 1892. — [26]) Pfeiffer, Zeitschr. für Hygiene. 1892, XI und 1895, XX. — [27]) Ranson, Deutsche med. Wochenschr. 1895. — [28]) Roux und Martin, Annal. de l'Institut Pasteur. 1894, VIII. — [29]) Roux und Yersin, Ebenda. 1889, III. — [30]) Roux und Borrel, Ebenda. 1898, XII. — [31]) Sajasow, Archives des sciences biologiques de l'Institut de médecine expérim. de St. Pétersbourg. IV, Nr. 5. — [32]) Spronck, Internationaler Congress f. Hygiene 1898. Ref. Presse méd. 16. April 1898. — [33]) Stephens und Myers, Lancet. 7. März 1898. — [34]) Tichomiroff, Zeitschr. f. physiolog. Chemie. XXI. — [35]) Uschinsky, Centralbl. f. Bakteriol. 1897, XXI, Nr. 4. — [36]) Wassermann, Deutsche med. Wochenschr. 1897, Nr. 17, und Zeitschr. f. Hygiene. XXII, Heft 2. — [37]) Wassermann und Takaki, Berliner klin. Wochenschr. 1898, Nr. 1. — [38]) Weigert, Neue Fragestellungen in der pathologischen Anatomie. Verhandl. d. Gesellschaft deutscher Naturforscher und Aerzte. 1896; Deutsche med. Wochenschr. 1896, Nr. 40. — [39]) Morgenroth, Centralbl. f. Bakteriol. XXVI, Nr. 11/12. — [40]) Courmont und Doyon, Le Tétanos, Paris 1899. — [41]) Ehrlich, Deutsche med. Wochenschr. 1898, Nr. 38. — [42]) Madsen, Zeitschr. f. Hygiene, XXXII.

J. Morgenroth.

Toxonosen, besser **Toxikonosen** (τοξικόν und νόσος), Giftkrankheiten, vergl. **Intoxication,** XI, pag. 591.

To-Yak, eine japanesische Drogue, von Pleurogne rotata Grisebach, einer kleinen, dem Centaureum ähnlichen, im October blühenden Pflanze, mit linear-lanzettförmigen, circa einen Zoll langen und in der Mitte 2—3 Linien breiten Blättern, von äusserst bitterem Geschmack, fast geruchlos; als stark wirkendes Amarum tonicum zu betrachten.

Trabs, Balken; s. Gehirn (anatomisch), VIII, pag. 391.

Trachealfistel, s. Luftfistel, XIII, pag. 541.

Tracheitis, Luftröhrenkatarrh, kommt als selbständige Erkrankung nicht vor, immer sind entweder der Kehlkopf oder die Bronchien mehr oder weniger mitergriffen, siehe daher bei Laryngitis, Laryngotracheitis und bei Bronchitis: Tracheobronchitis.

Trachelismus, s. Epilepsie, VII, pag. 126.

Tracheotomie nennen wir diejenige chirurgische Operation, durch welche die Luftröhre, **Laryngotomie** diejenige, durch welche der Kehlkopf geöffnet wird. Beide wurden und werden von vielen auch jetzt noch unter dem Namen Bronchotomie zusammengefasst. Dieser Name, unter welchem man auch noch die Pharyngotomia subhyoidea mitbegriffen hat, ist nur insofern zu rechtfertigen, als durch jene Operationen der Luft der Zutritt zu den Bronchien direct geöffnet wird, führt aber den Anfänger irre, da es sich niemals um Oeffnung eines Bronchus handelt. Der wesentliche Zweck der Tracheotomie ist in der grossen Mehrzahl der Fälle, dem Kranken das auf natürlichem Wege behinderte Athmen auf künstlichem Wege möglich zu machen. Der operative Eingriff ist unter diesen Umständen geradezu lebensrettend, indem er die Erstickungsgefahr abwendet. Bei der Laryngotomie dagegen handelt es sich viel seltener um die blosse Herstellung eines freien Weges für die Luft als um die Entfernung von Neubildungen oder Beseitigung von Formfehlern in der Höhle des Kehlkopfes. An die Laryngotomie werden wir die Exstirpation des Kehlkopfes anschliessen.

A. Tracheotomie.

Geschichte. Trotz ihrer hohen Bedeutung ist die Oeffnung der Luftwege doch im Alterthum fast ganz unbekannt gewesen. HIPPOKRATES empfahl, um der Erstickungsgefahr zu begegnen, »vom Munde her durch den Kehlkopf eine Röhre einzuführen«, also dieselbe Operation, welche unter dem Namen »Tubage du larynx« oder »Catheterismus laryngis« in neuester Zeit für manche Fälle wiederum als Ersatz der Oeffnung der Luftwege in Vorschlag gebracht worden ist. Erst im letzten Jahrhundert v. Chr. hat ASKLEPIADES VON BITHYNIEN die operative Oeffnung der Luftröhre ausgeführt und durch dieselbe nach dem Zeugniss des CAELIUS AURELIANUS mehreren Menschen das Leben gerettet. Aber durch die grosse Autorität des ARETAEUS wurde ein solcher operativer Eingriff verworfen, hauptsächlich weil man der Meinung war, dass die durchschnittenen Luftröhrenknorpel nicht wieder zusammenwachsen könnten. Diese Besorgniss übte auch später auf die Beurtheilung des Werthes der Operation einen solchen Einfluss aus, dass ANTYLLUS, welcher sie im zweiten Jahrhundert n. Chr. wieder zu Ehren brachte, doch die Durchtrennung der Knorpel zu vermeiden suchte, indem er die Luftröhre zwischen dem dritten und vierten Ringe quer durchschnitt. Obgleich inzwischen ABUL KASEM durch eine Beobachtung an einem Selbstmörder und WILHELM VON SALICETO durch Versuche an Thieren nachgewiesen hatten, dass auch Trachealwunden, bei denen die Knorpel durchschnitten waren, sehr wohl heilen, warnte doch selbst noch PARÉ vor der Verletzung der Knorpelringe und empfahl gleichfalls, die Luftröhre durch einen queren Schnitt zu öffnen. Mit grosser Wärme hob FABRICIUS AB AQUAPENDENTE in der Mitte des 16. Jahrhunderts die lebensrettende Wirkung der Operation hervor: »Inter omnes operationes hanc unam semper existimavi, in qua homines a subita morte in subitam salutem revocantur, qua medicum Aesculapio quam simillimum facit.« Auch suchte er die Indicationen festzustellen und gab den Rath, man solle nicht operiren, wenn die Krankheit nach den Lungen hinabgestiegen sei; der grösste Nutzen sei zu erwarten, wenn ein Fremdkörper oder zäher Schleim in der Luftröhre stecke. Während ANTYLLUS die Luftröhrenwunde mit Haken offen halten wollte, empfahl FABRICIUS, eine silberne Röhre einzulegen, die mit einem um den Hals geführten Bande befestigt werden sollte. Ihm ist es auch zu verdanken, dass von nun ab auf den Querschnitt verzichtet und statt dessen ein Längsschnitt gemacht wurde, welcher nach seinem Rath unter dem dritten Luftröhrenringe beginnen sollte, um die Schilddrüse zu vermeiden. Dass FABRICIUS die Operation selbst ausgeführt habe, lässt sich nicht erweisen. Dagegen hat HABICOT in Paris im Anfange des 17. Jahrhunderts unzweifelhaft die Tracheotomie, und zwar sowohl wegen Verletzungen des Kehlkopfes, als auch bei Erstickungsgefahr durch einen Fremdkörper in der Speiseröhre mit glücklichem Erfolge ausgeführt. Ein Bauernjunge hatte in Paris für seine Waaren einige Goldstücke gelöst und diese, in ein Stück Leinwand verpackt, zu verschlucken versucht, um sie vor Räubern, von denen er auf seinem Heimwege überfallen zu werden fürchtete, sicherzustellen. Das Packet blieb ihm aber im Halse stecken. Er wurde in höchster Erstickungsgefahr zu HABICOT gebracht. Dieser machte die Tracheotomie und stiess den werthvollen Bissen in den Magen hinab, von wo derselbe den Weg bis zum Ende des Darms in 8 Tagen zurücklegte. »So hatte der Junge«, schliesst HABICOT seinen Bericht, »weder sein Gold, noch sein Leben verloren dank der Oeffnung der Luftröhre, welche bald zuheilte.« [1]) — Von da ab wurde die Operation immer häufiger ausgeführt. Schwerlich hat dazu die Erfindung der »Bronchotome« beigetragen, welche nach Art eines Troikarts ohneweiters durch die Haut und die übrigen bedeckenden Schichten in die Luftröhre eingestossen werden sollten, deren ältestes von DEKKERS (1675) angegeben zu sein scheint und denen auch noch der berühmte GOTTLIEB AUGUST RICHTER in Göttingen seine Aufmerksamkeit zuwandte. Vielmehr waren es die Fortschritte des anatomischen Wissens und die bessere Ausbildung der chirurgischen Technik, namentlich der Blutstillung, welche die Tracheotomie immer häufiger ausführen und gelingen liessen. Auch die bessere Gestaltung der einzuführenden Röhren, namentlich die Herstellung der »Doppelcanülen«, welche um 1730 von G. MARTYN in St. Andrews bereits angegeben wurde, trug wesentlich dazu bei. Von grosser Bedeutung war es, dass Koryphäen der inneren Medicin, wie LOUIS und VAN SWIETEN, die grosse Bedeutung der Operation bei allen Versperrungen der Luftwege erkannten und dieselbe namentlich auch als das einzige Mittel anerkannten, um dem sonst eintretenden »engorgement« der Lungen vorzubeugen. Wunderbar genug verwarfen die beiden Aerzte, welche im Anfange unseres Jahrhunderts den von Napoleon ausgesetzten grossen Preis für die beste Arbeit über den Croup gewannen (der Franzose JURINE und der Deutsche ALBERS), die Operation gleichmässig. Aber schon damals fand die Tracheotomie beim Croup energische Vertreter. CARON (1808) sagte nicht blos: »Hors la trachéotomie point de salut pour les croupalisés«, sondern stiftete auch einen Preis von 1000 Frcs. für die erste glückliche Operation der Art. Diese gelang 17 Jahre später BRETONNEAU, dessen Arbeiten für die allgemeinere Anerkennung der Operation entscheidend waren. Auf Grund des reichhaltigen Materials, welches ihm das grosse Pariser Kinderhospital lieferte, hat dann TROUSSEAU Jahrzehnte lang in Praxis und Theorie für die Einführung und Verbreitung der Operation segensreich gewirkt. In Deutschland sind, abgesehen von den Späteren, namentlich PITHA, W. ROSER, WILMS, v. LANGENBECK und C. HÜTER als ihre Förderer zu nennen.

Indicationen. Man kann zwar ganz allgemein sagen, die Tracheotomie sei in allen Fällen indicirt, in denen es sich um Beseitigung eines Respirationshindernisses handelt, welches durch dieselbe beseitigt werden kann, auf andere Weise aber nicht leichter oder schneller zu beseitigen ist. Zu einem richtigen Verständniss für den Wirkungskreis der Operation wird aber ein näheres Eingehen auf die einzelnen Indicationen erfordert. In der Mehrzahl der Fälle ist die Tracheotomie dringend indicirt, d. h. sie muss ohne allen Aufschub gemacht werden, um den Erstickungstod zu verhüten. Namentlich darf man nicht länger warten, wenn schon Zeichen der Kohlensäurevergiftung eingetreten sind: bleiche Gesichtsfarbe bei bläulicher Färbung der Lippen, Benommenheit des Sensoriums, Einziehung der Herzgrube, der Kehlgrube und der Oberschlüsselbeingruben bei der Inspiration. Aber diese Erscheinungen drohender Erstickungsgefahr sollen nicht etwa abgewartet werden, bevor man sich zur Operation entschliesst. Es kann durch die Inspirationsbewegungen bei behindertem Luftzutritt sehr leicht eine Verdünnung der Luft in den Lungen zustande kommen, welche zu nachtheiligen Ueberfüllungen der kleinsten Gefässe, Ausschwitzung von Flüssigkeit in die Lungenbläschen und somit zu schweren Schädigungen des wesentlichsten Theils der Athemorgane führt, bevor jene drohenden Erscheinungen auftreten.

Speciell sind als Indicationen für die Tracheotomie aufzuführen: 1. Fremdkörper in den Luftwegen. 2. Compression der Luftröhre (durch Fremdkörper in der Speiseröhre oder durch Geschwülste, welche die Luftröhre zusammendrücken). 3. Verletzungen des Kehlkopfes. 4. Neubildungen im Kehlkopfe und in der Luftröhre. 5. Oedema glottidis. 6. Akute Entzündungen im Kehlkopf und in der Luftröhre, namentlich Croup und Diphtherie. 7. Chronische Entzündungen und Verschwärungen im Kehlkopfe. 8. Lähmung der Glottisöffner (Mm. crico-arytaenoidei postici). 9. Zum Behuf der Einleitung der künstlichen Respiration. 10. Zum Behuf der Tamponade der Luftröhre.

um das Einfliessen von Blut in die Bronchien bei gewissen Operationen am Kopf und am Halse zu verhüten.

1. Fremdkörper in den Luftwegen erheischen nicht blos, wenn sie durch ihre Grösse oder durch ihr Festsitzen in der Stimmritze Erstickungsgefahr bedingen, sondern auch wenn diese nicht besteht, sobald ihre Anwesenheit nur irgendwie erkannt werden kann, die Tracheotomie; denn es ist etwas sehr Gewöhnliches, dass auf den ersten Erstickungsanfall, welcher beim Passiren der Glottis auftritt, zwar vollkommenes Wohlbefinden folgt, dann aber in verschieden langen Intervallen Erstickungsanfälle sich einstellen, welche meist von einem Hinaufschleudern des Fremdkörpers in den Kehlkopf herrühren und leicht ganz plötzlich dem Leben ein Ende machen können. Wird nach Oeffnung der Luftröhre der Fremdkörper herausgeschleudert oder herausgezogen, so ist damit die Heilung gesichert. Man kann daher mit Recht sagen, die Tracheotomie feiere bei der Behandlung von Fremdkörpern ihre schönsten Triumphe; ihre Wirkung ist hier eine radicale. — Zu den Fremdkörpern müssen auch die Flüssigkeiten gerechnet werden, welche beim Erbrechen, Ertrinken, selten wohl beim sogenannten Verschlucken in die Luftwege gelangen können. Wird in solchen Fällen nach der Tracheotomie auch sofort die Aspiration ausgeführt, so ist der Erfolg dennoch kein so sicherer wie bei festen Fremdkörpern, wodurch freilich an der Indication selbst nichts geändert wird. — Insofern durch die nach der Entleerung von Flüssigkeiten eingeleitete künstliche Respiration auch Scheintodte wieder zum Leben gebracht werden können, kann man auch sagen, Scheintodt indicire die Tracheotomie.

2. Compression der Luftröhre. Die Luftröhre kann acut und bis zu Erstickungsgefahr durch einen Fremdkörper, welcher in der Speiseröhre festsitzt, zusammengedrückt werden, wie in dem oben erzählten Falle von Habicot.[1]) Gelingt in einem solchen Falle nicht sofort das Ausziehen oder das Hinabstossen des fremden Körpers, oder ist letzteres wegen seiner Gestalt oder chemischen Beschaffenheit nicht zulässig, so ist die Tracheotomie dringend indicirt und lebensrettend, wenn sie zeitig genug ausgeführt wird.

Auch bei der Compression durch Geschwülste, welche von den Seiten her oder von hinten auf die Trachea drücken, ist die Oeffnung der Luftröhre indicirt; sie ist in solchen Fällen auch lebensrettend, indem sie die Erstickung abwendet; aber einerseits gelingt ihr dies nicht immer auf die Dauer, indem die weiterwachsende Geschwulst ihren Druck gegen die obere Thoraxapertur hin auslöst, andererseits handelt es sich meist um bösartige Geschwülste, welche auf andere Weise als durch Compression der Luftröhre den Tod herbeiführen. Auch durch Kropfgeschwülste kann zur Abwendung des Erstickungstodes die Tracheotomie indicirt werden. Ist die Gefahr nicht so dringend, dass für die Exstirpation (oder Resection) des Kropfes die erforderliche Zeit fehlt, so wird man lieber zu der letzteren schreiten, weil sie radicale Hilfe bringt, und die Oeffnung der Luftröhre vermeiden, weil diese der antiseptischen Behandlung der Wunde im Wege steht.

3. Verletzungen des Kehlkopfes von verschiedener Art können die Tracheotomie erforderlich machen. Die Behinderung des Lufteintritts kann entweder durch die Verletzung selbst oder durch deren spätere Folgen bedingt sein. Ersteres ist namentlich der Fall bei Fracturen des Kehlkopfes, wenn Bruchstücke in die Kehlkopfshöhle hinein dislocirt sind, oder wenn durch Verschiebung derselben die Stimmbänder bis zum Verschluss der Glottis gegeneinander gedrängt werden, oder wenn durch die gleichzeitige Zerreissung der umgebenden Gewebe submucöse Blutungen (blutige Infiltration) zustande kommen. Auch emphysematöse Auftreibung des Binde-

gewebes, namentlich im Bereiche der falschen Stimmbänder, kann infolge eines Kehlkopfbruches Erstickungsgefahr bedingen; überdies kann die nachfolgende Entzündung auch später noch ödematöse Schwellungen (Oedema glottidis) und dadurch Versperrung des Luftzutrittes veranlassen. Ausserdem kann die Oeffnung der Luftröhre bei Brüchen des Kehlkopfes, ganz abgesehen von der Erstickungsgefahr, auch erforderlich werden, um die verschobenen Bruchstücke in die richtige Lage zu bringen.

Dieselben üblen Folgen wie bei Kehlkopfbrüchen können auch durch Schnitt-, Stich- und Schusswunden herbeigeführt werden. Bei letzteren kann überdies die Kugel oder ein Fetzen der Kleidung im Kehlkopf oder in der Trachea stecken bleiben. Der abgeschnittene Kehldeckel kann sich in der Stimmritze einklemmen.

Bei der grossen Gefahr, welche sich hieraus für alle schwereren Verletzungen des Kehlkopfes ergiebt, erscheint es gerechtfertigt, die Regel aufzustellen, dass man in solchen Fällen, auch wenn augenblicklich Erstickungsgefahr nicht besteht, die prophylaktische Tracheotomie machen solle.[2]) Jedoch muss zugestanden werden, dass die Heilung auch ohne Tracheotomie manchmal gelungen ist. Aber der Arzt muss sich der Verantwortung bewusst bleiben, welche auf ihn fällt, wenn wegen Unterlassung der prophylaktischen Tracheotomie der Tod eintritt. Es muss mindestens eine sehr sorgfältige Ueberwachung des Verletzten durch sachverständige Gehilfen stattfinden und alles zur Tracheotomie bereit stehen.

Viel seltener als die angeführten mechanischen Verletzungen erheischen Verbrühungen und Anätzungen des Kehlkopfes die Tracheotomie. Selbstverständlich sind solche nur möglich bei gleichzeitiger analoger Verletzung des Schlundes. Aber es genügt, dass ein Tröpfchen der ätzenden Substanz (namentlich Schwefelsäure) in den Kehlkopf hineingelangt, um sofort eine Schwellung seiner Schleimhaut herbeizuführen, welche Erstickungsgefahr bedingt. Heisse Dämpfe können in gleicher Weise verderblich wirken. Wenn auch die Tracheotomie unter solchen Verhältnissen bisher wenig erfreuliche Resultate geliefert hat (wahrscheinlich weil sie immer erst zu spät zur Ausführung kam), so ist an dieser Indication doch unbedingt festzuhalten, da ohne die Oeffnung der Luftröhre die Lebensrettung ganz unmöglich erscheint. Der Vorschlag von PAULY[3]), bei chemischer Aetzung die Trachea zu tamponiren und den Kehlkopf dann mit einer neutralisirenden Flüssigkeit auszuspülen, wird wegen zu späten Eintreffens der ärztlichen Hilfe wohl nur selten zur Ausführung kommen können.

4. Neubildungen im Kehlkopf und in der Luftröhre indiciren die Tracheotomie theils zum Behuf ihrer Entfernung, theils zur Abwendung der Erstickungsgefahr. Für erstere ist freilich in neuerer Zeit bei weitem häufiger unter Leitung des Kehlkopfspiegels oder mittels der KIRSTEIN'schen Autoskopie der Weg durch den Mund und den Schlund eingeschlagen worden. Aber bei bösartigen Gewächsen wird auf diesem Wege schwerlich jemals radicale Heilung erzielt werden. Vielmehr ist unter solchen Verhältnissen die partielle oder die totale Exstirpation des Kehlkopfes indicirt. Für diese ist dann die Tracheotomie in vielen Fällen ein wichtiger Voract (vergl. Laryngotomie). Sehr selten dürften die Fälle sein, in denen es gelingt, von einer durch Tracheotomie angelegten Luftröhrenfistel aus Geschwülste, welche im Kehlkopf sitzen, zu exstirpiren; selbstverständlich müsste ihr Sitz unterhalb der Stimmbänder sein.

Wird die Tracheotomie wegen eines Gewächses im Kehlkopfe zur Abwendung der Erstickungsgefahr gemacht, so wird zunächst dieser Zweck wohl immer erreicht; aber die günstige Wirkung der Operation hat sich auch darin gezeigt, dass unter dem Einfluss der Ablenkung des Luftstromes das Wachsthum der Neubildung verlangsamt und ihr Zerfall verzögert wird.

5. Oedema glottidis. Eine ödematöse Schwellung des submucösen Bindegewebes im Kehlkopfeingange, namentlich im Bereiche der Ligamenta aryepiglottica, seltener wohl unterhalb der Stimmbänder und niemals der Stimmbänder selbst, da diese ein infiltrirbares submucöses Gewebe nicht besitzen, wird allgemein als »Glottisödem« bezeichnet. Hier, wie bei allen Oedemen, handelt es sich nicht um eine selbständige Erkrankung, sondern um die Folge einer Störung des Blutlaufes in den Venen, welche durch Krankheiten von verschiedener Natur und von verschiedenem Sitze veranlasst sein kann. Wir haben deren schon mehrere unter den vorhergehenden Nummern kennen gelernt und werden auf andere noch zurückkommen. Selbstverständlich leistet die Tracheotomie nichts zur Heilung der dem Oedem zugrunde liegenden Krankheiten, sondern beseitigt nur die Erstickungsgefahr.

6. Acute Entzündungen im Kehlkopf und in der Luftröhre, namentich Croup und Diphtherie, indiciren die Tracheotomie, sobald Erstickungsgefahr droht. Nur diese vermag die Operation abzuwenden, keineswegs aber hat sie auf die Krankheit selbst einen directen Einfluss. Ihre lebenrettende Wirkung macht sich aber nicht blos in solchen Fällen geltend, in denen das Respirationshinderniss durch pathologische Veränderungen im Kehlkopfe bedingt ist, sondern die Oeffnung der Luftröhre kann auch dazu dienen, dass fibrinöse und eiterige Massen (sogenannte Croupmembranen) aus dem unteren Theile der Luftröhre oder aus den Bronchien ausgehustet oder entfernt werden. In dem eben angegebenen Sinne wird die Indication der Tracheotomie durch die genannten Krankheiten jetzt wohl von allen Aerzten anerkannt, während sie in früheren Jahrzehnten heftig umstritten wurde. Der schon vor 37 Jahren von KARL WEBER (in Darmstadt) gemachte und seitdem von anderen oft wiederholte Vergleich[1]) ist vollkommen zutreffend: »Das croupkranke Kind befindet sich in der Lage eines Erhängten: beide können vielleicht an einer unheilbaren Lungenentzündung leiden, sicher aber sind sie dem Tode verfallen durch die Absperrung des Halstheiles ihrer Luftwege; bei dem Erhängten muss zuerst der Strick durchschnitten werden, dann mag er von seiner Pneumonie vielleicht genesen; dem Croupkranken muss die Luftröhre geöffnet werden, dann kann möglicher Weise auch bei ihm noch Genesung erfolgen.«

Während man früher auch von Seiten derjenigen Aerzte, welche die Tracheotomie als Rettungsmittel bei Croup und Diphtherie anerkannten, doch bei Kindern unter zwei Jahren von der Operation absehen zu müssen glaubte, hat man sich jetzt überzeugt, dass dieselbe auch im zartesten Lebensalter ihre lebenrettende Bedeutung bewähren kann.

Besonders erwähnt sei hier noch die acute Perichondritis, welche nicht blos im Gefolge des Typhus und der Pocken, sondern auch selbständig als sogenannte »rheumatische« Perichondritis, namentlich am Ringknorpel, auftritt. In der Mehrzahl der Fälle mag sie wohl unter Oedema glottidis subsumirt worden sein. Jedenfalls liegt die Hauptgefahr in dem schnell steigenden Oedem und der dadurch bedingten Athemnoth. In Fällen der Art ist es gewiss viel besser, zunächst auf eine genaue Feststellung der Diagnose zu verzichten und sofort die Luftröhre zu öffnen, als sich der Gefahr auszusetzen, dass der Kranke während der laryngoskopischen Untersuchung stirbt, wie dies in einem von PAULY[2]) mitgetheilten Falle sich ereignete.

7. Chronische Entzündungen und Verschwärungen im Kehlkopfe erfordern gleichfalls, obgleich viel seltener als die acuten Processe, die Oeffnung der Luftröhre, um eine durch sie drohende Erstickungsgefahr abzuwenden. Namentlich handelt es sich um tuberkulöse und syphilitische Geschwüre, welche einerseits im Beginne zu Glottisödem, andererseits nach der Vernarbung zu Verengerungen im Kehlkopfe sowohl als auch in der

Luftröhre Anlass geben können. Auch die Verschwärungen, welche im Verlauf des Typhus, vorzugsweise in der Gegend der Giessbeckenknorpel, vorkommen, gehören hierher. Chronische Schwellungen an der unteren Fläche der Stimmbänder und Blennorrhoen der Luftröhre können gleichfalls hierher gerechnet werden.

8. Lähmung der Glottisöffner (Mm. crico-arytaenoidei postici) ist eine sehr seltene, erst in neuerer Zeit aufgestellte Indication, deren sichere Begründung nur mit Hilfe des Kehlkopfspiegels möglich ist.[4]) Bevor man zur Operation schreitet, muss man sich vergewissern, dass es sich nicht um eine hysterische Lähmung handle. Dass auch bei anderen Neurosen die Tracheotomie zur Abwendung des Erstickungstodes nöthig werden kann, muss zugestanden werden, ist jedoch noch nicht praktisch erwiesen.

9. Zum Behufe der Einleitung der künstlichen Respiration durch Einblasen der Luft kann die Tracheotomie in allen Fällen, in denen Scheintod durch Erstickung eingetreten ist, auch bei Vergiftungen durch irrespirable oder giftige Gase und bei der Chloroform-Asphyxie indicirt sein. Jedoch hat man in allen diesen Fällen zu erwägen, ob die Einleitung der künstlichen Respiration ohne Tracheotomie nicht etwa schneller und besser gelingt; denn leicht kann durch die Ausführung der Operation eine kostbare Zeit verloren gehen. Dringend indicirt ist die Oeffnung der Luftröhre nur in solchen Fällen, in denen der Zutritt der Luft oberhalb der Luftröhre durch irgend ein Hinderniss versperrt ist, welches sich nicht schnell genug hinwegräumen lässt. Gewöhnlich wird man durch Vorschieben des Unterkiefers und Vorziehen der Zunge der Luft den Zutritt ebenso gut und schneller freilegen können und somit die künstliche Respiration durch rhythmisches Zusammendrücken des Thorax und durch galvanische Reizung der Nn. phrenici am Halse schneller in Gang setzen können als durch Einblasen von Luft durch die Trachealwunde.

10. Zum Behuf der Tamponade der Luftröhre, welche erforderlich sein kann, um das Einfliessen von Blut und anderen Flüssigkeiten in die Bronchien bei gewissen Operationen am Kopfe und am Halse, sowie bei pathologischen Zuständen, welche ein solches Einfliessen zur Folge haben könnten, zu verhüten, ist die Tracheotomie indicirt. Nussbaum[6]) war der erste, welcher diese Indication aufstellte. Er rieth, nach Oeffnung der Luftröhre in diese ein Rohr (Canüle) einzusetzen und den Kehlkopfseingang durch einen Schwamm zu verstopfen. Auf die bei weitem bequemeren Tamponcanülen werden wir bei der Beschreibung der Operation zurückkommen. Ob zur Erreichung des Zweckes, d. h. zur Verhütung des Einfliessens von Blut in die Luftwege, die Tamponade der Trachea oder das von E. Rose[7]) vorgeschlagene Operiren am hängenden Kopf den Vorzug verdient, lässt sich nur unter Berücksichtigung aller Verhältnisse des einzelnen Falles entscheiden. Bei Anwendung der Tamponcanüle ist man von der Haltbarkeit des Tampons abhängig; bei den Operationen am hängenden Kopf ist ein bei weitem stärkerer Blutverlust, wegen der Anstauung des Blutes in den grossen Venen des Halses und des Kopfes, welche durch das Hinunterhängen des Kopfes bedingt wird, nicht zu vermeiden.

Wo es sich darum handelt, das Eindringen von Flüssigkeiten in die Luftwege (aus dem Schlunde oder aus der Speiseröhre) auf die Dauer zu verhüten, kann selbstverständlich nur die Tamponade der Trachea in Frage kommen.

Gefahren der Tracheotomie. Bei richtiger Ausführung ist die Oeffnung der Luftröhre eine gefahrlose Operation. Gefährlich kann sie werden durch Einströmen (Einsaugen) von Blut in die Luftwege und durch Nebenverletzungen, welche jedoch immer vermieden werden können. Unmittelbar nachdem die Luftröhre geöffnet ist, hören bei Kranken, welche sich in hohem

25*

Grade in Erstickungsgefahr befanden, die Athembewegungen, welche vorher vielleicht noch sehr stürmisch waren, plötzlich ganz auf; es tritt Apnoë ein. Dies erklärt sich aus dem relativen Ueberfluss von Sauerstoff, welcher jetzt zur Medulla oblongata gelangt, während dieselbe bis dahin von Kohlensäure überflutet war. Dieser für den Laien schreckhafte Zustand geht gewöhnlich schnell von selbst oder auf Anwendung einiger Hautreize vorüber.

Auf die Störungen und Gefahren, welche durch nachfolgende Erkrankungen in und an der Trachea bedingt werden können, kommen wir weiter unten zurück.

Methoden der Tracheotomie. Man unterscheidet allgemein eine obere und eine untere, kann aber auch eine mittlere und eine mit Durchschneidung des Ringknorpels combinirte Tracheotomie unterscheiden. Letztere wird als Krikotracheotomie oder nach Hüter, welcher ihr besonders das Wort geredet hat, auch schlechtweg als Krikotomie bezeichnet. Die untere Tracheotomie wird unterhalb des Isthmus der Schilddrüse gemacht, die obere oberhalb desselben; die mittlere erheischt die Durchschneidung des Isthmus und wird daher in Fällen, in denen eine Kropfgeschwulst weder für die obere, noch für die untere Raum lässt, in Frage kommen. Während man in früheren Zeiten sich allgemein der unteren Tracheotomie zuwandte, weil man den Raum zwischen dem Ringknorpel und dem Isthmus der Schilddrüse nicht für genügend erachtete, um eine hinreichend grosse Oeffnung anzulegen, wird seit den letzten Decennien die obere Tracheotomie bevorzugt, weil durch die verbesserte Technik der nöthige Raum gewonnen worden kann, um die drei bis vier obersten Luftröhrenringe zu durchschneiden und somit eine für die normale Respiration genügende Oeffnung anzulegen, während die Ausführung der unteren Tracheotomie durch die an jener Stelle erheblich tiefere Lage der Luftröhre und die vor ihr und dicht auf ihr liegenden grossen Venen, welche gerade bei bestehender Erstickungsnoth strotzend gefüllt sind, erheblich schwieriger und weniger schnell auszuführen ist. Um eine freie Respiration zu gewähren, muss die Oeffnung in der Trachea auch für kleine Kinder mindestens 6, für Erwachsene aber 12—15 Mm. betragen.

Technik der Tracheotomie. Zur Ausführung der Tracheotomie braucht man nur wenige Instrumente: 3 schmale kurze Messer, 1 bauchiges, 1 spitzes, 1 geknöpftes, letzteres meist entbehrlich, 2 Hakenpincetten, 2 anatomische Pincetten, 1 federnden Wundhaken, 2 scharfe und 2 stumpfe Häkchen, einige Pincetten oder Zängelchen zur Unterbindung, Umstechungsnadeln, 1 biegsamen Katheter, 1 Canüle.

Kann man mehrere Gehilfen haben, so soll der eine den Kopf des Patienten halten, der zweite die Chloroformbetäubung besorgen, der dritte und vierte die Wundhaken halten, die Wunde abtupfen, Instrumente zureichen. Auch zum Festhalten der Hände und Füsse können noch Gehilfen gebraucht werden, sind aber entbehrlich, wenn man die Extremitäten festbindet. Bei der Dringlichkeit der Sache wird man sich oft mit einem oder gar keinem sachverständigen Gehilfen behelfen müssen. Der Kranke soll sich jedenfalls in horizontaler Rückenlage befinden mit etwas hintenüber gebeugtem oder selbst hintenüber hängendem Kopfe. Will man bei herabhängendem Kopfe operiren, so muss der Gehilfe, welcher den Kopf hält, besonders zuverlässig sein und wohl beachten, ob durch diese, mit starker Dehnung der Luftröhre verbundene Haltung das Athmen nicht etwa behindert wird, in welchem Falle man die Stellung sofort ändern müsste.

Die Anwendung des Chloroforms ist bei der Tracheotomie durchaus nicht ausgeschlossen. Freilich wird man in den schlimmsten Fällen von Athemnoth darauf verzichten müssen, um keinen Zeitverlust herbeizuführen. Aber bei grosser Unruhe und Aufregung des Kranken kann die Betäubung nicht bloss zur Erleichterung, sondern auch geradezu zur Beschleunigung der Operation dienen, da die stürmischen Athembewegungen durch die Betäubung beseitigt werden und somit auch die sonst sehr hinderlichen Bewegungen des Kehlkopfes fortfallen. Gerade bei kleinen Kindern, bei denen es auf Sicherheit der Schnittführung so sehr ankommt, empfiehlt sich daher die Chloroformbetäubung ganz besonders. Manche Asphyktische (namentlich Kinder) sind freilich durch die Kohlensäurevergiftung schon in einem solchen Grade unempfindlich, dass man keines Chloroforms bedarf. Jedenfalls steht fest, dass die Erstickungsgefahr durch vorsichtige Anwendung des Chloroforms nicht gesteigert wird.

Welche Methode man auch wählen mag, immer wird festzuhalten sein, dass man das Operationsfeld, wenn auch keine Aussicht vorhanden ist, später antiseptische Verbände in wirksamer Weise anzuwenden, doch antiseptisch säubern muss (sofern die Erstickungsgefahr noch Zeit dazu lässt), dass man die Einschnitte genau in der Mittellinie machen, die Blosslegung der Trachea wie diejenige einer grossen Arterie bewerkstelligen, die Blutung so vollständig wie irgend möglich vor Oeffnung der Luftröhre stillen, die Luftröhre mit scharfen Haken festhalten und im Moment der Oeffnung mit diesen über das Niveau jeder etwa noch stattfindenden Blutung emporheben, demnächst aber die Ränder der Oeffnung so weit auseinanderziehen

Fig. 55.

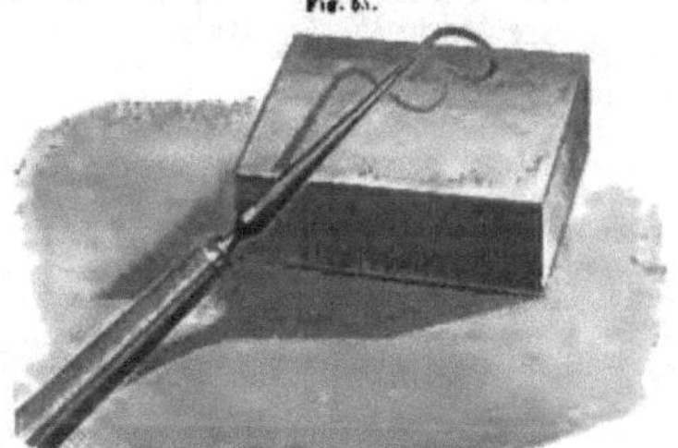

Scharfer Haken nach Bose in natürlicher Grösse.

muss, dass die Respiration frei von statten gehen und etwa vorhandene Fremdkörper (auch Pseudomembranen) leicht herausgelangen können.

Für das Fixiren und Emporziehen der Trachea hat Bose*) besondere scharfe Haken angegeben, welche, nach Art der Unterbindungsnadeln von Deschamps, rechtwinkelig gegen die Achse des Stieles abgebogen sind (vergl. Fig. 55). Unseres Erachtens ist nur von Bedeutung, dass die Haken eine angemessene Grösse und Stärke besitzen, die seitliche Abbiegung aber nicht von wesentlichem Vortheil.

Um das Einfliessen von Blut in die Luftröhre zu verhüten, wäre es das sicherste Mittel, die Tracheotomie so auszuführen, dass dabei überhaupt keine Blutung entstünde. Diese liesse sich mit Hilfe der Galvanokaustik erreichen. In der That sind auch galvanokaustische Tracheotomien, wenn auch nur in geringer Zahl, von verschiedenen Aerzten (auch von Hardeleben) ausgeführt worden. Aber aus strotzend gefüllten Venen tritt auch bei galvanokaustischer Trennung Blutung ein, und auch bei vorsichtigster Handhabung des glühenden Instrumentes wird doch Nekrose der Wundränder in einigem Umfange, namentlich an der Luftröhre, nicht zu vermeiden sein. Ueberdies ist wohl nicht zu erwarten, dass der galvanokaustische Apparat überall zur Hand sein wird, wo man eine Tracheotomie zu machen hat. (Vergl. den Artikel Galvanokaustik.)

Das beste Mittel, um das Offenbleiben der Trachealwunde dauernd zu sichern, ist im allgemeinen das Einlegen eines Röhrchens von geeigneter Gestalt, einer sogenannten Trachealcanüle. In Ermangelung einer solchen kann man ein Drainröhrchen oder ein Stück Katheter als Canüle verwenden, die Wunde durch Haken, welche aus Stecknadeln oder Haarnadeln improvisirt werden, offen halten, indem man diese mit einem um den Nacken geschlungenen Bande auseinanderzieht. Scharfe sowohl, als stumpfe Haken lassen sich auch durch Fadenschlingen ersetzen, welche man mit einer krummen Heftnadel parallel zur Wunde durch die Wundränder hindurchführt und im Nacken zusammenknotet.

Ob man nach Vollendung der Operation sofort eine Canüle einsetzen oder die Wunde noch längere Zeit mit den Häkchen oder mit Fadenschlingen offen halten soll, hängt von dem durch die Operation zu erreichenden Zweck ab. Jedenfalls muss dem Einführen der Canüle das Aussaugen des Luftröhreninhaltes vorausgehen, wenn sich Flüssigkeiten (Blut, Schleim, Wasser) in ihr befinden. Zu diesem Behufe wird ein dicker Katheter in die Luftröhre eingeführt, gegen welchen man die Wände der Luftröhre mit zwei Fingern andrückt, während das Aussaugen mit einer passenden Spritze bewerkstelligt wird. Fremde Körper, welche in der Luftröhre stecken, sucht man, wenn sie nicht sofort zum Vorschein kommen, mit passenden Zangen zu entfernen. Für das spätere Aushusten derselben gewährt die Canüle keinen besonderen Nutzen; jedenfalls muss aber unter solchen Verhältnissen die Luftröhrenwunde offen gehalten werden.

Die in die Trachealwunden einzuführenden Röhren werden am besten aus Silber gearbeitet, da nur dieses bei relativ geringer Dicke die erforderliche Haltbarkeit besitzt; Apparate aus Hartgummi (Vulcanit) sind, obgleich sie sich durch geringeres Gewicht und geringeren Preis auszeichnen, weniger empfehlenswerth. Auf sorgfältige Anfertigung ist auch bei silbernen Canülen grosses Gewicht zu legen, da es vorgekommen ist, dass der in der Luftröhre steckende Theil sich ablöste und hinabglitt. Die besten Canülen sind die LUER'schen. Wenn einzelne dieser Fälle auch glücklich verlaufen sind, so muss man der grossen Gefahr doch eingedenk sein und sie zu verhüten suchen.

BRAATZ hat ein »Trachealspeculum« construirt, welches an Stelle der Canüle verwendet werden soll. Bei demselben ist die cylindrische Röhre durch zwei seitliche Flügel ersetzt.

Die Weite der Canüle muss den oben für die Weite der Oeffnung angegebenen Maassen entsprechen. Im allgemeinen will man sie lieber zu weit als zu eng haben. Selten lässt sich, wenn überhaupt das Einlegen eines Röhrchens nothwendig ist, mit einer einfachen Canüle auskommen. Die gewöhnlich angewandten Doppelröhren (Fig. 56) haben den grossen Vortheil, dass man die innere herausziehen kann, um sie mechanisch (mit einem kleinen Flaschenräumer, Fig. 57) und chemisch zu säubern, während die äussere ruhig liegen bleibt, so dass für den Kranken keine Beschwerde und für den Arzt keine Schwierigkeit bei dem Reinigen des Rohres entsteht. Die Befestigung der inneren Röhre in der äusseren geschieht durch Drehung eines flachen Knöpfchens, welches an der die vordere Oeffnung der äusseren Röhre umgebenden Scheibe angebracht ist und durch eine entsprechende Spalte des inneren Rohres hindurchtritt. Die äussere Canüle steht mit dem Halsschilde, an welchem die Befestigung des ganzen Apparates geschieht, nach der sehr werthvollen Modification von LUER, in beweglicher Verbindung, um den nachtheiligen Druck zu verhüten, welchen sonst das untere Ende gegen die Luftröhrenwand ausüben könnte. Das Einführen der Canüle hat keine Schwierigkeit, wenn die Ränder der Luftröhrenwunde durch eingesetzte scharfe Haken auseinandergezogen werden. Dadurch werden auch alle zu diesem Behufe (von TROUSSEAU u. a.) angegebenen Dilatationszangen überflüssig gemacht, welche jedoch bei der Nachbehandlung behufs des Canülenwechsels eine gewisse Bequemlichkeit darbieten können. Erleichtert wird das Einführen der Canüle durch eine schräg abgestutzte

Fig. 56. Fig. 57.

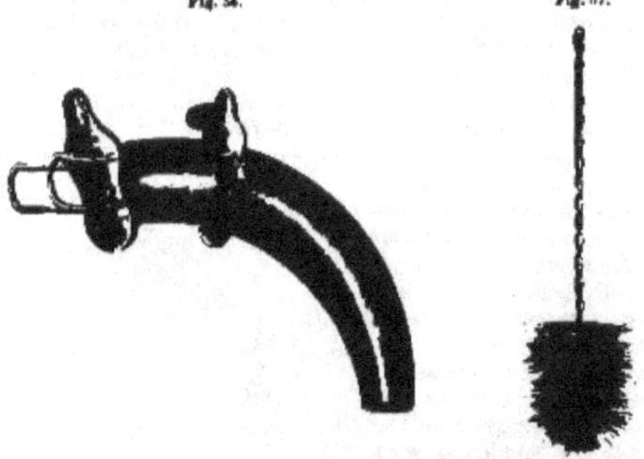

Gestalt ihres Trachealendes, auch dadurch, dass man sie von der Seite einsetzt, d. h. so, dass ihre Convexität nach rechts, ihre Concavität nach links sieht oder umgekehrt.

Die Einführung der Canüle kann auch dadurch erleichtert werden, dass man dem äusseren Röhrchen ein konisch verjüngtes Trachealende giebt und das ganze Röhrchen mit zwei longitudinalen Spalten versieht, so dass es ein zweiklappiges Speculum darstellt, in welches die innere Canüle erst eingeschoben wird, nachdem jenes in die Luftröhre eingelegt ist. Eine solche Canüle ist von BOURDILLAT empfohlen worden.

Fig. 58.

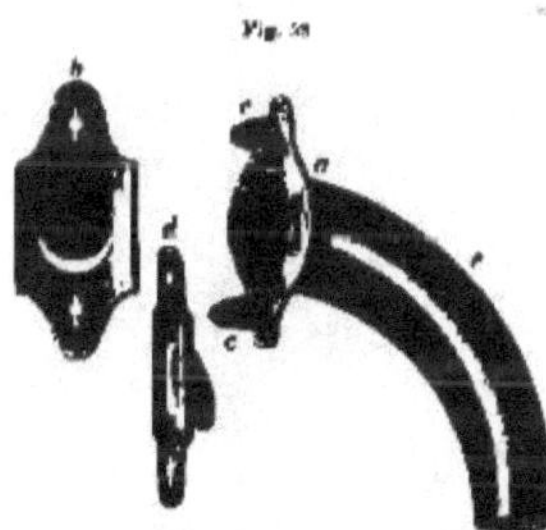

zeigt eine Ventilcanüle nach MAC[illegible]. An der vorderen Oeffnung der Canüle a wird durch Drehung der Knopfchen cc eine Platte (b von vorn gesehen, d von der Seite gesehen) befestigt, welche in der Mitte eine durch das Klappenventil verschliessbare Oeffnung besitzt, deren Lumen etwas geringer ist als dasjenige der Canüle. Bei der Inspiration weicht das Klappenventil in die Höhle der Canüle zurück und die Luft kann frei einströmen; bei der Exspiration verschliesst das Klappenventil die vordere Oeffnung und die Luft ist genöthigt, ihren Ausweg durch die bei e angebrachten Löcher und somit durch den Kehlkopf zu nehmen.

Ist man genöthigt, die Trachealwunde lange offen zu halten, so empfiehlt es sich, das äussere Rohr der Doppelcanüle an der convexen Seite an der Stelle, welche dem Lumen des Kehlkopfes zugewandt ist, mit einer längsovalen O e f f n u n g zu versehen, deren Grösse der Weite der äusseren Canülenöffnung entsprechen muss. Durch diese Oeffnung lässt man den Patienten athmen, während man die äussere Oeffnung der Canüle verschliesst, um zu erfahren, ob und in welchem Grade der Kehlkopf wieder durchgängig geworden ist.

Für längeren Gebrauch sind, wenn zwar der Exspirationsstrom, aber nicht der Inspirationsstrom frei durch den Kehlkopf geht, V e n t i l c a n ü l e n sehr bequem, an denen ein vor oder in der äusseren Oeffnung angebrachtes Klappen- oder Kugelventil den Austritt der Luft verhindert, den Eintritt aber gestattet (vergl. Fig. 58). Man muss aber wohl beachten, dass durch die Ventilvorrichtung die Weite der Canülenöffnung immer etwas beschränkt wird.

Eine besondere Einrichtung haben die Tamponcanülen. Der von Trendelenburg [9]) angegebene Apparat (Fig. 59) besitzt an dem in der Trachea steckenden Theile der Canüle einen Kautschukmantel, welcher sich nach der Einführung durch ein zu ihm hinleitendes enges Rohr aufblasen lässt, zu welchem Behufe Rosenbach einen besonderen Reserveballon hinzugefügt hat. Nachdem die Canüle eingelegt ist, soll der aufgeblasene Gummimantel wie ein Ballon die Lichtung der Trachea vollständig abschliessen.

Um diesem Apparat für Fälle, in denen die Trachea dauernd vom Kehlkopf und vom Schlunde abgesperrt werden soll, eine grössere Sicherheit zu verleihen, haben namentlich Michael [10]) und Eugen Hahn besondere Verfahren angegeben. Ersterem gelang die Absperrung schon, wenn er die gewöhnliche Canüle blos mit einem entsprechend dicken Gummirohr (Drain) umgab, was auch zum Behufe der Verhütung eines nachtheiligen Druckes des Canülenendes zu allgemeinem Gebrauch von ihm empfohlen wird. In anderen Fällen sicherte er die vollständige Ausfüllung der Luftröhre durch feste Umwicklung der Canüle mit feinem Schwamm, welchen er mit Guttaperchapapier oder ähnlichen wasserdichten Stoffen überzog. Besser als die Füllung mit Luft erwies sich ihm an dem Trendelenburg'schen Tampon die Füllung mit Flüssigkeiten. Wo es möglich ist, ein entsprechend grosses Schwammstück, mit wasserdichtem Stoff umhüllt, von der Wunde aus in den oberen Theil der Trachea einzuführen, soll auch dadurch der Zweck erreicht werden. Jedenfalls hält Michael besondere Tamponcanülen für überflüssig, da er mit dem oben angegebenen Verfahren auch bei dem Gebrauch gewöhnlicher Canülen durchweg gute Resultate erzielte.

Fig. 59.

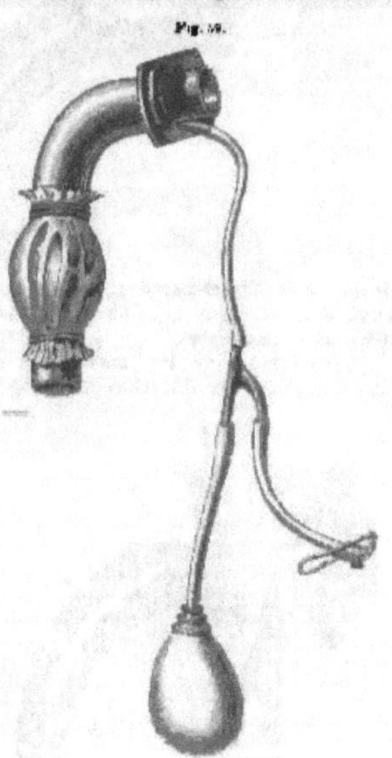

Trendelenburg's Tamponcanüle mit dem Reserveballon von Rosenbach.

In ähnlicher Weise hat Langenbuch [11]) eine antiseptische Tamponade hergestellt, um bei Diphtherischen nach Oeffnung der Luftröhre den unteren Theil der Luftwege vor Infection zu schützen. Der Jodoformwattetampon wird mit einem starken Seidenfaden umschnürt, dessen Enden lang genug sind, um sie nach dem Einlegen des Tampons in die Luftröhre um den Hals schlingen und zusammenknoten zu können. Der Tampon muss so gross sein, dass es eines kräftigen Druckes mit der Kornzange bedarf, um ihn in der Luftröhre aufwärts zu schieben. Der erste Tampon bleibt 4 bis 5 Tage liegen und wird, wenn die Diphtherie im Rachen noch nicht erloschen oder Schlinglähmung aufgetreten ist, durch einen neuen ersetzt. Die Resultate dieser antiseptischen Tamponade, welche von Langenbuch bereits unzählige Male angewandt wurde, waren so vorzüglich, dass der Procentsatz der Heilungen sich gegen die einfache Tracheotomie fast auf das Doppelte steigerte.

E. Hahn [11]) hat sich auf die Umwicklung der Canüle mit Pressschwamm (ohne wasserdichte Umhüllung) beschränkt und auf diese Weise gleichfalls günstige Resultate erzielt. Will man gleichzeitig eine antiseptische Wirkung erzielen, so nimmt man Jodoformschwamm. Selbstverständlich kann die Tamponade nur unter der Bedingung genügend wirken, wenn sie einen gewissen Druck auf die Schleimhaut der Luftröhre ausübt. Wird aber dieser Druck zu stark, so kann er Nekrose der Schleimhaut bewirken. Den einerseits wirksamen und andererseits unschädlichen Grad von Druck zu treffen, mag daher, wenn es sich um dauernde Tamponade handelt, nicht immer ganz leicht sein.

a) Tracheotomia superior.

Der auch bei Kindern deutlich prominirende Ringknorpel wird mit dem Finger aufgesucht. Auf ihm beginnt ein Schnitt von 4—8 Cm. Länge, welcher in der Richtung gegen das Sternum hin zunächst die Haut genau in der Mittellinie trennt. Dieser Schnitt kann sehr bequem mit Erhebung einer Hautfalte gemacht werden, wobei man sicher ist, einerseits die ganze Dicke der Haut zu durchschneiden und andererseits tiefer liegende Gebilde nicht zu verletzen. Selten liegen dicht unter der Haut grössere Venenstämmchen, welche man jedoch vermeiden oder, wenn sie verletzt sind, gleich fassen und unterbinden kann. Das oberflächliche Blatt der Halsfascie durchschneidet man darauf gleichfalls in der Mittellinie, entweder indem man dasselbe mit zwei Hakenpincetten erhebt, von denen die eine dem Gehilfen übergeben wird, oder auf der durch eine kleine Incision eingeführten Hohlsonde. Hat man sich genau in der Mittellinie gehalten, so liegt alsbald, nachdem man noch einiges lose Bindegewebe durchschnitten oder zerrissen hat, die Commissur der Mm. sternohyoidei bloss als ein weisslicher oder gelblicher Streifen. Dieser wird zwischen Pincetten oder auf der Hohlsonde durchschnitten, die Mm. sternohyoidei und die hinter ihnen liegenden sternothyreoidei werden mit stumpfen Haken auseinandergezogen. Die stumpfen Haken und die Hände, welche erforderlich sind, um sie zu halten, können durch Einlegen des von Bose angegebenen »federnden Wundhakens« (Fig. 60) ersetzt werden.

Fig. 60.

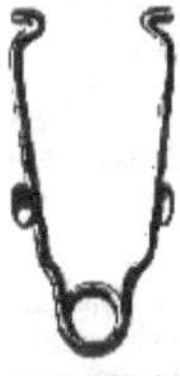

Bose's federnder Wundhaken.

Das mittlere Blatt der Halsfascie liegt jetzt vor, zunächst dessen vordere Platte, welche vor der Schilddrüse sich hinzieht, während die hintere derselben an ihrer hinteren Seite einen Ueberzug giebt. Beide Platten befestigen sich am Ringknorpel. Um das Mittelstück der Schilddrüse ohne Verletzung desselben abwärts schieben zu können, braucht man, wie Bose [4]) gezeigt hat, nur die Befestigung der Fascie am Ringknorpel abzulösen. Dies wird in folgender Weise ausgeführt. Man fixirt den Ringknorpel mit der gegen seinen unteren Rand aufgesetzten Spitze des linken Zeigefingers und macht über die Mitte der Höhe des Ringknorpels einen kleinen Querschnitt durch die Fascie bis auf (nicht in) den Knorpel. Der untere Rand dieser Wunde wird mit einer Hakenpincette gefasst und etwas emporgehoben, so dass man ein stumpfes Instrument, z. B. einen flachen Hebel, eine Hohlsonde, einen schmalen Scalpellstiel zwischen die hintere Platte der Fascie und die Trachea einschieben kann. Nun gelingt es leicht, das mittlere Blatt der Halsfascie sammt der in ihm eingeschlossenen Schilddrüse mit einem der genannten Instrumente unter gleichzeitigem Zuge der in den Wundrand eingesetzten Pincette abzuhebeln und abzuziehen. Sollte die Schilddrüse einen aufwärts steigenden zungenförmigen Lappen besitzen, so wird dieser in derselben Weise abgelöst und zur Seite geschoben. Je mehr man das vom Ringknorpel abgelöste Stück der Fascie abwärts zieht, desto mehr verwandelt sich die kleine Querwunde auf dem Ringknorpel in ein mit seinem grössten Durchmesser vertical gestelltes Oval, in welchem alsbald die obersten 4 bis 5 Luftröhrenringe bloss liegen. Der obere Rand der Schilddrüse sammt der sie einschliessenden Fascie wird nun entweder mit der bereits eingesetzten Hakenpincette oder mit einem stumpfen Haken von einem Gehilfen abwärts und nach vorn gezogen; der Arzt führt einen scharfen Haken etwas links von der Mittellinie und parallel mit dieser in der Richtung von unten nach oben durch die vordere Wand der Trachea und übergiebt diesen der assistirenden Hand, welche bisher mit einem stumpfen Haken die Weichtheile zurückhielt, was weiterhin nicht mehr nöthig ist. Dann setzt er den zweiten scharfen Haken ebenso auf der rechten Seite ein und übergiebt diesen der Hand, welche bis dahin die Weichtheile dieser Seite zurückzog. Mit den beiden eingesetzten Haken wird die Luftröhre nunmehr nach vorn gezogen (womöglich über das Niveau der übrigen Weichtheile emporgehoben) und mit einem spitzen Messer genau in der Mittellinie im Bereich der obersten vier Knorpelringe geöffnet. Man muss tief genug einstechen, um sicher auch die Schleimhaut (und eine die Luftröhre vielleicht auskleidende Pseudomembran) zu durchschneiden, andererseits nicht zu tief, um nicht die hintere Wand der Trachea oder gar auch noch die vordere Wand der Speiseröhre zu verletzen. Ob man das Messer im oberen oder im unteren Wundwinkel einsticht, also in der Richtung vom Ringknorpel gegen die Schilddrüse, oder umgekehrt schneidet, ist wohl ziemlich gleichgiltig; gegen die erstere Schnittrichtung lässt sich geltend machen, dass durch eine unvorhergesehene Bewegung die Schneide in das Schilddrüsengewebe eindringen und somit eine störende Blutung veranlassen könnte.

b) Tracheotomia inferior.

In dem Raume zwischen dem unteren Rande des Schildknorpels und dem oberen Rande des Brustbeines (vergl. Fig. 61) liegt die Luftröhre viel weiter von der Hautoberfläche entfernt als dicht am Kehlkopf, und zwar desto tiefer, je weiter abwärts man sie aufsucht. Ueberdies treten in dieser Region die von der Schilddrüse abwärts verlaufenden Venen (Venae thyreoideae inferiores mediae) und in etwa 10% aller Fälle auch noch die Aeste der Arteria thyreoidea ima oder gar deren Stamm dem operirenden Arzte in den Weg. Die Venen sind um so schwieriger zu umgeben, als sie meist durch quer oder schräg von einer Seite zur anderen verlaufende Aeste miteinander verbunden sind. Gerade an dieser Stelle findet man sie, wenn ein Inspirationshinderniss besteht, mit Blut überfüllt; auch aus den kleinen Aesten erfolgt eine mächtige Blutung, welche das ganze Operationsfeld überschwemmt und, wenn der Arzt sich verleiten lässt, vor ihrer Stillung die Luftröhre zu öffnen, sicherlich zu einem gefährlichen Eintritt von Blut in die Luftröhre Anlass giebt. Die Luftröhre mit den eingesetzten Haken über das Niveau der Blutung zu erheben (hervorzuziehen), gelingt hier wegen der tiefen Lage des Organs viel weniger leicht als bei der oberen Tracheotomie, in manchen Fällen überhaupt gar nicht. Dem Verschluss aller blutenden Lumina, wenn auch zunächst nur mit schliessbaren Zängelchen, ist also die volle Aufmerksamkeit zuzuwenden. Die Arteria thyreoidea ima ist auch durchaus nicht zu unterschätzen; wird sie durchschnitten, so kann sie einen halben Meter weit spritzen. Die kleinen Venen hören auf zu bluten, sobald die Respiration wieder frei ist.

Eine Kropfgeschwulst oder andere, namentlich maligne Geschwülste, können den Raum für die untere Tracheotomie so beengen oder gar so vollständig einnehmen, dass die Oeffnung der Luftröhre überaus schwierig, auch wohl ganz unmöglich wird, wenn man nicht jene Geschwülste vorher entfernen oder den Kropf wenigstens spalten, d. h. seine beiden Seitenlappen von einander trennen und lateralwärts verschieben kann.

Der Hautschnitt für die untere Tracheotomie muss in Erwägung der tiefen Lage des Organs viel länger sein als für die obere. Zu lang kann er kaum werden; denn selbst an einem langen Halse ist die Entfernung vom unteren Rande des mittleren Lappens der Schilddrüse bis zum oberen Rande des Sternum nicht länger, als man die Wunde zu haben wünscht. Ueberdies liegt am oberen Rande des Brustbeins, dicht unter der Fascia superficialis, ein querer Verbindungsast der Schilddrüsenvenen, welchen man nicht verletzen möchte. Man beginnt also den Hautschnitt etwa 2 Cm. unter dem Ringknorpel und führt ihn genau in der Mittellinie abwärts bis in die Nähe des Brustbeins. Dann folgt die Trennung der Muskelcommissur wie bei dem oberen Schnitt, nur in grösserer Ausdehnung, demnächst die Blosslegung, das Anhaken und die Oeffnung der Luftröhre genau in der Mittellinie. Je näher am oberen Wundwinkel man die Luftröhre öffnen kann, desto

Fig. 61.

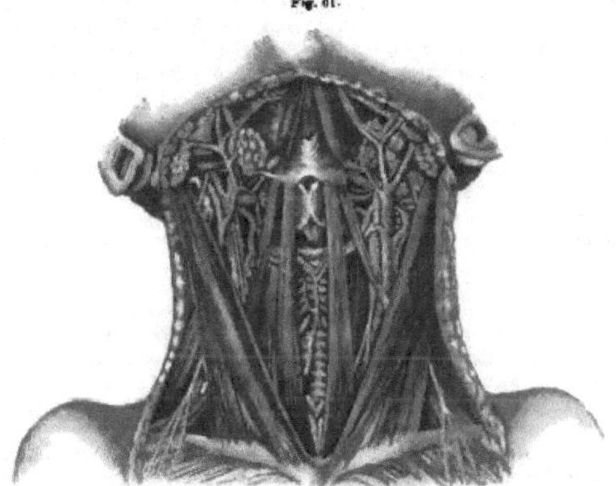

leichter ist es, weil sie weiter abwärts immer tiefer liegt. Die Spaltung in der Richtung von unten nach oben vorzunehmen, wird hier aus besonderen Gründen empfohlen: man soll dadurch sichergestellt werden vor einer Verletzung der vielleicht unbemerkt gebliebenen Arteria thyreoidea ima oder einer aus dem Truncus anonymus entspringenden, schräg vor der Luftröhre verlaufenden Carotis sinistra oder gar der Pleura. Die Möglichkeit aller dieser Verletzungen besteht freilich nur, wenn man die Trachea nicht gehörig blossgelegt hat oder die Bewegungen des Kranken oder die des eigenen Messers nicht beherrschen kann.

Ueble Folgen der Tracheotomie. — Nachbehandlung.

War der Grund zur Oeffnung der Luftröhre ein Fremdkörper und liess sich dieser sofort entfernen, so kommt das Einlegen einer Canüle gar nicht in Frage, man hat nur dafür zu sorgen, dass die Wunde nicht verunreinigt wird; die Heilung erfolgt dann verhältnissmässig schnell. Die Luftröhrenwunde zu nähen ist umständlich und meist überflüssig.

Wollte man die Hautwunde nähen, so würde, wenn nicht ein hermetischer Verschluss der Luftröhrenwunde gelungen ist, Emphysem entstehen. Letzteres kann freilich auch bei weit offener Wunde und in Fällen von Erstickungsgefahr durch Versperrung der Luftwege aus ganz anderen Gründen vorkommen. Seine Entstehung ist dann mit grosser Wahrscheinlichkeit aus einem durch die angestrengten Respirationsbewegungen herbeigeführten Zersprengen von Lungenbläschen zu erklären. Erreicht die Luft, von da im losen Bindegewebe sich verbreitend, den Mittelfellraum, so steigt sie auch weiter zum Halse aufwärts und kann eine zuweilen bis zur Erstickungsgefahr sich steigernde Compression der Luftröhre bedingen, welcher man durch Einlegen langer Canülen abhelfen oder vorbeugen muss.

In vielen Fällen gehen von der eingelegten Canüle Störungen aus. Diese zeigen sich namentlich bei Kindern, welche wegen Diphtherie operirt worden sind. Vor allem handelt es sich um die Verstopfung der Canüle durch das zu Krusten eintrocknende Secret der Bronchien und der Luftröhre selbst. Häufiges Ausziehen und Säubern der inneren Canüle hilft diesem Uebelstande und der daraus hervorgehenden Erstickungsgefahr ab, stört aber erheblich die Ruhe des kleinen Patienten. Das Ausputzen der inneren Canüle in situ mit einer gesäuberten und desinficirten Taubenfeder wirkt bei weitem nicht so gründlich und erfordert einige Geschicklichkeit. Viel mehr erreicht man durch das Inhaliren warmer Dämpfe durch die Canüle. Dies kann leicht bewerkstelligt werden, indem man den Strom eines gewöhnlichen Inhalationsapparates auf die Oeffnung der Canüle leitet. Wenn dabei ein wenig von der inhalirten Flüssigkeit in die Canüle läuft, so ist das eher nützlich als schädlich. Man kann sogar einige Tropfen in die Canüle einträufeln, da sie alsbald durch Hustenstösse wieder herausgeschleudert werden. Lösungen von Salicylsäure, von Milchsäure, von Kochsalz (alle nur sehr verdünnt) können hierzu angewandet werden; am meisten wird Kalkwasser gelobt.

Auch an der äusseren Canüle können sich von der Luftröhre her so dicke Borken ansetzen, dass die Luft nicht mehr hinlänglich frei eintritt. Diese Borken mit dem Federbart in situ beseitigen zu wollen, ist bedenklich, weil man dieselben wahrscheinlich in die Luftröhre hinabstossen würde. Man muss sich also zur Entfernung der ganzen Canüle entschliessen, um dieselbe gründlich zu putzen. Hat man eine zweite, gut passende Canüle zur Hand, so sollte man nur einige durch Einträufeln von Flüssigkeit leicht zu erregende Hustenstösse abwarten, durch welche etwa abgelöste Stückchen der Krusten herausbefördert werden, dann aber sofort die neue Canüle einlegen; denn die Trachealöffnung verengt sich sehr schnell. Soll dieselbe Canüle wieder benutzt werden, so muss die Säuberung derselben deshalb ohne Verzug, aber darum nicht minder gründlich besorgt werden. Der Kranke muss dazu in dieselbe Lage gebracht und in derselben Weise gehalten werden, wie bei der Operation. Ungern wird man den Canülenwechsel früher als drei Tage nach der Operation vornehmen, weil vorher Verwachsungen zwischen den Rändern der Luftröhrenwunde und der übrigen Wunde nicht zu erwarten sind, so dass Wundsecrete und Luftröhrenschleim bei einiger Zerrung leicht in die lockeren Bindegewebsschichten eindringen können. Dass beim Einlegen der neuen Canüle der Gebrauch von Dilatationsinstrumenten, sowie auch die Benutzung einer zweiklappigen Canüle von Vortheil sein kann, wurde bereits oben bemerkt.

Die Canüle ganz fortzulassen, darf man immer erst wagen, wenn man die volle Ueberzeugung hat, dass das Respirationshinderniss beseitigt ist. Man zieht also die innere Canüle aus, verschliesst die obere (vordere) Oeffnung der äusseren Canüle, an deren convexer Seite sich die oben beschriebene ovale Oeffnung befindet, und nöthigt den Patienten, auf solche Weise durch den Kehlkopf Luft zu holen. Geht dies frei von statten, so kann auch die äussere Canüle entfernt werden, worauf dann die Heilung der Wunde gewöhnlich schnell erfolgt. Jedoch ist in den ersten 24 Stunden noch eine sehr sorgfältige und sachverständige Ueberwachung nothwendig. Bei Fremdkörpern, welche im Kehlkopf fest sassen und von deren Entfernung man sich nicht selbst hat überzeugen können, sollte man alles aufbieten, um über deren Abwesenheit Gewissheit zu erlangen, bevor man die Trachealwunde zuheilen lässt. Es ist wiederholt vorgekommen, dass Patienten, bei denen ein Fremdkörper im Kehlkopf festsass, ohne Störungen zu veranlassen, nach Heilung der Trachealwunde erstickten, wenn sich der Fremdkörper dislocirt hatte und in der Stimmritze eingeklemmt wurde.

Da es unmöglich ist, die Wunde streng antiseptisch zu behandeln, stellt sich auch in manchen Fällen nicht blos in der nächsten Umgebung, sondern auch in grösserem Umkreise Phlegmone ein, welche sich sogar auf das Mediastinum verbreiten kann. Mit Rücksicht hierauf empfiehlt es sich, die Wunde so weit als möglich von vornherein antiseptisch zu behandeln, d. h. aufs äusserste sauber zu halten und das Schild mit antiseptischem Mull rings um die Canüle in weitem Umkreise zu unterpolstern. Die Behandlung der Phlegmone selbst würde die anderweit bekannte sein müssen.

Nekrose der Wundränder der Knorpel ist zwar von Alters her gefürchtet, aber nur äusserst selten beobachtet worden, an den Luftröhrenknorpeln vielleicht niemals.

Dagegen ist als eine zwar auch nicht häufige, aber doch sicher beobachtete und sehr gefährliche Nachkrankheit nach der Tracheotomie das Decubitalgeschwür in der Trachea zu erwähnen. Dasselbe führt seinen Namen mit Recht, da es immer nur an der Stelle beobachtet worden ist, auf welche das untere Ende einer unpassenden Canüle einen Druck ausgeübt hat, gewöhnlich an der vorderen Wand. Gefährlich sind in dieser Beziehung alle Canülen, deren Krümmung nur den vierten Theil eines Kreises beschreibt, ferner solche, welche im Schilde festsitzen, und solche, die am vorderen Umfange des unteren Endes nicht schräg abgestutzt sind. Man sollte daher diese mechanischen Verhältnisse stets berücksichtigen, wenn auch sicher zu sein scheint, dass diese Geschwürsbildung nur bei Diphtherie und am häufigsten in bösartigen Epidemien von Diphtherie vorkommt. Vermuthen kann man diese gefährliche Complication, wenn das Kind über Schmerz hinter dem Sternum oder an der dem unteren Ende der Canüle entsprechenden Stelle der Trachea klagt, wenn sich blutgestreifter Auswurf einstellt und der untere Rand der Canüle schwarz gefärbt erscheint. Die Therapie besteht in dem Einlegen einer passenden, vielleicht auch mit einem Gummirohr zu überziehenden Canüle, oder dem Fortlassen derselben, sofern dies zulässig.

Ein sehr störendes Ereigniss ist das sogenannte »Verschlucken«. Flüssigkeiten, welche der Operirte hinabzuschlucken versucht, gelangen zum Theil in die Luftröhre, können aus der Operationswunde herausfliessen, gelangen aber ebensogut auch in die feineren Verästelungen der Bronchien und können also Anlass zu einer sogenannten »Schluckpneumonie« werden. Dies ereignet sich theils schon in den ersten Tagen nach der Operation, theils auch erst später, namentlich in der zweiten oder in einer noch späteren Woche. Im ersten Falle handelt es sich um Störungen der normalen Schlingbewegungen durch die diphtherische Infiltration des Schlundes und des Kehlkopfeinganges oder um ulceröse Zerstörungen der hinteren Wand des Kehlkopfes oder vielleicht des ganzen Organs (beim Kehlkopfkrebs). Bei diesem Uebel kann es auch vorkommen, dass die Zerstörungen sich erst längere Zeit nach der Tracheotomie so weit erstrecken, dass der normale

Schlingact unmöglich wird. In der Mehrzahl der Fälle handelt es sich aber bei diesem, nach der ersten Woche nach der Operation sich einstellenden »Verschlucken« um Diphtherie. Der Grund ist dann in einer diphtherischen Lähmung des Nervus laryngeus superior zu suchen, infolge deren die Schleimhaut des Kehlkopfes unempfindlich wird, so dass Flüssigkeiten die Stimmritze passiren können, ohne auch nur Husten zu erregen. Diesem Vorgange steht man, wenn es nicht gelingt, dort die Infiltration und hier die Lähmung schnell zu beseitigen, ziemlich hilflos gegenüber. Selbst wenn die Ernährung mit der Schlundsonde oder mit ernährenden Klystieren sich durchführen liesse (was bei Kindern sehr schwierig ist), würde immer noch der Speichel in die Luftwege gelangen und sicherlich nicht unschädlich sein. Derselbe Einwand trifft auch den Vorschlag von PAULY[*]), während der Mahlzeit eine Tamponcanüle einzulegen. Ueberdies ist der Schlingact oft recht schwierig, während eine Tamponcanüle in der Luftröhre steckt.

Eine der unangenehmsten Nachkrankheiten ist die Wucherung von Granulationen in der Luftröhre. Diese entwickeln sich, wie es scheint, ausschliesslich bei Kranken, welche an Diphtherie leiden oder litten, meist im oberen Winkel der Luftröhrenwunde, also über der convexen Fläche der

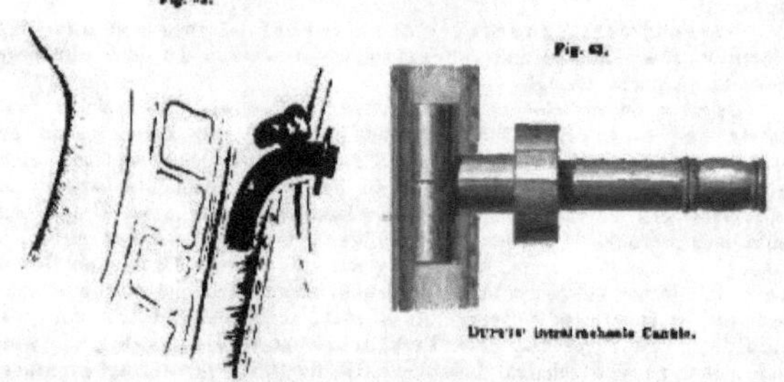

Fig. 62.

Fig. 63.

DUPUIS' intratracheale Canüle.

eingelegten Canüle, in Gestalt einer scharf begrenzten Geschwulst, welcher man den Namen Granulom gegeben hat (Fig. 62, etwas grob schematisch dargestellt). Durch ein solches kann die Luftröhre in dem Grade versperrt werden, dass der Kranke nach Entfernung der Canüle in die äusserste Erstickungsgefahr geräth, indem der Granulationswulst durch die Athembewegungen zu stärkerer Schwellung gebracht und wie ein verstopfender Zapfen in der Luftröhre hin und her geschleudert wird.[11]) Tritt die Erstickungsnoth unmittelbar nach Entfernung der Canüle auf, so ist palliative Hilfe leicht zu schaffen, indem man die Canüle wieder einsetzt. Die Gefahr ist grösser, wenn erst längere Zeit nach Entfernung der Canüle, vielleicht erst zu einer Zeit, wo die Trachealöffnung schon in hohem Grade verengt oder gar geschlossen ist, die Erstickungsnoth plötzlich auftritt. Es leuchtet ein, dass man dann die Oeffnung der Luftröhre schnell wieder herstellen und eine Canüle wieder einsetzen muss. Das Granulom zu beseitigen, ist in einzelnen Fällen wohl durch das andauernde Tragen sehr weiter Canülen gelungen. BARDELEBEN hat bei einigen Patienten, welche er erst spät in Behandlung bekam, mit sehr gutem Erfolg Ventilcanülen mit einer ovalen Oeffnung an der convexen Seite (welche aber von anderen geradezu als schädlich bezeichnet werden) angewandt. Vielleicht beruht diese gute Wirkung auf der Austrocknung oder Compression des Granulationswulstes durch den Luftstrom. Kommt man auf diesem Wege nicht zum Ziele, so bleibt nur das Ausschaben der Granulation übrig, welches am bequemsten, während der Kopf hintenüberhängt, mit einem scharfen Löffel gemacht wird. Zulässig wäre wohl auch, eine vorsichtige Kauterisation darauf folgen zu lassen. Behufs dieser Eingriffe kann es nothwendig werden, die Luftröhrenwunde in der Richtung nach oben zu erweitern, wie dies namentlich von PAULY[5]) empfohlen worden ist.

Viel weniger bedenklich ist eine nach längerem Tragen der Canüle zuweilen zurückbleibende Halblähmung der Muskeln, welche die Stimmritze erweitern, eine *Gewohnheitsparese der Glottisöffner*. Zur Verhütung derselben ist eine Ventilcanüle mit ovaler Oeffnung an der convexen Seite empfehlenswerth. Die Behandlung besteht zunächst in der von TRENDELENBURG[13]) empfohlenen methodischen Gymnastik, d. h. einer allmählich zu steigernden Verkleinerung der Canülenöffnung, welche man durch Einsetzen von Pfropfen erreicht, die allmählich mit immer kleineren Oeffnungen durchbohrt werden (mit Hilfe glühender Stricknadeln). PAULY[5]) räth, die faradische Reizung der Mm. crico-arytaenoidei postici hinzuzufügen.

Verengerungen der Luftröhre, welche nach der Tracheotomie zurückbleiben, sind, abgesehen von der schon erwähnten Granulationsstenose, gar nicht von der Operation, sondern von der Erkrankung, durch welche diese indicirt wurde, abhängig, gewöhnlich also von Diphtherie. Für die Erweiterung derselben hat TRENDELENBURG[14]) das Einführen von Bougies, DUPUIS[15]) das Einlegen besonderer Canülen empfohlen. Auf die Bougies werden wir bei der Laryngotomie zurückkommen. Die Canüle von DUPUIS (Fig. 63) besteht aus zwei gleichgeformten Röhren, deren jede einen rechtwinklig von ihr abgehenden Stiel trägt. Die Röhren werden von der Trachealöffnung aus, die eine nach oben, die andere nach unten, in die Luftröhre eingeführt und mit einander theils durch eine, die Stiele durchsetzende Schraube, theils durch einen starken Gummiring verbunden und in ihrer Stellung gesichert. Sowohl das Einführen wie das Herausnehmen dieser Röhren kann auf grosse Schwierigkeiten stossen. Hängt die Verengerung der Luftröhre von Verziehungen oder Umschnürungen durch Narben in ihrer Umgebung ab, so kann nur die Lösung dieser Narben die Möglichkeit der Heilung herbeiführen.

Entsteht oder besteht nach Ausführung der Tracheotomie eine *Compressionsstenose in dem unterhalb der Oeffnung liegenden Theile* der Luftröhre (wie das namentlich beim Kropf vorkommt), so muss man eine lange Canüle einführen, welche weiter abwärts reicht als das Hinderniss. Eine solche, deren biegsames Mittelstück aus spiralig aufgewundenem platten Silberdraht besteht, ist von KÖNIG angegeben. Freilich giebt es Fälle, in denen der Druck tief am Halse oder im Thorax sitzender Geschwülste sich auch auf diese Weise nicht ausgleichen lässt.

Aus den vorstehenden Erläuterungen ergiebt sich bereits, dass es verschiedene Gründe geben kann, welche, namentlich bei oder nach Diphtherie, die Entfernung der Canüle unmöglich oder doch unrathsam erscheinen lassen. Wir fassen diese Ursachen der »*Erschwerung des Décanulement*«, nach dem Vorgange von KÖHL[16]), unter folgenden Rubriken zusammen: 1. *Fortdauer der Diphtherie*. 2. *Recidiv derselben*. 3. *Entzündliche Schwellung unter den wahren Stimmbändern* (Chorditis inferior). 4. Die oben erläuterte *Granulationsstenose*. 5. *Verbiegungen der Luftröhre*, welche namentlich durch einen zu langen Schnitt oder durch seitlichen Einschnitt in die Luftröhre bedingt werden können. In letzterem Falle kann sich die schmälere Seite der vorderen Luftröhrenwand unter die breitere schieben. War bei oberer Tracheotomie der erste Luftröhrenknorpel nicht mit durchschnitten, so kann dieser durch den Druck der Canüle unter den

Ringknorpel geschoben werden, wodurch die Canüle eine fehlerhafte Stellung erhält und das Lumen der Trachea erheblich verengt wird. 6. Erschlaffung der vorderen Trachealwand, welche jedoch sehr selten vorzukommen scheint und in ätiologischer Beziehung noch nicht hinlänglich aufgeklärt ist. 7. Verengerung der Luftröhre durch Geschwülste oder Narben, welche von aussen drücken. 8. Verengerungen der Luftröhre durch Narben in ihrem Innern. 9. Diphtherische Lähmung der Kehlkopfmuskeln. 10. Gewohnheitsparese. 11. Psychische Erregung, namentlich Furcht vor der Entfernung der Canüle. 12. Spasmus glottidis (zweifelhaft).

Die zum Behuf des Lufteintrittes hergestellte Oeffnung der Luftröhre kann, statt zu verheilen, auch zur Fistel werden, indem die Schleimhaut der Luftröhre mit der äusseren Haut verwächst oder doch durch Narbensubstanz verbunden wird. Solche sogenannte Luftfisteln lassen aber immer erhebliche Substanzverluste voraussetzen und sind daher wohl niemals auf die Operation, sondern auf die Diphtherie, welche zu jener Anlass gab, zurückzuführen. Zu ihrer Heilung können plastische Operationen erforderlich werden, auf welche wir hier nicht näher einzugehen haben.

B. Laryngotomie.[17]

Als Laryngotomie bezeichnet man zwei wesentlich verschiedene Operationen, von denen die eine sich in Betreff des zu erreichenden Zweckes, sowie auch in ihrer Ausführung an die obere Tracheotomie anschliesst und von vielen im Zusammenhange mit dieser beschrieben oder gar als eine besondere Methode der Tracheotomie bezeichnet wird (vergl. Tracheotomie), während die andere ihre besonderen Zwecke verfolgt und eine besondere Technik erfordert. Erstere nennt man auch die Laryngotomia partialis, letztere die Laryngotomia totalis. Die erstere will nur den Ringknorpel oder mit diesem zugleich einige Luftröhrenringe oder die Membrana crico-thyreoidea allein oder in Verbindung mit dem Ringknorpel durchschneiden; sie erhält dementsprechend auch die besonderen Namen: Krikotomie, Krikotracheotomie, oder wenn blos die Membran durchschnitten wird, »Methode von Vicq d'Azyr«, nach dem Chirurgen, welcher sie im vorigen Jahrhundert zum Ersatz der Tracheotomie in dieser Weise auszuführen rieth. Die Laryngotomia totalis beabsichtigt wesentlich die Spaltung der vorderen Wand des Schildknopels (Thyreotomie); gewöhnlich wird aber die Spaltung des Ringknorpels und die Durchschneidung der Membrana crico-thyreoidea mit ihr verbunden (eigentliche Laryngofissur). Sie verfolgt wesentlich den Zweck, zur Entfernung von Fremdkörpern, nekrotischen Knorpelstücken und pathologischen Gewächsen, zur Oeffnung von Abscessen, zur Aufrichtung von eingedrückten Bruchstücken und zur mechanischen Behandlung von narbigen Stricturen in der Höhle des Kehlkopfes die Möglichkeit herbeizuführen.

Geschichte. Wenn auch schon im 17. Jahrhundert von »Laryngotomie« die Rede ist, so darf daraus nicht geschlossen werden, dass die Operation, welche wir jetzt so nennen, damals bekannt gewesen und ausgeführt worden sei. Man gebrauchte vielmehr diesen Namen als gleichbedeutend mit »Bronchotomie«. Auch im 18. Jahrhundert wird unter Laryngotomie nur die Durchschneidung der Membrana crico-thyreoidea, wie sie namentlich Vicq d'Azyr an Stelle der Tracheotomie empfahl, verstanden. In unserem Sinne hat erst Desault in der zweiten Hälfte des vorigen Jahrhunderts die Laryngotomie aufgefasst. Nach seiner Erläuterung besteht dieselbe *a)* in der Durchschneidung der Membrana crico-thyreoidea, *b)* in der Spaltung der Commissur der Schildknorpel oder des Ringknorpels und einiger Luftröhrenringe. Die Operation am lebenden Menschen auszuführen war ihm nicht vergönnt, da der Mensch, bei welchem er sie wegen eines im linken MORGAGNI'schen Ventrikel sitzenden Kirschkerns dringend anrieth, dieselbe verweigerte. PELLETAN hatte das Glück, sie zuerst, und zwar mit bestem Erfolge (1788), auszuführen; er entfernte nach Spaltung des Kehlkopfes ein in der Stimmritze eingeklemmtes Stück von sehnigem Kalbfleisch, indem er dasselbe mit dem in den Kehlkopf eingeführten Finger emporstiess, worauf der Patient es verschluckte. In unserem Jahrhundert wurde die Laryngotomie wiederholt, und zwar nicht blos wegen fremder Körper und wegen Verletzungen des Kehlkopfes, sondern auch zum Behufe der Ausschälung von Gewächsen im Kehlkopf ausgeführt, zu letzterem Zweck zuerst von BRAUERS, 1833. Mit der Einführung des Kehlkopfspiegels beginnt für die Laryngotomie eine neue Aera; namentlich ist seitdem eine grosse Anzahl von Tumoren mit ihrer Hilfe entfernt worden, obgleich deren etwa zehnmal so viel in den letzten Decennien mit Hilfe des Kehlkopfspiegels vom Munde aus operirt wurden.

Die Indicationen zur Laryngotomie ergeben sich im allgemeinen aus der oben aufgestellten Begriffsbestimmung. Im einzelnen sind zu erläutern: 1. Fremdkörper im Kehlkopf, 2. Verletzungen des Kehlkopfes, 3. Gewächse im Kehlkopf, 4. Perichondritis laryngea, 5. Verengerungen und Verschluss des Kehlkopfes.

1. Fremdkörper im Kehlkopf. In der grossen Mehrzahl der Fälle ist wegen der Erstickungsgefahr zunächst die Tracheotomie indicirt. Verbleibt aber nach dieser der Fremdkörper im Kehlkopf und lässt sich auch nicht von der Trachealwunde aus fassen oder in den Schlund hinaufstossen, so muss zu seiner Entfernung, wenn auch die Erstickungsgefahr durch die Oeffnung der Trachea abgewandt ist, doch die Laryngotomie gemacht werden. Zahlreiche Beobachtungen haben gelehrt, dass ein Fremdkörper, ohne auffällige Störungen zu veranlassen, lange im Kehlkopf, namentlich in den MORGAGNI'schen Taschen verweilen und, wenn die Luftröhrenöffnung geschlossen ist, doch plötzlich, indem er sich in der Stimmritze einklemmt, Erstickung bedingen kann. Ueberdies kann sein längeres Verweilen Verschwärung zur Folge haben.

2. Verletzungen des Kehlkopfes. Wenn es auch möglich ist, bei Verletzungen des Kehlkopfes die drohende Erstickungsgefahr in der Mehrzahl der Fälle durch Tracheotomie zu verhüten oder abzuwenden, so giebt es doch auch Beobachtungen genug, in denen bei Brüchen der Kehlkopfknorpel und bei Verwundungen des Kehlkopfes durch Schnitt oder Schuss die Laryngotomie erforderlich wird, um die Durchgängigkeit des Kehlkopfes zu erhalten. Das Zurechtschieben der Bruchstücke und der durch den Schnitt getrennten Knorpel gelingt bei weitem leichter, nachdem der Ringknorpel und die Membrana crico-thyreoidea in der Mittellinie gespalten sind, als wenn blos die Luftröhre geöffnet wurde. In Betreff der nach der Laryngotomie dann weiterhin erforderlichen Massregeln vergl. Nachbehandlung.

3. Gewächse im Kehlkopf. Sicherlich ist die Exstirpation von Kehlkopfgeschwülsten vom Munde aus unter Leitung des Kehlkopfspiegels dem Patienten und seinen Angehörigen erwünschter als die Spaltung des ganzen Organs zum Behuf der Ausrottung jener Gebilde; aber nicht blos der Sitz, sondern auch die Natur des Gewächses nöthigen uns, in vielen Fällen der Laryngotomie den Vorzug zu geben. Sobald die Neubildung unterhalb der Stimmbänder ihren Sitz hat, kann die Ausrottung vom Munde aus, wenn es auch zulässig erscheinen mag, dieselbe zu versuchen, doch niemals die volle Sicherheit der radicalen Entfernung gewähren, und sobald der Verdacht der Malignität besteht, wird es sich vielmehr fragen, ob nicht statt der Laryngotomie die partielle oder totale Exstirpation des Kehlkopfes gemacht

werden müsse, als dass die Exstirpation vom Munde aus mit der Blosslegung der Geschwulst durch Spaltung des Kehlkopfes concurriren könnte. Specielle Indicationen für die Laryngotomie geben:

a) Tumoren, welche in den MORGAGNI'schen Taschen mit breiter Basis wurzeln;

b) multiple Papillome (Polypen), namentlich bei Kindern;

c) Kehlkopfkrebs, wenn er noch nicht so weit vorgeschritten ist, dass die Exstirpation des Kehlkopfes erforderlich scheint. Hier wird durch die Laryngotomie jedenfalls die Diagnose gesichert, indem man hinreichend grosse Stücke der Geschwulst zur mikroskopischen Untersuchung entnehmen kann (C. REYHER), in manchen (freilich seltenen) Fällen aber auch die totale Entfernung ermöglicht;

d) Tumoren, welche unterhalb der Stimmbänder oder an deren unterer Fläche ihren Sitz haben; endlich

e) ein besonders hoher Grad von Empfindlichkeit des Gaumensegels, des Schlundes und des Kehlkopfeinganges, der sich auch mit Zuhilfenahme der localen Anästhesie nicht so weit überwinden lässt, dass die Operation vom Munde aus gemacht werden kann.

Immerhin werden auf diesem Gebiete alle Indicationen etwas schwankend bleiben, weil die Diagnose oft genug noch der wünschenswerthen Sicherheit ermangelt, weil ferner nicht blos der Wunsch des Patienten, sondern auch die Frage nach der künftigen Functionsfähigkeit der Stimmbänder mit ins Spiel kommt und weil endlich in vielen Fällen bei hinreichender Geduld des Kranken und des Arztes und genügender Geschicklichkeit des letzteren durch unzählige Wiederholungen der Operation vom Munde aus bei gutartigen Geschwülsten ebenso günstige Resultate erreicht werden können wie durch die Laryngotomie.

An die Neubildungen reiht sich auch der Lupus des Kehlkopfes an, für dessen Behandlung die Laryngotomie wohl noch die günstigsten Aussichten darbietet.

4. Perichondritis an den Kehlkopfknorpeln ist, wie SCHÜLER mit Recht hervorgehoben hat, in vielen Fällen eine Indication zur Laryngotomie, nicht blos um nekrotische Knorpelstücke frühzeitig zu entfernen, deren spontane Ausstossung vielleicht erst nach Monaten erfolgen würde, sondern auch um durch eine zweckmässige Nachbehandlung die drohende Deformirung und namentlich die Verengerung des Kehlkopfes zu verhüten.

5. Verengerungen und Verschluss des Kehlkopfes. Hier wirkt die Laryngotomie nicht direct als Heilmittel, sondern öffnet nur den Weg, um die Verengerung zweckmässig zu behandeln. Mechanische Einwirkungen auf die verengten Partien, Einschnitte, Dehnungen und Zurechtschieben mittels eingelegter Röhren (namentlich T-förmiger Canülen), Aetzen und Brennen werden je nach der Aetiologie der Verengerung am Platze sein.

Ausführung der Laryngotomie.

Fast immer muss die Tracheotomie vorausgeschickt werden, an welche sich dann das Einlegen einer Tamponcanüle anschliesst.

Ausser den für die Tracheotomie erforderlichen Instrumenten sind noch bereit zu halten: zwei kleine mehrzackige Wundhaken, zwei starke Messerchen (das eine spitz, das andere geknöpft), eine schneidende Knochenzange oder eine feine kleine Blattsäge mit abgerundeter Spitze (zur Durchschneidung des verknöcherten Kehlkopfes).

Lage des Patienten wie bei der Tracheotomie.

Haut und Fascie werden genau auf der Mitte des Kehlkopfes in dessen ganzer Länge durchschnitten. Unter der Fascie findet man die Anastomose der beiden Aa. crico-thyreoideae. In dem Winkel, welchen diese mit einander bilden, entdeckt man namentlich bei entzündlichen Erkrankungen im Kehlkopf eine kleine Lymphdrüse, welche bis zur Grösse einer Erbse anschwellen kann und die Auffindung der Arterie erleichtert. Letztere wird zwischen zwei Ligaturen (Umstechungen) durchschnitten. Soll der Schildknorpel unberührt bleiben, so sticht man das spitze Messer an seinem unteren Rande ein und durchschneidet in der Mittellinie die Membrana crico-thyreoidea und den Ringknorpel, nöthigenfalls auch noch einige Luftröhrenringe, nachdem man die Schilddrüse in der bei der Tracheotomie erläuterten Weise, nach der Methode von BOSE, zurückgeschoben hat.

Soll der Schildknorpel gespalten werden, so ist vor allem die Verletzung der Stimmbänder zu vermeiden. Gewöhnlich gelingt dies besser mittels eines in die Kehlkopfshöhle eingeführten geknöpften Messers in der Richtung von hinten nach vorn (von innen nach aussen), als durch schichtweises Einschneiden in umgekehrter Richtung. Ist der Kehlkopf verknöchert, so muss an Stelle des Messers eine starke Schere oder schneidende Zange oder endlich die Säge treten. Demnächst müssen die Ränder der Kehlkopfswunde weit auseinandergezogen werden, am besten mit mehrspitzigen Haken. Das Innere des Kehlkopfes ist durch entsprechende Beleuchtungsapparate (kleine und grosse Spiegel) zu erhellen. Lässt sich die Kehlkopfswunde nicht hinlänglich auseinanderziehen, so kann man ihre Ränder mit einer schneidenden Zange oder einer starken Schere reseciren, wobei womöglich das Perichondrium zu erhalten ist. Selten wird man Anlass haben, nach Beendigung derjenigen Operationen im Kehlkopfe, zu denen die Laryngotomie den Weg öffnen sollte, die Wunde zu nähen. Jedenfalls müsste dann die Tamponcanüle noch längere Zeit liegen bleiben. Bei vollständiger Spaltung des Kehlkopfes und bei Schnittwunden desselben mit Neigung zur Verschiebung der Ränder wird sich die Naht freilich nicht entbehren lassen.

Die **Nachbehandlung** richtet sich im übrigen nach dem indicirenden Uebel. Bei **Brüchen der Knorpel**, sowie bei **penetrirenden** (namentlich Schuss-) **Wunden** empfiehlt sich für die erste Zeit eine sorgfältige Tamponade mit Jodoform-Gaze, welche nach einigen Tagen durch eine T-Canüle ersetzt wird, um, ohne die Wände des Kehlkopfes ihrer Stütze zu berauben, doch Luft durch seine Höhle streichen zu lassen. Nach der **Exstirpation von Geschwülsten**, sowie nach Aetzungen im Kehlkopf ist gleichfalls die antiseptische Tamponade zu empfehlen. Bei **Perichondritis** hat man, namentlich wenn nekrotische Knorpelstücke entfernt sind, zwischen der Tamponade und der Drainage zu wählen. Letztere wird für kleine Abscesshöhlen der Kehlkopfswand in Verbindung mit antiseptischen Irrigationen besonders empfohlen.

Die grösste Schwierigkeit macht die Behandlung der **Stricturen** des Kehlkopfes. Das von TRENDELENBURG vorgeschlagene und von SCHRÖTTER weiter ausgebildete Verfahren, Bolzen oder Röhren aus Zinn oder Hartgummi täglich in den Kehlkopf einzuführen, hat allerdings schon Erfolge aufzuweisen. Der Bolzen hat an seinem einen Ende einen glänzenden Knopf, an dem anderen eine Oese. In diese wird das eine Ende eines starken Fadens geknüpft, welcher vorher durch einen Kehlkopfskatheter mit vorderer Oeffnung hindurchgeführt ist. Man zieht nun den Faden so fest an, dass Katheter und Bolzen ein Stück werden, führt den Bolzen vom Munde her in den Kehlkopf ein, bis sein Knopf in der Trachea erscheint, und zieht dann den Katheter zurück. Viel weniger umständlich wäre es, wenn man sofort oder doch alsbald eine T-Canüle von aussen her einlegen oder doch statt der soliden hohle Dilatatoren einführen könnte, um bald das Athmen auf normalem Wege zu ermöglichen.

Dass bei der gesammten Nachbehandlung die antiseptischen Massregeln zu beobachten und zur Verhütung der wiederholt vorgekommenen

Schluckpneumonie die Tamponcanüle, so lange noch die Gefahr des »Verschluckens« besteht, einzulegen und sorgfältig zu controliren ist, ergiebt sich von selbst.

C. Exstirpation des Kehlkopfes.

Geschichte. Wenn auch schon früher einzelne Aerzte den Plan entworfen haben mögen, den kranken Kehlkopf zu entfernen, auch ALBERS [18]) schon 1829 die Exstirpation des Kehlkopfes als physiologischen Versuch ausgeführt und PATRIK HERON WATSON in Edinburgh, nach dem Bericht von MELV. WASSERMANN [17]), (1866) den Kehlkopf eines Menschen wegen syphilitischer Stenose entfernt hat, so ist es doch das Verdienst von VINCENZ CZERNY, zuerst (1870) durch Versuche an Hunden erwiesen zu haben, dass Thiere nach dieser Operation am Leben bleiben und sogar eine tönende Stimme wieder erlangen können, wenn man ihnen eine mit beweglicher Metallzunge versehene T-Canüle einlegt. CZERNY [19]) gab auch für das bei Menschen einzuschlagende Verfahren bereits genaue Vorschriften. Drei Jahre später machte BILLROTH [20]) die erste Exstirpation des Kehlkopfes an einem Menschen, welchem zum Behufe der Entfernung eines Carcinoms vier Wochen vorher die Laryngotomie vergeblich gemacht worden war. Der Operirte lernte nach Heilung der Wunde durch die von GUSSENBAUER [21]) zu einem »künstlichen Kehlkopf« umgestaltete T-Canüle sprechen, starb aber etwa ein Jahr nach der Operation an einem Recidiv in den Lymphdrüsen des Halses. Eine grosse Anzahl von Chirurgen hat seitdem die Exstirpation des Kehlkopfes gemacht.

Indicirt ist die Exstirpation des Kehlkopfes bei allen **bösartigen Gewächsen**, welche in ihm wurzeln und deren Ausrottung nicht durch Laryngofissur sicher gelingt. Namentlich sind es also Carcinome oder Sarkome, welche zur Exstirpatio laryngis Anlass geben. (Vergl. Laryngotomie.)

Als **Methoden** kann man die **totale** und die **partielle** Exstirpation (bei welcher nur die eine Seitenhälfte des Kehlkopfes entfernt wird) unterscheiden. Letztere hat ihre Berechtigung, da sie, wenn nur das eine Stimmband unversehrt bleibt, dem Patienten die Möglichkeit lässt, ohne künstlichen Kehlkopf zu sprechen, auch regelmässige Schlingbewegungen gestattet, dementsprechend minder gefährlich ist (s. unten) und bei den relativ häufigen Fällen, in denen der Krebs nur in der einen Hälfte wurzelt und auf diese beschränkt geblieben ist, ebenso günstige Aussichten auf dauernde Heilung des Uebels zu bieten scheint wie die gänzliche Entfernung des Organs.

Die **Ausführung** der Operation kann sich verschieden gestalten, je nachdem man sich des Messers und der Schere oder der galvanokaustischen Instrumente bedient (was bisher selten versucht ist), je nachdem man die Exstirpation von oben nach unten oder von unten nach oben vornimmt; endlich je nachdem man die Tracheotomie vorausschickt oder nicht. In letzterer Beziehung hat man keine Wahl, wenn die Luftröhre zur Verhütung des Erstickungstodes bereits geöffnet ist, wie dies in der Mehrzahl der Fälle bisher geschehen war und auch wohl in Zukunft geschehen wird. Die Tracheotomie der Exstirpation einige Zeit (Wochen) vorhergehen zu lassen, empfiehlt sich hauptsächlich deshalb, weil der Kranke dadurch eine freiere Athmung gewinnt, unter deren Einfluss er an Kräften zunimmt, was für die gute Heilung der grossen Exstirpationswunde sehr wesentlich ist. Auch die nach der Tracheotomie eintretende Verwachsung der vorderen Trachealwand mit der Haut im Umkreise der Wunde wird als Vorzug der vorgängigen Tracheotomie hervorgehoben, weil auf diese Weise das Hinabsinken der Luftröhre nach ihrer Trennung vom Kehlkopf verhütet werde. Dies lässt sich jedoch auch ohne Tracheotomie durch Annähen der Luftröhre erreichen. Wenn die Tracheotomie vorausgeschickt ist, so wird in der Regel vor dem Beginn der Exstirpation des Kehlkopfes eine zuverlässige Tampon-canüle eingelegt (vergl. Tracheotomie). Die Tamponade kann auch in der Weise bewerkstelligt werden, dass man von der Trachealwunde aus den obersten Theil der Luftröhre gegen den Kehlkopf hin mit desinficirten Tampons verstopft, während man den Zutritt der Luft durch eine gewöhnliche Canüle sicherstellt. Ob man gerade zum Behufe der Tamponade die Tracheotomie jedesmal vorausschicken müsse, ist fraglich, da man, wenn die Operation mit dem Abschneiden des Kehlkopfes von der Luftröhre begonnen wird, letztere auch von dieser Wunde aus tamponiren kann (s. unten). Wurde eine Canüle eingelegt, so ist durch diese auch das Einathmen von Chloroform zu bewerkstelligen, dessen betäubende Wirkung gerade bei der Exstirpation des Kehlkopfes schwer zu entbehren sein dürfte. Um bei der Exstirpation selbst freies Feld zu erhalten, empfiehlt es sich, jedenfalls die untere Tracheotomie zu machen. In Betreff der Wahl zwischen Tamponade der Trachea und Operation am hängenden Kopf gilt auch hier das oben bei der Laryngotomie Gesagte. Die bei hängendem Kopf eintretende Ueberfüllung der Halsvenen könnte bei der Exstirpation des Kehlkopfes besonders störend werden.

Die Exstirpation selbst beginnt man zweckmässig mit der Spaltung des ganzen Kehlkopfes, um definitive Entscheidung darüber zu treffen, ob die Totalexstirpation nothwendig oder die Entfernung der einen Kehlkopfhälfte zur Beseitigung des Uebels ausreichend sei.

Für die Totalexstirpation kann man folgendes Verfahren als typisch hinstellen. Grosser Längsschnitt oder auch T-Schnitt zur Blosslegung oder Spaltung des Kehlkopfes mit den bei der Laryngotomie angegebenen Massnahmen in Betreff der Venen und der Aa. crico-thyreoideae. Auslösung des Kehlkopfes aus den ihm seitlich anliegenden Weichtheilen, so weit als möglich mit dem Elevatorium, welches unter der Fasc'e unmittelbar auf die Knorpel aufgesetzt wird. Die Muskelinsertionen, namentlich der Mm. hyo- und sterno-thyreoidei, werden mit kurzen Schnitten getrennt, worauf die Schilddrüsenlappen, deren Mittelstück bereits durchschnitten ist, sich leicht seitlich verdrängen und mit stumpfen Haken zurückhalten lassen. Die obere Schilddrüsenpulsader wird hierbei weder verletzt, noch auch gesehen, da sie auf dem M. hyothyreoideus verläuft und mit diesem seitlich verdrängt wird. Der Kehlkopf wird mit einem am oberen Rande des Schildknorpels eingesetzten scharfen Haken nach vorn und zur Seite gezogen, während alle von ihm abgelösten Weichtheile mit den eingelegten stumpfen Haken in entgegengesetzter Richtung dislocirt werden. Mit dem dicht am Schildknorpel abwärts geführten Messer werden die Insertionen der Constrictores pharyngis durchschnitten und die vordere Wand des Schlundes vom Kehlkopf abgelöst. In der Tiefe des oberen Wundwinkels erscheint nun die das Ligamentum hyothyreoideum von der Seite her durchbohrende A. laryngea superior und wird zwischen zwei Ligaturen durchschnitten. Derselbe Schnitt trennt auch den oberhalb der Arterie verlaufenden Nervus laryngeus superior und das genannte Band. Auch die Epiglottis kann mit diesem Schnitte sogleich entfernt werden, wenn man das Messer von vorn und unten schräg nach oben und hinten einstösst, wobei man die Spitze desselben zwischen der Zungenwurzel und der Epiglottis mit dem in den Mund eingeführten Zeigefinger leiten kann. Endlich wird der Kehlkopf mit den eingesetzten Haken ganz nach vorn gezogen und die vordere Wand des Schlundes, soweit dies durch die früheren Acte noch nicht geschehen war, abgelöst. Hinter dem Ringknorpel trifft man hierbei auf die kleinen Aa. laryngeae inferiores, welche zwischen dem unteren Horn des Schildknorpels und dem Ringknorpel in den Kehlkopf eintreten und entweder vor der Durchschneidung gefasst oder auch nach der Durchschneidung ohne Schwierigkeit unterbunden werden. In ihrer Begleitung verläuft der Nervus laryngeus inferior. Bei der den Schlussact ausmachenden Trennung des Kehlkopfes von der Luftröhre wird auch dieser Nerv mit durchschnitten.

Die ganze Operation in umgekehrter Anordnung zu machen (von unten nach oben), wobei man also mit der queren Durchschneidung der Verbindung zwischen Kehlkopf und Luftröhre anfängt, wie dies ursprünglich von CZERNY empfohlen und von mehreren Chirurgen mit gutem Erfolge ausgeführt worden ist, erscheint nur zulässig, wenn man der Tamponade der Luftröhre ganz sicher ist. Jedoch hat V. v. BRUNS [21]), ohne die Tracheotomie vorauszuschicken, zuerst die quere Trennung zwischen Kehlkopf und Luftröhre ausgeführt und dann in letztere eine Tamponcanüle eingesetzt, ohne dass Blut in die Luftröhre gerathen wäre.

Ist bereits eine Verbreitung des Carcinoms auf die umliegenden Theile eingetreten, so sind dementsprechend (wenn eine Operation überhaupt noch zulässig erscheint) sowohl die Hautschnitte, als auch das übrige Operationsverfahren abzuändern, wie dies denn auch vielfach geschehen ist, ohne dass sich allgemeine Regeln dafür aufstellen liessen.

Das Verfahren bei der Exstirpation einer Kehlkopfshälfte ergiebt sich aus den obigen Erläuterungen von selbst.

Nachbehandlung. Von einem vollständigen Schliessen der Wunde durch die Naht kann niemals die Rede sein. Waren Hautlappen gebildet, so werden diese wieder in entsprechender Weise zusammengenäht. Nothwendig kann es sein, die Luftröhre anzunähen, um ihr Hinabgleiten zu verhüten. Auch kann man, um der Luftröhrenöffnung die Richtung nach vorn zu geben und dadurch das Einfliessen von Wundsecret zu verhüten, die Wundränder oberhalb der Trachealöffnung in der Breite einiger Centimeter durch tiefgreifende Nähte vereinigen, so dass eine Hautbrücke entsteht, durch welche Schlund und Luftröhre von einander getrennt werden und an welcher der künstliche Kehlkopf eine Stütze finden kann.[11]) Die Wunde der vorderen Schlundwand zu nähen, könnte (wie SCHÜLLER l. c. hervorhebt) eher schaden als nützen, da es darauf ankommt, dass die von ihrer Ansatzstelle abgelösten Schlundschnürer mit den Seitenwänden der durch die Operation entstandenen grossen Höhle verwachsen, um beim Schlingact später den künstlichen Kehlkopf, wie früher den natürlichen, emporzuheben.

Die Nachbehandlung im engeren Sinne hat die Ernährung des Kranken, die Verhütung septischer Infection und die Verhütung der Schluckpneumonie vor allem ins Auge zu fassen. Die Ernährung muss während der ersten 5–6 Tage durch ein Schlundrohr erfolgen, welches am besten sogleich nach der Operation bis in den Magen eingeführt wird und weit aus der äusseren Wunde hervorragen muss, um sicher und bequem (am besten wohl mit einem Irrigator) dem Patienten Nahrungsmittel beizubringen. Wird das Schlundrohr durchaus nicht ertragen, so sind ernährende Klystiere anzuwenden. Vom 6. Tage ab vermag der Operirte meist wieder etwas zu schlucken.

Der Wundverband wird aus Jodoformmull oder anderem antiseptischen Verbandstoff hergestellt; jedoch darf derselbe nicht mit Sublimat getränkt sein. Die ganze Wundhöhle wird damit ausgefüllt, wodurch zugleich das Schlundrohr einen gewissen Halt erhält. Die Tamponade der Luftröhre wird so lange aufrecht erhalten, bis die Gefahr des Einfliessens von Wundsecret ganz vorüber ist. Der Verband wird anfangs täglich gewechselt, wenigstens werden die oberflächlichen Lagen erneuert. Auch die Mundhöhle muss täglich mehrmals mit desinficirenden Flüssigkeiten ausgespült werden. Ueberdies empfiehlt es sich, in der Nähe des Patienten Zerstäubungen von desinficirenden Flüssigkeiten, namentlich Terpentinöl oder Benzoetinctur, zu unterhalten.

Bei günstigem Verlauf kann in der zweiten Woche der Versuch gemacht werden, den sogenannten künstlichen Kehlkopf einzusetzen.[23]) Ein solcher besteht im wesentlichen aus drei Theilen: Trachealcanüle, Rachencanüle, Phonationscanüle. Die Trachealcanüle wird zuerst in die Luftröhre eingeführt. Durch eine Oeffnung ihrer oberen Wand schiebt man die Rachencanüle in den Raum, welchen früher der Kehlkopf einnahm. Diese beiden Canülen communiciren durch eine weite Oeffnung. In die Rachencanüle wird schliesslich die Phonationscanüle eingeschoben. Diese hat eine obere und eine untere Oeffnung, von denen erstere in die Rachen-, letztere in die Trachealcanüle führt, so dass die Luft frei von der Luftröhre zur Mundhöhle und umgekehrt hindurchstreichen kann. In einem Metallrahmen trägt sie eine federnde Metallzunge. Wird die äussere Oeffnung geschlossen, so setzt der Exspirationsstrom die Metallzunge in tönende Schwingungen, welche in der Rachen-, Mund- und Nasenhöhle zur Bildung einer klingenden Sprache benutzt werden können. Dieser ursprünglich von Gussenbauer construirte »künstliche Kehlkopf« ist vielfach modificirt worden; namentlich hat V. v. Bruns[21]) die Metallplatte zum grossen Vortheil der Stimmbildung durch eine Kautschukplatte ersetzt. Neuerdings sind viele neue Modelle construirt worden.

Viele Kranke perhorresciren jede Art von künstlichem Kehlkopf wegen der nicht zu vermeidenden Reizung; dieselben begnügen sich dann damit, sich mit Flüsterstimme verständlich zu machen.

Höchst merkwürdig ist die Beobachtung von H. Schmid[24]), dass nach Exstirpation des ganzen Kehlkopfes, bei vollkommenem Abschluss zwischen Luftröhre und Rachenhöhle, eine laute, verständliche Stimme (Sprache) ohne allen Phonationsapparat zustande kam. Landois und Strübing[25]) erklären diesen Vorgang in folgender Weise. Aus der erweiterten Stelle des Pharynx, unterhalb der Zunge (wo früher der Kehlkopf gelegen hat) wird die Luft durch eine enge Spalte gepresst, welche durch Annäherung des Zungengrundes an die hintere Pharynxwand gebildet wird. Auf diese Weise entsteht ein »Stenosengeräusch«, welches die Consonanten und die Vocale bis zur Hörbarkeit verstärkt. Mit Recht bemerkt H. Schmid, dass man, wenn die Entwicklung dieser Pseudostimme mit Sicherheit erwartet werden könnte, von vornherein auf jede Communication zwischen Luftröhre und Schlund verzichten und die Luftröhrenöffnung ganz nach vorn in die Haut einnähen müsste, wodurch die Gefahr der Schluckpneumonie erheblich vermindert werden würde.

Gefahren. Ein gefährlicher Blutverlust erscheint bei richtiger Ausführung der Operation geradezu unmöglich. Mit Erstaunen liest man, dass Albers[18]) die Verletzung der Carotis bei Exstirpation des Kehlkopfes bei einem Hunde nicht vermeiden konnte. Ganz anders freilich gestalten sich die Gefahren der Gefässverletzung, wenn ein Carcinom vom Kehlkopf aus auf die Nachbartheile in mehr oder weniger weiterem Umfange übergegriffen hat. Aber auch unter solchen Verhältnissen hat man die Blutung durchweg zu beherrschen vermocht. Septische Infection ist bei zweckmässiger Nachbehandlung höchst unwahrscheinlich und bisher nur unter ganz besonderen Verhältnissen beobachtet. Die Schluckpneumonie ist gewiss schon oft vor der Operation eingeleitet, sie würde noch häufiger sein, wenn ihr nicht durch die Anwendung des Schlundrohres und die antiseptische Wundbehandlung vorgebeugt würde.

Stürmische Herzaction mit schliesslicher Herzlähmung wurde nach Exstirpation des Kehlkopfes von Störk beobachtet und aus einer Verletzung des Ramus cardiacus nervi vagi erklärt. Störk hält es für unzweifelhaft, dass die zum Herzen verlaufenden Fäden des Vagus an verschiedenen Stellen entspringen und zum Theil mit dem N. laryngeus superior verlaufen, um an der Luftröhre entlang sich zum Herzen zu begeben. Verletzung dieser Fäden bei Exstirpation des Kehlkopfes wäre unvermeidlich; dadurch würde dann die Regulirung der Herzthätigkeit aufgehoben, was jene stürmische Herzaction und schliesslich Herzlähmung zur Folge haben müsste.

Was die Prognose der Operation betrifft, so ist sicherlich die Aussicht auf radicale Heilung grösser bei den Sarkomen, geringer bei den Carcinomen, bei letzteren aber auch nicht schlechter als bei anderen Krebsoperationen. Am günstigsten wird sich die Prognose gestalten, wenn man wegen einer an sich gutartigen Geschwulst, z. B. wegen eines Chondroms, eine partielle Exstirpation vorzunehmen veranlasst war.[28])

Eine interessante Statistik über die seit 1889 veröffentlichten Fälle von Operationen bei Kehlkopfkrebs giebt Hansberg.[29]) Unter 154 Fällen waren 18 endolaryngeale Operationen, 52 Laryngotomien mit Entfernung von Weichtheilen, 54 Resectionen und 30 Totalexstirpationen. 123 Patienten waren männlich, 29 weiblich. Dem Alter nach waren 3 zwischen 20 und 29, 13 zwischen 30 und 39, 34 zwischen 40 und 49, 57 zwischen 50 und 59, 25 zwischen 60 und 69, 9 zwischen 70 und 79. Geheilt wurden nach der endolaryngealen Methode 4 = 22,22%, nach Resection 9 = 16,66%, nach Laryngotomie mit Entfernung von Weichtheilen 7 = 13,46%, nach Totalexstirpation 3 = 10%. Es kamen also im ganzen 23 Heilungen = 14,93% vor. Todesfälle traten ein: bei endolaryngealer Operation 0, bei Laryngotomie 19,23%, bei Resection 20,37%, bei Totalexstirpation 20%, im ganzen in 17,53% aller Fälle.

Literatur: Die Literatur der Tracheotomie und Laryngotomie ist so überaus umfänglich, dass wir den Raum dieses Artikels um das Zehnfache überschreiten würden, wenn wir dieselbe mit einiger Vollständigkeit zusammenstellen wollten. Wir verweisen daher in Betreff derselben auf die umfassenden Abhandlungen über diese Operationen, welche wir Julius Kühn (»Die künstliche Eröffnung der oberen Luftwege«. Sep.-Abdr. aus Günther's Operationslehre. Leipzig und Heidelberg 1864), C. Hueter (»Tracheotomie und Laryngotomie«, in dem Handbuch von Pitha und Billroth. Erlangen. III, Abth. 1) und Schüller (»Tracheotomie, Laryngotomie und Exstirpation des Kehlkopfes«, in der Deutschen Chirurgie) verdanken und beschränken uns darauf, nachstehend nur diejenigen Literaturangaben zu machen, welche gleichsam als Noten unter dem Text zur schnelleren Orientirung des Lesers dienen sollen. Benutzt sind ausserdem die gebräuchlichen Lehrbücher der Chirurgie, namentlich Bardeleben's und König's, sowie die Bearbeitung dieses Artikels von Pauly für die erste Auflage des vorliegenden Werkes. Aus letzterer sind auch einige Figuren beibehalten, andere sind dem Lehrbuche Bardeleben's, eine den anatomischen Tafeln von Gray (in dem Handbuch von Pitha und Billroth) entnommen.

Die im Text speciell angezogenen Citate sind folgende: [1]) Habicot, Question chirurgicale dans laquelle il est démontré, que le chirurgien doit assurément pratiquer la bronchotomie. Paris 1621. — [2]) Vergl. B. v. Langenbeck, Deutsche milit.-ärztl. Zeitschr. I, pag. 55 u. f., und v. Lotzbeck, Der Luftröhrenschnitt bei Schusswunden. München 1873. — [3]) In der Bearbeitung des vorliegenden Artikels für die erste Auflage dieser Encyclopädie. — [4]) Vergl. Weber, »Ueber Croup und Tracheotomie«. Zeitschr. f. ration. Med. 1852, pag. 8. — [5]) Vergl. Riegel, Ueber respiratorische Paralysen. Volkmann's Samml. klin. Vortr. Nr. 95. — [6]) Vergl. Bayerisches ärztl. Intelligenzbl. 1869, Nr. 47. — [7]) Arch. f. klin. Chir. 1874, XVII, pag. 454. — [8]) Ibidem. XIV, pag. 187 u. f. — [9]) Ibidem. XII, pag. 112 und XV, pag. 355 u. f. — [10]) Michael, »Die permanente Tamponade«. Verhandl. d. deutschen Gesellsch. f. Chir. XI. Congress, 1882, II, pag. 161 und XII. Congress, 1883, I, pag. 33; ferner Michael, »Ueber Trachealtamponade«. Berliner klin. Wochenschr. 1888, pag. 757. — [11]) Langenbuch, Zur Tamponade der geöffneten Luftröhre. Ebenda. 1888, Nr. 47. — [12]) E. Hahn, »Ueber Kehlkopfexstirpationen.« Volkmann's Samml. klin. Vortr. Nr. 260; ferner Jean Palmié, »Zur Trachealtamponade«. Berliner klin. Wochenschr. 1888, pag. 663 und 796. — [13]) Vergl. Pauly, »Zur Lehre von der Granulationsstenose nach Tracheotomie«. Centralbl. f. Chir. 1877, pag. 716; ferner Völker, »Stenose des Kehlkopfes nach Tracheotomie«. Deutsche Zeitschr. f. Chir. 1878, IX, pag. 448. — [14]) »Beiträge zu den Operationen an den Luftwegen.« Arch. f. klin. Chir. XIII, pag. 357. — [15]) »Kehlkopfstenose und Trachealfistel nach Krikotomie wegen Diphtheritis.« Deutsche Zeitschr. f. Chir. V, pag. 307. — [16]) Emil Koehl hat alle hier in Betracht kommenden Verhältnisse in überaus gründlicher, man darf wohl sagen erschöpfender Weise erläutert in seiner Abhandlung: »Ueber die Ursachen der Erschwerung des Décanulement nach Tracheotomie im Kindesalter wegen Diphtherie.« Arch. f. klin. Chir. 1887, XXXV, pag. 75—146 und 403—479. — [17]) Unsere Darstellung der Laryngotomie fusst wesentlich auf der sorgfältigen Bearbeitung dieses Gegenstandes in der Monographie von Schüller

(l. c.), in welcher auch die Literatur so vollständig zusammengestellt ist, dass wir einfach auf dieselbe verweisen können. — [18]) Albert, Journ. f. Chir. etc. Von v. Graefe u. Walther. XIII, pag. 251 ff. — [19]) Wiener med. Wochenschr. 1870, Nr. 27 u. 28. — [20]) Vergl. C. Gussenbauer, Arch. f. klin. Chir. XVII, pag. 341. — Vergl. Schüller, l. c. pag. 205 ff. — [21]) Württemberger med. Centralbl. 1878, Nr. 24. — [22]) E. v. Bergmann, Sitzungsber. d. Würzburger phys.-med. Gesellsch. 1882, Nr. 3 u. 4. — [23]) Vergl. C. Gussenbauer, l. c. — [24]) Zur Statistik der Totalexstirpation des Kehlkopfes etc. Arch. f. klin. Chir. XXXVIII, pag. 132. — [25]) Ebenda, pag. 148. — [26]) Zur Erklärung des Shock nach Larynxexstirpation. Wiener med. Wochenschr. 1888, Nr. 12. — [27]) Wie misslich es mit der bisher aufgestellten Statistik steht, namentlich so weit sie ein ungünstiges Urtheil über die Operation begründen soll, lehren am besten die in der Deutschen med. Wochenschr. 1889, Nr. 4, abgedruckten beiden Aufsätze von M. Schede und von W. H. v. Krajewski. — Vergl. auch die soeben erschienene Abhandlung von Malvilla Wassermann, Deutsche Zeitschr. f. Chir. XXIX. — [28]) Böcker (Deutsche med. Wochenschrift. 1866, Nr. 43) exstirpirte mit glücklichem Erfolge den ganzen Ringknorpel wegen eines Chondroms. — P. Bruns (Beitr. zur klin. Chir. III, 2) gelang die Abtragung eines Chondroms, welches von der hinteren und der rechten Seitenwand des Ringknorpels ausging und in die Höhle des Kehlkopfes hineinragte, nach vorgängiger Laryngo-Tracheotomie und Spaltung der bedeckenden Schleimhaut. — [29]) W. Hassmann, Beiträge zur Operation des Kehlkopfes. Arch. f. Laryng. 1896, V.

(A. Bardeleben.) E. Kirchhoff (Berlin).

Trachom (von τραχύς, rauh), s. Conjunctivitis, V, pag. 123.

Tractus (opticus), s. Opticus, XVII, pag. 640.

Tragant, Tragacantha, Gummi Tragacantha, der durch eine mehr oder weniger vollständige Umwandlung der Mark- und Markstrahlzellen mehrerer Astragalusarten (kleinen dornigen Sträuchern aus der Familie der Papilionaceen) Vorderasiens (Astragalus brachycalix Fisch., A. gummifer Labill., A. microcephalus Willd., A. pycnoclades Boiss., A. verus Oliv. etc.) entstandene, aus den Geweben des Stammes zutage getretene und eingetrocknete Schleim.

Kommt aus Smyrna in den Handel in verschieden grossen, flachen, meist etwas verbogenen platten- oder muschelförmigen, an der Oberfläche concentrische bogenförmige Leisten oder Wülste zeigenden Stücken (Blättertragant) oder in schmalen, flachen, bandartigen, oft sehr dünnen, oder in fast fadenförmigen, mehr oder weniger verbogenen, gekrümmten, wurmförmig gedrehten etc. Stücken (wurmförmiger oder Fadentragant), welche hornartig, etwas zähe, schwer zu pulvern, in guter Sorte weiss, durchsichtig, geruch- und so gut wie geschmacklos sind.

In Wasser schwillt der Tragant auf und vertheilt sich nach längerer Zeit darin zu einem farblosen Schleim, in welchem auf Zusatz von Jodlösung violette Flocken hervortreten. Mit 50 Theilen Wasser giebt gepulverter Tragant einen trüben, schlüpfrigen Schleim, der durch Natronlauge gelb gefärbt wird.

Der Tragant ist aus wechselnden Mengen von Pflanzenschleim, einer in Wasser löslichen Gummiart, Stärke, Zellstoff, Wasser und Aschenbestandtheilen zusammengesetzt. Nach Giraud (1875) dagegen besteht er mehr als zur Hälfte (60%) aus einer in Wasser unlöslichen, wahrscheinlich mit Fremy's Pectase identischen Pectinsubstanz, aus löslichem Gummi (8—10%), Amylum (2—3%), Cellulose (3%), Spuren eines stickstoffhaltigen Körpers, unverbrennlichen Substanzen (3%) und Wasser (20%).

Wirkung und Anwendung wie Gummi arabicum (s. diesen Art.). Hauptsächlich nur pharmaceutisch als Bindemittel für Pillen, Pastillen, Räucherkerzchen, Stäbchen und ähnliche Formen. Bestandtheil des Unguent. Glycerini (Pharm. Germ.).

Vogl.

Tragbahre, s. Krankentransport, XIII, pag. 17 ff.

Tragus, s. Gehörorgan (anatomisch), IX, pag. 28.

Tractionsdivertikel, s. Oesophagus, XVII, pag. 434.

Tramore, Seebad im südlichen Irland unweit Waterford, Grafschaft Waterford, am Uebergange des St. Georgs-Canals in den Atlantischen Ocean.

Edm. Fr.

Trance, Transe, eigentlich der (anfallsweise auftretende) Zustand ekstatischer Verzücktheit; neuerdings öfters auch als Synonymbezeichnung anderweitiger hysterischer, besonders hysteroepileptischer und hysterocataleptischer Zustände.

Transfert, s. Hypnotismus, XI, pag. 249, und Metalloskopie, XV, pag. 248.

Transformationsgesetz, s. Functionelle Anpassung, und Knochen, XII, pag. 426.

Transfusion — transfusio sanguinis — ist die künstliche Ueberführung von Blut eines Individuums in das Gefässsystem eines anderen. Der Ursprung dieser Operation lässt sich geschichtlich, als aus einer bestimmten Zeit hervorgegangen, oder gar von einem einzelnen Forscher ersonnen, nirgends nachweisen, vielmehr reicht, durch die Tradition getragen, der Gedanke an die Möglichkeit einer solchen Procedur bis weithin in das Mittelalter zurück.

Das Fundament derartiger Erwägungen bildete die in den alten und mittelalterlichen Zeiten ganz allgemein verbreitete Annahme, dass das Blut der Sitz der Seele sei. Durch den Verblutungstod entweicht mit dem Blute zugleich die Seele aus dem Körper (purpuream vomit ille animam Virgil.); — der Entseelte ist eben Exsanguis.

So kann auch nach den Vorstellungen der gläubigen Alten der Abgestorbene durch dargebrachtes Blut seine geistigen Thätigkeiten wiedergewinnen, und nicht anders ist die dichterische Darstellung Homer's zu verstehen, dass Odysseus im Hades den Schatten Blut zu trinken giebt, durch welches sie Erkenntnissvermögen und Sprache wiedererlangen: »und wie des schwärzlichen Blutes sie trank, so erkannte sie plötzlich« — (Odyss. XI, 153). Auch in den mosaischen Schriften findet sich dieselbe Grundanschauung: Anima est in sanguine. Anima ipsa est sanguis (Levit. 17, 11; — Genes. 9, 4; — Deut. 12, 23). Aber auch in den Werken der Naturforscher und Aerzte, z. B. bei Aristoteles, Empedokles, Galen ist dieselbe Anschauung vertreten: — αἷμα εἶναι τὴν ψυχήν (Galen); — vet se scire animae naturam sanguinis esse (Lucretius Carus, de rer. nat. Lib. III, 43).

Dieselbe Vorstellung, dass der Geist im Blute sei, reicht bis in die Zeit der Entdeckung des Kreislaufes hinab. Es ist bekannt, dass der spanische Mönch Miguel Serveto, durch die Worte der Schrift geleitet, nach dem Sitze der Seele suchte und so den kleinen Kreislauf entdeckte (1553; vergl. Flourens, Histoire de la découverte de la circulation du sang. Paris 1857. — K. Baumgarten, Michael Servetus, Jahresber. der Stralauer höheren Bürgerschule, Berlin 1865. — H. Tollin, Die Entdeckung des Blutkreislaufes durch Michael Servet. Jena 1876). Aber sogar Will. Harvey selbst ist noch der Anhänger der Lehre von dem Geiste im Blute. In seinen handschriftlich vorhandenen Vorlesungen redet er von den Geistern, die zum Blute hinzukommen; von einer geringeren Geistesmischung des Venenblutes und einer reicheren Geistesmischung des Arterienblutes, in der Vorrede zu »De motu cordis« von der Geisterfülle des Herzblutes, von der Geistererzeugung durch Bewegung in seiner Meisterschrift. Ja sogar in der Schrift an Riolan, in der er doch zuerst gegen den Unfug Front macht, alles, was man nicht versteht, durch Geister erklären zu wollen, als wären sie ein Deus ex machina, in dieser Schrift betont Harvey der Geister Unabtrennbarkeit vom lebendigen Blute; ohne Geist sei das Blut kein Blut mehr, sondern eine kraftlose, todte, verdorbene Masse. Und noch in seiner letzten Schrift: De Generatione animalium (1680) sagt er, dass die Geister die unmittelbaren Werkzeuge der Seele sind, doch nicht losgerissen vom Blut, sondern mit ihm so vereint, dass man sagen kann: Die Seele wohnt im Blute, die Seele ist Blut, und hinwiederum das Blut ist Geist, sofern es lebendig ist und dem sternigen Elemente entspricht (respondens elemento stellarum). An und für sich betrachtet, ohne den Geist habe das Blut nur geringe und obscure Kräfte (paucas admodum et obscuras virtutes possidet) (siehe Tollin, Kritische Bemerkungen über Harvey und seine Vorgänger. Pflüger's Archiv, 1882, XXVIII, pag. 584). — Diese Mittheilungen mögen genügen, um den Nachweis zu liefern, wie innig mit dem Blute man den Geist verbunden glaubte.

Als eine unmittelbare Consequenz dieser Auffassung tritt uns der allgemein geübte Austausch des Blutes entgegen. Wer von dem Blute eines Anderen in sich aufnimmt, der wird auf diese Weise der Seele und der Geistesthätigkeit Jenes theilhaftig. So wird ganz allgemein bei den Völkern des Alterthums der »Blutbund« geschlossen. Man schlürft entweder gegenseitig das Blut aus kleinen, frisch geschlagenen Wunden, oder man mischt die Tropfen desselben in einem Becher, aus dem man gemeinsam trinkt. So berichtet es Herodot von den Lydern, Lucian von den Skythen, Tacitus von den Armeniern. Aber auch bei den Römern kannte man nach Plutarch's Meldung die gleiche Sitte, und von den Griechen berichtet Aehnliches Dionos. Dass auch bei den Hunnen, Magyaren, Tartaren, ferner bei den Negern und Amerikanern der Blutbund in analoger Weise bestanden hat, und dass sogar noch in unserer Zeit Aehnliches geschieht, wie noch in neuerer Zeit jüdische Brautpaare in Schlesien Blut aus ihren Fingern bei der Hochzeit vermischten, ergiebt die Zusammenstellung von P. Cassel (Die Symbolik des Blutes, Berlin 1882, pag. 31 ff.).

Offenbar ist es dieselbe Grundanschauung, die den Brauch erklärt, dass der Sieger das Blut des überwältigten und getödteten Gegners trinkt, um sich dadurch dessen Muth und Tapferkeit anzueignen. So trinken nach der Nibelungensage auf Rath des grimmen Hagen seine Gefährten das Blut der Erschlagenen — »wie ungewohnt er dessen war, es däucht ihm wunderbar gut, — davon gewann viele Kräfte manches Ritters Leib«. — In ähnlicher Weise wird von Missethätern und Räubern berichtet, dass sie durch Genuss frischen Menschenblutes sich mit grösserer Wildheit zu begaben vermöchten, worüber Joh. Lang mancherlei Mittheilungen (1605) veröffentlicht hat.

Von diesen überall verbreiteten Vorstellungen bis zu dem Ersinnen einer ärztlichen Blutcur war nur ein Schritt. So galt als ein uraltes Volksmittel gegen die Fallsucht das Trinken gesunden Menschenblutes. Man stellte sich vor, dass durch die Aufnahme dieses in den Leib des Erkrankten zugleich eine Ueberführung der Seelenthätigkeit des Gesunden statthabe, welche man im epileptischen Anfalle allemal dahinschwinden sah. Ich habe die hierauf bezüglichen Mittheilungen aus Plinius, Celsus, Aretaeus, Scribonius Largus, Minucius Felix zusammengestellt, Cellarius der Herausgeber dieses letzteren, fügt hinzu: Vetus opinio, quae necdum volgi esse desiit, posse hominis calido sanguine morbum tolli, quem comitialem dicunt, id est epilepsiam. Auch in unserem Jahrhundert noch ist es Epileptikern gestattet, sich auf dem Richtplatze einzufinden, um das warme Blut des Enthaupteten aufzuschlürfen (Cassel, l. c., pag. 178).

Unter der Leitung der Aerzte wurde das Bluttrinken zu einer besonderen Cur des Blutsaugens erhoben. So räth Marsilius Ficinus (1576), es sollten Greise zu ihrer Verjüngung aus der Armvene eines Jünglings Blut saugen: ein Verfahren, welchem offenbar zugrunde lag jene »communis quaedam ac vetus opinio, aniculas quasdam sagas infantum sugere sanguinem quo pro viribus juvenescant«. Nach Angabe desselben Forschers bereitete man auch aus Menschenblut zu seiner Zeit Arzneien, selbst Paracelsus führt als Mittel gegen die Lepra an »dosis sanguinis humani, semel in mense in secunda die post oppositionem«. Nach Joh. Lang (1605) geben die Aerzte den beim Aderlasse in Ohnmacht Fallenden ihr eigenes warmes Blut zu trinken, weil sie wähnen, dass ihnen so mit dem Blute das Bewusstsein wieder zurückgegeben werden könne.

Neben der Cur des Bluttrinkens und der Verabreichung der Blutarzneien treffen wir zuerst bei Cardanus (1556) die Ueberführung des Blutes von Gefäss zu Gefäss erwähnt: »Sunt qui cum alio juveni bonorum morum duplici fistula, alii unica, commutare sanguinem posse sperent.« Zweck der Ueberleitung sollte der Austausch des schlechten Blutes eines geistig verkommenen jungen Menschen gegen das Blut eines sittlichen Jünglings sein.

Als nach mehr denn 100 Jahren Will. Harvey's Entdeckung des Blutkreislaufes die ganze wissenschaftliche Welt auf das Tiefste bewegte, da regte in der von dem Bischof von Chester, Joh. Wilkins, gegründeten philosophischen Gesellschaft (der späteren Royal society) der Theologe Potter (1638) den Gedanken an, ob es möglich sei, das Blut eines Thieres durch das eines anderen zu ersetzen. Etwas später (1656) trat Christoph Wren, Professor der Astronomie in Oxford und Erbauer der Paulskirche in London, mit dem Vorschlag zur Einspritzung von Arzneien in die Adern (Infusion) hervor. Während in London von verschiedenen Forschern: Clarck (1657), dem Physiker Robert Boyle, dem Anatomen Richard Lower (1666) u. a. Transfusionsversuche zur Ausführung gebracht wurden, vollführte in Paris, wohin der Ruf der neuen Operation gedrungen war, der Prof. Jean Denis unter Assistenz von Emmerez am 15. Juni 1667 die erste directe Lammbluttransfusion bei einem heruntergekommenen unterleibskranken Menschen, der hierdurch sich besser befunden haben soll.

Es kann nicht unsere Aufgabe sein, im Einzelnen die Geschichte der Transfusion weiter zu verfolgen, es genüge die Mittheilung, dass weiterhin noch in Paris von denselben Männern zwei directe Transfusionen mit Lammblut ausgeführt wurden, sodann in London 1667 von Lower und King ebenfalls eine solche an einem geistesschwachen Theologen. Ferner wurden von Riva an drei Kranken (1667) und von Manfredi (1668) an einem Fieberkranken in Rom, von Kaufmann (1668) in Frankfurt a. O. an einem Leprösen und zwei Skorbutikern Lammbluttransfusionen ausgeführt. Diesen praktischen Thierblutüberleitungen gegenüber verdient der Vorschlag TARDY'S, Professor der Chirurgie und Zeitgenosse DENIS', Beachtung, der die **venöse Blutüberleitung von Mensch zu Mensch** anregte, die er empfiehlt »per senes et illos, quorum vasa malorum humorum et corrupti sanguinis plena sunt, — ad sanandos morbos ex sanguinis acrimonia, quales sunt ulcera, erysipelata etc.« Da jedoch am Menschen zunächst nur Lammblut zur Verwendung gekommen, so ist es leicht einzusehen, dass die grossen, zum Theil schwärmerischen Hoffnungen, welche man der neuen Operation entgegengebracht hatte, sich nicht verwirklichen konnten. Schon 1691 sagt JÜNGKEN, dass sie »denjenigen Effect nicht habe prästiren können, welchen man erhoffet,« — welchem HEISTER 1763 bekräftigend hinzufügt: »es haben leider wenig Patienten die geholfte Hülfe erfahren, — und so grosses Geschrey im Anfange davon gewesen, so wenig hört man heutzutage mehr davon.« —

Die **neueren Forschungen**, welche der Transfusion eine befestigte Grundlage geschaffen haben, beginnen mit XAVER BICHAT im Anfange dieses Jahrhunderts und JAMES BLUNDELL (1818), welch letzterer die Operation der Praxis um so unendlich viel näher brachte, dass er zuerst **die Spritze zur Ueberleitung in Anwendung zog** und wiederholt mit Erfolg Venenblut in eine Vene einspritzte. — Die weiteren geschichtlichen Notizen sollen mit der Darlegung der Operation selbst verflochten werden.

Die Transfusion bei acuter Anämie.

Die erste und wichtigste Indication für die Transfusion giebt die **acute Anämie**; — hier gilt es, das durch Blutverlust dem Körper entzogene Blut direct wieder zu ersetzen. Wenn man bedenkt, dass nach den statistischen Erhebungen von GRAILY HEWITT allein in England täglich eine Wöchnerin an Verblutung stirbt; wenn man hierzu rechnet die vielen tödtlichen Blutverluste durch anderweitige innere Ursachen oder Verwundungen bedingt, so erkennt man leicht, ein wie umfassendes Gebiet der Thätigkeit sich vor der Transfusion aufthut. Das schon von CLARCK 1668 ausgesprochene Wort der Zuversicht: »Putem insuper, transfusionem sanguinis in magnis et subitaneis sanguinis profusionibus ad vires subito instaurandas fortasse multum posse conducere« hat sich erfüllt. Denn die Statistik unserer Operation zeigt, dass dieselbe bei hochgradigen Blutverlusten am häufigsten bis jetzt zur Ausführung gebracht worden ist, und zwar vorwiegend mit günstigem Erfolge. Ich will an dieser Stelle noch die mir bekannt gewordene älteste Mittheilung anführen, welche CARDANUS in Betreff **verbluteter Neugeborener** citirt: »Infantes autem nuper nati, sanguine ex umbilico profluente moriuntur: at obstetrices peritae, **repulso per umbilicum sanguine**, eos restituunt vitae« (De rerum varietate. I. Basiliae. 1556, pag. 582).

Fragen wir, an welche bestimmte Form- und Mischungs-Bestandtheile des eingespritzten Blutes dessen wiederbelebende Kraft geknüpft ist, so müssen wir zunächst betonen, dass weder der **Faserstoff**, noch die **denselben bildenden Körper** nach dieser Richtung hin eine Bedeutung haben, dass daher **defibrinirtes Blut dieselbe lebenrettende Wirkung zu entfalten vermag**, wie das nicht defibrinirte. Es war für die Transfusion von der grössten Bedeutung, als PREVOST und Dumas 1821 diese Thatsache durch ihre Thierversuche feststellen konnten, welche seither von zahlreichen Forschern, wie von DIEFFENBACH (1828), BISCHOFF, JOHANNES MÜLLER (1838), PANUM (1863), sowie auch **von mir selbst** bekräftigt worden ist. Wir werden auf die Frage nach der Bedeutung des Faserstoffes nochmals bei Erörterung des Defibrinirens zurückkommen.

Weiterhin bleibt uns nun der Satz zu beweisen, dass die **rothen Blutkörperchen** in ihrem lebendigen Bestehen und mit der Fähigkeit begabt, den Wechsel des Sauerstoffes und der Kohlensäure zwischen Luft und Geweben, an sich zu vollziehen, als die Hauptträger des belebenden Principes des Blutes anzusehen sind. In dieser Beziehung ist daran festzuhalten, dass die rothen Blutkörperchen **lebendig** sein müssen, da alle Einwirkungen, welche sie ertödten, dieselben zu einer Functionirung innerhalb des Kreislaufes unfähig machen. Mikroskopisch lässt es sich nun zwar einem Blutkörperchen, sofern es seine normale Gestalt und Farbe beibehalten hat, nicht ansehen, ob es lebendig oder bereits abgestorben ist, wohl aber kennen wir eine physiologische Probe. Die aus dem Körper entfernten rothen Blutkörperchen sind dann als todt zu betrachten, wenn sie zurückgeführt in die Blutbahn, sich schnell auflösen, d. h. wenn das Hämoglobin sich vom Stroma der Blutkörperchen trennt, infolge dessen das Blutplasma vom gelösten Hämoglobin sich röthet und der Blutfarbstoff weiterhin in verschiedenen Secreten, vornehmlich im Harne auftritt. Eine solche Abtödtung der rothen Blutkörperchen vermögen wir experimentell herbeizuführen durch **Erwärmen** des Blutes bis gegen 51° C. Ein solch getödtetes Blut zerfällt schnell innerhalb der Blutbahn und es vermag seine Decomposition dem Körper des Empfängers schwere Gefahren zu bereiten. Bei der Auflösung der Körperchen kommt es nämlich innerhalb der Gefässe zu grösseren oder kleineren Gerinnungen. Ich fand nämlich, dass die Stromata der sich auflösenden Körperchen miteinander zu einer faserstoffgleichen Masse verkleben, welche ich **Stromafibrin** genannt habe. Dieses kann, je nach der Grösse der Gerinnsel kleinere und grössere Gefässe verstopfen, es kann sich weiterhin um diese Massen neues Gerinnungsmaterial herum ablagern, wodurch dieselben noch an Grösse zunehmen. Derartige Faserstoffbildungen entstehen schon während des Lebens, denn ich fand sie bei der Section bereits vor, während das Herz noch schlug. Die Gefahren, welche derartige Verstopfungsmassen, wenn sie innerhalb der Gefässe der für das Leben unbedingt nothwendigen Organe auftreten, z. B. im Herzen oder in der Medulla oblongata, dem Fortbestehen des Lebens bereiten können, leuchten ganz von selbst ein.

Es kann aber noch in einer anderen Weise zur Gerinnung **diffuser** Art kommen. Es wirkt nämlich, wie die Versuche von Naunyn und Francken gezeigt haben, in der Blutbahn frei gewordenes Hämoglobin an sich schon gerinnungserregend, und so kann eine **diffuse Gerinnung** die Bildung der weissen Faserstoffmassen des Stromafibrins begleiten und ihre Gefahren steigern.

In ähnlicher Weise, wie hohe Temperaturen den Zerfall der rothen Blutkörperchen nach sich ziehen, thut dies auch eine **längere Entfernung des Blutes ausserhalb der Adern**. Geschützt vor Fäulnisserregern in einer wohlverschlossenen Flasche unter Eiswasser aufbewahrt, kann Hundeblut selbst 4 Tage, Kaninchenblut 72 Stunden sich so erhalten, dass nach der Wiedereinführung desselben die Blutkörperchen sich nicht schneller als gewöhnlich auflösen, dass sie vielmehr in der Kreislaufsbahn ihren respiratorischen Gaswechsel wieder vollziehen. Ueber diese Zeit hinaus aufbewahrte Körperchen zerfallen jedoch nach ihrer Wiederübertragung in die Blutbahn massenhaft, wie ich mit Dr. Conxt fand, und mit diesem Zerfalle vergesellschaften sich dieselben Gefahren, welche das sich auflösende, überhitzte Blut hervorruft.

Wir treffen also in der Erwärmung des Blutes über 50° C., sowie in dem längeren Entfernen desselben aus der Blutbahn zwei Schädlichkeiten an, denen die Blutkörperchen erliegen. Zweifellos werden noch andere Eingriffe aufzufinden sein, welche ähnlich wirken, etwa die Behandlung von Blut mit concentrirten Mittelsalzlösungen oder mit chemischen Substanzen, welche die Substanz der Erythrocyten in einen Coagulationszustand überführen, oder gar wohl auch die Einwirkung mechanischer Insulte. Es führt uns dies abermals auf die Frage des Defibriniren**s** zurück, bei welcher Procedur die rothen Blutkörperchen durch Einwirkung des Schlagens, der Berührung mit fremdartigen Substanzen, durch Verdunstung, durch das Filtriren oder Durchpressen offenbar einer ganzen Reihe von Schädlichkeiten ausgesetzt werden, welche nachtheilig auf ihre Vitalität einzuwirken vermögen. Kann nicht von dieser Seite das Defibriniren schädlich wirken? Hierauf ist zu antworten, dass bei einer richtig und zweckmässig ausgeführten Defibrinirung des Blutes weitaus die Hauptmasse aller Blutkörperchen nicht abstirbt. Den Beweis hierfür habe ich dadurch geliefert, dass ich fand, dass nach der Transfusion defibrinirten Blutes die rothen Blutkörperchen in der Blutbahn nicht zerfallen (wie durch Wärme abgestorbene es thun), sondern dass das Plasma der so behandelten Thiere dauernd seine normale Färbung beibehält. Weiterhin erhärtet dies der Versuch, dass das defibrinirte Blut ein infolge von Verblutung in der tiefsten Asphyxie daliegendes Thier vollkommen wieder herzustellen vermag, während es ohne Transfusion sicherlich dem Tode anheimfällt. Panum zeigte in einem instructiven Versuche, in welchem er innerhalb 6 Tagen einem Hunde durch 13 Aderlässe und 13 Transfusionen fast sein ganzes Blut mit dem defibrinirten eines anderen Hundes vertauschte, dass das operirte Thier seine Faserstoffbildner bald wieder ersetzte. Derselbe Forscher constatirte ferner, dass die Harnstoffausscheidung nach Defibrinirung nicht geändert wurde, und ich selbst fand dasselbe durch Versuche am Hunde bestätigt.

Um die Frage zu beantworten, ob nicht das Defibriniren des Blutes wenigstens theilweise die rothen Blutkörperchen schädigen oder gar zur Auflösung bringen könne, habe ich das Blut von Hunden wiederholt abgelassen und defibrinirt wieder eingelassen. Hierdurch mussten sich ja die Schädlichkeiten, die dem defibrinirten Blute anhaften könnten, steigern. Diese Versuche haben mir nun das Ergebniss geliefert, dass durch die Manipulation des Defibrinirens allerdings immer einige rothe Blutkörperchen zugrunde gehen, denn ich fand nach wiederholter Defibrination schliesslich das Blutplasma etwas von aufgelösten Körperchen geröthet. Es kann auch gar nicht Wunder nehmen, dass es sich so verhält, da doch manche Körperchen mechanische Insulte erleiden müssen, wodurch sie erliegen. Die Stromata dieser oder das sich daraus bildende Stromafibrin vermögen hie und da kleine Verstopfungen von Capillaren hervorzurufen. Allein bei einer einmaligen Defibrination, und namentlich wenn dieselbe in passender Weise ausgeführt ist — wohin ich namentlich rechne, dass in dem Auffanggefässe nicht etwa Theile des Blutes vorübergehend ganz oder zum Theil vertrocknen, dass ferner nicht durch das Colirtuch das Blut gewaltsam hindurchgepresst werde —, ist die besagte Schädigung der rothen Blutkörperchen sicherlich eine nur beschränkte, die praktisch ganz sicher ohne Belang ist.

Um nochmals dem immer aufs neue wieder erhobenen Vorwurfe zu begegnen, dass die Transfusion nutzlos sei, weil die Erythrocyten alsbald sich in der Blutbahn des Empfängers auflösten, habe ich auf meinem Institute zwei Arbeiten ausführen lassen, welche diese Angaben unbedingt widerlegen. Ich stellte Herrn H. Dettmar die Aufgabe, längere Zeit hindurch die Erythrocyten mit dem Abbé-Zeiss'schen Apparate zu zählen, und zwar sowohl bei solchen Kaninchen, denen defibrinirtes Blut ohne vorherige Depletion transfundirt war, als auch bei solchen, denen nach einem Aderlasse dieselbe Menge defibrinirten Blutes wieder zurückgegeben wurde. Drei bis vier Tage vor jeder Transfusion wurde die Zählung zuerst an den völlig normalen Thieren 1—2mal täglich vorgenommen, dann erfolgte die Operation und weiterhin wurde die Zählung sogar bis einen ganzen Monat hindurch täglich durchgeführt, bei anderen Thieren etwas weniger lange. Die Untersuchungen ergaben nun, dass kurze Zeit (³/₄—1 Stunde) nach der ohne vorherige Depletion vorgenommenen Transfusion die Zahl der Erythrocyten entsprechend vermehrt ist, und dass diese Zahl nur ganz allmählich, nach ungefähr 3—4 Wochen ihre Norm wieder erlangt. Die initiale Vermehrung der Zahl, welche nach ungefähr 24 Stunden ihren Höhepunkt erreicht, zeigt an, dass Plasma aus dem Blute in die Gewebe übergetreten und so dem Stoffwechsel anheimgefallen ist. Es stimmt dies überein mit meinen früheren Versuchen an Hunden, denen entsprechend sich eine starke Vermehrung des Harnstoffes in den ersten 2—3 Tagen nach der Transfusion zeigte. Der dann nach und nach erfolgenden allmählichen Abnahme der Erythrocyten entsprach ein weiterer, jedoch nur mässiger Harnstoffzuwachs, der dem Einschmelzen der rothen Blutkörperchen entsprechen musste. Bei den Versuchen mit vorheriger Depletion hielt sich die Zahl der rothen Blutkörperchen in den normalen Grenzen, ein Beweis, dass sich die transfundirten erhalten haben mussten.

In einer zweiten Arbeit liess ich den Beweis für die Weiterfunctionirung des transfundirten Blutes dadurch erbringen, dass gezeigt wurde, dass die Menge des Blutes in verschiedenen Zeiten nach der Transfusion nicht abgenommen hatte. Ich hatte schon früher an drei Hunden die depletorische Transfusion mit einer grossen Blutmenge ausgeführt und gefunden, dass nach 3, beziehungsweise 6 und 10 Tagen die nach WELCKER bestimmte Blutmenge dieser Thiere normal zu nennen war, was mit einem ähnlichen Versuche von PANUM übereinstimmte. Ich veranlasste nun Herrn R. BOHGOLTZ, durch Versuche an Kaninchen diese Resultate zu controliren. Es wurden bei 7 Kaninchen 25—44 Ccm. Blut abgelassen und dieselbe Menge defibrinirt unmittelbar nach dem Aderlass wieder transfundirt: diese Mengen sind relativ bedeutend. Als nun die Thiere am 3., 6., 9., 12., 15., 18. und 21. Tage getödtet wurden und man nach WELCKER ihre Blutmenge bestimmte, zeigten sich in den Mengenverhältnissen keine Abweichungen von denen normaler Thiere.

Bei der **Verwendung nicht defibrinirten Blutes** liefert das Eintreten der Gerinnung und damit zugleich die Möglichkeit einer Uebertragung dieser Gerinnsel in die Adern eine viel grössere Gefahr, denn hierdurch können Embolien mit tödtlichem Ausgange unmittelbar veranlasst werden. Solche Bedenken sind offenbar auch bei dem neuerdings durch v. ZIEMSSEN empfohlenen Verfahren nicht ausgeschlossen: aus der geschwellten Vene des Blutspenders mittels einer Spritze mit Nadelcanüle Blut aufzusaugen und es dann schnell in die Vene des Empfängers nach directem Einstossen der Nadel einzuspritzen. Jedenfalls sollte hierbei das Innere des Apparates sorgfältig allseitig eingefettet sein, so dass das Blut an den Spritzentheilen nicht adhärire, weil eben hierdurch, wie FREUND erwiesen hat, die Fibrinbildung verzögert wird. Handelte es sich blos um die einfache Wahl zwischen nicht defibrinirtem Blute oder defibrinirtem bei der Ausführung der Transfusion, so würde ceteris paribus das nicht defibrinirte vorzuziehen sein. Allein darum handelt es sich thatsächlich nicht, sondern es ist die Wahl gegeben zwischen dem nicht defibrinirten Blute, dem die gleichzeitige Gefahr der Embolie anhaftet, und dem defibrinirten Blute, in welchem eventuell einige Blutkörperchen zugrunde gehen mit den angeführten Folgen. **Nach meiner Ueberzeugung muss die Wahl daher bei der praktischen Ausführung der Transfusion dem defibrinirten Blute sich zuwenden.**

Man hat auch von einem anderen Gesichtspunkte aus dem defibrinirten Blute schädliche Einflüsse zugeschrieben. Es ist bekannt, dass, wie die neueren Forschungen im Anschlusse an die Untersuchungen von ALEXANDER SCHMIDT in Dorpat gelehrt haben, das Fibrin sich aus zwei verschiedenen Körpern erzeugt: der fibrinogenen Substanz und dem Fibrinfermente, beide bilden sich aus dem Zerfalle weisser Blutkörperchen. (Vergl. L. LANDOIS,

Lehrbuch der Physiologie. 10. Aufl., §§ 31—34, Wien 1900.) Das Fibrinogen befindet sich constant im Blute der Warmblüter in hinreichend grosser Menge vor. **Sobald das Blut aus der Ader entleert wird, gehen massenhaft weisse Blutkörperchen zugrunde,** nach AL. SCHMIDT sogar $^{9}/_{10}$ aller vorhandenen. Als Zerfallsproduct tritt hieraus auf das Fibrinferment. Wird daher defibrinirtes Blut in die Adern eines Lebenden eingespritzt, so kann es zu Gerinnungen kommen, die sogar direct das Leben gefährden sollen. Nun zeigen aber die Versuche von ARMIN KÖHLER, der dieser Frage besondere Aufmerksamkeit gewidmet hat, dass die gefürchteten Substanzen, zumal das Ferment am reichlichsten auftreten, wenn man aus dem spontan gebildeten Gerinnungskuchen womöglich noch warmes Blut abpresst und dieses einspritzt. Ferner fand er die Wirkung eines solchen Blutes am intensivsten, wenn dasselbe seitlich in eine Arterie eingetrieben wurde. Ein längeres Verweilen an der Luft zerstört das Ferment. »Rechnen wir ab,« sagt JÜRGENSEN in seiner kritischen Beleuchtung der KÖHLER'schen Angaben — »so dürfen wir sagen, dass die Untersuchungen KÖHLER's an sich recht interessante neue Gesichtspunkte gebracht haben, welche weiterer Prüfung zu unterwerfen sein werden, dass aber die Verwendung des defibrinirten Blutes für die Transfusion dadurch nicht ernstlich gefährdet erscheint. Durch Auspressen des Blutkuchens gewonnenes defibrinirtes Blut hat man meines Wissens überhaupt noch nicht benutzt und wird es künftig noch weniger thun dürfen; seitliche Injection in eine Arterie ist auch nicht gerade nöthig: das ist wohl die Summe. Es wäre zu bedauern, wenn sich jemand durch die scheinbar in sich geschlossenen Folgerungen aus unsicheren Voraussetzungen, welchen durch Versuche ein trügerischer Halt gewährt ist, verleiten lassen sollte, von der Verwendung des defibrinirten Blutes abzustehen. Hier stehen »ungezählte« Versuche, zahlreiche Erfahrungen am Krankenbette unregelmässig auftretenden Einzelergebnissen gegenüber, welche nur durch die gleissende Umhüllung einer einleuchtenden Theorie bestechen.« »Noch weniger war KÖHLER imstande, aus der Literatur Beweise für seine Behauptungen beizubringen. Er nennt uns vier Fälle, und nicht einmal diese sind in seinem Sinne zu verwenden.« Ich werde noch im weiteren Verlaufe auf die Bedeutung dieser sogenannten »**Fermentintoxication**« eingehender zurückkommen.

Das **Verfahren**, welches man bei dem Defibriniren anwenden soll, sei das folgende. Das Blut wird in einem nicht zu flachen Gefässe aufgefangen und so lange geschlagen, bis das Fibrin **völlig sich ausgeschieden hat als faserige, das peitschende Werkzeug umhüllende Masse. Man höre ja nicht zu frühzeitig auf!** Mindestens noch 15—20 Minuten nach Entleerung der letzten Blutmassen durch den Aderlass soll das Blut überall durch und durch gequirlt werden. Zur Vermeidung zu intensiver Abkühlung stelle man das Gefäss womöglich während des Schlagens in einen grösseren Behälter voll blutwarmen Wassers. Man vermeide es, beim Schlagen das Blut hoch an den Wänden des Gefässes hinaufzutreiben, damit es dort nicht etwa auftrockne, oder auch nur halb antrockne und später wieder abgespült werde. Erst nach **völliger** Abscheidung des Fibrins wird durch ein dichtes weisses Atlasfilter (weniger gut ist dichtes Leinenzeug, ganz zu vermeiden aber ein Baumwolltuch) durchlaufen lassen, **ohne Pressen und Drücken.** Völlig verfehlt, ja in hohem Grade gefährlich ist es, etwaige geronnene Blutklumpen auszupressen. Solche können in einem kunstgerecht defibrinirten Blute überhaupt nicht auftreten. Das Colirtuch muss selbstverständlich gut gereinigt und falls Leinen verwendet werden muss, nicht mit Seife imprägnirt sein. Es ist daher vorher in 0.9%iger Kochsalzlösung auszuwaschen, auszukochen und dann stark auszupressen. Das durchlaufende Blut wird in einem in blutwarmem Wasser stehenden Glase aufgefangen.

Es ist natürlich, dass die grosse Furcht vor der Fermentintoxication durch das defibrinirte Blut die Frage anregen musste, ob es nicht Mittel gebe, das Blut auf eine sonst unschädliche Weise flüssig zu erhalten, damit man es ohne Uebereilung transfundiren könne. Es ist bekannt, dass das von Blutegeln gesogene Blut, wenn es wieder ausgestreift wird, nicht gerinnt, und dass die Bisswunden dieser Thiere oft sehr schwer zu bluten aufhören. Der Grund liegt, wie HAYCRAFT zeigte, in der Beimengung des Secretes der Drüsen des Egels zu dem Blute. Die wirksame Substanz, welche sich wie eine Albumose verhält, kann man durch Extraction, wie DICKINSON lehrte, aus dem abgeschnittenen Kopftheile durch Wasser extrahiren. Die Hals- oder Speicheldrüsen sondern das gerinnungshemmende Product ab. Der auf den Saugnapf folgende Körperabschnitt bis zum Gürtel kann verwendet werden. Mittelgrosse Thiere mit nicht abgesetztem Gürtel sind am besten zu verwenden (APÁTHY).

Ich fasste den Plan, das durch Blutegelextract flüssig erhaltene Blut in Bezug auf seine Verwendbarkeit bei der Transfusion zu prüfen, und veranlasste zwei meiner Schüler, die Herren Dr. ERICH SCHULTZE und PAUL BLOBEL, unter meiner Anleitung durch Thierversuche dies festzustellen. Es wurde nun Kaninchen das Extract in die Jugularvenen infundirt, nach einiger Zeit wird aus den durchschnittenen Halsgefässen das Blut entleert und einem anderen Kaninchen flüssig transfundirt. In anderen Versuchen wurde frisch entleertes Kaninchenblut in einer Schale mit dem Infus vermischt und flüssig wieder transfundirt. Endlich gelangte das colirte Blut unmittelbar vorher vollgesogener und sodann ausgedrückter Egel zur Verwendung. In diesen Versuchen zeigte sich, dass kein Nachtheil für das Thier mit dieser Procedur verknüpft war.

Zur Bereitung eines wirksamen Extractes wird der Kopf und der vordere Leibestheil des Blutegels (gestreckt beide bis gegen 1 Cm. lang) mit der Schere abgeschnitten und sofort in starken Alkohol gelegt. Vortheilhaft werden die Stücke seitlich vielfach incidirt, um ein besseres Eindringen des Alkohols zu ermöglichen. Die Einwirkung variirte 8—10 Tage; darnach werden die Köpfe in kleine Stücke zerschnitten und im Luftbade zwischen 45—50° C. getrocknet. Die Stücke werden nun in der Pfeffermühle zerkleinert und mit 0,9%igen Kochsalzlösung 10 Minuten lang gekocht. Das Extract wurde stets in solcher Stärke gewählt, dass auf einen Kopf 10 Ccm. Flüssigkeit kamen. Ein Kopf (also 10 Ccm. Flüssigkeit) wird stets auf 50 Ccm. Blut genommen. — Um jedoch schnell ein Präparat von Wirksamkeit zu gewinnen, verfährt man also: Die Blutegelköpfe werden in 95%igen Alkohol gelegt, der zwei- bis dreimal erneuert wird und in demselben mit der Schere in möglichst kleine Stücke zerschnitten (Dauer 12—15 Minuten) und in einem kleinen Mörser (ohne Zusatz von Glassplitter oder Sand) zerrieben. Der Alkohol wird vorsichtig abgegossen und der ganze Rückstand in ein Kölbchen (eventuell Reagenzglas) gegeben und mit Kochsalzlösung von 0,9% (5 Ccm. auf 1 Egelkopf gerechnet) 12—15 Minuten lang gekocht. Ist Wasser verdunstet, so wird das Quantum durch Zugabe von destillirtem Wasser auf gleichem Volumen erhalten; die Flüssigkeit wird abfiltrirt. Für eine Transfusion beim Menschen von 400 Ccm. Blut würde ein Decoct von 25 Köpfen genügen in 125 Ccm. physiologischer Kochsalzlösung.

Ich habe hier absichtlich genau die Methode der Bereitung flüssigbleibenden Blutes beschrieben. Bei Kaninchen erwies sich dasselbe als unschädlich und tauglich. Falls sich die Procedur auch bei anderen Thieren als passend erweist, könnte auch beim Menschen die Transfusion in dieser Weise versucht werden.

Letzteres gilt auch von der Anwendung von Blut, welchem man, den Erfahrungen von ARTHUS und PAGÈS entsprechend, die Gerinnungsfähigkeit genommen hat, indem man durch vorsichtigen Zusatz von oxalsaurem Natron (die Anwendung des Kali- und Ammoniumoxalats ist nicht statthaft) den Kalk daraus gefällt hat. Ich habe einen meiner Schüler, Herrn Dr. G. E. MOLIEN, beauftragt, Versuche hierüber an Kaninchen anzustellen. Aus seinen Versuchen geht hervor, dass die Transfusion mit so behandeltem Blute in der That gut und gefahrlos von statten geht, sowie auch, dass das Blut selbst bei dieser Behandlung keinen Schaden leidet, wie es auch vordem schon A. E. WRIGHT bei Versuchen an Hunden beobachtet hatte. Das Verfahren würde sich beim Menschen also gestalten: In ein Gefäss gebe man 5 Ccm. einer 5%igen Natronoxalatlösung in 0,9%iger Kochsalzlösung. Unter Umrühren lässt man das Blut direct in diese Lösung träufeln, welche zur Gerinnungshemmung von 250 Ccm. Blut genügt. Bei 500 Ccm. Blut müssen 10 Ccm. Oxalatlösung genommen werden, also stets auf 50 Blut 1 Oxalatlösung. Nach geschehener Mischung wird durch ein Leinentuch ohne Druck colirt, nachdem dasselbe mit derselben Lösung ausgewaschen, gekocht und stark wieder ausgedrückt worden ist.

Was den Gasgehalt der rothen Blutkörperchen anbetrifft, so ist zu bedenken, dass venöses Blut durch Schlagen an der Luft während des Defibrinirens arterialisirt wird. Sind bei dem Individuum, bei welchem die Transfusion ausgeführt werden soll, die Athembewegungen noch vorhanden, so kann selbst venöses Blut zur Anwendung gezogen werden; allein es muss dann die Einspritzung so langsam erfolgen, dass das Blut in den Lungen Gelegenheit finden kann, sich mit Sauerstoff zu beladen. Sind jedoch die Athembewegungen bereits erloschen, so darf unter keinen Umständen sauerstoffarmes und kohlensäurereiches, venöses Blut zur Verwendung kommen, denn dieses würde, falls es bis zur Medulla oblongata hingeführt würde, unfehlbar die letzten Reste der Erregbarkeit der hochwichtigen, dort belegenen vitalen Centren vernichten.

Was die Menge des Blutes anbetrifft, welche zur Einspritzung verwendet werden soll, so ist zu bedenken, dass eine Vermehrung der Blutmenge nicht leicht zu fürchten ist. Schon SPENGLER injicirte (1844) einem Hunde 200 Ccm. Blut, worauf die Respiration etwas kräftiger wurde, auf welche er die geringen Steigerungen des Blutdruckes bezog. Auch MAGENDIE fand die Druckschwankungen nicht wesentlich verändert, als er Thieren die Blutmasse vermehrt hatte. Hiermit stehen die eingehenden Versuche WORM-MÜLLER's und LESSER's im Einklang. Man constatirte, dass das Gefässsystem eines Hundes durch Einspritzung einen Ueberschuss fremden Blutes bis zu 83% in sich aufzunehmen vermag, ohne dass schädliche Folgezustände hieraus erwachsen. Es beweist dies, dass das Gefässsystem die Fähigkeit besitzt, seine Weite für grössere Blutmassen zu accommodiren, ähnlich wie schon längst eine analoge Anpassung für geringere Blutmengen, etwa nach starken Hämorrhagien, constatirt ist. v. REGÉCZY ist der Ansicht, dass das Constantbleiben des Blutdruckes nach Transfusion grösserer Blutmengen daher rühre, dass alsbald Transsudationen statthaben, durch welche der Inhalt der Gefässe wieder verkleinert werde. Thatsächlich findet er, wie schon WORM-MÜLLER, unmittelbar nach der Transfusion erhebliche Drucksteigerungen, welche nur allmählich, entsprechend den genannten Transsudationen, wieder zurückgehen. In Uebereinstimmung hiermit fand sich mit dem Absinken des Druckes das specifische Gewicht und die Blutkörperchenzahl des Blutes gesteigert.

Es wäre nun noch festzustellen, ob nicht etwa eine andere indifferente Flüssigkeit, welche man nach grossen gefahrdrohenden Blutverlusten in die Gefässe infundirte, imstande wäre, das Leben wieder zu erwecken. Schon vor vielen Jahren hat GOLTZ (VIRCHOW's Archiv, XXIX) den Gedanken ausgesprochen, dass nach plötzlichen grossen Blutverlusten der Tod nicht deshalb eintrete, weil die Blutmasse vermindert sei, sondern weil die Störung der mechanischen Kreislaufsverhältnisse jeden geordneten Umlauf verhindere. Das Herz arbeite wie ein lahmes Pumpwerk, welches nichts fortschaffen könne. Wenn es nur gelänge, den Rest vorhandenen Blutes regelmässig fortzubewegen, so sei die Lebensgefahr beseitigt. Aus diesem Grunde glaubte er, dass eine bessere Füllung der Gefässe selbst mit indifferenten Flüssigkeiten den gewünschten Erfolg haben könne. Erwägungen dieser Art waren es, denen entsprechend von KRONECKER und SANDER der Vorschlag gemacht wurde, den Blutrest des Verbluteten durch Verdünnung mit einer indifferenten Flüssigkeit auf ein grösseres Volumen zu bringen, welches für das Herz ein ausreichendes Beförderungsmaterial darböte. Sie verwendeten auf 1 Liter Wasser 6 Grm. Kochsalz und 0,05 Natronhydrat. Hunde, denen Blutverluste beigebracht waren, an denen sie angeblich hätten verenden müssen, wurden durch Infusion dieser Flüssigkeit in gleicher Menge wie das entleerte Blut am Leben erhalten. Von dem Zusatz von Natron sah man später ab, weil dieses direct schädigend auf die Erythrocyten wirkt. (Auch soll hier bemerkt werden, dass eine 0,6%ige Kochsalzlösung für das Säugethier- und Menschenblut nachtheilig ist, dass vielmehr eine 0,9%ige Kochsalzlösung verwendet werden müsste, weil letztere für die Erythrocyten dieser isotonisch ist.) Die Angaben der genannten Autoren standen im Widerspruch mit meinen Versuchen, denen entsprechend es nicht einmal mit dem Serum derselben Thierart gelang, den Tod abzuwenden. (Vergl. LANDOIS, Die Transfusion des Blutes. 1875, pag. 98, woselbst auch die Anschauungen anderen Forscher nachgesehen werden können.) In den verflossenen 20 Jahren seit jener ersten Mittheilung ist nun viel über die Kochsalzinfusion bei Thieren und Menschen experimentirt; von einiger Forschern wird sie als lebensrettend gepriesen, von anderen als nutzlos verworfen. BISCHOFF machte 1881 die erste erfolgreiche Infusion von Kochsalz beim Menschen. Allein die bald darauf publicirten Versuche von MAYDL (Wiener med. Jahrb., 1884) und SCHRAMM (daselbst, 1885) erhärteten die Annahme, dass die Leistungsfähigkeit der Kochsalzinfusion bei wirklich tödtlichen Blutverlusten bezüglich der definitiven Lebensrettung eine ganz minimale, ja gleich Null sei. Zur Entscheidung der Meinungsverschiedenheit in dieser Frage hat nun O. FEIS (VIRCHOW's Archiv, 1894, CXXXVIII) ausschlaggebende Versuche angestellt. Zunächst wurde ermittelt, dass der für das Kaninchen tödtliche Blutverlust bei etwa 3% seines Körpergewichtes liegt. Jedenfalls sind Blutverluste über 3% stets tödtlich. Durch eine nachträgliche Kochsalzinfusion wird die Grenze für den tödtlichen Blutverlust nicht wesentlich verschoben. Mit nur einer Ausnahme (unter 17 Versuchsthieren) gingen alle Thiere, die mehr als 3% des Körpergewichts an Blut verloren hatten, zugrunde, einerlei ob die Kochsalzinfusion gemacht wurde oder nicht. Auch MAYDL hatte schon aus seinen Versuchen den Schluss gezogen: »Kochsalzinfusion beim Kaninchen nützt nichts, wenn der Blutverlust 3% übersteigt. Bei Blutverlusten von unter 3% ist die Kochsalzinfusion überflüssig, da die Thiere auch ohne dieselbe zumeist überleben.« Weitere Versuche von FEIS beziehen sich auf den Hund. Aus 19 Versuchen an verschiedenen Hunden schliesst er: »Beim Hunde sind Blutverluste bis 5,18% des Körpergewichts im allgemeinen sicher nicht tödtlich, Blutverluste dagegen über 5,4% tödten; dazwischen, also von 5,18—5,4%, sind die Aussichten für Tod und Leben fast gleich. Die weiteren Ergebnisse lehrten nun unzweifelhaft, dass eine Kochsalzinfusion diese Verhältnisse nicht zu beeinflussen vermag. Einzig und allein zeigte sich eine vorübergehende Anregung der Herzaction; die Infusion vermag vorübergehend anregend und belebend zu wirken, aber nicht lebensrettend.

Aus diesen Versuchen folgt somit schlagend, wie ich es schon vor 25 Jahren gestützt auf Versuche ausgesprochen habe, dass ein tödtlicher

27*

Blutverlust nur durch Blut zu ersetzen sei, dass die Infusion einer indifferenten Flüssigkeit die Transfusion in keiner Weise zu vertreten imstande ist. Da indes von so sehr vielen Seiten übereinstimmend berichtet wird, dass bei hochgradig Entbluteten eine Kochsalzinfusion vorübergehend anregende Wirkung habe, so mag man immerhin als eine, aber nur wenn es unbedingt nothwendig sein sollte, vorhergehende Procedur die Infusion ausführen. LITTEN räth jedoch bei der acuten Anämie, dass man dort, wo die Möglichkeit vorliegt, eine Transfusion, zumal nach v. ZIEMSSEN, von Vene zu Vene ohne Defibrination vorzunehmen, die Chancen durch eine Kochsalzinfusion nicht verschlechtern solle (PENZOLDT und STINZING, Handb. d. Therap., 1898, II). Nach v. ZIEMSSEN's Erfahrungen hat die Salzwasserinfusion nur eine Berechtigung bei acuten Blutverlusten und wirkt auch hier meist nur vorübergehend. Daher soll man derselben nicht später als nach 12 Stunden eine Transfusion folgen lassen (v. ZIEMSSEN, Bluttransfusion und Salzwasserinfusion. Münchener med. Wochenschr., 1895, XLII, 14). — SCHÖNBORN empfiehlt bei drohender Verblutung die Kochsalzinfusion, der, wenn möglich, eine unmittelbare arterielle Transfusion nachfolgen solle. Alle anderen Verfahren der directen oder indirecten Transfusion scheinen ihm ausgeschlossen wegen ihrer Gefahr und Nutzlosigkeit. Für die subcutane und intravenöse Transfusion nach v. ZIEMSSEN bei Blutarmen und Kachektischen scheint ihm die Aussicht auf einen günstigen Erfolg sehr gering (PENZOLDT und STINZING, Handb. d. Therap., 1898, II). Ich zweifle übrigens nicht, dass sich eine noch günstigere Zusammensetzung der Infusionsflüssigkeit ausfindig machen liesse als eine 0,9%ige Kochsalzlösung, jedenfalls müsste sie isotonisch für die Erythrocyten sein. Am natürlichsten ist es, an die Verwendung einer wässerigen Lösung qualitativ und quantitativ von der Zusammensetzung der Salze des Blutserums zu denken.

In Bezug auf die Indicationen, in welchem Zeitpunkte bei acuter Anämie zur Transfusion geschritten werden solle, genüge die Bemerkung, dass die ungesäumte Ausführung der Operation dringend geboten scheint, sobald sich das Leben bedrohende Symptome einstellen. Speciell für die Metrorrhagien hat vor 40 Jahren bereits MARTIN (1859) die Anzeige also formulirt: »Stellt sich bei aufgetretenen Zeichen von Anämie höheren Grades: allgemeine Blässe der Haut, Kälte der Extremitäten, kleiner, kaum unterscheidbarer Puls, Ohnmachtsanwandlung, durch das Wiederausbrechen der entsprechenden Nähr- oder Arzneimittel die Unmöglichkeit der Restauration mittels des Mundes und Magens heraus, so halte ich den Zeitpunkt der Transfusion gekommen und rathe, nicht länger mit dieser fast gefahrlosen Operation zu säumen.«

Auch hochgradige anämische Zustände ohne vorhergegangene directe Blutverluste, weiterhin Hydrämie und Chlorose können unter Umständen passende Objecte für die Transfusion abgeben. Sogar bei der perniciösen Anämie kann sie versucht werden, wozu namentlich zwei günstig verlaufene, von QUINCKE operirte Fälle ermuntern. Auch C. A. EWALD, heilte einen Fall von schwerer perniciöser Anämie im hochgradigen Collapszustande durch intravenöse Transfusion von 88 Ccm. defibrinirten Menschenblutes. (Ueber eine unmittelbar lebensrettende Transfusion bei schwerster chronischer Anämie. Berliner klin. Wochenschr. 1895, 32.) Bei den Schwächezuständen, die sich bei Säuglingen infolge von protrahirter Gastroenteritis entwickeln, hat DEMME wiederholte Transfusionen (in einem Falle innerhalb eines Monates acht Transfusionen von je 5 Grm. Blut, welches mit einer PRAVAZ'schen Spritze in die Vene ohne Blosslegung eingebracht wurde) mit günstigem Erfolge ausgeführt. Ebenso räth v. ZIEMSSEN, bei Anämischen mittels einer Spritze mit stilettförmiger Canüle Blut aus der geschwellten Vene eines Gesunden aufzusaugen und es sofort in die Vene des Empfängers zu übertragen. In Bezug auf die

Leukämie, bei welcher von BLASIUS und MOSLER die depletorische Transfusion versucht worden ist, kann ich meine schon früher geäusserte Meinung wiederholen. Selbst in Fällen, in denen die Quellen der weissen Blutkörperchen sich noch in mässiger Abweichung von den normalen Verhältnissen thätig erweisen, dürfte wohl nur mit schwacher Wahrscheinlichkeit anzunehmen sein, dass durch das an die Stelle des leukämischen gesetzte gesunde Blut eine Umstimmung zur normalen Function zustande kommen könnte. Bei einer excessiven Vergrösserung der Milz, der Lymphdrüsen oder einer enorm gesteigerten Production weisser Zellen seitens eines hochgradig abweichenden Knochenmarks wird der Erfolg selbst einer umfangreichen depletorischen Transfusion offenbar nur ein palliativer und ein vorübergehender sein können.

Die Transfusion bei Vergiftungen.

Eine wichtige Reihe von Indicationen zur Transfusion können gewisse Vergiftungen abgeben. Vor allem ist hier die Kohlenoxydvergiftung zu erwähnen, bei welcher dieses Gas den Sauerstoff nach und nach aus dem Blute verdrängt, so dass schliesslich der Tod durch Asphyxie erfolgen muss. Hier gilt es, das verderbte Blut womöglich in reichlichem Aderlasse zu entleeren und normales an die Stelle desselben zu setzen. Nachdem zuerst anfangs 1864 auf der TRAUBE'schen Klinik in Berlin und kurz nachher in Königsberg von WAGNER und MÜLLER bei Kohlendunstvergiftung die Operation, allerdings ohne dauernden Erfolg, versucht worden war, haben KÜHNE (1864), sowie EULENBURG und ich durch Thierversuche die günstige, ja in gegebenen Fällen lebensrettende Wirkung der Transfusion bei dieser Intoxication festgestellt. Seitdem ist bei verunglückten Menschen die Operation wiederholt mit glänzendem Erfolge ausgeführt worden. Die Statistik giebt Aufschluss über keineswegs vereinzelte Fälle, in denen die Operation Menschen wieder belebte, welche ohne diese Hülfe ganz unzweifelhaft dem Tode verfallen gewesen wären. Vor allen Dingen zaudere man im gegebenen Falle nicht zu lange mit der Ausführung, da bei hochgradiger Kohlenoxydvergiftung die Schädigung des Nervensystems von Minute zu Minute zunimmt. Dass man neben der Transfusion die Anwendung aller sonstigen Anregungen zur Wiederbelebung nicht unterlassen soll, ist selbstverständlich: frische Luft, Analeptica und Reizmittel.

Zu den Vergiftungen, welche in lebensbedrohenden Graden die Transfusion erfordern, ist auch die mit chlorsaurem Kali zu rechnen. Diese Substanz verwandelt das Hämoglobin in Methämoglobin, wobei letzteres zum Theil noch innerhalb der Erythrocyten sich bildet, was ich als Methämocytose bezeichnet habe, zum Theil nach Auflösung der rothen Blutkörperchen aus dem im Plasma des Blutes gelösten Blutfarbstoff, Methämoplasmie von mir benannt. (Vgl. LANDOIS, Lehrbuch der Physiologie. Berlin und Wien 1899, 10. Aufl., 1. Hälfte, pag. 45 und 201.) Die Indication ist hier vollkommen klar; in geeigneten Fällen darf selbstverständlich die Anwendung der Magenpumpe nicht unterbleiben. Wie man aber dazu kommen kann, bei so Verunglückten eine Kochsalzinfusion zu machen, wie es auch geschehen ist, bleibt mir vollkommen unverständlich.

Auch nach deletärer Einwirkung anderer Stoffe oder unvorsichtig beigebrachter Arzneimittel, welche das Hämoglobin im Blute in Methämoglobin umwandeln, kann so selbstverständlich die Transfusion indicirt sein. Hier ist unter anderem zu nennen Phenacetin und Acetanilid: ist $^2/_3$ des Oxyhämoglobins in Methämoglobin übergeführt, so tritt der Tod ein (DENNIG).

EULENBURG und ich haben die Transfusion noch bei anderen Vergiftungen in Thierversuchen erprobt. Wir gingen dabei von dem Gesichtspunkte aus, dass das Gift, falls es zur Allgemeinwirkung gelangen soll, zuerst in das Blut aufgenommen werden muss. Ich hochgradigen Vergiftungsfällen kann doch immerhin der Versuch als berechtigt gelten, einen Theil des gifthaltigen Blutes abzulassen und an seine Stelle frisches Blut einzulassen. Wir konnten so an Thierversuchen den günstigen Erfolg einer depletorischen Transfusion bei **Aether- und Chloroformvergiftung** nachweisen; für letztere Substanz brachten RAUTENBERG und CASSE bestätigende Mittheilungen. Auch bei Vergiftung mit **Chloralhydrat, Opium, Morphium, Strychnin** haben wir die Transfusion versucht, — für das **Schlangengift** ist sie von COCKLE, LAUDER BRUNTON und FAYER vorgeschlagen. Dass man auch in allen derartigen Vergiftungsfällen natürlich alle übrigen Remedia nicht unversucht lassen soll, ist selbstverständlich. Ich weiss es wohl, dass das experimentelle Versuchsmaterial, auf welches sich die Indication bei den verschiedenen Vergiftungen stützt, noch ein sehr bescheidenes ist, allein in besonders gefahrdrohenden Fällen ist gewiss der Versuch mit einer möglichst umfangreichen depletorischen Transfusion, wenn auch nur als ultimum remedium, nicht ohneweiters von der Hand zu weisen.

Auch bei denjenigen Intoxicationen, **bei denen das schädliche Agens im Körper selbst entsteht**, wie bei der **Kohlensäureintoxication** (Asphyxie), der **Cholämie**, der **Urämie**, ist die Transfusion theils vorgeschlagen, theils auch versucht. Meine schon früher mit EULENBURG ausgeführten Versuche an asphyktischen Thieren ergaben günstige Resultate: Kaninchen, denen vorher die Vena jugularis externa freigelegt war, wurden in den Zustand der Asphyxie versetzt. Hierbei zeigte sich, dass die Wiederbelebung durch Einspritzung hellrothen Blutes nach reichlichem Aderlasse auch dann noch gelang, wenn künstliche Respiration nicht mehr belebend zu wirken vermochte. — Bei Erstickten, Ertrunkenen, Erhängten, ebenso bei asphyktischen Neugeborenen kann daher immerhin der Versuch einer depletorischen Transfusion für berechtigt gelten; ich empfehle für diese Fälle die **centripetale Arterientransfusion**, bei Erwachsenen nach reichlichem Aderlasse. Für die **Urämie** wird natürlich nur dann ein dauernder Effect zu erhoffen sein, wenn die Causa morbi im Verlaufe gehoben werden kann; acute Nephritis und puerperale Eklampsie dürften daher vorzugsweise in Betracht kommen. Bei letzterer hat v. BELINA nach **meinem** Vorschlage die Operation mit Erfolg ausgeführt. — Bei **Pyämie, Puerperalfieber** und **Septikämie** ist ebenfalls, wie es einleuchtend ist, unter sehr viel bedenklicherer Prognose die Transfusion bei Menschen theils ausgeführt, theils bei Thierversuchen zur Anwendung gezogen. Einen Besserungszustand haben die Forscher wiederholt constatiren können, allein unter 29 Fällen verliefen schliesslich nur vier günstig. Um vollständig zu sein, will ich noch mittheilen, dass von HUETER die arterielle, nach der Peripherie hin gerichtete Transfusion vorgeschlagen und ausgeführt ist bei peripheren **Erfrierungen**, um die von stagnirendem Blute unwegsam gewordenen Blutbahnen wieder frei zu machen, ferner dass bei — **Verbrennungen**, bei welchen viele rothe Blutkörperchen zugrunde gehen oder doch physiologisch geschädigt werden (LESSER), die depletorische Transfusion von PONFICK empfohlen worden ist. Der Vorschlag erscheint mit Rücksicht auf das, was oben über die Einwirkung der Wärme auf die Vitalität der rothen Blutkörperchen von uns zuerst experimentell nachgewiesen ist, durchaus berechtigt.

Schon von früheren Forschern wurde der Gedanke angeregt, ob das transfundirte Blut nicht auch zum Theil **ernährend** wirke. Die Frage ist in verschiedenem Sinne beantwortet worden. Auf eine Discussion der hier in Betracht kommenden Einzelheiten will ich jedoch verzichten und nur in Kürze das hervorheben, was als feststehend betrachtet werden darf. Zunächst verdient die Thatsache Erwähnung, dass, wenn man bei Thieren, welche eine Zeitlang gehungert haben, eine Transfusion ausführt, alsdann die Harnstoffausscheidung zunimmt. Es weist dies darauf hin, dass von dem eingebrachten Materiale eine Umsetzung im Stoffwechsel stattgefunden hat. Die beobachtete Vermehrung des Harnstoffs entspricht jedoch nicht den sämmtlichen Eiweisskörpern, welche das transfundirte Blut enthalten hat. Man muss vielmehr annehmen, dass vorwiegend nur auf eine Umsetzung des Serumalbumins und des Serumglobulins, von denen das erstere gegen 3 bis 4%, das letztere 2—4% in der Blutflüssigkeit enthalten ist, die vermehrte Harnstoffausscheidung zu beziehen ist. Die Blutkörperchen werden erst allmählich eingeschmolzen, und aus ihnen entsteht eine länger andauernde geringe Harnstoffvermehrung. Aehnliches beobachtete auch bei seinen Versuchen H. Chr. Geelmuyden (Von einigen Folgen übergrosser Blutfülle. Arch. f. Anat. u. Physiol. 1892). Er zeigt, dass Hunde einen Blutüberschuss gut vertragen. Das überschüssig eingeführte Blut liefert eine vermehrte N-Ausscheidung durch den Harn, und zwar durch die zuerst erfolgende Einschmelzung des Plasmas und sodann der körperlichen Elemente, bis das ursprüngliche Quantum wieder hergestellt ist. — Hat also die Transfusion einen ernährenden Einfluss? Die Antwort giebt hierauf auch die folgende Bemerkung von Pflüger: »Jede Vermehrung der Blutmenge, welche durch Einspritzung von Blut hervorgebracht wird, erzeugt eine Steigerung des Eiweissstoffwechsels, welche proportional ist der Vermehrung der im Plasma des Blutes enthaltenen Eiweissmengen.« (Pflüger's Archiv, 1893, pag. 362.) Der Eiweissstoffwechsel wird um gleich viel gesteigert, gleichgiltig, ob das Plasmaeiweiss durch Zufuhr vom Darm oder durch Einspritzung von Blut in die Gefässe vermehrt wird (Pflüger, a. a. O. pag. 371).

Beim Menschen — ich gestehe es offen — hat die ganze Frage ein mehr theoretisches Interesse dargeboten. Vom praktischen Gesichtspunkte aus will es mir scheinen, dass, wenn bei einem schlecht ernährten Individuum, das übrigens anämische und hydrämische Erscheinungen darbietet, Zeichen der Inanition auftreten, eine eventuell wiederholt auszuführende Transfusion von mässigem Umfange als letztes Hülfsmittel nicht gänzlich von der Hand gewiesen werden dürfte.

Die Thierbluttransfusion.

Wir gehen nunmehr zur Besprechung der Thierbluttransfusion über, die man auch wohl als Transfusion mit heterogenem Blut bezeichnet hat. Während die ersten Operateure sich ausschliesslich der Ueberleitung des Lammblutes bedient hatten, transfundirte man seit Blundell ganz vorwiegend Menschenblut. Panum machte, gestützt auf eingehende Versuche, bereits 1863 die Angabe: »Es ist nur statthaft, gesundes Menschenblut zur Transfusion bei Menschen zu verwenden. Denn obgleich ältere Versuche darzuthun scheinen, dass das Blut nahe verwandter Thierarten mit Erfolg transplantirt werden und bleibend im neuen Organismus functioniren kann, z. B. Kalbsblut im Lamm (Rosa) und Pferdeblut im Esel (Edwards), und obgleich die durch Blutung erloschenen Lebenseigenschaften eines Säugethiers auch durch Transfusion des gequirlten Blutes einer anderen, demselben ferner stehenden Säugethierart wieder hervorgerufen werden können, so steht doch sehr zu befürchten, dass dieser Erfolg, wie bei Hunden durch das Blut von Lämmern und Kälbern, nur ganz vorübergehend sein würde, und dass die Zersetzung und Ausscheidung des fremden Blutes secundär wiederum Gefahr bringen und den Tod zur Folge haben würde.«

Als trotz dieser wohlbegründeten Warnung seit 1873 durch Gesellius und Hasse die Thierbluttransfusionen wieder eingeführt und für alle möglichen Leiden, zumal aber wider die Schwindsucht, heilbringend angepriesen wurden, habe ich schon 1873, gestützt auf eine grosse Reihe von

Versuchen, den definitiven Nachweis geliefert und es veröffentlicht, dass das Blut fernstehender Thierarten in der Blutbahn der Empfänger — also auch Thierblut im Kreislaufe des Menschen — sich auflöse. Ich habe den Vorgang der Auflösung genau verfolgt, die Gefahren nachgewiesen, welche mit derselben einhergehen, habe dann weiterhin die Symptome beschrieben und erklärt, welche während und nach der Auflösung und der nachfolgenden Ausscheidung des fremdartigen Blutes sich zu erkennen geben, und die pathologisch-anatomischen Veränderungen erklärt, welche sich in diesen kritischen Zuständen finden. Ponfick hat dann erst im Jahre 1875 zum Theil ähnliche Resultate veröffentlicht.

Es ist nunmehr als feststehend zu betrachten, dass unbedingt Thierblut in dem Kreislaufe des Menschen sich auflöst, dass sogar bei irgendwie umfangreicherer Transfusion mit demselben schwere Gefahren für den Empfänger erwachsen, und dass daher unter keinen Umständen Thierblut zur Transfusion beim Menschen angewendet werden darf. In Bezug auf die Auflösung der rothen Blutkörperchen hat sich gezeigt, dass das Plasma oder das Serum vieler Säugethiere und auch das des Menschen die rothen Blutkörperchen anderer Arten auflöst. Plasma und Serum des Hundes und der Katze lösen so schnell die Blutkörperchen des Kaninchens, des Meerschweinchens, des Lammes, des Kalbes und des Menschen; — menschliche Blutflüssigkeit löst die rothen Blutkörperchen des Lammes auf; — Kaninchen- oder Pferdeserum oder Plasma besitzen dahingegen eine sehr geringe auflösende Kraft. Die Blutkörperchen der Säugethiere besitzen ihrerseits eine sehr verschiedene Widerstandsfähigkeit der auflösenden Kraft der Blutflüssigkeit anderer gegenüber. So werden die Blutkörperchen des Kaninchens innerhalb eines anderen Blutes schnell gelöst, viel widerstandsfähiger erweisen sich die des Hundes. Wird daher beispielsweise einem Hunde Kaninchenblut transfundirt, so lösen sich schnell die Kaninchenblutkörperchen auf, — wird jedoch umgekehrt einem Kaninchen Hundeblut eingespritzt, so kommt es zuerst zu einer Auflösung der Kaninchenblutkörperchen. Es ist ohne jeden Einfluss auf den Erfolg der Auflösung, ob das transfundirte Blut defibrinirt wurde oder nicht. Der Zerfall der Blutkörperchen erfolgt umso schneller, je energischer die Blutflüssigkeit auflösend wirkt; so lösen sich Lammblut und Kaninchenblut im Kreislaufe des Hundes schon innerhalb weniger Minuten. Sind die Blutkörperchen des transfundirten Blutes von denen des Empfängers durch ihre Grösse unterschieden, so kann man Schritt für Schritt den Auflösungsvorgang verfolgen. Wurde z. B. einem Hunde Lammblut beigebracht, dessen Körperchen sich deutlich durch ihre viel geringere Grösse unterscheiden, so sieht man, wenn man durch einen Nadelstich kleine Bluttröpfchen mikroskopisch untersucht, die Lammkörperchen innerhalb einiger Minuten immer seltener und seltener werden, bis sie endlich völlig verschwunden sind. Ist die Auflösung erfolgt, so ist nun das Plasma des Blutes des Empfängers von dem freigewordenen Hämoglobin der untergegangenen Blutkörperchen geröthet. Ein Theil dieses gelösten Materiales kann, wenn das Thier sich nach dem Eingriff erholt, im Stoffwechsel verbraucht werden; ist aber die Menge des freigewordenen Hämoglobins eine grössere, so erfolgen Ausscheidungen dieser Substanz in den Harn, weniger reichlich in den Darm, so dass blutige Kothentleerungen erfolgen, ferner auf die Bronchialschleimhaut und in die serösen Höhlen, sowie selbst in die klare lymphatische Flüssigkeit des Auges, das Kammerwasser (Panum). Schon Denis berichtet von einem seiner Lammbluttransfundirten, dass derselbe zwei Tage lang tiefdunklen Harn entleert habe, der erst am dritten Tage sich aufhellte. Schon $1\frac{3}{4}$ Stunden nach der Ueberleitung von Lammblut hat man Hämoglobinurie beobachtet. Das in die serösen Höhlen hineintranssudirte sanguinulente Fluidum wird im weiteren Verlaufe wieder resorbirt. Wird einem Thiere fremdartiges Blut transfundirt, so können zum Theil auch die eigenen Blutkörperchen untergehen, mitunter noch eher als die fremden. Dies ist im allgemeinen der Fall, wenn die Blutkörperchen des Empfängers leicht löslich sind in der Flüssigkeit des transfundirten Blutes. So sieht man es ganz gewöhnlich beim Kaninchen nach Transfusion mit Hundeblut; es lösen sich die Kaninchenblutkörperchen so schnell und leicht im Hundeblute, dass sogar schnell asphyktischer Tod eintritt nach einer an und für sich nur geringen Bluteinführung. Wollte man einem Menschen Hundeblut transfundiren, so würde man ähnliche Erscheinungen beobachten, da sich die Blutkörperchen des Menschen ebenfalls schnell im Hundeblute auflösen.

Die Auflösung der rothen Blutkörperchen hat nun weiterhin zwei wichtige Erscheinungen zur Folge, welche der Transfusion heterogenen Blutes einen gefahrdrohenden Charakter verleihen können. Die Körperchen pflegen nämlich vor ihrer Auflösung vielfach zu Häufchen mit einander zu verkleben und derartige Klumpen vermögen natürlich, wohin sie geschwemmt werden, Capillarbezirke zu verstopfen. Weiterhin geben diese Häufchen verklebter Blutkörperchen ihr Hämoglobin ab, und es entsteht so aus dem übriggebliebenen Stroma eine zähfaserige Masse, die ich mit dem Namen »Stromafibrin« bezeichnet habe, und welche natürlich ebenso kleine Gefässe verstopft halten kann (s. den Artikel Blut, III, pag. 561). In der That traf ich bei meinen Transfusionsversuchen mit heterogenem Blute vielfach derartige Befunde an allen möglichen Körperstellen.

Es droht aber noch eine zweite Gefahr. Wenn nämlich infolge des Freiwerdens des Hämoglobins aus den aufgelösten Zellen das Blutplasma erheblich vom Blutroth geräthet ist, kann es zu umfangreichen, diffusen Gerinnungen in dem Blute kommen. Schon NAUNYN und FRANCKEN sahen solche eintreten, als sie Thieren gelöstes Hämoglobin in die Adern einspritzten. Erfolgen solche Gerinnungen in umfangreicheren Gebieten, so kann selbst der Tod darnach erfolgen. Die Ursache dieser Erscheinung liegt darin, dass das gelöste Hämoglobin zahlreiche weisse Blutkörperchen zur Auflösung bringt. Hierdurch werden die Fibringeneratoren, welche ja aus dem Zerfalle der Leukocyten hervorgehen, frei und bewirken die Faserstoffbildung gerade so wie in dem entleerten Blute (s. den Artikel Blut, III, pag. 558).

Die geschilderten Vorgänge bringen es mit sich, dass man in den verschiedenartigsten Organen die Zeichen der behinderten Circulation und der Stauung antreffen wird, welche natürlich in den einzelnen Theilen charakteristische Symptome hervorrufen müssen. Bei Menschen, denen man eine Lammbluttransfusion gemacht hat, erkennt man daher zunächst blaurothe Verfärbung der Haut; später kommt es ganz allgemein zu einer reactiven Entzündung in einzelnen umschränkten Hautbezirken unter Bildung eines Urticariaausschlages. — Die Verstopfungen und Stauungen in den Lungen bedingen zuerst Athemnoth, weiterhin sogar Zerreissungen kleiner Gefässe, so dass blutiger Auswurf bedingt wird. Auch Epistaxis wurde, und zwar schon von DENIS, beschrieben. Die Athemnoth kann sich hochgradig steigern, wenn im Athmungscentrum der Medulla oblongata eine Behinderung des freien Kreislaufes sich entwickelt; ja ein plötzlicher Tod durch Asphyxie kann von dieser Stelle aus erfolgen. — Am Intestinaltractus beobachtet man aus demselben Grunde vermehrte Peristaltik der Gedärme, verbunden mit Kollern und Poltern, ferner unwillkürliche, oft blutig gefärbte Stuhlentleerungen; daneben Stuhlzwang, Leibschmerz und Erbrechen. Diese Erscheinungen erklären sich daher, dass Behinderungen der Circulation am Darmtractus ganz gewöhnlich vermehrte Peristaltik zur Folge haben. — In den Nieren bilden sich Cylinder in den Harncanälchen, die weiterhin in den Harn geschwemmt werden (PONFICK). Während des Uebertrittes des Hämoglobins in den Harn ist die Harnstoffausscheidung zugleich verringert. Bei hochgradiger Circulationsbehinderung ist die Harnmenge vermindert, die Verstopfungen können zahlreiche Infarkte zur Folge haben (MASING), und es kann eine Entartung der Drüsensubstanz eintreten (MITTLER). — In den Muskeln kann die Verstopfung der Gefässe Steifigkeit und in hohen Graden sogar Starre durch Myosingerinnung hervorrufen, gerade wie beim STENSON'schen Versuche. Hierbei kann die Temperatur infolge der erhöhten Wärmeproduction steigen, welche die Myosingerinnung begleitet. — Auch am Herzen, dem Nervensystem, den Sinneswerkzeugen finden sich die Zeichen gestörter Circulation infolge der Gefässverstopfungen. — Nach einer jeden Transfusion mit heterogenem Blute kommt es etwa schon nach einer halben Stunde beginnend zu einem intensiven Fieberanfall; man sah Temperaturhöhen bis über 42° C. In geringerem Grade kann man mitunter auch Fiebererscheinungen nach einer Transfusion mit gleichartigem Blute beobachten. Im weiteren Verlaufe kann die Temperatur wegen des Darniederliegens des Stoffwechsels in den Geweben infolge der zahlreichen Circulationsbehinderungen sogar subnormal werden; man fand sogar Temperaturerniedrigung bis 35° C. — Infolge der zahlreichen Gefässverstopfungen erfolgen sogar weiterhin Zerreissungen kleiner Adern. So erklären sich die hartnäckigen Blutungen aus Wunden, Ulcerationen, Schleimhäuten und in Parenchymen der Organe. Da infolge der Fibrinbildung durch den Untergang der Leukocyten sich das Blut erschöpft hat an faserstofferzeugenden Substanzen, so sind die Blutungen aus Wunden oder zerrissenen Gefässen äusserst hartnäckig, da es an ausreichendem Material für die Thrombosirung fehlt. Das Blut gerinnt eben nur sehr unvollkommen und langsam.

Ich habe zuerst darauf hingewiesen, dass noch eine andere Schädlichkeit zu befürchten sei, da nämlich die infolge der Auflösung der rothen Blutkörperchen freiwerdenden Kalisalze giftig auf das Herz wirken können.

Endlich sei noch erwähnt, dass das Hämoglobin im Stoffwechsel zum Theil in Hämatoidin umgewandelt wird, weshalb ikterische Erscheinungen und gallenfarbstoffhaltiger Harn weiterhin nicht selten beobachtet worden sind. In manchen Geweben und Organen, z. B. in dem Lungenparenchym, kommt es infolge der Auflösung von Erythrocyten oder localer Blutaustritte zur Bildung der sogenannten Hämochromatose (v. RECKLINGHAUSEN), einer bräunlichen Verfärbung durch Hämatosiderin und eisenfreies Hämofuscin (HINTZE), Abkömmlingen des Hämoglobins).

Trotz dieser schweren Gegengründe wird die Thierbluttransfusion immer noch von der einen oder anderen Seite empfohlen und versucht. So machte N. DE DOMINICIS in Neapel (Hämatotherapie, directe Transfusion fremdartigen Blutes, Wiener med. Wochenschr., 1895) bei 44 Kranken Transfusionen mit Hundeblut, um die bluthildenden Organe und die Ausscheidung der Stoffwechselproducte anzuregen. Hundeblut ist nach meinen Untersuchungen ein sehr intensives Lösungsmittel menschlicher Erythrocyten; ich kann daher bei meinem Warnrufe, irgend grössere Mengen zu transfundiren, nur beharren.

Kochsalzinfusion: Bedeutung der Fermentintoxication.

Für die Berechtigung der Anwendung der Transfusion in der acuten Anämie ist die Lösung der Frage von entscheidender Bedeutung: »Was ist die eigentliche Ursache des Verblutungstodes?« Ich habe schon oben auseinandergesetzt, dass GOLTZ bereits vor Jahren die Idee ausgesprochen habe, dass nach plötzlichen umfangreichen Blutverlusten der Tod nicht deshalb eintrete, weil hierdurch dem Körper dasjenige lebendige Material entzogen werde, welches durch die rothen Blutkörperchen den Athmungsprocess der Gewebe und der wichtigen Nervencentren unterhält und durch die gelösten Stoffe, welche es in sich führt, alle Körpertheile ernähre, — sondern lediglich darum, weil die Mechanik der Circulation litte. Der Kreislauf ist nämlich in seiner ununterbrochenen Bewegung nur denkbar, wenn eine ausreichende Füllung der Gefässe und des Herzens statthat und wenn der Blutdruck nicht unter einen gewissen minimalen Grenzwerth sinkt. Hochgradige Blutverluste bewirken aber eben diese schädigenden Zustände, und da die das Leben unterhaltenden Nervencentra und auch das Herz ausreichend thätig bleiben und das Leben erhaltend functioniren können nur allein bei ununterbrochener Circulationsbewegung, so genüge es, nach Blutverlusten letztere zu unterhalten. GOLTZ glaubte daher, dass eine künstlich erzeugte bessere Füllung des Gefässapparates mit einer indifferenten Flüssigkeit, am besten wohl mit Serum, allein bereits hinreiche, den Tod abzuwenden.

Kann denn nun thatsächlich ein dem Verblutungstode wirklich geweihtes Wesen durch nachträgliche Füllung seiner Adern mit einer indifferenten Flüssigkeit zum Leben dauernd zurückgeführt werden? Ich stehe, gestützt auf Versuche, auf Seite derjenigen Forscher, welche diese Frage unbedingt verneinen. Denn es ist mir wohl oftmals gelungen, Thiere, welche nach profuser Blutung bereits in den Zustand der sogenannten anämischen Paralyse verfallen waren, d. h. bei denen die spontane Athmung völlig aufgehört hatte und die Reflexe erloschen waren, durch die Transfusion des Blutes wieder zu beleben, niemals aber durch die Infusion indifferenter Lösungen. Und in der That, es dürfte wohl einleuchtend sein, dass, wenn man einem Wesen Blut entzieht bis auf einen Rest, der zum Unterhalte der Lebensfunctionen nicht mehr ausreicht, alsdann eben der Tod eintreten muss, selbst wenn man diesen Rest nachträglich verdünnt. Freilich erwidern die Anhänger der Kochsalzinfusion: Dieser Rest genügt allerdings dennoch vollkommen, es kommt nur darauf an, dass die Möglichkeit gegeben wird, ihn in kreisender Bewegung zu erhalten. Das Wesen verendet nicht wegen unzureichender Menge an Blut, sondern wegen unzureichender Bewegung desselben. Deshalb verdünne man das Blut durch Füllung der Gefässe mittels einer indifferenten Lösung, damit die Circulation ausreichend unterhalten werden kann, und der Erfolg sei ein gesicherter.

Die endgiltige Lösung und Entscheidung dieser Frage ist in neuerer Zeit von vielen Seiten versucht worden. Ich will hier dem oben Mitgetheilten noch das Folgende hinzufügen, um namentlich auch den Vertheidigern der Kochsalzinfusion das Wort zu geben. Vor allen Dingen ist der Grenzpunkt, bei welchem für ein Thier der Blutverlust tödtlich wird, ein nicht unerheblich schwankender. Ist aber dieser ein wechselnder, so ist auch das Urtheil über die die Gefahr bekämpfenden Maassnahmen ein unsicheres. Die Versuche, welche vielfach an Hunden angestellt worden sind, haben ergeben, dass je nach Alter, Ernährungszustand, Rasse und selbst nach der Individualität, ebenso nach Art und Schnelligkeit der Blutentleerung Hunde sehr verschieden hohe Blutverluste ertragen können, ehe sie verenden. Es rührt dies offenbar vorwiegend daher, weil der Blutgehalt des Hundes zwischen 5,5 bis 9,1 % des Körpergewichtes schwanken kann.

Nach HAYEM starben Hunde nach einem Blutverluste von 4,34—5,55 % ihres Körpergewichts; nach v. KIESSER sind diese Zahlen 4,3—7,3 % des Körpergewichts. LANDOIS hält den durch eine Blutung über 4,5 % des Körpergewichts drohenden Tod durch Kochsalzinfusion für nicht mehr abwendbar.

v. KIESSER fand bei seinen Versuchen, dass Hunde aus einer angeschnittenen Carotis oder Cruralis direct verbluten können unter Verlust von 65—74 % ihrer ursprünglichen Blutmenge. Arterien kleineren Calibers, in welchen der Blutdruck fast gleich hoch war, hörten jedoch eine Zeit nach ihrer Eröffnung von selbst auf zu bluten. Die Ursache hiefür ist zu suchen in einer spontanen Zusammenziehung des Gefässes, welche wahrscheinlich durch eine

Erregung der an dem Gefässe selbst belegenen peripheren vasomotorischen Nervenapparate bedingt ist. Auch dieser Forscher sah, dass asphyktische Zustände die Gefässe verengern infolge der Reizung des Gefässnervensystems.

Auch Maydl sah bei Carotisblutungen die Hunde stets verscheiden, wobei im Mittel 6,11 % des Körpergewichts an Blut ausgeflossen war. Nach Schramm können Hunde nach einem Blutverluste von 5,24 % ihres Leibesgewichtes am Leben bleiben, nach ihm zieht ein 5,4 % übersteigender Blutverlust fast constant den Tod nach sich.

Was vermag nun die Kochsalzinfusion diesen Blutverlusten gegenüber zu leisten? Nach v. Ott können Hunde, welche 2/3—3/4 ihrer Blutmenge verloren haben, durch Kochsalzlösungsinfusion nicht mehr errettet werden. Bei sehr hochgradigen Blutverlusten kann defibrinirtes Blut noch lebensrettend sein, wo die Kochsalzlösung ihre Wirkung bereits versagt. Maydl fasst seine Ansicht dahin zusammen: Bei einer Blutung von der Hälfte der Blutmenge (letztere beim Hunde auf 1/13 des Körpergewichts berechnet) ist eine Kochsalzinfusion überflüssig, weil die Thiere einen solchen Verlust meist gut überstehen. Bei einem Verluste von 2/3 der ursprünglichen Blutmenge geht etwa die Hälfte der Hunde ein, die andere Hälfte bleibt ohne Hülfeleistung am Leben. Bei Blutentziehungen von dieser Höhe kann man also den Erfolg der Kochsalzinfusion überhaupt nicht prüfen. Hat endlich die Blutung über 3/4 des Blutes aus dem Körper entleert, so gehen alle Thiere zugrunde ohne oder mit Kochsalzinfusion. Eins vermochte allerdings die Kochsalzinfusion zu leisten, nämlich: den Eintritt des Todes zu verzögern. Auch Schramm folgert aus seinen Versuchen, dass bei hochgradigen Blutverlusten die alkalische Kochsalzinfusion keinen entscheidenden Einfluss auf die Erhaltung des Lebens ausgeübt hat. Kronecker hingegen giebt an, so schlechte Erfolge wie Maydl und Schramm niemals gehabt zu haben. Er hat einmal einem Hunde 6 % seines Körpergewichts an Blut entzogen und denselben durch 0,6 %ige neutrale Kochsalzlösung von gleicher Menge gerettet. Und er schliesst: bei allen Verblutungen bis zu 2/3, vielleicht bis zu 3/4 der präsumptiven Blutmenge rettet die Infusion von 0,6 %iger Kochsalzlösung (reiner, nicht alkalischer!) das gefährdete Leben. Für den Menschen hält er eine Lösung von 0,73 % Kochsalz für die günstigste Concentration. Von einer alkalisch gemachten Kochsalzlösung, welche er zuerst als lebensrettend empfohlen hatte, ist er zurückgekommen, weil sich die Blutkörperchen in derselben weniger gut hielten. Er räth 5—10 Ccm. pro Secunde in eine Vene einfliessen zu lassen unter kräftiger Massirung des ganzen Körpers, namentlich des Unterleibs, damit die vorhandenen Blutreste sich baldigst mit dem Salzwasser vermischen. Landerer schliesst aus seinen Versuchen, dass besser als alkalische Kochsalzlösung und ebenso als defibrinirtes oder undefibrinirtes Blut ein Gemisch von 3—4 Theilen alkalischer Kochsalzlösung mit 1 Theil Blut die Verblutungsgefahren beseitigt. Durch diesen Saft vermochte er noch Thiere zu erretten, welche über 5 % ihres Körpergewichts Blut verloren hatten. Noch besser waren die Resultate mit Lösungen alkalischer Kochsalzlösungen, denen 3—5 % Zucker zugesetzt war, denn diese beraubten die von ihm Thieren beigebrachten Blutverluste bis zu 6 % des Körpergewichtes ihrer todbringenden Gefahr.

Indem ich schliesslich meine Ansicht über den Werth der Kochsalzinfusion zusammenfasse, kann ich derselben den Werth einer wirklich lebensrettenden Operation in keiner Weise zuerkennen. Ist die Blutmenge im Körper thatsächlich bis auf einen geringen Rest vermindert, welcher die Lebensfunctionen zu unterhalten nicht mehr ausreicht, so vermag die in die Adern eingeleitete Kochsalzlösung dieses ebensowenig. Das Einzige, was sie zu leisten imstande wäre, ist das, dass durch dieselbe bei gefahrdrohenden, aber keineswegs sicher tödtlich wirkenden Blutverlusten die Gefahr hinausgeschoben wird, indem sie dem

Anämischen günstigere Bedingungen für die Circulation seines Blutrestes schafft. Kann demnach die Kochsalzinfusion die Bluttransfusion ersetzen? Unbedingt nein! Höchstens kann sie, wenn Eile nöthig erscheint und die Vornahme der Transfusion auf verzögernde Hindernisse stösst, als vorläufige Operation, da alles leicht zu derselben zu beschaffen ist, vorausgeschickt werden. Allein ich muss doch eindringlichst warnen, der Kochsalzinfusion zu viel zu vertrauen. Und ein völlig gleichgiltiger Eingriff ist die Kochsalzinfusion an einem mit dem Tode ringenden Verbluteten, welcher vielleicht schon von einer Ohnmacht in die andere fällt, wohl ganz bestimmt auch nicht. Wo also eine wirkliche Lebensgefahr droht, zaudere man nicht: hier kann nur die Transfusion retten.

Wenn trotzdem von mancher Seite die Kochsalzinfusion als wirklich lebensrettende Operation empfohlen wird, so will ich nur anführen, dass dies zum Theil auch von solchen geschieht, welche der Kochsalzlösung so viel »freies« Alkali zugesetzt hatten, dass eine derartige Lösung sogar direct schädigend auf das noch vorhandene Blut wirken musste. Wurden doch ihrer Zeit auch die Thierbluttransfusionen mit Begeisterung als rettend angepriesen.

Bei Vergiftungen, bei denen das Blut durch die toxische Substanz verderbt ist, kann selbstverständlich die Kochsalzinfusion nicht in Betracht kommen. Hier kann nur durch die depletorische Transfusion gesundes frisches Blut an die Stelle des entleerten, an seinen Form- und Mischungsbestandtheilen geschädigten gesetzt werden. Ich will hier noch besonders die Vergiftung mit Kali chloricum, durch welche rothe Blutkörperchen innerhalb der Blutbahn aufgelöst werden und das Hämoglobin in Methämoglobin übergeführt wird, als eine Indication für die depletorische Transfusion namhaft machen.

Die Kochsalzinfusion würde sicherlich niemals unter den Aerzten jene Verbreitung gefunden haben, wenn nicht ungefähr gleichzeitig mit ihrer Empfehlung die Transfusion unter schwere Anklage gestellt worden wäre, unter die Anschuldigung nämlich, dass durch eine jede Transfusion mit defibrinirtem Blute der Empfänger einer höchst bedenklichen Vergiftung ausgesetzt würde. Diese »Fermentintoxication« soll hier des näheren beleuchtet werden.

Wie ich in meinem Artikel Blut auseinandergesetzt habe (vergl. III, pag. 558), entsteht in dem entleerten Blute der durch die Gerinnung sich ausscheidende Faserstoff durch den Zusammentritt der sogenannten Fibringeneratoren, der fibrinogenen Substanz und des Fibrinferments. Diese Stoffe entstehen aus zergehenden Leukocyten, welche nach der Entleerung des Blutes aus der Ader in grossen Massen zugrunde gehen.

In dem Blute des Menschen und der Säuger ist die fibrinogene Substanz neben einer Spur von Ferment bereits innerhalb des circulirenden Blutes im Plasma aufgelöst, als Lösungsproduct der Rückbildungsprocesse der weissen Zellen. Allein das noch kreisende Blut ist sehr reich an Leukocyten, viel reicher, als man es bisher angenommen hatte (ALEX. SCHMIDT, LANDOIS). Sobald das Blut, die lebende Ader verlassend, entleert wird, gehen massenhaft weisse Körperchen durch Auflösung zugrunde (MANTEGAZZA), zumal die mehrkernigen (HLAVA), — nach ALEX. SCHMIDT 71,7% (Pferd). Die Zerfallsproducte lösen sich in der Blutflüssigkeit auf, und eines dieser Producte ist das Fibrinferment, welches demnach innerhalb der unversehrten Körperchen nicht präexistirt. Auch die sogenannten »Uebergangsformen« zwischen farblosen Zellen und rothen Blutkörperchen im Säugethierblute liefern durch ihren unmittelbar nach der Entleerung stattfindenden Zerfall fibrinoplastische Substanz und Ferment, ebenso vielleicht auch die »Blutplättchen«.

Ist innerhalb des Plasmas des Blutes die Gerinnung erfolgt, so ist im Serum alle fibrinogene Substanz verbraucht zur Faserstoffbildung. Dahingegen ist noch Fibrinferment im Serum in hinreichender Menge in Lösung verblieben. Daher kommt es, dass, wenn zu einer fibrinogenhaltigen (z. B. Hydrocele-) Flüssigkeit Blutserum hinzugesetzt wird, wiederum sofort Gerinnung erfolgt.

Es ist hierdurch einleuchtend, dass, wenn man in die Blutbahn eines Lebenden defibrinirtes Blut transfundirt, gleichfalls die Gelegenheit zur Fibrinbildung gegeben wird, da ja die fibrinogene Substanz im circulirenden Plasma mit dem Fibrinfermente im Serum des transfundirten Blutes zusammengeführt wird. Das hat man »Fermentintoxication« genannt.

Die Frage ist nun die: ist denn wirklich die Gefahr dieser Intoxication eine mit Recht so gefürchtete, und kommt es denn thatsächlich nach jeder Transfusion zu lebensgefährlichen Gerinnungen?

Ich kann darauf, gestützt auf zahlreiche Versuche, die zuversichtliche Antwort geben: Nein! Wenn thatsächlich das Defibriniren des Blutes correct ausgeführt worden ist, d. h. wenn aller Faserstoff gründlich entfernt wurde, bringt die Transfusion keine erhebliche Gefahr durch eine etwaige Fermentintoxication mit sich. Die Versuche haben gezeigt, dass, wenn man klumpige Blutgerinnungsmassen auspresst, und dieses ausgedrückte Blut transfundirt, alsdann die grösste Gefahr ausgedehnter, intravasculärer Gerinnungen gegeben ist. In solch abgepresstem Blute ist das Fibrinferment ganz besonders reichlich anzutreffen. Auch werden gewiss in demselben noch reichlichere Leukocyten sich finden, welche, sobald sie in den Kreislauf übertragen werden, sich hier zur Bildung neuer Mengen der Fibringeneratoren auflösen.

Es folgt aus dieser Thatsache, dass man dem Defibriniren die allergrösste Sorgfalt widmen soll. Das ist gewiss vielfältig nicht geschehen; man hat dasselbe oft genug, als scheinbar minder wichtig, ungeübten Händen anvertraut, welche nach unzureichendem Quirlen schliesslich zum Theil klumpige Blutcoagula auspressten. Das ist verwerflich und gefährlich und sollte niemals geschehen. Ist hingegen das Blut regelrecht defibrinirt, so ist der Gehalt desselben an Fibrinferment so gering, dass er keine Gefahren durch umfangreiche Gerinnungen schaffen kann. Das steht auf Grund der Beobachtung von Hunderten von Thierversuchen unzweifelhaft fest und nicht minder auf Grund zahlreicher glücklich verlaufener, wirklich lebensrettender Transfusionen am Menschen.

Es ist ausserdem anzunehmen, dass der Organismus imstande ist, geringere Mengen von Fibrinferment unschädlich zu machen. Theils wird dasselbe durch den Harn, wie auch andere Fermente, ausgeschieden werden, theils mag die fortwährend im Körper gebildete Kohlensäure hemmend auf dasselbe einzuwirken vermögen.

Es ist durchaus nothwendig, dies auf das unzweideutigste auszusprechen, wenn man sieht, wie die Transfusion wieder einmal in eine Periode der Missachtung und Herabwürdigung gerathen ist.

Aber nicht genug mit dem Schreckgespenst der Fibrinintoxication. Da verkündet man ferner, die Transfusion könne überhaupt niemals nützen, sondern nur schaden, denn das übertragene Blut werde doch alsbald zersetzt wieder ausgeschieden. Das Blut wirke immer nur als Füllungsmittel der Gefässe, deshalb sei Kochsalzlösung demselben vorzuziehen. Und solcherlei wird mit einer Unverfrorenheit verkündet, als wenn diejenigen Forscher, welche es zweifellos festgestellt haben, dass das defibrinirte Blut ohne Schaden transfundirt werden kann und dass dasselbe im Kreislaufe voll und ganz die Functionen des respiratorischen Gasaustausches, der Ernährung und des Stoffwechsels vollführt, ohne dass seine Blutkörperchen sich nachweisbar früher oder umfangreicher auflösten als die des normalen Blutes — überhaupt nicht gearbeitet hätten.

Der Kenner der geschichtlichen Entwicklung der Transfusionslehre wird sich zu trösten wissen; es hat zu keiner Zeit an Uebertreibungen gefehlt. Und so wird denn wohl auch die zur Zeit gesunkene Transfusion sich wieder aufrichten, und die modern gewordene, übermässig gepriesene Kochsalzinfusion wird sicherlich mit einer bescheideneren Stellung vorlieb nehmen müssen. Von ihrem Höhepunkte ist dieselbe, wie die oben gegebenen Darstellungen es ergeben, bereits bis zu einer recht sehr bescheidenen Stufe hinabgestiegen. Gewiss kein Unglück!

Operationsmethoden.

1. Die Transfusion mit defibrinirtem Blute in eine Vene, welche meist vor allen anderen Operationsweisen den Vorzug erhielt. Das durch den Aderlass eines Gesunden gewonnene Blut wird defibrinirt, colirt und erwärmt, wie oben genau angegeben. Als blutübertragendes Werkzeug gebe ich der gewöhnlichen chemischen Bürette, welche unten einen eingeschliffenen Glashahn trägt, unbedingt den Vorzug, der derselben nun auch von anderen Forschern zugesprochen wird. An das untere Ende wird ein Stück Kautschukschlauch gesteckt und in diesen endlich eine knieförmige Glascanüle mit verjüngter, nicht scharfer Spitze. Die Füllung des Apparates geschieht am besten, um alle Luft aus demselben zu entfernen, durch Aufsaugen des Blutes von unten hinein. Auf Luftleere ist unter allen Umständen sorgfältigst zu achten. Das Blut sinkt allein durch den hydrostatischen Druck in die Vene hinein; die Stellung des Hahnes gestattet schnelles oder langsames Einlassen ganz nach Belieben. Die Canüle bleibt die ganze Operation hindurch in der Vene liegen; die weitere Füllung des Apparates geschieht durch Nachgiessen von oben her in die Bürette. Die Vene wird 2—3 Cm. weit blossgelegt, und es werden zwei Fäden darunter durchgezogen. Der periphere Faden wird sofort geknotet, der centrale nur angezogen rings um die Canüle gehalten. Nach vollendetem Einlassen wird auch dieser Faden geknotet; aseptischer Verband. Mit dem von mir angegebenen »Büretteninfusor« erreicht man stets am einfachsten, sichersten und bequemsten das Ziel. Spritzen sollte man zur venösen Transfusion nicht mehr verwenden. Als aufnehmende Vene wählt man entweder die Vena mediana basilica (Aderlassvene) oder das Anfangsstück der Vena saphena magna, welcher ich wegen ihrer ganz constanten Lage vor dem Malleolus internus, woselbst sie in relativ fettlosem Bindegewebe überaus leicht und sicher aufgefunden werden kann, ganz unbedingt den Vorzug geben würde.

2. Die Transfusion in das periphere Ende der Arteria radialis oder Tibialis postica — »centrifugale Arterientransfusion« —, welche von GRAEFE ersonnen, von HUETER eingeführt ist, hat zunächst den Vorzug, dass in den Capillaren das Blut nochmals durchgeseiht wird und aus ihm alle etwa noch vorhandenen Fibrinpartikel oder gar Luftbläschen entnommen werden, welche sonst in die Lungen gelangen würden. Die Arterie wird 3 Cm. völlig isolirt, und es werden vier Fäden darunter durchgezogen. Der oberste wird sofort geknotet und die Arterie durch ihn ligirt. Den peripheren Faden zieht ein Gehilfe an, damit kein Blut ausfliessen kann aus dem nunmehr anzulegenden queren Scherenschnitt in der Arterie. Die mit Wasser gefüllte und verkorkte, geknöpfte Canüle wird mit dem dritten Faden eingebunden (der vierte Faden ist ein Reservefaden). Hierauf wird eine kleine Spritze, welche an die Canüle gesteckt werden kann, gefüllt, angesteckt, und man beginnt langsam und stetig zu injiciren. Am besten hat die Spritze einen Schaft aus Glas und zwei Ringe am oberen Ende, so

dass sie durch die Rechte allein gehalten und entleert werden kann, während die Linke die Canüle fixirt. Während der Injection lässt der Assistent den angezogenen peripheren Faden locker. Man vermeide jeden zu starken und zu schnellen Druck! Ist die Spritze entleert, so wird sie, nach vorhergehender Anziehung des peripheren Fadens, aufs neue gefüllt, wieder an die Canüle gesteckt u. s. w. Das Blut entweicht vorwiegend durch den Arcus volaris; wo dieser fehlt, kann die Operation schwer und nicht ungefährlich sein: einmal wurde bereits Gangrän der Hand, offenbar infolge von Sprengung der Capillaren durch zu sehr forcirten Druck bewirkt, beobachtet.

3. Ich habe statt der centrifugalen die »centripetale Arterientransfusion« empfohlen und bei Thieren erprobt. Die Operation gleicht völlig der vorher besprochenen, nur wird die Canüle in das centrale Ende der Arterie eingebunden. Diese Methode, welche sich vornehmlich in besonders gefahrdrohenden Zuständen bei Verblutung oder Erstickung empfiehlt, hat folgende offenbare Vorzüge. Sie schafft auf directestem Wege arterielles Blut in die Arterienbahn hinein, infolge dessen das sich hier etwa befindende,

Fig. 64.

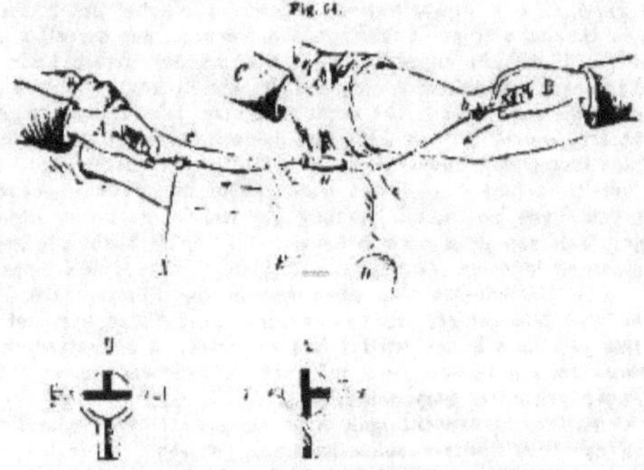

Directe venöse Ueberleitung durch den von LANDOIS modificirten Apparat von AVELING.

bereits CO_2-reicher gewordene Blut in die Capillaren hin ausweichen wird. Ferner wird durch die directe Füllung der Arterien der gesunkene Kreislauf am besten wieder hergestellt durch Schaffung einer erheblichen Druckdifferenz zwischen dem arteriellen und venösen Gebiete. Eine Transfusion in eine Vene kann gerade umgekehrt unter solchen Verhältnissen die Circulation schädigen, da hierdurch die Druckdifferenz, die Ursache des Kreislaufs, mehr vermindert wird. UNGER und SCHÄFER haben sich ebenfalls zu Gunsten dieser Methode ausgesprochen. Es soll noch besonders betont werden, dass die Annahme, dass bei der Ausführung der Operation ein besonders hoher Druck nothwendig sei, gänzlich unrichtig ist. Mit einer Hand kann man leicht den Spritzenstempel vorbewegen.

4. Die directe Ueberleitung geschieht beim Menschen wohl am besten von Vene zu Vene, und dürfte hierzu der von mir modificirte Apparat von AVELING den Vorzug verdienen. Derselbe besteht aus einem Kautschukschlauch, der in der Mitte eine spindelförmige Erweiterung *(a)* besitzt. An seinem einen Ende hat er einen Sperrhahn mit ansteckbarer geknöpfter Canüle *(b)*; diese wird in die Vena basilica mediana des Blut-

spenders eingebunden. An seinem anderen Ende trägt der Schlauch einen Metallhahn mit anderthalber Durchbohrung *(c)*. Dieser schliesst sich an eine Canüle, welche in die Vene des Empfängers eingeführt wird. Der ganze Apparat ist zuerst völlig mit einer $^{1}/_{2}$%igen Sodalösung gefüllt. Sind die Canülen eingefügt und durch sorgfältige Hände *(A* und *B)* überwacht, so wird zuerst der Hahn *c* so gestellt, wie die besondere Figur *x* zeigt. Nun drückt zuerst die Hand *D* des Operateurs den Schlauch zu und hält ihn abgeschlossen. Darauf comprimirt die Hand *C* die Spindel *s*: die Flüssigkeit wird aus dem Nebenrohr *N* entweichen. Während noch *C* die Spindel comprimirt hält, drückt die Hand *E* den Schlauch zu. *D* hat als *E* gewechselt. Die in ihre Form zurückkehrende Spindel *s* saugt Blut in das Rohr hinein. Dieses wechselnde Comprimiren wird so lange fortgesetzt, bis Blut aus dem Nebenrohr *N* abläuft. Dann stellt man den Sperrhahn *c* wie in der nebenstehenden Figur *y*, und bei der nun weiter geführten Manipulation gelangt das Blut in die Vene des Empfängers.

Immerhin haftet der directen Ueberleitung, ebenso wie der Transfusion nicht defibrinirten Blutes die grosse Gefahr an, dass Gerinnungsmassen mit in den Kreislauf übertragen werden. Ich kann daher zu der Ausführung nicht rathen. ROUSSEL hat zur Ausführung der directen Ueberleitung einen besonderen, sehr complicirten Apparat construirt, der sich seiner verwickelten Einrichtung wegen nicht empfiehlt.

Die Frage wegen der Uebertragung nicht defibrinirten venösen Blutes vermittels Instrumente, also auch z. B. durch den Büretteninfusor, ist in ein neues Stadium getreten durch eine interessante Entdeckung von FREUND. Dieser fand nämlich, dass das Blut nicht gerinnt in Berührung mit solchen Gegenständen, an denen es nicht adhärirt. Man bestreiche sorgfältig die Innenfläche eines Glascylinders mit Vaselin und giesse sodann eine 1 Cm. hohe Olivenölschicht hinein. Lässt man nun, womöglich im Strahle, aus ausreichend weit geöffneter Vene das Aderlassblut in den Cylinder einströmen, so wird die Oelschicht sofort das Blut von der Luft abschliessen und letzteres befindet sich somit ringsum von einer nicht adhärirenden Substanz begrenzt, wodurch es sich flüssig erhält. Das für die Uebertragung zu verwendende, vorher sorgfältigst zu reinigende und zu trocknende Instrument (Büretteninfusor oder Spritze) muss in ähnlicher Weise im Innern völlig eingefettet sein, am besten vielleicht dadurch, dass man durch Hitze flüssig gemachtes Vaselin in dieselben einführt und noch heiss wieder ausfliessen lässt. In dem Büretteninfusor muss unten eine fingerbreite Oelschicht sich befinden. Seine Füllung mit Blut geschieht dann am besten, indem man die Spitze der (auch aussen eingefetteten) Bürettencanüle unter die Oelschicht des Sammelglases bringt und durch Saugen am oberen Ende der Bürette das Blut von unten her ohne Luftbeimengung eintreten lässt. Immerhin ist bei diesen Vorgängen sorgfältig auf die etwaige Abscheidung von Fibrinflocken zu achten, deren Uebertragung natürlich unter allen Umständen zu verhüten ist. Letztere können sich z. B. bilden, indem das Blut von der Aderlasswunde, vor dem Eintritt in das Auffangglas, etwa noch über die Haut (welche man demgemäss ebenfalls vorher zweckmässig einfettete) hinwegrieselte, oder wenn es länger mit der Luft in Contact käme.

Die Frage, wie viel Blut transfundirt werden soll, wird in jedem einzelnen Fall sorgfältig zu erwägen sein. Bei Blutungen Erwachsener wird man unter 150—200 Ccm. und darüber nicht anwenden können, ohne auf Erfolg zu rechnen; Transfusionen mit Depletion, z. B. bei Kohlenoxydvergiftung, erfordern meist grössere Blutmengen.

Strengstes aseptisches und antiseptisches Verfahren ist selbstverständlich nach allen Richtungen bei jeder Art der Transfusion unerlässlich.

Subcutane und intraperitoneale Blutinjection.

Der Vorschlag, Blut in das Unterhautzellgewebe einzuspritzen, rührt von KARSCH (1873) her, der demselben jedoch die praktische Ausführung nicht folgen liess. Mit der Operation selbst hat dann unter anderen namentlich H. v. ZIEMSSEN seit Anfang der Siebenzigerjahre sich befasst. Nachdem das Aderlassblut defibrinirt ist, wird es mittels einer 25 Ccm. haltenden Spritze mit Stichcanüle unter die Haut gespritzt in einer Menge, je nach Bedürfniss, bis zu 200—350 Ccm. Die Chloroformnarkose ist unbedingt nöthig, weil nur sie die sehr schmerzhafte Massirung ermöglicht, welche so lange nach verschiedenen Richtungen ausgeführt wird, bis das Blut überallhin völlig vertheilt ist. Eine Blutbeule darf überhaupt nicht entstehen. Jede neu gefüllte Spritze wird an einer anderen Stelle in die subcutane Bindegewebsschicht entleert. Das Maximum des von v. ZIEMSSEN auf einmal injicirten betrug 350 Ccm. an 14 verschiedenen Einstichstellen. Durch streng antiseptisches Verfahren wird Eiterung oder nachfolgende Entzündung vermieden. Nach der Operation constatirte v. ZIEMSSEN eine Zunahme des Hämoglobingehalts des Blutes, welche am grössten ist in den ersten 24 Stunden nach der Injection und in den nächsten Tagen allmählich absinkt. Je nach der Art des Falles kann die Wiederholung der Operation nothwendig werden. Die meisten Fälle, in denen von dem genannten Forscher die subcutane Bluteinspritzung gemacht wurde, betrafen Chlorosen und chronische Anämien aus den verschiedensten Ursachen. Sie hat daher die Bedeutung, dem Erkrankten Blutmaterial zuzuführen. Für acute Anämien oder gegen die Gefahr von Vergiftungen kann sie nicht in Anwendung gezogen werden; hier hat unzweifelhaft die Transfusion ihr unbestrittenes Gebiet.

Weiterhin berichtet v. ZIEMSSEN selbst:

»Die subcutane Transfusion steht hinter der intravenösen Methode entschieden zurück. Aber ich kann sie doch als einen Ersatz der letzteren, z. B. wo geschulte Assistenz fehlt, nicht warm genug empfehlen. Die sofortige Einpressung des injicirten Blutes in die Lymphgefässe durch kräftige Massage ist aber sehr schmerzhaft und erfordert unbedingt die Narkose. Auch sind die Injectionsstellen noch mehrere Tage recht schmerzhaft, so dass Eisblasen nöthig sind. Endlich folgt öfter eine fieberhafte Reaction als auf die intravenöse, doch ist dieselbe gewöhnlich eine sehr mässige und mit den Zuständen, wie sie früher der Transfusion defibrinirten Blutes zu folgen pflegte (Schüttelfrost, Temperaturen über 40° C. etc.), nicht zu vergleichen.«

Die Beobachtungen über den Erfolg fasst derselbe Forscher dahin zusammen, dass nach einem primären besseren rosigen Aussehen und dem Gefühl subjectiver Kräftigung die Zunahme des Hämoglobingehalts und der Erythrocytenzahl nicht immer im Verhältniss zu dieser imponirenden Primärwirkung stehe, selbst nicht nach Injection grosser Mengen Blut. Als Grund vermuthet er ungleiche Vertheilung der Erythrocyten und Flüssigkeitseintritt von den Geweben aus in die Blutbahn; wahrscheinlich gehen auch viele Blutkörperchen nachträglich zugrunde, weil die Zunahme des Blutfarbstoffs in den nächsten Tagen absinkt. (Ueber Transfusion. Münchener med. Wochenschrift, 1894, XLI, 18.)

Mir stehen über die subcutane Bluteinspritzung bei Thieren keine experimentellen Erfahrungen zugebote. Soll ich jedoch meine Meinung zur Sache äussern, so glaube ich, dass der Uebergang von Erythrocyten in die Blutbahn der Operirten wohl noch erheblichen Zweifeln unterliegt, welche zu heben nur eingehende Untersuchungen an Thieren vermögen könnten. Meiner Meinung nach ist die Operation nur von dem Gesichtspunkt der subcutanen Ernährung aus zu betrachten (vergl. LANDOIS, Lehrbuch der Physiologie, 10. Aufl., I, § 203, pag. 410).

Ponfick hat den Vorschlag gemacht, das defibrinirte Blut in die Bauchhöhle einzuspritzen, woher es dann resorbirt werde: in der That sahen Bizzozero und Golgi, sowie Opalinski hiernach die Zahl der Blutkörperchen zunehmen. Offenbar passt diese Art der Blutübertragung nicht für solche Fälle (acute Blutverluste, Intoxicationen), in denen auf die möglichst schnelle Beschaffung normalen Blutes Bedacht zu nehmen ist. Dass überdies die Operation nicht ungefährlich ist, zeigt der Todesfall, den Mosler nach einer solchen Procedur erfolgen sah. Es ist daher der Vorschlag weiterhin von verschiedenen Forschern, denen ich unbedingt beitrete, verworfen worden.

Es ist einleuchtend, dass in Fällen, in welchen der Arzt bei anämischen Zuständen die Ausführung der Transfusion in Erwägung zieht, auch anderen Massnahmen die gebührende Rücksicht zutheil werden muss. Denn die Transfusion ist und bleibt das Ultimum remedium, und bis zu dem Punkte, in welchem ihre Indication zweifellos klar gestellt ist, kann mancherlei Nützliches versucht sein. Ich rechne dahin, dass man bei durch Blutungen Erschöpften den Kopf tief legen soll, das untere Rumpfende und die Extremitäten hingegen schräg emporgerichtet, damit das Blut vornehmlich dem centralen Nervensysteme noch reichlicher zufliessen möge. Zweckmässig kann man ausserdem noch nach Lesser's Vorschlag die Extremitäten straff einwickeln, eventuell noch dazu eine feste Leibbinde umlegen, damit das Blut mehr kopfwärts ströme. Nur möge man nicht einer solchen Procedur den völlig verfehlten Namen »Autotransfusion« geben. Ich empfehle ausserdem frühzeitig an verschiedenen Körperstellen subcutane Einspritzungen von 0,9%iger körperwarmer Kochsalzlösung zu machen von je 20—30 Ccm. und durch Massage diese Flüssigkeit möglichst zu vertheilen, damit durch Resorption die theilweise entleerten Blutcanäle sich wieder mehr füllen. Behufs der Sterilisirung koche man die Flüssigkeit vorher auf und lasse sie durch ein ebenfalls vorher ausgekochtes und hiernach ausgerungenes, mehrfach zusammengelegtes Leinentuch durchseihen. Auch wird es zweckmässig sein, zu gleicher Wirkung ein lauwarmes Darmrohr mit derselben Flüssigkeit zu appliciren. Aber niemals möge man in wahrhaft ernsten Fällen zu lange Zeit mit solchen Unternehmungen hinziehen. Stets bedenke man, dass im äussersten Falle nur die Transfusion das Leben zu erretten imstande ist.

Schliesslich kann ich nur vor allen Versuchen, anstatt des Blutes andere Substanzen einzuspritzen, auf das eindringlichste warnen. Es gilt dies namentlich auch von den von Amerika aus empfohlenen Milcheinspritzungen, die ich nach eigenen Versuchen noch für gefährlicher halten muss als die Transfusion heterogenen Blutes.

Literatur. Genaue Quellenangaben und eine erschöpfende geschichtliche Darstellung über die Transfusion bis 1803 enthält: Paul Scheel, Die Transfusion des Blutes und Einspritzung der Arzeneyen in die Adern. 2 Bändchen. Copenhagen 1802 und 1803. Als Fortsetzung dieses Werkes: J. F. Dieffenbach, Die Transfusion des Blutes oder die Einspritzung der Arzneien in die Adern. Historisch und in Rücksicht auf die prakt. Heilkunde bearbeitet. Berlin 1828. Th. 1; auch unter dem Titel: Paul Scheel, Die Transfusion, fortgesetzt von J. F. Dieffenbach. Berlin 1828, Th. III (ein II. Theil ist nicht erschienen). — J. F. Dieffenbach, Physiologische Untersuchungen über die Transfusion des Blutes in Rust's Magazin d. ges. Heilk. 1830, XXX. — J. F. Dieffenbach, Ueber die Transfusion des Blutes und die Infusion der Arzneien in Rust's Handb. d. Chir. Berlin 1833 (enthält die Literatur bis dahin). — Abbildungen zur Transfusion bei alten deutschen Schriftstellern finden sich: Purmann, Wundarzney. 3. Cap., 31 (Thierbluttransfusion). — Lamzweerde, Appendix ad armamentarium chirurgicum Sculteti. Amstelod. 1671. Lammblutüberleitung in eine Armvene; Canülen auf einer anderen Tafel. — Heister, Chirurgie. Nürnberg 1763, pag. 417, Taf. XI. Directe Ueberleitung von Arm zu Arm durch eine Röhre, ebenso von Handrücken zu Handrücken, endlich von einer Kalbsfemoralis in eine Armvene. — Juncker, Compendium chir. Francfurt und Nürnberg 1691. Copie der Lammblutüberleitung nach Lamzweerde. — Eine umfassende Bearbeitung der ganzen Transfusionslehre bis 1875 bietet: L. Landois, Die Transfusion des Blutes. Versuch einer physiologischen Begründung nach eigenen Experimentaluntersuchungen mit Berücksichtigung der Geschichte, der Indicationen, der operativen Technik und der Statistik. Leipzig 1875. — Eine Ergänzung hierzu bildet: L. Landois, Beiträge zur Transfusion des Blutes. Leipzig 1878. — Es sollen weiterhin nur die wichtigeren Schriften aufgeführt werden: Bichat, Recherches expérimentales sur la vie et la mort. Paris 1805. — Blundell, Researches physiological and pathological on transfusion of blood. London 1824. — Prevost et Dumas, Annal. de chim. et de phys. Paris 1821, XVIII. — Panum's Arbeiten in Virchow's Archiv. XXVII, XXIX, LXII, LXVI. — Eulenburg und Landois, Die Transfusion des Blutes nach eigenen Experimentaluntersuchungen. Berlin 1866. — v. Belina-Swiontkowski, Die Transfusion des Blutes in physiologischer und medicinischer Beziehung. Heidelberg 1869. (Enthält zahlreiche Abbildungen und Beschreibungen der einschlägigen Instrumente und Apparate.) — Ponfick, Experimentelle Beiträge zur Lehre von der Transfusion. Virchow's Archiv. 1875, LXVI. — Jacob Worm-Müller, Transfusion und Plethora. Christiania 1875 (Universitätsprogramm). — Jacob Worm Müller, Die Abhängigkeit des arteriellen Druckes von der Blutmenge. Ber. d. kön. sächs. Gesellsch. d. Wissensch. 1873. — Fr. Gesellius, Die Transfusion des Blutes. Petersburg 1873. — Osc. Hasse, Die Lammbluttransfusion beim Menschen. Petersburg 1874. — Gesellius, Zur Thierbluttransfusion beim Menschen. Petersburg 1874. — Hasse, Ueber Transfusion. Virchow's Archiv. LXIV. — Tschirjew, Der tägliche Umsatz der verfütterten und transfundirten Eiweissstoffe. Ber. d. kön. sächs. Gesellschaft d. Wissensch. 1874. — Forster, Ueber Eiweisszersetzung im Thierkörper bei Transfusion von Blut und Eiweisslösungen. Münchener Sitzungsber. 1875. — A. Köhler, Ueber Thrombose und Transfusion, Eiter und septische Infection und deren Beziehung zum Fibrinferment. Dissert. Dorpat 1877. — Roussel, La transfusion. Arch. gén. de méd. 1875 flg. (Zahlreiche Fälle behandelt durch directe Ueberleitung von Menschenblut durch den vom Verfasser construirten, sehr complicirten Apparat; letzterer ist auch beschrieben und abgebildet in der Wiener med. Wochenschr. 1873, Nr. 50.) — Schäfer, Transactions of the obstetrical society of London. 1879, XXI. — E. Morselli, La trasfusione del sangue. Roma 1876. — Jullien, De la transfusion du sang. Paris 1875. — Oré, Études histor. physiol. et cliniques sur la transfusion du sang. Paris 1876. — Eckert, Objective Studie über die Transfusion des Blutes. Wien 1876. — Marcoq, Transfusion instantanée du sang. Paris 1874. — Th. Jürgensen, Transfusion, in v. Ziemssen's Handb. d. allg. Therap. 1, 2, pag. 240—326. (Vorzügliche, alles Wissenswerthe übersichtlich umfassende Zusammenstellung.) — Kronecker und Sander, Berliner klin. Wochenschr. 1879, Nr. 52. (Empfehlung der Kochsalzinfusion.) — Bischoff, Centralbl. f. Gyn. (Erste Ausführung der Kochsalzinfusion beim Menschen.) — E. v. Bergmann, Die Schicksale der Transfusion im letzten Decennium. Berlin 1883. (Uebertriebene Gegnerschaft wider die Transfusion.) — Maydl, Ueber den Werth der Kochsalzinfusion und Bluttransfusion beim Verblutungstode. Wiener med. Jahrbücher. Wien 1884. — J. Mikulicz, Ueber die Bedeutung der Bluttransfusion und Kochsalzinfusion bei acuter Anämie. Wiener Klinik. 1884, VII. (Enthält auch Casuistik.) — W. Hunter, Intra-peritoneal blood transfusion etc. The Journ. of anat. et physiol. XXI. (Gegen die intraperitoneale Transfusion.) — Landerer, Ueber Transfusion und Infusion. Arch. f. klin. Chir. XXXIV. — v. Ott, Ueber den Einfluss der Kochsalzinfusion etc. Arch. f. path. Anat. XCIII. — v. Kiesow, Ueber arterielle Blutungen. Arch. f. Anat. und Physiol. 1884. — Schramm, Ueber den Werth der Kochsalzinfusion und Bluttransfusion. Wiener med. Jahrbücher. Wien 1885. — Hausmann, Blutung, Transfusion und Infusion. Deutsche Chirurgie. 1885. — Kronecker, Kritisches und Experimentelles über lebensrettende Infusionen von Kochsalzlösung bei Hunden. Correspondenzblatt f. Schweizer Aerzte. 1886. — v. Rantzau, Die Ursache der Stabilität des Blutdruckes. Arch. f. d. ges. Physiol. XXXVII. — Rosenberg, Virchow's Archiv. CXII. — H. v. Ziemssen, Klin. Vorträge. Ueber subcutane Blutinjection, Salzwasserinfusion und intravenöse Transfusion. Leipzig 1887. — G. Bonne, Ueber das Fibrinferment. Würzburg 1889. — Landois, Die Verwendung von Blutegelextract bei der Transfusion des Blutes. Münchener med. Wochenschr. 1891, Nr. 50. — Landois, Ueber die Anwendung der Transfusion des Blutes beim Menschen. Verhandl. des Congr. f. innere Med. in Leipzig. XI, pag. 173. — Haycraft, Action of a secretion from the medicinal Leech. Proc. Roy. Soc. XXXVI and Arch. f. experim. Path. und Pharm. XVIII. — Dickinson, Note on »Leech Extract« and its action on blood. The Journ. of Physiol. by M. Foster. XI. — Erich Schultze, Ueber die Verwendung von Blutegelextract bei der Transfusion des Blutes. Dissert. Greifswald 1891. — Paul Blobel, Versuche über Transfusion mit dem von Blutegeln gesogenen Blute und über die Verwendung frisch bereiteten Egeldecoctes zur Transfusion. Dissert. Greifswald 1892. — A. E. Wright, Brit. med. Journ. 5. December 1851. — G. E. Molms, Versuche über Transfusion mit gerinnungsunfähigem Blute. Dissert. Greifswald 1893. — H. Dettmar, Einfluss der Transfusion mit Blut derselben Species auf die Zahl der rothen Blutkörperchen. Dissert. Greifswald 1896. — R. Bonollr, Beweis für die Weiterfunctionirung des transfundirten Blutes derselben Species durch die Bestimmung der gesammten Blutmenge. Dissert. Greifswald 1897. — In Bezug auf die zahlreichen kleineren Schriften und Journalartikel der Literatur aller Sprachen siehe die Referate in Virchow-Hirsch's Jahresber. über die Fortschritte der gesammten Medicin; ferner Schmidt's Jahrbücher der in- und ausländischen Medicin, Leipzig, sowie die Mittheilungen in den Jahresberichten über die Fortschritte der Anatomie und Physiologie von Hofmann und Schwalbe, Leipzig bis 1892 und in deren Fortsetzung: Jahresbericht über die Fortschritte der Physiologie von Hermann seit 1893 jährlich, Bonn.

L. Landois.

Transfusionsplethora, s. Blutanomalien, III. pag. 567.

Transplantation (der Sehnen), s. Tenotomie, Tendorhaphie und Tendoplastik, XXIV, pag. 190.

Transportwagen, s. Krankentransport, XIII, pag. 80.

Transposition, Umstellung; transpositio viscerum = situs inversus, perversus. s. Dextrocardie, V, pag. 574.

Transsudate. Zu den Transsudaten (auch seröse Transsudate genannt) oder den serösen Flüssigkeiten des Thierkörpers zählt man die aus dem Blut durch Filtration in die serösen Säcke des Körpers ergossenen Flüssigkeiten: Cerebrospinal-, Perikardial-, Pleura-, Peritoneal-, Hodensackflüssigkeit, ferner die Synovia (siehe diese), den Humor aqueus und die parenchymatösen Transsudate, endlich die pathologischen Transsudate: excessiv gewordene seröse Transsudate, hydropische und Cystenflüssigkeiten. Häufig rechnet man auch die Amniosflüssigkeit oder das Fruchtwasser hinzu, doch mit Unrecht, da es nicht ein reines Transsudat aus den Gefässen des Mutterthieres, sondern vielmehr ein Gemenge eines solchen mit einem Transsudate aus den fötalen Gefässen und mit dem Harn des Fötus vorstellt (vergl. Embryo).

Alle diese Transsudate zeigen, da sie aus einer und derselben Quelle, aus dem Blute stammen, sowohl physikalisch als chemisch gewisse Uebereinstimmungen; die Verschiedenheiten der qualitativen (eventuell quantitativen) Zusammensetzung resultiren einmal daraus, dass die ursprünglich gesetzten Transsudate durch die Zellthätigkeiten der Gewebe, in denen sie sich befinden, verändert werden, ferner dass sie sich bei längerer Stagnation mit der Zeit eindicken, concentrirter werden; endlich, was das Wesentlichste ist, dass die Capillarwandungen selbst in verschiedenen Transsudationsgebieten, ungeachtet scheinbarer anatomischer Gleichartigkeit, sich physiologisch verschieden verhalten, da sie ja keine homogenen oder structurlosen Membranen vorstellen, vielmehr aus lebenden Zellen zusammengesetzt sind, welche die Filtration nach Qualität und Quantität gegenüber den rein physikalischen Verhältnissen an todten thierischen Membranen modificiren können.

Aus den Gesetzen der Membranfiltration (siehe »Filtration«) ist uns bekannt, dass thierische Membranen morphotische Elemente für gewöhnlich nicht durchlassen. Also unterliegt bei der Transsudation des Blutes in den Capillaren nur das Blutplasma der Filtration. Bei Filtration von Lösungen eines krystalloiden Stoffes (Salze, Zucker, Harnstoff u. a.) zeigt das Filtrat dieselbe Concentration wie die aufgegossene Flüssigkeit; ferner steigt mit der Zeit die Filtrationsgeschwindigkeit, indem unter dem Druck die Poren sich allmählich erweitern. Werden aber wässerige Lösungen colloider Stoffe: Eiweiss, Gummi, Dextrin, durch thierische Membranen unter Druck hindurchgetrieben, so ist das Filtrat stets eine dünnere Lösung als die aufgegossene Flüssigkeit; der Procentgehalt des Filtrates ist stets niedriger als der der ursprünglichen Flüssigkeit; der Unterschied in der Concentration zwischen Aufguss und Filtrat ist abhängig von der Concentration des ersteren, von der Druckhöhe, von der Natur der thierischen Membran und von der Weite der Membranporen. Enthält endlich die aufgegossene Flüssigkeit einen krystalloiden und einen colloiden Stoff, so ist nach Hoppe-Seyler, v. Wittich u. a. an letzterem das Filtrat reicher, als es ceteris paribus sein würde, wenn der colloide Körper allein vorhanden wäre.

Nach diesen Gesetzen der Membranfiltration wird die aus den Capillaren filtrirte oder transsudirte Flüssigkeit von morphotischen Elementen in der Norm frei, an Mineralsalzen (sowie an Harnstoff, Zucker u. a.) ebenso reich als das Blutplasma, dagegen an Eiweiss erheblich ärmer und somit wasserreicher sein als das Blutplasma. Entsprechend der Zusammensetzung des Blutplasmas (siehe Blut) werden wir demnach als allgemeine chemische Bestandtheile der serösen Transsudate zu erwarten haben: Wasser; die anorganischen Salze: Chlornatrium, kohlensaures Natron, phosphorsaures Kali und phosphorsaure Erden: ferner die Extractivstoffe: Harnstoff, Kreatin, Xanthin, Traubenzucker u. a.; Spuren von Fetten, Seifen, Lecithin und Cholesterin; von Eiweisskörpern: Serumalbumin, Serumglobulin, fibrinogene Substanz; endlich die Gase des Plasma: reichlich Kohlensäure (theils in locker gebundener, auspumpbarer Form, theils in fester chemischer Bindung an Natron), daneben etwas Stickstoff und kaum Spuren freien Sauerstoffs. Und zwar finden sich die anorganischen Salze und Extractivstoffe in gleicher Concentration wie im Blutplasma, dagegen die Eiweissstoffe in viel geringerer, zwischen 0,1 und 3%, schwankender und nur in Ausnahmsfällen 4—5% betragender Concentration. Nach Salvioli und F. A. Hoffmann ist das Verhältniss des Serumalbumin zum Globulin in den Transsudaten und im Blutplasma — ungeachtet der grossen Verschiedenheit im Gesammteiweissgehalte — stets nahezu das Gleiche.

Die **Reaction** der Transsudate ist, mit seltenen Ausnahmen, eine schwach alkalische, wie die des Blutplasmas, die **Consistenz** meist eine dünnflüssige; nicht selten bildet sich indes durch Fibrinabscheidung eine lockere oder mehr feste Gerinnung. Wenn durch einen Gehalt an schleimartigem Nucleoalbumin, wie in der **Synovia** (siehe diese), eine schleimige Consistenz oder, wie in Ovarialcystenflüssigkeiten, durch Gegenwart von **Paralbumin** (siehe dieses) eine sehr zähe Consistenz bewirkt wird, so dass die Flüssigkeit beim Ausgiessen lange Fäden zieht, so handelt es sich um Transsudate, die durch Beimengung des zerfallenden Zellenbelags der serösen Höhlen die respective eigenthümliche Consistenzänderung erfahren haben.

Die meisten Transsudate sind klar, durchsichtig, zeigen aber fast stets eine deutliche weisse Opalescenz oder **Fluorescenz** (siehe diese), zuweilen sind sie durch suspendirte Stoffe, die als mehr zufällige Beimengungen anzusehen sind, wie Eiterzellen, Epithelzellen, Fetttröpfchen, Blutkörperchen, Cholesterinkrystalle, Fibrinfäden u. a. getrübt; manche von diesen Trübungen lassen sich durch Filtriren oder nach erfolgtem Absetzen durch Decantiren entfernen, Fetttrübungen auch durch Schütteln mit Aether. Die **Farbe** der Transsudate ist meist blass oder leicht gelb oder gelblichgrün und wird zuweilen beim Stehen an der Luft mehr bläulich. Der gelbe Farbstoff ist wohl mit demjenigen des Blutplasmas, dem **Lutein** (siehe dieses), identisch. Die Transsudate besitzen einen schwach salzigen, faden **Geschmack**. Das **specifische Gewicht** der serösen Flüssigkeiten ist durchschnittlich geringer als das des Blutplasma (1,027) und schwankt zwischen 1,008 und 1,026.

Die Mehrzahl der hierhergehörigen Flüssigkeiten gerinnt nicht spontan, und wenn das der Fall ist, so scheidet sich das Fibrin meist nur in Fäden oder Flocken aus, nur ganz ausnahmsweise kommt es zu einer wirklichen Kuchenbildung wie im Blut oder im Blutplasma, wobei sich die Flüssigkeit in eine homogene, zitternde Gallerte verwandelt. Setzt man aber zu serösen Flüssigkeiten, die für sich gar nicht gerinnen, nach Alex. Schmidt ein Tröpfchen defibrinirtes Blut oder aus dem Blutkuchen ausgepresste Flüssigkeit oder endlich einen Tropfen Eiter, beziehungsweise Eiterserum hinzu, dann erfolgt Gerinnung. In diesem Falle enthielten die serösen Transsudate nur **Fibrinogen** (siehe dieses).

Nach dieser allgemeinen Charakteristik verdienen die oben genannten speciellen Momente, welche die Verschiedenheiten der qualitativen und quantitativen Zusammensetzung der serösen Transsudate beherrschen, eine nähere Betrachtung. Der **Einfluss der lebenden Capillarwandung** macht sich, wie Carl Schmidt zuerst beobachtet hat, insbesondere auf den Eiweissgehalt geltend; ja es scheint, als käme jedem einzelnen Capillarbezirk ein bestimmter, nahezu constanter Eiweissgehalt des Transsudates zu. So fand SCHMIDT die Pleuratranssudate am eiweissreichsten; daran schliessen sich mit absteigendem Eiweissgehalt: die Peritoneal-, weiter die Perikardial- und die Unterhauttranssudate, die sogenannten Oedemflüssigkeiten an; am eiweissärmsten scheint die Cerebrospinalflüssigkeit zu sein.

Ein zweites Moment ist der Druck und die Schnelligkeit der Blutbewegung in den Capillaren. In dieser Beziehung hat sich als Gesetz für Filtration (siehe diese) ergeben, dass bei steigendem Druck von Salzlösungen sowohl mehr Wasser als Salz durch thierische Membranen hindurchgeht, und zwar beide proportional, so dass die Menge des Filtrats zunimmt, ohne dass dessen Concentration gegenüber der aufgegossenen Flüssigkeit eine Aenderung zeigt. Bei Filtration von Eiweisslösungen dagegen geht mit steigendem Druck durch thierische Membranen sowohl mehr Wasser als mehr Eiweiss; der Eiweissstrom wächst aber langsamer als der Wasserstrom, so dass der Procentgehalt des Filtrates an Eiweiss mit steigendem Druck abnimmt. Dagegen ist die absolute, in der Zeiteinheit transsudirte Eiweissmenge bei höherem Druck grösser als bei niederem Druck. Je grösser also der Blutdruck in den Arterien, beziehungsweise in den Capillaren wird, desto mehr steigt die Menge des Transsudates, zugleich wird dasselbe immer ärmer an Eiweiss (Serumalbumin, -globulin, Fibrinogen), während der procentische Salzgehalt der gleiche bleibt. Anders verhält es sich aber, was zumeist zu wenig beachtet wird, wenn der Druck in den Capillaren nicht infolge arterieller Hyperämie, sondern infolge von Behinderung des Venenabflusses, infolge von venöser Stase steigt, wo also im Gegensatz zu dem erstbehandelten Falle mit dem gesteigerten Capillardruck eine Verlangsamung der Blutströmungsgeschwindigkeit einhergeht. Steigerung des Capillardruckes durch venöse Stase hat, wie dies auch aus Versuchen von SENATOR am lebenden Menschen hervorgeht, ebenfalls eine Zunahme der Menge des Transsudates zur Folge; allein, während der Salzgehalt sich nicht verändert zeigt, wird der Eiweissgehalt, im schärfsten Gegensatze zu der Transsudation bei arterieller Hyperämie, immer höher; je langsamer die Blutströmung wird, desto mehr werden, weil infolge der verlangsamten Circulation (sauerstoffärmeres, dagegen kohlensäurereicheres Blut) und des Stauungsdruckes die Capillarwandungen selbst in ihrer Ernährung beeinträchtigt werden, entgegen der Norm auch morphotische Elemente, rothe und weisse Blutkörperchen hindurchgepresst und damit die Bedingungen für die spontane Fibringerinnung des Transsudates gesetzt (vergl. Fibrin). So ist es auch zu verstehen, weshalb pathologische Transsudate, da sie nicht selten infolge von mit venöser Stase verbundenen Kreislaufsstörungen gesetzt sind, durchschnittlich reicher an Eiweiss sind als normale seröse Flüssigkeiten. Für das Zustandekommen pathologischer, d. h. excessiver Transsudationen hat wohl zuerst COHNHEIM mit Recht eine krankhaft veränderte Permeabilität der Capillarwände in Anspruch genommen, wie dies besonders für entzündliche Processe zutrifft, wobei nicht nur gelöstes Eiweiss in reichlicherer Menge als in der Norm durchgepresst wird, sondern sogar Formelemente: rothe Blutscheiben und Leukocyten.

Ein für pathologische Transsudationen wesentlich in Betracht kommendes Moment ist die chemische Zusammensetzung des transsudirenden Blutplasma. Ist z. B. infolge bestehender Albuminurie das Blut eiweissärmer und wasserreicher geworden, so werden, wie man dies häufig bei Nierenkranken beobachtet, auch die Transsudate immer wasserreicher und eiweissärmer; mit dem Eiweissgehalt nimmt auch der procentische Gehalt an Fibrinogen entsprechend ab, und so kann es kommen, dass gelegentlich das Transsudat so arm an Fibrinogen ist, dass es nicht nur nicht spontan gerinnt, sondern nicht einmal durch Zusatz von defibrinirtem Blute (siehe oben) zur Gerinnung gebracht werden kann. Enthält, wie beim Icterus, das Blutplasma Gallenfarbstoff, so geht derselbe auch in alle Transsudate über; dasselbe scheint der Fall zu sein, wenn Blutfarbstoff, Hämoglobin, aus den Blutkörperchen ausgetreten und im Plasma gelöst ist; dann enthalten auch die Transsudate gelösten Blutfarbstoff.

Zwischen dem serösen Transsudat und dem Capillarblut müssen aber auch noch osmotische und Diffusionsvorgänge (siehe diese) platzgreifen, da ersterem durch Verbrauch der lebenden Endothelzellen der serösen Säcke stetig krystalloide Stoffe (Zucker, Salze u. a.) entzogen, andererseits in diesen Zellen gebildete Stoffwechselproducte beigemischt werden.

Weiter können die einmal gesetzten Transsudate durch die Zellthätigkeiten der sie einschliessenden Gewebe oder serösen Säcke gewisse Beimengungen erhalten. So werden in den Gelenkhöhlen durch Abtreibung und Abstossung des epithelialen Ueberzuges Epithelzellen und Kerne beigemengt, deren in Lösung gehendes Nucleoalbumin die schleimige Beschaffenheit bedingt (siehe Synovia). Eben daher rühren wohl auch die schleimartigen Stoffe oder Mucoidsubstanzen (siehe Schleimstoffe), die Hammarsten zuerst in Ascitesflüssigkeiten angetroffen hat und die nach Pajkull regelmässige Bestandtheile der Transsudate zu sein scheinen. Andererseits kann auch der Epithelüberzug der serösen Säcke zum Theil fettig degeneriren, so dass Fetttröpfchen oder fettiger Detritus sich dem Transsudat beimischt, so besonders bei pathologischen Transsudaten. Dadurch kann das Transsudat mehr oder weniger stark milchigweiss aussehen, wie dies ab und zu besonders bei Bauchhöhlentranssudaten (Ascites adiposus) zu beobachten ist.

Von Interesse sind endlich die Veränderungen, welche die Transsudate erfahren, wenn sie längere Zeit stagniren. Hier kann nach den Beobachtungen von Hoppe-Seyler u. a., sobald der Binnendruck des Transsudates grösser als der Druck in den Capillaren geworden ist, nicht nur der weiteren Transsudation ein Ziel gesetzt werden, vielmehr kann nunmehr ein Theil vom Wasser und von den diffundirbaren Stoffen des Transsudates durch Osmose und Diffusion oder durch die Thätigkeit der lebenden Zellen der Gefässwandungen in das Blut zurücktreten; dadurch werden die Transsudate immer concentrirter, zugleich kann es dadurch zu Ausscheidungen schwer löslicher Stoffe kommen, z. B. von Cholesterin.

Da die serösen Höhlen des Körpers durch präformirte mikroskopische Oeffnungen (Stomata) ihres Endothelüberzuges mit den Lymphgefässen communiciren (vergl. Lymphgefässe) und durch den Blutdruck, die Athem- und Muskelbewegungen für den Lymphabfluss ausreichend gesorgt ist, kann es nicht Wunder nehmen, dass unter normalen Verhältnissen nur winzige Mengen von Transsudaten sich in den serösen Höhlen finden. Erst wenn einmal zu reichliches Transsudat gesetzt ist, z. B. im Falle, dass das Blut einen zu hohen Wasser- und zu geringen Eiweissgehalt hat, so dass die gesetzten Transsudatmengen nicht vollständig von den Lymphwurzeln aufgesogen werden, oder wenn sich dem Abfluss der Lymphe ins Venensystem oder dem venösen Abfluss selbst aus krankhaften Ursachen Hindernisse in den Weg stellen, kommt es zur Ansammlung grösserer Transsudatmengen.

Von Besonderheiten der einzelnen serösen Transsudate ist zu erwähnen, dass die Cerebrospinalflüssigkeit bei stark alkalischer Reaction sehr arm an festen Stoffen und besonders an organischen ist; von Eiweisskörpern, die nur zu 0,02—0,17% sich finden, ist vorherrschend Globulin, weniger Albumin und nur wenig Fibrinogen enthalten, daher spontane Gerinnung nicht auftritt. Ausserdem findet sich nach Nawratzky Traubenzucker.

Der Humor aqueus, welcher die beiden Augenkammern erfüllt, zeichnet sich, abgesehen von vollständiger Klarheit, durch sein niedriges specifisches

Gewicht (1,003—1,006) aus. Unter den Extractivstoffen findet sich Harnstoff und Zucker nach PAUTZ in wägbarer Menge, nach GRUNHAGEN und KUHN auch Fleischmilchsäure. Der Eiweissgehalt beträgt nur 0,1%.

Die Perikardialflüssigkeit, der flüssige Inhalt des Herzbeutels, enthält zuweilen ausser Fibrinogen noch die anderen Fibrincomponenten, daher sie manchmal spontan gerinnt.

Ueber die mittlere Zusammensetzung der serösen Flüssigkeiten und der wichtigsten pathologischen Transsudate beim Menschen giebt folgende Tabelle Aufschluss:

In 100 Theilen	[illegible]	[illegible]	[illegible]	[illegible]	[illegible]	[illegible]	[illegible]	[illegible]	[illegible]	[illegible]
Wasser	91,4	99,0	95,5	98,7	94,6	93,4	93,4	98,7	98,8	97,6
Feste Stoffe	8,6	1,0	4,5	1,3	5,4	6,6	6,8	1,3	1,2	2,4
Fibrinogen	0,31	—	0,08	—	—	0,06	—	—	—	—
Albumin, Globulin	7,42	0,18	2,47	0,12	4,1	5,28	5,17	0,37	0,25	0,8
Extractivstoffe		0,81	1,27	0,42	0,13	0,3	0,51			0,4
Mineralsalze	0,84		0,67	0,77	0,8	0,74	0,92	0,96	0,76	0,9

Die Hautödem- oder Anasarkaflüssigkeit ist nicht sehr reich an festen Stoffen (2,1—2,7%), rein serös, nicht fibrinogenhaltig, vom specifischen Gewicht 1,005—1,013; Eiweissgehalt bis 1%.

Die auf der Basis von Circulationsstörungen oder Nierenkrankheiten im Körper erfolgenden excessiven Transsudationen bezeichnet man als Hydropsien und unterscheidet die Ergüsse in die serösen Höhlen als Hydrops der Pleura oder Hydrothorax, Hydrops pericardii, Hydrops peritonei oder ascites, Hydrocele (Hydrops der Scheidenhaut des Hodens), Hydrocephalus, beziehungsweise Hydrorhachis von den Ergüssen in die Organparenchyme: Oedeme, unter denen man diejenigen des Unterhautzellgewebes als Hautwassersucht oder Anasarka anspricht. Endlich gehören hierher die pathologischen Cystenflüssigkeiten, Ergüsse innerhalb pathologisch neugebildeter Säcke, so die Flüssigkeit der Echinococcusbälge, der Traubenmolen und der Ovarialcysten.

Die genannten pathologischen Transsudate enthalten ausser den oben angeführten chemischen Bestandtheilen nicht selten Leucin, Harnsäure, Allantoin, Cholesterin, die Flüssigkeiten der Ovarialcysten häufig Paralbumin. In der Flüssigkeit der Echinokokkensäcke wurde Harnstoff, Kreatin, Bernsteinsäure, Inosit und Zucker zuweilen aufgefunden; Eiweiss enthält sie nach FRERICHS nur dann, wenn infolge der Punction oder aus anderen Gründen sich der Balg entzündet. Nach NAUNYN wird, sobald Transsudate in Vereiterung übergehen, Leucin reichlicher und ferner treten Tyrosin und Xanthin auf, während Harnstoff und Harnsäure zurücktreten und endlich ganz verschwinden.

Da das Blutplasma reichlich Gase, neben geringen Mengen von Sauerstoff und Stickstoff, rund 40 Volumprocent Kohlensäure enthält, so begreift es sich, dass auch die Transsudate neben zweifelhaften Spuren von Sauerstoff und etwas Stickstoff reichlich Kohlensäure enthalten, wie dies auch aus den Untersuchungen von STRASSBURG, C. A. EWALD u. a. hervorgeht, und zwar ist die CO_2 darin, wie im Blutplama zum Theil locker gebunden und daher direct auspumpbar, zum Theil fester (an Natron) gebunden. Bei den Transsudaten steigt nach EWALD mit der Dauer des Bestehens derselben der CO_2-Gehalt bis zu 64 Volumprocent und darüber.

Literatur: Scherer, Chemische und mikroskopische Untersuchungen zur Pathologie. Heidelberg 1843, pag. 106 und Verhandl. d. Würzburger physik.-med. Gesellsch. VII, pag. 268. — C. G. Lehmann, Lehrbuch der physiol. Chemie. 1853, II, pag. 250. — C. Schmidt, Charakteristik der epidemischen Cholera. Leipzig und Mitau 1850; Bulletin de St. Pétersbourg. 1861, IV, pag. 355. — F. Hoppe-Seyler, Virchow's Archiv. IX, pag. 245; XVI, pag. 391; XXVII, pag. 392; Med.-chem. Untersuchungen. IV, pag. 486. — Strassburg, Arch. für die ges. Physiol. VI, pag. 63. — Alex. Schmidt, Arch. f. Anat. und Physiol. 1861, pag. 540, 675; 1862, pag. 428. — Nasse, Ebenda. 1863, pag. 417; 1865, pag. 166. — Hiller, Arch. für d. ges. Physiol. X, pag. 211. — Schtscherbakoff, Deutsches Arch. f. klin. Med. VII, pag. 225. — C. A. Ewald, Arch. f. Anat. und Physiol. 1873, Heft 6; 1876, Heft 3. — I. Munk, Virchow's Archiv. LXIII, pag. 560. — H. Quincke, Deutsches Arch. f. klin. Med. XVI, pag. 122. — G. Salvioli, Arch. f. Physiol. 1881, pag. 288. — F. A. Hoffmann, Arch. f. experim. Path. XVI, pag. 133. — Runeberg, Deutsches Arch. f. klin. Med. XXXV, pag. 266. — H. Senator, Virchow's Archiv. CXI, pag. 219. — Grünhagen und Krebs, Arch. f. d. ges. Physiol. XLIII, pag. 377. — Halliburton, Journ. of physiol. X, pag. 232. — O. Hammarsten, Zeitschr. f. physiol. Chem. XV, pag. 202. — L. Pajkull, Jahresber. für Thierchemie. XXII, pag. 558. — A. Cahn, Zeitschr. f. physiol. Chem. V, pag. 224. — W. Pautz, Zeitschr. f. Biologie. XXXI, pag. 212. — E. Nawratzki, Arch. f. Physiol. 1897, pag. 156.

Vergl. auch die Literatur von Filtration und von Lymphe.

Bezüglich der chemischen Untersuchung der Transsudate vergl. F. Hoppe-Seyler und Thierfelder, Anleitung zur physiol. und path.-chem. Analyse. 6. Aufl., pag. 391 ff.

I. Munk.

Traubencuren, s. Diät (curen), V, pag. 623.

Traubenmole, s. Molenschwangerschaft, XV, pag. 654.

Traubenzucker, s. Zucker.

Traulismus (τραυλισμός). Stammeln, oder gewisse besondere Arten desselben, erschwertes Aussprechen gewisser Laute, z. B. des r und k.

Trauma (τραῦμα), Wunde; **Traumatismus,** Zustand der Verwundung; vergl. Wunde.

Traumatische Neurose, s. Unfallsnervenkrankheiten.

Traumaticin, s. Guttapercha, IX, pag. 348.

Traunstein in Oberbayern, Eisenbahnstation. 580 Meter ü. M., in sehr schöner Lage, ist ein Soolbad, das von der Sole Reichenhalls gespeist wird. Auch Fichtennadel und Moorbäder werden daselbst bereitet. *Kisch.*

Travemünde, Ostsee-Küstenbad unweit Lübeck an der Mündung der Trave in die Ostsee mit guten Badeeinrichtungen für Strandbäder und warme Seebäder und freundlichen Anlagen, von Lübeck aus vielfach als Sommerfrische besucht. *Edm. Fr.*

Trematoden, Saugwürmer, Ekto- oder endoparasitisch lebende Plattwürmer von im allgemeinen blatt- oder zungenförmiger Gestalt. Das meist verschmälerte Vorderende trägt an der Bauchseite die Mundöffnung, welche in einen gewöhnlich gegabelten Darm führt. Nur bei wenigen Arten ist ein einfacher Darmsack vorhanden. Die Darmschenkel endigen hinten blind, so dass die Mundöffnung zugleich als Afteröffnung dient. Zwischen den Darmschenkeln kommen bei manchen Species auch Communicationen vor. Die Darmschenkel sind bei manchen Arten mit seitlichen blinden Anhängen versehen.

Charakteristisch für die Trematoden sind ganz allgemein vorkommende musculöse Saugnäpfe, zu denen sich chitinöse Klammerorgane gesellen können. Die letzteren sind bei den ektoparasitisch lebenden Arten besonders ausgebildet. Bei den endoparasitischen Trematoden sind die Haftapparate viel weniger entwickelt und werden meist nur von ein bis zwei Saugnäpfen gebildet. Ein Saugnapf steht dann am Vorderende und wird in der Regel von dem Anfangstheil des Darmes durchbohrt, während der zweite als Bauchsaugnapf in der Mittellinie der Bauchseite ausser Zusammenhang mit dem Darm steht und bald dem Vorderende, bald dem Hinterende genähert ist.

Die äussere Körperfläche entbehrt der Wimpern und ist mit einer Cuticula bedeckt.

Ein Excretionsapparat ist bei allen Trematoden sehr entwickelt und wird repräsentirt durch ein im Körperparenchym befindliches Canalsystem, welches gewöhnlich in zwei Sammelröhren zusammenfliesst, die entweder getrennt oder gemeinschaftlich an der äusseren Körperoberfläche an nach den Gattungen wechselnder Stelle ausmünden. Bei den endoparasitischen Trematoden findet sich am hinteren Körperende ein gemeinschaftlicher endständiger Excretionsporus, das Foramen caudale. Die zahlreichen feinen, im Körperparenchym gelegenen Terminaläste des Canalsystems gehen je in eine grosse, sternförmige Zelle über, welche in ihrem Inneren einen trichterförmigen Hohlraum besitzt, den »Wimpertrichter«, in welchem sich ein Büschel Flimmerhaare befindet, die sogenannte »Wimperflamme«.

Mit wenigen Ausnahmen (Bilharzia, Köllikeria) sind alle Trematoden Zwitter. Der männliche Geschlechtsapparat setzt sich aus gewöhnlich zwei Hoden zusammen, von denen je ein Vas efferens entspringt. Beide Vasa efferentia gehen dann in ein einfaches musculöses Vas deferens über, welches kurz vor seinem Eintritt in das vorstülpbare Copulationsorgan, den Cirrus, eine blasige Auftreibung, die Vesicula seminalis, besitzt. Der Cirrus liegt in einem musculösen Cirrusbeutel.

Der weibliche Geschlechtsapparat ist complicirter gestaltet und besteht aus einem unpaaren Ovarium, zwei Dotterstöcken, den Ausführungsgängen und einer Anzahl von Anhangsorganen. Dort, wo Eileiter und Ausführungsgänge der Dotterstöcke sich vereinigen, mündet ein nur bei wenigen Arten, z. B. bei Monostomum, fehlender Gang ein, welcher sich auf der Dorsalseite des Thieres öffnet (LAURER'scher Gang). Die Fortsetzung des Ausführungsganges der weiblichen Keimdrüse, in welchen auch eine grosse Anzahl einzelliger Schalendrüsen einmündet, verläuft unter zahlreichen Schlängelungen gegen den Genitalporus hin und functionirt als Uterus. Männlicher und weiblicher Genitalporus liegen nebeneinander in der Medianzone der Bauchfläche. Beide Geschlechtsöffnungen sind oft von einem Wulst umringt, der ihre Lage äusserlich kenntlich macht und als Geschlechtswulst bezeichnet wird.

Die Geschlechtsorgane befinden sich im Körperparenchym in dem von den Darmschenkeln begrenzten Mittelfelde, mit Ausnahme der Dotterstöcke, welche nach aussen davon liegen.

Die Eier besitzen im reifen Zustande eine bräunliche oder gelbliche, fast immer mit einem Deckel versehene Schale.

Das Nervensystem der Trematoden besteht aus zwei dicht hinter dem Mundsaugnapf gelegenen, durch eine Quercommissur verbundenen Ganglienknoten, von denen nach vorn und nach hinten symmetrische Nervenpaare abgehen.

Die Sinnesorgane sind bei der parasitischen Lebensweise der Trematoden sehr zurückgebildet. Nur Augen kommen bei einigen ektoparasitischen Arten und bei manchen Cercarien vor; Tastzellen, besonders am vorderen Körperende, sind mehr verbreitet.

Die Entwicklung der Saugwürmer ist je nach den Gattungen und der Lebensweise bei den einzelnen Arten sehr verschieden und häufig durch Generationswechsel und Zwischenwirthe sehr complicirt.

In den Eiern, welche stets nach aussen entleert werden, bei den endoparasitischen Arten aber längere Zeit im Uterus verbleiben, entwickelt sich ein Embryo, welcher die Eischale des abgelegten Eies durchbricht und als sogenanntes Miracidium frei wird.

Am einfachsten liegen die Verhältnisse bei den ektoparasitisch lebenden Trematoden. Bei diesen wandeln sich die Miracidien nach Verlust, respective Umbildung ihrer Larvenorgane direct in die geschlechtsreife Form um.

Bei den endoparasitischen Arten treten verschiedene Larvenstadien in besonderen Zwischenwirthen auf. Dazu kommt bei manchen Arten ein bisweilen verwickelter Generationswechsel. Das Miracidium dieser Trematoden wandert in einen Zwischenwirth (Mollusken) ein und bildet sich zu einem Keimschlauch, Sporocyste, um. Diese Sporocysten, welchen Mund und Darm fehlen, erzeugen in ihrem Innern auf ungeschlechtlichem Wege durch Ausbildung von Keimzellen eines Keimlagers eine zweite Generation, die entweder ausschwärmt, Cercarien, oder wieder zu Keimschläuchen, Redien, wird. Die Redien, welche sich durch den Besitz eines Darmes mit Mundöffnung und einer Geburtsöffnung von den Sporocysten wesentlich unterscheiden, lassen dann ihrerseits durch innere Ammung in sich die Cercarien entstehen. Die letzteren verlassen Keimschlauch und Zwischenwirth und schwärmen eine Zeitlang im Wasser umher, wobei ein einfacher oder gegabelter Ruderschwanz unter lebhaften Bewegungen die Locomotion vermittelt. Die Cercarien, welche schon mit den beiden Saugnäpfen, ferner mit Mund, gegabeltem Darm und Excretionsorganen versehen sind, dringen alsdann gewöhnlich in einen neuen Zwischenwirth ein, in welchem sie sich nach Verlust ihres Ruderschwanzes encystiren. Bei anderen Arten fällt dieser erneute Parasitismus fort und findet die Encystirung der Cercarien äusserlich an Gras, Fremdkörpern u. s. w. statt. Zur Weiterentwicklung ist nun erforderlich, dass die encystirten jungen Trematoden passiv in den definitiven Wirth gelangen, um geschlechtsreif zu werden und durch Production befruchteter Eier einen neuen Entwicklungscyklus zu eröffnen. Uebrigens ist der Entwickungsgang der endoparasitischen Trematoden nur erst von wenigen Arten genauer bekannt.

Die bei dem Menschen beobachteten Trematoden, sämmtlich Endoparasiten, sind die folgenden:

I. Genus. *Bilharzia Cobbold.*

Getrennt geschlechtlich. Männchen mit einer durch die verbreiterten und bauchwärts eingeschlagenen Seitentheile des Körpers gebildeten Rinne, Canalis gynaecophorus, in welcher das Weibchen lebt. Darmschenkel hinten vereinigt. Die Geschlechtsöffnungen dicht hinter dem Bauchsaugnapf. Im Blutgefässsystem einiger Säugethiere und des Menschen lebend.

1. **Bilharzia haematobia** Bilh. Männchen weisslich, 4—15 Mm. lang. Länge des deutlich abgeplatteten Vorderleibes 0.4 Mm. Saugnäpfe ungefähr gleich gross, nahe beisammen am kurzen Vorderleibe. Auf dem Rücken und im Canalis gynaecophorus zahlreiche kleine Wärzchen.

Weibchen weisslich oder auch röthlich bis dunkelbraun, von nematodenähnlicher Gestalt, länger als das Männchen (15—20 Mm.). In der Haut kleine Stacheln. Ein Laurer'scher Canal fehlt.

Die Eier sind oval, ohne Derkel, an einem Pole mit einem kleinen, dornartigen Anhang versehen, der gelegentlich aber auch seitlich sitzen kann.

Auf dem afrikanischen Continent ein weit verbreiteter, besonders in Aegypten häufiger Parasit des Menschen. In Aegypten werden besonders Knaben der eingeborenen ärmeren Volksclasse, weit seltener Männer, Frauen und Eingewanderte befallen.

Die Bilharzien leben, meist paarweise vereint, in den Venen des Abdomens, in der Vena portarum, lienalis, renalis und in den Venenplexus der Harnblase und auch des Rectums. Die Eier kommen als kleine weisse Klümpchen in den verschiedensten Organen vor (Leber, Wand des Dünn-

und Dickdarmes, Samenblase, Lunge, besonders aber in den Wandungen der Harnwege, speciell der Harnblase).

Die Würmer sowohl als besonders die massenhaft in die Schleimhaut, vor allem der Harnblase, abgesetzten Eier verursachen ulceröse Entzündungen mit Hämaturie, beziehungsweise auch Concrementbildung und hierdurch ein nicht selten zum Tode führendes Siechthum. Die Entzündungen können von der Blase auch auf die Nieren und den Mastdarm übergreifen.

Die Anwesenheit der Parasiten wird durch das Vorkommen der charakteristischen Eier in dem meist blutigen oder blutig-eiterigen Urin nachgewiesen.

Von der Entwicklung der Bilharzia ist bekannt, dass das bewimperte Miracidium die Eischale sprengt, wenn die Eier mit dem Urin in Wasser gelangen.

II. Genus. Amphistomum Rud.

Körper gedrungen. Der Mundsaugnapf am Vorderende meist rudimentär; das Hinterende von einem zweiten grossen Saugnapf gebildet, über demselben dorsalwärts der Porus caudalis. Darmschenkel weit nach hinten reichend. Genitalporus bauchständig, hinter dem Munde.

Im Magen und Dickdarm besonders von Säugethieren.

2. **Amphistomum hominis** Lewis et Mc. Connell. Körper im frischen Zustande röthlich, 5—8 Mm. lang, 3—4 Mm. breit. Hinterer Saugnapf gross, endständig, an seinem Hinterende noch ein kleiner Saugnapf.

Die **Eier** sind oval, 0,15 Mm. lang, 0,072 Mm. breit und gedeckelt.

Bisher nur zweimal beim Menschen (Assamese und Inder) im Cöcum und Colon in grossen Mengen gefunden.

III. Genus. Distomum Retzius.

Hermaphroditische Trematoden mit einem Mund- und Bauchsaugnapf, ohne protractile und mit Haken besetzte Tentakel.

3. **Distomum hepaticum** L., Leberegel. Länge 25—32 Mm., Breite 8—13 Mm. Vorderer Saugnapf klein, rund und endständig an der Spitze eines kegelförmigen Vorsprunges, welcher sich deutlich von dem blattförmigen Hinterkörper abgrenzt. Der Hinterkörper im frischen Zustande des Thieres an den Seiten bräunlich, in der Mitte gelblich. Bauchsaugnapf vor der Körpermitte; dicht vor ihm mündet der Genitalporus aus. Darmschenkel an den Seiten mit zahlreichen grossen, verästelten Blindsäcken besetzt. Porus caudalis am Hinterende. Laurer'scher Canal vorhanden.

Eier oval, braun, gedeckelt, 0,13—0,145 Mm. lang, 0,07—0,09 Mm. breit.

Die **Entwicklung** des Leberegels ist am genauesten von allen Trematoden bekannt und durch die Untersuchungen von Leuckart und Thomas festgestellt. Das mit Darm, Gehirnganglion, Auge und einem einfachen Excretionsorgan in Gestalt von zwei Wimpertrichtern versehene Miracidium schwimmt eine Zeitlang mit Hilfe seiner Flimmerhaare im Wasser umher und dringt in junge Exemplare einer (besonders auf überschwemmt gewesenen Wiesen) häufig vorkommenden Schnecke (Limnaeus truncatus Müll. — Limnaeus minutus Drap.) ein. Hier wird sie zur Sporocyste, welche eine zweite Ammengeneration von Redien entstehen lässt; in den letzteren entstehen die Cercarien. Die Cercarien des Leberegels verlassen die Sporocysten und ihren Wirth, den Limnaeus, schwimmen dann eine Zeitlang im Wasser umher, dringen aber nicht wieder in einen neuen Wirth ein, sondern encystiren sich an Gräsern und anderen Pflanzen. Mit dem Futter gelangen sie sodann in den Darm der definitiven Wirthe. Hier werden sie von ihren Cysten befreit und wandern in die Gallengänge ihres neuen Wirthes ein.

Der Leberegel lebt von dem Blute seiner Wirthe in den Gallengängen, besonders der Schafe und Rinder, seltener beim Schwein, Pferd, Ziege,

Kaninchen, Meerschweinchen und anderen Säugethieren. Mit den Haussäugethieren fast über die ganze Erde verbreitet, besonders in Europa, Nordamerika und Australien, hier gewöhnlich, wie jeder Schlachthausbericht zeigt, sehr häufig vorkommend. Verursacht bei den Haussäugethieren bei massenhaftem Vorkommen in der Leber durch Verstopfung und Reizung der Gallengänge die als »Leberfäule« bekannte Lebererkrankung.

Bei dem Menschen ist Distomum hepaticum nur sehr selten (in etwa 20 Fällen) in Deutschland, Schweiz, England, Spanien, Italien und Japan beobachtet worden. Der Parasit wurde hier in der Leber, aber auch im Blutgefässsystem und in Abscessen gefunden. Verlässt spontan seinen Wohnort, gelangt in den Darm und von da in die Fäces.

4. **Distomum lanceolatum** Rud. Lanzettförmig, an beiden Enden zugespitzt, ziemlich durchsichtig. Dem Distomum hepaticum im allgemeinen ähnlich, nur viel kleiner, 8—10 Mm. lang, 1,5—2,5 Mm. breit. Mundsaugnapf klein, Bauchsaugnapf etwas grösser; die Entfernung beider Saugnäpfe von einander beträgt etwa ein Fünftel der Gesammtlänge. Oesophagus kurz, Darmschenkel nicht ganz bis ans hintere Körperende reichend, ohne Verästelungen. Genitalporus in der Mittellinie vor dem Bauchsaugnapfe; Cirrus und Cirrusbeutel vorhanden.

Die dunkelbraunen **Eier** mit dicker Schale, 0,038—0,045 Mm. lang und 0,022—0,03 Mm. breit.

Nicht so verbreitet als der Leberegel, oft mit ihm zusammenlebend, in den Gallengängen von Schaf, Rind, Ziege, Esel, Hirsch, Schwein und anderen Säugern.

Bei dem Menschen ist nach M. Braun der Lancettegel 7mal constatirt worden, und zwar in Deutschland, Böhmen, Italien, Frankreich und Aegypten.

Von der Entwicklung des Distomum lanceolatum ist nur das zum Theil bewimperte Miracidium bekannt, welches die Eier nach Leuckart erst verlässt, wenn es in den Darm von Nachtschnecken (Limax, Arion) gelangt.

5. **Distomum crassum** Busk. 4—8,5 Cm. lang, 1,4—2,0 Cm. breit, oval, Mundkegel wenig abgesetzt. Die beiden Saugnäpfe einander genähert.

Eier gedeckelt, 0,125 Mm. lang, 0,075 Mm. breit.

Wenig bekannte Art, in etwa 6 Fällen in der Leber, respective in den Fäces von Menschen beobachtet, welche in China gelebt hatten.

6. **Distomum Rathouisi** Poirier. Nach M. Braun höchst wahrscheinlich mit der vorigen Art identisch.

Eier oval, gedeckelt, 0,15 Mm. lang, 0,08 Mm. breit.

Dieses Distomum wurde von Pater Rathouis in den Fäces einer 35jährigen Chinesin gefunden.

7. **Distomum Westermanni** Kerbert (Distomum pulmonale Bälz). Eiförmig, 8—10 Mm. lang, 4—6 Mm. breit, bräunlichroth. Saugnäpfe gleich gross. Mundöffnung dicht hinter dem Mundsaugnapf. Genitalporus hinter dem Bauchsaugnapf, etwa in der Mitte des Körpers. Cirrus und Cirrusbeutel fehlen.

Eier gelb, dünnschalig, oval, 0,08—0,1 Mm. lang, 0,05 Mm. breit.

Bei dem Menschen in Ostasien, besonders in Japan beobachtet, wo es eine verbreitete chronische, mit Hämoptoe verbundene Krankheit verursacht. Dieselbe wird dadurch bedingt, dass das Distomum einzeln oder zu zweien in etwa nussgrossen, mit den Bronchialästen anastomosirenden Cavernen der Lunge sitzt. Die Eier gelangen mit dem ausgehusteten blutigen Sputum nach aussen. Durch Arrosion von Lungengefässen können gefährliche Lungenblutungen auftreten. Im übrigen ist die durch diesen Parasiten verursachte Erkrankung ziemlich ungefährlich.

Aus der Entwicklung des Distomum Westermanni ist nur das Miracidium bekannt.

8. Distomum heterophyes v. Sieb. Länglich oval, vorne zugespitzt, hinten verbreitert, von röthlicher Färbung, 1—1,5 Mm. lang, 0,7 Mm. breit. Bauchsaugnapf etwa 3mal so gross als der Mundsaugnapf, fast 0,3 Mm. breit, in der Körpermitte gelegen. Oesophagus lang, die beiden unverästelten Darmschenkel gehen bis ans Hinterende des Körpers. Vordere Körperhälfte mit einem dichten Stachelkleide. Genitalpori dicht hinter dem Bauchsaugnapf in einer Hauteinsenkung, welche von einem dicken musculösen Wall umstellt ist.

Eier rothbraun, dickschalig, 0,026 Mm. lang, 0,015 Mm. breit.

Wurde zuerst (1851) von Bilharz in Cairo im Darm einer Knabenleiche in grosser Zahl gefunden. Ist nach A. Looss beim Menschen in Aegypten durchaus nicht so selten, als man früher annahm. Soll nach Janson in Japan auch im Darm des Hundes vorkommen.

9. Distomum oculi humani Ammon. Wurde von Ammon in Dresden einmal bei einem 5monatlichen Kinde zwischen Linse und Linsenkapsel in vier 0,5—1 Mm. langen Exemplaren, welche zwei fast gleichgrosse Saugnäpfe, sowie zwei bis ans Hinterende reichende Darmschenkel besassen, gefunden und ist nach M. Braun sicher nur ein Jugendstadium.

10. Distomum sinense Cobbold (Distomum spathulatum Leuckart). Von blattförmiger Gestalt und röthlicher Farbe, frisch durchsichtig, 10 bis 18 Mm. lang, 2—3 Mm. breit. Mundsaugnapf beträchtlich grösser als der Bauchsaugnapf. Oesophagus kurz, Darmschenkel bis an das hintere Körperende reichend. Genitalporus dicht vor dem Bauchsaugnapf. Ohne Cirrus und Cirrusbeutel.

Eier oval, dunkelbraun, mit scharf abgesetztem Deckel, 0,028—0,03 Mm. lang, 0,016—0,017 Mm. breit.

Bei Chinesen und Japanern in den Gallengängen mehrfach gefunden; verursacht bei dem Menschen ein unter Umständen zum Tode führendes Leberleiden. In Japan auch bei Katzen in der Leber beobachtet.

11. Distomum conjunctum Cobb. Lancettförmig, ganz mit Stacheln besetzt, 10 Mm. lang, 2,5 Mm. breit. Mundsaugnapf etwas grösser als der ziemlich dicht dahinter befindliche Bauchsaugnapf. Kein Oesophagus, Darmschenkel nicht ganz bis an das Hinterende des Körpers reichend. Kein Cirrus und kein Cirrusbeutel.

Eier oval, gedeckelt, 0,034 Mm. lang, 0,021 Mm. breit.

Von Mc. Connell einmal in der Leber eines Muhammedaners in Calcutta gefunden; wurde auch aus der Leber von Hundearten beschrieben.

12. Distomum felineum Rivolta. Abgeplattet, länglich, in der Körperform dem D. lanceolatum ähnlich, vorne zugespitzt, hinten verbreitert; in frischem Zustande röthlich, fast ganz durchsichtig; 8—18 Mm. lang, 1,5 bis 2,5 Mm. breit. Ohne Stacheln. Saugnäpfe fast gleich gross. Die Darmschenkel bis in die Nähe des Hinterendes reichend. Laurer'scher Canal vorhanden. Cirrus und Cirrusbeutel fehlen.

Eier oval, mit scharf abgesetztem Deckel am spitzen Pole, 0,026 bis 0,03 Mm. lang, 0,011—0,015 Mm. breit.

Wurde in der Leber von Hauskatzen und Haushunden gefunden. Nach M. Braun ist das von Winogradoff als neue Art beschriebene Distomum sibiricum, welches dieser Autor in Tomsk als häufigsten und mehr oder weniger weitgehende Veränderungen der Leber (Cirrosis hepatis parasitaria) verursachenden Parasiten des Menschen gefunden hat, identisch mit dem Distomum felineum.

IV. Genus. Monostomum Zeder.

Nur ein Saugnapf an dem abgeplatteten oder cylindrischen Körper. Darm gegabelt.

13. **Monostomum lentis.** 0,21 Mm. lang. Wurde von v. Nordmann in 8 Exemplaren in der extrahirten Linse einer bejahrten Frau gefunden. Nach M. Braun ist diese nur im agamen Zustande bekannte Form identisch mit dem oben aufgeführten Distomum oculi humani Ammon.

Literatur: Leuckart, Die Parasiten des Menschen. 1879—1886. — M. Braun, Die thierischen Parasiten des Menschen. 2. Aufl. 1895. — v. Linstow, Compendium der Helminthologie. 1878. Nachtrag dazu 1889. — Huber, Bibliographie der klinischen Helminthologie. 1895. — Mosler und Peiper, Thierische Parasiten. Nothnagel's specielle Pathologie und Therapie. 1894, VI. *Ballowitz.*

Tremblade (La), kleines französisches Ocean-Küstenbad im südwestlichen Frankreich, Departement Charente Inférieure, unweit des vielbesuchten Seebades Royan, mit gutem feinsandigen Badestrande. *Kim. Fr.*

Trentsin-Teplitz in Ungarn, Eisenbahnstation, 250 Meter hoch gelegen, in einem von den Ausläufern der grossen Karpathen begrenzten Thale, mit gesundem, frischem, etwas rauhem Klima, hat zahlreiche Schwefelkalkthermen, welche zumeist zu Bädern und eine zum Trinken benützt wird und die in der Temperatur von 36,9—40° C. schwanken.

Das Wasser der Sinaquelle enthält in 1000 Theilen:

Chlornatrium	0,174
Schwefelsaures Natron	0,062
Schwefelsaures Kali	0,090
Kohlensaurer Kalk	0,330
Schwefelsaurer Kalk	1,177
Schwefelsaure Magnesia	0,575
Summe der fixen Bestandtheile	2,449
Schwefelwasserstoff	0,0022

Die Wirkung dieser Thermalbäder wird bei Gicht, rheumatischen Affectionen, Scrophulose, bei Knochenaffectionen und Syphilis gerühmt. Bei Gicht und Krankheiten der Respirationsorgane wird das Wasser auch zum Trinken benützt. Die Badeeinrichtungen sind gut, die grosse Badeanstalt enthält gemeinsame Spiegelbäder, Schwimmanstalt und auch Wannenbäder, auch werden gute Schafmolken daselbst bereitet. *Kisch.*

Trennsysteme, s. Städtereinigung, XXIII, pag. 222.

Trepanation. Man versteht unter Trepanation im weitesten Sinne des Wortes eine Operation, bei welcher ein Knochen soweit angebohrt wird, dass eine pathologische Höhle eröffnet wird. Wenn also z. B. ein Knochenabscess im oberen Ende der Tibia sitzt, und man bohrt die darüber liegenden Schichten durch, so spricht man von einer Trepanation der Tibia. Wenn sich ein Abscess des vorderen Mediastinums findet, der nur durch das Sternum hindurch eröffnet werden kann, und man das Sternum wirklich durchbohrt, so spricht man von Trepanation des Sternums. Es gehört also zum Begriff der Trepanation zweierlei: 1. dass eine Höhle eröffnet wird, 2. dass dies durch Bohrung geschieht. Im engeren Sinne versteht man aber unter Trepanation blos die Eröffnung der Schädelhöhle durch Bohrung des Schädelgehäuses. In diesem Sinne soll auch der Gegenstand hier abgehandelt werden, da die übrigen Bohrungen einfach in den Bereich der allgemeinen operativen Technik gehören. Nur muss hinzugefügt werden, dass im Hinblick auf die moderne Technik das Verfahren der »Bohrung« nicht nothwendig ist, wenn man von Trepanation spricht; es kann die Operation auch durch Aufmeisseln oder durch Osteotomie, z. B. mit dem Heine'schen Osteotom, oder durch ein beliebiges Aussägen, z. B. mit der elektrisch getriebenen Kreissäge, geschehen. Somit fällt der Begriff der Trepanation zusammen mit dem Begriff der penetrirenden Resection des Schädels.

Diese Operation hat eine grossartige Geschichte, ja sie hat eine Vorgeschichte, indem prähistorische Trepanationen für ausgemacht gehalten werden können. Es waren fast nur traumatische Anlässe, welche zur Trepanation herausforderten; man könnte also, in historischem Sinne, nur von einer traumatischen Trepanation sprechen, wie man von traumatischen Resectionen spricht, gegenüber den pathologischen und den orthopädischen.

Es finden sich daher in der älteren chirurgischen Literatur die Lehren von der Trepanation immer in dem Abschnitte über Schädelverletzungen, respective in jenen über Schädelfracturen. So finden wir in der ehrwürdigen Sammlung der HIPPOKRATES'schen Schriften die Abhandlung: Περὶ τῶν ἐν κεφαλῇ τρωμάτων — ein Werk, das nach HAESER alt-koischen Ursprungs ist. In dieser und in den anderen HIPPOKRATES'schen Schriften wird von der Trepanation wie von einem fertig entwickelten Verfahren gesprochen; es werden von Instrumenten σμικρὸν τρύπανον, πρίων und πρίων χαρακτός erwähnt; es werden die Anzeigen, die Technik und die Nachbehandlung nach allen Richtungen in der präcisesten Weise besprochen. — C. CELSUS fasst in genauer Formulirung die Praxis des Alterthums zusammen; von Instrumenten führt er an: terebra, modiolus, scalper, forceps, lamina. — GALEN resumirt nicht nur die alte Lehre von der Trepanation, sondern führt Beobachtungen über Hirncompression an, die sich bei der Trepanation gewissermassen erzeugen lässt. Er sagt: Quemadmodum autem in perforationibus quum quis negligenter meningophylace premendo, membranam plus justo compresserit, sopor accidit (de locis affectis, IV. Buch, Cap. 3). Zu seiner Zeit wurde das ἀβάπτιστον erfunden — ein Perforativtrepan mit einem Vorsprunge, um das zu tiefe Eindringen des Instrumentes zu verhüten. ORIBASIUS bewahrte uns (Collect. med. XLVI, c. 7—20) kostbare Fragmente aus HELIODORUS, welche sich mit den Schädelverletzungen, der Trepanation und ihrer Nachbehandlung ausführlich beschäftigen. Die Indicationen für die Trepanation waren bei diesem antiken Meister die folgenden: 1. »Wenn bei einer Fissur die Hirnhaut abgelöst ist und eine Ansammlung von Flüssigkeit unter dem Schädelknochen stattgefunden hat«; 2. die Impressionsfractur (ἐκπίεσμα); 3. die Fractur mit gewölbartiger Emporhebung der Fragmente (καμάρωσις); 4. Splitterung (ἐγκοπή); 5. Fractur mit Lagerung des einen Fragmentes unter das andere (ἐγγείσωμα); 6. Contusion mit Abscess unter dem Knochen. Es werden zahlreiche Instrumente hierbei genannt, so z. B. der παραξύστης, ein Werkzeug zum Glätten der Knochenränder, das ὀστεολόγον, ein Instrument zum Fassen und Extrahiren der Splitter u. s. w. HELIODOR citirt auch andere Meister, so ARCHIGENES und MENODOROS. Auch PAUL VON AEGINA giebt eine ausführliche und genaue Darstellung des Gegenstandes. Bei allen Autoren des Alterthums wird das Verfahren so vorgeschrieben, dass man an mehreren Stellen einbohren und den zwischen den Bohrstellen liegenden Knochen mit Meisseln entfernen soll.

Die mittelalterliche Chirurgie beschäftigte sich mit der Frage der Trepanation ausführlich. ABULKASIM hält sich an die Lehre PAULUS VON AEGINA, gewiss nicht nur theoretisch, sondern auch in der Praxis. Man braucht nur folgende Stelle zu lesen: »Et necessarium est, ut penes te sit numerus incisoriorum diversorum, et ut quaedam ex iis sint aliis latiora, et quaedam ex iis aliis breviora: et sint extremitates eorum exquisitissime acutae; et sint ex ferro Indo, vel praestanti Damasceno.« Von Bohrern kennt ABULKASIM mehrere Formen und giebt deren Abbildung, die man in der alten venetianischen und in der CHANNING'schen Ausgabe einsehen kann.

Die abendländische Praxis des Mittelalters charakterisirt GUIDO DE CAULIACO in folgender Weise: »Galenus, Paulus, Haliabas, Avicenna, Abulcasis, Rogerius, Jamerius, Brunus et Guilielmus de Saliceto videntur procedere in omnibus capitis fracturis discooperiendo, ruginando, trepanando et ossa cum instrumentis ferreis evellendo. Alii ut magister Anselmus de Janua et aliqui Paduani et fere omnes gallici et anglici procedunt incarnando et consolidando cum suis emplastris et potionibus et bono vino et ligatura. Nonnulli vero, ut Theodoricus, Henricus et Lanfrancus nituntur tenere viam mediam. Lanfrancus in omnibus procedit incarnando exceptis duobus casibus, primus casus est, quando os premit, secundus pungit.« GUIDO selbst trepanirte in einzelnen Fällen. Er sagt: »Necessarium ergo in magnis contusionibus denudare et dilatare aliquam partem fracturae, ut possimus abstergere et levare a myringa ycores.« Jedenfalls war unter den mittelalterlichen Chirurgen LANFRANCUS, der Lehrer GUIDO'S, derjenige, der die selbständigste Stellung in der Trepanationsfrage einnahm. Seine Auseinandersetzungen über die Trepanation kann man heutzutage noch mit grösstem Interesse und grösster Achtung von dem Denken und gewissenhaften Handeln dieses Mannes lesen.

Die mittelalterliche Trepanation wurde ebenso vorgenommen wie die antike. An Instrumenten führt GUIDO an: 1. Trepana; man kannte den GALEN'schen, den Pariser und Bologneser Trepan; 2. Separatoria — wieder ein Pariser und ein Bologneser Modell — »ad separandum de uno foramine ad aliud«; 3. Elevatorium; 4. Rugine; 5. Lenticulare, das Linsenmesser, zum Glätten des Randes; 6. Hammer.

Die älteste Abbildung einer Trepankrone und eines Bogentrepans, genau in der Gestalt der noch heutzutage überall vorfindlichen findet sich in Liber aureus de fractura capitis des BERENGARIUS DE CARPIS († 1550).

Am Beginne der neuen Zeit blieb die Trepanation aufrecht. JOANNES DE VIGO, JOANNES LANGE, MARIANO SANTO, BATALLO (beide Brüder), FRANCESCO DE ARCE machten Trepanationen. LEONARDO BOTALLO trepanirte einen Verletzten an drei, einen anderen an fünf Stellen. Aber es tritt schon eine selbständige Auffassung der Indicationen auf. So verwirft der letztgenannte Operateur († 1573) die Trepanation bei subcutanen Schädelbrüchen der Kinder, mag die Knochenverletzung noch so ausgedehnt sein. VIDIUS der Jüngere wirft die Frage, ob man bei subcutaner Läsion operiren soll, principiell auf und spricht den Satz aus, dass in einem solchen Falle durchaus nicht zu operiren sei. Neben dieser höchst bemerkenswerthen Einschränkung zeigten sich aber bald auch Versuche, das Gebiet der Operation zu erweitern: so trepanirte MARCO AURELIO SEVERINO bei Epilepsie und Manie.

Irgend eine massgebende Beleuchtung erfuhr aber die Trepanationsfrage weder im 16., noch im 17. Jahrhunderte.

Erst im vorigen Jahrhundert wurde die Discussion im grossen Stile angefasst. In Frankreich war es J. L. PETIT gelungen, den Unterschied zwischen Gehirnerschütterung und Gehirndruck zu statuiren. PETIT fürchtete den letzteren so, dass er die Trepanation empfahl, damit kein Druck entstehe. In England stellte POTT die Lehre auf, die Gefahr eines Schädelbruches liege darin, dass sich unterhalb des gequetschten Knochens Eiter ansammeln könne; um dieser Gefahr zu begegnen, müsse man die Trepanation ausführen. Unter dem Einflusse so massgebender Lehrer gewann die Trepanation eine ungemeine Verbreitung, in Frankreich ebensogut wie in England und Deutschland; die Operation wurde geradezu excessiv betrieben. MARECHAL setzte bei einer Fractur des Scheitel- und Schläfebeins binnen einigen Tagen 12 Kronen auf; MEHÉE DE LA TOUCHE führte an einem und demselben Individuum die Trepanation im Lauf von zwei Monaten 52mal aus. Wie die Resultate mitunter sich gestalteten, mag daraus ermessen werden, dass MERY während der 60 Jahre, wo er im Hôtel Dieu wirkte, alle die unzähligen, von ihm trepanirten Kranken verlor. So gross kann der Einfluss einer Lehre und eines Gebrauches sein, dass die stärksten Eindrücke der Erfahrung sie nicht erschüttern.

Erst spät trat die Reaction gegen die sinnlose Praxis auf. Es war DESAULT'S grosse Autorität nothwendig, um eine neue Praxis zu begründen.

Desault liess anfänglich die Trepanation bei Depressionsfractur und Druckerscheinungen zu, gab sie aber später vollständig auf und liess nur die Elevation der Fragmente zu.

In Deutschland und Oesterreich wirkte der Gegensatz zwischen Pott und Desault noch lange nach. Ueberall gab es Anhänger der Pott'schen Lehre und ihnen gegenüber standen die Feinde der Trepanation, die Desault folgten. So übte in Wien Zang die Trepanation fast unbeschränkt, Kern aber verwarf sie. In Deutschland gaben sehr gewichtige Stimmen das Votum gegen die Trepanation ab. Textor schrieb ein Buch über die Nichtnothwendigkeit der Trepanation; Dieffenbach erklärte sich am Ende seines Lebens gegen die Trepanation in der allerentschiedensten Weise; Stromeyer war immer ihr Gegner. Dass die Urtheile in schroffsten Worten formulirt wurden, das beweist, dass die Operation sehr verbreitet war.

Eine Klärung der Ansichten erfolgte, als Bruns sein grosses Werk über Kopfverletzungen herausgab. Auf Grund eines zuvor in diesem Umfange nie zusammengetragenen Materials formulirte Bruns folgende Indicationen: »Im Allgemeinen ist die Trepanation angezeigt überall da, wo eine in der Schädelhöhle oder in deren Wandung befindliche, auf Gehirn und Hirnhäute mechanisch oder chemisch nachtheilig wirkende Schädlichkeit entfernt werden muss, und zwar unter der Bedingung: 1. dass dieser Zweck durch die Trepanation, aber auf keine andere, weniger gefährliche Weise erreicht werden kann; 2. dass, wenn die vorhandene Schädlichkeit nicht entfernt wird, der betreffende Kranke an deren fortdauernder Einwirkung höchst wahrscheinlich zugrunde gehen wird und 3. dass keine solchen anderweitigen Verletzungen oder Krankheitszustände, weder örtliche, noch allgemeine vorhanden sind, welche auch im Falle der Zweckerreichung durch die Trepanation den Kranken dennoch mit grösster Wahrscheinlichkeit tödten würden.« Durch diese Formulirung wurde die Trepanation nicht nur als eine zulässige Operation erklärt, sondern ihr auch die Bedeutung eines lebensrettenden Eingriffes zuerkannt. Im besonderen erweiterte v. Bruns die Indicationen der Trepanation auch auf den Fall eines chronischen Hirnabscesses. Im allgemeinen sprachen die Bruns'schen Argumente besonders für die Spättrepanation.

In Frankreich erhob sich Sédillot, um die Trepanation wieder mehr in Schwung zu bringen. Sédillot kehrte geradezu auf jenen Standpunkt zurück, den einstens Hippokrates einnahm; er befürwortete nicht nur die präventive Trepanation, wie Pott und Petit, sondern auch die explorative. Auch der Kriegschirurg Legouest empfahl die Trepanation warm. Lange Debatten, die über den Gegenstand unter den Pariser Chirurgen geführt wurden, führten zu einer Zurückweisung der Sédillot'schen Ansichten, waren aber für die Trepanation doch in mancher Beziehung förderlich.

Noch kam in Deutschland eine neue Indication auf. Hueter war es, der die Operation bei Blutung aus der A. meningea media in stichhältiger Weise empfahl.

Da kam die Aera der antiseptischen Chirurgie und mit ihr trat die Trepanationsfrage in ein neues Stadium. Nachdem Socin und Volkmann bei frischen Schädelbrüchen ein actives Vorgehen empfohlen hatten, stellte es sich bald heraus, dass vor allem die primäre Trepanation auf die Tagesordnung gesetzt werden müsse, ja dass die Trepanation nur ein Theil des Gesammtverfahrens, gewissermassen nur ein mechanischer Kunstgriff sei, der nebst anderen Massnahmen bald nothwendig, bald zu umgehen sei. Es erschien sofort das Schwergewicht in einem anderen Punkt gelegen; es entstand nämlich die Frage: Wie soll man activ antiseptisch vorgehen? Auf Grund der gemachten Erfahrungen hat man sich die Sache in der nachstehenden Weise zurechtgelegt.

Bei Blutung aus der A. meningea mit Hirncompression ist die Trepanation angezeigt, ob die Verletzung subcutan oder offen ist. KRÖNLEIN hat das Verdienst, durch eingehenderes Studium über das Verhalten der Extravasate die Frage gefördert zu haben, an welcher Stelle man zu trepaniren habe. Sonst dürfte eine subcutane Fractur nur noch in einem Falle zum activen Einschreiten auffordern: wenn eine tiefe beschränkte Depression bedeutende Compression des Hirns erzeugen würde. Doch ist die Frage über die Gefahr der Compression durch Fragmente immer noch eine nicht ganz gelöste.

Bei offenen Verletzungen des Schädelgewölbes wird man bei ausgedehnten Fracturen mit grossen Bruchstücken und weitverzweigten Fissuren sich darauf beschränken, ganz lose Splitter zu entfernen, einzelne Zacken abzukneipen, Coagula zu entfernen u. dergl.

Bei umschriebener offener Splitterung wird man alle beweglichen Splitter entfernen und die Knochenwunde glätten.

Bei blosser offener Fissur greift man den Knochen nicht an.

Bei fremden Körpern wird man, wenn andere Extractionsversuche misslungen sind, den Körper selbst durch Resection des umgebenden Knochens entfernen.

Beim chronischen Hirnabscess wird die Entleerung durch Resection des Knochens und Entfernung eines etwa steckenden Fremdkörpers vorgenommen.

Insoweit in den angegebenen Fällen zur Erreichung des Zweckes die Anlegung eines Trepans sich als ein zweckmässiges mechanisches Hilfsmittel in Aussicht stellt, wird man keinen Grund haben, davor zurückzuschrecken; sonst wird man sich mit Meissel und Hammer, mit dem Osteotom behelfen.

So steht also die Frage der traumatischen Trepanation heute.

Die antiseptische Aera förderte auch die pathologischen Trepanationen. So hat man bei tuberculöser Knochenerkrankung, bei Neubildungen der Schädelknochen die Resection derselben vorgenommen.

Auch den nichttraumatischen Hirnabscessen wurde eine besondere Aufmerksamkeit geschenkt, die Frage der Trepanation bei Epilepsie wieder aufgerollt und selbst eine Reihe von Trepanationen zu dem Zwecke unternommen, um Tumoren des Gehirns zu exstirpiren. Damit ist die moderne Trepanation wieder zu einer ganz ungeahnten Bedeutung gelangt und diesem veränderten Stande des Problems entspricht es auch, wenn man den alten Namen fallen lässt und von Kraniotomie zu sprechen beginnt. Hierher gehört auch die Kraniektomie LANNELONGUE's bei Mikrokephalie, bei der Knochenstreifen excidirt werden, um das durch zu frühe Verknöcherung der Nähte und Fontanellen gehemmte Wachsthum der Gehirnmasse zu befördern. Die Erfolge dieser Operation sind aber wenig befriedigend, was eben damit zusammenhängt, dass es sich bei der Mikrokephalie meist um angeborene Missbildungen des Gehirns handelt.

Die bei tuberkulöser Caries vorgenommenen Operationen unterliegen derselben Beurtheilung wie die übrigen Resectionen der Knochen wegen Tuberkulose; insbesondere würde hier die mit Eröffnung einer Körperhöhle einhergehende Resection platter Knochen, also vor allem die Trepanation des Sternums wegen Tuberkulose in nächste Parallele zu stellen sein.

Unter einen gleichen Gesichtspunkt fallen die Trepanationen, die man wegen gutartiger oder bösartiger Tumoren der Schädelknochen selbst vornimmt. Auch hier ist die Frage der Trepanation nach den allgemeinen Grundsätzen der Therapie zu beurtheilen.

Einer speciellen Beurtheilung sind schon die Fälle des nichttraumatischen Hirnabscesses zu unterwerfen. Erinnert man sich, dass es unter den nichttraumatischen Abscessen zwei Hauptformen giebt, nämlich den metastatischen (bei Pyämie, insbesondere bei putriden Lungenprocessen) und den von eiteriger Otitis abhängigen, so ist es auf den ersten Blick klar, dass nur die letztere Form hier in Betracht kommen kann. Da nun bei Otitis media Hirnabscesse glücklich diagnosticirt und eröffnet wurden, so kann über die Zulässigkeit des Eingriffes kein Zweifel mehr obwalten; die weitere Pflege und das weitere Gedeihen der Operation hängt von der Verschärfung der Diagnostik ab. Schon heute sind gewisse Anhaltspunkte gewonnen, um aus dem Bilde der Otitis einen Schluss auf den Sitz des Abscesses zu ziehen.

Was die Exstirpation von Gehirntumoren betrifft, so sind die bisherigen Resultate sehr wenig ermuthigend.

In Bezug auf die Trepanation bei Epilepsie verdanken wir es HORSLEY, dass er die Frage unter richtige Gesichtspunkte gebracht. Den durch elektrische Reizung der Grosshirnrinde an Thieren erzeugbaren epileptischen Krämpfen entsprechen beim Menschen wohl jene Fälle von Epilepsie, wo eine umschriebene Rindenläsion vorliegt und die Krämpfe demgemäss von einer bestimmten Muskelgruppe ausgehen und in typischer Folge und Ausbreitung ablaufen (JACKSON'sche Rindenepilepsie). In der That haben Trepanationen bei Fällen dieser Art die epileptischen Anfälle sistirt.

(Albert.) E. Kirchhoff.

Tréport, Le, französisches Canal-Küstenbad, Departement Seine Inférieure, unweit Dieppe, der Nähe und unmittelbaren Verbindung wegen namentlich von Paris aus viel besucht. Malerische, felsige Umgebung. Des steinigen Badestrandes wegen wird häufig in dem 10 Minuten entfernten Dorfe Mers (s. d.) mit besseren Strandverhältnissen gebadet. *Edm. Fr.*

Trescore-Balneario, Provinz Bergamo, 3 Km. von Gorlago mit kalten Schwefelquellen. RUSPINI (1845) fand in 10000 festen Gehalt 17,19 = Jodnatr. 2,26! Chlornatrium 6,24, Chlormagnesium 4,22, Natronsulfat 0,61, Magnesiasulfat 0,62, Kalksulfat 0,22, Kalkcarbonat 2,22, Kieselerde 0,11, Organisches 0,69; ferner 0,655 Schwefelwasserstoff (angeblich gleich 801 Ccm. statt 430). Anwendung bei Scropheln, Hautkrankheiten etc. Drei Badeanstalten.

Literatur: COMI, Manuale. 1848. — GALLI, Il fanghi di Trescore-Zandobbio. 1874 — ROTUREAU, Eaux m. de l'Europe. 1864. *J. Brissel.*

Triacanthin, s. Stenocarpin.

Tribromphenol, s. Phenolverbindungen, XIX, pag. 13.

Tricephalus (τρεῖς, drei und κεφαλή), Kopf; dreiköpfiges Monstrum.

Trichasmus, Trichauxis (θρίξ, τριχός, Haar und αὔξη, Wachsthum), krankhaft gesteigerter Haarwuchs, s. Hypertrichosis, XI, pag. 191.

Trichiasis und **Distichiasis,** zwei sehr verwandte Zustände, haben das Gemeinsame, dass die Cilien statt der normalen Stelle eine Richtung abwärts, beziehungsweise aufwärts und dabei nach innen gegen den Bulbus besitzen. Bei der Trichiasis sind es die in normaler Weise am Lidrand entspringenden Wimpern, welche durch Verbildungen des Lidrandes selbst in eine falsche Stellung geriethen, bei der Distichiasis sprossen Cilien an abnormer Stelle im intermarginalen Saume hervor. Gewöhnlich sind sie jedoch nicht, wie der Name besagt, in Reihen, sondern in ganz unregelmässiger Weise angeordnet. Beide Zustände lassen sich nicht immer von einander scharf abgrenzen und zeigen häufig Uebergänge.

FUCHS[1]) nennt nur den seltenen angeborenen Zustand Distichiasis, wo bei sonst normal gebildetem Lide zwei Reihen von Cilien bestehen, von denen die zweite nach auf-, beziehungsweise abwärts gerichtet ist. Alle erworbenen Zustände fasst er unter Trichiasis zusammen. Dieser Vorschlag verdient allgemeine Annahme.

Die abnorm gestellten Cilien wirken als fremde Körper reizend auf den gegenüber liegenden Lidrand des anderen Lides, hauptsächlich aber auf den Bulbus und besonders auf die Cornea, sie erzeugen Hyperämien und bei längerem Contacte Entzündungen. Es entstehen Geschwüre an der Cornea, oder es kommt zu Gefässneubildung und schwieligen, trüben Auflagerungen auf derselben, die von manchen fälschlich als Pannus bezeichnet werden und unaufhellbare Trübungen zur Folge haben. Als Begleiterscheinungen sind Schmerzen, Lichtscheu, Thränenfluss vorhanden.

Die Trichiasis ist die Folge narbiger Schrumpfung in der Bindehaut und im Tarsus. Besonders tritt sie infolge von Trachom auf, wenn dieses Leiden zu narbiger Zerstörung der Bindehaut führt. Der Tarsus ist dann durch einen meist in seiner Mitte verlaufenden horizontalen Narbenstrang muldenförmig gekrümmt, die innere Lidkante nach oben (am unteren Lide nach unten) gezogen, abgerundet, wie abgeschliffen und die Cilien sind entweder gegen die Cornea gerichtet, oder es ist in höheren Graden der ganze Lidrand nach einwärts gewendet, also Entropium entstanden.

Ausser dem Trachom sind es zunächst geschwürige Processe des Lidrandes, Blepharitis, Hordeola, Chalazien u. dergl., welche zu Trichiasis führen. Als weitere Ursachen sind endlich Verletzungen anzuführen, und zwar Aetzungen, welche zu Narbenbildung in der Conjunctiva führen, oder Schnitt- und Risswunden des Lidrandes, welche die Schiefstellung einzelner Cilien verschulden. Selten tritt (partielle) Trichiasis ohne nachweisbare vorhergegangene Erkrankung der Lider auf. Michel sah sie bei Leuten entstehen, die sich viel in mit mechanischen Partikeln verunreinigter Atmosphäre aufzuhalten gezwungen sind.

Trichiasis und Distichiasis können entweder total sein, den ganzen Lidrand betreffen, oder partiell, es können nur einzelne Wimpern eine falsche Stellung besitzen oder nur ein Theil des Lidrandes verkrümmt sein.

Die Behandlung kann, da sich die Narbenbildung, wenn der Anstoss zu derselben einmal gegeben ist, nicht aufhalten lässt, keine prophylaktische sein. Man wird nur bei Operationen an den Lidern, sowie bei der Behandlung des Trachoms die Möglichkeit einer Trichiasis im Auge behalten müssen und alle Eingriffe thunlichst vermeiden, welche eine Narbenbildung direct verschulden könnten. Sind die Zustände bereits vorhanden, so sind sie nur einem operativen Eingriffe zugänglich.

Der mildeste derselben ist die Epilation, das Ausziehen der Wimpern mittels einer Cilienpincette, einer Pincette mit starken, an den äussersten Enden etwas gegeneinander gekrümmten, gerade abgestutzten oder leicht abgerundeten Branchen, deren Berührungsflächen glatt sind und sehr prompt schliessen. Man fasst mit derselben jede zu extrahirende Cilie möglichst nahe ihrem Ursprunge und zieht sie langsam (nicht rupfend) in der Richtung ihrer Längsachse heraus. Natürlich ist eine solche Behandlung nur eine palliative, denn die Cilien wachsen (mitunter sehr rasch) wieder nach. Es ist am besten, wenn der Kranke oder jemand aus seiner Umgebung es lernt, die Cilien zu extrahiren.

Von den Methoden, welche eine dauernde Entfernung der Cilien bezwecken, sind folgende zu nennen:

Handelt es sich um nur wenige Cilien, so kann man mit einer Nadel knapp an der Wurzel im intermarginalen Saume einstechen und mit derselben einzelne drehende Bewegungen machen, um den Haarbalg zu zerstören; oder man sticht in derselben Weise eine Nadel ein, die mit dem Kupferpole einer Batterie verbunden ist und zieht die Nadel zurück, sobald Aufsteigen von Luftblasen die Entwicklung von Wasserstoff anzeigt.

Bei einzelnen Haaren hat man versucht, nach einem Einstich mit einer schmalen Lanze die Haarbälge mit einem glühenden Draht oder einer in zerschmelzendes Kali causticum getauchten Silbersonde zu zerstören; oder man macht eine Incision der Haut parallel dem Lidrande, hält die Wundränder auseinander und kauterisirt die Fläche mit dem Thermokauter (GALEZOWSKI [3]), oder man injicirt Eisenchlorid oberhalb der Cilienbälge, um sie zu zerstören (HAYES [4]). Hierher gehört wohl, wenn auch nicht nach der Intention des Erfinders, das Verfahren von TAMAMSCHEFF. [5]) Um die Tarsitis, welche nach seiner Annahme die Ursache des Leidens ist, zu beheben, spaltet er das Lid 4—6 Mm. hoch in seine zweiten Platten und ätzt die ganze Wundfläche mit einem zugespitzten Lapis. Damit ist die Operation beendet. Das Ausfallen sämmtlicher Wimpern kann mit Sicherheit erwartet werden. VACCA BERLINGHIERI [6]) führte 1 Mm. vom Lidrande entfernt einen horizontalen Schnitt durch Cutis und Muskel, dann je einen Verticalschnitt von den Endpunkten 3—4 Mm. lang gegen den Orbitalrand, präparirte den so umschriebenen Lappen zurück, exstirpirte die blossgelegten Haarzwiebeln und reponirte ihn dann. GALEZOWSKI hat auch vorgeschlagen, die Partie mit den krankhaften Cilien, wenn sie klein ist, durch Excision zu entfernen. HERZENSTEIN [6]) empfiehlt, einen Faden subcutan in der Gegend der Cilienwurzeln (in der Lidhaut) durchzuführen und einige Tage liegen zu lassen, bis Eiterung eintritt, um dadurch die Cilien zum Ausfallen zu bringen.

Diese zum Theile nur bei partiellen Formen anzuwendenden Methoden haben jedoch keine ausgebreitete Verwendung gefunden. Sind sämmtliche Wimpern zu entfernen, so wird man dies stets unter Erhaltung des Tarsus thun müssen. Das älteste Verfahren von BARTISCH und von HEISTER, den Lidrand seiner ganzen Dicke nach abzuschneiden, wird also nie in Anwendung kommen dürfen.

Die Methode von BEER und FR. JÄGER [7]) bestand darin, dass man einen leicht bogenförmigen Schnitt ungefähr parallel dem Lidrande und nahe demselben bis an den Tarsus machte und dann das im äusseren Winkel mit einer Pincette gefasste Hautstück mit flachen Messerzügen unter Schonung der MEIBOM'schen Drüsen und möglichster Vermeidung zackiger Ränder vom Knorpel ablöste.

Besser ist die von FLARER [8]) eingeführte und noch heute sehr oft geübte Modification dieser Methode. Nach Einlegung einer Hornplatte unter das Lid wird mit einem spitzen Bistouri oder einem Lanzenmesser von links nach rechts schneidend im Intermarginalsaume und knapp vor der Mündung der MEIBOM'schen Drüsen das Lid in zwei Platten gespalten, deren vordere Cutis und Cilienbälge, deren hintere den Tarsus mit den MEIBOM'schen Drüsen und die Conjunctiva enthält. Der Schnitt wird 1.5—2 Mm. tief gemacht. Hierauf wird eine Incision durch die Haut 2 Mm. vom Lidrande und diesem parallel geführt, die mit dem ersten Schnitte zusammentreffen soll. Der dadurch isolirte und nur noch an seinen Enden mit dem Lide zusammenhängende Hautstreifen wird mit einer Schere vollständig abgetrennt. Die Wunde heilt ohne Naht und ohne Verband.

v. STELLWAG [9]) dreht den Hautstreifen um, legt ihn, die Wimpern vom freien Lidrande abgewendet, auf die Wundfläche und lässt ihn unter Verband wieder anheilen (s. auch ZIRM [10]).

Da die Wimpern zum Schutze der Augen zunächst gegen das Eindringen fremder Körper bestimmt sind, ihr Fehlen zudem sehr entstellt, so werden die Abtragung des Haarzwiebelbodens und alle ähnlichen Methoden nur dann auszuführen sein, wenn die Wimpern nur noch theilweise erhalten sind, wo also beide genannten Momente nicht mehr in die Wagschale fallen, und sich namentlich für das untere Lid eignen. Eine partielle Abtragung des Haarzwiebelbodens ist nicht anzurathen, weil durch die Narbenbildung an den Endpunkten der Wunde früher normale Wimpern in eine fehlerhafte Stellung gerathen können.

Eine zweite Reihe von Operationsmethoden hat den Zweck, den falsch gerichteten Wimpern mit Erhaltung derselben eine normale Stellung zu geben.

DESMARRES (und ähnlich andere) suchte dies zu erreichen, indem er in der Nähe der Wimpern bei partieller Trichiasis ein querelliptisches Hautstückchen excidirte und eine Naht anlegte. Wegen der grossen Dehnbarkeit der Haut wird der Erfolg aber gleich Null sein.

Für geringgradige Trichiasis (sowie für leichte Entropien) hat PAGENSTECHER die Kanthoplastik (s. diesen Artikel) in Verbindung mit einigen GAILLARD'schen Ligaturen empfohlen.

Sind nur einzelne trichiatische Wimpern vorhanden, kann die Illaqueatio, die schon von AVICENNA und CELSUS geübt, neuerlich von SNELLEN[11]) wieder eingeführt wurde, versucht werden. Eine mit einem doppelten Faden versehene feingekrümmte Nadel wird nächst dem Ursprunge der Cilie ein- und nahe davon in der äusseren Lidhaut ausgestochen, dann die Cilie in die Schlinge des Fadens gesteckt (nach KNAPP einfacher in das Nadelöhr) und hierauf Nadel und Faden durchgezogen. Die Cilie kommt jetzt mit ihrer Spitze an der Lidhaut zum Vorschein. Da aber neue nachwachsende Cilien sich kaum diesem Wege anbequemen werden, so ist der Nutzen dieses Verfahrens problematisch.

Fig. 68.

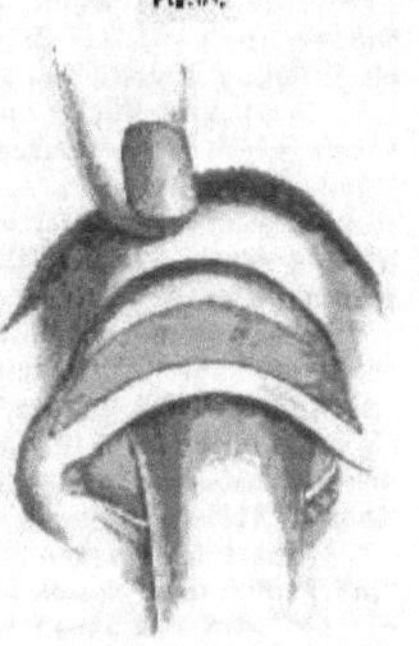

Die durch viele Jahre fast allgemein geübte Methode dieser Gruppe ist die von V. ARLT (JÄSCHE-ARLT[12]).

Nach Einlegung der Hornplatte unter das Lid und Spannung desselben durch diese wird ein zweischneidiges, nach der Fläche gekrümmtes Bistouri (oder eine Iridektomielanze) im intermarginalen Saume eingestochen und knapp vor der Mündung der MEIBOM'schen Drüsen ein Schnitt geführt, der bis auf 3 Mm. vertieft wird, wodurch das Lid in der oben erwähnten Weise in zwei Platten gespalten wird. Mit einem Scalpelle wird nun parallel dem Lidrande und 3—4 Mm. von diesem entfernt ein Schnitt in der Haut bis an den Tarsus geführt, dann ein zweiter bogenförmiger Schnitt weiter gegen den Orbitalrand, dessen Enden die des Horizontalschnittes fast erreichen. Das linke Ende (vom Operirten gerechnet) wird nun mit einer Hakenpincette gefasst und mit einer geraden Schere das umschriebene Hautstück so abpräparirt, dass durch Vereinigung der beiden Scalpellschnitte an den Endpunkten spitze Winkel entstehen und der Orbicularis nicht mit fortgenommen wird. Die Länge der ganzen Hautwunde übertrifft dann die des Schnittes im intermarginalen Saume um 8—10 Mm., und ihre ganze Länge beträgt im Maximum 3 Cm. Am Ende des Tarsus beträgt ihre Breite 4 Mm., welche genügt, auch die extremen Theile des Cilienbodens durch die Sutur zu heben. Es muss dies besonders betont werden, weil dieser Punkt (ausgiebige Länge der Hautwunde gegenüber der im Lidsaume) in der Regel nicht genügend hervorgehoben wird und zu der Vorstellung geführt hat, dass die Stellung der extremsten Wimpern durch das ARLT'sche Verfahren nicht alterirt wird, was falsch ist. Wir reproduciren beistehend die von V. ARLT selbst in seiner Operationslehre gegebene Figur, an welcher die punktirte Linie die Länge des ersten Schnittes, die gestrichelte die Länge der mit der Schere gebildeten Zwickel bedeutet. Auf die relative Länge dieser Schnitte legte v. Arlt nach mündlicher Mittheilung besonderen Werth. Die Wunde wird nun so genäht, dass man die Nadel knapp über den Cilien einsticht und den Orbicularis mitfasst; am bogenförmigen Wundrande wird sie nur durch die Haut gestochen. Mit der mittelsten Naht wird begonnen. Die Hautbrücke mit dem Cilienboden wird nicht isolirt, sondern man trennt nur allenfalls stehen gebliebene Adhäsionen. Zuletzt wird die Wunde mit englischem Pflaster verklebt und das Auge (besser beide) durch 24 bis 36 Stunden verbunden. Nach 36—48 Stunden werden die Fäden entfernt. Die Methode kann bei partieller oder totaler Trichiasis geübt werden.

Waldhauer[15, 16]) bepflastert nachher mit kleinen leinsamengrossen Hautstückchen, die er dem ausgeschnittenen Hautstücke entnimmt, die intermarginale Wunde; in neuerer Zeit nimmt er nur die Epidermis. E. Jäsche[17]) hat letzteres (er entnimmt die Epidermis dem Oberarm) bereits 1881 gethan, ihm gebührt also die Priorität.

Das Verfahren G. Jäsche's[11]) besteht darin, dass man den Ciliarrand mit dem Haarzwiebelboden in seiner ganzen Länge durch einen das ganze Lid perforirenden Schnitt bis auf seine Enden vollständig abtrennt, dann ein Hautstück, dessen untere Begrenzung durch diesen Horizontalschnitt und einen weiter gegen den Orbitalrand gemachten Bogenschnitt gegeben ist, excidirt und die Wundränder sodann durch Nähte vereinigt, wodurch der losgelöste Lidstreifen nach oben gezogen und so gedreht wird, dass seine frühere obere Fläche zur hinteren wird. Man sieht hieraus, dass die von Arlt angegebene und allzubescheiden nur als Modification von Jäsche's Methode angegebene Operation als eine ganz originelle betrachtet werden muss, welche der von Panas ähnelt (vergl. Adamük[14]).

Verwandt mit dem letztbeschriebenen Verfahren sind folgende:

v. Graefe[18]) macht zwei verticale Schnitte von 6 Mm. Länge durch Haut und Orbicularis an den Grenzen der zu transplantirenden Partie, spaltet dann wie v. Arlt das Lid in zwei Platten und näht die vordere Platte an den Verticalschnitten um 3 Mm. in die Höhe. Oben (die Operation wird am Oberlide gedacht) wird zur Unterstützung ein ovales Hautstück excidirt, oder es werden ohne Excision 2—3 aufwärtsrollende Suturen angelegt.

v. Wecker[19]) beginnt die Operation damit, dass er die äussere Commissur mit einer Schere ausgiebig schlitzt und im Wundwinkel mit einer Naht Conjunctiva und Cutis vereinigt (Kanthoplastik). Es wird hierauf Snellen's Lidklemmpincette (s. den Artikel Entropium) eingelegt und das Lid 5—6 Mm. tief in zwei Platten gespalten. Sodann werden 3—4 Gaillard'sche Suturen angelegt, die nach 5—6 Tagen von selbst durchschneiden oder entfernt werden. Bei partieller Trichiasis entfällt die Lidspaltenerweiterung.

Kostomyris[20]) spaltet ebenfalls das Lid in zwei Platten in der ganzen Ausdehnung des Tarsus, zieht dann mittels eines spitzen Hakens den Tarsus möglichst weit nach abwärts und näht nun die cutane Platte mit dem unteren Rande an den oberen Rand des Tarsus fest. Es wird zu diesem Zwecke eine Nadel zuerst von aussen durch das Lid nahe dem Rande eingestochen, dann durch den oberen Rand des Tarsus geführt und zuletzt einige Millimeter von der Einstichstelle durch die Haut wieder herausgeführt; über zwei kleine Glasperlen (eine an jedem Fadenende) wird dann fest geknüpft und dadurch die Hautplatte stark nach oben gezogen und der Lidrand etwas nach aussen gedreht. 2—3 solcher Suturen sind erforderlich. Das Princip dieser Methode stammt von Oettingen.[21]) Dieser geht (nach einem Referate in Nagel's Jahresbericht 1871) so vor, »dass er vom Tarsus die denselben bedeckenden Theile des Lides vom freien Rande her abpräparirt, den Lidknorpel etwa 2—3''' breit hervorzog und in dieser Stellung die Lidhaut auf demselben durch eine mit zwei Nadeln armirte Sutur befestigte«.

M'Keown[13]) spaltet das Lid in zwei Platten, legt drei Nähte durch den Tarsus und befestigt sie (wenn am oberen Lide operirt wird) an der Wange, um den Tarsus nach unten zu ziehen, thut desgleichen mit der Haut am Ciliarrande und befestigt die Fäden an der Stirn.

Grandclément[14]) stülpt die vordere Platte um und fixirt sie an den Tarsus mit einer Fadenschlinge, die er selbst durchschneiden lässt, worauf das an ihre Stelle getretene Narbengewebe die Lage bleibend erhält.

Während bei allen genannten Transplantationsmethoden das Lid in zwei Platten gespalten wurde, ist dies bei der folgenden Operationsgruppe nicht der Fall.

Anagnostakis[23]) macht eine Incision in der Haut parallel dem Lidrande und 3 Mm. von demselben entfernt, trägt die Orbicularisfasern, die das obere Drittel des Tarsus bedecken, ab und näht den unteren Lidrand an den oberen Tarsalrand fest. Die Nähte bleiben bis zur Durcheiterung liegen. Der obere Wundrand heilt ohne Vernähung an.

Ganz ähnlich operirt Hotz[11]); es wurde das Verfahren bereits im Artikel Entropium beschrieben. Von der Ansicht ausgehend, dass ein nur geringer Druck nach rückwärts genüge, um ein Entropium oder eine Trichiasis zu beheben, sucht er einen solchen Effect durch Vernähung der Haut mit dem Tarsus als Punctum fixum zu erreichen. Er macht einen bogenförmigen Hautschnitt, entsprechend dem angewachsenen Rande des Tarsus, präparirt so viel Orbicularisfasern ab, als zur Blosslegung des Tarsalrandes nöthig ist und näht nun die Hautwunde so, dass er den Tarsalrand dabei mitfasst. Die Nähte (4) werden am dritten Tage entfernt. Eine Modification stammt von Chronis.[26])

Warlomont[25]) macht einen Hautschnitt 2 Mm. vom Lidrande entfernt, präparirt die Haut zurück und legt in verticaler Richtung Catgutnähte an, welche die tieferen Gewebsschichten aus dem Musc. orbicularis an die Lidhaut säumen. Den Hautlappen lässt er über die Wunde fallen. Die Nähte sollen eitern und derbe Narben bilden.

Eigenthümlich ist ein Verfahren von Samelsohn[27]) bei partieller Trichiasis. Mittels eines ganz feinen Galvanokauters brennt er »dicht unter der falsch stehenden Cilienwurzel ein kleines Loch bis in den Knorpel hinein« und lässt den so gesetzten Defect durch Eiterung heilen. Die darauffolgende Narbencontraction soll stark genug sein, die Cilie aus ihrer den Bulbus irritirenden Stellung zu entfernen, ohne sie selbst in ihrem Bestande zu stören. In einer Sitzung nimmt er bis zu 6 Cilien vor. Er rühmt den Erfolg als ausgezeichnet.

Magni (Quereghi[24]) brennt linear 4 Mm. oberhalb der Cilien parallel dem Lidrand durch Haut und Muskel bis an den Tarsus, während Peschel[25]) einen Horizontalschnitt macht, die Ränder unterminirt, 3 Mm. vom Cilienboden entfernt mit einem glühenden Kauter einen linearen Schorf in der ganzen Ausdehnung der Wunde anlegt und darauf die Hautwunde näht. Auch hier soll die Narbencontraction die Cilien gerade richten.

Endlich wären noch die Operationen aufzuführen, die auf Transplantation von Hautlappen beruhen; sie mehren sich in den letzteren Jahren, wie die Trichiasisoperationen überhaupt in solcher Weise, dass eine vollständige Aufzählung unmöglich ist. Es seien folgende Namen ihrer Erfinder genannt: Spencer Watson[28, 29]), Nicati[30, 31, 32]), Schöler[33]), Gayet[34]), Fieuzal[35]), Burchardt[36]), Jacobson[37]), Vossius[38]), Dianoux[39]), Dor[40]), Scimemi[41]), Sgrosso[42]), Landolt[43]), Truc und Villard.[44])

Spencer Watson[28]) operirt nach dem Referate in Nagel's Jahresbericht (1873) wie folgt: »Der Streifen des vorderen Lidrandes, welcher die doppelte

Cilienreihe trägt, wird durch zwei dem Lidrande parallele Schnitte, die an einem Ende durch einen Querschnitt verbunden sind, umschnitten und so ein Lappen gebildet, welcher von seiner Unterlage gelöst und nach oben verschoben wird. Er gelangt in eine Lücke, welche gebildet wird durch die Ablösung eines schmalen Hautstreifens, der seinerseits durch Abwärtsverschiebung an die Stelle des cilientragenden Streifens gelangt. Beide streifenförmige Lappen, die am entgegengesetzten Ende ihre Basis haben, vertauschen somit ihre Stellen, ohne dass Haut verloren geht.«

Ganz ähnlich ist ein von SCHÖLER[53]), der diese Methode nicht kannte, in einem Falle angewendetes Verfahren. Bei einer neueren Methode von SPENCER WATSON[56]) wird durch zwei parallele Schnitte eine die Cilien tragende Hautbrücke gebildet, in dieses »Knopfloch« wird ein unmittelbar darüber durch einen halbmondförmigen Schnitt gebildeter »Knopf« hereingezogen und durch Nähte fixirt.

Die von NICATI[46, 51, 52]) angegebene Marginoplastie palpébrale wird in NAGEL's Jahresbericht 1878 folgendermassen beschrieben: »Das Wesentliche der Operationsmethode besteht in der Transplantation eines Hautstückchens zwischen den Implantationsstellen der Cilien und der Conjunctiva. Mit der Schere wird entsprechend der Stelle des Lidrandes, wo die Transplantation zu geschehen hat, ein horizontaler Lappen circa 4—5 Mm. hoch abgetrennt, der nach innen mit der Lidhaut noch zusammenhängt. Die so entstehenden Wundränder werden durch Nähte miteinander vereinigt und der gewonnene Lappen in eine entsprechende Incision oberhalb der neuen Lidkante eingefügt.«

BURCHARDT[16]) macht einen Intermarginalschnitt, präparirt dann einen schmalen Hautstreifen parallel dem Lidrande und steckt ihn durch ein Loch, das die beiden Wundflächen verbindet, in die Intermarginalwunde, wo er mit Nähten fixirt wird; GAYET[39]) operirte ähnlich; ebenso JACOBSON[17]) und VOSSIUS[57]), die den Lappen von der Schläfe- oder Lidhaut nehmen.

FECKR[44]) macht einen tiefen Intermarginalschnitt, dann 5 Mm. über dem Lidrand den Horizontalschnitt, bildet aus dem oberen Wundrande einen Lappen, an der Seite der Basis desselben trennt er die Brücke mit den Cilien durch einen Verticalschnitt und hat so wie SPENCER WATSON zwei zungenförmige Lappen, deren Platz er verwechselt.

LINDNER[81]) hat gestielte Lappen aus der Bindehaut verwendet.

Häufig werden jetzt stiellose Lappen aus Haut (E. JAESCHE[17]), FRANKE[79]), RÄHLMANN[80]), THIER[61]), HOTZ[68]) oder Schleimhaut transplantirt, besonders ist es die Lippenschleimhaut, welche in Verwendung kommt. VAN MILLINGEN[44—47, 81]), ist es vor allen, welcher diese Methode cultivirt, ausser ihm sind zu nennen: BENSON[47, 48]), STORY[48, 52]), POPLAWSKA[60]), SAPESHKO (STREMINSKI[76]), ISRAELSON[78]), RÄHLMANN.[82])

Endlich muss auf die im Artikel Entropium beschriebenen Methoden verwiesen werden, welche zum Theil auch zur Behandlung der Trichiasis verwendet werden. Namentlich sind es die als Tarsoplastik zusammenzufassenden Proceduren, bei denen der Tarsus durchschnitten oder eine keilförmige Excision aus demselben gemacht wird (SNELLEN[31, 1]), PFALZ[59]), HOTZ[34]), KNAPP[63]), CHEVALLEREAU.[67])

Es möge hier die von FUCHS[1]) nach einer brieflichen Mittheilung SNELLEN's gegebene Beschreibung von dessen Methode reproducirt werden.

Man incidirt die Haut etwa 2 Mm. oberhalb des Lidrandes und parallel zu demselben in der ganzen Länge des Lides. Darauf excidirt man die in der Wunde blossliegenden untersten Bündel des Orbicularis, so dass man den Tarsus vor sich liegen sieht. Aus diesem wird nun in der ganzen Länge ein keilförmiges Stück ausgeschnitten, und zwar so, dass die Basis des Keils der vorderen, die Spitze des Keils der hinteren Oberfläche des Tarsus entspricht. Es handelt sich nun noch darum, die beiden Schnittflächen im Tarsus zur Berührung zu bringen, damit sie miteinander verwachsen. Dieses geschieht durch Nähte, welche in Form von Fadenschlingen mittels doppelt armirter Fäden angelegt werden: Man sticht die eine Nadel zuerst durch den oberen Rand des Tarsus und führt sie dann vor der Knorpelwunde vorbei zwischen Tarsus und Haut bis zum freien Lidrand herab, über welchen man aussticht. In gleicher Weise verfährt man mit der anderen Nadel. Die Schlinge liegt dann auf dem oberen Ende des Tarsus, während die beiden Enden des Fadens über dem Lidrande zum Vorschein kommen. Sie werden hier über eine Perle geknüpft und dann auf die Stirn hinaufgeschlagen, wo sie mit Pflastern über der Augenbraue festgeklebt werden. Dadurch wird das Lid hinaufgezogen erhalten und eine Vereinigung der Hautwunde überflüssig, da diese dann von selbst schliesst.

KNAPP[65]) macht die keilförmige Excision aus dem Tarsus, ausserdem den Intermarginalschnitt und transplantirt in diesen einen Streifen, den er dem oberen Wundrande entnommen.

CHEVALLEREAU[67]) macht die SNELLEN'sche Operation so, dass er zuerst die Tarsalwunde mit Catgut näht und dann die Hautwunde schliesst.

GALLEMAERTS[70]) operirt in ähnlicher Weise; BEARD[79]) macht eine combinirte Operation gleichfalls mit Keilexcision.

PANAS[52]) durchschneidet nahe dem freien Rande und diesem parallel den ganzen Tarsus und kippt den abgetrennten Theil durch Anspannung von Nähten so, dass die Wimpern nach vorn gewendet werden. MÜLLER und PRAUN haben Modificationen der Methode angegeben, ebenso SIROTKIN, GÜNSBURG; ähnlich operirt KENNETH SCOTT.[43])

TRANTAS[81]) und LAGLEYZE[83]) incidiren den Tarsus von der Bindehautfläche und führen von der Anheftungsstelle des Tarsus subcutan Fäden bis an die Cilien und nach einem kurzen Verlaufe auf der Haut wieder zurück, die Fadenenden sind im Bindehautsacke; dann werden die Schlingen, deren mehrere angelegt werden, festgeknüpft und dadurch der Tarsus gestreckt.

Literatur: [1]) FUCHS, Lehrbuch der Augenheilkunde. I. Aufl., Wien 1891. — [2]) TAMAMCHEFF, Ein neuer Beitrag zur Pathologie und Therapie der Affectionen des Tarsalrandes, insbesondere der Trichiasis und Distichiasis etc. Centralbl. f. prakt. Augenhk. Sept. 1882. — [3]) GALEZOWSKI, Sur un nouveau procédé opératoire de trichiasis au moyen du thermo-cautère. Recueil d'Ophthalm. 1877. — [4]) HAYES, New method of destroying faulty cilia in cases of limited Trichiasis or Distichiasis. Dublin Journ. of med. Scienc. 1872. — [5]) HASNER, Zur Behandlung der Trichiasis und Distichiasis. Arch. f. Ophthalm. 1866, XII, 1. — [6]) VACCA BERLINGHIERI, Nuovo meth. di curare la trichiasis. Pisa 1825. — [7]) HOST, Dissertatio de trichiasi, distichiasi et entropio. Viennae 1818. — [8]) FLARER, Riflezioni sulla trichiasi etc. Milano 1828. — [9]) v. STELLWAG, Ein neues Verfahren gegen einwärts gekehrte Wimpern. Allg. Wiener med. Ztg. 1883, Nr. 49. — [10]) ZIEM, Zur Umkehrung des abgetragenen Wimperbodens. Wiener klin. Wochenschr. 1892, Nr. 21. — [11]) SCHULEK (Illaqueatio), Wiener med. Wochenschr. 1871. — [12]) v. ARLT, Operationslehre in GRAEFE-SAEMISCH's Handb. d. ges. Augenheilkunde. 1874, III; Prager Vierteljahrschr. 1845, VII. — [13]) G. JAESCHE, Med. Ztg. Russlands. 1844, Nr. 9. — [14]) ADAMÜK, Einige Worte über die sogenannte Operation von JAESCHE-ARLT. Westnik ophthalm. 1898, XV. — [15]) WALDHAUER, Im Bericht der Section für Augenheilkunde der 55. Versamml. deutscher Naturf. und Aerzte in Eisenach, September 1882, in Klin. Monatsbl. f. Augenhk. 1883, pag. 432. — [16]) WALDHAUER, Zur Operation der Trichiasis des oberen Lides. Ebenda. 1898, XV. — [17]) E. JAESCHE, Zur Trichiasisoperation. Ebenda. 1881, XIX. — [18]) v. GRAEFE, Bemerkungen zur Operation des Entropiums und Ektropiums. Arch. f. Ophthalm. 1864, X, 2. — [19]) v. WECKER, Eine leicht ausführbare und sehr wirksame Trichiasisoperation. Klin. Monatsbl. f. Augenhk. 1879. — [20]) KOSTOMYRIS, Ueber eine neue Methode zur Heilung der Trichiasis. Wiener med. Presse. 1880. — [21]) OETTINGEN, Die ophthalmologische Klinik Dorpats. 1871. — [22]) M'KEOWN, New mode of operating for trichiasis and entropion. Dublin Journ. of med. Scienc. 1877. — [23]) ANAGNOSTAKIS, Annal. d'oculistique. 1857, XXXVIII. — [24]) HOTZ, Die Reposition des Lidrandes bei Trichiasis des oberen Lides. Klin. Monatsbl. f. Augenhk. 1888, XVI; Arch. f. Augenhk. 1880. — [25]) WARLOMONT, Annal. d'oculistique. LXXXI. — [26]) CHIOSIS, Modification du procédé opératoire d'Anagnostakis pour l'entropion et le trichiasis de la paupière supérieure. Recueil d'Ophthalm. 1875. — [27]) SAMELSOHN, Die Galvanokaustik in der Ophthalmo-Chirurgie. Arch. f. Augen- und Ohrenheilkunde. 1878, III. — [28]) SPENCER WATSON, On the treatment of trichiasis and distichiasis by a plastic operation. Med. Times and Gaz. 1874, XLIX. — 28) Spencer Watson, On a operation for distichiasis with a successful case. Ophthalm. Hosp. Report. 1873, VII. — 29) Nicati, Transplantation du bord ciliaire et marginoplastie palpébrale. Revue mens. de méd. et de chir. 1878. — 30) Nicati, Distichiasis, trichiasis et entropion; diagnostic différentiel et indications opératoires. Arch. d'Ophthalm. 1883, III. — 31) Nicati, Nouveau procédé de marginoplastie palpébrale. Ibid. 1890, X. — 32) Schöler, Zur Distichiasisoperation. Jahresbericht über die Wirksamkeit der Augenklinik. 1880. — 33) Gayet, Nouvelle méthode opératoire applicable à l'entropion. Annal. d'oculistique. 1879, LXXXII. — 34) Fieuzal, Maladies des paupières. Bull. de la clin. nat. ophthalm. des Quinze Vingts. 1883, I, Nr. 4. — 35) Burchardt, Zur Operation der Trichiasis. Centralbl. f. prakt. Augenhk. October 1887. — 36) Jacobson, Eine Trichiasisoperation. Ebenda. Juli 1887. — 37) Vossius, Zur Operation der Trichiasis. Ber. der 19. Versamml. der ophthalm. Gesellsch. in Heidelberg. 1887. — 38) Dianoux, De l'autoplastie des paupières par le procédé de Gayet. Annal. d'oculistique. 1882, LXXXVIII. — 39) Dor, D'un nouveau procédé pour opérer le trichiasis et l'entropion. Lyon méd. 1883. — 40) Scimemi, Sulla marginoplastica palpebrale nella trichiasi e nell' entropio. Boll. d'ocul. Firenze 1889, XI. — 41) Senosso, La marginoplastica del prof. Scimemi nel trattamento della trichiasi e dell' entropion. Lavori della clin. oculist. d. R. univ. di Napoli. 1896, IV. — 42) Landolt, Un nouveau procédé d'opération dans le distichiasis. Arch. d'Ophthalm. 1890, X. — 43) van Millingen, Bericht der Privat-Augenheilanstalt in Konstantinopel für das Jahr 1882. — 44) van Millingen, The tarsocheiloplastic operation for the cure of trichiasis. Ophthalm. Review. 1887. — 45) van Millingen, De la guérison radicale du trichiasis par la tarsocheiloplastie. Arch. d'Ophthalm. 1880, VIII. — 46) van Millingen, Bemerkungen über 100 Fälle von Trichiasis, operirt nach meiner Methode der sogenannten Tarsocheiloplastik. Centralbl. f. prakt. Augenhk. 1880. — 47) Benson, On the treatment of entropion and trichiasis by the transplantation of buccal mucous membrane. Ophthalm. Review. 1888. — 48) Benson, Blepharo cheiloplastic operations. Amer. Journ. of Ophthalm. 1891. — 49) Peale, Ueber ein Operationsverfahren gegen Entropium und Trichiasis. Arch. f. Ophthalm. 1887, XXXIII, 3. — 50) (Snellen) van Gils, Beiträge zur Behandlung gewisser Krankheiten der Augenlider. Dissert. Klin. Monatsbl. f. Augenhk. 1872. — 51) Panas, Traitement opératoire de l'entropion granuleux. Bull. méd. Paris 1888, II. — 52) Kogan, Beitrag zur Entropionoperation am oberen Augenlide. Westnik ophthalm. 1888, V. — 53) Parant, Traitement de Trichiasis. Lyon 1883. — 54) Müller, Beiträge zur operativen Augenheilkunde. Centralbl. f. prakt. Augenhk. Januar 1893. — 55) Spencer Watson, A new operation for trichiasis and distichiasis. Ophthalm. Review. 1894. — 56) Germain, Procédé opératoire pour le distichiasis. Recueil d'ophthalm. 1894 (Combination mehrerer Verfahren). — 57) Story, Blepharocheiloplastische Operation bei Trichiasis und Entropium. Klin. Monatsbl. f. Augenhk. 1894. — 58) Story, The operative treatment of entropium and trichiasis. Ophthalm. Review. 1895. — 59) Poplawska, Entropium and trichiasis. Gazeta Lekarska. 1894, Nr. 7. — 60) Trantas, Nouveau procédé d'opération dans l'entropion et le trichiasis. Rec. d'ophthalm. 1895; Arch. d'Ophthalm. 1895, XVI. — 61) Lagleyze, Un nouveau procédé d'opération dans l'entropion et le trichiasis. Arch. d'Ophthalm. 1895, XV. — 62) Kenneth Scott, The radical operative treatment of trichiasis. Ophthalm. Review. 1895. — 63) Fejer, Distichiasisoperationen. Ungar. Beiträge zur Augenhk. 1895, I. — 64) Knapp, Transplantation eines Hautlappens in den Intermarginalspalt der Lider. Annal. d'oculistique. 1895, CXIV. — 65) Thier, Zur Operation der Trichiasis. Centralbl. f. prakt. Augenhk. Juli 1895. — 66) Chavallereau, Opération de l'entropion granuleux. Annal. d'oculistique. 1895, CXIV. — 67) Hotz, La greffe cutanée sur les paupières. Ibid. 1896, CXIII. — 68) Pechin, Considérations sur le traitement opératoire de l'entropion cicatriciel à propos de deux procédés nouveaux. Arch. d'Ophthalm. 1896, XVI und Recueil d'Ophthalm. 1896. — 69) Gallemaerts, Opération d'entropion. Revue gén. d'Ophthalm. 1896, Nr. 6. — 70) Pfalz, Vereinfachung der Panas'schen Operation bei Entropium. Klin. Monatsbl. f. Augenhk. 1896. — 71) Barrett, Operative treatment of entropion and trichiasis. Ophthalm. Review. 1896. — 72) Truc et Villard, Traitement de l'entropion et du trichiasis granuleux de la paupière supérieure par le tarsomarginoplastie à lambeaux pédiculés — Résultats éloignés. Annal. d'oculistique. 1896, CXVI. — 73) Grandclément, Nouveau traitement de l'entropion cicatriciel. Gaz. des hôp. de Toulouse. November 1897. — 74) Straminski, Die Reconstruction des Cilienrandes beim trachomatösen Entropion und der Cilien. Wratsch 1897, XVIII; Arch. d'Ophthalm. 1898, XVIII. — 75) Israelson, Zur Transplantation von Lippenschleimhaut in den Lidrand bei Trichiasis und Entropium. Centralbl. f. prakt. Augenhk. October 1897; XII. Congr. internat. de méd. de Moscou. — 76) Siegrist, Eine Modification der Entropionoperation nach Panas und die Operation von Flarer, Westnik ophthalm. 1897, XIV, 6. — 77) Schlosser, Ueber Trichiasis- und Entropiumoperationen. Szemészet 1897. — 78) Heard, Blepharoplasty. Amer. Journ. of Ophthalm. 1897. — 79) Günsburg, Zur Frage über die Behandlung des trachomatösen Entropiums. Ibid. 1898, XV. — 80) v. Millingen, Van Millingen's operation for the relief of Trichiasis and Entropion. Ophthalm. Record. 1898, Nr. 3. — 81) Rahlmann, Ueber Margineplastik durch Transplantation von Lippenschleimhaut zur Beseitigung der Trichiasis bei Trachom. Ber. über die 27. Versamml. der ophthalm. Gesellsch. zu Heidelberg. 1898. — 82) Pfalz, Eine neue Modification der Trichiasisoperation. Klin. Monatsbl. f. Augenhk. 1899. — 83) Quarenghi, Du traitement de l'entropium et du trichiasis par la cautérisation linéaire horizontale des paupières. Annal. d'oculistique. 1898, CXX. —

[illegible]) Hirschberg, Penelope, eine ungewöhnliche Lidoperation. Deutsche med. Wochenschr. 1899, Nr. 26. — [illegible]) Kobaaschwili, Ueber Transplantation der Lippenschleimhaut bei Entropium des Lides. Westnik ophthalm. 1899, Nr. 4—5. — [illegible]) Raehlmann, Ueber die Anheilung transplantirter Lippenschleimhaut an die intramarginale Fläche der Augenlider. Beitr. zur path. Anat. und allg. Path. 1899, XXVI, 2. — [illegible]) Moauro, Tarsoblefaroplastica marginale. Sitzungsbericht des XV. italien. Ophthalm.-Congr. 1899. — [illegible]) Franke, Demonstration eines operirten Falles von Trichiasis und Distichiasis. Münchener med. Wochenschr. 1890, Nr. 21. — [illegible]) Raehlmann, Therapeutische Erfahrungen über Lidkantenoperation. Deutsche med. Wochenschr. 1891, Nr. 1. — [illegible]) Lindner, Neue Operationsmethode der Distichiasis. Allg. Wiener med. Ztg. 1875, Nr. 26. — [illegible]) Czermak, Die augenärztlichen Operationen. 1893, Heft 3 und 4. — Ausserdem sämmtliche Lehr- und Handbücher.

v. Reuss.

Trichiasis vesicae, s. Blase, III, pag. 351.

Trichinenkrankheit, Trichinosis (weniger gut Trichiniasis). So bezeichnet man die Reihe der durch Einführung trichinenhaltigen Fleisches (fast ausschliesslich Schweinefleisches) in den Darm und dadurch bedingte Einwanderung von Trichinen in die Muskeln beim Menschen hervorgerufenen Krankheitserscheinungen.

Ueber die Naturgeschichte und Entwicklung der Trichine seien im folgenden die Hauptpunkte kurz vorangeschickt, indem für das Speciellere auf Monographien und zoologische Handbücher verwiesen wird.

Auch Abbildungen hierzu zu geben, erscheint überflüssig, da bei der Verbreitung solcher nur Bekanntes wiederholt werden könnte, wie es sich z. B. in den Monographien von Leuckart [1]), Virchow [2]) und besonders anschaulich in der von Heller [3]), in letzterer der Dresdener pathologischen Sammlung entlehnt, übrigens auch in manchen von den in grosser Zahl vorhandenen Leitfaden der Trichinenschau vorfindet.

Die den Nematoden zugehörige Trichina spiralis entwickelt sich in zwei Formen: als Darm- und als Muskeltrichine. Letztere Form ist seit circa 50 Jahren aus zufälligen, an den Leichen von Menschen, später auch von Schweinen gemachten Befunden bekannt; als der erste, welcher bei einer Section die verkalkten Trichinenkapseln im menschlichen Muskel sah, wird Hilton (1831) angeführt, der dieselben jedoch als Cysticerken deutete. Das Entozoon selbst wurde zuerst von Owen 1835 beschrieben und mit dem jetzt üblichen Namen belegt. Näheres über seinen anatomischen Bau lehrten u. a. Henle, Farre und Luschka kennen. Unsere Kenntnisse über seine Entwicklung und den Zusammenhang zwischen Muskel- und Darmtrichine verdanken wir besonders einer Reihe von experimentellen, durch Verfütterung trichinösen Fleisches an dafür empfängliche Thiere gewonnenen Untersuchungen, aus welchen namentlich diejenigen von Virchow, Leuckart, Zenker [4]), neuerdings Hertwig [5]) u. a. hervorzuheben sind.

Die ausgewachsene Muskeltrichine stellt einen in seiner Kapsel liegenden, spiralig in sich gedrehten, durchscheinenden Wurm von 0,6 bis gegen 1,0 Mm. Länge und 0,01—0,03 Mm. Breite dar; derselbe zeigt ein konisch zugespitztes Kopf- und ein mehr abgerundetes Schwanzende, an ersterem die Mundöffnung, an letzterem den Anus, sowie eine quergerunzelte äussere Hülle. Das Innere wird der Länge nach von dem theilweise mit einer grosszelligen Schicht umgebenen Verdauungscanal durchzogen; den grösseren hinteren Theil nimmt ausserdem der noch nicht vollständig entwickelte Geschlechtscanal ein.

Gelangt Fleisch mit solchen Muskeltrichinen (so lange sie lebend sind) in den Magen und Darm des Menschen oder eines sonst zu ihrer Entwicklung geeigneten Thieres, so vergrössern sie sich hier nach Lösung ihrer Kapseln und entwickeln sich in kurzer Zeit zu geschlechtsreifen und geschlechtlich differenzirten Darmtrichinen. Diese sind schlanker und fadenförmiger als die Muskeltrichinen und liegen meist gestreckt oder nur leicht gekrümmt: die Länge beträgt bei den weiblichen Trichinen 3—4 Mm., bei den Männchen gegen 1,5 Mm.; auch hier ist das Kopfende stärker als das Analende zugespitzt. Bei den Männchen nimmt neben dem Verdauungscanal die hintere Körperhälfte ein schlauchförmiger Hoden und Samenleiter ein, dessen Mündung mit dem Darmende eine hervorstülpbare Cloake bildet. Bei den Weibchen wird ein grosser Theil des Körperinnern von dem ebenfalls schlauchförmigen Ovarium, dem Uterus und der Scheide ausgefüllt, die in der vorderen Körperhälfte nach aussen mündet.

Nach stattgefundener Begattung entwickeln sich in den massenhaften Eiern des Genitalschlauches der Weibchen die Embryonen, welche frei werden und lebendig nach aussen treten. — Da nach den experimentellen Erfahrungen von der Einführung der Trichinenkapseln in den Darm bis zur Entwicklung geschlechtsreifer Darmtrichinen 2--3 Tage, von da bis zur fertigen Ausbildung der Embryonen 4—5 Tage vergehen, so ist der Beginn des Austrittes der Embryonen im Durchschnitt auf 7—9 Tage nach der Infection zu setzen. -- Die Zahl der von einer weiblichen Darmtrichine gelieferten Jungen kann eine sehr grosse sein; gleichzeitig werden in einer solchen meist mehrere Hundert (oft 500 und mehr) Embryonen gezählt; und da aller Wahrscheinlichkeit nach durch mehrere Wochen hindurch schubweise neue Embryonenreifungen in demselben Thier erfolgen können, so ist die Zahl der Embryonen, welche von einer Mutter geliefert werden können, nach LEUCKART im Mittel auf mindestens 1000 zu schätzen.

Die Ausstossung der Embryonen geschieht nach neuen Untersuchungen grösstentheils im Gewebe der Darmschleimhaut (nach einigen meist dicht am centralen Chylusgefäss der Zotten); gleich nachher verlassen die Embryonen den Darmcanal, so dass in diesem meist keine oder nur wenige von ihnen zu finden sind, und wandern mit grosser Schnelligkeit in die Muskeln des Körpers aus, indem sie die Gewebe vermöge ihrer Kleinheit ohne wahrnehmbare Läsion durchdringen. Als den gewöhnlichsten Weg, den sie hierbei nehmen, sahen früher die meisten Autoren die Durchbohrung der Darmwand, das Gelangen in die Bauchhöhle und eine Wanderung von hier durch die bindegewebigen Theile zu den Muskeln oder aber den Weg durch die Submucosa des Darmes, das Mesenterium und das retroperitoneale Bindegewebe an. Bei den Experimentalthieren fand VIRCHOW die Embryonen auf ihrer Wanderung in den Mesenterialdrüsen, der Bauchhöhle und dem Herzbeutel; in den Blutgefässen wurden sie meist vermisst, nur von einigen in den Herzhöhlen spärlich gefunden. -- Nach neueren zum Theil bei Menschensectionen, grösstentheils an Experimentalthieren gemachten Befunden*) scheinen aber die angegebenen Wege nur die Ausnahmen zu bilden, dagegen in den meisten Fällen die Verbreitung der Embryonen direct vom Gewebe der Darmschleimhaut durch die Chylus- und Lymphgefässe in die Blutbahn stattzufinden. Dass wenigstens ein Theil der jungen Entozoen mit der Circulation wandert, wird (abgesehen von den neuerdings häufiger gemachten Befunden derselben im Blut, in subpleuralen Hämorrhagien u. ähnl.) durch die anscheinend grosse Schnelligkeit, mit welcher dieselben in den Muskeln erscheinen, plausibel; auch wird in dieser Beziehung besonders der Punkt betont, dass die kleinsten in den Muskeln sich findenden Formen nicht grösser als die im Darm, respective in der Bauchhöhle vorhandenen Embryonen (0,12 Mm.) sind.

Sobald die jungen Trichinen in dem Fleisch eines Muskels angelangt sind, bewegen sie sich nur noch kurze Zeit in demselben interstitiell fort, und zwar anscheinend meist in der Längsrichtung des Muskels nach den Sehnenansätzen hin, in deren Umgebung stets die reichste Einwanderung gefunden wird. Bald erscheinen sie dagegen, wie VIRCHOW zuerst nachwies, im Innern der Primitivfasern und entwickeln sich hier, auf Kosten der Muskelsubstanz sich nährend, zur Grösse der ausgewachsenen Muskeltrichine.

die sie in circa 14 Tagen erreichen, indem sie gleichzeitig beim Wachsen sich allmählich spiralig einrollen. Während dieser Vorgänge erregen sie sowohl eine parenchymatöse Degeneration des Muskelfaserinhaltes wie eine interstitielle Myositis: Um die sich zusammenrollende Trichine buchtet das Sarkolem sich aus und verdickt sich; sowohl nach aussen im interstitiellen Gewebe wie nach innen, in der Muskelsubstanz, lagern sich wuchernde Kerne an; die Trichine selbst umgiebt sich mit einer hellen, feinkörnigen Masse; nach beiden Seiten von dieser erscheint der Faserinhalt anfangs körnig, bisweilen auch wachsartig verändert. Dass bei diesen Vorgängen ein Eindringen von Leukocyten in die Sarkolemschläuche stattfinden soll, ist zwar neuerdings beschrieben [7], aber unwahrscheinlich. — Später wird der Inhalt der Muskelfaser resorbirt, das Sarkolem collabirt; und so bildet sich um das Thier eine Kapsel, welche eine ovale, spindelförmige, meist der Augenlidspalte ähnlich geformte Gestalt zeigt. Ausnahmeweise finden sich auch zwei (sehr selten sogar drei oder vier) Muskeltrichinen in einer Kapsel. Der Anfang der Kapselbildung findet in der 3.—5. Woche nach Einwanderung der Trichinen in die Muskeln statt; in den folgenden Wochen und Monaten verdickt sich die Kapsel mehr und mehr; die hauptsächliche spätere Veränderung derselben ist ihre Verkalkung, welche von den beiden Ecken aus zu beginnen und von hier nach der Mitte der Kapsel vorzuschreiten pflegt. — Der Zeitpunkt des Beginnes der Verkalkung (ein für die Beurtheilung des Alters eines Trichinenbefundes oft wichtiger Punkt) ist von einigen Autoren durch Harpunirungen inficirter Menschen und Thiere bestimmt worden: so setzt ihn Friedreich [8]) für den Menschen auf 101 Tage, Fürstenberg [9]) beim Kaninchen auf ein Jahr und 7½ Monate nach geschehener Infection fest. Erst mit der Verkalkung werden die Trichinenkapseln dem blossen Auge leicht erkennbar, während die frisch eingewanderten und grösstentheils auch die noch frisch eingekapselten Entozoen vermöge ihrer Durchsichtigkeit demselben entgehen und die trichinösen Muskeln in diesen früheren Stadien makroskopisch entweder gar nichts Abnormes oder nur hellgraue Streifung, die der Degeneration der Fibrillen entspricht, zeigen.

Die Einwanderung der Trichinen erfolgt, wenn sie in genügender Anzahl vorhanden sind, meist in sämmtliche quergestreifte Muskeln des inficirten Körpers mit Ausnahme des Herzens. Doch zeigt sie constant bei Menschen wie Thieren Prädilection für gewisse Muskelgruppen, welche daher stets am gedrängtesten gefüllt gefunden werden; hierzu gehören in erster Linie das Zwerchfell, die Intercostal-, Hals-, Zungen-, Kehlkopf- und Augenmuskeln. An den Extremitäten nimmt die Menge der eingewanderten Thiere in der Regel mit der Entfernung vom Rumpf ab. Die Herzmusculatur wurde früher für immun gehalten, zeigte aber doch in einzelnen Fällen eine, wenn auch spärliche Einwanderung.

Was die Lebensfähigkeit der Trichine betrifft, so scheinen die Darmtrichinen oft schon nach 5—6, häufiger erst nach 7—8 Wochen abzusterben; nur ausnahmsweise sind sie noch in der 11. Woche gefunden worden. Die Uebertragbarkeit der Darmtrichinen durch Fütterung des Darminhaltes auf andere Thiere wird von manchen Autoren geleugnet oder für sehr schwer gehalten; dass sie möglich ist, wurde von Leuckart, Mosler etc. bewiesen. Die Muskeltrichinen bewahren in ihren Kapseln sehr lange ihre Lebensfähigkeit; es existiren eine Reihe von Fällen, in denen bei Sectionen, respective Operationen von Menschen oder Thieren, deren Infection mit Bestimmtheit viele Jahre zurück zu datiren war, Muskeltrichinen sich fanden, welche nach Zerstörung der Kapseln Bewegung zeigten und verfütterbar waren. Einzelne dieser Fälle beweisen die Lebensfähigkeit der Muskeltrichinen z. B. für 7 [10]), für 11¼, 13½, 24 [11]), 25 [12]) und 31 [13]) Jahre. — Auch die Fäulniss scheint die Reproductionsfähigkeit der Trichinen nicht ohneweiteres zu vermindern.[14]) Ferner wurde constatirt, dass die Lebensfähigkeit eingekapselter Trichinen in frischem Fleisch trotz zweistündiger Einwirkung einer Temperatur von — 25° erhalten blieb.[15])

Andererseits wird bei alter Trichinose meist ein Theil der eingekapselten Entozoen abgestorben gefunden. Dieselben können dann der Resorption anheimfallen, so dass unter Umständen nur leere Kapseln die Muskeln durchsetzen.[16]) Dass durch weitere Resorptions- und Wucherungsprocesse auch die Kapseln grösstentheils verschwinden können, ist in besonders langjährigen Fällen constatirt.[17])

Alle erwähnten Facta sind grösstentheils an Untersuchungen von zufällig bei Menschen oder Schweinen gefundenen Muskeltrichinen und durch Verfütterung solcher an Thiere constatirt. Zu diesen Fütterungen erweisen sich am geeignetsten Kaninchen und Meerschweinchen, auch Katzen, während bei anderen Thieren, wie Schafen und Kälbern, die Infection schwerer gelingt; bei Hunden soll dieselbe nach älteren Angaben meist fehlschlagen, doch sind neuerdings wiederholt Verfütterungen bei ihnen gelungen.[18]) In einer an Pferden angestellten Versuchsreihe gelang unter 241 Versuchsthieren nur bei einem einzigen die allgemeine Infection.[19]) Fliegenlarven nahmen aus trichinösem Fleisch die Entozoen auf, verdauen dieselben aber sehr rasch. — Spontanes Vorkommen der Trichinen ist ausser bei Schweinen (übrigens mehrfach auch bei Wildschweinen) besonders häufig an Ratten, seltener an Mäusen und Katzen, ferner in vereinzelten Fällen am Fuchs, Hamster, Iltis, Baummarder, Igel, Waschbär etc. nachgewiesen. Dass die Thiere infolge von übermässiger Trichineneinwanderung sterben, zeigen die experimentellen Fütterungen. Dagegen scheint bei den Schweinen für gewöhnlich die Einwanderung keine bestimmten Krankheitssymptome hervorzurufen, aus denen deren Trichinose bei Lebzeiten erkannt werden kann.

Auch bei dem Menschen sah man lange Zeit das Vorkommen von Muskeltrichinen als einen gleichgiltigen Befund an, der für die Pathologie kein tieferes Interesse biete und Leben und Gesundheit nie bedrohe. Diese Anschauung wurde mit einem Schlage verdrängt, als ZENKER zu Anfang des Jahres 1860 einen Fall mittheilte, welcher unter acuten Krankheitssymptomen gestorben war, und bei dem die Section ausser frischer allgemeiner Trichineninvasion nichts Wesentliches ergab. Der Fall betraf ein 20jähriges Mädchen, das im Dresdener Krankenhaus an typhusähnlichen Symptomen behandelt war; im Darm fanden sich massenhaft Darmtrichinen, in allen Muskeln frisch eingewanderte freie Muskeltrichinen; auf dem Gut, auf dem die Kranke gelebt hatte, waren gleichzeitig eine Anzahl leichterer Erkrankungen vorgekommen; die dort vorräthigen Schinken und Würste enthielten eingekapselte Trichinen.

Von nun an wandte sich die Aufmerksamkeit dem pathologischen Bild, welches der acuten Trichineninfection als Symptom entspricht, zu; an den ZENKER'schen Fall anschliessend, wurde bald auch von anderen Seiten schon bei Lebzeiten die Diagnose auf Trichinenkrankheit gestellt; auch traf es sich, dass gerade in den nächsten Jahren in Deutschland mehrere umfangreiche Gruppenerkrankungen, sogenannte »Trichinenepidemien«, beobachtet wurden, welche schnell Gelegenheit zur Untersuchung vieler Kranken und zur Anstellung zahlreicher Sectionen gaben. Auf diesem Wege wurden sowohl in klinischer wie in pathologisch-anatomischer Beziehung die Kenntnisse über die Trichinose schnell fixirt, und die letzten Jahrzehnte haben ihnen nicht viel Wesentliches hinzufügen können.

Die gesammelten Erfahrungen haben allmählich das Vorkommen der Trichinen beim Schwein wie der Trichinenerkrankungen beim Menschen in den verschiedensten Ländern der Erde nachgewiesen. Wenn auch die meisten Mittheilungen über das Vorkommen der Trichinen in Deutschland vorliegen, so sind doch auch in Schweden und Dänemark, England und Schottland, Russland, Frankreich, Italien, Rumänien und von aussereuropäischen Gegenden in Amerika, Algier, Indien, Syrien, Australien etc. dieselben sicher, zum Theil vielfach beobachtet worden. — Der Art der Infection entspricht es, wenn die Erkrankungsfälle beim Menschen seltener isolirt als in kleineren und grösseren Gruppen auftreten; von solchen Gruppenerkrankungen seien, als besonders bekannt geworden, die Epidemien zu Plauen (Sachsen) 1861—1862 [19]), zu Hettstädt 1863—1864 [20]) (158 Erkrankungen), zu Hedersleben 1865 [21]) (337 Erkrankungen), in einem syrischen an den Jordanquellen gelegenen Dorf 1880 [22]) (257 Erkrankungen), zu Emersleben 1883 [23]) (250 Erkrankungen) und in Kelbra-Altendorf 1895 [24]) (242 Fälle) erwähnt. — Auch manche Epidemien zweifelhafter Krankheiten aus früheren Jahren haben nachträglich als Trichinenerkrankungen ausgelegt werden können, z. B. eine 1849—1850 zu Wegeleben bei Quedlinburg stattgehabte Epidemie mit 164 Krankheitsfällen [25]) u. a. — Doch muss auch hervorgehoben werden, dass, besonders in grösseren Städten, die sporadischen Fälle nicht allzu selten sind; und speciell in den Berliner Krankenhäusern habe ich eine grössere Anzahl von Fällen kennen gelernt, für welche trotz genauester Nachforschung die gleichzeitige Infection anderer Menschen nicht festzustellen war.

In allen Fällen, wo für die Infection der erkrankten Menschen eine Quelle überhaupt erkannt werden konnte, wurde diese in dem Genuss von trichinösem Schweinefleisch gefunden; und so entstand bald die namentlich in hygienischer Hinsicht wichtige Frage: woher die Schweine ihre Trichinen beziehen. Gewisse ältere Annahmen, denen zufolge die Schweine sich durch das Vertilgen von Regenwürmern, von Maulwürfen oder von Runkelrüben inficiren sollten, sind widerlegt, da die an diesen drei Fundorten vorkommenden Rundwürmer nicht mit der Trichina spiralis identisch sind. — Allgemeines Ansehen genoss dagegen lange Zeit die Anschauung, dass die Trichinen der Schweine von den Ratten stammten; es wurde dies nicht nur daraus geschlossen, dass Schweine erwiesenermassen häufig Ratten fressen, sondern besonders daraus, dass in Ställen, gleichzeitig mit einem trichinösen Schwein, und ebenso in Kellern von Häusern, in denen Trichinenerkrankungen beim Menschen vorkamen, häufig trichinöse Ratten aufgefunden wurden. Im Anschluss an diese Ansicht ist sogar das erste Auftreten der Trichinose in Deutschland mit dem Import von Zuchtschweinen aus China (dem Land der Rattenzucht) in Verbindung gebracht worden. [26]) — Doch auch diese Auslegung erscheint unhaltbar; nach ZENKER, GERLACH [27]) etc. ist der Zusammenhang in umgekehrter Weise aufzufassen, so dass die trichinösen Ratten ihre Infection in der Mehrzahl der Fälle von dem Verzehren des Fleisches trichinöser Schweine beziehen. Es ist dies mit ZENKER besonders daraus zu schliessen, dass von den trichinös befundenen Ratten der grösste Theil stets von Abdeckereien und Schlächtereien (wo also Schweinefleisch zur Genüge vorhanden) herstammte. So waren z. B. von 704 (aus 29 Orten stammenden) untersuchten Ratten im ganzen trichinös 59 = 8,3 % und zwar:

von 208 Ratten der Abdeckereien . . . 46 = 22,1 %
„ 224 „ aus Schlächtereien . . . 12 = 5,3 %
„ 272 „ aus anderen Localitäten 1 = 0,3 %

Es ist hiernach anzunehmen, dass der Hauptsache nach die Trichineninfection innerhalb des Schweinegeschlechtes selbst verläuft. Als den Weg, der diese Infection von Schwein zu Schwein für gewöhnlich vermittelt, erklärt ZENKER, abgesehen von der den Erfahrungen nach gewiss nur seltenen Uebertragung abgegangener Darmtrichinen, das directe Verzehren trichinösen Schweinefleisches durch lebende Schweine, ein Vorkommniss, das besonders durch zwei Momente, nämlich das Halten von Schweinen auf Abdeckereien und das auf dem Lande wie in Schlächtereien übliche Verfüttern des Abfalles von geschlachteten Schweinen an die lebenden Thiere begünstigt wird.

Die Gefahr, durch trichinöses Schweinefleisch bei Genuss inficirt zu werden, wechselt für den Menschen natürlich je nach der Zubereitung des Fleisches vor dem Genuss. Das Gefährlichste bleibt offenbar das Essen des rohen Fleisches; und dem entsprechend beobachtet man hiernach, wie es an vielen Orten Norddeutschlands, besonders von Seiten der Schlächter, noch vielfach geschieht, auch die intensivsten Erkrankungen. Aber auch die gewöhnlichen Zubereitungsmethoden des Fleisches sind weit davon entfernt, die Trichinen zu tödten und Sicherheit vor der Infection zu bieten. Nach Untersuchungen, wie sie vielfach von FIEDLER, LEUCKART u. a. angestellt sind, gehört zur Tödtung der Trichinen eine Temperatur von etwa 50—55° R., und diese Temperatur wird selbst bei stundenlangem Kochen und Braten im Innern grösserer Fleischstücke nicht erreicht; noch weniger bei kurzem Erhitzen, wie es bei der Zubereitung von sogenanntem Wellfleisch, von frischer Blut- und Bratwurst, von Fleischklössen und ähnlichen, namentlich auf dem Lande üblichen Speisen angewendet wird. Auch das Einsalzen und Räuchern des Schweinefleisches tödtet die Trichinen nur, wenn es sehr lange und gründlich fortgesetzt ist und zu stärkerer Trockenheit des Fleisches geführt hat: das gewöhnliche kalte Räuchern, namentlich die sogenannte Schnellräucherung, mit der ein grosser Theil der Schinken und der Würste behandelt wird, sichert vor der Infection nicht. — Dass die Häufigkeit der Trichinose beim Menschen nach den verschiedenen Ländern sehr wechselt, liegt allem Anschein nach zum grossen Theil in den verschiedenen Sitten der Fleischbereitung begründet; wenigstens ist von Süddeutschland und von Frankreich, wo im Vergleich zu Norddeutschland Trichinenerkrankungen bisher in auffälliger Spärlichkeit beobachtet sind, bekannt, dass dort rohes Fleisch, auch roher Schinken gar nicht, vielmehr das Fleisch meist stark durchgebraten genossen wird. — Ebenso ist das aus Nordamerika nach Europa gelangende Schweine-Pökelfleisch, obgleich dasselbe sehr häufig Trichinen enthält (s. unten), infolge des dort üblichen energischen Einsalzens bisher, soweit bekannt, meist unschädlich geblieben, so dass bei einer in der Pariser Acad. de Méd. 1884 stattfindenden Discussion viele Stimmen sich gegen das Verbot seiner Einfuhr aussprachen; auch ist die geringe Gefährlichkeit desselben durch gründliche Fütterungsversuche nachgewiesen worden.[28])

Ueber die Häufigkeit der Infection des Menschen mit Trichinen können allgemein gültige Zahlen kaum angegeben werden; aus den Mittheilungen anatomischer und pathologisch anatomischer Institute in nördlichen Districten (Norddeutschland, Schottland) geht hervor, dass dort zeitweise bei 1—2 2,5 % aller Leichen Trichinen gefunden wurden; ZENKER fand in Dresden unter 670 Sectionen bei 12 Fällen = 1,79 %, in Erlangen unter 1394 Sectionen bei 2 Fällen = 0,14 % Trichinen. Es versteht sich von selbst, dass unter dem Fortschreiten unserer Kenntnisse der Trichinose und der daraus folgenden, die Menschen betreffenden Schutzmassregeln die Häufigkeit der Krankheit auch in ihren leichten, latenten Formen in der Mehrzahl der Culturstaaten während der letzten Jahrzehnte sich rasch verringert hat und noch weiter hinuntergehen muss. Auch die Häufigkeit des Trichinenbefundes bei Schweinen, wie dieselbe seit der Einführung regelmässiger mikroskopischer Untersuchung des Schweinefleisches in vielen Ländern einigermassen beurtheilt werden kann, wechselt sehr nach dem Ort und den Jahren: Für Preussen scheint nach den von EULENBERG[29]) mitgetheilten amtlichen Berichten in den Jahren 1876—1884 das durchschnittliche Verhältniss von einem trichinösen auf etwa 2000 untersuchte Schweine (= 0,05 %) bestanden

30*

zu haben; dagegen ergab in Sachsen die in 30 Städten geregelte Fleischschau für die Jahre 1891—1896 Zahlen, welche um das Verhältniss 1 : 10.000 (= 0,01%) schwanken.[32]) — Besonders häufig ist der Befund von Trichinen (allerdings meist abgestorbenen) in den aus Nordamerika nach Europa exportirten Schinken und Speckseiten; so waren z. B. von einer Sendung von 415 amerikanischen Speckseiten 21 (= 1/20) trichinös[31]); und nach den Erfahrungen gründlicher Fleischschau scheint dies im allgemeinen bei 4% der amerikanischen Fleischstücke der Fall zu sein.[32]) — Auch hier wird natürlich die steigende Aufmerksamkeit, mit welcher die Ursachen der Schweinetrichinose verfolgt und zur nöthigen Prophylaxe verwerthet werden (s. unten), die Zahl der Thiererkrankungen in Zukunft voraussichtlich sehr herabzudrücken imstande sein.

Die Empfänglichkeit des Menschen für die Trichineninfection vertheilt sich über die Geschlechter und Altersstufen gleichmässig. Nur ist bei allen Massenerkrankungen constatirt, dass die Symptome der Infection bei Kindern (unter 14 Jahren) verhältnissmässig viel leichter als bei Erwachsenen auftreten. — Sicher ist ferner, dass jeder menschliche Organismus die Einwanderung eines gewissen Quantums von Trichinen in die Musculatur ohne krankhafte Reaction verträgt, wie man aus den häufigen zufälligen Befunden von alten Muskeltrichinen in den Leichen von Menschen, die früher nie ein Krankheitssymptom boten, schliessen kann. Erst wenn die Zahl der eingewanderten Entozoen dies unschuldige Quantum übersteigt, entsteht unter bestimmten charakteristischen Symptomen die eigentliche Trichinenkrankheit.

Die Symptome der Trichinose laufen bei ausgesprochenen Fällen mit den Entwicklungsstadien der die Krankheit erregenden Entozoen einigermassen parallel. So lange die Entwicklung der Darmtrichinen und ihrer Embryonen anzunehmen ist, überwiegen im Krankheitsbild die Magen- und Darmerscheinungen; mit dem Beginn der Einwanderung der jungen Trichinen in die Muskeln treten Symptome von Seiten der Musculatur und der sie umgebenden Weichtheile hinzu, welche von dem Termin der beginnenden Einkapselung an allmählich wieder abnehmen. Man hat dementsprechend auch den Verlauf der Trichinose in Stadien getheilt, welche z. B. Rupprecht[39]) unter den Bezeichnungen der Ingression, der Digression und Regression trennen will. Nur muss man im Auge behalten, dass diese Stadien sich nicht scharf von einander absetzen, und dass die Prägnanz der einzelnen sehr wechselt mit der überhaupt äusserst variablen Intensität der Erkrankung, welche vor allem von der Quantität der eingeführten infectionsfähigen Muskeltrichinen abhängt.

Dieser Wechsel zeigt sich gleich besonders deutlich bei den Anfangssymptomen, welche sich auf Magen und Darm beziehen. Bei mittelschweren Fällen treten, entweder schon kurz nach Einführung des inficirenden Fleisches oder im Lauf der nächsten Tage, die Zeichen des acuten Magenkatarrhs in Form von Magendrücken, Appetitlosigkeit, Aufstossen, Uebelkeit, meist auch wiederholtem Erbrechen ein. Gleichzeitig ist die Darmfunction gestört, jedoch ebenfalls in wechselnder Weise: entweder besteht Stuhlverstopfung oder häufiger mit Leibschmerzen verbundene Diarrhoe, welche anfangs gefärbte, später oft rein wässerige Stuhlgänge entleert. — In anderen, nicht seltenen Fällen hingegen fehlt jedes Symptom von Seiten des Digestionsapparates, so dass es nach Eintritt der späteren Krankheitserscheinungen unmöglich ist, aus dem Krankenexamen die Einführung einer schädlichen Speise wahrscheinlich zu machen. — Endlich giebt es eine kleinere Anzahl von Fällen, in denen äusserst stürmische Magen- und Darmerscheinungen die Krankheit einleiten, in Form von heftigstem anhaltendem Erbrechen und unstillbaren Diarrhoen, welche dem Leiden eine Aehnlichkeit mit Cholerаerkrankung aufdrücken. Und in der That sind solche Fälle z. B.

in der grossen Epidemie von Hedersleben anfänglich für Cholera angesehen worden; sie betreffen übrigens anscheinend immer Individuen, welche aussergewöhnlich viel und besonders auch rohes Trichinenfleisch genossen haben.

Bei allen Formen des ersten Stadium, mit Ausnahme der ganz leichten Fälle, wird ferner, besonders von den Beobachtern grosser Epidemien, namentlich von KRATZ[31]) und RUPPRECHT[30]), eine auffällige allgemeine Abgeschlagenheit, die mit Ziehen in den Gliedern und einer Spannung und Schmerzhaftigkeit in den Muskeln, besonders den Flexoren der Extremitäten, verbunden ist, hervorgehoben. Die beiden genannten Autoren halten diese »Muskellähmigkeit« bereits in den frühen Tagen der Erkrankung für so charakteristisch, dass sie bei den Fällen mit choleraähnlichem Anfang hierauf die Unterscheidung von wirklicher Cholera und Cholerine basiren.

Als selteneres Symptom dieses ersten Stadium sind neuralgische Beschwerden des Abdomen (besonders von KRATZ) angegeben; dieselben hatten theils die Form der wahren Neuralgia coeliaca mit ihrem Sitz im Epigastrium, theils betrafen sie mehr die Unterbauchgegend; sie kehrten bisweilen mehrmals in 24 Stunden wieder und traten bald in der ersten, bald in der zweiten Woche ein.

Aus der Intensität des Anfangsstadium auf die Schwere der ganzen Erkrankung zu schliessen, ist übrigens nicht gestattet. Wenn von den stürmisch beginnenden Fällen auch manche zum frühzeitigen Tod führen, so verlaufen andere von ihnen doch nachher auch auffallend günstig. Umgekehrt werden von den ohne Verdauungsbeschwerden und schleichend beginnenden Fällen manche später unerwartet schnell von heftigen und gefährlichen Symptomen ergriffen.

Etwa am achten Tag nach der Infection beginnend, pflegen dann anderweitige Symptome zu den Verdauungserscheinungen zu treten. Dazu gehören zunächst *Oedeme des Gesichtes*, besonders der Augenlider, bisweilen mit chemotischer Schwellung der Conjunctiven verbunden; dies Oedem besteht meist nur wenige Tage und verschwindet dann, kehrt allerdings bisweilen in den späteren Wochen noch einmal wieder. — In seltenen Fällen combiniren sich hiermit ähnliche vorübergehende Oedeme der Hände und Füsse. — Bald darauf beginnen dann die von der Invasion der Trichinen in die Muskeln des Körpers direct herrührenden Beschwerden; dieselben treten meist vom neunten bis zehnten Tag an ein, bisweilen auch etwas später bis zum vierzehnten Tag; ein viel späterer Beginn (nach KRATZ bis zum 42. Tag) ist jedenfalls selten und, wo er angegeben wird, vielleicht öfters auf eine später, als angenommen, erfolgte Infection zu beziehen. — Die Stärke der *Muskelbeschwerden* wechselt wieder in den weitesten Grenzen und entspricht anscheinend genau der Quantität der einwandernden Entozoen und der Intensität der durch dieselben angeregten Myositis. In leichten Fällen sind sie so unbedeutend, dass sie wenigstens anfangs den Kranken das Umhergehen gestatten, und beschränken sich auf das Gefühl schmerzhafter Spannung in vielen Muskeln, besonders denen der Arme und Beine; manche Muskeln, besonders die *Flexoren der Extremitäten*, vor allem Biceps und Wadenmusculatur, fühlen sich praller und härter als normal an und sind auf Druck und besonders bei Dehnung durch den Versuch, Unterarm und Unterschenkel zu extendiren, sehr empfindlich. Bei stärkerer Muskelinvasion wird nicht nur Stehen und Gehen, sondern auch jede stärkere Bewegung der Extremitäten schon früh enorm schmerzhaft und erschwert; die Muskeln, namentlich immer die Flexoren der Arme und Beine, werden bretthart gespannt, die Kranken nehmen, um die schmerzhaften Muskeln möglichst wenig zu spannen, durch mittlere Flexion von Ellbogen-, Hand- und Kniegelenken eine eigenthümlich gezwungene *charakteristische Stellung* ein und sehen in diesem Stadium oft schweren

Fällen von allgemeiner Polyarthritis rheumatica ähnlich. — Sehr häufig spricht sich das Befallenwerden der Masseteren und übrigen Kaumuskeln in einer Erschwerung der Kieferbewegung, besonders des Kauens aus, die bis zum Trismus steigen kann und den Kranken den Genuss fester Nahrung unmöglich macht. — Von Seiten der Augenmuskeln rührt eine Schmerzhaftigkeit der Augenbewegungen her, welche in schweren Fällen zu fast völliger Unbeweglichkeit der Bulbi (starrem Blick) führen kann; bisweilen sind diese Symptome von Ekchymosen der Conjunctiven, ferner häufig von einer, in ihrer Entstehung nicht ganz klaren, hartnäckigen Mydriasis begleitet. — Die Erkrankung der Schlund- und Zungenmuskeln bedingt oft starke Schlingbeschwerden, diejenige der Kehlkopfmusculatur häufig (nach KRATZ bei der Hedersiebener Epidemie in 20%) Heiserkeit oder völlige Aphonie. — Endlich fehlen bei schweren Erkrankungen fast niemals irgend welche, durch das Befallenwerden des Diaphragma, der Intercostales und sonstigen Respirationsmuskeln hervorgerufenen Athembeschwerden; dieselben, oft schon früh beginnend, steigern sich, besonders in der vierten und fünften Woche, häufig zu starker Dyspnoe mit äusserst quälenden und gefahrdrohenden asthmatischen Anfällen, die nicht selten directe Todesursache werden.

Meistentheils werden diese Muskelerkrankungen von stärkerem Hautödem an den Extremitäten begleitet, welches constanter als das anfängliche Gesichtsödem ist, mit der Muskelspannung und Schmerzhaftigkeit zunimmt, die Genitalgegend (Scrotum und Labien) frei lässt, übrigens auch bisweilen auf einige Tage verschwindet, um später wiederzukehren. Nach KRATZ fehlen Oedeme nur in 10% der Fälle.

Sonstige von der Haut ausgehende Begleiterscheinungen sind in vielen Fällen Pruritus und Ameisenkriechen; sehr selten ist vorübergehend allgemeine Hautanästhesie beobachtet. Fast constant sind, oft während des ganzen Krankheitsverlaufes vorhanden und besonders zur Zeit der floriden Muskelerkrankung zunehmend, starke und sehr lästige Schweisse. — Von Hautausschlägen werden in den früheren Stadien nicht selten Miliaria, bisweilen auch Herpes, nach dem Verschwinden der Oedeme häufig Acne, Furunkel und pustulöse Eruptionen gesehen: in dem Inhalt einer solchen Pustel fand FRIEDREICH einmal eine freie Trichine. — Bei einer in Cöln unter dem Militär ausgebrochenen Epidemie zeigte ein Drittel der Erkrankten ein Urticariaexanthem.[32]) Endlich ist auch starke Hautabschuppung nach dem Zurückgehen der Oedeme eine sehr häufige Erscheinung.

Fieber pflegt nur in den leichten Fällen zu fehlen. Bei einigermassen stärkerer Infection tritt Temperaturerhöhung auf, und zwar in der Regel schon während des ersten Stadiums der Verdauungsstörungen, meist einige Tage nach dem Einsetzen derselben mit wiederholtem Frösteln, selten mit Schüttelfrost beginnend. Anfangs mässigen Grades, nimmt die Temperatursteigerung nach Eintritt der schwereren Muskelerscheinungen zu und pflegt oft 40° zu übersteigen, ja kann 41° erreichen; sie zeigt dabei einen anfangs mässig, nachher stärker remittirenden, schliesslich intermittirenden Typus, so dass die Fiebercurve oft Aehnlichkeit mit der eines Ileotyphus bietet. Die Dauer der Temperatursteigerung hängt von der Schwere des Falles ab: bei mässig schwerer Erkrankung ist sie schon zu Ende der zweiten oder zu Anfang der dritten Woche abgelaufen, in schweren Fällen dauert sie bis in die fünfte und sechste Woche hinein. — Der Puls läuft meist in der Frequenz der Temperaturerhöhung parallel; bei mässigem Fieber bleibt er unter 100, bei starkem steigt er weit darüber; ist ausserdem während der hohen Temperatursteigerung, besonders in tödtlichen Fällen, oft ausserordentlich klein und schwach.

Das Sensorium bleibt bei allen nicht allzu schweren Fällen frei; nur fällt auch bei leichterer Erkrankung oft während des ganzen Verlaufes eine grosse Apathie und Gemüthsdepression auf. Stärkere Cerebralsymptome treten nur bei den schwersten Fällen während des hohen Fiebers, namentlich bei letalen Fällen kurz vor dem Tod ein: die Kranken werden hier somnolent, zeigen leichte Delirien, gleichzeitig auch öfters fibrilläre Muskelzuckungen, trockene Zunge, häufig auch Decubitus. Solche Erscheinungen erzeugen oft zusammen mit der Fiebercurve ein dem Typhus sehr ähnliches Bild.

Von sonstigen Allgemeinsymptomen ist die sehr häufige und lästige Schlaflosigkeit zu nennen. — Die Ernährung des Körpers und Blutes leidet oft während des Krankheitsverlaufes, wie dies bei der Ausdehnung der Muskeldegeneration und der Dauer der Verdauungsstörungen leicht erklärlich ist, ganz enorm: die Kranken magern häufig während der Krankheitswochen erschreckend ab und zeigen während der Reconvalescenz oft einen Zustand tiefer Anämie.

Als nicht unwichtige Zeichen der trichinösen Muskeldegeneration wurden neuerdings bei dem grösseren Theil eines (allerdings nicht umfangreichen) Beobachtungsmateriales das vorübergehende Fehlen der Sehnenreflexe (Tric. und Patell.), sowie Anomalien der elektrischen Erregbarkeit der Muskeln, und zwar am häufigsten und stärksten Herabsetzung der directen faradischen Erregbarkeit, gefunden.[33])

Von Seiten der Lungen besteht bei den schwereren Fällen meist hartnäckiger Bronchialkatarrh, der die schon ohnehin vorhandene Dyspnoe vermehrt; derselbe ist um so störender, als durch die Erkrankung der Athemmuskeln die Expectoration erschwert ist und daher das Bronchialsecret leicht stagnirt. Sehr häufig sind bei schweren Fällen, jedenfalls auch durch die Stagnation des Bronchialsecretes begünstigt, hypostatische Pneumonien, sowie lobuläre Hepatisationen der Lungen an verschiedenen Stellen. — Eine seltene Complication bildet Pleuritis (ausnahmsweise mit eiterigem Exsudat).

Für das weibliche Geschlecht werden Menstruationsanomalien bei manchen Epidemien (Hettstädt) als sehr häufig, bei anderen (Hedersleben) als selten angegeben. Bei graviden Frauen tritt im Verlauf der Krankheit nicht selten Abortus ein.

Der Urin zeigt meist keine auffallenden Abnormitäten; nur ist er während des fieberhaften Stadiums meist spärlich und concentrirt, worauf in der fünften bis siebenten Woche eine, bisweilen sehr beträchtliche Polyurie folgt. Eiweiss war bis vor kurzem in demselben bei der Erkrankung nicht nachgewiesen worden; doch wurde neuerdings bei einer kleinen Hamburger Epidemie unter 47 Fällen achtmal Albuminurie, einmal mit den Erscheinungen acuter Nephritis verbunden, constatirt.[34]) — Genauere Harnanalysen sind selten bei Trichinose gemacht; durch solche wurde Milchsäure nur von Wiebel[35]) nachgewiesen; ich selbst habe diese bei zwei (allerdings nicht tödtlichen) Fällen der Krankheit vergebens im Urin gesucht.

In Bezug auf das Blut sind kürzlich mehrere Beobachtungen gemacht worden, wonach auf der Höhe der Erkrankung starke Leukocytose mit auffallender Zunahme der eosinophilen Blutzellen eintritt; diese Zunahme soll bis über 30%, stellenweise bis zu 68% steigen können und wird für ein charakteristisches Krankheitssymptom erklärt.[36])

Als seltene Complicationen des Krankheitsverlaufes seien endlich noch Schwerhörigkeit, Nasenbluten und Darmblutung erwähnt; von letzterer kamen z. B. in der Hederslebener Epidemie zwei letale Fälle, übrigens ganz dunkeln Ursprunges, vor. — Als seltene Ausnahme wird ein Fall mitgetheilt, der unter dem alleinigen Bild einer heftigen Entzündung des Musculus Rect. cruris verlief.[37])

Der Verlauf und die Dauer der Trichinenkrankheit richten sich naturgemäss nach der Schwere der Infection. Bei ganz leichten Fällen, welche fieberlos verlaufen und wenig oder gar nicht bettlägerig werden, können alle Beschwerden innerhalb 8—14 Tagen verschwinden. Dagegen gebrauchen alle ausgesprochenen Erkrankungen zur vollständigen Genesung mindestens 5—7 Wochen, schwere Fälle oft mehrere Monate. Namentlich ist die Reconvalescenz eine lange und die Rückkehr der früheren Muskelkraft eine viel langsamere als bei den meisten anderen acuten Krankheiten: ein Punkt, der bei der hier vorliegenden specifischen Muskelerkrankung, bei dem langsamen Ablauf der Einkapselung der Muskeltrichinen und bei dem selbst durch mässige Invasion hervorgebrachten beträchtlichen Muskelfaserschwund nicht Wunder nehmen kann. KRATZ datirt für die Hedersleбener Epidemie eine grössere Anzahl von Genesungen erst vom 100.- 120. Tage. In einem mitgetheilten Fall bestand 8 Jahre nach überstandener Trichinose noch Muskelschwäche.[38]) — Bisweilen soll auch nach völliger Herstellung noch lange Zeit eine Neigung zu öfters auftretenden ziehenden Muskelschmerzen zurückbleiben; und gewissen Behauptungen zufolge läge manchem Fall von sogenanntem chronischen Muskelrheumatismus eine unbekannt gebliebene alte Trichinose zugrunde. — Dass bei **Kindern** der Verlauf der Krankheit im allgemeinen ein milderer ist, wurde schon erwähnt. Ferner ist zu betonen, dass nach mannigfachen Erfahrungen bei frühzeitig eingetretener **Diarrhoe** (welche wahrscheinlich einen Theil der Darmtrichinen fortschafft) der Verlauf ein kürzerer und leichterer als bei anfänglicher Obstipation zu sein pflegt.

Der **Tod** erfolgt, wie die Berichte der verschiedenen Massenerkrankungen ziemlich übereinstimmend ergaben, am häufigsten in der vierten bis sechsten Woche nach der Infection, nur ausnahmsweise in den ersten beiden Wochen und nach der achten. Nach COHNHEIM[39]) vertheilten sich 72 Todesfälle der Epidemie von Hedersleben so, dass auf die

1. Woche	0	4. Woche	17 = 23,6%	7. Woche	6 = 8,3%
2. „	2 = 2,8%	5. „	17 = 23,6%	8. „	5 = 6,9%
3. „	6 = 8,3%	6. „	18 = 25 %	9. „	1 = 1,4%
				10. „	0 kamen.

Die sehr frühzeitigen Todesfälle betreffen zum Theil die oben erwähnten stürmischen, unter choleraähnlichen Erscheinungen eintretenden Erkrankungen und sind anscheinend auf acuten Collaps durch besonders heftige Magen- und Darmreizung zu beziehen. Die meisten Todesfälle erfolgen auf der Höhe der myositischen Erkrankung, entweder unter hohem Fieber und typhusähnlichen Erscheinungen, oder am häufigsten durch Insufficienz der Athmung; die sehr spät eintretenden durch späte Complicationen (Pneumonien u. ähnl.) oder unter dem Bilde des chronischen Marasmus.

Für die **Mortalität** der Trichinose sind verständlicher Weise keine allgemein gültigen Zahlen zu geben, da für die einzelnen Erkrankungen die Schwere von vielen, rein zufälligen äusseren Umständen, wie besonders der Menge des eingeführten Trichinenfleisches, seiner Zubereitung und ähnlichem abhängt. Die Mortalität einzelner Massenerkrankungen war eine sehr hohe; so starben bei einer neuerdings in Sachsen beobachteten Epidemie 14,5%[40]), ferner in Hedersleben von den 337 Erkrankten 101 = 30%, und aus Frankreich wird sogar eine kleine Epidemie mit 75% Sterblichkeit mitgetheilt.[41]) Andere Gruppenerkrankungen zeigen viel mildere Form: so starben unter 1267 in 39 Epidemien 1860—1875 im Königreich Sachsen Erkrankten nur 19 = 1,54%. — Bei kleineren Kindern ist, entsprechend dem milderen Verlauf der Infection, der Tod eine Ausnahme; in Hedersleben war trotz zahlreicher Erkrankung kleiner Kinder der jüngste Gestorbene 14 Jahre alt.

Die **pathologisch-anatomischen Veränderungen**, welche an den Leichen Trichinöser gefunden werden, ergeben sich grösstentheils aus den geschilderten Krankheitserscheinungen. Aus den ersten drei Wochen liegen nur wenig genaue Sectionsbefunde vor; hier scheint eine starke Injection der Magen- und Darmschleimhaut das hauptsächlichste Symptom zu bilden. Die meisten genau beschriebenen Sectionen, darunter 17 von COHNHEIM[39]) aus der Hederslebener Epidemie mitgetheilte, stammen aus der 4. bis 7. Woche.

Aus den Befunden ist hervorzuheben, dass die Magenschleimhaut ausser leichter Trübung meist nichts Abnormes zeigte. Das in einzelnen Fällen gefundene Zusammentreffen von rundem Magen- und Duodenalgeschwür mit Trichinose[42]) scheint nur auf Zufall beruht zu haben. Auch im Darm sind die Veränderungen nicht gross und beschränken sich auf mässige Schwellung, Injection und kleinere Hämorrhagien der Schleimhaut. Im Darmschleim sind bis zur 7. oder 8. Woche meist reichliche Darmtrichinen zu finden. — Stärkere Veränderung zeigen die Mesenterialdrüsen, welche COHNHEIM in fast allen Sectionen, besonders in der 4. und 5. Woche, durch eine frische markige, der typhösen gleiche Schwellung vergrössert fand. — Peritonitis fehlt stets.

An den Lungen ist starke Bronchitis mit Röthung der Bronchialschleimhaut und Ansammlung zähschleimigen Secretes in den Bronchien ein regelmässiger Befund; häufig sind hypostatische Verdichtungen und schlaffe lobuläre Hepatisationen anderer Stellen, in seltenen Fällen hämorrhagische Infarkte und metastatische Abscesse (letztere anscheinend von Decubitus abhängig) beschrieben.

Ein interessanter und allem Anschein nach auf eine tiefere Stoffwechselstörung hinweisender Befund ist die von COHNHEIM in fast allen Fällen beobachtete Verfettung der Leber; das Organ war meist nicht vergrössert, das Parenchym blutarm, hellgelb, teigig, die Leberzellen durchweg mit Fetttröpfchen gefüllt. — Herzmusculatur und ebenso Nierenepithelien zeigen gewöhnlich nur körnige Trübung; in seltenen Fällen sind auch sie stark verfettet. Die Milz ist oft normal gross, in einer kleinen Anzahl von Fällen mässig vergrössert.

Die Körpermusculatur zeigt dem blossen Auge in den früheren Wochen nichts besonders Charakteristisches, ausser grosser Derbheit und Zähigkeit und einem stellenweise sehr dunkeln (speckgansfarbenen), an anderen Orten, besonders an kleinen Muskeln (Kehlkopfmuskeln etc.) wieder abnorm hellen (lachsfarbenen) Colorit. Vom Ende der fünften Woche ab treten die schon erwähnten, makroskopisch sichtbaren, $^1/_2$—2 Mm. langen, feinen grauweissen Streifen als Zeichen der Muskelfaserdegeneration in ihr auf. Die mikroskopische Untersuchung weist die bei den tödtlichen Fällen meist in allen Muskelpartien zahllos vorhandenen Trichinen in den verschiedenen Stadien der Einwanderung und beginnenden Einkapselung mit der zugehörigen Degeneration der Muskelfasern und interstitiellen Myositis nach. Auch ausser den direct von den Entozoen eingenommenen Fasern ist stets eine beträchtliche Zahl der übrigen gleichzeitig degenerirt, meist in der Form der körnigen und fettigen Entartung, bisweilen auch unter dem Bild der wachsartigen Degeneration. Nicht selten bietet die veränderte Muskelsubstanz zusammen mit der Kernvermehrung riesenzellenähnliche Bilder. Neuerdings ist bei einigen Fällen auch das Auftreten verbreiteter Vacuolenbildung innerhalb der Muskelfasern betont.[31]) — Die Vertheilung der Invasion auf die verschiedenen Körpermuskeln folgt auch bei den menschlichen Sectionen meist den allgemeinen Regeln: Zwerchfell-, Hals-, Kehlkopf-, Augenmuskeln, Intercostales und an den Extremitäten besonders die Oberarmmuskeln (Biceps und Triceps) zeigten meist die dichteste Durchsetzung, auch die Anhäufung der Entozoen an den Sehnenansätzen war stets ersichtlich. — Das Blut zeigte sich meist schlecht gerinnend; bei Anwesenheit stärkerer Oedeme fanden sich in den späteren Wochen öfters Thrombosen der Beinvenen.

Dem Wesen nach sind wohl die meisten Krankheitserscheinungen der Trichinose einfach von der Invasion der Entozoen und der durch sie hervorgerufenen entzündlichen Muskelaffection abzuleiten. Nur in Betreff der **Oedeme** schwanken die Erklärungsweisen: die mit der starken Muskelerkrankung zeitlich und örtlich zusammenfallenden Oedeme (besonders der Extremitäten) sind wohl mit VIRCHOW u. a. als collaterale anzusehen; dass Thrombosirungen kleiner Lymph- und Blutgefässe durch wandernde Trichinen dabei eine Rolle spielen, erscheint zweifelhaft. Der in späteren Stadien auftretende Hydrops, besonders der Unterextremitäten, findet dagegen seine Erklärung theils in einer Stauung von Seite der ungenügend athmenden Lungen, theils in der entstandenen Hydrämie (bisweilen auch in marantischen Thrombosen). — Dem gegenüber sind die anfänglichen, noch vor der Muskelinvasion auftretenden Oedeme, besonders des Gesichts, von diesen Momenten nicht abzuleiten; und FRIEDREICH[8]) hat versucht, dieselben als die Folge einer **Blutinfection** aufzufassen, die von einer bei dem Freiwerden der Trichinen im Darm sich entwickelnden schädlichen Substanz erzeugt würde und dann auf dem Wege vasomotorischer Störung jenen Hydrops hervorbrächte. Auch im übrigen Symptomencomplex der Trichinose glaubt er manche Momente, die für die Annahme einer allgemeinen Infection des Blutes bei der Krankheit sprechen, zu finden: so namentlich die Schwellung der Mesenterialdrüsen, den (allerdings inconstanten) Milztumor, die parenchymatöse Veränderung der Leber und des Herzens u. a. Auch das Fieber ist von manchen Seiten auf eine solche Allgemeininfection bezogen worden, erscheint aber durch die Myositis genügend erklärt.[43])

Die **Prognose** der Krankheit richtet sich natürlich nach der Menge der mit dem vergifteten Fleisch eingeführten lebensfähigen Trichinen, ein Punkt, der bei Beginn der Beobachtung wohl selten genau zu entscheiden sein wird. Die Heftigkeit der Erscheinungen giebt im 1. Stadium keinen bestimmten Anhaltspunkt; denn wenn auch ein Theil der besonders schwer inficirten Fälle sich durch Frühzeitigkeit und Intensität der Magen- und Darmsymptome auszeichnet, so ist doch schon oben erwähnt, dass frühzeitige Diarrhoe für den Krankheitsverlauf günstiger ist, als anfängliche Obstipation. In den späteren Wochen wird die Prognose ernster mit Zunahme der Muskelsymptome, des Fiebers und besonders der dyspnoetischen Beschwerden. Nach der 6. Woche bessert sie sich, entsprechend der Mortalitätsstatistik, schnell. Bei Kindern ist sie überhaupt günstiger zu stellen. In Bezug auf den zeitlichen Verlauf bis zur vollständigen Herstellung der Kräfte bleibt sie bei schweren Fällen immer zweifelhaft.

Die **Diagnose** der Trichinose ist bei gleichzeitiger Erkrankung einer grösseren Anzahl von Individuen leicht, bei sporadischen Fällen unter Umständen, namentlich im Beginn der Beobachtung, recht schwierig. Leichtere Fälle werden oft unter Diagnosen wie Magenkatarrh, Rheumatismus etc. übersehen. Schwere Fälle können in der ersten Woche als heftige Magenkatarrhe (bei sehr stürmischem Beginn als Cholera), in den späteren Wochen als allgemeiner Gelenkrheumatismus oder als Typhus angesehen werden. Doch wird eine etwas längere Beobachtung unter Berücksichtigung der Hauptsymptome (Oedeme, Schmerzhaftigkeit und Steifigkeit der Oberarm-, Waden- und Kaumuskeln, insufficiente Athmung etc.) die Diagnose wohl meist klären. — In früheren Zeiten sind anscheinend viele gruppenweise aufgetretene Trichinenerkrankungen als Typhusepidemien, manche auch, wie z. B. die Epidemie zu Wegeleben[45]), als englischer Schweiss beschrieben worden. Ob die früher in Frankreich vielfach als Akrodynie bezeichnete und eine von FRANK 1863 als »Febris desquamatoria typhodes« beschriebene epidemische Krankheit zur Trichinose zu zählen sind, erscheint zweifelhaft. — Um zur unzweifelhaften Sicherung der Diagnose eine Trichine in effigie zu constatiren, ist zunächst stets zu versuchen, im Stuhlgang Darmtrichinen aufzufinden. Zwar wird meist angegeben, dass die Fäces inficirter Thiere und Menschen selbst bei künstlich angeregter Diarrhoe sehr selten Exemplare von Darmtrichinen enthalten sollen; doch trifft dies nicht immer zu, und ich entsinne mich zweier Fälle meiner Beobachtung, wo ich bei dem ersten diarrhoischen Stuhlgang im ersten untersuchten Tropfen ohne Mühe eine grössere Anzahl von Entozoen fand. Noch sicherer ist der Nachweis der frisch eingewanderten Muskeltrichinen in einem kleinen operativ entfernten Muskelstückchen, wie dies zuerst in der Epidemie von Plauen [19]) ausgeführt wurde. Die beste Methode hierzu besteht in der Excision, nicht der früher empfohlenen Harpunirung, die in der Regel nur sehr kleine Muskelpartikel und eine schlecht heilende Wunde giebt. Als Ort wählt man am zweckmässigsten das untere Ende des Biceps. Doch kann natürlich auch diese Untersuchung bei nur mässig starker Invasion negativen Erfolg geben; als Beispiel hierfür möchte ich anführen, dass in einer kleinen Trichinosenepidemie zu Berlin, von der ich 18 zum Theil recht schwer erkrankte Fälle in Beobachtung hatte, ich bei den drei am schwersten Erkrankten Excisionen an der Oberarmmusculatur machte und erst bei dem dritten Kranken eine einzige Trichine fand.

Die Prophylaxe der Trichinenkrankheit hat sich die doppelte Aufgabe zu stellen, sowohl die Trichinose der Schweine zu vermindern, wie die Vergiftung der Menschen durch trichinöses Schweinefleisch zu verhüten. In Beziehung auf erstere Aufgabe, die sich zum Theil auf landwirthschaftlichem, zum Theil auf sanitätspolizeilichem Gebiet bewegt, ist auf die allgemeine Einführung einer controllirbaren reinlichen Ernährung der Schweine, wie sie durch eine gute Stallfütterung möglich wird, hinzuwirken. Vor allem ist nach oben gegebenen Ausführungen, zur Entfernung zweier die Trichinenverbreitung unter den Schweinen sehr begünstigenden Momente, das Halten von Schweinen auf Abdeckereien und das Verfüttern von Abfällen geschlachteter Schweine an die lebenden Thiere streng zu verpönen.

Der Uebertragung trichinösen Schweinefleisches in die menschliche Nahrung tritt am energischesten die Einführung einer obligatorischen mikroskopischen Fleischschau entgegen, wie sie in vollkommener Weise natürlich nur in Verbindung mit Schlachthäusern und Schlachtzwang möglich ist, und wie sie bereits in einer Reihe von Ländern (am längsten im Herzogthum Braunschweig) besteht. Es versteht sich von selbst, dass die Vollstrecker dieser Fleischschau genügend vorgebildet zur Muskeluntersuchung sein müssen, sowie dass die Untersuchungsmethode eine hinreichend genaue sein muss, um einige Sicherheit zu gewähren. Vor allem sind dabei die zumeist befallenen Muskelgruppen zu berücksichtigen, von denen nach neuen Untersuchungen in erster Linie die Zwerchfellpfeiler und Zwerchfellmuskeln, demnächst die Zungen- und Kehlkopfmuskeln die geeignetsten zur Trichinenschau sind. [15]) Unverständlich bleibt, dass wiederholt von gewichtigen Seiten aus eine solche Fleischschau als unzweckmässig und überflüssig, weil unvollkommen, verworfen worden ist. Wenn auch zugegeben werden muss, dass trotz der Untersuchung bisweilen ein trichinöses Schwein zum Verkauf kommen kann, so wird dies in der Regel ein nur wenig inficirtes Thier sein, dessen Genuss keine oder nur wenig schwere Erkrankungen zur Folge haben wird. Auf der anderen Seite ist die Zahl der trichinösen Schweine, welche in Gegenden mit methodischer Fleischschau alljährlich dem Verkauf entzogen werden, eine sehr grosse; so wurden z. B. 1876 in Preussen 803 trichinöse Schweine, 1882 dit. 1852, 1883 dit. 2199, 1884 dit. 2624 u. s. f. constatirt [16]); und keiner wird die Wahrscheinlichkeit davon leugnen wollen, dass durch diese Constatirungen eine gewisse Reihe von menschlichen Trichinenerkrankungen, welche ohne dieselben eingetreten wären, verhindert worden ist. Auch wurde z. B. kürzlich constatirt, dass in Berlin in den Jahren 1883—1898 über 7 Millionen Schweine amtlich untersucht worden sind und während dieser Zeit durch aus dem Schlachthof stammendes Fleisch kein Fall von Trichinose hervorgerufen worden ist.[46])

Selbstverständlich darf nebenher die Vorsicht in der **Zubereitung** des Schweinefleisches nicht vernachlässigt werden, und es ist die möglichste Belehrung des Publicums darüber anzustreben, dass es, um sich vor der Trichineninfection zu bewahren, das Schweinefleisch nicht roh oder halbroh, sondern nur nach längerer Durchbratung, respective nach langem Einsalzen oder langer heisser Räucherung geniessen darf.

Die **Therapie** der ausgebrochenen Trichinenkrankheit hat keine grossen Erfolge zu verzeichnen. Selten wird man den Erkrankten so früh in Beobachtung bekommen, um noch vor der Lösung der Trichinenkapseln das eingeführte kranke Fleisch durch Emetica und Drastica zu entfernen. Meist ist die Entwicklung der Darmtrichinen, noch häufiger auch schon die Einwanderung von Muskeltrichinen bei den Kranken anzunehmen, und es würde sich darum handeln, die Entozoen an diesen Orten zum Absterben zu bringen. Leider ist dies bisher nicht möglich. Zwar ist zu dem Zweck eine Anzahl von Anthelminthica und anderen Mitteln nach an Thieren oder ausserhalb des Körpers direct an Trichinen angestellten Experimenten empfohlen worden; doch haben sich diese sämmtlich bei der praktischen Anwendung am erkrankten Menschen nicht bewährt. So ist namentlich das von Friedreich empfohlene Kalium und Natrium picronitricum, ebenso das von Mosler gerühmte Benzin bei den meisten praktischen Versuchen als unwirksam befunden worden; ebenso Santonin, Ol. Terebinth., Leberthran in grossen Dosen, Ergotin, Alkohol, Calomel, Kochsalz, Pepsin und Pankreatin (Renz) etc. Auch die Wirkung des neuerdings wieder betonten Glycerin[46]) ist nicht allgemein anerkannt.[47])

Es bleibt nur die Erfahrung bestehen, dass anfängliche starke Diarrhöen den Verlauf der Trichinose begünstigen; diese Erfahrung ist bei den verschiedensten Massenerkrankungen gemacht worden, und für die Hederslebener Epidemie ist von mehreren Seiten die Vermuthung aufgestellt worden, dass bei einigen der dort zuerst unter dem Bild der Cholera Erkrankten, welche dem entsprechend mit Styptica behandelt wurden, der schwere, tödtliche Krankheitsverlauf die Folge dieser Behandlung gewesen sei. Ebenso scheint die relative Immunität der Kinder besonders auf ihrer Neigung zu Diarrhöen zu beruhen. Nach diesen Erfahrungen ist die Vorschrift gerechtfertigt, die Behandlung der Trichinose, wo nicht schon profuse Durchfälle bestehen, mit **dreisten Gaben von Drastica** (Calomel, Senna etc.) zu beginnen; bei dem langen Leben der Darmtrichinen ist es sogar gerathen, falls kein Collaps der Kräfte eintritt, und namentlich bei Neigung zur Obstipation, die Abführmittel bis in die späteren Wochen fortzureichen.

Im übrigen kann die Behandlung nur symptomatisch sein. Gegen die quälenden Muskelschmerzen sind, ausser Application von warmem Oel und narkotischen Linimenten, besonders Einreibungen mit grauer Salbe, sowie Bähungen mit Kochsalzlösung empfohlen worden; gegen dieselben Beschwerden und die lästigen Schweisse, sowie gleichzeitig gegen das Fieber kalte Abreibungen oder andere hydrotherapeutische Eingriffe. Die Schlaflosigkeit macht oft Chloral oder andere Hypnotica nöthig. Bei Eintritt stärkerer Dyspnoe und heftiger bronchitischer oder pneumonischer Erscheinungen sind Expectorantien und Excitantien indicirt. Frühzeitig ist, um der allgemeinen Ernährungsstörung entgegenzuarbeiten, mit tonisirender Behandlung (kräftiger Diät, Wein, China) zu beginnen; in der Reconvalescenz werden Ferrumpräparate meist nicht zu entbehren sein. Lange zurückbleibender Muskelschmerz und Steifigkeit werden am besten durch Badecuren bekämpft.

Literatur: [1]) Leuckart, Untersuchungen über Trichina spiralis. Leipzig und Heidelberg 1866, 2. Aufl. — [2]) Virchow, Die Lehre von den Trichinen etc. Berlin 1866, 3. Aufl. Derselbe Autor s. Virchow's Archiv. XVIII, pag. 345, XXXII, pag. 322 etc. — [3]) Heller, Artikel »Trichinen« in v. Ziemssen's Handbuch der speciellen Pathologie und Therapie. Leipzig 1874, III, pag. 348. — [4]) Zenker, Vorläufige Mittheilung. Virchow's Archiv. XVIII, pag. 561. Beiträge zur Lehre von der Trichinenkrankheit. Deutsches Arch. f. klin. Med. 1866, I, pag. 90 und 1871, VIII, pag. 387. — [5]) Hartwig und Graham, Die Entwicklung der Trichinen. Münchener med. Wochenschr. 1895, Nr. 21. Hartwig, Ueber die Muskeltrichinose. Ebenda. 1897, Nr. 21. — [6]) Chapontaine, Contribution à l'étude de la Trichinose. L'écho vétérin. 1893, pag. 163. Askanazy, Zur Lehre von der Trichinosis. Centralbl. f. Bakteriol. 1894, XV, Nr. 7, und Virchow's Archiv. 1895, CXLI, Heft 1. Geisse, Zur Frage der Trichinenwanderung. Deutsches Arch. f. klin. Med. 1895, LV, pag. 150. Graham, Beiträge zur Naturgeschichte der Trichina spiralis. Arch. f. mikroskop. Anat. 1898, L, pag. 219. — [7]) Ehrhardt, Zur Kenntniss der Muskelveränderungen bei der Trichinose. Ziegler's Beitr. 1896, XX, pag. 1 und 43. — [8]) Friedreich, Beobachtungen über Trichinosis. Deutsches Arch. f. klin. Med. 1872, IX, pag. 459. — [9]) Fürstenberg, Virchow's Archiv. 1865, XXXII, pag. 551. — [10]) Gaoth, Ebenda. 1864, XXIX, pag. 602. — [11]) Klopsch, Ein Fall von Trichinenerkrankung im Jahr 1842 etc. Ebenda. 1866, XXXV, pag. 609. — [12]) v. Linstow, Ueber das Vorkommen von Trichina spiralis etc. Ebenda. 1868, XLIV, pag. 379. — [13]) Langerhans, Ueber regressive Veränderungen der Trichinen und ihrer Kapseln. Ebenda. 1892, CXXX, pag. 205. — [14]) Colin, Bull. de l'Acad. de méd. 1883, Nr. 52. — [15]) Gibier, Sur la vitalité des trichines. Compt. rend. 1889, CIX, Nr. 14. — [16]) Simon, Ein interessanter Fall von Trichinose beim Schwein. Zeitschr. f. Fleisch- u. Milchhygiene. 1897, VII, pag. 74. — [17]) Delpay, Trichinosis beim Hunde. Berliner thierärztl. Wochenschr. 1894, pag. 246. Laimikow, Ist das Fleisch der zum Genuss für Menschen geschlachteten Hunde der Trichinenschau zu unterwerfen? Zeitschrift f. Fleisch- u. Milchhygiene. 1897, VII, pag. 85. — [18]) Csokor, Experimentelle Infection eines Pferdes mit Trichinen. Oesterreichische thierärztl. Monatschr. 1884, pag. 132. — [19]) Boehler und Königsdörffer, Das Erkennen der Trichinenkrankheit etc. Plauen 1862. — [20]) Rupprecht, Die Trichinenkrankheit im Spiegel der Hettstädter Endemie. Hettstädt 1864. — [21]) Kratz, Die Trichinenepidemie zu Hedersleben. Leipzig 1866. — [22]) Wortabet, Eine Trichinenepidemie am Jordan. Virchow's Archiv. 1881, LXXXIII, pag. 553. — [23]) Brouardel, Rapport sur l'épidémie de Trichinose d'Halberstadt. Gaz. méd. de Paris. 1883, Nr. 52, und L'Épidémie de Trichinose d'Emersleben etc. Bull. de l'Acad. de méd. 1883, Nr. 52. E. Wagner, Die Trichinenepidemie in Emersleben etc. Halberstadt 1884. — [24]) Pannert, Die Trichinenepidemie zu Kelbra-Altendorf. Zeitschr. f. Med.-Beamte. 1895, Nr. 17. — [25]) Mosler, Virchow's Archiv. 1865, XXXIII, pag. 414. — [26]) Rupprecht, Die amerikanischen Speckseiten vor dem deutschen Reichstag. Vierteljahrschr. f. gerichtl. Med. 1883, XXXIX, pag. 138. — [27]) Gerlach, Die Trichinen. Hannover 1866. — [28]) C. Fränkel, Die angebliche Gesundheitsschädlichkeit des amerikanischen Schweinefleisches. Deutsche med. Wochenschr. 1891, pag. 1388. Janssen, Weitere Fütterungsversuche mit aus Amerika eingeführtem Schweineschinken. Berliner thierärztl. Wochenschr. 1893, Nr. 24. Stievel, Ueber die Entwicklungsfähigkeit der Trichinen im amerikanischen Schweinefleisch. Ebenda. Nr. 17. — [29]) Eulenberg, Ueber die in Preussen auf Trichinen etc. untersuchten Schweine. Vierteljahrschr. f. gerichtl. Med. 1878, XXVIII, pag. 149 und fortlaufend bis 1884, XLIII, pag. 305. — [30]) Edelmann, Bericht über die Schlachtvieh- und Fleischbeschau im Königreich Sachsen. Sächsischer Veterinärbericht. 1897, pag. 165. — [31]) Jacobi, Zur Trichinenfrage. Vierteljahrschr. f. gerichtl. Med. Januar 1874, pag. 103. — [32]) Emmel, Beitrag zur Kenntniss der Trichinenschau. Ebenda. 1883, XXXIX, pag. 653. — [33]) Kortum, Ueber eine unter Truppen der Garnison Köln vorgekommene Trichinenepidemie. Deutsche militärärztl. Zeitschr. 1883, XII, pag. 1. — [34]) Nonne und Höpfner, Klinische und anatomische Beiträge zur Pathologie der Trichinenerkrankung. Zeitschrift f. klin. Med. 1889, XV, pag. 455. — [35]) Wissel, Berichte der Berliner chemischen Gesellschaft. 1871, pag. 139. — [36]) Brown, Studies of Trichinosis. Journ. of experim. Med. 1898, III, pag. 315. Osler, Clinical features of sporadic trichinosis. Amer. Journ. of med. Scienc. March 1899. — [37]) Fiedler, Trichinosis mit eigenartiger Localisation. Virchow's Archiv. 1894, CXXXVII, pag. 378. — [38]) Wendt, Chronic muscular symptoms after trichinosis. Amer. Journ. of med. sciences April 1878. — [39]) Cohnheim, Zur pathologischen Anatomie der Trichinenkrankheit. Virchow's Archiv. 1866, XXXVI, pag. 161. — [40]) Riedel, Die Trichinose zu Oberoderwalde (Sachsen). Centralbl. f. allg. Gesundheitspfl. 1888, pag. 340. — [41]) Laboulbène, À propos d'une épidémie de Trichinose. Gaz. des hôp. 1879, Nr. 21—23. — [42]) Ebstein, Ueber die Complication der Trichinose mit dem corrosiven Magen- und Duodenalgeschwür. Wiener med. Presse. 1866, Nr. 12 u. 13; und Virchow's Arch. 1867, XL, pag. 289. — [43]) Leichtenstern, Ueber eine Trichinenepidemie im Bürgerspital zu Köln. Deutsche med. Wochenschr. 1883, pag. 755. — [44]) Ostertag, Ueber die Muskelauswahl für die Trichinenschau. Zeitschr. f. Fleisch- und Milchhygiene 1893, Heft 7. Goltz, Zur Muskelauswahl für die Trichinenschau. Ebenda. 1897, 7. Jahrg., Heft 1. — [45]) Villaret, Statistischer Beitrag für die hygienische Nothwendigkeit einer durchgreifenden Fleischschau. Deutsche med. Wochenschr. 1880, Nr. 25. — [46]) Merkel, Zur Behandlung der Trichinose beim Menschen. Deutsches Arch. f. klin. Med. 1885, XXXVI, pag. 357. Fiedler, Zur Therapie der Trichinenkrankheit. Ebenda. 1885, XXXVII, pag. 185. — [47]) Lassmann, Zur Kenntniss der Trichinose und ihrer Therapie. Inaug.-Dissert. Greifswald 1885. — Eine gründliche Zusammenstellung der in den ersten Jahren nach dem Bekanntwerden der menschlichen Trichinose veröffentlichten Arbeiten findet man bei Meissner, Beiträge zur Lehre von der Trichinenkrankheit. Schmidt's Jahrbücher, CXVII, pag. 45; CXIX, pag. 187; CXXII, pag. 313 und CXXIV, pag. 182.

Riess.

Trichinenschau, s. Fleischbeschau, VIII, pag. 35 und Trichinenkrankheit, XXIV, pag. 475.

Trichloressigsäure, s. Essigsäure, VII, pag. 372.

Trichocephalus dispar Rud., Haarkopf oder Peitschenwurm (Fam. Trichotrachelidae, Ord. Nematodes Fadenwürmer, Cl. Nemathelminthes, Rundwürmer) ist ein den Blinddarm des Menschen bewohnender, häufig gefundener Parasit. Seine Länge beträgt 4—5 Cm. Doch differirt dieselbe rücksichtlich der Geschlechter, da das Männchen durchgehends um etwas kürzer als das Weibchen befunden wird. Drehrund und wie die Mehrzahl der Nematoden fadendünn, ist die Leibesgestalt gleichwohl auffallend. Denn seinem Aeussern nach scheidet der Parasit sich gleichsam in zwei Leibesabschnitte, die in dem Ausmass ihrer Querschnitte differirend, fast brüsk von einander absetzen. Der vordere, als Vorderleib bezeichnete, nimmt von der Gesammtlänge des Körpers wenigstens drei Fünftheile in Anspruch; er ist nach Art einer Peitschenschnur gewunden und von haarartiger Dünne. Der hintere Abschnitt dagegen, Hinterleib genannt, ist nicht nur kürzer, sondern namentlich, und weil er die Geschlechtsorgane birgt, dicker als jener und walzenförmig aufgetrieben. Uebrigens veranschaulicht derselbe sich in Rücksicht auf die Geschlechter in einem verschiedenen Bilde: geradegestreckt oder leicht gekrümmt und gegen das Ende konisch sich zuspitzend beim Weibchen — uhrfederartig eingerollt und stumpf endigend beim Männchen.

Fig. 66.

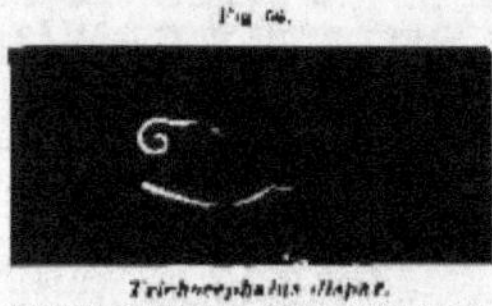

Trichocephalus dispar.
Oben Männchen, unten Weibchen. Nat. Grösse.

Von den an der Leibesoberfläche wahrnehmbaren Oeffnungen gehört der Mund, und das gilt für beide Geschlechter, dem vorderen Körperende an. Der After ist, und zwar bei dem Weibchen am hinteren Leibesende, fast terminal, die Geschlechtsöffnung auf der Grenze von Hinter- und Vorderleib gelegen. Beim Männchen hingegen öffnen sich der Enddarm und die Geschlechtswege in einen gemeinschaftlichen Raum, der Cloake genannt wird und endständig am Hinterkörper mündet. Eine excretorische Oeffnung konnte bisher ebensowenig wie excretorische Einrichtungen überhaupt nachgewiesen werden.

Die Leibeswand setzt sich aus einer Anzahl gewebilch verschiedener Schichten zusammen; zu äusserst ist eine farblose, glashelle, in schmale Ringfalten erhobene Cuticula befindlich; ihr folgt eine körnchenreiche Subcuticularlage, letzterer die Muskellage oder der Hautmuskelschlauch. An dem als Vorderkörper bezeichneten Abschnitt hebt sich aus der Cuticularsubstanz ein bandartiger Längsstreif ab, das granulirte Längsband. Es gehört der Bauchfläche an, beginnt nahe dem vorderen Körperende und reicht bis zum Hinterkörper. Wie man an Querschnitten gewahrt, entspricht seine Breite dem dritten Theile der Körperperipherie. Es sind dicht und pallisadenartig bei einanderstehende Chitinstäbchen, die, der Cuticula eingelagert, die Grundlage für das Längsband oder den Längsstreif bilden.

Von dem Nervensystem sind nur die Centralorgane gekannt; sie veranschaulichen sich als ein schmales und körniges, in geringer Entfernung vom vorderen Körperende die Speiseröhre umgebendes Band.

Der Darmtractus von der Länge des Gesammtkörpers durchmisst ohne Schlingen und ohne wesentliche Krümmungen die Leibeshöhle. Sein vorderer Abschnitt, Speiseröhre genannt, ist muskelarm, von bedeutender Enge und reicht von der kleinen, papillenlosen Mundöffnung bis zum Anfang des Hinterkörpers. In geringem Abstande vom Kopfende nimmt ihn ein Zellenstreif auf, dessen Formelemente in linearer Richtung einander folgen, kernhaltig und

Fig. 67.

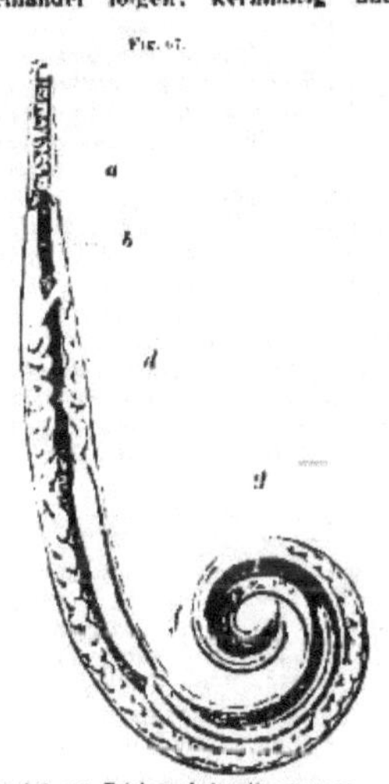

Hinterleib von Trichocephalus dispar masc.
a Hinteres Ende der Speiseröhre mit ihren Zellen, b Chylusmagen, c Hode, d Samenleiter, e Samenblase, f Ductus ejaculatorius, g Cloake.

Fig. 68.

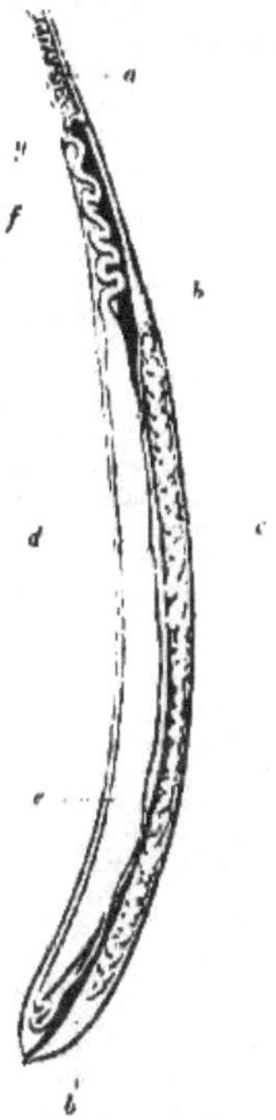

Hinterleib von Trichocephalus dispar fem.
a Hinteres Ende der Speiseröhre mit ihren Zellen, b Chylusmagen, c Ovarium, d Eileiter, e Uterus, f Scheide, g Scheidenmündung (weibliche Geschlechtsöffnung).

körnchenreich, gross und an ihrer Oberfläche kreisförmig eingeklüftet sind. Nur die Bauchseite der Speiseröhre lassen die Körper dieser Zellen frei und unbedeckt. Durch eine Einschnürung scharf von der Speiseröhre getrennt folgt als zweiter Abschnitt der Chylusmagen. Er besitzt nahezu die Länge des Hinterkörpers, eine ansehnliche Weite und als charakteristischen Structurtheil seiner Wand pigmentführendes Cylinderepithel. Als dritter und letzter Abschnitt folgt, von dem Chylusmagen durch eine scharfe Grenzlinie allerdings nicht abgesetzt, der Enddarm oder, was dasselbe sagt, das kurze, enge Rectum. Das letztere öffnet sich beim Männchen in die Cloake, beim Weibchen frei an dem hinteren Leibesende.

Die **Geschlechtsorgane** gehören dem Hinterkörper ausschliesslich an. Gleichwohl erfahren sie eine Entwicklung, die derjenigen anderer parasitischer Würmer an Umfang gleichsteht. Bei dem Männchen beginnen sie am hinteren Leibesende mittels eines in kurze und vielfache Windungen gelegten Schlauches. Derselbe ist keimbereitendes Organ, wird Hode genannt und reicht fast bis zur Grenze von Hinter- und Vorderkörper. Daselbst nach hinten umbiegend und der rückläufigen Richtung folgend, wird er leitender Theil. An letzterem sind drei Abschnitte zu unterscheiden: der vorderste, den Hodenschlauch unmittelbar aufnehmend, ist kurz, dünn, ziemlich gerade verlaufend und Samenleiter genannt worden; ihm folgt ein gleichfalls nur kurzer, aber ziemlich weiter Abschnitt, das Samenreservoir oder die Samenblase. Der Samenblase endlich folgt als letzter Abschnitt ein muskelstarker Ductus ejaculatorius, der wie das Rectum in die Cloake mündet oder von dieser aufgenommen wird. Die schlanke Cloake aber birgt das männliche Reizorgan: Spiculum, das mit seiner Wurzel in einer Ausladung der Cloake, der Penistasche steckt und durch Mm. protractores herausgestreckt, durch retractores zurückgezogen werden kann. Dem männlichen Apparate ähnlich setzt sich der weibliche zusammen. Wie jener beginnt er mittels einer Röhre, die, blind abschliessend und in kurze Windungen gelegt, als das keimbereitende Organ, Ovarium, fungirt. Ohne den Vorderkörper zu erreichen, biegt dasselbe nach hinten um, in den Leitungsapparat sich fortsetzend. Der letztere zählt drei einander folgende, als Oviduct, Uterus und Scheide benannte Abschnitte. Von diesen ist der aus dem Eierstock hervorgehende Oviduct nur dünn, meist schlingenlos und bis in das hinterste Ende der Leibeshöhle zurücklaufend. Dort nach vorn sich krümmend, setzt es sich in den weiten, spindelförmig langgestreckten Uterus fort. Als letzter Abschnitt folgt die Scheide, ein musculös bewandeter, nicht langer, in kurze Windungen gelegter Canal, der auf der Grenzscheide von Vorder- und Hinterkörper mündet.

Der geographischen Verbreitung des Parasiten sind enge Grenzen nicht gesteckt.

Das Organ, welches vornehmlich seinen Aufenthaltsort bildet, ist das Cöcum. In demselben wird er häufig gesehen, meist allerdings nur in geringer Zahl. Auch in den benachbarten Theilen des Darmes ist er betroffen worden, so zum öfteren in dem aufsteigenden Grimmdarm, seltener schon und nur in einzelnen Exemplaren im Wurmfortsatz, ebenso von der Ileocöcalklappe. Uebrigens sind die zuletzt erwähnten Fälle die nämlichen, welche von dem gleichzeitig massenhaften Befunde des Parasiten bei Sectionen melden.

Die Befestigung des Schmarotzers an der Darmwand ist eine derartige, dass ihn von derselben abzulösen schon ein kräftiger Zug am Hinterkörper erforderlich wird. Vermittelt ist dieselbe lediglich durch das Kopfende, das, in Schlingen zusammengelegt, kleine Schleimhautbezirke umschnürt und in die oberflächlichen Gewebsschichten gleichsam sich eingräbt.

Die Eier, bräunlich von Farbe, besitzen eine harte Schale, eine ovale Form und eine Länge von 0,05 Mm. Ihre Gestalt ist die einer Citrone, da jeder der Pole mit einer kleinen und knopfförmigen Auftreibung versehen ist. Den Schaleninhalt bildet feinkörniger Dotter. So die Eier, welche dem Uterus entnommen werden: von gleicher Beschaffenheit sind auch die Eier, die mit seinem Kothe der Wirth des Schmarotzers vertreibt.

Für die Entwicklung der ausgestreuten Eier wichtig ist der Umstand, dass sie gegen äussere, sonst schädliche Einflüsse grosse Resistenz besitzen. Denn, wie Beobachtungen erweisen, vernichten die mässigeren Grade des Einfrierens oder des Austrocknens die Entwicklungsfähigkeit nicht, verzögern vielmehr nur den embryonalen Bildungsprocess, beziehungsweise verlangsamen ihn. Die Umwandlung des Schaleninhaltes in den Embryo setzt übrigens einen längeren Aufenthalt der Eier an feuchtem Platze oder im Wasser voraus. Nach einer Reihe von Monaten erst, zuweilen erst nach Jahresfrist erhalten die Entwicklungsvorgänge ihren Abschluss durch die Fertigstellung eines von der Eischale eingeschlossenen, wurmförmigen Embryo. Aus der Leibessubstanz des letzteren sind die Organe immer nur mangelhaft differenzirt; weder ein fertiger Darm ist wahrzunehmen, noch lassen sich Geschlechtsanlagen erkennen.

Auf Grund der Fütterungsversuche, welche LEUCKART mit Trichocephalus affinis bei Schafen und mit Trichocephalus crenatus bei Schweinen angestellt, ist es wahrscheinlich geworden, dass die Infection des Menschen mit Trichocephalus dispar nicht durch einen Zwischenwirth, vielmehr durch die Uebertragung beschalter Embryonen mittels des Trinkwassers oder verunreinigter Speisen geschieht, — mithin durch directen Import. Einmal in den Magen eines Menschen gelangt, verhalten sich die Embryonen den Keimen der anderen Darmschmarotzer analog: sie durchbrechen die Eischale, schlüpfen

Fig. 49.

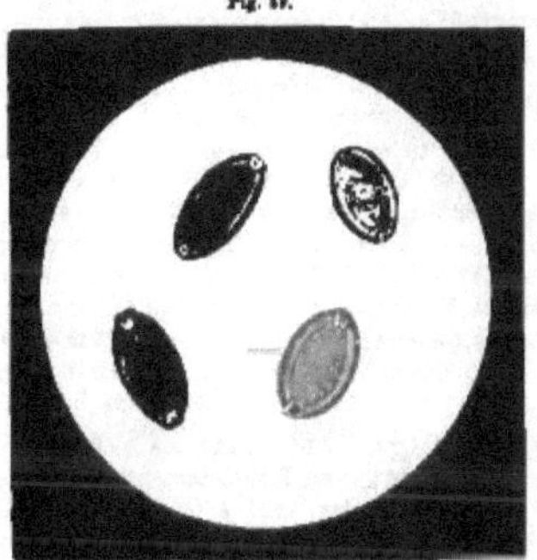

Eier von Trichocephalus dispar. Vergrösserung 175fach.

aus und steigen, den bleibenden Aufenthalt suchend, allmählich ins Cöcum hinab. Zunächst noch von haarartiger Dünne und trichinenähnlich gewinnen sie erst mit Ausbildung des Geschlechtsapparates die definitive Gestalt, nämlich die ansehnliche Dicke des Hinterkörpers. Wie LEUCKART's Versuche ergeben haben, nimmt die Entwicklung der in den Darm übertragenen Embryonen zu voller Geschlechtsreife einen Zeitraum von etwa 4—5 Wochen in Anspruch.

Von dem Parasitismus der Trichocephalen ein klinisches Bild zu entwerfen, dürfte kaum angänglich sein. Denn die einzelnen Schmarotzer sowohl wie kleinere Gruppen derselben beeinträchtigen weder Wohlbehagen, noch Gesundheit. Bei massenhaftem Import aber wären nachtheilige Wirkungen für den Wirth allerdings nicht ausgeschlossen. Krankheitssymptome, die an die Gegenwart der Schmarotzer unmittelbar anknüpfend als charakteristische zu nehmen wären, können nicht genannt werden. Daher ist auch eine Diagnose auf Trichocephalen lautend nicht gut möglich. Nur das zufällige Auffinden von Eiern des Schmarotzers in den Stühlen eines Wirthes lässt seine Anwesenheit feststellen.

Vergl. auch Helminthen, X, pag. 286. *Sommer.*

Trichoklasie (θρίξ τριχός und κλάειν, zerbrechen) = Trichorrhexis nodosa, s. Haarkrankheiten, IX, pag. 379.

Trichoma, s. Plica (polonica), XIX, pag. 164.

Trichomonas, s. Protozoen, XIX, pag. 464.

Trichomyces, Trichophyton, s. Herpes tondens, X, pag. 370. — **Trichomykosis** (nodosa), s. Haarkrankheiten, IX, pag. 386.

Trichopsie, s. Photopsie, XIX, pag. 74.

Trichoptilosis, Trichorhexis nodosa, s. Haarkrankheiten, IX, pag. 379.

Trichosis, Synonymbezeichnung von Trichiasis oder auch (fälschlich) von Porrigo decalvans.

Trichosporon ovoides, s. Haarkrankheiten, IX, pag. 368.

Trichterbecken, s. Becken, III, pag. 152.

Trichterbrust. Mit diesem Namen wurde von Ebstein eine in ihren höheren Graden jedenfalls seltene Deformität bezeichnet, welche darin besteht, dass der mittlere, respective untere Theil der vorderen Thoraxwand und der obere Theil der vorderen Bauchwand trichterförmig eingesunken sind; die Grenzen des Trichters werden durch das Corpus sterni, die Rippenknorpel und den oberen Theil der Bauchwand gebildet. In dem Ebstein'schen Falle bestand gleichzeitig eine untere Dorsalskoliose nach rechts; das Herz war nach links, die Leber nach abwärts verschoben. Bei Entwicklung der vielleicht schon auf fötaler Anlage beruhenden Deformität scheint es sich um ein verlangsamtes Wachsthum des Brustbeins und absolute Verkürzung des Sternovertebraldurchmessers infolge von Zurücksinken des Brustbeins zu handeln. Die Deformität ist übrigens für die damit Behafteten ohne nachtheilige Folgen. (Vergl. Ebstein, Deutsches Arch. f. klin. Med., April 1882.)

Trichterdrainage. Als solche bezeichnete Straub (Tübingen) ein zur operativen Entleerung von Hautödemen bestimmtes Verfahren. Dasselbe besteht darin, dass, nachdem man in die hydropisch geschwollene Haut einen kleinen Einstich oder Einschnitt gemacht, man dann einen mit Kautschukschlauch versehenen kleinen Glastrichter aufsetzt und so lange festhält, bis die ausfliessende Flüssigkeit den Schlauch gefüllt hat; alsdann haftet der Trichter infolge des Luftdruckes schröpfkopfartig auf der Haut und saugt die Flüssigkeit aus derselben aus, welche durch den Schlauch in ein untergesetztes Gefäss abfliesst. Man kann auch den Trichter und Schlauch gleich beim Aufsetzen mit Wasser oder einer schwachen Carbollösung füllen, so dass derselbe sofort haftet.

In manchen Fällen konnte der Apparat mehrere, selbst 12 Stunden und darüber in seiner Lage belassen werden, und betrugen die entleerten Flüssigkeitsmengen bei chronischem Morbus Brightii in 24 Stunden 1800 bis 8050 Ccm., bei einem Falle von enormem allgemeinem Hydrops durch Morbus Brightii in 79 Stunden 24.800 Ccm. (Vergl. Straub, Diss., Tübingen 1882; Centralbl. f. klin. Med. 1882, Nr. 25.)

Tricuspidalis, Insufficienz, s. Herzklappenfehler, X, pag. 425; Stenose, ibid. pag. 426.

Triest, Oesterreich, 45° 39' n. Br., besitzt im Hafen zwei treffliche Seebade-Anstalten mit Schwimmbädern und Bretterkasten mit gitterartigen senkbaren Böden und hydrotherapeutische Anstalt. Natürlicher Badegrund fehlt, da das Ufer steil abfällt; auch Flut und Wellenschlag fehlen.

J. Beissel.

Trigemini, s. Missbildungen, XV, pag. 529.

Trigeminus (nervus), s. Gehirn, anatomisch, VIII, pag. 452; Gehirnnerven, IX, pag. 7, 8.

Trigonella, s. Faenu graecum, VIII, pag. 56.

Trigonokephalie, s. Missbildungen, XV, pag. 580, und Schädel- und Kopfmessung, XXI, pag. 470.

Trillo oder Baños de Carlos III, Städtchen, OWW. von Guadalajara, 40° 32′ n. Br., am Tajo, 720 M. über See, mit Badeanstalt und vielen Thermen (23—29° C.). Nur die Hospitalquelle ist genauer untersucht (1868). Gehalt in 10000: 26,3, meist Kalksulfat und andere Erdsalze. Die Piscinenquelle enthält S_2H. Gebrauch bei Scropheln, Syphilis etc. Trillo ist eines der besuchtesten Bäder Spaniens. Gute Einrichtungen zum Baden und Douchen.

J. Beissel.

Trimethylamin, C_3H_9N, seiner Constitution nach $(CH_3)_3N$, ist ausser im Kraute von Chenopodium (Gänsefuss) in den Blüten des Weissdorns (Crataegus), des Birnbaums (Pyrus communis) und des Vogelbeerbaums (Sorbus aucuparia), auch in den Destillaten von Harn, Blut, Gehirn, Eiern, Leberthran, Häringslake, besonders nach Zusatz von Kalkmilch, gefunden worden. Ferner hat man es im Safte der Runkelrübenblätter (Rübenmelasse) und in gefaulter Hefe nachgewiesen. Endlich hat NENCKI bei der Pankreasfäulniss von Leim unter anderem Trimethylamin erhalten.

Aus der Lake gesalzener Häringe gewinnt man es, indem man dieselbe mit Aetzkali destillirt, das mit Salzsäure neutralisirte Destillat auf dem Wasserbade abdampft, den Rückstand mit 90%igem Alkohol erschöpft, das alkoholische Extract verdampft und den Rückstand mit Aetzkali destillirt, das übergehende Trimethylamin in Wasser auffängt. Synthetisch entsteht es bei der Behandlung des Dimethylamin mit Jodmethyl:

$$\underset{\text{Jodmethyl}}{CH_3J} + \underset{\text{Dimethylamin}}{(CH_3)_2N} = \underset{\text{jodwasserstoffsaures Trimethylamin}}{(CH_3)_3N, HJ}$$

aus letzterer Verbindung wird es nach Zusatz von Kalihydrat durch Destillation in Freiheit gesetzt.

Trimethylamin ist, bis unter 0° abgekühlt, eine farblose, nach Häringelake widrig riechende Flüssigkeit, von stark alkalischer Reaction, die schon bei 9° C. siedet. Das Gas ist in Wasser leicht löslich; die wässerige Lösung schmeckt bitterlich, bläut rothes Lackmuspapier und riecht ebenfalls intensiv nach Häringslake. Mit Säuren bildet es leicht lösliche Salze. Das salzsaure Salz ist zerfliesslich, in Alkohol löslich und giebt mit Platinchlorid reguläre, orangefarbene, in kaltem absoluten Alkohol fast unlösliche Krystalle.

Neuere Untersuchungen von HOPPE-SEYLER, DIAKONOW u. a. machen es fast zweifellos, dass, wo Trimethylamin in pflanzlichen und thierischen Theilen gefunden wird, es darin nicht präformirt vorkommt, sondern erst durch Zersetzung aus Lecithinen (siehe diese), beziehungsweise Neurin (siehe dieses) oder Cholin entstanden ist.

Fast alle pflanzlichen und thierischen Gewebe und Flüssigkeiten enthalten Lecithine, ausserordentlich zersetzliche Stoffe, welche schon beim Stehen in wässeriger Lösung, noch schneller durch Säuren oder Alkalien, endlich durch den Bauchspeichel, wie durch Fäulniss in Cholin und Glycerinphosphorsäure zersetzt werden; das Cholin zerfällt leicht weiter unter Bildung von Trimethylamin und Glykol. Daher geben lecithinhaltige Organextracte oder Gewebe beim Destilliren, vollends wenn vorher Kalkmilch zugesetzt ist, Trimethylamin, dessen Entstehung auf Zerlegung von Lecithin zurückzuführen ist. Wenn endlich bei Chenopodium und Crataegus (siehe oben) vom Blütenboden und den Blättern beständig Trimethylamin abdunstet, so dürfte letzteres ebenfalls aus Lecithin durch fermentative Spaltung entstehen.

Literatur: Hofmann, Annal. der Chem. LXXXIII, pag. 116. — Dessaignes, Ebenda. C, pag. 218. — Winkler, Repertor. der Pharmacie. I, pag. 116. — Nencki, Ueber die Zersetzung der Gelatine und des Eiweisses bei der Fäulniss mit Pankreas. Bern 1876. — F. Hoppe Seyler, Med.-chem. Untersuchungen. Heft 2. — Diakonow, Ebenda. Heft 2 u. 3. — Brieger, Zeitschr. f. physiol. Chem. I, pag. 157.

I. Munk

Trinitrophenol, s. Pikrinsäure, XIX, pag. 95.

Trinkerheilstätten. Obgleich der Kampf gegen die Trunksucht mit Erfolg nur auf dem Boden der socialen Verbesserungen ausgefochten werden kann, so wird es sich doch oft genug darum handeln, das einzelne Individuum in seinem verderblichen Hange aufzuhalten, d. h. den Trinker zu behandeln und zu heilen.

Dank unseren Trinksitten wird dies mit Erfolg nur in einer Anstalt durchzuführen sein.

Das, was den Trinker charakterisirt, ist eben der unwiderstehliche Drang zum Genusse berauschender Getränke, die Einbusse an moralischer Kraft, die es ihm unmöglich macht, der an ihn herantretenden Versuchung zu widerstehen, und da ihm im gewöhnlichen Leben die Versuchung auf Schritt und Tritt entgegentreten wird, wird seine Genesung auf keinem anderen Wege zu erreichen sein, als ihn dieser Gefahr zu entziehen.

Denn wenn wir auch das Verlangen der Enthaltsamkeitsvereine nach einer absoluten Enthaltsamkeit von allen geistigen Getränken für ebenso übertrieben wie verkehrt und einen mässigen Genuss für den gewöhnlichen Sterblichen unschädlich und erlaubt halten, so kann doch andererseits darüber kein Zweifel sein, dass von einer Heilung des Trinkers nur auf dem Wege der absoluten Enthaltsamkeit die Rede sein kann.

Aber wer es nur einmal miterlebt und angesehen hat, wie schwer es dem Enthaltsamen gemacht wird, sich auch nur einen Tag des Trinkens zu enthalten, welcher Aufwand an Entsagung, Widerstandskraft, Langmuth und guter Laune dazu gehört, um den immer aufs Neue auf ihn einstürmenden Aufforderungen, den mehr oder weniger gut gemeinten Scherzen, Hemitleidungen u. dergl. m. auf die Dauer zu widerstehen, der wird keinen Augenblick darüber zweifelhaft sein, dass jeder Versuch des Trinkers, und wäre es der bestgemeinte, sich des Alkoholgenusses aus freien Stücken zu enthalten, von vornherein aussichtslos ist.

Diese Ueberzeugung, dass die einzig rationelle Therapie in der Entziehungscur gelegen und diese nur in einer geschlossenen Anstalt durchführbar sei, führte zu dem Verlangen nach derartigen Trinkerheilstätten, in denen allein der Trinker durch die Enthaltung von dem Genusse geistiger Getränke von seinen Beschwerden geheilt und zu einem normalen körperlichen und geistigen Verhalten zurückgeführt werden kann.

Die ersten Versuche in der methodischen Behandlung der Trinker durch Errichtung besonderer Trinkerasyle sind in Amerika gemacht worden, wo trunksüchtige Personen aus freien Stücken eintreten und Aufnahme finden können. Die Erfahrungen, die man dort gewonnen, sind im allgemeinen derart, um zu weiteren Versuchen zu ermuntern (man schätzt die Zahl der Heilungen auf durchschnittlich 40—45%) und neben England sind auch bei uns in Deutschland einzelne bescheidene Anfänge damit gemacht worden.

Als das erste derartige Asyl kann Lintorf bei Düsseldorf bezeichnet werden, da es schon 1851, mithin 6 Jahre vor dem Washingtonian home in Boston, dem ersten Amerikas, errichtet wurde, damals allerdings nicht gerade in der Absicht, als Trinkerheilstätte zu dienen. Später ist es für diesen Zweck erweitert und auch zur Aufnahme von Trinkern aus den besseren Ständen eingerichtet worden. Wenn auch seitdem eine Anzahl ähnlicher Asyle errichtet worden sind, so steht ihre Zahl doch in keinem Verhältnisse zur Grösse des Uebels.

Nur die sehr vereinzelten Trinkercolonien und einige Anstalten nach dem Vorbilde von Lintorf sammeln Trinker aus den mittellosen Classen, während die eigentlichen Trinkerheilanstalten meist Privatunternehmen und in der Zwangslage der bestehenden Gesetzgebung auf einen freiwilligen Eintritt und für die bemittelten Classen berechnet sind. Das Heer der Trinker aus den unteren Ständen wird dadurch kaum berührt, und doch wäre gerade hier ein thatkräftiges Eingreifen geboten.

So sehr diese Einrichtungen einem wirklichen Bedürfnisse entsprechen, so kann man ihnen doch erst dann eine Zukunft versprechen, wenn der Staat diese Bestrebungen thatkräftigst unterstützt, indem er in den Kampf gegen die Trunksucht eintritt und die Strenge des Gesetzes gegen die Trinker in Anwendung bringt.

Aber auch das beste Gesetz wird nichts helfen, wo nicht Tausende aus dem Volke die Absicht des Gesetzgebers kräftig unterstützen. Das Gesetz ist nur das Mittel, aber nicht das bessernde Element, wohl aber liegt in solchen Gesetzesaussprüchen eine sittliche Brandmarkung des Lasters, wodurch die Anschauungen, die im Volke über Trunk und Trunkenheit noch gang und gäbe sind, einer Läuterung unterzogen werden.

Ist erst die Anschauung zu einer allgemeinen durchgedrungen, dass das Trinken etwas Widerwärtiges und der Trunkenbold ein Gegenstand des Abscheues sei, dann wird die Aufgabe der privaten Thätigkeit in dem Kampfe gegen die Trunksucht eine leichtere und ihre Erfolge werden weit grösser sein, als wie es bisher leider der Fall war.

Ob uns die in dem bürgerlichen Gesetzbuche des Deutschen Reiches vorgesehene Entmündigung des Trinkers eine gesetzliche Handhabe zu seiner Verbringung in eine Trinkerheilstätte bieten wird, darüber fehlt uns zunächst noch die Erfahrung; zudem würde es fürs erste an den betreffenden Trinkerheilstätten fehlen.

Die Einrichtung derartiger Asyle müsste folgerichtig einem Gesetze über die zwangsmässige Unterbringung der Trinker vorausgehen, andererseits aber werden die bisherigen Trinkerasyle ihre volle Wirksamkeit erst dann entfalten, wenn der Trunksüchtige in ähnlicher Weise wie der Geisteskranke auch gegen seinen Willen in eine derartige Anstalt gebracht und darin zurückgehalten werden kann.

England, wo das Gefühl der persönlichen Freiheit gewiss mit am höchsten entwickelt ist, hat in seiner Habitual drunkards act vom Jahre 1879 bereits ähnliche Bestimmungen getroffen, und in vollendeterer Form sind sie in der Legislation act for the control and care of inebriates von Connecticut enthalten. In dem englischen Gesetze nämlich ist der Eintritt in das Asyl zwar noch freiwillig, dagegen verpflichtet sich der Trinker zu einem Aufenthalte von bestimmter Dauer, dessen Abkürzung seiner Willkür nicht mehr anheimgegeben ist. Das amerikanische Gesetz überweist dagegen den Gewohnheitstrinker von Gesetzeswegen dem Trinkerasyl auf die Dauer von mindestens einem Jahr, und auch der freiwillig Aufgenommene verliert mit der Aufnahme seine freie Selbstbestimmung für die Dauer von 4—12 Monaten.

Während in Deutschland ein derartiges Gesetz noch nicht über den Entwurf hinaus ist, hat der Canton St. Gallen bereits ein solches erlassen, das als Muster gelten kann und das hier um so eher seinem ganzen Wortlaute nach wiedergegeben werden soll, als es das erste Gesetz seiner Art auf dem europäischen Continente ist.

Gesetz, betreffend die Versorgung von Gewohnheitstrinkern. Erlassen am 21. Mai 1891. Der Grosse Rath des Cantons St. Gallen. In Betracht der Nothwendigkeit der Aufstellung gesetzlicher Schutzmassregeln gegen den Alkoholismus und in Ausführung von Art. 12 der Verfassung vom 16. November 1890 verordnet das Gesetz:

Art. 1. Personen, welche sich gewohnheitsmässig dem Trunke ergeben, können in einer Trinkerheilanstalt versorgt werden.

Art. 2. Die Dauer der Unterbringung beträgt in der Regel neun bis achtzehn Monate. In Rückfällen findet eine entsprechende Verlängerung der Frist statt.

Art. 3. Die Versetzung in eine Trinkerheilanstalt erfolgt: *a)* auf Grund freiwilliger Anmeldung, *b)* durch die Erkenntniss des Gemeinderathes der Wohngemeinde.

Sofern gemäss Art. 7 die Unterbringungskosten aus der Armencasse zu bestreiten sind, bedarf die gemeinderäthliche Erkenntniss der Bestimmung von Art. 6, 2 immerhin unbeschadet der Zustimmung der betreffenden Armenbehörde.

Art. 4. Die Gemeinderäthe erkennen über die Versetzung sowohl aus eigener Entschliessung als auf Antrag einer anderen Behörde, oder eines Anverwandten, oder eines Vormundes.

Art. 5. Die Versetzung in eine Trinkerheilanstalt kann nur auf Grund eines amtsärztlichen Gutachtens beschlossen werden, welches den Zustand der Trunksucht (Alkoholismus) und zu dessen Heilung die Nothwendigkeit dieser Unterbringung constatirt.

Art. 6. Die gemeinderäthlichen Erkenntnisse sind dem Betreffenden durch das Bezirksamt zur Verantwortung mitzutheilen und bedürfen in allen Fällen zur Vollziehung der Bestätigung durch den Regierungsrath.

Dieser ist auch berechtigt, die Versorgung einer Person in solchen Fällen von sich zu beschliessen, in denen die Unterbingung dringend geboten erscheint und die Gemeindebehörden eine solche verweigern.

Art. 7. Die durch die Versorgung in einer Trinkerheilstätte erwachsenden Kosten werden aus dem Vermögen des Betreffenden bezahlt; ist er vermögenslos, oder sind für seine Familie die Kosten der Cur unerschwinglich, so werden sie nach Massgabe der bestehenden gesetzlichen Vorschriften über das Armenwesen erhoben.

Der Staat leistet, wo es nöthig erscheint, an die Kosten der Unterbringung und während derselben ausnahmsweise auch an den Unterhalt der Familie angemessene Beiträge.

Art. 8. Einen Monat vor Ablauf der Versorgungsfrist hat die Anstalt einen Bericht an diejenige Behörde abzugeben, welche ihr den Kranken zugewiesen und kann die Cur bei noch nicht völliger Heilung innerhalb der Grenzen der in Art. 2 festgesetzten Zeit verlängert werden.

Art. 9. Während der Dauer der Versorgungsfrist kann für die betreffende Person interimistisch ein Vormund bestellt werden. Das Gleiche kann schon vor der Unterbringung geschehen, sobald durch das amtsärztliche Gutachten eine erhebliche Willensschwäche infolge des übermässigen Genusses alkoholischer Getränke nachgewiesen ist.

Art. 10. Der Regierungsrath ist mit dem Vollzuge dieses Gesetzes beauftragt.

Dass durch ein Trinkergesetz nach dem Muster des vorstehenden die Thätigkeit der Trinkerheilstätten eine ganz andere und weit segensreichere werden würde, braucht wohl nicht besonders hervorgehoben zu werden.

Ueber ihre Einrichtung und Leitung liegen eine Reihe von Erfahrungen vor. Dass in ihnen eine absolute Enthaltsamkeit von geistigen Getränken jeder Art bestehen muss, ist schon erwähnt, und ebenso gerechtfertigt wird die Forderung sein, sie unter ärztliche Fürsorge und Leitung zu stellen.

Eine Verbindung mit Irrenanstalten wird sich nicht empfehlen. Bei aller Aehnlichkeit der betreffenden Kranken stehen sich andererseits ebenso viele Verschiedenheiten gegenüber und eine Zusammenlegung beider würde seine Bedenken haben.

Ausser der Enthaltsamkeit wird die Anstalt von ihren Insassen die Arbeit verlangen.

Gewöhnung an eine regelmässige Arbeit, eine strenge Hausordnung und das mit der längeren Enthaltung vom Trinken immer mehr wachsende Wohl- und Selbstgefühl, das werden die Heilmittel sein, die zum Ziele führen sollen.

Andererseits stehen diesem Ziele andere und keineswegs leichte Bedenken entgegen. Zur Heilung bedarf es längerer Zeit, der Trinker wird auf Monate, vielleicht auf Jahre hinaus seiner Familie und dem Verdienste entzogen und in einer Anstalt verpflegt und beides kostet Geld.

Aber bisher haben sich noch stets die Mittel gefunden, wenn sich die Ueberzeugung von ihrer Nothwendigkeit Bahn gebrochen hatte, und so wollen wir die Hoffnung nicht aufgeben, dass die zur Errichtung von Trinkerheilstätten erforderlichen Mittel sich auch in diesem Falle finden werden, sei es nun, dass der Staat, die Genossenschaften oder die Privatwohlthätigkeit für sie eintreten werden.

Literatur. Vergl. die Literaturangaben bei der Trunksucht. — Forel, Die Errichtung von Trinkerasylen und deren Einfügung in die Gesetzgebung. 1892. — Sérieux, L'assistance des alcooliques en Suisse et en Allemagne. 1894. — Legrain, Les Asiles d'ivrognes. Paris 1895. — Claren, Die deutschen Trinkerasyle und ihre Leistungen. 1896. *Pelman.*

Trinkwasser, s. Wasser.

Trional, Diäthylsulfonmethyläthylmethan,

$$\begin{matrix} CH_3 \\ C_2H_5 \end{matrix} > C < \begin{matrix} SO_2 . C_2H_5 \\ SO_2 . C_2H_5 \end{matrix},$$

ein Hypnoticum, welches sich vom Sulfonal in seinem chemischen Bau dadurch unterscheidet, dass die eine der im Sulfonal an den Kohlenstoff direct angelagerten Methylgruppen, im Trional durch eine Aethylgruppe ersetzt ist (s. auch Tetronal). Ob nun dieser geringe Unterschied sich in der Wirkung des Trionals im Vergleiche mit der des Sulfonals zu Gunsten des ersteren ausschlägt, darüber ist die Controverse noch nicht geschlossen, wenn auch eine Anfrage, die v. Mering diesbezüglich an 17 Autoritäten richtete, beinahe ausschliesslich zu Gunsten des Trionals beantwortet wurde.

Das Trional stellt glänzende, farblose, bei 76° C. schmelzende Krystalle dar, die in 320 Theilen kaltem Wasser (Sulfonal in 500 Theilen Wasser von 15° C. löslich), leichter in heissem Wasser, leicht in Alkohol und Aether löslich sind. Die wässerige Lösung reagirt neutral und schmeckt bitter; auch Tetronal schmeckt bitter, Sulfonal ist geschmacklos.

Nach Ernst Schultze sind die Vorzüge, welche Trional gegenüber dem Sulfonal darbietet: dass es rascher wirkt, manchmal in gleicher oder geringerer Gabe Schlaf bewirkt, wo Sulfonal versagte, dass am nächsten Morgen nach Trional das Gefühl der Niedergeschlagenheit, Kopfschmerzen fehlen, dass es Hallucinationen günstig beeinflusst; auch soll der eine Körper besser wirken wie der andere, wenn dieser schon in seiner Wirkung nachzulassen beginnt, es ist also Abwechslung geboten. Claus hebt hervor, dass die respiratorischen und circulatorischen Functionen, auch die Verdauungsthätigkeit nicht ungünstig beeinflusst werden. Im grossen Ganzen sind jedoch Wirkung und Nebenwirkungen des Mittels identisch oder sehr nahestehend denen des Sulfonals. Es bewirkt, in richtiger Form verabreicht, in $^1/_4$—1 Stunde bei einfacher nervöser Agrypnie, bei ängstlicher Unruhe der Neurastheniker, Melancholiker, bei heftiger Chorea, Pavor nocturnus der Kinder, auch bei Schlaflosigkeit anderer Krankheiten 5—8stündigen Schlaf ohne unangenehme Nebenerscheinungen beim Erwachen. Auch das Trional versagt bei körperlichen Schmerzen, auch nach längerem Gebrauche von Trional treten Hämatoporphyrinurie und schon früher Reizerscheinungen im Magen und Darm ein. Als Symptome einer chronischen Trionalvergiftung wurden Unsicherheit im Gehen, Verlust des Orientirungsvermögens, paralytische Veränderung der Sprache beobachtet. Erst 5 Wochen, nachdem das Mittel ausgesetzt wurde, konnte die Patientin wieder gehen (HECKER). DEZSÖ HAFT fand das Trional von verlässlicher Wirkung bei Paralytikern, bei denen die Unruhe selbst bis zur Manie gesteigert war und bei denen Morphin und Chloral wegen der Intoxicationsgefahr ausgesetzt werden mussten. Auch GRÜNFELD rühmt das Mittel in der psychiatrischen Praxis. Der Harn muss bei fortgesetzter Medication mit Trional sorgfältig controlirt werden, auch blutige Stühle wurden gleichzeitig mit den Nierenblutungen beobachtet (H. REINICKE). Andererseits stellt sich bei längerem Gebrauche eine Abschwächung der Wirkung ein, die jedoch wieder flott wird, wenn man das Mittel eine Zeitlang aussetzt. Bezüglich der Anwendbarkeit des Trionals bei Herzkranken mit starken Compensationsstörungen stehen sich die Berichte der Aerzte diametral gegenüber. H. KÖRTER sah immerhin vom Trional bei asthmatischen Anfällen einigemale Erfolg. Eine die Schweisssecretion hemmende Wirkung des Trionals wird von mehreren hervorgehoben (KOPPERT, GUTTMANN, SPRINGER, RUHEMANN).

Um chronische Trionalvergiftung zu vermeiden, räth v. MERING, die Darreichung des Trionals zeitweise mit anderen Schlafmitteln, z. B. Amylenhydrat, Chloralhydrat, Chloralamid, abzuwechseln. Auch hält er im allgemeinen die übliche Dosirung des Trionals für zu hoch; die Fälle, bei denen am nächsten Tage protrahirte Wirkung und Somnolenz auftreten, sind ein Fingerzeig, bei weiterer Verabreichung die Dosis des Trionals herabzusetzen. Nach ihm kommt man in den meisten Fällen mit 1.0 aus; ist eine Steigerung der Gaben nöthig, so tritt oft schon eclatanter Erfolg ein, wenn diese um 0.25 erhöht wird. Die Behandlung der chronischen Trionalvergiftung besteht so wie bei der mit Sulfonal in Steigerung der Alkalescenz des Blutes, in Aussetzen des Medicamentes und in allgemein roborirender Diät.

Dosirung. Innerlich bei Kindern in möglichst grosser warmer Flüssigkeitsmenge (Milch, schwache Bouillon) von 1 Monat bis 1 Jahr 0,1 bis 0,2 Grm., von 1—2 Jahren 0,2—0,4, von 2—6 Jahren 0.4—0,6, von 6 bis 10 Jahren 0,6—0.8. Diese Dosen sind halb so gross als die von GUTTMANN und CLAUS angegebenen, reichen aber nach RUHEMANN vollkommen aus; reicht man ja doch bei Erwachsenen mit 1,0 aus und soll die Gabe von 1,5 nicht überschreiten. Erwachsenen reicht man das Mittel in Pulverform und lässt viel Wasser oder sehr schwachen Thee nachtrinken. 2,0 sind die maximale Dose für psychisch gesunde Individuen, doch bleiben dann Kopfschmerz, Taumelgefühl nicht aus; in der psychiatrischen Praxis ist man allerdings bis 3.0 pro dosi gegangen. Oft tritt die Wirkung des Trionals verspätet auf, die Beruhigung tritt erst am nächsten Tage oder in der nächsten Nacht ein. Es ist daher zweckmässig, das Mittel einen um den anderen Tag zu geben. SVETLIN verabreicht das Trional beim Zubettegehen in Form eines »Schlummerpunsch« in einem Weinglase voll heissen, mit je einem Theelöffel Cognac und Syrup Aurantii versetzten Wassers verrührt. HABERMANN empfiehlt das von VOSWINKEL hergestellte kohlensäurehaltige Trionalwasser, welches in 330 Ccm. 1,0 Trional enthält. Nach HILDEBRANDT kam das Mittel bei Kaninchen leichter zur Resorption, wenn gleichzeitig Kohlensäure im Magen war. Man kann es also auch gleichzeitig mit Pulv. aerophorus verabreichen, wenn man VOSWINKEL's Präparat nicht bei der Hand hat. Wenn auch dyspeptische Erscheinungen den Gebrauch des Trionals nicht contraindiciren, so kann es doch in manchen Fällen rathsam sein, das Trional zu 1.0—3,0 als Milchklysma zu appliciren. Gegen Nachtschweisse zu 0,25—0,50.

Literatur: ERNST SCHULTZE, Trional und Tetronal bei Geisteskranken. Therap. Monatshefte, 1891, pag. 538. — A. BÖTTIGER, Trional als Hypnoticum. Berliner klin. Wochenschr. 1892, Nr. 42. — DERS. Ueber Trional. Ebenda. 1893, pag. 858. — HERMANN KOPPERS, Beitrag zur Wirkung des Trionals. Inaug.-Dissert. Würzburg 1893. — ERNST SCHULTZE, Hämatoporphyrin im Harn nach Trional. Deutsche med. Wochenschr. 1894, 7. — W. F. Loebisch, Die neueren Arzneimittel. 4. Aufl. 1895. — Dezső Haft, Trional und Tetronal. Aus der psychiatrischen Klinik in Klausenburg. Pester med.-chir. Presse. 1894. — A. Claus, Trional in der Kinderpraxis. Centralbl. f. klin. Med. 1895, Nr. 9. — H. Reinicke, Ein Fall von Trionalvergiftung. Deutsche med. Wochenschr. 1895, Nr. 13. — G. A. Hewitt, Trional als Hypnoticum. Philadelphia med. Bullet. 1895. — J. Buschmann, Anwendung des Trionals. Der ärztl. Praktiker. 1896, Nr. 4. — Stiehlin, Trional bei Neurosen und Psychosen. Wiener klin. Wochenschr. 1896, 14. — Moncorvo, Werth des Trionals bei Kindern. Bull. de l'Acad. de Méd. 5. September 1895. — H. Köstner, Zur Kenntniss des Trionals. Therap. Monatsh. März 1896. — v. Mering, Ist das Trional ein brauchbares Hypnoticum und besitzt es Vorzüge vor dem Sulfonal? Ebenda. August 1896. — N. Smalich, Zur Casuistik der chronischen Trionalvergiftung. Neurol. Centralbl. 1896, Nr. 17. — Hassenmann (Wismar), Eine bequeme Darreichungsform des Trionals. Allg. med. Central-Ztg. 1898, Nr. 82. — Richard Drews, Das Trional. Heilkunde. 1898, Heft 7. — K. Vogel, Ein Fall von chronischer Trionalvergiftung. Aus der Abtheilung des Geheimrathes Ungar im Johannisspital zu Bonn. Berliner klin. Wochenschr. 1899, Nr. 40. *Loebisch.*

Trioxymethylen $(CH_2O)_3$, Paraformaldehyd. Das Polymere des Formaldehyds wendet Unna in Form einer 5%igen Paraformcollodiummischung als nekrotisirendes Mittel bei kleinen weichen Protuberanzen an. Das Paraformaldehyd ist zwar im Collodium unlöslich, doch verdunstet beim Aufpinseln der Mischung genügend Formaldehyd, um nekrotisirend zu wirken. Unna verschreibt: Paraformaldehyd 1,0, Olei Ricini 0,5, Collodii 20,0. S. Aeusserlich zum Aufpinseln. Vor dem Gebrauch umzuschütteln. Der Collodiumfirniss gestattet, die Wirkung des Formaldehyds scharf zu begrenzen. Die Wirkung ist eine langsame, milde.

Literatur: Unna, Monatsh. f. prakt. Dermat. 1898, Heft 4. *Loebisch.*

Triphenin, Patentname für Propionylphenetidin,

$$C_6H_4\begin{matrix}\diagup OC_2.H_5 \\ \diagdown NH.CO.CH_2.CH_3\end{matrix},$$

eine Verbindung, welche sich vom Phenacetin nur dadurch unterscheidet, dass letzteres 1 Atom Wasserstoff der Amidogruppe (NH_2) durch Acetyl — $CH_3.CO$, substituirt enthält, während im Triphenin an dessen Stelle $CH_3.CH_2.CO$ — Propionyl eintritt. Bedenkt man nun, dass der ganze Unterschied zwischen beiden Verbindungen in der Gruppe — CH_2 — besteht, so wird man von vornherein auf keinen grossen Unterschied in der Wirkung zwischen Phenacetin und Triphenin rechnen dürfen. Das Triphenin stellt ein weisses, krystallinisches Pulver von schwach bitterem Geschmack dar, das bei 120° C. schmilzt, sich in Alkohol leicht, aber erst in 2000 Theilen Wasser löst, es ist also bedeutend schwerer löslich als Phenacetin und Lactophenin. v. Mering, der zuerst das Triphenin klinisch untersuchte, hält nun diese Schwerlöslichkeit insoferne für einen Vorzug dieses Mittels, als es nur langsam resorbirt bei prompter Wirkung als milder Vertreter dieser Gruppe von Arzneistoffen angesehen werden muss. Im gleichen Sinne spricht sich auch G. Gaude aus. Das Mittel wurde als Antipyreticum, Antineuralgicum und Sedativum versucht. Als Fiebermittel bewirkt es allmähliche Defervescenz, die Apyrexie dauert mehrere Stunden, der Wiederanstieg der Temperatur erfolgt langsam; auch bei acutem Gelenkrheumatismus blieb die Wirkung nicht aus. J. W. Frieser hat besonders bei Migräne gute Erfolge gesehen. Ueble Nebenwirkungen wurden bis jetzt noch nicht beobachtet.

Dosirung. Innerlich als Pulver, am zweckmässigsten in Oblaten 0,3—0,5—1,0 pro dosi bei acuten fieberhaften Krankheiten, bei Phthisikern bewirken schon 0,3 Triphenin einen Temperaturabfall um 2—3° C. Die Tagesdosis soll 3,0 nicht überschreiten. Als Analgeticum 1,0 pro dosi. Diese Gabe kann in 24 Stunden 3—4mal wiederholt werden.

Literatur: J. v. Mering, Amer. med. surg. Bulletin. 1897, pag. 78. — G. Gaude, Inaug.-Dissert. Halle a. S. 1897. — J. W. Frieser, Münchener med. Wochenschr. 1898, Nr. 35. *Loebisch.*

Triplicitas, s. Missbildungen, XV, pag. 533.

Tripolithverband, s. Verbände.

Tripper. Unter Tripper verstehen wir Entzündungen verschiedener Schleimhautpartien, welche durch die Aufnahme von NEISSER'schen Gonokokken hervorgerufen werden.

Geschichtliches: Schon in der Bibel ist von einem »Flusse an dem Fleische«, der von eminenter Ansteckungsfähigkeit sei, die Rede. Eine genauere Kenntniss des Tripperprocesses wurde aber erst im 18. Jahrhundert angebahnt, als der Kampf gegen die bis dahin geltende Identitätslehre — Tripper und Schanker seien die Anfänge der Syphilis — begann (vide Schanker). Trotzdem behauptete sich diese irrige Anschauung, deren bedeutendster Vertreter J. HUNTER war, noch bis in die Dreissigerjahre des 19. Jahrhunderts und verschwand erst, als RICORD die gänzliche Verschiedenheit des Tripper- und Schankercontagiums durch seine Impfversuche bewies. Während aber RICORD — und mit ihm Forscher wie FOURNIER, JULLIEN, TARNOWSKY u. a. — annahm, dem Tripperprocesse liege kein specifisches Contagium zugrunde, er unterscheide sich also auch nicht wesentlich von anderen entzündlichen Schleimhautaffectionen, sprachen die Vertreter der Lyoner Schule (ROLLET, DIDAY), der Wiener Schule (H. v. ZEISSL, v. SIGMUND) und fast alle deutschen Syphilidologen dem Tripperprocesse ein specifisches Virus zu. Die Richtigkeit dieser letzteren Ansicht wurde im Jahre 1879 durch NEISSER'S Entdeckung des Gonococcus — des nun unbestrittenen Erregers der Tripperkrankung — unwiderleglich festgestellt.

Der NEISSER'sche Gonococcus. Der NEISSER'sche Gonococcus ist ein von Pol zu Pol 0.8—1.6 μ, im Breitendurchmesser 0,6—0,8 μ messender Diplococcus von der Form zweier mit ihrer ebenen Fläche einander zugekehrter Kaffeekörner, der in den Eiterzellen eingebettet liegt, in das lebende Zellprotoplasma, aber nicht auch in die Kerne einzudringen vermag, um welch letztere er rundliche Anhäufungen bildet. Eine specifische Färbungsmethode für den Gonococcus kennen wir nicht. Er entfärbt sich nach GRAM (was übrigens auch eine ähnliche, jedoch viel seltenere Diplokokkenform thut). Um ihn zur Ansicht zu bringen, reinigt man die Eichel eines an Tripper Erkrankten gut mit in 1 : 1000 Sublimatlösung getauchter Watte, entnimmt dann mit einer ausgeglühten und wieder erkalteten Platinöse ein Tröpfchen des Harnröhrensecretes und streicht dasselbe in möglichst dünner Schicht auf Deckgläschen aus. Nachdem das Secret an der Luft auf dem Deckgläschen angetrocknet ist, fasst man das Deckgläschen mit einer Pincette, zieht es dreimal hintereinander rasch durch die Flamme eines BUNSEN-schen Gasbrenners oder einer Spirituslampe und legt es alsdann mit der bestrichenen Seite in ein Uhrschälchen, welches mit der wässerigen Lösung eines basischen Anilinfarbstoffes gefüllt ist. Ob zu diesem Zwecke Gentianaviolett, Methylenblau, Fuchsin u. s. w. gewählt wird, spielt keine wesentliche Rolle. Besonders schöne Bilder erhält man mit Methylenblau. Nachdem das Präparat 1—2 Minuten in der Lösung gelegen, wird es gut mit Wasser abgespült, getrocknet, in Canadabalsam eingeschlossen und mit Oelimmersion untersucht. Bei der Besichtigung findet man die Kerne der Eiter- und etwa vorhandenen Epithelzellen dunkler gefärbt, während deren Zellleib heller erscheint. Noch dunkler als die Kerne der Zellen sind die Gonokokken gefärbt.

Die Eiterzellen sind bald mehr, bald weniger stark von Gonokokken angefüllt, sie können sehr wenige, aber auch Hunderte dieser Körperchen enthalten, äusserlich unverändert bleiben, gequollene, rundliche Formen annehmen und selbst zum Bersten gebracht werden, Fig. 70. Reinculturen des NEISSER'schen Gonococcus gelangen bald nach der Entdeckung desselben auf den verschiedensten Nährböden. Ich erwähne hier: Blutserum, Agar, Rinderblutserum-Peptonagar, Glycerinagar, Harnagar, Peptonascitesagar, Nährbouillon, seröse Flüssigkeiten etc. Die aus dem Eiter des acuten, nicht behandelten Trippers gewonnenen Gonokokken ergaben auf diesen Nährböden bei einer Brütofentemperatur von 25—38° C. (Wachsthumsoptimum 36° C.) nach etwa 48 Stunden meist gut entwickelte, charakteristisch aussehende, mattweiss bis gelblichbraun gefärbte Reinculturen, die auf ähnliche Nährböden gut überimpfbar waren und ziemlich lange lebensfähig blieben. Die Erschöpfung der Nährböden selbst ist jedoch eine ziemlich rasche.

Fig. 70.

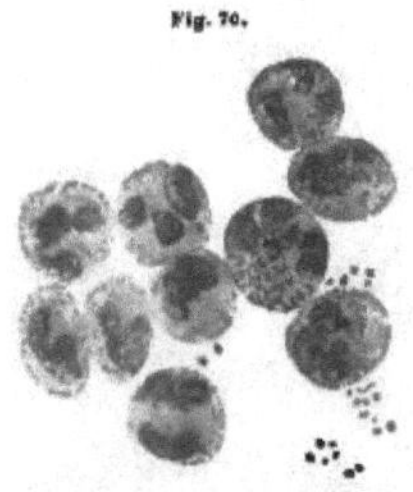

Deckglaspräparats aus dem Eiter einer acuten Blennorrhoe. REICHERT, Ocul. 4, homog. Immersion 1/12.

WERTHEIM fand in seinen Platten nach 24 Stunden die unterste Platte getrübt, es zeigen sich in verschiedener Höhe des Nährbodens fein granulirte Häutchen von unregelmässiger Begrenzung, und schieben sich an den Rändern kleine Häufchen und Zacken vor. Auf der ersten Platte sind die Colonien sehr dicht, und tritt nach 48 Stunden schon eine Rückbildung ein, auf der zweiten und dritten Platte lässt sich bei den weit auseinanderliegenden Culturen die Entwicklung gut verfolgen. Bei auffallendem Lichte erscheinen die Colonien graulich-weiss, leicht glänzend, und kann man nach 72 Stunden oft schon mit dem freien Auge den unregelmässigen Rand der Colonie erkennen. Unter dem Mikroskope bei durchfallendem Lichte erscheinen die oberflächlichen Culturen mattweiss, die tiefer im Nährboden

Fig. 71.

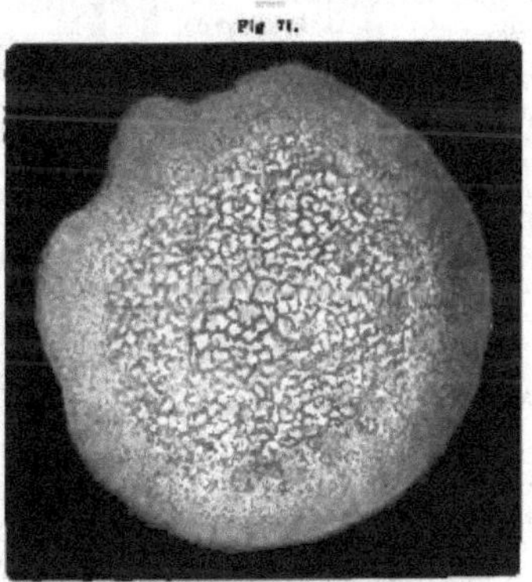

65 Stunden alte Gonokokken-Colonie auf Rinderserum-Agar. REICHERT, Ocul. 3, Object II.

liegenden gelblich-braun, das Centrum ist höckerig, wie aus einzelnen kleinen Bröckeln zusammengesetzt, welche die jüngeren Partien als ein weisslicher, wolkenähnlicher Saum umgeben. Fig. 71 zeigt eine 65 Stunden alte Gonokokken-Colonie, Fig. 72 eine Gonokokkenreincultur in natürlicher Grösse. Die Untersuchung eines Deckglaspräparates einer solcher Cultur zeigt Diplokokken verschiedener Grösse, die oft zu Doppelpaaren angeordnet sind. Die wesentlichen Grössenunterschiede der einzelnen Diplokokken mögen theils vom Alter der Einzelindividuen, vielleicht auch vom Alter der Nährböden herrühren. Ueberhaupt ist es für den Gonococcus charakteristisch, dass er in Reinculturen sehr rasch Degenerationsformen zeigt. Charakteristisch ist ferner für den Gonococcus die Art seiner Theilung und Vermehrung (in gleichbleibender Ebene), die tafelförmige Gruppirung und seine ausserordentliche Empfindlichkeit gegen antiseptische Substanzen. Die Summirung aller genannten Eigenschaften ermöglicht mit ziemlicher Sicherheit seine Differenzirung von ähnlichen Diplokokken, wie dem milch-, grau- und gelbweissen, dem citronengelben und dem Diplococcus der Pseudogonorrhoe.

Fig. 72.

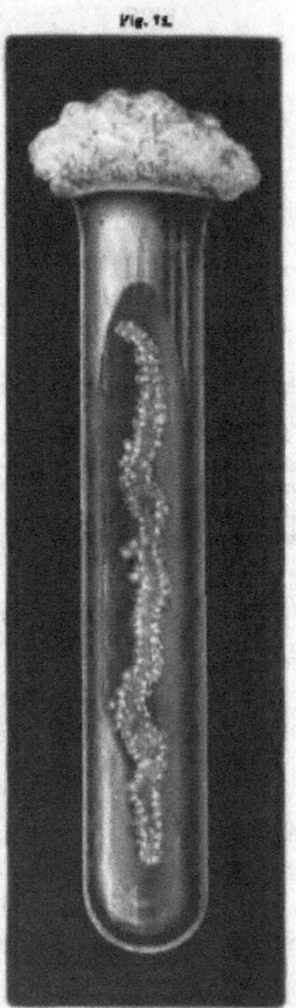

3 Tage alte Gonokokken-Reincultur auf schrägem Kinderserum. Nat. Grösse.

Die Ueberimpfung der Culturen auf Menschen ergab positive Resultate. Thierversuche gelangen bisher nicht in widerspruchsloser Weise. Impfungen mit Stoffwechselproducten der Gonokokken, abgetödteten Gonokokkenleibern oder Gonokokkenculturfiltraten übten keinerlei specifische Wirkung aus. Dagegen erbrachten die Cultur- und Impfversuche andere für die Diagnose und den Verlauf des Tripperprocesses bedeutungsvolle Schlussfolgerungen, auf die wir geeignetenorts noch zurückkommen werden.

Sitz des Tripperprocesses, Mechanismus der Tripperinfection, begünstigende Momente. Der Tripperprocess entsteht zumeist auf der Schleimhaut der Genitalien beider Geschlechter und kann von da aus per contiguum auf die Schleimhaut des Mastdarms, des Uterus etc. oder durch Uebertragung des Secretes auf entfernter gelegene Schleimhäute, z. B. auf die Conjunctiva endlich auch durch Metastasensetzung auf die Gelenke, das Endokard etc. überpflanzt werden. Tripper der Nasen- und Mundhöhle habe ich selbst nicht beobachtet, doch sind in den letzten Jahren anscheinend beweisende Berichte über Tripperinfectionen der Mund- und Nasenhöhle sowohl bei Neugeborenen (durch Uebertragung vom Genitaltractus der Mutter) als bei Erwachsenen (ob durch Metastasensetzung, Infection durch den Thränensackcanal, Coitus illegitimus oder durch Uebertragung mit dem Finger, blieb unentschieden) mehrfach veröffentlicht worden. Die Tripperinfection wird, wenige Ausnahmefälle abgerechnet, vornehmlich durch den Coitus vermittelt. Dass hiebei die weibliche Scheide, die Vulva oder die Eichelkrone infolge des directen Contactes mit dem virulente Gonokokken enthaltenden Trippersecrete erkranken, ist leicht begreiflich. Minder begreiflich erscheint jedoch hiebei die Einwirkung des krankmachenden Agens auf die Harnröhrenschleimhaut des Mannes, da doch die Harnröhrenmündung des Mannes eine sehr enge Spalte ist, deren Labien den Eingang in die Urethra nahezu hermetisch abschliessen. Die Erklärung, die wir für den hiebei stattfindenden Vorgang geben können, ist nach H. Zeissl die, dass das Orificium externum urethrae des Mannes, wenn das Glied während des Beischlafes in die Vagina vordringt, auf mechanische Weise etwas geöffnet wird. Eingedrungenes Secret wird nun in der Harnröhre um so eher zurückgehalten werden, als sich im nächsten Momente, bei Zurückziehen des Gliedes, die Lippen der Harnröhrenmündung wieder schliessen. Protrahirter Coitus, daher auch der Beischlaf in berauschtem Zustande, durch welchen die Ejaculation verzögert wird, monströse Grösse des Penis, der durch starke Friction während des Beischlafes einen stärkeren Abgang des Secretes der Vagina veranlasst, abnorme Weite der Harnröhre, Hypospadie sind Momente, welche die Tripperinfection begünstigen.

Männer, welche vor der Ejaculation den Beischlaf abbrechen, erkranken eher als diejenigen, welche mit demselben Weibe den Beischlaf ordnungsgemäss, jedoch rasch vollenden. Männer, welche unmittelbar nach Beendigung des Geschlechtsactes pissen, erkranken seltener als diejenigen, welche diese Vorsichtsmassregel nicht üben. Das Sperma bei der Ejaculation, der Harn beim Pissen scheinen die Harnröhre von rück- nach vorwärts gleichsam auszuspülen.

Abgelaufene Tripperkrankungen begünstigen die neuerliche Ansteckung (Häufigkeit der Tripperreinfectionen). Eine sonstige — etwa im Blute gelegene — besondere Disposition für die Trippererkrankung giebt es ebensowenig wie etwa eine Immunität gegen die Tripperinfection.

Symptome der Trippererkrankung. Die klinischen Symptome der Trippererkrankung sind, wie bei jedem Schleimhautkatarrh, Hyperämie und Hypersecretion. Die Hyperämie ist infolge der vorausgegangenen pathologischen Reizung meist eine active. Ihre nächste Folge ist nun eine seröse Durchtränkung der Mucosa und ihres submucösen Gewebes (Oedem der Mucosa), sowie eine Steigerung der secretorischen Thätigkeit der Schleimfollikel, welche ein klares, seröses, Gonokokken enthaltendes Fluidum liefern (seröser Katarrh). Eine weitere Folge der Hyperämie ist das Eintreten vermehrter Epithel-Bildung und -Abstossung und Schleimerzeugung (epithelialer und mucöser Katarrh). Bei sehr geringer Reizung des Gewebes entsteht blos vermehrte Epithelbildung; bei etwas stärkerer, aber noch immer mässiger Reizung tritt die vermehrte Schleimerzeugung in den Vordergrund. Der vermehrte Schleim stammt aber nicht allein aus den offenen ausmündenden, acinösen Drüsen, sondern auch aus den Epithelien der Schleimhaut, deren Protoplasma sich in Schleimsubstanz umwandelt (schleimige Metamorphose). Findet eine noch intensivere Reizung statt, so kommt es zur Eiterbildung; auch füllen sich die Hohlräume der Follikel mit einer Eiterkörperchen haltigen Flüssigkeit (entzündlicher und purulenter Katarrh). Infolge der anhaltenden Eiterung können mehrere der ergriffenen Follikel verschwären, die Verschwärung kann auf das submucöse Gewebe übergreifen und es entstehen umschriebene, bis auf das submucöse Gewebe dringende Schleimhautdefecte (katarrhalische Geschwüre). Wir können also von einem serösen, epithelialen und mucösen Tripper als Vorläufer des purulenten Trippers sprechen — eine Scheidung, die jedoch nicht streng zu nehmen ist und nur besagen will, dass in dem betreffenden Falle Epithelien, Schleimzellen oder Eiterkörperchen das überwiegende typische Moment bilden.

Wird der Blutdruck in den Capillaren der erkrankten Schleimhaut so intensiv, dass sie bersten, so kommt es zu capillaren Blutungen. Das von den ausgetretenen Blutkörperchen gebildete dunkelfarbige Pigment mengt sich dem purulenten Secrete bei und verleiht ihm, sowie der blutenden Schleimhaut ein tintenschwarzes Aussehen (schwarzer oder russischer Tripper).

Acuter und chronischer Tripper. Alle bisher angeführten Erscheinungen nehmen meist einen raschen Verlauf, so dass der ganze Krankheitsprocess in wenigen Wochen abgelaufen und die Schleimhaut ad integrum restituirt sein kann (acuter Tripper).

Bevor jedoch die vollkommene Integrität der Schleimhaut wieder hergestellt ist, bleibt, selbst nach dem scheinbaren Verschwinden der Gonokokken, die ehemals kranke Partie immer reizbar, und der acute Tripper kann auf die geringste Veranlassung hin recidiviren. Diese Wiederkehr kann öfter stattfinden, die Disposition zu neuerlicher Entzündung immer grösser, die Recidive eine stets länger dauernde werden, bis endlich alle Erscheinungen des Katarrhs stationär bleiben, selbst ohne dass man imstande wäre, durch eine der bisher bekannten Methoden virulente Gonokokken im Gewebe oder Secrete des Tripperkranken constant nachzuweisen (chronischer Tripper).

Der Tripper der männlichen Harnröhre. Incubationszeit. Symptome. Anatomie. Am häufigsten entsteht, wie erwähnt, der Tripper des Mannes auf der Schleimhaut der Harnröhre, anfangs meist durch eine mehr weniger ausgebreitete Hyperämisirung, später durch seröse oder mucöse Secretion bei vermehrter Epithelbildung und Abstossung charakterisirt. Hiebei kann man von einer eigentlichen Incubationszeit kaum sprechen, weil die entzündliche Reaction sehr bald, nachdem die Infection stattfand, beginnt. Solange die Krankheitserscheinungen noch keine genügend grosse Schleimhautpartie ergriffen haben, werden dieselben aber vom Kranken weder empfunden noch demselben sichtbar. In der Regel werden die deutlichen Zeichen des Harnröhrentrippers am vierten oder fünften Tag nach dem Beischlaf vom Kranken bemerkt. Die Angaben über die Dauer der sogenannten Incubation des Trippers schwanken von einem bis zu dreissig Tagen. Die — häufig unbeachtet gelassene — erste Störung besteht in einem leisen Prickeln in der Harnröhrenmündung oder auch in einem tieferen Theile der Harnröhre, das den Erkrankten zu öfterem Pissen veranlasst. Allmählich aber wulstet sich die Schleimhaut der Harnröhrenmündung und macht sich in derselben ein spärliches, helles, durchsichtiges, fadenziehendes Secret bemerkbar, welches vorherrschend aus Schleim- und spärlichen Epithelzellen und Gonokokken besteht. Fängt man den Harn in einem Glasgefässe auf, so findet man in dem sonst klaren Harne zahlreiche Flocken und fadenartige Gebilde herumschwimmen. Da dieses Secret sehr spärlich ist, so pflegt es sich in der Harnröhrenmündung einzudicken, wodurch diese verklebt wird und das Pissen nur dann frei von statten geht, wenn der Harnstrahl das eingedickte Secret fortgespült hat. Dies ist der initiale seröse und mucöse Tripper.

In der Regel ändert sich das Krankheitsbild sehr bald. Das Gefühl des Prickelns und Kitzelns verwandelt sich in ein brennendes, schmerzhaftes. Die Schleimhaut der Harnröhrenmündung schwillt an und wird etwas nach aussen umgestülpt. Das Secret wird reichlicher, dicker und nimmt eine gelbgrüne Farbe an. Der jetzt aufgefangene Harn erscheint durch das beigemengte eiterige Secret wolkig getrübt. Das Secret reagirt schwach alkalisch und besteht aus zahlreichen Eiterkörperchen nebst Schleim- und Epithelzellen, sowie den Gonokokken. Wie schon erwähnt, zeigt sich das eiterige Secret meist erst am vierten oder fünften Tag nach dem ansteckenden Beischlaf. Mit der zunehmenden Eiterbildung in den vorderen Theilen der Harnröhre steigern sich die Harnbeschwerden. Der Harn geht unter heftigen Schmerzen tropfenweise oder in schwachem unterbrochenem Strahle ab, weil die Harnröhre durch ihre entzündlich geschwellte Schleimhaut temporär verengt wird und die glatten Kreismuskeln der Harnröhre, welche propulsirend auf den Harnstrahl wirken, vorübergehend gelähmt sind. In manchen Fällen ist die Triebkraft der Blase wesentlich abgeschwächt; oft fühlen die Kranken gar nicht, dass ihre Blase gefüllt ist. Nur der Umstand, dass sie sich erinnern, dass sie längere Zeit nicht gepisst haben, veranlasst sie, ohne dass sie durch von selbst eingetretenen Harndrang dazu getrieben werden, die Blase zu entleeren. In anderen Fällen stellt sich schon am dritten oder vierten Tage des Bestandes des Trippers häufiger Harndrang ein. Dieser ist dadurch bedingt, dass der Tripperprocess um diese Zeit schon die Pars membranacea und prostatica oder die Blase ergriffen hat. An der Hyperämisirung der Schleimhaut sind auch die Schwellkörper betheiligt, weshalb sich das Glied fortwährend in halberigirtem Zustande befindet. Nun machen sich auch Allgemeinerscheinungen geltend. Die Gesichtsfarbe wird blass, der Appetit schwindet, zuweilen stellen sich leichte Fieberbewegungen ein. Diese Beeinträchtigung des Allgemeinbefindens ist jedoch nicht auf ein Eindringen des Gonococcus in die Blutmasse zurückzuführen, sondern eine Folge des Schmerzes und des gestörten Schlafes. In der Bettwärme treten häufig Erectionen ein. Diese sind sehr schmerzhaft, weil die geschwellte Schleimhaut dem Zuge der erigirten Corpora cavernosa nicht gut folgen kann. Verfällt der Kranke doch endlich infolge der Ermattung in Schlaf, so wird er nicht selten durch einen schmerzhaften Samenerguss aus demselben geweckt. Auch heftiges, längere Zeit anhaltendes Fieber — vielleicht eine Folge des Eindringens der Gonokokken in die Blutmasse — habe ich mehrmals constatiren können.

Bei zweckmässigem Verhalten des Kranken kann die Schwellung des Harnröhrencanals schon nach einer, die eiterige Secretion nach 2—3 Wochen abnehmen, wobei die Eiterkörperchen immer geringer an Zahl werden, während die Epithelzellen zu prävaliren anfangen. Allmählich vermindert sich auch das schleimig gewordene Secret, so dass nur dann, wenn der Kranke längere Zeit nicht gepisst hat, aus der Harnröhrenmündung einige Tropfen schleimigen oder schleimig-eiterigen Secretes hervorgepresst werden können. Fängt man den in diesem Stadium gelassenen Harn auf, so bemerkt man, dass in demselben weissliche fadenförmige Gebilde (Tripperfäden) von verschiedener Länge herumschwimmen. Holt man dieselben aus dem Harne heraus, so contrahiren sie sich zu gelatinösen Klümpchen und erweisen sich mikroskopisch als aus einer schleimigen Grundsubstanz, in welche Epithel- und Eiterzellen eingebettet sind, bestehend. Nach Ultzmann sprechen reichliche Eiterzellen mit Gonokokken für lebhafte Entzündung, das Ueberwiegen der Epithelzellen deutet auf Ueberhäutung und Heilung. Nach und nach verringert sich die Menge der erwähnten Fäden, und es zeigt sich bei jedesmaligem Pissen im gelassenen Harn nur ein einziger Faden. Endlich schwindet auch dieser, so dass nach sechs Wochen der Tripperprocess der männlichen Harnröhre erloschen sein kann. So lange die erwähnten Tripperfäden im Harne bemerkbar sind, kann die geringste Veranlassung den schon dem Erlöschen nahen Krankheitsprocess neuerdings anfachen. Je öfter solche Rückfälle stattfinden, um so schwerer erfolgt die Heilung. Es bleiben Reizungszustände einzelner Partien der Harnröhrenschleimhaut und eine permanente spärliche Schleim- und Eiterabsonderung zurück. Diesen Zustand nennt man Nachtripper oder chronischen Tripper. Bei acutem Harnröhrentripper kann es durch hochgradige Schwellung der Harnröhrenschleimhaut zur Harnverhaltung kommen. Die hochgradige Blutüberfüllung der Schleimhautcapillaren kann zur Berstung derselben und zuweilen zu beträchtlicher Blutung führen. Wird durch das beigemengte Blut das Trippersecret rothbraun bis schwärzlich gefärbt, so spricht man, wie schon vorher gesagt, von einem hämorrhagischen Tripper. Der Tripperprocess nimmt seinen Anfang in der Fossa navicularis und schreitet von hier aus gegen die hinteren Partien der Harnröhre fort. In selteneren Fällen kann sich die Trippererkrankung auf die vorderen Partien der Harnröhre beschränken und überhaupt an jedweder Stelle derselben zur Heilung kommen. Neue Untersuchungen widerlegten die Annahme, dass dem Fortschreiten des acuten Trippers auf die Pars posterior durch den Compressor urethrae halt geboten werde.

Diesem Muskel wird nämlich von manchen Autoren eine grosse Bedeutung beim Tripperprocesse beigelegt — eine Bedeutung, die ihm gewiss nicht zukommt. So wird er nicht nur für das langsame Fortschreiten des Tripperprocesses auf die Urethra posterior, sondern auch für das sogenannte Regurgitiren des Eiters verantwortlich gemacht. Darunter verstehen die betreffenden Autoren das Abfliessen des in der hinteren Harnröhre angesammelten Eiters in der Blase unter Ueberwindung des geringen Widerstandes, den der an Kraft dem Sphincter vesicae externus bedeutend nachstehende Sphincter vesicae internus zu leisten vermag.

Durch dieses Regurgitiren des Eiters in die Blase soll nun bei der Urethritis posterior der in der Blase befindliche klare Urin getrübt werden. Deshalb sei auch bei einer bestehenden Urethritis posterior der zuerst gelassene Urin stark trübe und die zweite Hälfte des in ein zweites Glas gelassenen Harnes gleichmässig, aber weniger getrübt als die erste Hälfte. Bestehe nur eine Urethritis anterior, so sei die erste Hälfte des aufgefangenen Harnes trübe, die zweite klar, endlich, wenn Urethritis anterior und posterior und Blasenkatarrh bestände, so sei der erste geplaste Urin trübe, der zweite gleichmässig getrübt und der letztgelassene Theil bringe reichliches Sediment mit. Die zweite Behauptung war die, man könne mit einer gewöhnlichen Tripperspritze — also ohne Anwendung eines übermässigen Druckes — keine Flüssigkeit in die Pars membranacea und prostatica bringen, und endlich: Flüssigkeit, die mittelst eines in der Pars pendula, also vor dem Compressor urethrae liegenden Katheters eingespritzt werde, fliesse immer neben dem Katheter zurück.

All diese Behauptungen sind aber ganz unhaltbar. Aus zahlreichen klinischen Beobachtungen, Untersuchungen und Experimenten, die von Max v. Zeissl, Hanč, Rehfisch, v. Frankl-Hochwart und Zuckerkandl am Menschen und an Thieren ausgeführt wurden, sind folgende Punkte unwiderleglich bewiesen worden:

Die Unhaltbarkeit der Ansicht vom Regurgitiren des Eiters in die Harnblase; die Möglichkeit des Einspritzens einer Flüssigkeit in die hinteren Partien der Harnröhre und in die Harnblase mittels der einfachen Tripperspritze, sowie durch einen vor dem Compressor liegenden Katheter; die Unrichtigkeit der Lehre von der Bedeutung des Compressor urethrae für den Blasenverschluss und endlich die grosse Bedeutung des Sphincter vesicae internus für den Blasenverschluss.

Diese Verhältnisse haben speciell für die Tripperbehandlung grosse Wichtigkeit; hier sei blos daraus die natürliche Folgerung gezogen, dass eine wirklich strenge Theilung des Trippers in eine Urethritis anterior und posterior nicht angängig ist. Freilich sind die Symptome, welche bei acuter Erkrankung der vorderen Harnröhre und bei der acuten Erkrankung der hinteren Harnröhre auftreten, verschieden, nur darf man sich nicht vorstellen, dass der Process in der Pars pendula schon immer zum Abschlusse gekommen ist, wenn die Pars membranacea und prostatica erkranken. Bei Erkrankung bis inclusive Pars bulbosa besteht starker gonokokkenhaltiger eiteriger Ausfluss, häufige schmerzhafte Erection, zuweilen Abschwächung der Triebkraft der Blase. Erkrankt auch die Pars membranacea und prostatica intensiver, so stellt sich brennender heftiger Schmerz namentlich während des Gehens im Mittelfleisch und in der Pars prostatica ein, der sich beim Pissen steigert.

Bei Beginn oder bei leichteren Graden der acuten Entzündung der Pars posterior können aber diese Symptome auch fehlen.

Zuweilen stellt sich Harndrang ein. Die zweite Harnportion wird bei im Laufe des Tages mehrmals wiederholter Untersuchung klar gefunden; nur selten gehen zum Schlusse des Pissactes, manchmal auch während desselben einige Tropfen Blutes ab. Diese Blutungen mögen so wie die bei acutem Tripper der Pars anterior durch Reissen der capillaren Schleimhautblutgefässe in der Pars posterior der Harnröhre zustande kommen und durch das krampfhafte Muskelspiel ausgepresst werden, die Schwellung der Schleimhaut mag den Harndrang, wenn solcher vorhanden, bedingen. Von dem Schmerz bei Cystitis acuta unterscheidet sich der bei der Urethritis posterior dadurch, dass bei der Cystitis der Schmerz die grösste Intensität zum Schlusse des Pissens erlangt (DESNOS). Wenn sich bei der acuten Trippererkrankung der Pars posterior auch Harndrang einstellt, so entleert sich die Blase trotz des häufigen Pissens doch nicht vollständig, und kann man bei sehr vorsichtig auszuführendem Katheterismus, nachdem der Kranke zu pissen aufhörte, noch eine beträchtliche Menge Harnes entleeren. Um zu eruiren, aus welchem Theile der Harnröhre der Eiter stammt, sind mehrere Methoden angegeben. GUYON benutzt hierzu seinen Kautschuk-Explorateur, der in eine dicke, olivenartige Kugel endet. Mit dem wenig beölten Instrument geht man bis in den Bulbusantheil der Harnröhre, den man so lange auswischt, bis man keinen Eiter mehr aus der Pars spongiosa herausfischen kann. Geht man sodann mit dem Instrumente in die Pars posterior ein, so kann man den etwa in ihr vorhandenen Eiter herausholen, den LEPRÉVOST ganz richtig als ziemlich dick, kleisterartig und crèmefarbig beschreibt. Eine zweite Methode basirt darauf, dass, wenn man einen Katheter bis in die Pars bulbosa einführt und rasch Flüssigkeit durch den Katheter einspritzt, dabei durch reflectorische Contraction des Compressor urethrae die Flüssigkeit nicht bis in die Blase gelangt, sondern neben dem Katheter wieder zurückfliesst. Das Ausspülen wird so lange fortgesetzt, bis die Spülflüssigkeit ganz rein abfliesst, dann lässt man den Kranken pissen. Findet sich nun der Harn in seiner ersten Portion getrübt, so stammt das Secret aus der Pars posterior. Spritzt man mittels der Tripperspritze rasch gefärbte Flüssigkeiten in die Harnröhre, so sind die Fäden aus der Pars pendula gefärbt, die beim Pissen aus der hinteren Harnröhre kommenden Tripperfäden ungefärbt. Findet man bei der Zweigläserprobe die zweite Hälfte des Harnes getrübt, so wird man nicht fehlgehen, wenn man dieses Symptom als Zeichen einer Erkrankung der Blase ansieht.

Differentialdiagnose. Der acute Tripper könnte verwechselt werden mit Balanoposthitis, mit syphilitischer Initialsklerose des Orificium externum, mit Ulcus molle des Meatus, mit acuten Harnröhrenkatarrhen aus mechanischen Ursachen (acuter Katarrh der Pars anterior durch Katheterisiren bei Prostatahypertrophie), mit BOCKHART'S Pseudogonorrhoe und mit Urethritis ex libidine.

Balanoposthitis kann wohl nur bei hochgradiger Phimosis, die die Freilegung des Orificium urethrae externum nicht gestattet, zu einer Täuschung Veranlassung geben. Wenn die Balanoposthitis nicht durch einen Harnröhrentripper veranlasst wurde, wird das Fehlen der Gonokokken im Secrete die Diagnose sicherstellen. Gelingt es, die Harnröhrenmündung zu Gesicht zu bekommen, so wird, da bei Druck kein Eiter aus ihr herausgepresst werden kann, die Unterscheidung zwischen Harnröhrentripper und Eicheltripper auch ohne mikroskopische Diagnose gestellt werden können. Uebrigens kann man, wenn es nicht gelingt, die Harnröhre zu sehen, vorsichtig durch das enge Präputium einen dünnen elastischen Katheter bis zur Eichelfurche einführen und spült dann mit einer Wundspritze oder dem Irrigator den Vorhautsack so lange aus, bis das Wasser klar und ohne Flocken zurückkommt. Fängt man alsdann den frischgelassenen Harn des Kranken in einem Glasgefässe auf, so wird man, wenn kein Harnröhrentripper und kein Schankergeschwür der Harnröhre vorliegt, den Harn ganz klar finden. Beim syphilitischen Primäraffecte wird die lange Incubation, die schmerzlose Schwellung mehrerer Lymphknoten in den Leistenbeugen, das selbst bei oberflächlichem Zerfall sehr spärliche, oft mit Blut gefärbte und wenig Eiterzellen führende Secret und die in der Regel 1—2 Cm. in die Urethra hineinreichende Härte die Diagnose ermöglichen. Ist die syphilitische Initialsklerose in der Harnröhre überhäutet, so wird während der Zeit ihres Bestandes die Harnröhre verengt sein und, wenn überhaupt Secretion stattfindet, nur ein schleimiges Secret abgesondert werden. Schankergeschwüre (Ulcera mollia) kommen in der Harnröhre relativ selten vor und sitzen meist an einer der beiden Lippen oder an beiden zugleich und können dann weiter gegen die Harnröhre fortschreiten. H. ZEISSL und ich selbst sahen bisher kein Schankergeschwür hinter der Fossa navicularis entstehen. GRÜNFELD beobachtete solche Fälle und wies mit dem Endoskope nach, dass der Schanker in seltenen Fällen den ganzen vorbulbären Theil ergreifen kann. Auf der Schleimhaut wird bei Schankerinfection sich wegen der leicht stattfindenden Maceration nicht erst eine Pustel bilden, sondern rasch die Geschwürsbildung erfolgen. Die Kranken empfinden nur dann Schmerz, wenn der Harn über die Geschwüre fliesst, das aus der Harnröhre kommende eiterige Secret ist meist blutig gefärbt, in ihm können unter Umständen elastische Fasern mikroskopisch nachgewiesen werden, die vom Zerfall der ergriffenen Partien herrühren (WOLFF). Die von DUCREY beschriebenen Schankerbacillen stellen die Diagnose sicher. Bei Behandlung der am Orificium urethrae externum sitzenden Schankergeschwüre fand ich ausgiebige Aetzung mit dem Lapisstift und nachfolgendes Einlegen von Jodoformdochten am zweckmässigsten. Bei tieferem Sitz in der Harnröhre muss zur Behandlung das Endoskop benutzt werden. Ueber die verschiedenen aus anderen Ursachen als der Tripperinfection entstandenen acuten Harnröhrenkatarrhe ergiebt sich die Differentialdiagnose aus dem in den betreffenden Capiteln Gesagten.

Prognose. Die Prognose des männlichen Harnröhrentrippers ist bei zweckmässiger Behandlung keine ungünstige. Sie richtet sich — was Dauer und Verlauf anbelangt — nach dem Grade der Entzündung, dem Zeitpunkte des Beginnes der Behandlung etc. und wird durch locale Complicationen (hämorrhoidale Zustände), durch Excesse, Recidive, sowie durch constitutionelle Gründe (Tuberkulose) leicht ungünstig beeinflusst.

Der chronische Tripper (latente oder Nachtripper) der männlichen Harnröhre. Der chronische Tripper der männlichen Harnröhre entsteht aus dem acuten Tripper durch unpassendes Verhalten des Erkrankten, durch zwecklose oder übel angebrachte therapeutische Eingriffe, ist aber ausserdem auch nicht selten nur die Folge der individuellen Beschaffenheit der Schleimhaut oder der besonderen Virulenz der Ansteckung. Der chronische Harnröhrentripper lässt sich als persistentes, mucöses Rückbildungsstadium des acuten Harnröhrentrippers bezeichnen, bei welchem jedoch das schleimige, epithelhaltige Secret spärlicher und nur zeitweise, namentlich des Morgens, in kleinen Quantitäten in der Harnröhrenmündung bemerkbar wird oder mittels Daumen und Zeigefinger herausgepresst werden kann. Meist macht sich, mit Ausnahme eines zeitweiligen prickelnden Gefühles oder vorübergehender Stiche im Bereiche der Harnröhre, keine besondere Störung bemerkbar, auch das Pissen pflegt ganz leicht von statten zu gehen. Häufig ist es auch nicht möglich, in dem spärlichen Secrete mikroskopisch Gonokokken zu constatiren. Von ziemlicher Wichtigkeit sind für die Diagnose die bei dem chronischen Harnröhrentripper auftretenden Fäden, die als Filamente bezeichnet werden. Sie sind 1—2 Cm. lang, durchsichtig, oder auch trübe und bestehen aus Mucin, Epithelien und weissen Blutkörperchen. Ebenso wie beim Secrete findet man auch bei der mikroskopischen Untersuchung dieser Fäden sehr häufig keine Spur von Gonokokken. Die Gonokokken, die bei dem chronischen Tripperprocesse vielleicht (?) auch an Virulenz einbüssen, mögen in den tieferen Gewebsschichten verborgen sein, so dass auf den geringsten fördernden Einfluss hin die immer noch bestehende persistente oder in Rückbildung begriffene Schleimhautinfiltration sich nicht nur zu steigern, sondern auch infectiös zu wirken vermag.

Breitet sich der Process auch über die hinteren Harnröhrenpartien aus, so pflegen die Symptome ebenso wie bei der acuten Form deutlicher und für den Kranken belästigender zu werden: ein permanentes brennendes Gefühl beim Uriniren, Urindrang, Blasenkrampf, Störung und grössere Beschwerden bei der Harnentleerung, Pollutionen und endlich neben localen nervösen Symptomen, wie Müdigkeit, Schmerzen, Jucken, Hitze- und Kältegefühle im Gliede und Kreuze, schwere neurasthenische Erscheinungen sind dann nicht selten die Folgeerscheinung der Erkrankung; auch Fieberbewegungen pflegen vorzukommen. Infolge der früher auseinandergesetzten geringen Kraft des Musc. compressor urethrae ist ein solches Uebergreifen des Processes auf die hinteren Harnröhrenpartien ein leicht begreifliches und häufiges Vorkommniss. Liefern ausnahmsweise die mikroskopische Untersuchung, Anlegung der Reincultur und das Auffinden von Filamenten keine sichere Diagnose, so kann dieselbe durch Vornahme der Endoskopie gestützt werden.

Die Prognose des chronischen Trippers ist eine zweifelhafte. Durch sorgfältige Beobachtung der Diät und der nothwendigen therapeutischen Massnahmen wird es möglich sein, eine grosse Anzahl von Fällen der Heilung oder wenigstens bleibenden Besserung zuzuführen. Immerhin aber giebt es eine nicht geringe Anzahl von Fällen, die dauernd einer jeden Behandlung trotzen und bei denen nichts als ein Stationärbleiben erreicht werden kann. Vernachlässigung, unzweckmässige Behandlung, Excesse, constitutionelle und anatomische Prädisposition können im Gefolge des chronischen Trippers zahlreiche schwere, ja selbst das Leben des Kranken bedrohende Erscheinungen herbeiführen (Stricturen, Cystenbildungen etc.).

Anatomie und Endoskopie des Harnröhrentrippers. Während des Lebens des Kranken ist es mit unbewaffnetem Auge nicht möglich, der krankhaft veränderten Schleimhaut der Urethra in ihrer ganzen Ausdehnung ansichtig zu werden. Die Gelegenheit zu nekroskopischen Untersuchungen bietet sich selten dar und beziehen sich naturgemäss die meisten authentischen postmortalen anatomischen Angaben mehr auf solche Veränderungen der Harnröhrenschleimhaut, welche infolge lang bestandener chronischer Tripper entstanden, als auf die Veränderungen recenter Harnröhrentripper.

Rokitansky äussert sich folgendermassen: »Die katarrhalische Entzündung der Harnröhrenschleimhaut hat einen zum chronischen hinneigenden Verlauf. Sie ist entweder ziemlich gleichförmig über die Harnröhre verbreitet oder sehr oft, und zwar bald ursprünglich, bald in ihrem späteren Verlaufe auf eine oder mehrere Stellen beschränkt. Derlei Herde finden sich an jeder Stelle, bis zur Pars prostatica hin, am häufigsten aber doch in der Nähe des Bulbus urethrae und der Fossa navicularis. Ihre Kennzeichen sind dunkle Röthung und Wulstung der Schleimhaut, zuweilen, und zwar besonders in der Fossa navicularis, auffällige Schwellung der Schleimdrüsen, Eiterbildung. Dabei ist das Corpus spongiosum urethrae an den gedachten Stellen zunächst in seiner innersten Schichte, zuweilen in seiner ganzen Dicke mit Verkleinerung seiner Räume geschwellt und daher minder blutreich. Man nimmt daselbst einen hierdurch bedingten resistenten Wulst in der Harnröhre wahr. Je länger die Entzündung, zumal bei zeitweiser Steigerung ihrer Intensität, dauert, desto weniger heilt sie vollständig, sondern hat verschiedene Ausgänge und Folgen, wie: Schleimhautschwielen, Stricturen.«

Durch die endoskopische Inspection der Harnröhrenschleimhaut gelang es, dieses makroskopische Bild zu ergänzen. Ohne hierbei auf die Schilderung der einzelnen endoskopisch differenzirbaren Formen des acuten Trippers einzugehen, will ich nur kurz hervorheben, dass man bei der Untersuchung das Sehfeld stets mehr oder weniger reichlich mit Eiter bedeckt findet. Der Trichter fehlt, die centrale Figur ist unregelmässig, zackig oder punktförmig, die gewulstete Schleimhaut zeigt eine gleichmässig rothe bis bläulichrothe Färbung und den punktförmigen Substanzverlusten entsprechende Defecte des Reflexes. Der Tubusrand erzeugt in der Schleimhaut eine bald schwindende Druckrinne, die Schleimhaut blutet beim geringsten Insulte.

Die mikroskopische Untersuchung ergiebt Anhäufungen von Leukocyten im Epithel und subepithelialen Bindegewebe, sowie Gonokokken theils innerhalb derselben, theils frei in den erweiterten Intercellularräumen der Epithelien, seltener in den Saftspalten des Bindegewebes. Die Zellen des eiterigen Secretes erweisen sich meist als polynucleäre, seltener als mononucleäre Leukocyten oder kleine Lymphocyten. Ueberdies finden sich eosinophile Zellen in grosser Anzahl.

Behandlung des acuten Harnröhrentrippers. Zunächst würde es sich darum handeln, die Möglichkeit einer Tripperinfection zu verhüten. In dieser Beziehung ist das Präservativ, wenn dasselbe nicht während des Beischlafes reisst, ein Schutzmittel. In gewissem Grade nützt auch rasche Vollendung des Beischlafes, dass man denselben nicht in kurzen Zwischenpausen wiederhole und möglichst bald nach seiner Vollendung pisse. Solche Männer, welche bald nach vollendetem Beischlaf das Glied gut waschen, pissen und einige Zeit nach dem Coitus, wenn die Turgescenz des Gliedes schon vollständig geschwunden, die Harnröhre mit einer schwachen Kalium hypermanganicum-Lösung (0,03 auf 200 Wasser) mittels der Tripperspritze ausspülen, erkranken seltener als solche Männer, welche die gleiche Vorsicht nicht gebrauchen. Eine Abortivbehandlung, d. h. eine Behandlung, die nach Ausbruch der Krankheit imstande wäre, der Weiterentwicklung derselben halt zu gebieten, kennt man bisher nicht. Die schon von Ricord empfohlenen und immer wieder angepriesenen Injectionen von starker Silbersalpeterlösung (1 : 30 Wasser) können zur Verschorfung der Harnröhrenschleimhaut und ihrer Abstossung bei starker Blutung führen, ohne die Weiterentwicklung des Trippers zu hindern. Infolge dieser Injectionen kann sogar die noch nicht eingetretene Tripppererkrankung der Pars membranacea und prostatica, sowie die Entzündung der Prostata selbst bedingt und der ganze Krankheitsprocess verlängert werden. Von Janet wurde die Irrigation der Harnröhre mit Kalium hypermanganicum zur Abortivbehandlung empfohlen (Concentration regelmässig steigend vom 1. Tage 1 : 4000 bis 1 : 1000 am 4. Tage). Es wird vermittels eines Jaques' Patentkatheters zunächst ausgiebig die vordere Harnröhre ausgewaschen. Es werden zwei bis drei solche Spülungen des Tages ausgeführt und wird eventuell nach der dritten Spülung bis in die Pars membranacea eingedrungen, so dass die Spülflüssigkeit in die Blase fliesst. Schwillt die Harnröhrenschleimhaut intensiv an, oder kommt es gar zum Aussickern etwas blutig tingirter Flüssigkeit, so lasse man die Kranken tropfenweise uriniren. Bei Ausübung des Janet'schen Verfahrens kommt es nicht so selten zu Cystitis und Epididymitis. Ich ziehe es daher vor, mittels der Handspritze und des Jaques' Patentkatheters grosse Mengen Kali hyperm. s. bei sehr mässigem Spritzendruck durch die Harnröhre fliessen zu lassen. So lange die zweite Harnportion nicht getrübt ist, gehe ich nie mit dem Katheter in die Pars membranacea ein. Weder diese Methode, noch die Verabreichung grosser Dosen von balsamischen Mitteln (Digestionsstörungen!) erwiesen sich mir als Abortivbehandlung, hingegen bewirkte die ausgiebige Durchspülung der Harnröhre sehr häufig eine rasche Verminderung der

Secretion. Die Heilung des Trippers ist meiner Meinung nach nur bei methodischer Behandlung und strenger Regelung der Diät zu erreichen. Dem Kranken ist zunächst zu untersagen: jedwede geschlechtliche Erregung, besonders die Ausübung des Coitus (Infectionsgefahr für das Weib, Herbeiführung von schweren Folgekrankheiten und Hämorrhagien aus der Harnröhre), sowie jede forcirte Bewegung und körperliche Anstrengung. Er soll ein Suspensorium mit Schenkelriemen und genügend weiter Oeffnung für den Penis tragen.

Was die Diät anlangt, so sind alle viel freie Kohlensäure haltigen Getränke, die bei empfindlichen Individuen dysurische Erscheinungen erzeugen können (Most, Champagner, Sodawasser, Bier) und alle harntreibenden oder den Geschlechtstrieb anregenden Genussmittel (Sellerie, Spargel, schwarzer Kaffee, Trüffel etc.) zu verbieten. Uebermässiges, mehr als zum Stillen des Durstes nöthiges Trinken ist schädlich. Zur Kost gestatte man Milch, sehr lichten Milchkaffee, Mehl- und Obstspeisen, Chocolade, Suppe. Fleischkost schränke man möglichst ein. Die letzte Mahlzeit nehme der Kranke mindestens zwei Stunden vor dem Zubettegehen zu sich, damit das Eintreten von Pollutionen nicht begünstigt werde. Der Stuhl ist — unter Vermeidung drastischer oder Alkalescenz des Harnes bedingender Abführmittel — zu regeln. Der Kranke muss auf die Gefahr, die seinen Augen bei mangelhafter Reinlichkeit droht, aufmerksam gemacht werden, und ist es auch zweckmässig, dass er Verbandwatte oder Verbandgaze zwischen Eichel und Vorhaut einlege, um das Abfliessen des Secretes in die Wäsche zu verhindern. Gleitet die Vorhaut stets nach hinten, oder ist der Kranke circumcindirt, so kann er sich zwei Knöpfe an den Beckengurt des Suspensoriums nähen lassen, an welche ein dreieckiger Lappen, der mit der Spitze gegen das Perineum sieht und an das Suspensorium angeheftet wurde, eingeknöpft wird. Statt dieses Verbandes kann er den Penis sehr lose in Watte hüllen und diese mit einem Bändchen befestigen. Festes Binden ist wegen der Circulationsstörung bei eventuell eintretenden Erectionen zu meiden. Würden die Tripperkranken sich einer reizlosen Diät und absoluter Bettruhe befleissigen und dabei täglich mehrere Stunden kalte Ueberschläge auf das Genitale appliciren, so würde, wie schon H. Zeissl immer hervorhob, eine grosse Anzahl derselben ohne Injectionen oder innerliche Medication oder doch bei nur geringer Nachhilfe innerhalb 4—6 Wochen geheilt werden. Da aber die Kranken nur selten geneigt sind, einer derartigen Anordnung Folge zu leisten, so wird man sich begnügen müssen, die früher erwähnten diätetischen Anordnungen zu treffen und zur methodischen Behandlung des Trippers schreiten. Diese soll in Injectionen, die in die Harnröhre gemacht werden, und in Verabreichung balsamisch-ätherischer Mittel bestehen. Die Behandlung des Trippers soll meiner Meinung nach so bald als möglich, nachdem der Ausfluss bemerkt wurde, begonnen werden. Nur dann, wenn sehr starke Schwellung des Gliedes, Oedem des Präputiums, periurethrale Infiltrate, Lymphgefässentzündung des Penis u. s. w. bestehen, meide man die Injectionen und begnüge sich, bei Regelung der Diät kalte Umschläge zu verordnen. Werden diese nicht gut vertragen, so leisten zuweilen feuchtwarme Umschläge, die jede halbe Stunde gewechselt werden, Gutes. Wenn der Kranke den Schlaf herannahen fühlt, entferne er die Umschläge, weil dieselben, wenn sie lange Zeit während des Schlafes des Kranken liegen, die Entwicklung von Erectionen begünstigen. Wurde die Behandlung begonnen, und stellt sich eine der oben erwähnten Erscheinungen oder häufiger Harndrang mit Blutung zum Schlusse des Pissacts oder Hodenschmerzen ein, so muss die Behandlung mit Injectionen und balsamischen Mitteln sofort unterbrochen werden. Gegen den häufigen Harndrang sind feuchtwarme Ueberschläge bei strenger Bettruhe und warme Bäder anzuwenden. Dabei verabreiche man zwei bis drei Stuhlzäpfchen des Tages aus Belladonna oder Codein (Belladonnae 0.01,

Codeini 0.02 für das Stuhlzäpfchen) oder verabreiche ein Narcoticum innerlich, z. B. Extr. sem. hyoscyam., Extr. cannab. indic. aa. 0,30. Sach. alb. 3,00, M. f. p. in dos. Nr. X, DS. 3—4 Pulver des Tages, und Herniariathee (1,00 Herniariae glabrae für eine Tasse Thee), und mögen 5—6 Tassen des Tages getrunken werden. Gegen die Blutungen verordne man Eisenpräparate, z. B. Liquoris ferri sesquichlor. soluti 1.50, Aqua font. 150,00, Syrup. rubi idaei 20. DS. 6mal des Tages einen Kaffeelöffel voll in Wasser zu nehmen. Lassen die Blutungen auf Eisen, Ergotin, Hydrastis und feuchtwarme Ueberschläge nicht nach, so lege man auf die Blasengend einen Eisbeutel, natürlich mit unterlegtem dickem, gut ausgewundenem nassem Tuch. Bei sehr starken dysurischen Erscheinungen und sehr schmerzhaften Erectionen mache man eine Morphiuminjection. Von der Anwendung von Kampfer oder Brompräparaten zur Bekämpfung der Erectionen sah ich keinen Erfolg. Hingegen vermindert 1,50—2,00 Trional vor dem Schlafengehen genommen dieselben und ermöglicht den Schlaf. Besteht kein Harndrang, keine sehr beträchtliche Schwellung des Gliedes, dann beginne man sobald als möglich mit Injectionen. Ein wesentlicher Fortschritt in der Therapie wurde, seit wir den Gonococcus kennen lernten, leider nicht erzielt. Die angewendeten Flüssigkeiten sollen niemals ätzend, sondern nur adstringirend wirken. Zu concentrirte Flüssigkeiten steigern die Schmerzhaftigkeit und veranlassen Lymphgefässentzündungen und periurethrale Infiltrate. Es ist wohl kaum möglich, alle zur Injection empfohlenen Flüssigkeiten auch nur dem Namen nach hier anzuführen, und ist es auch meist ziemlich gleichgiltig, welches gebraucht wird, wenn nur die Concentration eine zweckmässige ist. Von den empfohlenen und angewendeten antiseptischen Injectionsflüssigkeiten will ich hier noch anführen: Airol, Alumnol (2—3%, Chotzen), Ammonium sulfoichthyolicum (1—3%, Neisser), Antinosin, Argentamin, Arg. nitric. (1 : 3000—1000). Argonin, Borsäure, Calc. chlorat., Chloralhydrat, Chloroform, Dextroform, essigsaure Thonerde, Eukalyptusöl, Formaldehyd, Formol, Gallobromol, Hg. oxycyanatum (1 : 3000—1000). Itrol. Jodoform (10—20%). Kali hypermanganicum (0,03—0.05 auf 200 Wasser), Kalium sozojodolicum (2—3%), Zinc. sulfocarb. (1—3 : 400), Largin, Protargol (½—2%, Neisser), Resorcin (2—5%, Munnich), Salicylsäure, Thallinum sulfuricum (1—3%, Goll), Thymol, Zincum chloratum etc. Von den neueren Mitteln haben sich in der Praxis besonders die Silbersalze und Silbereiweissverbindungen bewährt, allen voran Protargol, in zweiter Linie Argentamin, Argonin, Largin. Eine Injectionsflüssigkeit gebrauche man nicht länger als acht Tage. Wirkt dieselbe günstig, steigere man entweder ihre Concentration, oder wenn dies nicht zulässig, so greife man zu einem anderen Mittel. Gleich im Beginn sah ich weder von Sublimat, noch von Nitras arg. besonders günstige Wirkung, obwohl gerade diesen Mitteln nachgerühmt wird, dass sie die besten Arzneistoffe zur Vernichtung der Gonokokken seien. Namentlich Nitras argenti ruft im Beginn bei einer grossen Anzahl von Kranken, selbst in der Concentration von 0,01 auf 350—300 Wasser ziemlich heftige Reaction hervor. Ebensowenig vermag die Anwendung des heissen Wassers besonders Günstiges zu leisten. Ich verwende im Beginn seit jeher mit grossem Vortheil Kalium hypermanganicum. Man beginne mit einer Lösung von 0,03 auf 200 Wasser, spritze aber nie eine stärkere Lösung als wie 0,10 auf 200 ein. Bis zu dieser Concentration steige man aber nur sehr langsam mit einer jeweiligen Verstärkung von 0.01 an. Neben dem Kalium hypermanganicum leisten Zincum sulfocarbolicum 0.50—1.00 auf 200,00, Zinc. sulf. 0,50—1,00 auf 200,00, Alumin. crud. 4.00 auf 200,00, Acetat. zinci 0.70—1,00 auf 200,00, Thallii sulfuric. 2.00 auf 150,00, Sulf. cadmii 0.7—1,00 auf 200,00 Wasser sehr Günstiges. Sehr gute Erfolge sah ich von der sogenannten Ricord-schen Schüttelmixtur, diese verschreibe man in folgender Weise: Sulf. zinci

1.00, Acetatis plumbi basici soluti 2,00, Tinct. catechu, Tinct. laud. crocat. aa. 3,00, Aqua font. dest. 320,00. Ein nach hinten Drängen des Tripperprocesses durch die Injectionen ist nicht zu fürchten, ebensowenig die Erzeugung von Stricturen durch die Injectionen. Die Injectionen müssen vorsichtig gemacht werden, es darf nie mehr in die Harnröhre von der Injectionsflüssigkeit eingetrieben werden, als ohne grosse Schmerzempfindung eingespritzt werden kann. Die Hand muss immer beim Einspritzen darauf achten, ob die Harnröhre dem Eindringen der Flüssigkeit keinen grossen Widerstand entgegensetzt, ein solcher darf nicht gewaltsam überwunden werden. Wenn man nämlich in den durch die Entzündung verengten Harnröhrenschlauch eine grosse Quantität einer noch so milden Flüssigkeit einspritzt, so kann die Harnröhrenschleimhaut bedeutend gezerrt und zuweilen sogar zerrissen werden. Zur Injection verwende man gut calibrirte, luftdicht schliessende Spritzen aus Hartkautschuk oder Zinn oder Celluloid (siehe Fig. 73). Ich bediene mich jetzt mit Vorliebe der Celluloidtripperspritzen, die 8—10 Ccm. fassen, wie selbe von der Firma Schmeidler in Wien hergestellt werden. Dieselben sind an ihrem Ende konisch, und ist der solide Conus der Spritze durchbohrt. Durch diese Construction, die einen todten Raum ausschliesst, ist die Reinigung der glattwandigen und durchscheinenden Spritze sehr erleichtert. Vorzügliche Tripperspritzen liefert jetzt Leiter. Der Conus der Glasspritze wird durch einen Hartgummizapfen ausgefüllt, der Stempel ist aus Weichgummi und wird durch diesen leicht und sicher gleitenden Stempel ein gleichmässiges Einspritzen der Flüssigkeit ermöglicht. Die Injection nimmt der Kranke entweder stehend oder sitzend und dann so, dass er mit der linken Hinterbacke auf dem Stuhle sitzt, während die rechte nicht auf dem Sessel anfruht, vor. Das Präputium wird zurückgeschoben und, nachdem der Kranke gepisst hat, das Glied mit dem Zeigefinger und Daumen der linken Hand an die Spitze der Spritze angeschmiegt und mit gleichmässigem Druck der Inhalt der Spritze in die Harnröhre entleert. Die Spritze wird zwischen Mittelfinger und Zeigefinger der rechten Hand gehalten, während der Daumen, der in den Ring der Spritze eingeschoben ist, den Stempel bewegt. Bei Hypospadien muss man den Penis um seine Achse drehen und die Spitze senkrecht auf die hinterste der Oeffnungen, welche diejenige ist, die in die Harnröhre führt, aufsetzen. Die durch die erste Injection in die Harnröhre gebrachte Flüssigkeit lasse man gleich wieder abfliessen, injicire eine zweite Spritze, und den Inhalt dieser zweiten Injection halte man dadurch, dass man die Harnröhre mit dem Zeigefinger und Daumen der linken Hand comprimirt, nicht länger als eine Minute in dieser zurück. Durch zu langes Gespannthalten der Harnröhre verliert diese ihren Tonus, und kann dadurch die Heilung des Trippers verzögert werden. Solche Injectionen lasse man im Verlaufe von 24 Stunden wenigstens vier, aber nie mehr als sechs in möglichst gleichen Zwischenräumen ausführen. Nimmt die Secretion ab, so lasse man allmählich weniger Injectionen vornehmen. So oft man den Kranken untersucht, bringe derselbe seinen Morgenharn, womöglich in zwei Portionen getheilt, mit, und komme immer so zum Arzte, dass er wenigstens zwei Stunden nicht gepisst und eingespritzt hat. Je geringfügiger die noch nachzuweisende Secretmenge, umso geringer werde die Anzahl der Injectionen. Endlich lasse man nur täglich zwei, und zwar eine des Morgens und eine Abends, und dann nur mehr eine Abends vor dem Zubettegehen ausführen. Finden sich keine Fäden mehr im Harn, so

Fig. 73.

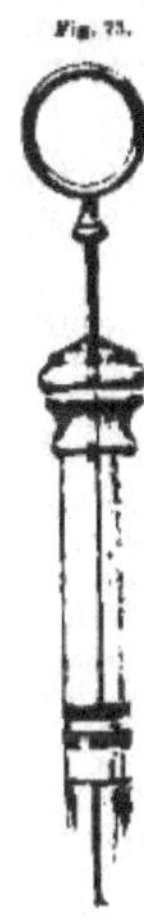

Celluloid-tripperspritze

ist der Process als abgeschlossen zu betrachten. Der Kranke halte sich dann noch 8—10 Tage bei gleicher Diät keusch und kann dann wieder seine gewohnte Lebensweise aufnehmen. Der Morgenharn ist deshalb zu untersuchen, weil in selbem noch oft Tripperfäden nachzuweisen sind, wenn auch der während des Tages gelassene Harn schon ganz klar ist.

Auch bei Urethritis anterior und posterior ist die Injection mit der Tripperspritze meist ganz ausreichend. Um das Uebertreten der Flüssigkeit in die Pars membranacea und prostatica sicher zu erzielen, spritze man sehr langsam ein und streiche eventuell noch mit den Fingern die Flüssigkeit am Mittelfleisch gegen die Blase hin (Diday, Wolff).

Innerliche Behandlung des Trippers. Auch die balsamisch-ätherischen Mittel soll man bei sehr heftiger Entzündung der Harnröhrenschleimhaut, welche mit Schwellung des Penis, eventuell Lymphgefässentzündung des Penis und hochgradiger Schmerzhaftigkeit beim Pissen u. s. w. einhergeht, nicht anwenden, auch sie vermögen, wie schon gesagt, als Abortivmittel nichts zu leisten. Die Wirksamkeit dieser Mittel besteht darin, dass die in ihnen enthaltene Harzsäure mit dem Urin abgeschieden wird, und können sie daher nur beim Harnröhrentripper des Mannes und des Weibes wirken. In Verwendung stehen der Copaivabalsam, der toluanische und peruvianische Balsam, das Terpentinöl, der Cubebenpfeffer, das Santalöl und das aus ihm dargestellte Gonorol, der Gurgönbalsam und gewisse aus der Maticopflanze bereitete Präparate. H. Zeissl verordnete, da sie das wirksame Princip enthalten, Harzsäuren, und zwar die Abietinsäure mit kohlensaurem Natron im Verhältniss 3 : 2 und liess davon mit gutem Erfolg 1 Grm. des Tages nehmen. In Ermanglung der Abietinsäure verordnete H. Zeissl Colophonium, aus welchem die Abietinsäure dargestellt wird. Das Colophonium verordnete er in Verbindung mit Magnesia usta oder kohlensaurem Natron im Verhältnisse von 1 : 3 und liess davon täglich 5—10 Grm. nehmen. Um mit den in Rede stehenden Mitteln einen Erfolg zu erzielen, müssen sie in entsprechender Dosis angewendet werden. Vom Copaivabalsam muss man 6—10 Grm., von Cubeben 13 bis 15 Grm. in 24 Stunden einnehmen lassen. Maticoöl allein fand H. Zeissl unwirksam, die Maticokapseln, die auch Cubebenextract und Copaivabalsam enthalten, wirken gut, und scheint das Maticoöl als Stomachicum zu wirken. Man lässt 9—15 Stück des Tages nehmen. Für gewöhnlich verschreibe ich folgende Kapseln: Extr. aetherei cubebarum, Spirit. terebinth. aa. 0,10, dent. tales dos. Nr. 100 ad caps. gelat., davon lasse ich 6—12 Stück des Tages nehmen. Terpentin hat mir so gute Erfolge geliefert, dass ich dasselbe mit Vorliebe anwende; es wird aber oft schlecht vertragen. Weniger belästigend auf den Magen wirkt Terpentin, wenn man es mit Magnesia verabreicht. Zu diesem Zwecke verschreibe ich: Extr. aeth. cubeb., Spirit. Terebinth. aa. 10, Pulv. Magnes. ust. q. s. ut f. pil. Nr. 200 (24 Stück p. d.). Vom Copaivabalsam verschreibe ich: Tinct. aromat. acidi 5,0. Balsam. copaiv. 20,0. MDS. 4mal des Tages 15—20 Tropfen oder Balsam. copaiv. 10,0, Magnesia usta q. s. ut f. pil. ponderis 0.3. Consp. pulv. eodem. S. 4mal des Tages 6—10 Pillen. Das Santalöl verschreibt man in folgender Weise: Ol. lign. santali ostind. 0,2 d. t. d. Nr. 100 ad caps. gelat. 10—12 Stück des Tages. Die mit diesem Mittel zu erzielenden Erfolge sind sehr wechselnde. Um das Mittel für den Kranken billiger zu machen, verschreibt man es in Tropfenform: Ol. lign. santal. ostind. 15,0, Ol. menth. piper. gut. VIII. S. 3—4mal des Tages 15—20 Tropfen.

Von Cubeben verschreibe man: Pulv. pip. Cubebar. recent. 20,0, Sacch. lact. 5,0. M. Div. in dos. Nr. 15. DS. In Oblaten gehüllt in 24 Stunden zu verbrauchen.

Die Anwendung der balsamisch-ätherischen Mittel unterstützt die locale Behandlung, namentlich bei Erkrankung der hinteren Harnröhrenpartien.

Man schränke das Trinken möglichst ein, da die Balsamica bei concentrirterem Harn umso wirksamer sind. Bei manchen Individuen verursachen sie ein brennendes Gefühl im Magen, Erbrechen, bei anderen die Urticaria balsamica, ein ausgebreitetes Exanthem, das beim Aussetzen der Balsamica schwindet. Albuminurie dürften sie wohl nicht hervorrufen, dagegen wurden Folgeerscheinungen, wie Dysurie, Hämaturie, Schmerzen in der Nieren- und Lendengegend, Dermatitis u. s. w. schon beobachtet.

Die Incorporation von Terpentin auf einem anderen Wege als dem des Verdauungstractes erzielten bereits H. Zeissl und Dittl (durch die Respirationsorgane), später Brémond (Terpentindampfbäder).

Balsamische Mittel wirken dadurch, dass Harzsäure mit dem Harn abgeschieden wird. Harzsäure lässt sich im Harn durch Zusatz von Salpetersäure nachweisen. Es entsteht ein opalescirender Ring, der sich in überschüssiger Salpetersäure oder auf Zusatz von kohlensaurem Ammoniak oder Chloroform löst.

Behandlung des chronischen Trippers der männlichen Harnröhre. Injicirt wird mit der gewöhnlichen Tripperspritze oder mittels geeigneter Katheter, welche die Ausspülung der Harnröhre vom Bulbusende, respective von der Blase nach vorne bezwecken. (Tiefe Injectionen.) Das Injectionsmittel ist eine dünne Lösung irgend eines der adstringirenden Mittel in der Menge von $^1/_2$—1 Liter. Selbstredend muss man bei den tiefen Injectionen die Flüssigkeit durch den Katheter abfliessen lassen, sobald starker Drang durch mächtige Füllung der Blase entsteht. Am besten ist es, den elastischen Katheter in die Pars membrana einzuführen, mit mässigem Spritzendruck 200—300 Grm. einer Lapislösung (1—3000—900 Wasser) einzubringen und wieder auspissen zu lassen.

Beim Vorhandensein von Trippergeschwüren unterstützt man diese Behandlungsmethode durch Einführung von elastischen (von manchen Aerzten mit Arg. nitr.-Salbe bestrichenen) Bougies oder metallener Sonden von allmählich steigendem Caliber (Guthy, H. v. Zeissl, Ultzmann) (s. auch Harnröhrenstricturen).

Den ebenfalls gebräuchlichen, durch aufgetragene Aetzmittel wirkenden Salbensonden bringe ich kein Zutrauen entgegen. Bei weichen Infiltrationen leisten sie nicht mehr als Sondencur, mit Ansteigen des Sondencalibers bei harten überhaupt nichts (Oberländer). Bei Erkrankung der rückwärtigen Partien der Harnröhrenschleimhaut kann man auch den Guyon'schen oder Ultzmann'schen Injector zur Einbringung schwacher Aetzmittel benützen, die ebenso gute Resultate bringen als stärkere Concentrationen, ohne dabei allzu grosse Reizwirkungen auszuüben.

Vermuthe ich Granulationswärzchen in der Harnröhre, so injicire ich, um die Granulationen zum Schrumpfen zu bringen, unlösliche Salze oder Oxyde, z. B.: Rp. Magist. Bismuthi 5,00—10,00, Aq. font. dest. 200,00, oder Rp. Sulf. zinci, Acet. lithargyri aa. 1,00, Aq. font. dest. 200,00, oder Rp. Sulf. zinci 0,50, Oxydi zinci 1.50, Aq. font. dest. 200,00. MDS. Gut aufgeschüttelt zu verwenden.

Bleiben diese Injectionen resultatlos, so kann man Stäbchen aus Cacaobutter, welche irgend eines der erwähnten Medicamente enthalten, gut beölt in die Harnröhre einlegen und mit einer Bougie bis in die Pars membranacea, die meistens der Sitz des chronischen Trippers ist, vorschieben. Wir verschreiben zu diesem Zwecke: Rp. Sulfatis zinci 0,20, Butyri de Cacao q. s. ut f. bacilli urethrales tenues longitudine pollicis Nr. X.

Wenn ein solches Stäbchen in die Pars membranacea eingebracht wurde, lasse man es daselbst liegen und halte die Harnröhrenmündung durch 10 Minuten zu, um das rasche Abfliessen zu verhindern. Man mache den Kranken aufmerksam, dass beim Harnen nach dieser Procedur mitunter einige Tropfen Blutes abzugehen pflegen.

Die Sondenbehandlung und Einführung schwerer Metallkatheter — häufig eine sehr erfolgreiche Behandlungsmethode bei chronischem Harnröhrentripper — haben wir bereits erwähnt.

Die erstenmale pflegen die Kranken heftigen Schmerz zu empfinden und führe man daher den Katheter lieber bei Horizontallagerung des Kranken mit der grössten Schonung ein. Ausserdem wird man nur dann mit der Sondenbehandlung und der nachfolgenden Injection adstringirender Flüssigkeiten einen Erfolg erzielen, wenn kein Harnröhrenkrampf mehr besteht. Um diesen zu beseitigen, lasse man die Kranken auf Glied und Blasengegend warme Ueberschläge machen und führe Harnröhrenstäbchen, welche Morphium oder Extractum Belladonnae (0,01) enthalten, in die Urethra oder solche Suppositorien in den Mastdarm ein. Ist der Krampf beseitigt, so kann man wieder zu den Injectionen und zu der Sondenbehandlung schreiten.

Von einzelnen Autoren wird Dilatation der Harnröhre mit zweckmässig construirten (Otis, Oberländer, Collmann u. a.) und vorsichtig und langsam erweiterten Dilatatorien (Beniqué) empfohlen. Bei der Anwendung derartiger Instrumente sind besondere Vorsichtsmassregeln (Eintritt von Ohnmachten, Blutungen, Urethralfieber) und Beachtung der Contraindicationen (Prostatahypertrophie, individuelle und constitutionelle Verhältnisse etc.) nothwendig. Ich selbst verwende sie nie, da man bei systematischer Sondenbehandlung gleich günstige Resultate erzielt.

Beim Vorhandensein harter Infiltrationen lassen einzelne Autoren der Dilatationsbehandlung (siehe auch Harnröhrenstricturen) kauterisirende Injectionen vorangehen.

Für die endoskopische Behandlung, bei der die erkrankten Gewebstheile direct angegriffen werden, hat man die verschiedenartigsten Instrumente und Behelfe herbeigezogen: kleine Cryptengangspritzen, scharfe Löffel zum Auskratzen, elektrische Sonden und Nadeln, endoskopische Messer etc.

Alle diese hier erwähnten localen Behandlungsmethoden übe ich nicht und werden dieselben von ihren Vertretern besonders bei längerer Dauer und geringer Wirkung der besprochenen Eingriffe — mit der innerlichen Behandlung (Balsamica) verbunden, wenn von Seite der Verdauungsorgane keine Contraindication besteht. Auch die Anwendung kühler Sitzbäder und kalter Douchen oder der schottischen Douche auf das Mittelfleisch ist zweckdienlich. Von Wichtigkeit ist ferner die Behandlung etwaiger localer oder constitutioneller Complicationen.

Folgeerscheinungen des Tripperprocesses. Das Trippersecret kann zur Entstehung einer Balanopostheitis Veranlassung geben. Dies geschieht namentlich bei angeborener beträchtlicher Vorhautenge. Zunächst empfindet der Kranke an Eichel und Vorhaut ein juckendes Gefühl, das häufige Erectionen bedingt. Eichel und Vorhaut schwellen ödematös an, und das äussere Blatt der Vorhaut sowie die Haut des ganzen Penis wird erysipelatös geröthet. Aus der Vorhautöffnung quillt ein eiteriges übelriechendes Secret. Wird gegen diesen Zustand nicht bald vorgegangen, so entstehen Erosionen an der Glans und dem inneren Blatte der Vorhaut, die sogar zu Verwachsungen führen können, die in späterer Zeit Schmerzen beim Beischlaf bedingen. Durch die Balanopostheitis können die Lymphgefässe des Penis erkranken, sowie entzündliche Phimosis oder Paraphimosis entstehen, endlich infolge des Druckes, den die geschwellte Eichel und Vorhaut gegen einander ausüben, Gangrän beider Theile bedingt werden.

Verwechslungen mit Harnröhrentripper wird der charakteristische Verlauf der Balanopostheitis, Verwechslungen mit Ulcus durum die mikroskopische Untersuchung, die spontane und rasche Heilung der Erosionen hintanhalten. Ebendadurch, sowie durch das Fehlen der Induration wird die Balanopostheitis vom syphilitischen Primäraffecte, durch die Begleiterscheinungen und die Anamnese von Roseola syphilitica zu unterscheiden sein.

Die Therapie, die einzuschlagen ist, besteht in ausgiebiger Reinigung des Vorhautsackes. Man schiebt zu diesem Zwecke ein Drainröhrchen bis an die Eichelkrone und lässt aus einem Irrigator 2%iges Bleiwasser so lange durchfliessen, bis die Flüssigkeit ohne Flocken zurückkommt. Sodann schiebt man in die gleiche Flüssigkeit getauchte Verbandgaze mittels einer Knopfsonde zwischen Eichel und Vorhaut ein. Da solche Zufälle sich an ein und demselben Individuum bei gleicher oder ähnlicher Veranlassung gerne wiederholen, so ist selbst bei geringer Phimose die Dorsalincision oder die jüngst von Trnka empfohlene Incision des äusseren Blattes zu beiden Seiten des Frenulum oder die Circumcision auszuführen.

Erkrankung der Lymphgefässe und Lymphknoten. Sowohl der acute als auch der chronische Tripper, namentlich aber die Exacerbationen des ersteren, welche durch Anwendung zu concentrirter Einspritzungsflüssigkeiten bedingt werden, können Entzündungen der Lymphgefässe des Penis und der Leistenlymphknoten bedingen. Erkranken die Lymphgefässe, so findet man oft ein Lymphgefäss, welches $^1/_2$ Cm. hinter der Eichelkrone von einer Seite des Frenulum zur anderen zieht, oder ein oder mehrere Lymphgefässe am Dorsum des Penis geschwellt. Sie lassen sich als drehrunde höckerige Stränge von der Dicke einer Stricknadel durchfühlen, über ihnen erscheint oft eine strichförmige ödematöse und erythematöse Schwellung der sie deckenden Haut. Die Lymphgefässschwellung macht die Erection schmerzhaft und kann Knickung des Gliedes während der Erection gegen den Schamberg bedingen. Unter Anwendung von kalten Ueberschlägen, Aussetzen der irritirenden Injectionen und Einreibung kleiner Quantitäten grauer Salbe schwindet die Lymphgefässentzündung meist in der Zeit von 12—14 Tagen. Selten erkranken die Lymphknoten der Leiste infolge des Trippers. Schwellen sie aber an und werden sie schmerzhaft, so geht die Entzündung bei Ruhe und kalten Ueberschlägen rasch zurück. Nur bei schwächlichen Individuen, die sich bei schon eingetretener Schmerzhaftigkeit nicht ruhig verhalten, kommt es ausnahmsweise zur Vereiterung; ob nur Neisser's Gonococcus allein oder eine Mischinfection dieselbe veranlasst, ist bisher nicht festgestellt.

Cavernitis. Eine sehr häufige Folge des Trippers ist auch die Entzündung der Schwellkörper des Penis und der Harnröhre. Dieselbe kommt namentlich bei intensiven Tripperentzündungen zustande, kann aber auch bei mässiger Entzündung der Harnröhrenschleimhaut, bei Anwendung zu stark concentrirter Injectionsmittel oder durch Verletzung der Urethralschleimhaut mit einer scharfkantigen Glasspritze hervorgerufen werden. Die Cavernitis entsteht durch Uebergreifen der katarrhalischen Entzündung von dem Epithelblatte der Harnröhre durch die Mucosa auf das submucöse Gewebe und successive auf den Schwellkörper der Harnröhre, wodurch sodann die sogenannten periurethralen Geschwülste entstehen. Diese periurethralen Entzündungsherde pflegen sich bei zweckmässiger Behandlung zurückzubilden, sie können aber auch eiterig schmelzen und dann entweder gegen die allgemeine Bedeckung des Gliedes oder gegen die Harnröhre durchbrechen. Am häufigsten beobachtete ich den Durchbruch der im Sulcus retroglandularis nächst dem Frenulum situirten Geschwülste. Manchmal werden solche Entzündungsherde unvollständig resorbirt und hinterlassen Entzündungsschwielen, durch welche die betreffenden Schwellkörper so verödet werden, dass bei eintretender Erection das Glied eine Knickung erleidet. Die Beeinträchtigung der Erection bedingt keine Schmerzen, kann aber ein Hinderniss für die Ausübung des Beischlafes abgeben. Entstehen solche periurethrale Entzündungsherde schon im Beginn des acuten Harnröhrentrippers, so gestalten sie bei solchen Individuen, die häufig von Erectionen befallen werden, den Zustand sehr qualvoll. Die ohnehin schon schmerzhafte Erection wird dadurch noch schmerzhafter, dass bei der Stellung des Gliedes der Schwellkörper, in welchem der Entzündungsherd sitzt, mit den anderen erigirenden Schwellkörpern nicht Schritt halten kann, sondern sie hemmt und ihre Krümmung veranlasst. Diesen Zustand bezeichnet man als Chorda venerea. Die Kranken geben an, dass sie die Empfindung haben, als ob das Glied durch eine die Harnröhre durchziehende gespannte Schnur gezerrt und geknickt würde. Liegen diese Infiltrate in einem der Schwellkörper des Penis, so findet die Abknickung je nach der Situation nach oben oder nach einer oder der anderen Seite statt; liegt der Entzündungsherd im Corpus cavernosum urethrae, so erfolgt die Knickung nach abwärts. Durch Aussetzen der localen Behandlung der Urethritis, absolute Ruhe und kalte Ueberschläge können diese Infiltrate zur Rückbildung gebracht werden. Sobald deutliche Fluctuation nachweisbar ist, incidire man unter antiseptischen Cautelen, um den Durchbruch gegen die Harnröhre zu verhindern. Die gewaltsame Knickung des erigirten Penis bei Bestand des entzündlichen Infiltrates bedingt Zerreissung des Schwellkörpers, die zu heftigen Blutungen und Gangrän führen kann.

Folliculitis urethralis, praeputialis und paraurethralis. Der Tripper kann auch die Schleimfollikel der Harnröhre befallen. Beim Befühlen der Harnröhre von aussen kann man die kleinen Geschwülstchen tasten. Sie zeigen Schwankungen ihrer Grösse, wenn ihre Urethralmündung durchgängig blieb und von Zeit zu Zeit der Inhalt entleert wird. Nach Wolff bilden sich meist kleine Cysten, die ohne Beschwerden lange Zeit getragen werden können. Wolff empfiehlt für derartige in der Nähe des Meatus gelegene folliculäre Geschwülstchen die Punction mit dem Thermokauter. Liegen sie tiefer in der Harnröhre, so tritt die endoskopische Behandlung in ihr Recht. Diday, Otis und Jamin haben schon darauf aufmerksam gemacht, dass sich in feinen Fistelgängen der vorderen Harnröhre, die gegen dieselbe blind enden, der Tripper sehr hartnäckig erweisen kann. Es finden sich aber auch im Praeputium, namentlich in der Nähe des Frenulum mündende blinde Gänge. Touton hat gezeigt, dass diese als Einstülpungen, Krypten der Haut aufzufassen sind. In diese Gänge kann ebenfalls das Trippergift eindringen. Derartige Fälle wurden von Touton, Jadassohn, Finger, Pick und anderen beschrieben. Touton sah auch Talgdrüsen des Penis gonorrhoisch erkranken, und wies er das Eindringen der Gonokokken in das Plattenepithel nach. Injectionen adstringirender Flüssigkeiten in die Fistelgänge, Spaltung oder Exstirpation derselben bringt den oft sehr hartnäckigen Process zur Heilung.

Epididymitis gonorrhoica (siehe diese) wurde unter diesem Schlagworte eingehend besprochen.

Prostatitis. Auch auf die Prostata greift der Tripperprocess manchmal über und vermag hier einen serösen, mucösen oder purulenten Katarrh zu erzeugen. Nach der Intensität desselben richten sich auch die Symptome. Man kennt einen nahezu schmerzlos verlaufenden, mit Vergrösserung des Volumens und durch ein zähflüssiges, eiweissartiges, mehrmals des Tages in der Harnröhrenmündung erscheinenden Secret angedeuteten Katarrh der Prostata und eine acut auftretende und ablaufende Prostatitis. Im letzteren Falle finden sich folgende Symptome: Druck und Gefühl von Hitze in der Umgebung der Blase, Mattigkeit, Schwere, Schmerzen im Darme beim Sitzen und Stehen, bei Gehversuchen ganz unerträglich werdend. Dabei ist die Defäcation ganz ausserordentlich behindert und schmerzhaft. Die Kranken werden durch häufigen Harndrang belästigt, ohne dass die Quantität des ausgeschiedenen Harnes eine grössere wird. Der Versuch der gewaltsamen Austreibung des Harnes durch den Druck von Zwerchfell- und Bauchpresse auf die Blase (tiefes Einathmen) führt nur zur vollständigen Harnverhaltung.

Erst wenn der Kranke ermattet das Drängen unterlässt, pflegt der Harn tropfenweise oder in einem dünnen Strahle, manchmal mit Eiter und Blut gemischt, abzugehen, wobei der Kranke ein heftiges Brennen in der Harnröhre verspürt. Sondirung, sowie Katheterismus gelingen infolge der ungleichmässigen Schwellung der Prostata und der bedeutenden Schmerzhaftigkeit der Pars prostatica nur sehr schwer, sind von heftigen Schmerzen, manchmal von Blutungen begleitet und oft nur unter Narkose oder Localanästhesie möglich. Die sehr schmerzhafte endoskopische Untersuchung ergiebt Schwellung und Röthung der Pars prostatica und des Colliculus seminalis. Ausser diesen Symptomen findet man heftiges Fieber, es stellen sich Schüttelfröste und heftige Transpiration ein.

Was die anatomischen Veränderungen bei acuter Prostatitis anlangt, so bestehen sie hauptsächlich in seröser Transsudation in das submucöse Gewebe und gesteigerter Secretion im glandulären Theile der Prostata. Die Ausführungsgänge erscheinen geröthet und geschwellt, später mit kleinen Eiterherden besetzt. In diesem Stadium pflegt der Ausfluss aus der Harnröhre zu sistiren; höchstens erscheint das klebrige, mit Eiterzellen gemengte Secret der Prostata in der Harnröhrenmündung. Vergrössern sich die Eiterherde, so verschmelzen sie und bilden grössere, zwischen den Maschen des Bindegewebes liegende Abscesse. Diese können aufbrechen und kann es zum Durchbruch in die Harnröhre oder das Rectum kommen. In seltenen Fällen erfolgt Durchbruch gegen das Mittelfleisch, oder es kommt zur Etablirung von Mastdarmfisteln. Die Dauer der acuten Prostatitis, bis endlich der Durchbruch erfolgt, schwankt zwischen 12 Tagen und drei Wochen.

Gewöhnlich tritt Resorption oder Eiterung zwischen dem 5. und 12. Tage ein. Entleeren sich die Abscesse in die Urethra, so pflegen sämmtliche Symptome der Prostatitis meist nach einiger Zeit zu schwinden. In anderen Fällen geht die acute Prostatitis in eine chronische über. In der letzten Gruppe der Fälle endlich — den Perforationen — können grosse Zerstörungen und schwere Zufälle die Folgeerscheinungen der Erkrankung bilden.

Die Prognose ist vorsichtig zu stellen, da in einzelnen Fällen Tod durch Peritonitis erfolgte.

Nicht allzu selten sind auch bleibende Cystenbildungen in der Prostata, Ansammlung von Eiter und Concretionen in den Höhlungen, Schrumpfungsprocesse, bis zum vollständigen Schwinden, Fortleitung der Entzündung auf die umgebenden Organe etc.

Einen dem serösen und mucösen Prostatakatarrh entsprechenden Verlauf nimmt die chronische Prostatitis (nach chronischer Gonorrhoe). Die hauptsächlichsten Symptome derselben sind: Vergrösserung und Schmerzhaftigkeit der Prostata, spontane Entleerung eines zähen Secretes, häufiger Harndrang, Dysurie, Trübung des Urins und Nachträufeln. Auch Tenesmus und Ischurie können hinzutreten. Die — sehr vorsichtig auszuführende — Katheterisation ist oft mit bedeutenden Schmerzen für den Kranken verbunden. Nach längerem Bestande können sich die Ausführungsgänge der Prostata erweitern und es kommt zur Eindickung des Secretes und zu Concretionen in diesen erweiterten Krypten. Besonders stark ist das interstitielle Gewebe ergriffen. Die Prostata ist häufig, jedoch nicht immer geschwollen. Charakteristisch ist die Prostatorrhoe, i. e. die Entleerung von zähflüssigem, trübem, manchmal eiterigem Secret von Spermageruch, besonders bei Druck auf die Prostata (Stuhlgang).

Aehnlich verläuft die aus der acuten Form entstandene chronische Prostatitis.

Die Prognose der chronischen Prostatitis ist im allgemeinen eine günstige, indem — abgesehen von dem meist langwierigen Verlaufe — ziemlich oft Heilung eintritt, während die schweren Complicationen bedeutend seltener sind als bei der acuten Form. Solche Complicationen können durch Exacerbationen der Processes hervorgerufen werden. Bei längerem Bestande des Katarrhs kann es zu Affectionen der Blasenhalsschleimhaut, krampfhaften Contractionen des Blasenhalses, Hypertrophie der Prostatamusculatur, Fieberparoxysmen (bei gleichzeitigen Harnröhrenstricturen) etc. kommen. Ungünstig auf die Kranken wirkt auch die fast stets vorhandene psychische Depression bei Prostatitis ein.

Recidiven der chronischen Prostatitis sind häufig. Differentialdiagnostisch ist die chronische Prostatitis hauptsächlich von der Urethritis posterior, dem chronischen Blasenhalskatarrh und der Spermatorrhoe zu unterscheiden. Ein wichtiger — infolge der Häufigkeit der Mischformen nicht ganz sicherer — Behelf hiefür ist die mikroskopische Untersuchung des Secretes.

Die Behandlung der acuten Prostatitis besteht unter Aussetzen der Tripperbehandlung in Verordnung vollständiger Ruhe, leichtverdaulicher, reizloser Kost und localen Massregeln: Suppositorien aus Belladonna oder Morphium (gegen schmerzhaften Tenesmus), Katheterismus mit Nélatonkatheter (bei Urinverhaltung), Klysmen, warme Sitzbäder oder auch Kältewirkung vom Mastdarme aus (ARZBERGER'scher Apparat). Gegen Fieber und heftigen Durst säuerliche Getränke. Bei vorhandener Abscedirung wird man am besten thun, nach eventuell vorausgegangener Probepunction die Eröffnung des Abscesses nach Ablösung der vorderen Mastdarmwand von der Prostata vorzunehmen (DELPECH, DITTEL). Bei Durchbruch des Abscesses in den Mastdarm wird man gut thun, durch häufige Spülungen mit lauwarmem Wasser die in die Abscesshöhle gerathenen Fäcalmassen zu entfernen und die Ausscheidung des Eiters zu befördern, um die Bildung von Harnblasen-Mastdarmfisteln zu verhüten. Zweckmässig ist es, in solchen Fällen Jodoformsuppositorien einzulegen. Entstehen dennoch Harnblasen-Mastdarmfisteln, so muss ihre chirurgische Behandlung sofort in Angriff genommen werden.

Die Behandlung der chronischen Prostatitis ist in den Hauptpunkten eine ähnliche; nur ist das Hauptaugenmerk auf die Beseitigung des Grundleidens zu richten. Von Nutzen erweist sich der innerliche Gebrauch von Säuerlingen und Eisenchlorid, sowie die Application von Jodkaliumsuppositorien.

Unter Umständen mögen die von verschiedenen Seiten empfohlenen Behandlungsmethoden: Massagebehandlung der Prostata (EBERMANN), Massage und ableitende gymnastische Uebungen (THURE-BRANDT) von Nutzen sein.

Spermatocystitis. Es wird wohl neuerdings behauptet, dass es auch eine primäre gonorrhoische Spermatocystitis gebe, doch liefert sicher die secundär auftretende Entzündung der Samenblasen das Hauptcontigent dieser Affection. Diese secundäre, nach gonorrhoischer Urethritis auftretende Spermatocystitis entsteht dadurch, dass das Trippervirus längs der Urethra bis an den Ductus ejaculatorius herankommt, um von da aus in das Vas deferens und in die Samenblasen einzudringen. Es muss nicht immer Epididymitis vorangehen, die Erkrankung der Samenbläschen kann auch unabhängig davon eine Folgeerscheinung weit ausgebreiteter Entzündungen der Harnröhre sein.

Symptome und Verlauf. Die beginnende Entzündung der Samenbläschen — oder eines Samenbläschens, da ein Uebergreifen des Processes auf das zweite ein relativ seltenes Vorkommniss ist — lässt sich nur schwer mit Sicherheit feststellen. Die subjectiven Empfindungen entsprechen denen der Prostatitis: stechender oder drückender Schmerz im Mastdarm und Mittelfleisch, starker, schmerzhafter Harn- und Stuhldrang, unangenehme Kitzel- und Wollustgefühle, häufig auch Dysurie. Objectiv: Abfluss von Sperma bei und nach dem Uriniren, Pyo- und Hämatospermie. Der per anum untersuchende Finger kann unmittelbar hinter der Prostata an der einen oder

der anderen Seite der hinteren Blasenwand eine längliche, ovale, für den Kranken schmerzhafte, heisse und teigig anzufühlende Geschwulst constatiren. Ein fast constantes Begleitsymptom der acuten Spermatocystitis ist während der ersten Tage hohes Fieber, oft kommt es während des ganzen Krankheitsverlaufes zu langdauernden schmerzhaften Erectionen. Sehr häufig ist der gleichseitige Nebenhoden und das Vas deferens miterkrankt.

Der Verlauf der Entzündung ist ein verschiedenartiger. Leichte und zweckmässig behandelte Affectionen laufen in 8—10 Tagen ab, ohne von weiteren üblen Folgen begleitet zu sein. Die schwereren Fälle benöthigen zu ihrer Heilung mehrere Wochen, nur die eiternden, fieberhaften Spermatocystitiden können infolge der Möglichkeit der Erweichung und des Durchbruches der Samenblasenwand bedrohlich werden, da die Entzündung und Eiterung auf das den oberen Rand der Samenblasen deckende Peritoneum übergreifen kann (Horovitz). Auch Durchbrüche in den Mastdarm wurden beobachtet.

Die chronische Form der Samenblasenentzündung, die mit ähnlichen, aber weniger intensiven subjectiven und objectiven Symptomen einhergeht wie die acute Form, pflegt monatelang zu dauern, kann in Heilung übergehen, aber auch zu Spermatorrhoe und Schrumpfung führen.

Die Diagnose ergiebt sich aus den erwähnten Symptomen, unterstützt von der Anamnese und den Begleiterscheinungen der Gonorrhoe, sowie eventuell aus der mikroskopischen Untersuchung des Urins und eiterigen Secretes auf Sperma und Gonokokken.

Entzündung der Cowper'schen Drüsen. Die Erkrankung der Cowper'schen Drüsen infolge des Trippers ist sehr selten und kann erst als sicher vorhanden angenommen werden, wenn das sie umgebende Bindegewebe mitergriffen ist. In diesem Falle entsteht zwischen Hodensack und After links oder rechts, selten beiderseits von der Raphe eine mehr oder weniger umschriebene Geschwulst, welche bei der Berührung schmerzt und das Harnen mehr oder weniger erschwert. Die Geschwulst kann sich bei absoluter Ruhe unter Einwirkung der Kälte innerhalb 10—12 Tagen rückbilden, oder es kann zur Vereiterung mit Durchbruch nach aussen oder gegen die Harnröhre kommen. Um den Durchbruch gegen die Harnröhre zu verhindern, ist, sobald die Fluctuation deutlich wird, die Incision auszuführen.

Ausgiebige Unterwühlungen des Dammes, Gangrän des Hodensackes, Harnröhren- und Mastdarmfisteln können die Folgen der Vernachlässigung oder einer unzweckmässigen Behandlung der Cowperitis sein. Andererseits ist aber auch eine spontane Restitutio ad integrum nicht ausgeschlossen. Bei der chronischen Cowperitis wird die Drüse hart und entleert auf Druck ein milchig trübes Secret.

Die Differentialdiagnose der Cowperitis wird gegenüber periurethralen Abscessen durch den seitlichen Stand der Geschwulst, gegenüber einem Furunkel durch die anfangs unveränderte, nicht angelöthete Haut und den tiefen Sitz der Geschwulst gegeben.

Die Therapie besteht in ausgiebiger Incision (bei eiteriger Schmelzung der Drüsen), antiseptischer Durchspülung der Höhle und Ausfüllung derselben mit Jodoformgaze.

Infolge des Trippers können sich, sowie infolge anderer macerirender Einflüsse, venerische Papillome (spitze Warzen) an der Glans, an der Vorhaut und Urethra, sowie an den äusseren weiblichen Genitalien entwickeln (siehe Condylome). Es bilden sich an den genannten Theilen stecknadelkopfgrosse, hyaline Knötchen, welche nach und nach die Gestalt zapfenartiger, mehr oder weniger sich verjüngender Gebilde annehmen. Wenn diese eine gewisse Höhe erlangen, wachsen sie sehr rasch, besonders wenn ihr Standort wenig gereinigt wird, zu blumenkohlartigen Wucherungen, die bei der leisesten Berührungen bluten. »Jede dieser Excrescenzen besteht aus einer einfachen oder verzweigten Papille, die nach dem Typus der Haut-, respective Schleimhautpapille oder Zotten gebaut ist und eine Epitheldecke von wechselnder Dicke trägt. Das Bindegewebe in diesen Papillen und Zotten ist gewöhnlich viel zellen- und gefässreicher als in jenen des Mutterbodens, sowie auch die Epithelschicht namhaft dicker sein kann, wenn sie auch in ihrem sonstigen Charakter mit dem Standort der Geschwulst übereinzustimmen pflegt. Die Papillome gehen von den normalen Papillen der Haut und Schleimhäute aus, wobei aber nicht blos eine Vergrösserung der letzteren, sondern auch eine Neubildung der Papillen statthat« (WEICHSELBAUM). Sind die Papillome vom Präputium bedeckt, so erscheinen sie infolge der continuirlichen Bähung weich, roth, rohem Fleisch ähnlich; an Stellen, an welchen sie frei zutage liegen, werden sie trocken, hornartig gelblich. In grosser Masse an der Eichel angeordnet, können sie endlich durch Druck Gangrän der Vorhaut hervorrufen und, nachdem das brandige Stück derselben abgestossen wurde, durch die entstandene Lücke prolabiren. Sitzen sie im Ostium urethrae, so können sie das Pissen und die Ejaculation behindern.

Ihre Entfernung geschieht am zweckmässigsten in folgender Weise: Nachdem man sie mit Eisenchlorid durch einige Tage mehrmals betupfte, schrumpfen sie. Man kratze sie dann mit dem scharfen Löffel weg und berühre die blutende Stelle mit dem Paquelin. Aetzpasten zu ihrer Zerstörung verwende ich selten. Sitzen die venerischen Papillome in der Urethra, so fasse ich die leicht zugänglichen mit einer Sperrpincette und binde sie fest mit einem Sublimatseidenfaden ab. An diesem Faden lässt sich die Schleimhaut vorziehen und können nun weiter hinten sitzende Warzen in ähnlicher Weise gefasst und abgebunden werden (siehe Condylome).

Mastdarmtripper kann durch Ueberfliessen des Trippersecretes von der Scheide gegen den Mastdarm beim Weibe, durch Einführen von Stuhlzäpfchen mit Trippersecret beschmutzten Fingern, durch Päderastie u. s. w. zustande kommen. Prolabirte Schleimhautfalten begünstigen die Infection. Der Mastdarmtripper veranlasst ein vorherrschend eiteriges, übelriechendes, nicht selten mit Blut gemischtes Secret, welches vor dem Stuhl oder bei Abgang von Blähungen reichlich abfliesst. Die Schleimhaut ist gewulstet und finden sich oft kleinere und grössere Excoriationen. In den Zwischenpausen klagen die Kranken über fortwährendes Brennen oder Jucken im After und häufigen Stuhldrang. In manchen Fällen tritt die Afterschleimhaut als geröthetar Wulst hervor.

Die Behandlung besteht in protrahirten Bädern und Injectionen von 1%igen Tannin- oder Alaunlösungen in den Mastdarm, die man 3—4mal des Tages vornehmen lässt. Diesen Injectionen lässt man eine Ausspülung des Mastdarmes mit lauem Wasser vorangehen. Durch innerliche Verabreichung von Opiaten mache man den Stuhlgang seltener, führe aber, wenn Stuhl erfolgt, nach diesem immer eine Ausspülung und Injection aus.

Erkrankung der Harnblase und der Ureteren. In der Regel erkrankt die Harnblase infolge des Trippers nur in denjenigen Fällen, in welchen derselbe bereits den prostatischen Theil der Harnröhre überschritten hat. Die Erkrankung betrifft in ihrem Beginn gewöhnlich nur die Blasenschleimhaut am das Orificium internum urethrae, und erst im weiteren Verlaufe wird allmählich auch der Blasengrund ergriffen. Die Erkrankung des zuerst genannten Blasenschleimhautantheiles zeigt meist einen acuten Charakter. Wir unterscheiden somit einen acuten und chronischen Blasenkatarrh.

Der acute Blasenkatarrh kennzeichnet sich durch Erscheinungen einer starken Hyperämie und eine mässige Schleimsecretion, der chronische durch reichliche Absonderung eines katarrhalischen Secretes. So lange sich die katarrhalische Erkrankung nur auf die der Harnröhrenmündung zunächst gelegene Blasenschleimhaut beschränkt, klagen die Kranken über ein sehr häufiges Drängen zum Harnen und auch zum Stuhlgange. Versucht nun der Kranke, diesem Drange nachzugeben, so entleert er unter den qualvollsten Schmerzen nur wenige Tropfen eines sehr saturirten, aber noch immer sauer oder amphigen reagirenden Harnes; nach dem letzten Tropfen Harn folgen in der Regel ein oder mehrere Tropfen Blut. Der Harn ist gewöhnlich klar; erkaltet zeigt er jedoch ein Sediment, welches abgestossenes Epithel, Schleim, zuweilen auch Blut und Eiterzellen enthält. Die Secretion der Harnröhrenschleimhaut hat sich bis auf ein Minimum verringert. Fieberbewegungen sind fast stets vorhanden.

Geht der Blasenkatarrh in eine eiterige Cystitis über, so beobachtet man Schüttelfröste, es stellen sich Delirien ein und können stürmische locale und Allgemeinerscheinungen hinzukommen (Tenesmus, Strangurie, Ischurie, Urämie, selbst Berstung der Blase, Schmerzen, Brechreiz, Erbrechen). Der Harn ist nun getrübt, seine Reaction meist alkalisch oder neutral, Eiweiss nachweisbar. Die mikroskopische Untersuchung des Harnes ergiebt die Beimengung von Epithel- und Eiterzellen (schleimige Beschaffenheit des Harnes), Gonokokken, rothen Blutkörperchen, häufig auch Tripelphosphatkrystalle. So vollzieht sich der Uebergang in die chronische Form.

Sind die entzündlichen Erscheinungen noch nicht weit fortgeschritten, so können sie bei zweckmässigem Verhalten und entsprechender Behandlung schon in 8—10 Tagen behoben sein. Doch sind Recidiven nicht selten.

Unter der Einwirkung unzweckmässiger Eingriffe, schädlicher Einflüsse oder bei Vernachlässigung der Erkrankung kann diese chronisch werden. Dann treten nur zeitweise Fiebererscheinungen und Schmerzen auf. Die letzteren bestehen nicht nur in einem höchst empfindlichen Harnzwange, sondern es strahlen auch schiessende Schmerzen an der äusseren Mündung der Harnröhre aus. Der Harn ist wolkig, trübe, weil er bedeutende Quantitäten Eiter- und Schleimkörper, Blutcoagula, Epithelien nebst unverhältnissmässig vielen Salzen (Phosphate, Urate etc.) mit sich führt. Er verbreitet einen ammoniakalischen Geruch und reagirt alkalisch.

Unter ungünstigen Verhältnissen kann die katarrhalische Absonderung der Blasenschleimhaut einen so hohen Grad erreichen, dass mit dem jeweilig gelassenen Harne ganze Klumpen von Schleim, Eiter und Blut ausgeschieden werden. Das Sediment zeigt dann eine rotzartige Beschaffenheit.

Das mikroskopisch-anatomische Bild der Blase zeigt je nach dem Grade der Erkrankung Schwellung und Trübung des Epithels, Eiterzellenbildung, Durchsetzung der Mucosa und Submucosa mit Leukocyten (meist in der Nähe des Trigonum Lieutaudii), Erweiterung der Blutgefässe, Hypertrophie der Muscularis und endlich Entzündung des subserösen Gewebes.

Der chronische Blasenkatarrh bedingt viel wichtigere anatomische Veränderungen als der acute. Er führt nämlich zur Hypertrophie der Muscularis der Blase (la vessie à colonne) mit gleichzeitiger Verdickung der Schleimhaut, infolge welcher Veränderungen Lähmung der Blase eintreten kann. Allmählich können die Ureteren, das Nierenbecken, die Nieren selbst erkranken. Die in der Blase zurückgehaltenen Eiter-, Schleim- und Blutcoagula geben Veranlassung zu Concretionen. Endlich können Abscedirungen und Verschwärungen der Blase eintreten, und so wird es begreiflich, dass der chronische Blasenkatarrh entweder direct oder durch Harnverhaltung und Urämie zum Tode führen kann.

Die Blasenerkrankung ist eine sehr schwere Complication des Harnröhrentrippers. Sie hat die Tendenz zu recidiviren und sich in Permanenz zu erklären. So lange die Blasenaffection sich blos auf die Schleimhaut des Blasenhalses beschränkt, ist die Prognose immerhin noch günstig. Hat sich aber die Erkrankung auf den Blasengrund ausgebreitet, so soll der Arzt nur eine sehr reservirte Prognose stellen.

So lange blos die Schleimhaut um die Harnröhreneinmündung erkrankt ist, besteht die Aufgabe des Arztes hauptsächlich in der Behebung des Blasenkrampfes und Harndranges. Um dies zu erreichen, entferne man vor allem die zur Beseitigung des Harnröhrentrippers eben in Anwendung stehenden Medicamente, gebe die Injectionen in die Harnröhre auf und setze die Diuretica balsamica aus.

Ein localer Eingriff ist zu vermeiden. Bettruhe, reizlose, leicht verdauliche Kost (Suppe und Milch, als Getränk daneben noch Mandelmilch) und Regelung des Stuhlganges sind die wichtigsten Massnahmen. Zur Calmirung des Blasenkrampfes dienen warme Voll- und Sitzbäder, warme trockene oder feuchte Umschläge auf die Blasengegend und das Mittelfleisch, Verabreichung eines Infusum von Herba Herniariae und Chenopodium ambrosioides (aa. part. aequ.) oder folgender Pulver: Rp. Extr. sem. Hyoscyam., Extr. Cannabis indic. aa. 0,50, Sacch. albi 3,00. M. Div. in dos. aeq. Nr. 20. S. Jede 3. Stunde ein Pulver zu nehmen. Oder: Rp. Camphor. ras., Extr. Cannab. aa. 0,50. Sacch. albi 3,00. M. Div. in dos. aeq. Nr. 10. S. Jede 2. oder 3. Stunde 1 Pulver zu nehmen.

Versagen auch diese Narcotica, so schreite man zur Anwendung narkotischer Suppositorien von Belladonnaextract (0,01 Grm. auf 1 Suppositorium). Bei Kranken, welche nicht an Hartleibigkeit leiden, kann man Stuhlzäpfchen von Morphium in gleicher Dosis wie von Belladonna anwenden, oder man macht hypodermatische Morphiuminjectionen am Mittelfleische. Bei anhaltender Schlaflosigkeit kann man abends Trional, Paraldehyd oder Chloralhydrat geben.

Bei eingetretener Harnverhaltung ist die Harnblase, wenn warme Bäder und Narcotica gänzlich versagen, mittels eines weichen Nélatonkatheters zu entleeren. In Fällen, wo der Blutaustritt aus den Capillaren des Blasenhalses in hochgradiger Weise fortbesteht, verabreichen wir innerlich das Eisenchlorid, sowie Ergotin. Sind beim acuten Blasenkatarrh die Blutungen sehr heftig, so applicire man zunächst den Eisbeutel in die Blasengegend und verabreiche Hämostatica innerlich. Versagt diese Behandlung, so lege man nach Horovitz für einige Stunden einen Nélatonkatheter ein und lasse jede zweite Stunde den Harn ab. Sistirt auch hierauf die Blutung nicht, so spüle man die Blase mit sehr warmem Wasser aus oder greife endlich unter grosser Vorsicht zu Lapisspülungen mit Durchspülung der Pars prostatica (1 : 1000) oder mache Instillationen von 10—20 Tropfen einer 1- bis 2%igen Lösung in die Pars prostatica. Blutet es nach solcher Instillation noch, so wasche man mit heisser Lösung von Kalium hypermanganicum aus.

Die Behandlung des chronischen Blasenkatarrhes geht Hand in Hand mit der wieder aufzunehmenden Behandlung des Grundleidens, der gonorrhoischen Urethritis. Die hygienisch-diätetischen Massnahmen besitzen hier nicht jene Wichtigkeit wie beim acuten Blasenkatarrh, sind aber dennoch von Belang und müssen noch der Individualität und den Lebensverhältnissen des Erkrankten, sowie dem Grade der Erkrankung angepasst werden. Im allgemeinen ist auf leicht verdauliche, nahrhafte Kost zu sehen, als Getränk ist vor allem Milch zu verordnen, daneben eisenhaltige Säuerlinge, wirken diese reizend, schwach alkalische Mineralwässer. Vorsichtig kann man auch versuchen, behufs Stringirung der secernirenden Blasenschleimhaut und eventuell der Ureteren Tannin, Alaun oder das Decoctum foliorum uvae ursi in folgender Weise zu verabreichen: Rp. Fol. uvae ursi 20,00, coque c. s. q. aq. comm. per $^1/_4$ h. sub finem coct., adde: Flav. cort. aur. 10,00. Stet in infuso fervido per $^1/_4$ h. vase clauso. Colat. 300,00. adde: Syr. althaeae 30,00. Jede

3. Stunde $^{1}/_{2}$ Kaffeeschale voll zu nehmen. Oder: Rp. Glycerini puri 20,00, Tannini puri 0,50, Aq. dest. s. 50,00, Syr. ononidis spin. 15,00. M. D. S. In 24 Stunden zu verbrauchen.

Verringert sich infolge der Mineralwässer und der Adstringentien das muco-purulente Secret der Blasenschleimhaut nicht, so trachte man, das in der Blase stagnirende Secret und Harnsediment auf mechanische Weise zu entfernen. Dies geschieht am besten mittels Ausspülungen mit einem Nélatonkatheter (JAQUES' Patent). Die Flüssigkeiten — es sind dies hauptsächlich Kali hypermang. 0,1—0,3‰ oder Argent. nitr. 0,3—0,4‰ — sollen nach Ausspülung der Blase mit lauwarmem Wasser in lauwarmem Zustande eingespritzt werden und — zum mindesten — bei der Herausbeförderung durch die Urethra selbst fliessen.

Nur in den Fällen, in welchen die Einführung eines weichen Katheters unüberwindlichen Schwierigkeiten begegnet, sind Metallkatheter für diese Ausspülungen zu verwenden. Zur Ausspülung verwende man einen Irrigator und den Zweiweghahn von MARX, wodurch eine reichliche Durchspülung wesentlich erleichtert wird.

Sehr günstige Resultate erzielt man beim chronischen Blasenkatarrh durch die innerliche Verabreichung von salicylsaurem Natron, Salol und Urotropin, 3—4 Grm. des Tages.

Nephritis, Pyelonephritis. Schwer zu erkennen und dabei von grosser Bedeutung für den Kranken sind die im Gefolge des Trippers manchmal auftretenden Affectionen der Niere. Die Veranlassung dazu kann eine Entzündung der Blase geben, die sich über die Schleimhaut der Harnleiter und des Nierenbeckens auf die Nieren selbst fortsetzt. Ein zweiter Weg, auf dem die Nieren erkranken könnten, wäre die Fortschleppung der Gonokokken, respective ihrer Toxine durch die Blut- und die Lymphwege (Nephritis nach Gelenkrheumatismus und Endokarditis). Desgleichen können Harnstauungen infolge Phimosis, Stricturen oder Prostatahypertrophien die Ursache für eine Pyelonephritis abgeben. Endlich will man auch solche Nephritiden beobachtet haben, welche durch die Tripperbehandlung, d. h. durch Anwendung von Balsamicis entstanden sind. Wiewohl behauptet wird, dass in circa 12% aller Tripperfälle wahre Albuminurie beobachtet zu werden pflegt, mithin die metastatische blennorrhoische Nephritis eine relativ häufige Folgeerscheinung des Trippers sei, glauben wir doch, dass die Nieren durch den acuten Tripper, wenn er sich auch auf die Prostata und Harnblase fortsetzt, in den meisten Fällen nicht ergriffen werden und dass derselbe erst dann einen Katarrh der geraden Canälchen bedingt, wenn er längere Zeit bestanden und sich auf die Harnblase fortgepflanzt hat. Nur in solchen Fällen, wo durch den Tripper bereits hochgradige Stricturen, Vergrösserungen oder Abscedirungen der Prostata mit oder ohne purulenten Blasenkatarrh entstanden waren, haben wir auch Vereiterung einer oder beider Nieren in der Leiche nachgewiesen. Häufiger jedoch, als man gewöhnlich annimmt, tritt eine Entzündung des Nierenbeckens infolge des Tripperprocesses auf. Die Diagnose dieses Zustandes basirt auf dem Nachweis intermittens ähnlicher Fieberbewegungen, eines Eiweissgehaltes des Harnes, der grösser ist, als der Menge des vorhandenen Eiters entsprechen würde, auf den mikroskopischen Nachweis von Eiterkörperchen und der unregelmässigen Pflasterepithelzellen des Nierenbeckens. Der Harn reagirt bei Pyelitis im Gegensatze zu lang bestehenden Blasenkatarrhen sauer. Die Kranken klagen meist über dumpfen Schmerz in der Nierengegend, welche auch druckempfindlich ist.

In den meisten Fällen klagen die Kranken, wenn auch nicht im Beginne, so doch im weiteren Verlauf der katarrhalischen Nierenerkrankung, über einen dumpfen oder auch lebhaften Schmerz in einer oder der anderen

Lendengegend, welcher schon durch eine leise Berührung gesteigert wird und sich längs des Verlaufes der Ureteren nach abwärts fortzusetzen pflegt. Nicht selten macht sich die Erkrankung durch eine stärkere oder geringere Fieberbewegung bemerkbar. Später können auch heftige Schmerzen, Harndrang, Kolikanfälle, Erbrechen etc. auftreten. Charakteristisch für die Diagnose der Nephritis ist manchmal der auffallende Wechsel der Symptome. Die Menge des Harns ist manchmal anfänglich vermindert, später zumeist vermehrt (Polyurie), die Farbe desselben gewöhnlich blassgelb. In den meisten Fällen enthält er eine mässige Menge von Eiweiss; aber trotz dieses Eiweissgehaltes ist das specifische Gewicht desselben meistens niedriger als das des normalen Harns. Nach längerem Stehen setzt der Harn ein Sediment ab, in welchem man Epithelien der Ureteren und der Blase nebst Schleim- und Eiterzellen, sowie hyaline, cylindrische Epithelienschläuche, zuweilen Fibrincylinder findet. Der Harn reagirt schwach sauer; nur nach längerer Dauer des Leidens findet innerhalb der Blase Zersetzung des Harnstoffes statt, wodurch der Harn alkalisch wird und die bekannten sargdeckelartigen Krystalle der Tripelphosphate und zuweilen Blutkörperchen zeigt. Ob das dem Harne beigemengte Blut der Harnblase oder den Nieren entstammt, lässt sich durch die Beschaffenheit des extravasirten Blutes entscheiden. Das aus den Ureteren und der Blase kommende Blut bildet gewöhnlich Gerinnsel, welche letztere, wenn sie den Ureteren entstammen, förmliche Abgüsse derselben darstellen. Das bei Blasenblutungen dem Harne beigesellte Blut ist mit dem Harne nicht gleichmässig gemischt und letzterer zeigt anfänglich eine leichte, röthliche Farbe, während die letzten Portionen so tief roth gefärbt sind, als wenn sie nur aus Blut beständen. Dagegen ist das Blut, welches einer Blutung der Nieren seinen Ursprung verdankt, gleichmässig mit dem Harne gemischt und sind die anfänglich und zuletzt entleerten Portionen von gleichem Aussehen.

Die Diagnose ergiebt sich aus dem Gesagten. Die sichersten Anhaltspunkte — für die Stellung der Differentialdiagnose gegenüber Cystitis — liefert die Cystoskopie und die Katheterisation der Ureteren.

Der Verlauf des durch den Tripper hervorgerufenen Nierenleidens ist gewöhnlich ein rascher und günstiger. Selten ist die Heilung eine unvollständige (chronische Nephritis), noch seltener glücklicherweise der letale Ausgang.

Die Behandlung ist eine indirecte: sorgfältige Behandlung des Grundleidens, Ruhe, reizlose Diät und Individualisirung. Natürlich bestehen die allgemeinen, für die Nephritis, Pyelitis und Pyelonephritis giltigen Behandlungsgrundsätze zu Recht.

Der durch den Blasentripper bedingte Nierenkatarrh schwindet meist mit dem zugrunde liegenden Primärleiden. Es muss daher die Behandlung des Blasen- und Nierenleidens Hand in Hand gehen. Was die Therapie des Blasenleidens betrifft, so verweisen wir auf das früher Gesagte. Der Kranke vermeide alles, wodurch eine stärkere Fluxion zu den Nieren bedingt wird, namentlich mit Kochsalz stark versetzte Speisen und Getränke und alle Diuretica. Zum Getränke eignet sich am besten Milch, frisches Brunnenwasser, dünne Limonade oder Mandelmilch, alkalische Wässer, alkalisch-muriatische Säuerlinge etc. (Trinkcuren). Als Nahrungsmittel empfehle man Milch und Milchspeisen. Als sehr zweckmässig erweist sich die Anregung der Hautthätigkeit durch warme Wannenbäder oder feuchtwarme Umschläge. Um die mucopurulente Secretion zu beheben, verabreichen wir namentlich Gerbsäure: Rp. Tannini puri 1,00, Camphor. rasae subactae 0,50, Sacch. a. 5,00, M. f. p., div. in dos. Nr. 15. S. 4 Pulver des Tages zu nehmen. Oder: Rp. Glycerini puri 20,00, Tannin. p. 1,00, Aq. destill. 100,00. S. Den Tag über zu verbrauchen.

Bei starker Nierenblutung verabreichen wir das Eisenchlorid. Bei sehr hartnäckigen Blutungen und fortdauernden Lendenschmerzen bedecke man beide Lendengegenden mit nasskalten Ueberschlägen. Zur Behandlung der Pyelitis verabreichen wir in der oben erwähnten Weise Tannin innerlich.

Die sonstige Behandlung ist eine symptomatische.

Harnröhrenstricturen. Verengerungen der Harnröhre können an jeder Stelle derselben, mit Ausnahme der Pars prostatica (wo aber das Harnröhrenlumen durch Hypertrophie der Prostata gleichfalls verringert sein kann) auftreten. Dittel theilt die Stricturen in spastische, entzündliche und organische ein. Erstere sind vorübergehende, durch krampfhafte Contractionen der Harnröhrenmusculatur entstehende Verengerungen des Harnröhrenlumens. Charakteristisch für derartige Stricturen ist der plötzliche Harndrang, von dem die betreffenden Individuen befallen werden, und die schmerzhafte Dysurie, respective Ischurie. Diätfehler, mechanische Reizungen, chemische Veränderungen des Harnes, Analfissuren, operative Eingriffe, selbst psychische Veranlassungen können solche Stricturen hervorrufen. Die Therapie besteht in Behebung der zur Strictur führenden Ursachen, Anwendung warmer Bäder, feuchtwarmer Umschläge, Belladonnasuppositorien, eventuell sehr vorsichtiger Katheterisirung mittels Nélatonkatheter.

Die entzündlichen Stricturen werden durch Schwellung und Oedem der Schleimhaut bedingt. Sie entwickeln sich nach Entzündungsprocessen der Urethra, der Blase oder des Mastdarmes.

Die organischen Stricturen der Harnröhre lassen sich am besten, wie es Dittel thut, in zwei Hauptgruppen eintheilen. Die eine Hauptgruppe entsteht durch Wucherung des Bindegewebes, die zweite entsteht durch die Entwicklung eines dem Gewebe der Harnröhre heterologen Gewebes. Wir wollen hier nur die erstere Form, die ziemlich häufig als Folge des Trippers auftritt, berücksichtigen. Ist diese Art der Harnröhrenstrictur im Zustande der Wucherung, so nennt Dittel sie kurzweg callös, befindet sie sich im Zustande der Schrumpfung, nennt er sie Schwundstrictur. Die Symptome der organischen Harnröhrenverengerung sind die folgenden. Der Harnstrahl wird dünner und ändert seine Richtung. Der Harn wird nicht im Bogen entleert, sondern fliesst je nach der Hochgradigkeit der Verengerung langsam oder gar nur tropfenweise ab. Die Spaltung des Harnstrahles hat keinen pathognomonischen Werth und kommt meist durch Verklebung der Harnröhrenmündung mit Schleim zustande. Die Blase wird unvollständig entleert, infolge dessen ist der Kranke genöthigt, häufiger zu pissen. Die hinter der Strictur gelegene Harnröhrenpartie wird häufig divertikelartig ausgebuchtet und kann es bei längerem Bestande der Verengerung zu Ruptur der Harnröhre, die alsdann zur Urininfiltration führt und mit Fistelbildung hinter der Verengerung ausheilen kann, kommen. Bei längerem Bestande einer Verengerung der Harnröhre entwickelt sich Blasenkatarrh, endlich Pyelitis und Nephritis. Die Samenentleerung kann hierbei behindert, ja selbst unmöglich sein.

Was die Gestalt der Verengerungen betrifft, so kann dieselbe eine sehr mannigfaltige sein. Bald bilden sie eine scharf umschriebene, hervorspringende Erhöhung, bald eine quer durch das Lumen der Harnröhre ausgespannte Leiste, bald sind es resistente Verdickungen mit kreisrunden, umschriebenen oder strangförmigen Schwielen der unteren Wand der Harnröhre, zuweilen carunkelartige Granulationen und endlich wird nicht selten die Verengerung dadurch bedingt, dass die Harnröhre eine S-förmige Abweichung von ihrer gewöhnlichen Richtung infolge einer in der Umgebung der Harnröhre stattgefundenen Bindegewebsschrumpfung angenommen hat.

Sehr häufig entstehen Stricturen an der Pars membranacea dadurch, dass narbenartige Ueberhäutungen der durch Trippergeschwüre gesetzten

Unterminirungen der Schleimhaut gebildet werden. Ebenso mögen durch adhäsive Entzündungen in der Harnröhre Stricturen entstehen.

Am häufigsten sitzen die Stricturen in der Pars membranacea urethrae oder in den vordersten Partien der Pars pendula. Mitunter findet man zwei bis drei Stricturen hintereinander.

Für die Diagnose ist die Untersuchung mit Metallsonden entscheidend. Die Prognose wird von dem Alter, der Intensität und dem Sitze des Leidens, sowie von vorhandenen Complicationen beeinflusst, ist aber stets mit Vorsicht zu stellen.

Die Behandlung wird nach drei Methoden geübt: allmähliche Dilatation, gewaltsame Sprengung (Divulsion) und Urethrotomie. Davon können wir nur die allmähliche, langsame Dilatation, sowie in manchen Fällen (ausserordentliche Verengerung, heftige Reaction auf das Eindringen des dilatirenden Instrumentes) die Urethrotomie von aussen nach innen empfehlen. Die Urethrotomia interna übe ich nicht und die brüske Dilatation nur sehr selten.

In neuerer Zeit wurden mit der Urethrotomia interna sehr günstige Resultate erzielt.

In Kürze will ich die langsame Dilatation besprechen. Es empfiehlt sich hiebei, eine vorbereitende und unterstützende Allgemein- und Localbehandlung: diätetisch-hygienische Massnahmen, prolongirte warme Bäder, locale Priessnitzumschläge und Massage mit der Dilatationsbehandlung zu vereinigen. Auch gelingt es hierdurch manchmal, anfangs undurchgängige Stricturen durchgängig zu machen. Ist die Strictur so hochgradig, dass nur eine Darmsaite dieselbe passirte, so lässt man dieselbe liegen, bis sie ganz aufgequollen ist. Ist während dieser Zeit (einer halben bis einer Stunde) keine Reaction erfolgt, so versucht man, den feinsten elastischen englischen Katheter durchzubringen. Gelingt es nicht leicht, so stehe man von weiteren Versuchen ab und nehme dieselben am nächsten Tage wieder auf, beginne aber am nächsten Tage wieder mit der gleichen Nummer des zum ersteumale eingeführten Instrumentes und steige nur dann zur nächsten höheren Nummer, wenn diese erste die Strictur leicht passirte. Eine Erleichterung der Sondirung bewirkt eine vorausgeschickte Injection warmen Olivenöls in die Urethra. Ist es endlich gelungen, einen dünnen Katheter durchzubringen, so lasse man ihn 24 Stunden, wenn keinerlei Reaction eintritt, liegen, weil man dann am raschesten vorwärts kommt, und führe dann den nächsten Tag ein dickeres Instrument ein und so fort, bis endlich die Harnröhre für Charrière 25—26 leicht passirbar ist. Bleibt der Katheter liegen, so lasse man den Harn alle 3 Stunden, oder sobald sich Harndrang einstellt, ab. Machen sich Zeichen der nervösen, der Wundreaction oder der morbiden Reaction bemerkbar, so muss sofort das Instrument aus der Harnröhre entfernt werden. Ueber die Reactionserscheinungen wollen wir Folgendes bemerken. Manche Individuen vertragen das Einführen eines Instrumentes in die Harnröhre, auch wenn keine Verengerung derselben vorhanden ist, absolut nicht. Es tritt kürzere oder längere Zeit nach der Einführung des Instrumentes ein Schüttelfrost auf, dem alsbald hohes Fieber und heftiger Kopfschmerz oder wenigstens Eingenommenheit des Kopfes folgt. Gewöhnlich schwinden diese Erscheinungen bald wieder vollständig, in einzelnen Fällen aber wiederholen sie sich öfters und dauert es bisweilen mehrere Wochen, bis sich der Kranke wieder vollständig erholt. Diese heftige Reaction lässt sich durch kleine Dosen Morphium, welche man $\frac{1}{2}$—2 Stunden vor Einführung des Instrumentes verabreichte, beseitigen. Gelingt dies jedoch nicht und treten die Erscheinungen nach jedem Dilatationsversuche mit gleicher Heftigkeit auf, so muss man die langsame Dilatation aufgeben und die Urethrotomia externa ausführen. Wird bei dem Einführen des Instrumentes die Harnröhre verletzt, so pflegt sich eine ähnliche Reaction, welche DITTEL die Wundreaction nennt, einzustellen. Diese lässt sich von der nervösen eigentlich nur dadurch unterscheiden, dass der Kranke bei früheren Dilatationen keine Reactionserscheinungen bekam. Am heftigsten sind aber die Reactionserscheinungen, wenn die Nieren und Blase hochgradig erkrankt sind, morbide Reaction. Hieraus ergiebt sich der Massstab für unser Handeln. Wird das Einführen der Instrumente gut vertragen, so kann man sie lange liegen lassen. Tritt Reaction ein oder sind die Kranken schon in einem höheren Lebensalter, so muss man sich begnügen, das Instrument nur kurze Zeit liegen zu lassen, 5 Minuten bis zu einer halben Stunde, und nur jeden zweiten Tag die Einführung eines Instrumentes vornehmen. Es ist daher unbedingt nothwendig, dass, ehe man zu einer Behandlung der Strictur schreitet, der Harn sowohl chemisch als auch mikroskopisch genau untersucht werde. Die schon vorhandene Pyelonephritis pflegt sich nämlich selbst bei sehr vorsichtig vorgenommener Dilatation so rasch zu steigern, dass die Kranken in wenigen Tagen zugrunde gehen. Wir führen deshalb bei Kranken, welche eine Dilatation der Harnröhre mit Instrumenten nicht vertragen, die Durchschneidung der Strictur von aussen nach innen, die sogenannte Boutonnière, aus. Die langsame Dilatation verlangt, wenn sie zum Ziele geführt, eine Jahre lang dauernde Nachbehandlung, d. h. das continuirliche Einführen von Instrumenten; wird dieses auch nur kurze Zeit unterbrochen, so schrumpft die Strictur wieder und muss die Behandlung neuerlich von Anfang an aufgenommen werden.

Trippermetastasen. Es ist durch zahlreiche beweisende Forschungen endgiltig festgestellt, dass der Tripperprocess nicht blos durch Contactinfection oder Ueberimpfung, sondern auch durch das Eindringen der Gonokokken in die Lymph- und Blutbahn von seinem ursprünglichen Sitze — also von der Genitalschleimhaut und Augenbindehaut — in andere Organe und Gewebssysteme verschleppt werden und in denselben Entzündungserscheinungen hervorrufen kann (Trippermetastasen). In vielen der hieher gehörigen Fälle ist auch der mikroskopisch-bakteriologische Nachweis der gonorrhoischen Entzündung gelungen, in anderen die Diagnose durch Anamnese, Begleiterscheinungen, specifische Symptome und Sectionsbefunde sichergestellt worden. Nachstehend wollen wir eine kurze Uebersicht der wichtigsten genorrhoischen Metastasenbildungen geben.

Tripperrheumatismus. Infolge des Trippers kann es zur Entzündung eines oder auch mehrerer Gelenke kommen. Tritt die Gelenkserkrankung gleichzeitig mit dem purulenten Tripper auf, so entwickelt sich die Gelenksentzündung in höchst rapider Weise und bedingt eine beträchtliche Schwellung der das Gelenk umgebenden Weichtheile. Meist schwindet der Tripperrheumatismus in 6—8 Wochen. Beginnt er im torpiden Stadium des Trippers, so nimmt der Tripperrheumatismus so wie das Harnröhrenleiden trotz zweckmässiger Behandlung einen lentescirenden Verlauf. Bei acuter Erkrankung erlischt das starke Fieber in der Regel nach Verlauf von 4—8 Tagen. Schickt sich das Gelenkleiden nicht zu einem günstigen Ausgange an, so dauert das Fieber, wenn auch in schwächerem Grade, continuirlich fort. Bei dem chronischen Tripperrheumatismus hält das Fieber wohl längere Zeit an, ist jedoch minder heftig. So oft eine Verschlimmerung des Gelenkleidens eintritt, steigert sich das Fieber. Die Exsudation lässt sich nicht immer nachweisen, zuweilen kommt es aber zu sehr beträchtlicher Flüssigkeitsansammlung im Gelenke. Die Haut über dem Gelenke ist in der Regel weder geröthet noch verdickt, hie und da entwickelt sich ein Erythema glabrum. Die Empfindlichkeit der erkrankten Gelenke ist eine hochgradige. Das in das Gelenk ergossene Exsudat kann ganz aufgesaugt werden, es kann aber auch zu bleibender Gelenkwassersucht, in einzelnen Fällen sogar zur Eiterbildung im Gelenke kommen. Meist ist nur ein Gelenk ergriffen, manchmal erkranken mehrere Gelenke nacheinander. Auch werden Fälle von Endokarditis, welche sich an die Gelenkserkrankung anschliessen, beschrieben. In der Regel erfolgt complete Heilung. Ankylosen entwickeln sich selten und betreffen am häufigsten das Kniegelenk. Vereiterung des Gelenkes kann durch Pyämie zum Tode führen. Die Erkrankung des Schultergelenkes dauert meist kürzere Zeit als die des Knie- und Sprunggelenkes, am raschesten erfolgt die Heilung an den Phalangen.

Die Behandlung besteht in Fixation des Gelenkes durch einen zweckmässigen starren Verband, der entsprechend dem kranken Gelenke mit einem Fenster versehen wird. Auf das Gelenk applicire man kalte Ueberschläge, so lange die Entzündungserscheinungen in Zunahme begriffen sind und andauern. Ist die Entzündung abgelaufen, so trachte man, das gesetzte Exsudat durch feuchtwarme Ueberschläge, Anwendung von Jodpräparaten, Compressionsverbände u. s. w. zur Aufsaugung zu bringen. Die acuten Entzündungserscheinungen lassen sich auch durch die innerliche Anwendung von salicylsaurem Natron, Salicylsäure, Salol und Salipyrin beeinflussen. Die Application dieser Mittel beeinflusst auch günstig die gleichzeitig erkrankte Blase. Bei chronischen Hydrarthrosen leisten Schwefelthermen Gutes. Die Behandlung von Eitersenkungen, Fistelbildungen, Nekrose u. s. w. gehört in das Gebiet der Chirurgie. Manche Menschen werden bei jeder Trippererkrankung von Gelenkserkrankungen befallen.

An die Gonokokken-Monoarthritis oder Polyarthritis, Affectionen, schliessen sich manchmal Erscheinungen an, welche dafür sprechen, dass auch die Gonorrhoe den Charakter einer Allgemeinerkrankung annehmen kann. Nicht selten machen systolische Herzgeräusche bei den an gonorrhoischer Arthritis Erkrankten auf ein Fortschreiten der metastatischen Infection aufmerksam. Es kommt endlich zu Endo- und Perikarditis oder auch zu Pleuritis, zu Muskel- und Nervenerkrankungen, die mitunter einen sehr bedrohlichen, selbst letalen Verlauf nehmen. Das Heer der auf gonorrhoischer Basis entstandenen nervösen Symptome speciell ist ein ungemein grosses: Ischias, Erkrankung einzelner Nerven und Nervenplexus, Affectionen des Centralnervensystems (Myelitis, Erkrankungen der Nervenhüllen), Polyneuritis etc. beobachtete eine Reihe von Autoren als Folgeerscheinungen gonorrhoischer Infectionen, respective arthritischer Erkrankungen auf gonorrhoischer Basis. Auch Befunde von gonorrhoischer, auf metastatischem Wege zustande gekommener Iritis und Iridocyclitis sind mehrfach bekannt geworden.

In den meisten dieser Fälle gelang der Nachweis virulenter Gonokokken — soweit er überhaupt zu erbringen möglich war — aus etwa vorhandenen Secreten, Exsudaten, bei der Nekropsie etc.

Blennorrhoe (Ophthalmia blennorrhoica). Unter der Ophthalmia blennorrhoica oder Blennorrhoea acuta adultorum versteht man jene Erkrankung der Bindehaut, bei welcher es unter reichlicher Ausscheidung eines schleimig-eiterigen, in der vermehrten Thränenflüssigkeit in Form von Flocken suspendirten oder mit dieser innig vermengten Secretes zu mächtiger Schwellung und Röthung der Schleimhaut, zur Wucherung ihres Papillarkörpers, zur wahren Chemosis, ausserdem zu hochgradiger entzündlicher Anschwellung der Lider, sowie der angrenzenden Haut und endlich in manchen Fällen zur Erkrankung des Augapfels selbst, zu eiteriger Keratitis, zur Panophthalmitis kommt.

Die Krankheit pflegt mit den Erscheinungen eines vermehrten Katarrhs zu beginnen, um binnen wenigen Tagen den Höhepunkt zu erreichen. Das Höhestadium giebt nach Hock folgendes Krankheitsbild: Die Lider, besonders das obere, sowie die dieselben umgebende Haut sind zu einer oft faustgrossen, an den Lidern stark gerötheten, prallen und heissen Geschwulst erhoben. Das obere Lid ist über das untere geschoben, seine Cilien sind unter einander und mit der Haut des Unterlides durch zu dicken, gelben Krusten eingetrocknetes Secret verklebt. Versucht man nach Entfernung der Krusten das Oberlid mit den Fingern emporzuheben, so stürzt eine reichliche eiterähnliche Flüssigkeit hervor, das Lid stülpt sich um und der mächtig gewulstete Uebergangstheil drängt sich vor. Die Bindehaut zeigt sich im Tarsaltheile tief roth, hoch angeschwollen, ihr Papillarantheil entweder von sammtartigem Ansehen oder von gröberen Wucherungen uneben, warzig; zwischen diesen ist eine graue rahmähnliche Flüssigkeit angesammelt, welche zuweilen zu mehr oder weniger ausgedehnten Membranen erstarrt. Werden die Lider mit dem Lidhalter auseinandergezogen, so erscheint die Augapfelbindehaut, sowie die Carunkel und die halbmondförmige Falte tief roth, verdickt, uneben, erstere um die Hornhaut herum zu hohen, an den Firsten ödematös durchscheinenden, tief rothen, oft bläulichen Wülsten angeschwollen, unter welchen die Cornea wie vergraben nur mit ihrem Centrum hervorsieht. Gewöhnlich ist auch Fieber zugegen. Die Schmerzen sind besonders in den ersten Tagen der Erkrankung ausserordentlich gross, das Auge gegen Berührung sehr empfindlich.

Aetiologie. Die Veranlassung der gonorrhoischen Erkrankung der Bindehaut Erwachsener ist die Verschleppung des Trippersecretes (bei Urethritis) mittels der Finger oder verschiedener Geräthe, Wäsche etc., Waschungen mit Urin, eventuell Infection des zweiten Auges durch das Secret des ersten oder endlich Ansteckung durch Ophthalmoblennorrhoe anderer. Eine Infection der Conjunctiva durch Fortleitung einer gonorrhoischen Entzündung der Nasenschleimhaut (Taschentücher, Finger, widernatürliche geschlechtliche Befriedigung) erscheint mir unwahrscheinlich und ist zumindest jedenfalls sehr selten.

Der Verlauf der Ophthalmia blennorrhoica ist ein acuter; in 3 bis 4 Wochen ist dieselbe in der Regel abgelaufen. Während in einer Anzahl von Erkrankungen der Verlauf ein äusserst stürmischer ist, so dass der Höhepunkt der Krankheit mit Ulceration und Durchbruch der Hornhaut in 36—48 Stunden erreicht ist, treten in anderen Fällen die Symptome milder und in langsamer Weise auf und weicht das Leiden entschiedener als in den ersten Fällen einem zweckentsprechenden therapeutischen Eingriffe. Die Restitutio in integrum wird auch meistens nur in diesen letzteren Fällen beobachtet. Mit kleineren oder grösseren Hornhautnarben, vorderen Synechien, partiellen Hornhautstaphylomen, Cataracta accreta und pyramidalis heilen wohl auch die Fälle der ersten Reihe. Oft aber ist bei den letzteren vollständige Phthisis Corneae und Panophthalmitis mit dem Ausgange in Atrophia Bulbi zu beobachten. Bisweilen bleibt nach der Blennorrhoe eine Wucherung des Papillarkörpers zurück, welche entweder schon während der Erkrankung oder erst nach Ablauf derselben eintritt (chronische Blennorrhoe). Die Diagnose der Blennorrhoe des Auges wird durch den Verlauf, die Anamnese, die Begleiterscheinungen und durch die mikroskopische Untersuchung auf Gonokokken festgestellt werden können. Differentialdiagnostisch wäre die Blennorrhoe von der Panophthalmitis zu trennen, bei der keine reichliche eiterige Secretion vorhanden und der Bulbus vorgetrieben, sowie in seiner Beweglichkeit behindert ist.

Die Prognose der Blennorrhoe ist vorsichtig zu stellen; selbst scheinbar leichte und zweckmässig behandelte Fälle können zur Erblindung und Schrumpfung des Auges führen.

Die Blennorrhoea neonatorum zeigt ein ähnliches Symptomenbild und einen ähnlichen, meist jedoch milderen Verlauf. Auch ihre Prognose ist eine günstigere. Die Uebertragung des gonorrhoischen Virus von den Genitalien der Mutter auf das kindliche Auge geschieht meist während des Geburtsactes, wird mithin durch Gesichts- und Vorderscheitellagen, sowie durch lange Dauer der Geburt, vorzeitigen Blasensprung etc. begünstigt. Speciell im letzteren Falle kann die Frucht bereits mit vollkommen entwickelter — in utero acquirirter — Blennorrhoe zur Welt kommen.

Spätere Infectionen — von den Lochien, durch Vermittlung des Wartepersonals, durch Wäschestücke und Geräthe — sind des öfteren beobachtet worden.

Symptome und Verlauf sind, wie gesagt, meist weniger stürmisch als bei der Blennorrhoea adultorum. Das Allgemeinbefinden ist fast gar nicht gestört, die Schmerzen sind geringer, nur Unruhe vorhanden. Die Blennorrhoe selbst tritt unter dem Bilde eines Bindehautkatarrhs mit rasch zunehmender Schwellung der Lider auf. Bald kann das obere, mehr afficirte Lid nicht mehr activ gehoben werden, aus der Lidspalte tritt eiteriges oder blutigeiteriges Secret, das die Lidspalte verklebt. Das obere Lid wird hart und wulstig, die Haut verfärbt sich bläulichroth. Nun werden auch die Bindehäute und schliesslich die Hornhaut in die Erkrankung einbezogen; in schwereren Fällen kommt es zum Durchbruch und zu Narbenbildungen in der Hornhaut, Staphylom, ja selbst zum Verlust der Linse, Schrumpfung des Auges etc.

Bei zweckmässiger Behandlung geht die Erkrankung aber meist in wenigen Wochen zurück. Das Secret wird dick, grünlichgelb, fliesst reichlicher, die Chemosis, die Lidschwellung und die Schwellung und Hyperämirung der Bindehaut schwinden nach und nach immer mehr, bis endlich auch die Secretion spärlicher wird und endlich ganz aufhört. Meist kommt es zu einer vollständigen Restitutio ad integrum, manchmal aber zu lange persistirenden Wucherungen und Auswüchsen der Bindehaut.

Therapie des Augentrippers der Erwachsenen. Ist Trippersecret in die Bindehaut Erwachsener gelangt, so ist am zweckmässigsten, möglichst bald Auswaschungen mit antiseptischen Lösungen, reinem Wasser oder 2%iger Nitr. argent.-Lösung vorzunehmen. Hat die Erkrankung begonnen, so muss die Behandlung in einem Krankenhause — bei gleichzeitiger Behandlung der sonst vorhandenen gonorrhoischen Affectionen — durchgeführt werden, wobei der Patient auf die grosse Infectiosität, die drohenden Gefahren und die Nothwendigkeit strengster Reinlichkeit und Antisepsis ganz besonders aufmerksam zu machen ist. Bettruhe, häufige Auswaschungen des erkrankten Auges, Entfernung des Eiters mittels sterilisirter Verbandwatte und 1—2stündlich Ausspülung des Bindehautsackes mit lauer physiologischer Kochsalz- oder Borsäurelösung, Behandlung des gesunden, respective weniger afficirten Auges (als erstbehandeltes) nach Credé (Einträufelung eines Tropfens 2%iger Arg. nitr.-Lösung), Anlegung eines Schutzverbandes (Snellen'sche Schutzschale) für das letztere, sowie entsprechende Lagerung des Patienten sind die nun zu treffenden Massregeln. Von grossem Nutzen ist die continuirliche Anwendung des Eisbeutels, ebenso kalte Berieselungen nach Paulsen, bei Hornhautinfiltrationen der Gebrauch von Physostigmin und Scopolamin (Evensbusch). Bei Behinderung der Reinigung des Auges infolge starker Lidschwellung spalte man die äussere Lidcommissur und lasse die Wunde ausbluten und selbstverheilen. Ist die Chemosis geschwunden, dann kann man 1%ige, später 2—3%ige Arg. nitr.-Lösungen in Form von Bepinselungen der Bindehaut der Lider und der Uebergangsfalten (Lidumkippung) anwenden. Die kürzere oder längere Zeit der Einwirkung bis zur Abspülung mit reinem Wasser, die Anwendung der Bepinselung 1- oder 2mal in 24 Stunden, die Stärke der angewendeten Lösung, kurz die Intensität der Aetzung wird sich natürlich nach dem Grade der Eiterung, sowie des Entzündungsprocesses überhaupt zu richten haben.

Der jedesmaligen Aetzung lässt man die Auflegung von Eisumschlägen (zur Coupirung der Schmerzen) und Entfernung des in grösserer Menge auftretenden Eiters folgen.

Für die Behandlung der gonorrhoischen Iritis und Iridocyclitis gelten die gleichen Regeln wie für die der analogen, nicht gonorrhoischen Affectionen. Bettruhe, Anwendung von Chinin und Jodkalium, sowie von warmen Bädern und Thermen fördern die Heilung.

Die chronische Form der Blennorrhoe des Auges, sowie die erwähnten papillären Wucherungen der Bindehaut werden mit dem Cupr. sulf.-Stifte behandelt.

Der Therapie des Augentrippers der Erwachsenen ziemlich analog ist die Behandlung der Blennorrhoea neonatorum. Prophylaktisch ist die Reinigung der Geburtswege (KÜSTNER) in verdächtigen Fällen vor der Geburt, sowie die sofortige Reinigung der Augen des neugeborenen Kindes mittels leicht desinficirender Flüssigkeiten und Einträufelung nach CREDÉ zu üben. Im übrigen ist die Behandlung, wie gesagt, mutatis mutandis eine der Ophthalmo-Blennorrhoea adultorum entsprechende. Peinliche Reinlichkeit, sorgfältige Pflege und Ernährung des Säuglings sind von grosser Wichtigkeit für Verlauf und Ausgang des Augentrippers der Neugeborenen.

Auch die neuestens empfohlenen Trippermittel sind zum grossen Theile bei Ophthalmoblennorrhoe versucht worden. Den verhältnissmässig besten Erfolg haben dabei wohl Protargol- und Larginlösungen erzielt, ohne aber die Behandlung mit Arg. nitr. verdrängen zu können.

Blennorrhoe des Thränensackes und Thränennasencanales sind seltene Affectionen.

Gonorrhoische Iritis und Iridocyklitis entstehen — meist im Gefolge oder im Verein mit gonorrhoischen Arthritiden und Recidiven derselben — durch Metastasensetzung. Sie können sehr stürmisch unter reichlicher Exsudatbildung auftreten und pflegen unter zweckmässigen localen therapeutischen Maassnahmen bei Beobachtung völliger körperlicher Ruhe (wegen der Gelenkerkrankung) abzuheilen.

Gonorrhoe der Bindehaut durch Metastasenbildung ist wohl ein seltenes und sicher noch nicht ganz einwandsfrei festgestelltes Vorkommen.

Der Tripper des Weibes. Der Gonococcus dringt nicht blos in Cylinderepithel, sondern auch in cubisches Epithel ein; es kommt, wie FRITSCH hervorhebt, nur darauf an, dass das Epithel zart, weich und feucht sei. Darum kann die Einbruchspforte des weiblichen Trippers ebensogut die Vulva oder die Vagina wie die Urethra, der Ausführungsgang einer BARTHOLINI'schen Drüse oder das Vestibulum und selbst die Cervix uteri sein. Auch hier wird die Infection durch Fortleitung der Entzündung, durch therapeutische Eingriffe oder Metastasensetzung weiterverbreitet.

Die subjectiven Symptome des acuten Stadiums sind meist geringfügig, die Scheu vor dem Arzte und der Wunsch, die Erkrankung zu verbergen, so stark, dass der weibliche Tripper meist erst dann zur Behandlung kommt, wenn die Affection sich ziemlich weit ausgebreitet hat oder — bei der kurzen Dauer des acuten Entzündungsprocesses — bereits in ein chronisches Stadium übergetreten ist.

Die Diagnose der Erkrankung und ihrer Localisationen wird ermöglicht durch die Secretuntersuchung und die objectiven Symptome, die Prognose ist in Bezug auf die Gefahr des Chronischwerdens ungünstiger, in Bezug auf Ausbreitung, Complicationen etwas günstiger als beim Manne, die Frequenz etwas geringer, bei Prostituirten natürlich ausserordentlich stark, die Prophylaxe — Ueberwachung der Prostituirten, Behandlungszwang, Heiratsverbot etc. — heute wenigstens noch ziemlich ohnmächtig.

Der Tripper der Vulva ist manchmal primär, häufiger Folge- oder Begleiterscheinung der Infection der Urethra, Vagina etc. Die subjectiven

Symptome sind Jucken, Brennen, lebhafter Schmerz beim Pissen, häufig auch beim Gehen. Der Process manifestirt sich durch Schleimhauthyperämie, bedeutende Bindegewebsschwellung, Follikelentzündung und -vereiterung. Dabei wird das abgesonderte Secret reichlicher, dicker, riecht eigenthümlich fötid und wirkt irritirend. Häufig entstehen infolge des Vulvatrippers spitze Condylome. Die therapeutischen Massnahmen sind Isolirung der gesunden Theile, Ausspülung der Vulva mit adstringirenden Mitteln, bei starker Entzündung der äusseren Theile häufig zu wechselnde Bleiwasserumschläge und Sitzbäder; alles bei Beobachtung peinlicher Sauberkeit. Excoriationen, deren Ueberhäutung zögert, berührt man mit dem Lapisstifte. Eine Folge der chronischen Vulvitis kann die Craurosis vulvae (Schrumpfung der Genitalien) sein.

Der Tripper der Vagina ist wohl die häufigste Manifestation der weiblichen Gonorrhoe. Es kündigt sich durch Kitzelgefühl und brennenden Schmerz an, dessen Intensität von der Acuität der Entzündung abhängt. Ist der Vaginaltripper purulent (Kolpitis), so wird das abgesonderte Secret dicker, rahmartig und gelblichgrün gefärbt; seine Reaction ist sauer. Bei der Digitaluntersuchung findet man den Scheideneingang verengt, die Temperatur der Scheide erhöht. Die Untersuchung mit dem Speculum zeigt die Schleimhaut bei purulentem Tripper gewulstet, fleckig oder punktirt geröthet, hie und da excoriirt und blutend. Im vorderen Dritttheil finden sich häufig granulationsförmige Knötchen. Die Ausbreitung der Entzündung geht analog der des männlichen Harnröhrentrippers vor sich.

Die Tripperenkrankung der Vagina beginnt gewöhnlich in ihrem unteren Dritttheile und breitet sich allmählich bis auf das Scheidengewölbe, ja selbst auf Cervix- und Uterusschleimhaut aus. Das Allgemeinbefinden wird durch den mucösen Tripper wenig behelligt. Der purulente Tripper hingegen geht namentlich in seinem Beginn mit Fieber, Abgeschlagenheit, Appetitlosigkeit, Kreuzschmerzen, verfrühter Menstruation und anderen functionellen Störungen einher, durch welche die Weiber ein chlorämisches Aussehen bekommen. Die localen Störungen bestehen in erythematösen Röthungen in der äusseren Umgebung der Genitalien, welche durch das abfliessende Vaginalsecret hervorgerufen werden. Die Dauer des Vaginaltrippers hängt von dem Verhalten der Kranken, von der Behandlung und gewissen constitutionellen Bedingungen ab. Den purulenten Tripper kann man bei sonst gesunden Individuen in der Regel in 14 Tagen beheben, vorausgesetzt, dass die Menstruation die Behandlung und Heilung nicht unterbricht, ja den Tripper, wie die Erfahrung lehrt, nicht von neuem anfacht. Wird die Behandlung des acuten Scheidentrippers zu frühzeitig unterbrochen und ergiebt sich das Weib einem mehr oder weniger lebhaften geschlechtlichen Verkehre, so recrudescirt entweder die Entzündung, oder es erklärt sich die katarrhalische Hypersecretion in Permanenz (chronischer Scheidentripper). Aber auch der von Beginn an als mucöser Katarrh auftretende Scheidentripper kann durch ungünstige constitutionelle Verhältnisse, namentlich mangelhafte Blutbereitung, häufige Menstruationsstörungen einen lentescirenden Charakter annehmenden (Leukorrhoe). Das Secret dieser chronischen Katarrhe ist wenig gefärbt, mehr schleimig als eiterig. Infolge des chronischen Processes und noch mehr durch die gegen denselben während längerer Zeit angewendeten adstringirenden Flüssigkeiten wird die Schleimhaut verdickt und hypertrophirt, verliert ihr sammtartiges Aussehen, fühlt sich rauh und trocken, wie gegerbtes Leder an (Xerosis vaginae), so dass beim Einführen des Scheidenspiegelrohres zuweilen ein Knistern vernommen wird.

Um den Vaginaltripper zu beseitigen, muss sich das Weib der grössten Reinlichkeit befleissigen. Bei hochgradiger entzündlicher Schwellung der

Schleimhaut sind kalte Ueberschläge, kühle Sitzbäder oder die aufsteigende, kalte Douche anzuwenden (Scheidenkühler nach ARZBERGER).

Die Injectionen können — mindestens 3mal täglich — von der Patientin ausgeführt werden.

Am besten ist es aber, wenn der Arzt oder eine geschulte Wärterin die Localbehandlung durchführt. Hierbei wird 1—2mal täglich das Speculum in die Vagina eingebracht, lauwarmes Wasser in nicht zu kräftigem Strahle in die Vagina gespritzt, die Falten mit einem Wattetampon gereinigt und hierauf die gewählte Flüssigkeit durch das Speculum oder mittels eines in sie getauchten, an einem Tampontrãger befestigten Wattetampons in die Vagina gebracht. An Fadenbändchen befestigte, möglichst häufig zu wechselnde Gaze- oder Wattetampons werden dann behufs Isolirung der Vaginalwandungen eingelegt. Die Tampons können in die gewählte Flüssigkeit getaucht oder mit entsprechenden Pulvern (Jodoform, Alaun etc.) bestreut, respective mit Salben (Jodoform-, Tannin-, Salicylvaselinsalbe) bestrichen sein (KOPP). Zahlreiche Modificationen der besprochenen Methode werden mit gutem Erfolge angewendet. Chlorzinkausspülungen, Sublimatirrigationen, Lapispinselungen, besonders bei Nichtverminderung der Secretion, Erosionen und Granulationen, Paquelinisation oder Galvanokauterisation zur Zerstörung der erkrankten Schleimhautkrypten, ferner Einbringung der »Vaginalkugeln« etc. Auf etwa eintretende Gravidität oder Menstruation ist selbstverständlich Rücksicht zu nehmen, nöthigenfalls die Behandlung zu unterbrechen. Von Wichtigkeit ist es auch, in vielen Fällen gleichzeitig eine Allgemeinbehandlung (bei Anämie, Chlorose, nervösen Störungen etc.) einzuleiten.

Der Harnröhrentripper des Weibes kündigt sich häufig durch ein Kitzelgefühl in der Harnröhre an, welches später in ein schmerzhaftes übergeht und sich beim Pissen steigert. Manchmal fehlen subjective Symptome gänzlich. Das für die Diagnose wichtigste Symptom ist das Auftreten eines schleimigen oder schleimig-eitrigen Secrets, das man mit dem Finger nach vorn aus der Urethra ausstreichen, respective mit der Platindrahtöse herausbefördern kann.« Folgeerscheinungen der Erkrankung können lästiger Harndrang, Dysurie, geringe Blutungen, hartnäckige Entzündungen der endourethralen Gänge und Drüsenfollikel und das Auftreten spitzer Condylome sein. Die Prognose ist meist günstig. Die Behandlung besteht in allgemeinen Massregeln (Diät, Reinlichkeit), Verabreichung der Aethereo-Balsamica, kühlen Sitzbädern, Scheidenspülungen, Einspritzungen oder, wenn sich solche nicht ausführen lassen, Bepinselungen, eventuell Aetzungen der endourethralen Gänge mit Lapisstift oder Galvanokauter.

Complicationen des weiblichen Trippers. Gonorrhoische Bartholinitis. Man unterscheidet die Erkrankung der Drüse selbst und des umgebenden Bindegewebes (meist acut), sowie die Erkrankung des Ausführungsganges allein (häufig chronisch und dadurch von grosser Bedeutung für die Uebertragung der Trippererkrankung).

Die Entzündung der Drüse beginnt unter Fieberbewegungen mit sich allmählich steigernden Schmerzen im betreffenden Labium, welches mächtig anschwillt. Nach 6—8 Tagen hat sich ein periglandulärer Abscess gebildet, welcher endlich an der Schleimhautfläche des Labiums berstet oder in seltenen Fällen gangränescirt und seinen eitrigen, gonokokkenhaltigen, höchst widerlich riechenden Inhalt entleert.

Die Entzündung des Ausführungsganges nimmt entweder einen acuten oder chronischen Verlauf; aber selbst die acute Entzündung erzeugt nur mässige Schmerzen, verläuft ohne Fiebererscheinungen und hat keine Volumsvergrösserung des betreffenden Labiums zur Folge. Aus dem Ausführungsgange fliesst fortwährend ein klebriges, schleimiges oder auch eiteriges Secret, welche Absonderung chronisch werden kann. Kann das Secret nicht gehörig ausfliessen, so wird der Ausführungsgang ampullenartig bis zur Grenze seiner Dehnbarkeit erweitert, worauf sich entweder periodisch ein Theil des Secrets entleert oder der an der inneren Fläche des betreffenden Labiums sich hervorwölbende Divertikel vereitert und berstet.

Die Behandlung der acuten Entzündung besteht in Bettruhe, kalten Ueberschlägen, Eis oder Narcoticis zur Coupirung der Schmerzen. Incision und Exstirpation mit nachfolgenden Spülungen und Tamponade bei Abscedirung. Bei Erkrankung des Ausführungsganges wendet man Adstringentien oder $1^{0}/_{00}$ige Arg. nitr.-Lösung an. Wird die Erkrankung chronisch, so ist Spaltung und Verätzung das Zweckmässigste.

Nebst den selteneren Lymphgefässentzündungen und Lymphknotenabscedirungen (s. Schanker), den Erythemen und Ekzemen (Behandlung: Reinlichkeit, Ausspülungen, Waschungen, Puder, indifferente Salben etc.), die als Folgeerscheinungen des weiblichen Trippers auftreten können, sind hier noch die ausserordentlich wichtigen, durch die Gonorrhoe veranlassten Erkrankungen des Uterus und seiner Nachbarorgane wenigstens kurz zu erwähnen.

Ueberaus häufig breiten sich die Gonokokken auf und in der mit Cylinderepithel versehenen Cervixschleimhaut aus, wohin sie bei Infection der Vagina gelangen. In seltenen Fällen siedeln sie sich sofort nach der Tripperinfection auch auf der Schleimhaut des Corpus uteri und im Anschlusse daran in den tieferen Partien derselben und endlich in den darunterliegenden Geweben an (Endometritis, Parametritis etc.). Meist benöthigen sie zu solchen Wanderungen längere Zeit und wahrscheinlich auch fördernde Einflüsse (fortgesetzter Coitus, Gravidität. Menstruation etc.).

Aehnliche Erosionen und Granulationen können auch im Cervicalcanal entstehen. Ihre Folgen sind manchmal Störungen des Nervensystems des Weibes, Hysterie etc.

Wie die Eileiter, können auch Parametrium und Bauchfell gonorrhoisch erkranken.

Nebst diesen Symptomen und der Anamnese unterstützt natürlich auch der Nachweis der Gonokokken die Diagnose. Jedoch gelingt er in chronischen Fällen verhältnissmässig selten.

In diesen chronischen Fällen ist die Prognose eine ungünstige. Grosse Schmerzhaftigkeit, Arbeits- und Erwerbsstörung, psychische Depressionen, Vernichtung der Function der erkrankten Adnexa können die Folgen der Erkrankung sein und kann die operative Entfernung der Adnexe nothwendig werden.

Nur bei der acuten Cervixerkrankung wird man mit der Injection von Aetz- und leichten Desinfectionsmitteln oder mit den Chlorzinkausspülungen (Fritsch) zum Ziele kommen können. Bestehende Erosionen sind gleichzeitig zu behandeln (Befeuchten mit Silber- oder Kupferlösungen), Vagina und Cervix durch lauwarme Injectionen vorsichtig von Secret zu befreien und durch passende Allgemeinbehandlung (Ruhe, Diät, kalte Umschläge oder Sitzbäder, Regelung des Stuhlganges) die topische Behandlung zu unterstützen.

Ist der Process chronisch geworden, so kann man nur durch möglichste Schonung und Pflege der Patientin trachten, operative Eingriffe (Abrasio, Laparotomie) zu vermeiden oder wenigstens hinauszuschieben.

Tripperprocess und Eheconsens. Abgesehen von den schweren Folgen, welche der Tripper für das männliche und weibliche Individuum, welches sich dem ausserehelichen Beischlaf hingiebt, im Gefolge hat, wird die Bekämpfung desselben aber noch aus anderen Gründen für die menschliche Gesellschaft ein dringendes Gebot und Bedürfniss. Denn nicht allein diejenigen Individuen, die durch ausserehelichen Beischlaf inficirt werden, leiden durch die Gonokokkeninfection, sondern auch die Schar unglücklicher und unschuldiger Frauen und Kinder, welche durch die ungeheilte Gonorrhoe des Gatten (latente Gonorrhoe NÖGGERATH'S) direct inficirt werden, oder auf welche während des Geburtsacts oder bald nach der Geburt das Trippergift übertragen wird. Da wir nun die Ursache des Trippers in dem Gonococcus NEISSER'S kennen gelernt haben, ist unsere Verantwortung dem Patienten und der Gesellschaft gegenüber eine weit grössere geworden, und wird es uns obliegen, abgesehen von unserer Verpflichtung, unser Möglichstes zur Heilung des Einzelindividuums zu thun, durch unser Handeln die Gesellschaft von der Infection durch ein tripperkrankes Individuum zu schützen. Es wird daher unsere Aufgabe sein, mit der grössten Rigorosität vorzugehen, wenn wir ein tripperkrankes Individuum als gesund erklären und demselben die Wiederaufnahme des geschlechtlichen Verkehrs, insbesondere die Heirat gestatten. Nur dann, wenn klinische und bakteriologische Untersuchung gleich negative Befunde ergeben, werden wir mit Sicherheit aussprechen können, dass eine vollständige Heilung erfolgt ist. Ist hingegen, wie dies leider so häufig vorkommt, nach langdauernder und sachgemässer Behandlung des Trippers noch immer ein Katarrh der Harnröhre des Mannes zurückgeblieben, der sich durch Urethralfäden und Schleimwolken im Harn zu erkennen giebt, dann werden wir, ehe wir den Kranken als infectionsunfähig, d. h. als von seiner Gonokokkeninfection befreit erklären, mit der grössten Gewissenhaftigkeit die klinische und bakteriologische Untersuchung vornehmen müssen. Während der Behandlung ist die mikroskopische Untersuchung auf Gonokokken von grosser Wichtigkeit, weil deren Abnahme uns von dem Fortschreiten der Heilung unterrichtet, noch wichtiger wird aber die Untersuchung auf Gonokokken, wenn es sich um den Ausspruch handelt, ob ein Individuum vollständig geheilt, und ob der Eheconsens zu ertheilen ist. Findet man in dem Harne eines Ehecandidaten Urethralfäden, und enthalten diese bei der mikroskopischen Untersuchung typische Gonokokken in reichlicher Menge, die sich nach GRAM entfärben, so wird man sich mit dem mikroskopischen Befunde nicht begnügen können. Bei einer so wichtigen Angelegenheit aber wie die Verweigerung eines Eheabschlusses wird man bei dem Umstand, dass in der männlichen Harnröhre auch Diplokokken vorkommen, die nicht Tripperkokken sind und sich dennoch nach GRAM entfärben, noch die Züchtung von Reinculturen vornehmen müssen. Weitaus nothwendiger wird die Anlage von Culturen, wann man in einem Urethralfaden nicht in Haufen angeordnete, sondern nur vereinzelte Diplokokken, die vielleicht wegen ihres verschiedenen Alters auch verschiedene Grösse zeigen und nicht in Zellen liegen. Wenn aber die Diplokokkengestalt und die GRAM'sche Entfärbung die einzigen Stützen unserer Erkenntniss sind, dann muss unter allen Umständen die Reincultur versucht werden. Liefert diese ein positives Resultat, dann können wir ein Endurtheil abgeben. Der negative Ausfall der Züchtung könnte unsere Zweifel nicht beseitigen, sondern wird es Aufgabe des Arztes sein, alle ihm zur Verfügung stehenden Massnahmen zu treffen, um zu constatiren, ob ein Harnröhrensecret, das infolge eines Trippers besteht, noch infectiös ist oder nicht. Schleimig-glasige oder opalescirende Harnröhrenfäden sprechen mit einiger Wahrscheinlichkeit dafür, dass ein spärlicher Ausfluss nicht mehr ansteckend ist. Weist das Mikroskop nur wenige Rund- und Epithelzellen nach, so wird diese Wahrscheinlichkeit noch erhöht. Findet man nur vereinzelte Diplokokken, und geht die Cultur nicht auf, so darf man sich noch nicht von der Unschädlichkeit des betreffenden Secretes überzeugt halten. Man wird vielmehr an die endoskopische Untersuchung recurriren und, falls diese auch noch keine Klarheit schafft, dem betreffenden Manne eine reizende Injection von einer

Lösung 0.04 Nitr. arg. auf 200 Wasser machen und ihn grössere Mengen Bieres trinken lassen. Stellt sich hierauf reichlichere Secretion, die bald wieder spontan schwindet, ein, ohne dass sich Gonokokken in dem Harnröhrensecret durch Mikroskop und Cultur nachweisen lassen, so darf das betreffende Individuum als nicht mehr infectionsfähig bezeichnet werden. L. Casper und M. v. Zeissl, die dieses Verfahren üben, haben sich selten dabei getäuscht.

Als unbedingt nothwendig muss man bei jedem Diplokokkenbefund, namentlich in forensischen Fragen, die Herstellung von Reinculturen urgiren. Sache der weiteren Erfahrung wird es sein zu ergründen, bei welchem Minimum von Gonokokken im Secrete der Harnröhre man noch ein Angehen der Cultur erwarten kann. Nur dann, wenn alle Charakteristica der Neisser'schen Diplokokken nachweisbar sind, darf man sich durch die alleinige mikroskopische Untersuchung über die Bedeutung der in einem Secrete gefundenen Diplokokken mit Sicherheit aussprechen. Neisser selbst sagt in der Deutschen med. Wochenschr., 1893, pag. 723 und 725: »Niemand hat mehr als ich selbst darauf hingewiesen, dass die Differentialdiagnose zwischen Gonokokken und Diplokokken sehr häufig ungemein schwer ist und nur mit Zuhilfenahme complicirter Methoden gestellt werden kann.« »Ich habe«, fährt Neisser fort, »andererseits nie geleugnet, dass die mikroskopische Untersuchung nicht absolut fehlerfreie Resultate liefert, und dass in der That Fälle existiren, in denen wir Gonokokken nicht finden, obgleich die Secrete infectiös sind.« Um die Diagnose des Neisser'schen Gonococcus in klinischen oder forensischen Fragen sicherzustellen, muss der mikroskopische Befund, die Reincultur und die klinische Untersuchung ein übereinstimmendes Resultat liefern. Was das Weib anlangt, so wird sich die Untersuchung nicht nur auf die Harnröhre, sondern besonders auf den Cervicalcanal, die periurethralen Krypten, die Ausführungsgänge der Bartholini'schen Drüsen und das Rectum erstrecken müssen. Ich kann zum Schluss hier nur noch mit voller Zustimmung Neisser's Forderung aus »Gonorrhoe und Eheconsens« (Münchener med. Wochenschr., 1899, Nr. 36) anführen, die so ziemlich mit dem von mir schon 1894 in Oberländer's Klinischem Handbuch der Harn- und Sexualorgane Gesagten und auch hier Vorgeführten übereinstimmt.

Neisser's Forderungen lauten:

»1. Es muss im Laufe von Wochen sehr häufig das Secret aus der Pars anterior, Pars posterior urethrae und aus der Prostata untersucht werden, wenn möglich auch aus den Samenblasen.

2. Künstliche Steigerung der Harnröhrenabsonderung durch Eiterung erregende Injectionen und durch mechanische Reizung der Harnröhrenschleimhaut.

3. Mechanische Expression der Harnröhrenschleimhaut und ihrer Einstülpungen durch geknöpfte Sonden; Untersuchung auch der minimalsten Flöckchen und Fäden mit Centrifugiren der fädenhaltigen Urinportion, um Untersuchungsmaterial zu gewinnen.

Wenn trotz aller dieser Versuche, eventuell versteckt sitzende Gonokokken der Untersuchung zugänglich zu machen, Gonokokken sich mikroskopisch und womöglich auch auf dem Wege der Cultur nicht nachweisen lassen, so haben wir nach unserer Ueberzeugung keine Berechtigung, einem Manne das Heiraten zu verbieten. Es ist selbstverständlich, dass man in allen Fällen, auch wenn keine erheblichen Schleimhautveränderungen vorliegen, dem Patienten den Vorschlag machen wird, durch eine weitere Behandlung auch die letzten Spuren einer vorausgegangenen gonorrhoischen Erkrankung zu beseitigen, und dass man umso energischer auf eine solche Behandlung dringen wird, je ausgeprägtere entzündliche Symptome sich zeigen. Auch wird man alle anderen Bakterienansiedlungen zu beseitigen versuchen, kurz man wird selbstverständlich mit immer verbesserter Methodik alles thun, um jede krankhafte Veränderung zu beseitigen. Aber ich bleibe dabei, dass nach dem heutigen Stande unserer Kenntnisse die Heiratserlaubniss nicht zu versagen ist, wenn mit und ohne Behandlung und auch trotz aller Behandlung katarrhalische Erscheinungen zurückbleiben, vorausgesetzt nur, dass Gonokokken trotz alles Suchens nicht auffindbar sind.«

Gleich wichtig ist die genaue Untersuchung auf Gonokokken bei den Untersuchungen der Prostituirten.

Literatur: G. Ahman, Zur Frage von der gonorrhoischen Allgemeininfection. Arch. f. Dermat. und Syph. XXXIX, 3. — A. Aschner, Die Behandlung des Harnröhrentrippers mit Argentamin. Wiener med. Wochenschr. 1895, Nr. 13—16. — F. Balzer, Contribution à l'étude du traitement du rhumatisme blennorrhagique par les bains thérébinthinés. Soc. fr. de dermat. et de syph. Mai 1895. — R. Barlow, Zur Behandlung der acuten Gonorrhoe mit Protargol, nebst einer Besprechung der Irrigationsbehandlung beim frischen Tripper. Münchener med. Wochenschr. 1897, Nr. 45. — Bettler, Sterilität und Tripper. Arch. f. Dermat. und Syph. XLV, 1. — R. Baron, Beiträge zur Kenntniss der Entzündung der Gland. vest. maj. 1895. — E. Bierz, Beiträge zur Behandlung des weiblichen Trippers und seiner Complicationen. Charité-Annalen. XXII. Jahrg., 1897. — J. Bloch, Zur Behandlung der blennorrhoischen Harnröhrenentzündung. Monatsh. f. prakt. Dermat. XXVI, 3. — H. Boltz, Ueber die Resultate der Blennorrhoebehandlung mittels Argonin. Ebenda. XXIII, 8. — Botcuss, De la péricardite blennorrhagique. Thèse de Paris. Juli 1895. — Breitenstein, Pyelonephritis blennorrhagica. Wiener med. Wochenschr. 1893, Nr. 33. — Bröse, Zur Aetiologie, Diagnose und Therapie der weiblichen Gonorrhoe. Deutsche med. Wochenschr. 1893, Nr. 16—18. — J. Braowsky, Ueber Therapie der Gonorrhoe nach Janet's Methode. Wiener med. Wochenschr. 1896, Nr. 20. — Bumm, Der Mikroorganismus der gonorrhoischen Schleimhautentzündungen »Gonococcus Neisser«. 1887. — Busch, The cultivation of the Gonococcus. Med. News. 2. April 1898. — Canstatt, Jahresberichte über die Leistungen und Fortschritte der ges. Medicin 1893—1898. — A. Carpentier, L'urethrite blennorrhagique aiguë au point de vue bactériologique. Thèse de Paris. 1893. — L. Casper, Ueber die Wirkung des Alumnol auf die Gonorrhoe und einige andere Erkrankungen des Tractus urogenitalis. Berliner klin. Wochenschr. 1893, Nr. 13. — Cazeneuve et Rollet, Traitement de la blennorrhagie par le Gallobromol. Lyon méd. 1893, Nr. 29. — M. Chotzen, Alumnol als Antigonorrhoicum. Arch. f. Dermat. 1895. — W. Collan, Ueber Spermatocystitis gonorrhoica. 1898. — E. Coulomb, Etude sur des localisations de la blennorrhagie sur le système nerveux et spécialement sur le cerveau. Foli blennorrhagique. Thèse de Montpell. 1896. — W. T. Councilman, Gonorrhoeal myocarditis. The Amer. Journ. of the med. scienc. 1893, Nr. 257. — J. Delafosse, Traitement de la blennorrhagie chez l'homme et chez la femme. Paris 1898. — Dittel, Ueber Enuresis. Wiener med. Jahrb. 1872; Die Stricturen. Chir. von Pitha und Billroth. III, 1. — Dock, Gonorrhoea of the rectum. Med. News, 1893, pag. 325. — H. Dommer, Zur Diagnostik und Therapie der männlichen Gonorrhoe. München 1898. — S. Ehrmann, Zur Therapie der periurethralen Abscesse und der Prostatitis gonorrhoica. Wiener med. Presse. 1895, Nr. 48—49. — C. Evangelescu, Behandlung der gonorrhoischen Erkrankungen des Auges. Handb. d. spec. Therap. innerer Krankh. von Penzoldt und Stintzing. — E. Finger, Beiträge zur pathologischen Anatomie der Blennorrhoe. Arch. f. Dermat. und Syph. 1893, 11; Ueber Prostatitis blennorrhoica. Wiener med. Wochenschr. 1895, Nr. 14—19; Die Blennorrhoe der Sexualorgane und ihre Complicationen. 1896; Die Gonokokkenpyämie. Wiener klin. Wochenschrift. 1896, Nr. 14; Casuistische Beiträge zur Bedeutung der Prostatitis gonorrhoica glandularis. Arch. f. Dermat. und Syph. XLIII. — Finger, Ghon und Schlagenhaufer, Beiträge zur Biologie des Gonococcus und zur pathologischen Anatomie des gonorrhoischen Processes. Arch. f. Dermat. und Syph. 1894, XXVIII, 1—2. — Fritsch, Die Lageveränderungen und Entzündungen der Gebärmutter. 1885. — H. Frommel, Behandlung der gonorrhoischen Erkrankung des Uterus und seiner Nachbarorgane. Handb. d. spec. Therap. d. inneren Krankh. von Penzoldt und Stintzing. — Fürbringer, Die inneren Krankheiten der Harn- und Geschlechtsorgane. 1890; Tödtliche Cerebrospinalmeningitis und acute Gonorrhoe. Deutsche med. Wochenschr. 1896, Nr. 27. — Fürst, Zur Behandlung der weiblichen Gonorrhoe. Therap. Monatsh. April 1898. — Ghon und Schlagenhaufer, Ein weiterer Beitrag zur Biologie des Gonococcus etc. Wiener klin. Wochenschr. Nr. 24. — Goldberg, Die Behandlung des Trippers durch Spülungen mit übermangansaurem Kali. Centralbl. f. d. Krankh. d. Harn- und Sexualorgane. VII, 3. — Geyer, Zur Aetiologie der Epididymitis bei Gonorrhoe. Wiener klin. Wochenschr. 1898, Nr. 4. — Grosz und Kraus, Bakteriologische Studien über den Gonococcus. Arch. f. Dermat. und Syph. XLV, 2. — Güterbock, Die chirurgischen Krankheiten der Harn- und männlichen Geschlechtsorgane. 1894. — Guyon, Die Krankheiten der Harnwege. Uebersetzt von Kraus und Zuckerkandl. 1897. — Fr. H. Hagner, Successful cultivation of gonococcus. John Hopk. Hosp. Bull. 1897, pag. 121. — Hammer, Beitrag zur Cultur des Gonococcus. Deutsche med. Wochenschr. 1895, Nr. 51. — H. Hanc, Experiment. Studien über den Mechanismus der Harnblase. Pflüger's Archiv. 1898. — Heimann, Further studies on the Gonococcus. Med. Record. Januar 1898. — Heisler, Ueber Zeit und Ursache des Ueberganges der Gonorrhoe auf die Pars posterior urethrae. Arch. f. Dermat. und Syph. 1891. — His, Ueber Herzkrankheiten bei Gonokokken. Berliner klin. Wochenschr. 1892, pag. 993. — Höck, Ein Beitrag zur Arthritis blennorrhoica. Wiener med. Wochenschr. 1893, Nr. 41. — Holnheim, Ueber Nacherkrankungen bei Gonorrhoe. Inaug.-Dissert. Berlin 1893. — Horovitz, Zur Klinik der Samenblasenkrankheiten. Wiener med. Presse. 1889. — Horovitz, Zur Behandlung der blennorrhagischen Hämaturie. Vierteljahrsschr. f. Dermat. u. Syph. 1885. — W. Howald, Behandlung der Gonorrhoe mit Airol. Correspondenzbl. f. Schweizer Aerzte. 1896, Nr. 24. — G. T. Howland, The comparative treatment of gonorrhoea with permanganat of potassium, permanganat of zink, formalin and nitrate of silver. 1897. — A. Huber, Ueber Periproctitis gonorrhoica. Arch. f. Dermat. und Syph. XL, 2–3. — Jaensch, Erfahrungen mit Protargol in der Ophthalmotherapie. Die Heilkunde. November 1898. — J. Janet, Traitement abortif de la blennorrhagie par le permanganate de potasse, mode d'action de ce produit. Annal. d. dermat. et syph. 1893, pag. 1013; Traitement de la blennorrhagie chronique chez l'homme. Annal. d. mal. d. org. gén.-ur. Juni 1895. — Jesionek, Ein Fall von Stomatitis gonorrhoica. Deutsches Arch. f. klin. Med. LXI, Nr. 12. — Jadell und Aschmann, Ueber die Reinzüchtung des Gonococcus Neisser. Arch. f. Dermat. und Syph. XXXVIII, 1. — Jullien, Traité pratique des maladies vénériennes. Paris 1886. — Kiefer, Zur Cultur des Gonococcus Neisser. Berliner klin. Wochenschr. 1895, Nr. 15. — G. Klein, Die Gonorrhoe des Weibes. Münchener med. Wochenschr. 1895, Nr. 23–24. — C. Kopp, Behandlung der Gonorrhoe und ihrer Complicationen. Handb. d. spec. Therap. d. inneren Krankh. v. Penzoldt und Stintzing. — Kornfeld, Erfahrungen mit Largin. Wiener med. Wochenschr. 1898, Nr. 33. — R. Kadamo, Ueber Argentamin und Argonin. Dermat. Zeitschr. 1897, IV, 5. — Lang, Der venerische Katarrh. Wiesbaden 1893. — Lanz, Ueber die Häufigkeit und Zeit des Auftretens der Urethritis posterior bei der acuten Gonorrhoe. Arch. f. Dermat. und Syph. 1891. — Leblanc, Contribution à l'étude bactériologique et anatomo-pathologique de la bartholinite. Thèse de Paris. 1895. — Lesser, Lehrbuch der Haut- und Geschlechtskrankheiten. 1885; Ischias gonorrhoica. Verhandl. d. deutschen dermat. Gesellsch. VI. Congr., 2. Juni 1898. — Leyden, Ueber Endocarditis gonorrhoica. Deutsche med. Wochenschr. 1893, Nr. 38; Ueber die inneren Metastasen der Gonorrhoe. Dermat. Zeitschr. 1895, III, 1. — Lilienthal, Acute gonorrhoeal rheumatisme. Boston med. and surg. journ. 1895, Nr. 4. — Loewenhardt, Zur Pathologie und Therapie der gonorrhoischen Gelenkerkrankungen. Wiener med. Presse. 1898, Nr. 45. — Lohnstein, Zur Diagnostik der Urethritis posterior. Deutsche med. Wochenschr. 1893, Nr. 44; Ueber die Verwendbarkeit des Ichthyols bei Krankheiten des Urogenitaltractes. Allg. med. Central-Ztg. 1893, Nr. 103. — Lustgarten, Les manifestations nerveuses de la blennorrhagie. Mai 1898. — S. Marsa et G. Haushe, Endocardite ulcéreuse blennorrhagique. Arch. de méd. 1895, VII. — P. Mermet, Pelvi-péritonite blennorrhagique chez l'homme consécutive à une orchi-épididymite. Gaz. méd. de Paris. 1893, Nr. 31. — A. A. Michaelis, Gonorrhoea urethrae, ihre Behandlung und Heilung. Leipzig 1896. — Nacnys, Ueber Neuritis gonorrhoica. Zeitschr. f. prakt. Aerzte. Juni 1898. — A. Neisser, Welchen Werth hat die mikroskopische Gonokokkenuntersuchung? Deutsche med. Wochenschr. 1893, Nr. 29–30; Ueber die Bedeutung der Gonokokken für Diagnose und Therapie der weiblichen Gonorrhoe. Verhandl. d. 68. Versamml. deutscher Naturf. und Aerzte. Frankfurt a. M. 1896; Die Behandlung der acuten Blennorrhoe. Ein neues Silberpräparat: Protargol. Prolongirte Injectionen. Dermat. Centralbl. 1898, I, 1; Gonorrhoe und Eheconsens. Münchener med. Wochenschr. 1899, Nr. 36. — Neuberger, Ueber Filamentenuntersuchungen chronischer Gonorrhoe. Verhandlungen der deutschen dermat. Gesellsch. VI. Congr. Juni 1898. — Niebergall, Die Behandlung der Gonorrhoe mit übermangansaurem Kali nach Janet. Deutsche milit.-ärztl. Zeitschr. 1897, Heft 8–10; Die Behandlung der Gonorrhoe, insbesondere mit Argonin und Protargol. Ebenda. Juni 1898. — Niessen, Versuche mit einigen neueren Ersatzmitteln des Argent. nitr. in der Tripperbehandlung. Münchener med. Wochenschr. 1898, Nr. 12. — Nobl, Ueber seltenere Complicationen der Gonorrhoe. Jahrb. d. Krankenanstalten Wiens. 1893. — Oberländer, Klinisches Handbuch der Harn- und Sexualorgane. 1894. — Pelissier, Acidum citricum bei Gonorrhoe. Rev. internat. de méd. et de chir. pratiques. 1895, Nr. 1. — Pezzoli, Zur Histologie des gonorrhoischen Eiters. Arch. f. Dermat. XXXIV; Ueber das Largin, ein neues Antigonorrhoicum. Wiener klin. Wochenschr. 11–12. — Posner, Diagnostik der Harnkrankheiten. 1894. — Rehfisch, Ueber den Mechanismus des Harnblasenverschlusses und der Harnentleerung. Virchow's Archiv. 1897. — E. Rollet, Traitement de l'uréthrite blennorrhagique chez la femme. Progrès méd. Paris 1893. Nr. 20. — S. Róna, Neuere Beiträge zur Pathologie der acuten Urethritis blennorrhoica. Ungar. Arch. f. Med. 1893; Fälle von Gonorrhoe recti. Verein d. Spitalsärzte in Budapest. Januar 1895; Ueber Symptome der Urethritis totalis. Arch. f. Dermat. und Syph. 1898, XLIV. — Rovsing, Klinische und experimentelle Untersuchungen über die infectiösen Krankheiten der Harnorgane. Berlin 1898. — Saalfeld, Ueber residuale Gonorrhoe. Verhandl. d. 68. Versamml. deutscher Naturf. und Aerzte in Frankfurt a. M. 1896. — Schäffer, Ueber die Bedeutung der Silbersalze für die Therapie der Gonorrhoe. Münchener med. Wochenschr. 1895, Nr. 28–29; Ueber eine neue Bakterienfärbung und ihre specielle Verwerthung bei Gonokokken. Verhandl. d. deutschen dermat. Gesellschaft. V. Congr. 1896, pag. 229. — Schmidt's Jahrb. der in- und ausländ. ges. Medicin.

1893—1899. — Sears, Endocarditis from gonorrhoea. Med. and surg. Rep. of the Boston city hosp. 1898, IX, pag. 201. — M. Sée, Le Gonocoque. Paris 1896. — Siegheim, Ueber Endocarditis blennorrhoica. Deutsche med. Wochenschr. 1897, Nr. 14. — Souplet, La blennorrhagie-maladie générale. Paris 1893. — Spietschka, Zur Therapie der Gonorrhoe. Arch. f. Dermat. und Syph. XL, 2—3. — Steinschneider, Ueber die Cultur der Gonokokken. Berliner klin. Wochenschr. 1893, Nr. 29—30; Ueber die Differenzirung der Gonokokken durch das Züchtungs- und das Färbungsverfahren. Wiener med. Wochenschr. 1897, Nr. 13—14. — Steinschneider und Schäffer, Zur Biologie der Gonokokken. Berliner klin. Wochenschr. 1895, Nr. 45. — Tavitian, Étude sur le gaiacol et son emploi dans le traitement de l'orchite blennorrhagique. Thèse de Paris 1895. — Tsakaki, Die Temperatur beim acuten Tripper. Soc. de biologie; Rev. internat. de méd. et de chir. prat. 1896, Nr. 1. — Ullmann, Zur präventiven, abortiven und Frühbehandlung des Harnröhrentrippers. Wiener med. Blätter. 1897, Nr. 43—46. — Ultzmann, Ueber Pyurie und ihre Behandlung. Wiener Klinik. 1883. — Unna, Die Eisbehandlung der Epididymitis gonorrhoica. Monatsh. f. prakt. Dermat. 1898, XXVII, 3; Zwei cardinale Punkte bei der Behandlung des acuten Trippers. Ebenda. Heft 1. — O. Walter, Der Augentripper. Wiener klin. Wochenschr. 1895, Nr. 10. — Wassermann, Ueber Gonokokkencultur und Gonokokkengift. Berliner klin. Wochenschr. 1897, Nr. 32. — Welander, Ueber die Behandlung der Gonorrhoe mit Protargol. Arch. f. Dermat. und Syph. 1898, XLIV; Zur Frage von der Behandlung der Augenblennorrhoe. Ebenda. XLVI, 3. — O. Werler, Das citronensaure Silber (Itrol) als Antigonorrhoicum. Berliner klin. Wochenschr. 1896, Nr. 37. — Wertheim, Zur Frage von der Recidive und Uebertragbarkeit der Gonorrhoe. Wiener klin. Wochenschr. 1894, Nr. 24; Zur gonorrhoischen Cystitis. Ebenda. 1895, Nr. 25. — Wolff, Demonstration von Salbenbougies. Verhandl. d. deutschen dermat. Gesellsch. VI. Congress. Juni 1898. — H. und M. Zeissl, Grundriss der Pathologie und Therapie der Syphilis und der verwandten venerischen Krankheiten. 1884; Lehrbuch der Syphilis und der örtlichen venerischen Krankheiten. 1888. — M. Zeissl, Virchow-Hirsch'sche Jahresberichte. 1893—1898; Tripper. Encyclopäd. Jahrbücher. VI; Die acuten Krankheiten der männlichen Harnröhre. Klin. Handb. d. Harn- und Sexualorgane. 1894; Ueber den Blasenverschluss und einige Bemerkungen über neuere Behandlungsarten des Harnröhrentrippers des Mannes. Verhandl. d. XVII. Congr. f. innere Med. 1899; Beiträge zur Pathologie und Therapie des Harnröhrentrippers, casuistische Mittheilungen. Allg. med. Ztg. 1886, Nr. 14 und 16; Tripper. Encyclopäd. Jahrbücher; Die gegenwärtigen Anschauungen über den Blasenverschluss. Wiener med. Presse. 1886, Nr. 22; Ueber die entnervte Blase. Wiener klin. Wochenschr. 1896; Ueber die Innervation der Blase. Pflüger's Archiv. 1893 und 1894, LIII und LV.

M. v. Zeissl.

Tripperrheumatismus, s. Gelenkentzündung und Tripper, XXIV, pag. 490.

Trismus (τρισμός, von τρίζειν, knirschen), s. Kaumuskelkrampf, XII, pag. 116 und Tetanus neonatorum, XXIV, pag. 231.

Triticin, s. Agropyrum, I, pag. 335.

Trochanter, Brüche, s. Hüftgelenk, X, pag. 533.

Trochisci (von τροχός, Rad), Rädchen; s. Pastillen, XVIII, pag. 326.

Trochlea, Rolle; **Trochlearis**, s. Gehirn (anatomisch), VIII, pag. 452 und Gehirnnerven, IX, pag. 7.

Trochlearis, Lähmung, s. Augenmuskellähmungen, II, pag. 490.

Trochokardie, Trochorizokardie (τροχός, ὁρίζων und καρδία), von Alvarengo vorgeschlagene Bezeichnung für diejenigen Dislocationen des Herzens, wobei das letztere ausser seiner horizontalen Neigung auch gleichzeitig noch eine Axendrehung erfahren hat (vergl. Alvarengo, Remarques sur les ectocardies à propos d'une variété encore non décrite, la trochocardie; franz. von Marchant, Brüssel 1069).

Trochocephalie (τροχός und κεφαλή), Radköpfigkeit, Rundköpfigkeit, durch Verkürzung der Schädelbasis und ihrer Nachbartheile entstehend.

Trommelfell, s. Gehörorgan (anatomisch), IX, pag. 84.

Trommelfellkrankheiten. Das Trommelfell ist bei den Krankheiten des Gehörorgans sehr häufig der Sitz pathologischer Veränderungen und das Studium derselben ist von besonderer Bedeutung, da sich gerade durch genaue Kenntnissnahme derselben das Wesen vieler im Gehörorgan ablaufender Erkrankungen feststellen lässt. Die mittlere Schicht der Membran, die Membrana propria, erkrankt nur selten selbständig, dagegen vielfach im Verein mit der Epidermisschicht und der inneren Schleimhautschicht, welch letztere an den Erkrankungen der Mittelohrschleimhaut durch Fortsetzung der entzündlichen Processe in den meisten Fällen sich mitbetheiligt, in ähnlicher Weise wie auch auf die Epidermisschicht sich krankhafte Processe des äusseren Gehörganges fortpflanzen und hier Veranlassung zu leichteren oder schwereren Veränderungen geben können. Wenn wir absehen von einzelnen Fällen von vitia primae formationis (congenitale Defecte des knöchernen Gehörganges, des Trommelfells u. s. w.), so erwähnen wir 1. die Trübungen des Trommelfells, welche durch Erkrankungen der Epidermisschichte, Verdickungen derselben, weiterhin durch Einlagerung von Kalksalzen oder Fetttröpfchen in die Substantia propria, oder endlich durch Verdickung der epithelialen Schleimhautschichte bedingt sein können. Die Trübungen, am häufigsten bei chronischen Mittelohrkatarrhen, zeigen grosse Unterschiede in der Intensität, vom leichten grauen Anfluge bis zur milchglasähnlichen, kalkartigen Trübung. Der Ausdehnung nach unterscheidet man diffuse und circumscripte Opacitäten. Von letzteren sind die hinter dem Hammergriff gelegene, halbmondförmige, an den Rändern verwaschene, graue Trübung bei den chronischen Mittelohrkatarrhen und die Kalkablagerungen im Trommelfelle hervorzuheben. Diese, am häufigsten nach abgelaufenen Mittelohreiterungen, erscheinen meist als kreideweisse, scharfbegrenzte, halbmondförmige Flecke vor oder hinter dem Hammergriff mit gegen die Peripherie gekehrter Convexität der Trübung. Insolange die die Trübung bedingende Materie keine wesentliche Verdickung des Trommelfells verursacht, wird auch die Schwingungsfähigkeit der Membran wenig alterirt. Bei starker Massenzunahme hingegen wird das Trommelfell starr und unbeweglich. 2. Die Wölbungs- und Spannungsanomalien am Trommelfelle. a) Abnorme Einwärtswölbung des Trommelfells. Dieselbe wird am häufigsten bedingt durch Impermeabilität des Eustachi'schen Canals, indem bei gestörter Paukenhöhlenventilation das Trommelfell durch den überwiegenden äusseren Luftdruck nach innen gedrängt wird. Der Spiegelbefund ergiebt hierbei perspectivische Verkürzung des Hammergriffes, starkes Vorspringen des kurzen Hammerfortsatzes und starke Entwicklung der hinteren Trommelfellfalte. Bei Verschluss des Eustachi'schen Canals ist die Membran und gleichzeitig auch die Kette der Gehörknöchelchen straff angespannt und demgemäss die Hörfähigkeit stark herabgesetzt. Fernere Ursachen der abnormen Einwärtswölbung des Trommelfells sind: Atrophie der Membran infolge langdauernden Verschlusses der Eustachi'schen Röhre mit gleichzeitiger Contractur des Musculus tensor tympani und mehr oder grosse Narben, welche im Anschlusse an frühere perforative Processe sich gebildet haben.

Durch eine Lufteintreibung in das Mittelohr mittels des Katheters oder des Politzer'schen Verfahrens wird in vielen Fällen die Stellungsanomalie beseitigt und die Luftdruckdifferenz in der Trommelhöhle so ausgeglichen, dass eine bedeutende Hörverbesserung herbeigeführt wird. In den Fällen, in denen dieselbe ausbleibt, besonders wenn der krankhafte Process schon lange bestanden hat, handelt es sich meist schon um tiefere Veränderungen, welche eingetreten sind, Verwachsungen zwischen den Gehörknöchelchen und den Trommelhöhlenwänden.

b) Abnorme Auswärtswölbung des Trommelfells; sie wird am häufigsten durch Exsudatansammlung in der Paukenhöhle bedingt. Selten wird die Membran in toto vorgewölbt, am häufigsten findet man Vorbauchungen der hinteren Hälfte, und zwar des hinteren oberen Quadranten des Trommelfells, durch schleimige oder eiterige Exsudate. Zuweilen bilden sich durch einen Spalt der Substantia propria herniöse Ausbauchungen am Trommelfelle, in welche Luft oder Exsudat von der Trommelhöhle her eindringt und welche vom hinteren oberen Quadranten des Trommelfells sackartig herabhängen. Auch infolge hochgradiger totaler oder partieller Atrophie des Trommelfells kann zeitweilig eine grössere oder geringere totale oder partielle Hervorwölbung des Trommelfells eintreten, namentlich bei gesteigertem Luftdrucke in der Paukenhöhle durch forcirtes Schneuzen u. s. w., und besonders sind es meist die hinteren Partien der Membran, welche diese Veränderungen zeigen. Sind mit der Hervorwölbung der Membran nicht besondere Affectionen der Paukenhöhlenschleimhaut und des Mittelohrs verbunden, so bestehen meist keine subjectiven Klagen, welche eine Behandlung erfordern.

An diese Stellungsanomalien schliessen sich an die Verletzungen des Trommelfells. Sie entstehen am häufigsten durch plötzliche Verdichtung der Luft im äusseren Gehörgange, so öfters durch eine Ohrfeige, durch Schlag oder Fall auf die Ohrgegend, ferner durch zufälliges Hineinstossen von Ohrlöffeln, Haar- oder Stricknadeln, Zahnstochern, Bleistiften in das Ohr; endlich durch starke, mit übermässiger Luftverdichtung verbundene Schalleinwirkung auf das Trommelfell, wie sie durch Kanonenschuss oder Gasexplosionen bedingt wird. Als Complication tritt die Trommelfellruptur bei Schädelfracturen auf, welche sich auf das Schläfenbein fortsetzen.

Bei Trommelfellrupturen nach einer Ohrfeige erscheint der Riss fast immer als ein rundliches oder längliches Loch mit scharfen, ekchymotischen Rändern; durch die Lücke sieht man vielfach die blassgelbe, normale Mittelohrschleimhaut. Beim VALSALVA'schen Versuche strömt die Luft leicht und mit breitem Strome durch den Gehörgang aus. Durch das charakteristische Aussehen der Rupturöffnung unterscheidet sich die Ruptur von einer pathologischen Perforationsöffnung. Der Einriss erfolgt meist mit der Empfindung des Knalls oder mit einem heftigen Stich im Ohre, dem zeitweilig starker Schwindel und Ohrensausen folgen. Betäubung und Ohrensausen dauern in der Regel noch mehrere Tage fort, besonders wenn durch den Schlag auf das Ohr auch das Labyrinth erschüttert wurde. Die Hörstörung variirt von mässiger Schwächung bis zur hochgradigen Taubheit. Der Verlauf ist meist günstig, indem der Einriss durch plastisches Exsudat allmählich verschlossen wird und vernarbt, ohne eine Hörstörung zu hinterlassen. Nur bei gleichzeitiger Erschütterung des Labyrinths kann eine dauernde Schwerhörigkeit zurückbleiben. Ebenso kann durch Hinzutritt äusserer Schädlichkeiten eine eiterige Entzündung mit Destruction des Trommelfells, Granulations- und Polypenbildung, Adhäsionen, Ulceration der Schleimhaut und Caries sich entwickeln. Es empfiehlt sich daher, bei Trommelfellrupturen nur exspectativ zu verfahren und die Application von Arzneistoffen, insbesondere das Einträufeln von Flüssigkeiten, zu vermeiden. In forensischer Beziehung wäre zu erwähnen, dass die Trommelfellruptur als traumatische bezeichnet werden kann, wenn die Untersuchung in den ersten Tagen nach dem Trauma geschieht, insolange die Ruptur die erwähnten charakteristischen Eigenthümlichkeiten zeigt, und dass die Verletzung in den meisten Fällen als leichte anzusehen ist, insofern die Rupturöffnung mit nur seltenen Ausnahmen vernarbt und die Hörfunction normal wird. Nur dann wird die Verletzung als schwere angesehen werden müssen, wenn als Folgezustand eine eiterige Entzündung mit den obgenannten, eine bleibende Gehörsschwächung verursachenden Veränderungen aus der Verletzung resultirt. Aber auch dann ist die Läsion eine schwere, wenn ohne Eiterung eine

Lähmung des Acusticus zurückbleibt, wenn also nach vorher als sicher constatirter traumatischer Trommelfellruptur die Hörprüfung hochgradige Schwerhörigkeit, verminderte oder aufgehobene kraniotympanale Leitung ergiebt und die Hörstörung nach mehreren Monaten nicht schwindet. Es ist selbstverständlich, dass das Resultat der Hörprüfung nur dann einen Werth für die forensische Beurtheilung des Falles hat, wenn durch die Untersuchung des Arztes die Simulation ausgeschlossen wird.

Weit complicirter erweisen sich Verlauf und Ausgänge der directen Verletzungen durch Stich, Stoss u. s. w. Hier kommt es häufig zu eiteriger Mittelohrentzündung mit ihren Ausgängen. Selbst nach erfolgter Vernarbung bleiben häufig mit quälenden subjectiven Geräuschen verbundene Hörstörungen zurück, besonders wenn durch den Stoss eine Dislocation der Gehörknöchelchen und eine intensive Erschütterung des Labyrinths herbeigeführt wurde. Die forensische Beurtheilung dieser Fälle bietet jedoch grössere Schwierigkeiten als die durch Luftdruck bedingten Rupturen, weil nur in den ersten zwei Tagen nach stattgehabter Verletzung die Trommelfellläsion als traumatische erkannt werden kann, nach eingetretener Eiterung jedoch nicht mehr mit Bestimmtheit zu entscheiden ist, ob nicht eine durch andere Ursachen bedingte Mittelohr- und Trommelfellentzündung vorliegt.

Entzündungen des Trommelfells. Sie treten entweder als primäre selbständige Erkrankungen auf oder sie entwickeln sich secundär infolge von Entzündungsprocessen des äusseren und mittleren Ohres. Die letzteren Formen sind ungleich häufiger als die primären.

Die primäre acute Entzündung des Trommelfells (Myringitis acuta) entsteht am häufigsten nach kalten Bädern, oder wenn das Trommelfell einem kalten Luftstrome ausgesetzt war, ferner durch Einführung reizender Substanzen (Alkohol, Chloroform) u. s. w. in den äusseren Gehörgang oder durch ätzende Flüssigkeiten. Der Sitz der Entzündung ist zunächst die Cutisschicht der Membran, später werden auch die tieferen Lagen derselben ergriffen. Die Entzündung ist entweder über einen grossen Theil des Trommelfells ausgebreitet, oder sie betrifft nur umschriebene Stellen desselben, am häufigsten den hinteren Abschnitt der Membran.

Die Affection, häufiger bei Kindern vorkommend, beginnt mit sehr heftigen, vom Ohre gegen den Kopf und die Halsgegend ausstrahlenden Schmerzen, welche oft eine Intensität erreichen wie bei der acuten Otitis media. Das Reactionsstadium dauert bei oberflächlicher Exsudation oft nur einige Stunden, bei tieferem Sitze der Entzündung hingegen, insbesondere bei Abscessbildung in der Subst. propr., können die intensiven Schmerzen mehrere Tage fortbestehen. Pulsirende Ohrgeräusche werden bei diesen Entzündungsformen nicht selten beobachtet.

Der Trommelfellbefund ist in vielen Fällen charakteristisch für diese Entzündungsform. Bei oberflächlicher Entzündung der Cutisschicht kommt es durch Erguss von seröser Flüssigkeit unterhalb der Epidermis zur Bildung grauer oder gelblicher, glänzender Blasen von der Grösse eines Hanfkorns bis zu der einer kleinen Erbse, welche sich meist sehr rasch entwickeln und nach mehreren Stunden durch Platzen der Epidermishülle ihren Inhalt in den Gehörgang entleeren (Myringitis bullosa). Zuweilen ist der Inhalt der Blasen blutig-serös oder rein blutig (Myringitis haemorrhagica bullosa). Seltener kommt es bei tieferem Sitze der Entzündung zur Abscessbildung im Trommelfell, meist im hinteren oberen Quadranten der Membran in Form rundlicher, gelblichgrüner, undurchscheinender Vorwölbungen, durch welche sich dieselben von den perlartig durchscheinenden serösen Blasen unterscheiden. Diffuse, mit gleichmässiger Röthung, Ekchymosirung, Schwellung und seröser Absonderung verbundene primäre Entzündungen des Trommelfells sind im ganzen selten, desgleichen die mit Otitis externa combinirte croupöse Entzündung.

Die acute Myringitis kann während der einzelnen Stadien oder im ganzen Verlaufe des Processes die Erscheinungen der acuten Otitis media darbieten. In der Mehrzahl der Fälle jedoch ergeben sich aus den Resultaten der Hörprüfung und aus der Art des Verlaufes markante differential-diagnostische Anhaltspunkte für die acute Myringitis. Während nämlich bei der mit Blasen- und Abscessbildung verlaufenden acuten Mittelohrentzündung wegen des raschen Exsudatergusses in den Trommelhöhlenraum die Hörfähigkeit bedeutend herabgesetzt wird, ist bei der acuten *Myringitis* im Stadium der Blasen- und Abscessbildung die Hörweite nur wenig vermindert. Erst im weiteren Verlaufe, nachdem der Blaseninhalt nach aussen entleert wurde, tritt eine Abnahme der Hörschärfe ein, infolge der Fortpflanzung des entzündlichen Reizes vom Trommelfelle auf die Trommelhöhlenschleimhaut und der consecutiven Schwellung derselben. Ebenso unterscheidet sich die acute Myringitis von der acuten Otitis media durch den viel kürzeren und rascheren Verlauf, indem bei der ersteren der Höhepunkt der Entzündung meist schon am zweiten oder dritten Tage überschritten ist und die Heilung bei regelmässigem Verlaufe in 3—4 Tagen erfolgt. Bei der genuinen, durch äussere Einflüsse hervorgerufenen Myringitis ist der *Ausgang* in Heilung die Regel und der Uebergang in die chronische Form nur selten. Nach Abstossung der obersten Epidermisschicht erhält das Trommelfell das frühere normale Aussehen und nur in einzelnen Fällen findet man als Residuen des Processes circumscripte, streifige oder kalkige Trübungen, partielle Atrophie oder eine fortdauernde Desquamation des Epithels an der Oberfläche.

Die Behandlung der acuten Myringitis ist im Beginne eine rein palliative, insoferne man sich blos auf die Linderung der den Process begleitenden Schmerzen beschränken muss. In dieser Beziehung kann, besonders wenn die Schmerzhaftigkeit gross ist, eine Blutentziehung in Form von 1—2 Blutegeln vor dem Tragus von Nutzen sein. Wenn sich bereits Blasen und Abscessbildung am Trommelfelle zeigen, werden die Schmerzen am raschesten durch Entleerung des Exsudats mittels eines mit der Paracentesennadel ausgeführten Einschnittes beseitigt. Bei geringgradigen Schmerzen beschränkt man sich auf Einträufelungen einer erwärmten Lösung von Cocain mur. 5% (15—20 Tropfen). Zuweilen ist man bei anhaltenden schlafraubenden Schmerzen genöthigt, innerlich etwas Morphium oder Chloralhydrat zu verabreichen.

Bei Kindern wird der Schmerz durch eine lauwarme Einträufelung einer 10%igen Carbolglycerinlösung nicht selten coupirt. Tritt nach der spontanen oder künstlichen Entleerung der Blase oder des Abscesses eine seröse oder eiterige Absonderung an der äusseren Fläche des Trommelfells ein, welche nach mehrtägiger Dauer nicht nachlässt, so wird zur raschen Beseitigung der Absonderung das Secret mit Bruns'scher Watte leicht aufgetupft und hierauf etwas fein pulverisirte Borsäure in den Gehörgang geblasen, so dass die äussere Fläche des Trommelfells von derselben bedeckt wird. Nach ein- bis zweimaliger Anwendung der Borsäure wird in der Regel das Trommelfell trocken. Nur selten ist man genöthigt, nach erfolgloser Anwendung des Borpulvers Einträufelungen von Sulf. Zinci (0,1 : 10,0) oder von Plumb. acet. (0,1 : 10,0) vornehmen zu lassen. Kleine Geschwüre am Trommelfelle, welche sich bei langwierigem Verlaufe acuter Entzündungen der Cutisschicht des Trommelfells entwickeln, werden durch Einblasungen kleiner Quantitäten von Jodoform oder Jodolpulver geheilt; unter Umständen erweist sich die Instillation einer 2—4%igen Argent. nitricum-Lösung oder einer 1%igen Chromsäurelösung als heilsam.

Die primäre chronische Entzündung des Trommelfells (Myringitis chronica) entwickelt sich meist aus der diffusen acuten Myringitis, dann nach Ablauf eiteriger Entzündungen des äusseren und mittleren Ohres.

Sie betrifft vorzugsweise die Cutisschicht, welche entweder ein eiteriges Secret liefert oder eine reichliche Abschuppung zeigt (desquamative Form). Die **Ausgänge** der chronischen Myringitis sind: Infiltration und Verdickung sämmtlicher Trommelfellschichten (v. Tröltsch), starke Auflockerung der Cutisschicht mit Bildung zahlreicher, meist in Gruppen stehender Granulationen, welche der Trommelfelloberfläche ein himbeerförmiges Aussehen verleihen; endlich Geschwürsbildung am Trommelfelle, welche zur Perforation des Trommelfells führen kann. Der letztgenannte Ausgang ist im ganzen selten und betrifft meist die hintere Partie der Membran. Zuweilen greift die Entzündung auf die hintere obere Gehörgangswand über. Die Hörstörung ist bei mässiger Verdickung der Membran nur eine geringe, bei starker Massenzunahme hingegen hochgradig. Subjective Symptome können ganz fehlen oder äussern sich zuweilen als Druck und Völle im Ohre mit leichtem Stechen und intermittirendem Ohrensausen.

Die **Behandlung** der chronischen Myringitis besteht bei eiteriger Absonderung und mässiger Cutisschwellung in der Beseitigung des Secrets durch Ausspülung mit 3—4%iger Carbollösung oder mit einer schwachen Formalinlösung und nachheriger Einblasung von Acid. boric. pulverisat. Erweist sich die Borbehandlung nach mehreren Tagen als unzureichend, so gehe man zu Einträufelungen einer alkoholischen Carbolsäurelösung über (Acid. carbol. 1,0, Spirit. vini rectif., Aqua destill. aa. 15,0. S. 2mal täglich 15 Tropfen lauwarm einzuträufeln). Bei vorhandener Granulationsbildung (Myringitis granulosa) wird die Secretion erst nach Wegätzung oder Einschrumpfung der Wucherungen beseitigt, sei es, dass man dieselbe mittels eines galvanokaustischen Spitzbrenners bewerkstelligt oder durch Anwendung kauterisirender Mittel (Liq. ferri oder Argentumlösung 10%). Endlich können die Trommelfellgranulationen durch täglich zweimaliges Eingiessen von rectificirtem Alkohol oder Borspiritus in den äusseren Gehörgang zum Schwinden gebracht werden, doch erstreckt sich diese sehr einfache Behandlungsweise meist über mehrere Wochen.

Die **secundären pathologischen Veränderungen am Trommelfelle** entwickeln sich am häufigsten im Verlaufe acuter und chronischer Mittelohrerkrankungen, seltener bei Erkrankungen des **äusseren Gehörganges**. Bei diesen kommt es durch Fortpflanzung der entzündlichen Reizung auf die Cutis des Trommelfells zu hyperämischer Injection, zu Auflockerung, Trübung und Verdickung der Epidermis, zur Infiltration und Exsudation der Cutisschicht selbst, mit den bei der chronischen Myringitis genannten Veränderungen und Ausgängen. Die bei den **Mittelohraffectionen** auftretenden secundären Veränderungen sind verschieden, je nachdem der Process ohne oder mit Perforation des Trommelfells verlauft.

Im ersteren Falle finden wir, abgesehen von den bereits besprochenen Stellungsanomalien, vielfach die Producte chronischer Entzündungen, besonders mehr oder weniger ausgedehnte Verkalkungen der Membran. Im letzteren Falle im Anschluss an Eiterungsprocesse des Mittelohrs:

1. **Durchlöcherungen des Trommelfells** (Perforationen). Dieselben sind verschieden localisirt, verschieden gross und von verschiedener Form und entstehen durch Schmelzung des Trommelfellgewebes von der Grösse einer Nadelspitze bis zur völligen Destruction der Membran, sei es, dass der periphere Theil (Annulus cartilagineus) ebenfalls verloren geht oder erhalten bleibt.

Die grössten Substanzverluste beobachtet man bei den scarlatinösen Mittelohreiterungen. Die Form der Perforationsöffnung ist rund, oval, nierenförmig oder unregelmässig. Je grösser die Oeffnung im Trommelfelle, desto deutlicher treten die Details der inneren Trommelhöhlenwand hervor. Man sieht demnach nicht nur die geröthete, glatte oder granulirende Promontorialschleimhaut, sondern auch das freiliegende Amboss-Stapesgelenk oder das blossgelegte Stapesköpfchen und die Nische zum runden Fenster. In der Regel findet man nur eine Oeffnung am Trommelfelle, selten doppelte oder mehrfache Perforation. Ein nicht sehr seltener Standort der Perforation ist die SHRAPNELL'sche Membran, d. i. jene dünne Partie des Trommelfells oberhalb des kurzen Hammerfortsatzes, welche keine Fasern der Subst. propr. besitzt. Neben der Perforationsöffnung findet man im Trommelfellreste Verdickungen, Kalkablagerungen, oder es kann der Trommelfellrest in verschiedener Ausdehnung mit der inneren Trommelhöhlenwand verwachsen. Nach abgelaufener Eiterung kann die Perforationsöffnung vernarben, oder ihre Ränder werden überhäutet und die Lücke persistirt für immer. Dieser Ausgang ist insoferne weniger günstig, als durch die unmittelbare Einwirkung äusserer Schädlichkeiten auf die Trommelhöhlenschleimhaut, wie: Wind, Staub, Wasser etc. die Eiterung wieder hervorgerufen werden kann. Solche Kranke müssen daher im Winter die Ohröffnung mit Watte verstopfen und beim Baden das Eindringen von Wasser in den Gehörgang verhindern. Die Versuche, die Trommelfelllücke durch Kunsthilfe zum Verschluss zu bringen, liefern nur selten ein günstiges Resultat. Wohl gelingt es zuweilen, durch Auffrischung der Wundränder mit Nitr. argent. oder Trichloressigsäure die Oeffnung zu verkleinern, selten jedoch ganz zur Vernarbung zu bringen. Die von BERTHOLD vorgeschlagene Transplantation eines Hautstückes auf die Trommelfellstücke (Myringoplastik) hat sich bis jetzt nur in wenigen Fällen bewährt und ist nur bei kleineren Oeffnungen leicht ausführbar.

2. Die Narbenbildungen am Trommelfelle. Das Narbengewebe, welches die Trommelfelllücke ausfüllt, entsteht durch Bindegewebswucherung der Trommelfellschichten, wobei sich die Substantia propria am wenigsten betheiligt. Die Fasern der Substantia propr. fehlen an der Narbe fast vollständig, daher ist dieselbe dünner und nachgiebiger als das übrige Trommelfell und erscheint bei der Ohrspiegeluntersuchung als umschriebene, dunkle, eingesunkene Stelle. Je stärker die Narbe nach innen gewölbt ist, desto leichter kommt sie mit der inneren Trommelhöhlenwand in Berührung und kann mit derselben verwachsen. In ersterem Falle wölbt sich die Narbe nach einer Lufteintreibung in die Trommelhöhle nach aussen vor, in letzterem Falle bleibt die adhärente Stelle unverändert. Neben den Narben zeigen sich Kalkablagerungen oder Trübungen am Trommelfell. Zuweilen ist die Narbe mit dem Stapes-Ambossgelenk oder dem Stapesköpfchen verwachsen, in welchem Falle die Schallwellen von der Narbe unmittelbar auf den Steigbügel übertragen werden. Durch Verwachsung des Trommelfellrestes oder der Trommelfellnarbe mit der inneren Trommelhöhlenwand wird die Kette der Gehörknöchelchen bald mehr, bald weniger straff gespannt, fixirt und dadurch die Schallleitung wesentlich behindert. Hörstörungen dieser Art werden nur selten durch Lufteintreibungen nachhaltig gebessert, namentlich wenn das Ostium tymp. tubae durch Narbengewebe verschlossen und die Communication zwischen Tuba und Trommelhöhle unterbrochen ist. Hingegen wird in einer Reihe hierher gehöriger Fälle entweder durch abwechselnde Luftverdichtung und Luftverdünnung im äusseren Gehörgange oder nach operativer Durchtrennung der straff gespannten Adhäsionen eine auffallende, oft bleibende Hörverbesserung erzielt, so nach Durchtrennung eines das untere Hammergriffende mit dem Promontorium verbindenden Bandes, oder eines zwischen Hammergriff und dem Amboss ausgespannten Stranges, oder des mit dem Steigbügel verwachsenen Narbengewebes.

Als seltenere Veränderungen am Trommelfell wären noch zu erwähnen: die perlförmigen Epithelialwucherungen (URBANTSCHITSCH) und Cholesteatome (POLITZER und WENDT), grössere Polypen (v. TRÖLTSCH), gestielte Cysten, interlamelläre Cysten (A. H. BUCK), kleine Hämatome an der Mucosa (WENDT), Tuberkelknötchen (Schwartze) bei Miliartuberkulose, Knochenneubildung (Politzer) und die carcinomatöse Degeneration (Politzer).

Künstliches Trommelfell. Die Indication für die Anwendung eines künstlichen Trommelfells besteht bei theilweiser oder gänzlicher Zerstörung der Membran, wenn dieselbe mit einer solchen Hörstörung verbunden ist, dass der Kranke im gewöhnlichen Verkehre mit seiner Hörweite nicht ausreicht und durch andere Behandlungsmethoden keine genügende Hörverbesserung erzielt werden konnte. Obwohl sich schon bei den älteren Autoren (Marcus Banzer, Autenrieth, Deleau, Tod u. a.) Andeutungen über die Anwendung eines künstlichen Trommelfells finden, so wurde doch erst die Aufmerksamkeit der Aerzte auf diesen Gegenstand durch Yearsley und Erhard (1849) gelenkt, die durch Einführung einer Wattekugel bis zum Trommelfell in einer Anzahl von Fällen eine Hörverbesserung beobachtet haben. Toynbee's (1852) künstliches Trommelfell (Fig. 74) besteht aus einer runden, an einem Silberdraht oder Gummistreifen (Lucae, Burkhardt-Merian) befestigten Gummiplatte, welche bis zur Berührung mit dem Trommelfellreste in den Gehörgang eingeführt wird. Politzer benützt für die Armenpraxis ein 5 Mm. langes Kautschukstück, welches, aus einem 2 Mm. dicken Schlauche geschnitten, an einem Drahte befestigt wird. Hassenstein empfiehlt ein längliches, fest zusammengerolltes Wattestück, welches, an einem der Länge des Gehörganges entsprechenden, mit einem Schieber versehenen, zarten Zängelchen befestigt, bis zum Trommelfell vorgeschoben wird. Der Hassenstein'sche Watteträger hat den Vortheil, dass die Einführung weniger schmerzhaft ist als beim Toynbee'schen Trommelfell, dass die Watte die Secrete aufsaugt und dass dieselbe, mit Borsäure, Salicylsäure, Zinksulfat oder Bleiessig imprägnirt, eine medicamentöse Einwirkung auf die Mittelohrschleimhaut ermöglicht. Auch verursacht dasselbe bei den Kieferbewegungen während des Sprechens und Kauens nicht jene unangenehmen knatternden Geräusche wie das Toynbee'sche Trommelfell. Hartmann empfiehlt als Watteträger eine 2 Mm. breite Fischbeinfaser, dessen oberes umgebogenes Ende mit der Watte umsponnen wird. Die Wirkung des künstlichen Trommelfells beruht auf einer Aenderung der Spannungsverhältnisse der Gehörknöchelchen, welche nach Knapp besonders durch Druck auf den kurzen Hammerfortsatz bewirkt wird, indem hierbei die ganze Gehörknöchelchenkette nach aussen rückt und entspannt wird. Die Einführung geschieht anfangs durch den Arzt, dann durch den Kranken selbst, der durch Uebung die genügende Sicherheit für die richtige Einführung des Instruments erlangt. Da das künstliche Trommelfell durch längere Berührung mit den tieferen Partien eine entzündliche Reizung hervorruft, so darf, behufs allmählicher Verminderung der Reizbarkeit, das Instrument anfangs nur 1/2 Stunde und nach je 4—5 Tagen um 1/2 Stunde länger getragen werden. Am zweckmässigsten ist es, wenn der Kranke das künstliche Trommelfell nur dann benützt, wenn er mit Personen verkehren muss, in der Zwischenzeit aber dasselbe entfernt. Bei schmerzhafter Entzündung und starker Eiterung muss die Application unterbleiben, desgleichen überall, wo schon nach kurzer Dauer der Anwendung des künstlichen Trommelfells die Eiterung wieder hervorgerufen wird. Desgleichen ist das Instrument vor dem Schlafengehen stets zu entfernen, zu reinigen, respective bei Anwendung von Wattekügelchen stets durch eine neue Wattekugel zu ersetzen. Was den Grad der Hörverbesserung durch das künstliche Trommelfell anlangt, so hängt dieselbe vorzugsweise von der Art der anatomischen Läsion im Mittelohre ab. In vielen Fällen tritt überhaupt keine Gehörverbesserung ein, während bei anderen dieselbe mässig, aber immerhin bedeutungsvoll für den Kranken ist. Manchmal bleibt nach längerem Tragen

Fig. 74.

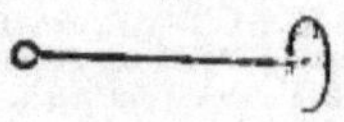

des künstlichen Trommelfells das Gehör auch nach Entfernung des Instrumentes gebessert. Es muss deshalb jedesmal erst der Versuch entscheiden, ob ein künstliches Trommelfell sich brauchbar erweist und ebenso hängt die Wahl des Instrumentes von dem Versuche ab.

Literatur: Wir verweisen bezüglich derselben auf die Lehrbücher der Ohrenheilkunde, besonders auf die Zusammenstellung im Handbuch für Ohrenheilkunde, herausgegeben von H. Schwartze, II, pag. 53 von W. Kirchner. Die Aufführung der einzelnen Arbeiten würde die Grenzen der Arbeit überschreiten. Ausserdem finden sich viele das Trommelfell berücksichtigende Originalarbeiten und Referate im Archiv und in der Zeitschrift für Ohrenheilkunde, auf welche wir noch besonders hinweisen. *B. Baginsky.*

Trommlerlähmung, s. Beschäftigungsneurosen, III, pag. 273.

Tropacocain oder Benzoylpseudotropein, ein in den javanischen Cocablättern von Giesel 1891 entdecktes neues Alkaloid, welches von Liebermann 1892, im Jahre 1896 auf anderem Wege von Willstätter synthetisch dargestellt wurde, ist ein dem Cocain ebenbürtig zur Seite stehendes locales Anästheticum. Nach Chadbourne ist das Tropacocain nicht halb so toxisch wie Cocain und namentlich für die motorischen Centren und die Muskeln ein viel gelinderes Gift wie dieses, die Anästhesie des Auges tritt beim Tropacocain früher ein und dauert länger wie bei Cocain, dabei ist die hierdurch herbeigerufene Hyperämie geringer und durch Zusatz von 0.6%iger Natriumchloridlösung zu vermeiden; Mydriasis tritt nicht immer auf und ist wesentlich geringer als nach Cocain. Die Wirksamkeit der Lösung hält infolge der antiseptischen Kraft des Mittels zwei bis drei Monate an. Die Beständigkeit des Tropacocains ist sein grösster Vorzug gegenüber dem Cocain und Eucain, sie rührt davon her, dass das Tropacocain keine leicht verseifbare Estergruppe wie das Cocain und Eucain enthält, es ist daher auch zur Herstellung sterilisirter Lösungen besser geeignet wie diese. In der Augenheilkunde wurden dem Mittel gegenüber dem Cocain noch Vorzüge von Schweiger und Silex, Ferdinands, Groenouw, Rogmann, C. A. Veasy u. a. zugesprochen; da es, wie schon erwähnt, keine Mydriasis erzeugt, so ist es hier dem Cocain in allen Fällen vorzuziehen, bei denen eine Pupillenerweiterung vermieden werden soll.

Seifert hingegen berichtet, dass zur localen Anästhesie bei Operationen in Nase und Hals grössere Dosen angewendet werden müssen, als vom Cocain nöthig sind. Jedenfalls müssten 10—20%ige Lösungen hier angewendet werden. Auf diesem Gebiete wurde das Mittel bisher nur wenig erprobt.

Nach Custer jun. ist das Tropacocain dem Cocain zumal für Infiltrationszwecke nach Schleich unbedingt vorzuziehen, da es bei gleicher anästhesirender Kraft dreimal weniger giftig wirke. Die zur Infiltration zu benützenden Lösungen sind von gleicher Stärke wie beim Cocainum muriaticum für Lösung I und II von Schleich, als Vehikel dient eine 0,2%ige Kochsalzlösung. Die Lösung III kann ganz wegbleiben, ebenso der von Schleich zur Bekämpfung des Nachschmerzes empfohlene Zusatz von Morphium. Neuerdings rühmt Hilbert die Brauchbarkeit des Tropacocains als Ersatz des Cocains, besonders wo es nöthig ist, grosse Dosen dieses Anästheticum anzuwenden. Auch in der Zahnheilkunde (Dorn, Albrecht, Lang) hat es sich bewährt; niemals kam es nach 250 Tropacocainanästhesien zu Ohnmacht. Das Mittel ist in den letzten Jahren bedeutend billiger geworden.

Zur Anwendung kommt es in Form des Chlorhydrates als Tropainum hydrochloricum, weisse Nadeln, in Wasser leicht löslich, die bei 271° C. schmelzen. Zur Anästhesie des Auges genügen 1—2 Tropfen einer 3%igen Lösung.

Literatur: A. P. Chadbourne, Brit. med. Journ. 1892, pag. 402. — Schweiger und Silex, Therapeut. Monatsh. 1892, pag. 473. — Groenouw, Deutsche med. Wochenschr. 1893.

Nr. 26. — Veasey, New York med. Journ. 25. November 1893. — Seifert, Internat. klin. Rundschau. 1893, Nr. 8. — Roosmann, Clinique ophthalm. 1897, Nr. 18 u. 19. — Cyrska jun. Münchener med. Wochenschr. 1898, Nr. 22. *Loebisch.*

Tropasäure, Tropin, s. Homatropin, X, pag. 598.

Tropenklima, Tropenphysiologie, Tropenpathologie, Tropenhygiene. Die Tropenländer bilden einen mächtigen, die Erdkugel nördlich und südlich vom Aequator umgebenden Gürtel, welcher drei Viertel von Afrika, die drei grossen südasiatischen Halbinseln, den grössten Theil des oceanischen Archipels, die nördliche Hälfte von Australien, ganz Centralamerika und den grössten Theil von Südamerika umfasst. Dass in einem so weiten Gebiete das Klima mannigfachen Schwankungen unterworfen ist, kann nicht Wunder nehmen. Zunächst ist dasselbe abhängig von der Erhebung über den Meeresspiegel: im Tieflande ist es ein anderes als in den Bergregionen. Aber auch in einer und derselben Region eines zwischen den Wendekreisen gelegenen Landes können sich nicht unbedeutende klimatische Verschiedenheiten geltend machen. So unterscheidet sich das Klima der Küste von dem oft nur wenige Meilen vom Meeresstrande entfernter Gegenden und noch weit mehr von dem der Thäler und Ebenen im Innern des Landes. Das Klima ist ferner verschieden, je nachdem die Landstrecken sich in der Nähe grosser Ströme befinden oder von vielen kleineren Wasseradern durchschnitten werden oder sumpfig oder im Gegentheil wasserarm sind. Desgleichen wird dasselbe von der Nachbarschaft grosser Sandflächen, der Nähe einzelner Berge oder ganzer Bergketten, den vorherrschenden Winden, dem Charakter der Vegetation wesentlich beeinflusst. Es geht hieraus hervor, dass der Begriff »Tropenklima« kein einheitlicher, sondern ein in weiten Grenzen schwankender ist und selbst für die einzelnen Hauptregionen eines innerhalb der Tropen gelegenen Landes kein allgemein giltiges Schema aufgestellt werden kann. Gleichwohl giebt es einige Eigenschaften, welche dem Klima aller Tropenländer mehr oder weniger zukommen, dies charakterisiren und von dem Klima der anderen Zonen unterscheiden.

Obenan steht die hohe **Lufttemperatur und ihre Gleichmässigkeit.** Die Jahresmittel derselben liegen in den Tropen zwischen 20° und 30° C. Die Jahresschwankungen sind äusserst gering, in der Nähe der Wendekreise grösser als am Aequator. Hier betragen dieselben nur 1—5°, während sie dort bis auf etwa 13° steigen können. Auch die Schwankungen der Tages- und Nachttemperatur sind unbedeutend, wenn auch häufig grösser als die Jahresschwankungen. In der Nähe des Aequators überschreiten erstere nicht 7°, an den Wendekreisen nicht 12—20° und betragen im Mittel dort 3—4°, hier 7—9°.

Ein weiterer wichtiger Factor des Tropenklimas ist die **Luftfeuchtigkeit.** Die Quantität von Wasserdampf, welche die atmosphärische Luft in den zwischen den Wendekreisen gelegenen Ländern enthält, ist eine beträchtliche. Am Aequator erreicht derselbe eine Spannung von 19—22 und selbst 28 Mm., was einer relativen Feuchtigkeit von 66—97% entspricht, während an den Wendekreisen die Wasserdampfspannung sich auf 13,8—25,5 Mm. (= 56—87% relative Feuchtigkeit) stellt. Je mehr die Luft mit Wasserdampf gesättigt ist, desto lästiger wird die Hitze empfunden. Während eine Temperatur von 28° bei trockener Luft leicht zu ertragen ist, wird dieselbe in Saigon bei einer gleichzeitigen relativen Feuchtigkeit von 85 bis 90% höchst unangenehm gefühlt, selbst unangenehmer als eine trockene Hitze von 40° in Tunesien. Die Zunahme der Wasserdampfspannung der Luft hat auch eine Abnahme des Sauerstoffgehaltes derselben zur Folge. In Batavia beträgt z. B. die mittlere Spannung des Wasserdampfes 21 Mm., was 2,8 Volumprocenten entspricht. Die Luft enthält also dort 76,8% Stickstoff, 20,4 % Sauerstoff und 2,8 % Wasserdampf, während im mittleren Europa, wo selbst im Sommer die durchschnittliche Wasserdampfspannung nur 10 Mm. beträgt, der Wasserdampfgehalt der Luft nur bis 1,3 Volumprocent steigt.

Eine Eigenthümlichkeit des Tropenklimas ist ferner der geringe Unterschied in der Dauer von Tag und Nacht. Mit sehr unbedeutenden Schwankungen steht die Sonne 12 Stunden lang am Himmel, um dann für ebenso lange zu verschwinden. Dabei ist die Dämmerung von kurzer Dauer.

Auch der Unterschied der Jahreszeiten ist in den Tropen weniger ausgesprochen als in den gemässigten Breiten. Man unterscheidet nur zwischen der Trockenzeit und der Regenzeit. Da die Bewölkung und die Niederschläge an die Zeit des höchsten Sonnenstandes gebunden sind, indem der Wolkenring, welcher die Erdkugel in der Nähe des Aequators umgiebt, dem Laufe der Sonne folgt und jedesmal dem Landstriche, über welchem er steht, die Regenzeit bringt, wird die Sonnenstrahlung und damit die Erhöhung der Lufttemperatur gerade während dieser Zeit behindert. Die Folge davon ist, dass dieselbe nicht als die wärmere, sondern umgekehrt als die kühlere Jahreszeit erscheint. Am Aequator giebt es zwei Zeiten des höchsten und zwei des niedrigsten Sonnenstandes, an den Wendekreisen dagegen nur je eine solche. Hier wird daher das Jahr nur in zwei Jahreszeiten, die Trockenzeit und die Regenzeit, getheilt, während die äquatorialen Gebiete zwei Trockenzeiten und zwei Regenzeiten haben, welche je nach der Lage nördlich oder südlich vom Aequator in verschiedene Monate fallen.

Charakteristisch für die Tropen ist weiter auch die Regelmässigkeit der Windverhältnisse. In den Regionen der Calmen ist die Luft äusserst wenig bewegt. Nördlich und südlich von denselben wehen die Passate als Nordostpassat auf der nördlichen, als Südostpassat auf der südlichen Hemisphäre. In den höheren Luftschichten wehen dagegen die entgegengesetzt strömenden Antipassate.

Nichts anderes als abgelenkte Passate sind auch die im chinesischen und indischen Meere wehenden Monsune, welche die eine Hälfte des Jahres aus einer Richtung, die andere aus der entgegengesetzten kommen. Die Ablenkung kommt durch die Verschiedenheit der Erwärmung von Festland und Wasser während der verschiedenen Jahreszeiten zustande, indem während des Sommers die trockenen Hochebenen Centralasiens viel stärker erwärmt werden als das Meer, daher wie ein ungeheurer Aspirator, der die Luft vom indischen Ocean anzieht, wirken, im Winter dagegen, in welchem sich das Land stärker abkühlt als das Wasser, das Gegentheil stattfindet.

An den tropischen Küsten spielen endlich auch die täglich regelmässig sich ablösenden Land- und Seewinde eine nicht unwesentliche Rolle. Da das Land Tags stärker erwärmt wird als die See, erfolgt ein Zufluss von Luft von der See her. Ebenso wird das Land in der Nacht stärker abgekühlt. Es senkt sich daher ein Luftstrom aus der Höhe auf dasselbe nieder, der dann als Landwind seewärts abfliesst. Zwischen jedem Wechsel tritt Windstille ein. Die Landwinde können dadurch eine hygienische Bedeutung bekommen, dass durch dieselben gesundheitsschädliche Miasmen der Küste zugeführt werden, während die Seewinde den kühlen, erfrischenden Hauch der offenen See bringen und reinigend wirken.

Der Luftdruck zeigt in den Tropen ebensolche kleine Schwankungen wie bei uns, die als periodische oder aperiodische Tagesschwankungen, als Abweichungen vom Tages- oder Monatsmittel auftreten. In hygienischer Beziehung kommt derselbe wenig in Betracht.

Dasselbe gilt von der Luftelektricität.

Bei der Beurtheilung der Einwirkung des Klimas der Tropenländer auf den menschlichen Körper ist der Einfluss des Klimas an sich und derjenige der denselben eigenthümlichen endemischen Infectionskrankheiten auseinander zu halten. Die neueren Untersuchungen haben gelehrt, dass früher vielfach Störungen, deren Ursachen man in letzteren zu suchen hat, auf Rechnung des ersteren gesetzt worden sind.

Eine grosse Rolle spielte in der älteren Tropenpathologie die Tropenanämie. Wir wissen jedoch jetzt, dass es eine lediglich durch das tropische Klima verursachte Anämie nicht giebt. Die blasse, einen mehr oder weniger ausgesprochenen Ton ins Gelbliche zeigende Gesichtsfarbe, die sich bei fast allen längere Zeit in den Tropen lebenden Europäern auch bei sonst vollkommenem Wohlbefinden ausbildet, beruht nach den von Marestang, van der Scheer, Eijkman, Glogner, F. Plehn u. a. vorgenommenen Untersuchungen, welche hinsichtlich des Gehaltes an rothen Blutkörperchen und Hämoglobin, wie auch bezüglich des specifischen Gewichtes und des Wassergehaltes (Eijkman) keine merklichen Abweichungen von den in Europa festgestellten Werthen ergeben haben, nicht auf Anämie. F. Plehn führt die blasse Gesichtsfarbe, welche nicht mit einer Blässe der Schleimhäute einhergeht, darauf zurück, dass der in den Tropen lebende Europäer im allgemeinen weniger der directen Einwirkung der Sonne auf seine Haut ausgesetzt ist als in der Heimat, indem er mit grosser Aengstlichkeit vermeidet, unbedeckte Hautstellen der Sonne preiszugeben. Leute, die sich den Strahlen der Tropensonne in vollem Masse aussetzen, wie Seeleute, Jäger, Pflanzer, zeigen im gesunden Zustande dieselbe Bräunung wie in der Heimat. Nach Eijkman ist dagegen die blasse Gesichtsfärbung eine locale Erscheinung, eine Folge geringerer Füllung der Hautgefässe und steht wahrscheinlich auf einer Linie mit der Blässe, welche der bekleideten Haut, die sich eben durch diese Bekleidung beständig in einem künstlichen tropischen Klima befindet, eigen ist, im Gegensatze zu der rothen Farbe der der kalten Luft ausgesetzten Theile. Noch anders wird dieselbe von van der Scheer und Lehmann erklärt, welche deren Ursache darin suchen, dass in den Bauchorganen eine grössere Ansammlung von Blut stattfindet und infolge dessen der Blutgehalt der Haut ein geringerer ist. Die von F. Plehn gegebene Erklärung dürfte am meisten befriedigen. Uebrigens ist auch die Gesichtsfarbe des Eingeborenen blass, nur fällt bei ihm diese Erscheinung infolge der Pigmentdecke der Oberhaut nicht so sehr ins Auge. Wirkliche Anämie, welche in den Tropen zur Beobachtung kommt, wird immer durch Krankheiten, wie Malaria, chronische Diarrhöe, Dysenterie, Ankylostomiasis u. s. w., verursacht.

In den letzten Jahren sind unsere Kenntnisse der Tropenphysiologie, d. h. der Veränderungen, welche die für das gemässigte Klima normalen, rein physiologischen Lebenserscheinungen des Körpers im Tropenklima erfahren, wesentlich erweitert worden, wenn auch noch manche Lücke in derselben ausgefüllt und mancher Widerspruch aufgeklärt werden muss. Was hierüber thatsächlich feststeht, ist im Nachfolgenden kurz zusammengestellt.

Ein längerer Aufenthalt in den Tropen hat bei Europäern eine Erschlaffung der Körpermuskeln und eine Abschwächung der Muskelkraft gegenüber der in Europa zur Folge. Man beobachtet dieselbe, welche direct mit dem Dynamometer messbar ist, auch bei Kriegsschiffsbesatzungen, bei denen der Einfluss des Bodens vollkommen ausgeschaltet und zudem durch die frische Seebrise die Wärmeabgabe erleichtert ist. Am ausgesprochensten ist sie im Tropentieflande, während sie sich nicht in den tropischen Bergregionen, wo die Lufttemperatur niedriger, die Temperaturunterschiede grösser und die Luftfeuchtigkeit geringer sind, geltend macht.

Ueber das Verhalten von Temperatur, Puls und Athmung lauten die älteren Berichte widersprechend, indem von diesen die Temperatur bald erhöht, bald erniedrigt, die Pulszahl bald gesteigert, bald herabgesetzt, die

Athmung bald beschleunigt, bald verlangsamt angegeben wird, wenn auch die Abweichungen vom europäischen Mittel keine erheblichen sind. Diese Widersprüche sind neuerdings durch die sorgfältigen Untersuchungen F. Plehn's, nach denen eine Abhängigkeit von der Dauer des Tropenaufenthaltes, den Jahreszeiten u. s. w. besteht, wesentlich aufgeklärt worden.

Dass die Eigenwärme des Menschen von der Aussentemperatur beeinflusst wird, haben die von verschiedenen Seiten bei Heizern auf Dampfern angestellten Untersuchungen gezeigt, die ergeben haben, dass auch in der Ruhe, beziehungsweise bei nicht schwerer Arbeit eine geringe, einige $^1/_{10}$° betragende Temperatursteigerung bei plötzlicher beträchtlicher Erhöhung der Umgebungstemperatur eintritt. Dementsprechend fand der genannte Forscher bei Messungen an sich selbst und anderen auf Schiffsreisen, dass die Temperatur beim Uebergang aus dem gemässigten Klima, wo sie 36,4—36,5° beträgt, ins Tropenklima steigt, vielfach beeinflusst durch Aenderungen der Lufttemperatur und Windsbewegung, im allgemeinen entsprechend der äusseren Temperatur. Es sind daher die Jahreszeiten, in denen der Uebergang aus dem einen Klima ins andere stattfindet, von Einfluss. Die Erhöhung beträgt im Mittel 0,46° und kann sogar bis 2° steigen. Nach erfolgter Acclimatisation besteht aber bei Ruhe oder mässiger Arbeit keine Erhöhung mehr. Zwischen der heissen Trockenzeit und der kühleren Regenzeit ist ein mittlerer Unterschied von 0,18—0,4° vorhanden.

Bezüglich des täglichen Ganges der Körpertemperatur ist nach F. Plehn eine für die Tropen charakteristische Abweichung nicht nachweisbar. Selten sind ausgesprochene Erhöhungen der Tagescurve in den frühen Abendstunden, wie sie in Europa, wenn auch nicht die Regel, so doch häufig sind. Beeinflusst wird dieselbe von Aussentemperatur, Nahrungszufuhr und Körperbewegung.

Die Wärmeregulirung befindet sich entschieden bei den Europäern in den Tropen in einem labileren Gleichgewichte als in gemässigten Breiten und als bei den farbigen Eingeborenen. Bei Negern fand F. Plehn eine sehr geringe Beeinflussung der Temperatur durch körperliche Arbeit, im übrigen aber keine charakteristische Abweichung derselben gegenüber der des acclimatisirten Europäers. Von anderen Beobachtern wird die Temperatur der Eingeborenen theils als erhöht (Jousset, Crombie), theils als erniedrigt (van der Burg, Glogner) angegeben.

Was die Pulsfrequenz betrifft, so constatirte F. Plehn beim Uebergang vom gemässigten Klima ins Tropenklima eine mittlere Zunahme derselben von etwa 6 Schlägen bei individuellen Schwankungen von 0—12. Nach einigen Wochen verliert sich dieselbe aber wieder. Die mittlere Pulsfrequenz beträgt bei den acclimatisirten Europäern 65—75. Zwischen diesen und den Negern besteht hinsichtlich derselben kein Unterschied.

Martin nimmt an, dass durch die Hitze des Tropenklimas eine Steigerung der Herzthätigkeit stattfindet und diese im Vereine mit der gleichzeitig verminderten Harnabsonderung (s. unten) und der durch letztere bedingten erhöhten Spannung im Aortensysteme eine geringe Hypertrophie des linken Ventrikels zur Folge hat. Derselbe steht aber mit seiner Ansicht vereinzelt da, und diese wird widerlegt durch die Blutdruckbestimmungen, welche F. Plehn mit dem Basch'schen Sphygmomanometer anstellte, und die ergaben, dass während der ganzen Dauer des Tropenaufenthaltes der Druck herabgesetzt ist, wie derselbe annimmt, in Folge der bestehenden Erweiterung der peripheren Capillaren.

Die Zahl der Athemzüge fand F. Plehn beim Uebergange aus dem gemässigten Klima ins Tropenklima ein wenig vermehrt. Nach einigen Wochen Aufenthalt in den Tropen nimmt dieselbe aber wieder ab und beträgt bei acclimatisirten Europäern 14—17.

Die Schweissabsonderung ist bei den Europäern in den Tropen vermehrt, namentlich bei neuangekommenen, und wird durch die geringste Anstrengung gesteigert. RATTRAY schätzt dieselbe auf etwa 30% sämmtlicher Secretionen. Nach jahrelangem Aufenthalte im Tropenklima wird sie geringer. Auch bei den Eingeborenen ist die Schweissabsonderung stark, jedoch nicht so stark wie bei den Europäern, nach EIJKMAN deshalb, weil erstere weniger Flüssigkeit aufnehmen als letztere. Die Zahl der Schweissdrüsen ist bei Europäern und Malaien an den gleichen Körperstellen ungefähr dieselbe.

Ueber den Blutgehalt der Haut bestehen widersprechende Ansichten. Die älteren Autoren, denen sich auch EIJKMANN anschliesst, nehmen an, dass in den Tropen die Hautgefässe weniger gefüllt sind, während in den Bauchorganen sich eine grössere Blutmenge ansammelt. Nach F. PLEHN ist aber gerade das Gegentheil der Fall, da die Wärme die Hautgefässe erweitert.

Die Haut wird ferner in den Tropen empfindlicher. Schon eine unbedeutende Temperaturabnahme wird unangenehm empfunden. Schneller Uebergang aus dem Schatten in den heissen Sonnenschein ruft manchmal einen kalten Schauer hervor. Es besteht daher auch eine grosse Neigung zu Erkältungen. Letztere ist auch bei den Eingeborenen vorhanden.

Der Unterschied zwischen Haut- und Körpertemperatur beträgt nach STOKVIS bei Europäern in den Tropen 1°, in Europa 4.5—5,5°. F. PLEHN fand erstere in der Regenzeit 1° höher als in der Trockenzeit: 34,7°, beziehungsweise 35.8°.

Die Harnabsonderung ist nach Angabe der meisten Autoren in den Tropen herabgesetzt, besonders stark im Wüstenklima, und das specifische Gewicht des Harns entsprechend erhöht. F. PLEHN, dem wir auch hierüber genaue Untersuchungen verdanken, fand die absolute Harnmenge in den Tropen nicht wesentlich verschieden von der in der Heimat und beträchtlichen Schwankungen unterworfen. Die relative Harnmenge ist aber im Vergleiche zu der eingeführten vergrösserten Flüssigkeitsmenge vermindert. Der genannte Forscher schied in der Heimat auf 100 Theile eingenommener Flüssigkeit 103.5 Theile Urin aus, während in den Tropen die Harnmenge bei ihm in der Regenzeit 50%, in der Trockenzeit nur $\frac{1}{3}$ der eingeführten Flüssigkeitsmenge ausmachte. Das specifische Gewicht fand er abhängig von der ausgeschiedenen Menge, im allgemeinen höher als in der Heimat. Die Chlorausscheidung ist nach LEHMANN unverändert.

Bei Personen, die lange Jahre in den Tropen (Brasilien) gelebt hatten, beobachtete DONDERS eine Art von Acclimatisationsatrophie der Nieren, die er mit der verminderten Thätigkeit dieses Organs in Verbindung bringt. Die Rindensubstanz derselben war blässer, atrophirt, während die Marksubstanz deutlicher hervortrat und auffallend dunkel gefärbt erschien. Eine Bestätigung dieser Beobachtung hat von keiner Seite stattgefunden.

Untersuchungen über den Stoffwechsel in den Tropen liegen namentlich von EIJKMAN vor. Bevor durch diese eine thatsächliche Grundlage geschaffen war, herrschte die Ansicht, dass in den Tropen die Sauerstoffaufnahme vermindert und daher der Stoffwechsel herabgesetzt sei. Diese Annahme stützte sich darauf, dass, wie oben erwähnt, die Luft im Tropenklima weniger Sauerstoff enthält als im gemässigten. Sie wird aber schon hinfällig, wenn man erwägt, dass sowohl im tropischen als im kalten Klima nicht die Aussenluft, sondern die in den Athemwegen nahezu auf Körpertemperatur erwärmte und mit Wasserdampf gesättigte Binnenluft in die Lunge gelangt und hier mit dem Blute in Gasaustausch tritt, und ihre Unrichtigkeit wird durch EIJKMAN's Untersuchungen direct bewiesen. Dieser um die Tropenphysiologie überaus verdiente Forscher fand, dass der in Batavia lebende

Europäer von etwa 65 Kgrm. Körpergewicht bei leichterer Arbeit täglich in der Nahrung aufnimmt:

Eiweiss	Fett	Kohlehydrate	Alkohol
99,6	83,8	264,2	28,5

wovon resorbirt werden:

Eiweiss	Fett	Kohlehydrate	Alkohol
88,2	79,1	256,4	28,5

Dies repräsentirt einen Wärmewerth von netto 2349 Calorien oder für einen 70 Kgrm. schweren Mann berechnet netto 2466 Calorien. In Europa beträgt nach RUBNER für die annähernd gleiche Arbeitskategorie der einem 70 Kgrm. schweren Manne zukommende Wärmewerth netto 2445 Calorien. Ein Unterschied zwischen dem Europäer im Tropenklima und dem in der gemässigten Zone besteht also nicht und ebensowenig auch zwischen dem Europäer und dem eingeborenen Tropenbewohner. Für den 50 Kgrm. schweren Malayen fand EIJKMAN bei gleicher Arbeit eine Wärmeproduction von 2000—2100 Calorien, bei schwererer Arbeit eine solche von rund 2700 Calorien.

Er stellte ferner bei Europäern sowohl als Malayen Gaswechselversuche mit dem ZUNTZ-GEPPERT'schen Apparate an und verglich seine Resultate mit den von verschiedenen Seiten in Europa mit demselben Apparate erhaltenen. Alle Versuche wurden im nüchternen und ruhenden Zustande ausgeführt. Nach denselben beträgt auf ein Körpergewicht von 64 Kgrm. berechnet der Sauerstoffverbrauch in der Minute:

beim Europäer in Europa (in der kälteren Jahreszeit) 250,3 Ccm.
» » » Indien 245,7 Ccm. } Mittel
» Malayen 251,5 » } 248,6 Ccm.

Die geringen Differenzen, welche diese Zahlen zeigen, liegen innerhalb der Bestimmungsfehler. Beim Tropenbewohner findet also keine regulatorische Herabsetzung der Wärmebildung statt. Die Wärmeregulirung ist keine chemische (Regulirung der Wärmeproduction), sondern nur eine physikalische (Regulirung der Wärmeabgabe).

Der Weisse und der Farbige verhalten sich in dieser Beziehung vollkommen gleich. Bei ersterem geschieht aber die Wärmeabgabe mehr durch Verdunstung (starke Schweissabsonderung), bei letzterem durch Strahlung und Leitung. Nach den Untersuchungen von GLOGNER giebt die Haut des Malayen in $^{1}/_{2}$ Stunde pro Quadratcentimeter 10,5, die des Europäers 8,7 Wärmeeinheiten ab, während von EIJKMAN keine so grossen Unterschiede gefunden wurden. Die farbige Haut besitzt aber vor der weissen den Vortheil, die (chemisch wirkenden) Lichtstrahlen zu absorbiren, wodurch die darunter liegende Cutis gegen die nachtheilige Wirkung derselben geschützt wird (EIJKMAN).

Die Magendarmthätigkeit ist in den Tropen träge, herabgesetzt. Die Zunge ist leicht belegt, der Leib aufgetrieben, es besteht ein Gefühl von Völle und Spannung in der Magengegend, oft Sodbrennen, die Salzsäure des Magensaftes ist infolge der Schweissabsonderung, durch welche der Körper einen Verlust von Kochsalz erleidet, vermindert, die Verdauung der Eiweissstoffe daher gestört und ein geringeres Verlangen nach animalischer Nahrung vorhanden.

Es besteht ferner Neigung zu Verstopfung. Diese erklärt sich einerseits aus der grösseren Flüssigkeitsabgabe durch den Schweiss, welche eine beschleunigte Eindickung des Darminhaltes zur Folge hat, andererseits daraus, dass in gleicher Weise wie die Körpermusculatur auch die Darmmusculatur erschlafft ist. Dieselben Verdauungsstörungen, welche dadurch, dass sie eine Prädisposition der betreffenden Organe für Erkrankungen schaffen, von Wichtigkeit sind, kommen in den Sommermonaten auch im gemässigten Klima vor.

Nach langjährigem Aufenthalte in den Tropen beobachtet man oft eine gewisse Schwäche des Dickdarms, die sich in mehreren, oft rasch einander folgenden diarrhöischen Stühlen morgens unmittelbar nach Verlassen des warmen Lagers und beim Eintritt in die kühle Morgenluft äussert, während bei Tage kein Stuhl mehr erfolgt (VAN DER BURG, MARTIN).

Was die Leber betrifft, so wird von den meisten Autoren angenommen, dass bei dem aus dem gemässigten Klima in die Tropen sich begebenden Europäer gewöhnlich bald nach seiner Ankunft in denselben eine mehr oder weniger ausgesprochene Hyperämie und Schwellung dieses Organs sich auszubilden pflegt, die anfangs mit sehr gesteigerter, später aber verminderter Gallenabsonderung, in der Regel aber ohne subjective Beschwerden einhergeht. Als Ursache dieser Störung wird die dauernd hohe Temperatur angesehen. Früher herrschte die Ansicht, dass in den Tropen die Lungenexpansion vermindert sei, infolge dessen die Lunge ungenügend functionire und nun vicariirend für diese als Ausscheidungsorgan die Leber eintrete und daher hyperämisch werde, und man bezeichnete letztere geradezu als die Lunge der heissen Länder. Von TREILLE wird die Hyperämie der Leber auf die infolge des starken Schwitzens vermehrte Flüssigkeitszufuhr zurückgeführt. F. PLEHN hält es dagegen für unbewiesen, dass die Function der Leber in den Tropen überhaupt verändert ist. Nach seinen Beobachtungen in Kamerun, wo Leberleiden verhältnissmässig selten vorkommen, bezweifelt er, dass die Leber durch das Tropenklima in charakteristischer Weise beeinflusst wird. Er nimmt nur für dieselbe wie für andere Organe, als Magen, Darm u. s. w., eine geringere Widerstandsfähigkeit an.

Die Geschlechtsreife tritt bei den Europäern in den Tropen früher ein als in Europa, wenn auch nicht so früh wie bei den Eingeborenen. Die frühere Bethätigung der geschlechtlichen Functionen dürfte aber nicht zum geringsten Theile in socialen Verhältnissen begründet sein.

Menstruationsstörungen (Amenorrhöe, Menorrhagien, Hämorrhagien im klimakterischen Alter) werden bei Europäerinnen häufig beobachtet, desgleichen Fehlgeburten, was aber vielleicht mehr auf den Einfluss der Malaria als auf das Klima an sich zurückzuführen ist.

Während die Zeugungskraft der Männer eher gesteigert ist, nimmt die Fruchtbarkeit der Frauen ab, und eine unvermischte europäische Fortpflanzung soll in den Tropen nicht über die dritte oder vierte Generation möglich sein. Es ist dies jedoch eine Frage, die sehr weiterer Beobachtungen bedarf. Der Capitain FEDOR SCHULZE hat vor kurzem (1896) in der Zeitschrift für Ethnologie den weitverzweigten Stammbaum einer niederländischindischen Familie veröffentlicht, deren Stammeltern Anfang vorigen Jahrhunderts aus Holland einwanderten, und von der jetzt noch fünf von Vermischung mit Eingeborenen freigebliebene Zweige in der sechsten Generation fortbestehen.

Mit dem Fortschreiten unserer Kenntnisse der Tropenmedicin fällt von den alten, auf oberflächlichen Beobachtungen beruhenden Ansichten eine nach der anderen. So stellte im Gegensatz zu der allgemeinen Annahme, dass alle in den Tropen lebenden Europäerinnen an Fluor albus leiden, STRATZ, der »erste Gynäkolog auf dem tropischen Boden von Java«, fest, dass die meisten europäischen Frauen keinen Fluor haben, es jedenfalls einen specifisch tropischen Fluor nicht giebt.

Die Einwirkung des Tropenklimas auf das Nervensystem äussert sich namentlich in Schlaflosigkeit und nervöser Reizbarkeit, die sich besonders unter dem gleichzeitigen Einflusse von Malaria zu ausgesprochener Neurasthenie steigern kann. Als wirksamster Factor kommt hierbei entschieden die andauernde Hitze, das Fehlen der tonisirenden Einwirkung des Wechsels der Jahreszeiten in Betracht, daneben sind gewiss aber auch noch andere Momente, wie das »struggling life in an unsettled country«, der Aerger über die Indolenz der Eingeborenen, im Spiele. Die geistige Entwicklung und Leistungsfähigkeit ist nach den reichen Erfahrungen VAN DER BURG's nicht herabgesetzt. Ebensowenig leidet normalerweise das Moralgefühl. Einen sogenannten »Tropenkoller«, von dem in den Tagesblättern soviel die Rede gewesen ist, giebt es nicht. »Das angebliche Leiden,« sagt hierüber MENSE sehr richtig, »ist von Laien eigens erfunden worden, um je nach der Parteien Hass oder Gunst als entlastendes oder belastendes Moment verwerthet zu werden. Excentrische Naturen giebt es ja unter den in fernen Colonialländern weilenden Europäern verhältnissmässig viele, denn der ruhige Durchschnittsmensch bleibt lieber im behaglichen Heimatlande. Für schwache Charaktere ist drüben unter den Palmen die Gelegenheit, aus dem moralischen Gleichgewicht zu gerathen, grösser als in Europa, wo das Auge des Gesetzes und der Gesellschaft wacht und die gute Sitte dem Lebenswandel engere Schranken zieht. Dieselben Menschen aber, welche in den Colonien am sogenannten Tropenkoller leiden, werden überall, selbst am Nordpol, zu Excessen geneigt sein, sobald nur die aus tausend Rücksichten gewebte Zwangsjacke der Cultur gelockert wird.«

Das Körpergewicht geht in den Tropen zurück, was sich daraus erklärt, dass die Functionen der Assimilation und Ernährung abnehmen.

Die Tropenpathologie umfasst diejenigen Krankheiten, welche sich in ihrem Vorkommen auf die Tropen beschränken oder doch wenigstens vorzugsweise in diesen zur Beobachtung kommen. Es handelt sich bei denselben hauptsächlich um Infections- und parasitäre Krankheiten. Wie die Tropen im allgemeinen ihre eigene Flora und Fauna besitzen, ist auch ihre pathogene Flora und Fauna eine besondere. Gewisse, dem Tropengürtel angehörende Krankheitserreger gedeihen aber ebenso wie einzelne von den tropischen Pflanzen und Thieren auch noch in höheren Breiten.

Man kann die Tropenkrankheiten der leichteren Uebersichtlichkeit wegen in zwei grosse Gruppen eintheilen: in 1. solche, welche namentlich für die in die Tropen eingewanderten Europäer in Betracht kommen, und 2. solche, von denen allein oder vorwiegend die farbigen Tropenbewohner befallen werden. Eine scharfe Grenze zwischen beiden Gruppen besteht aber nicht. Je mehr sich unsere Kenntnisse der Tropenpathologie erweitert haben, desto mehr hat das Rassenmoment, welches früher in derselben eine grosse Rolle spielte, an seiner Bedeutung eingebüsst. Wir kennen keine einzige Krankheit, die einer bestimmten Rasse eigenthümlich ist, auch die Schlafkrankheit der Neger, welche bisher als eine solche galt, ist bei einem Mulatten und einem Negercreolen beobachtet worden. Die Unterschiede, welche die einzelnen Rassen in den Tropen hinsichtlich des Vorkommens bestimmter Krankheiten darbieten, sind vielmehr durch andere Ursachen bedingt. Solche sind: ökonomische und sociale Verhältnisse, Ernährung, Kleidung, Reinlichkeit, Bewegung und Ruhe, Gewohnheiten, Erziehung, Mangel an Erkenntniss, Aberglaube u. s. w., kurz allgemeine hygienische Zustände. Gerathen Europäer unter Existenzbedingungen, die denen der Eingeborenen entsprechen, können sie auch von deren Krankheiten befallen werden. Anatomische und physiologische Eigenthümlichkeiten üben keinen grösseren Einfluss aus, als der ist, welchen wir auch bei den verschiedenen Individuen derselben Rasse wahrnehmen können (VAN DER BURG).

Im Nachfolgenden beschränke ich mich auf eine kurze Aufführung der hauptsächlichsten Tropenkrankheiten, indem ich namentlich diejenigen bei Seite lasse, welche ihrer eng begrenzten geographischen Verbreitung wegen weniger von allgemeinem Interesse sind. Ein näheres Eingehen auf dieselben muss ich mir an dieser Stelle versagen und verweise auf die betreffenden Specialartikel.

Von den vorzugsweise die Europäer betreffenden Krankheiten ist an erster Stelle die Malaria zu nennen. Diese beherrscht die ganze Tropenpathologie derart, dass es von ihrem Vorherrschen in erster Linie ab-

35*

hängt, ob das Klima einer Tropengegend als ungesund zu bezeichnen ist oder nicht.

Nach den von R. KOCH in Deutsch-Ostafrika angestellten Untersuchungen ist die tropische Malaria κατ' ἐξοχήν ein Tertianfieber, das sich von der europäischen Tertiana dadurch unterscheidet, dass der einzelne Anfall erheblich länger ist als bei dieser, sich fast über zwei Tage hinzieht und am Morgen des zweiten Tages einen mehr oder weniger starken Nachlass der Temperatursteigerung und der sonstigen Krankheitserscheinungen zeigt, so dass die Fiebercurve bei oberflächlicher Betrachtung, namentlich wenn die Remission stark ausgeprägt ist, als Quotidiana imponiren kann. Die Tropenmalaria ist identisch mit dem Sommer-Herbstfieber der italienischen Autoren und wird wie dieses durch die kleinen unpigmentirten Malariaparasiten hervorgerufen.

Neben derselben kommen in den Tropen aber auch noch die anderen, namentlich sogenannten perniciösen Malariaformen vor. Zu diesen ist meiner Meinung nach vorläufig auch noch das Schwarzwasserfieber zu rechnen, denn die Ansicht KOCH's, dass es sich bei demselben in der Regel lediglich um eine Chininvergiftung handelt, ohne dass dabei die Malaria überhaupt im Spiele ist, halte ich nicht für fest genug gegründet.

Auch bei den Eingeborenen ist die Malaria weit häufiger, als man früher annahm. So machte dieselbe z. B. in der niederländisch-indischen Armee während des Zeitraumes von 1873—1896 bei den Europäern 60%, bei den Eingeborenen beinahe 75% aller Krankheitsfälle aus (VAN DER BURG).

Bezüglich der Jahreszeit, in welcher die meisten Malariafälle vorkommen, bieten die verschiedenen Tropengegenden nicht unbedeutende Unterschiede dar, die von den klimatischen und physikalischen Verhältnissen derselben abhängen. Am häufigsten sind es die Uebergangszeiten von einer Jahreszeit zur anderen, welche die meisten Erkrankungen liefern.

Die jetzt von verschiedenen Seiten in Angriff genommene Lösung der Frage von der Rolle, welche die Mosquitos, beziehungsweise bestimmte Arten derselben in der Aetiologie der Malaria spielen, wird voraussichtlich unsere Ansichten über die Bedeutung des Bodens für dieselbe wesentlich modificiren und diese wahrscheinlich darauf reduciren, dass der Boden bei sumpfiger Beschaffenheit eine Brutstätte für Mosquitos abgiebt.

In den Tropenländern der westlichen Hemisphäre ist das Gelbfieber namentlich für die neuangekommenen Europäer von grosser Bedeutung.

Ferner ist hier anzuführen die Dysenterie, welche zwar in allen Zonen vorkommt, endemisch aber nur in den warmen, namentlich tropischen Ländern herrscht. Die tropische Ruhr zeichnet sich vor der der gemässigten Breiten dadurch aus, dass sie im allgemeinen schwerer ist und eine weit grössere Neigung chronisch zu werden besitzt.

Wenn auch die Aetiologie der Dysenterie noch nicht endgiltig festgestellt ist — wahrscheinlich kann sie durch verschiedene Bakterien hervorgerufen werden, während die Amöben nur als Begleiter der Krankheit anzusehen sind —, so steht doch ausser aller Frage, dass das Trinkwasser eine Hauptrolle in derselben spielt und den Träger des Krankheitsgiftes bildet. In Java betrug in den Jahren 1869—1878 die Sterblichkeit an Ruhr unter den europäischen Soldaten der niederländisch-indischen Armee 13‰. 1875 wurde der erste artesische Brunnen gebohrt, welchem dann andere folgten. 1879—1883 fiel die Sterblichkeit an Ruhr auf 4,2‰ und endlich 1884—1888 auf 0,7‰ (STOKVIS). In den Garnisonsplätzen, die seit 10 Jahren mit gutem Trinkwasser versorgt sind, ist die Krankheit so gut wie ganz verschwunden. Auch in den französischen und englischen Colonien hat dieselbe infolge der Verbesserung der Wasserversorgung bedeutend abgenommen. Es steht daher zu hoffen, dass die Dysenterie ihre Bedeutung für die Europäer immer mehr verlieren wird.

Magendarmkatarrhe kommen in den Tropen sowohl bei Europäern als Eingeborenen häufig, häufiger als in Europa vor. Was Symptomatologie und pathologisch-anatomischen Befund betrifft, so bieten dieselben keine wesentlichen Unterschiede von denen der gemässigten Zone dar, abgesehen davon, dass sie häufiger einen chronischen Charakter annehmen und dann zu hochgradiger Abmagerung und Anämie und oft zum tödtlichen Ausgang führen können.

Ihre Häufigkeit erklärt sich aus der in den Tropen bestehenden grösseren Vulnerabilität des Darmcanals, welche auf die veränderten Circulationsverhältnisse und die Atonie der Darmmusculatur zurückzuführen ist und zur Folge hat, dass die Darmschleimhaut leichter als unter normalen Verhältnissen der Einwirkung infectiöser Schädlichkeiten anheimfällt. Als Gelegenheitsursachen kommen namentlich Diätfehler, bei denen sicher die rasche Verderbniss der Nahrungsmittel nicht ohne Bedeutung ist, und Erkältungen infolge von Witterungswechsel, z. B. beim Uebergang vom Tieflande nach den Bergregionen (*Hill diarrhoea*), in Betracht. Das von Normand bei der Cochinchinadiarrhöe, welche mit der chronischen Diarrhöe anderer Tropenländer identisch ist, gefundene *Rhabdonema strongyloides*, welches eine Zeit lang als der Erreger derselben angesehen wurde, hat sich als ein ziemlich unschuldiges Thierchen erwiesen.

Der chronischen Tropendiarrhöe nahe stehen die *tropischen Aphthen* (*Sprue*), bei denen neben den Erscheinungen eines Magendarmkatarrhs eine eigenthümliche Mundaffection, durch welche die ganze Zunge schliesslich ein rothes, glattes, trockenes, glänzendes, wie gefirnisstes Aussehen bekommt, sich entwickelt. Die Aetiologie dieser Krankheit, welche mitunter erst Monate, selbst Jahre, nachdem die Betreffenden die Tropen verlassen haben, zur Ausbildung kommen soll, ist dunkel.

Einen wichtigen Platz unter den Tropenkrankheiten der Europäer nehmen weiter die *Leberleiden* ein, und zwar hat man besonders zwei Formen derselben zu unterscheiden: 1. die sogenannte *Tropenleber* (*Tropical liver, Indian liver* der Engländer) und 2. die in *Abscessbildung übergehende Hepatitis*.

Erstere entwickelt sich allmählich aus der von den meisten Autoren in den Tropen als physiologisch angenommenen und oben besprochenen Leberhyperämie, wenn die Betreffenden trotz der geringeren Muskelthätigkeit ihre frühere Lebensweise beibehalten, nicht weniger essen und trinken, namentlich zu viel stickstoffhaltige Nahrung, sowie stark reizende Stoffe, wie scharfe Gewürze, starken Kaffee und vor allem Alkohol geniessen. Es handelt sich bei derselben um eine Hypertrophie der Leber, d. h. um Hypertrophie des Bindegewebes mit Atrophie des Drüsengewebes, welche, wenn der Krankheit nicht Einhalt geboten wird, schliesslich in Cirrhose übergehen kann.

Die *Hepatitis* ist in den meisten Fällen auf vorausgegangene Dysenterie zurückzuführen. So ergab, um nur eine Zahlenangabe anzuführen, von 45 in den Jahren 1880—1895 im Seamen's Hospital, Greenwich, behandelten und von Smith zusammengestellten Fällen Section oder Anamnese in 38 = 84,4 % Ruhr. Gleichzeitig spielt der Alkoholmissbrauch in der Aetiologie des Leberabscesses eine bedeutende Rolle. Hieraus erklärt sich das seltene Vorkommen desselben bei den Eingeborenen, obwohl diese ebenso häufig, wenn nicht noch häufiger an Dysenterie leiden als die Europäer, ferner bei Frauen und Kindern. Die Häufigkeit der Hepatitis in den Tropen gegenüber dem seltenen Vorkommen derselben in der gemässigten Zone hat ihren Grund darin, dass einerseits die tropische Ruhr eine weit grössere Neigung besitzt, einen chronischen Verlauf anzunehmen und vorzugsweise die chronische Dysenterie die Veranlassung zu Leberabscess giebt, andererseits die durch das Tropenklima geschädigte Leber einen Locus minoris resistentiae bildet.

Endlich ist noch eine Hautaffection anzuführen, der rothe Hund (Prickly heat, Lichen tropicus), eine acute Ekzemform, die eine Folge der gesteigerten Schweissabsonderung ist und die Europäer oft ausserordentlich belästigt.

Sonnenstich und Hitzschlag sind in den Tropen im allgemeinen weit seltener, als man a priori erwarten sollte. In manchen der heissesten Länder kommen dieselben sogar gar nicht zur Beobachtung. Der Grund hierfür ist wahrscheinlich darin zu suchen, dass die Europäer in den Tropen sich sehr vorsorglich vor der directen Einwirkung der Sonnenstrahlen zu schützen und körperliche Anstrengungen zu vermeiden pflegen. Die eigenthümliche, nicht immer mit einer höheren Lufttemperatur zusammenfallende geographische Verbreitung, welche der Hitzschlag zeigt, hat SAMBON veranlasst, diesen oder wenigstens eine bestimmte Form desselben nicht als eine directe Folge der Hitze, sondern als eine Infectionskrankheit, die er als Siriasis bezeichnet, anzusehen.

Von den nur oder vorzugsweise die Eingeborenen befallenden Tropenkrankheiten sind aufzuzählen die Beriberi oder Neuritis multiplex endemica, wie ich sie genannt habe, die Framboesia tropica (Yaws), die schon oben erwähnte Schlafkrankheit. Die Ursache der letzteren ist bis jetzt noch vollkommen unbekannt. MANSON bringt dieselbe in Zusammenhang mit der Filaria perstans, obwohl, wie er sich selbst nicht verhehlt, verschiedene Gründe gegen seine Annahme sprechen. MARCHOUX hat sie neuerdings für einen durch den FRÄNKEL'schen Diplococcus, welcher bei den Negern als Erreger verschiedener Krankheiten sehr häufig vorkommt, hervorgerufene Meningo-Encephalitis erklärt, ohne aber eine Erklärung dafür zu geben, warum dieser Mikroorganismus, der doch auch bei uns heimisch ist, hier niemals ein ähnliches Krankheitsbild erzeugt.

Ferner gehört hierher eine Reihe durch thierische Parasiten verursachter Krankheiten. Diese Parasiten sind: die Bilharzia haematobia, der Medinawurm, mehrere Filariaarten, von denen die Filaria Bancrofti als Ursache der Hämato-Chylurie, der Elephantiasis, des Lymphscrotums, der varicösen Leistendrüsen, der endemischen Orchitis und Hydrokele, sowie einiger anderer seltener Krankheitsformen die wichtigste ist, sodann das Ankylostomum duodenale, welches zwar unter bestimmten Umständen (bei Bergleuten und Ziegelarbeitern) auch in Deutschland, in so allgemeiner Verbreitung aber, dass man von der Ankylostomiasis als einer Volkskrankheit sprechen kann, nur in warmen Ländern vorkommt.

Endlich kommt hier noch eine Anzahl von äusseren Krankheiten in Betracht: die endemische Beulenkrankheit, auch bekannt unter den Namen Orientbeule, Beule von Aleppo, Delhi u. s. w., der tropische Phagedänismus, auch Geschwür von Yemen, Cochinchina u. s. w. genannt und vorzugsweise in atonisch-phagedänischen Unterschenkelgeschwüren sich äussernd, die gewöhnlich von unbedeutenden Verletzungen ausgehen und in einem eigenthümlichen Widerspruche stehen zu der Leichtigkeit, mit welcher sonst Wunden, selbst grosse und schwere Verletzungen bei den Eingeborenen der Tropen zu heilen pflegen, ferner das ulcerirende Granulom der äusseren Genitalien (Ulcerating Granuloma of the Pudenda), eine erst vor kurzem entdeckte, bis jetzt namentlich in Britisch-Guyana und Britisch-Indien beobachtete venerische Krankheit, der Madurafuss, dessen geographische Verbreitung eine weit grössere ist, als man früher annahm, und das Ainhum.

Ihrer Heimat nach gehört auch die Cholera zu den Tropenkrankheiten. Der Umstand aber, dass dieselbe, wenn sie durch den Verkehr in andere Zonen eingeschleppt wird, hier in ganz derselben Weise auftritt wie in den Tropen, stempelt sie zu einer kosmopolitischen Krankheit. Dasselbe ist der Fall bei der Pest, deren endemische Bezirke wenigstens zum Theil gleichfalls innerhalb der Wendekreise liegen.

Von den allen Zonen angehörenden Krankheiten treten einzelne besonders häufig in den Tropen auf, während andere im Gegentheil hier nur selten und in manchen Ländern sogar gar nicht vorkommen.

Letzteres gilt namentlich vom Scharlach und von der Diphtherie, ersteres von den Pocken und dem Tetanus. Von diesem werden manche Tropengegenden ausserordentlich schwer heimgesucht. So war z. B. bis vor wenigen Jahren auf der zu den westlichen Hebriden gehörigen Insel St. Kilda der Tetanus so häufig, dass die Hälfte bis zwei Drittel und mehr aller Neugeborenen demselben erlagen. Auch die Pocken bilden in manchen Ländern eine wahre Volksgeissel, wie z. B. in Centralafrika, wo nach Steudel vielleicht die Hälfte aller Eingeborenen dieser Seuche zum Opfer fällt.

Die prophylaktische Wirkung der Schutzpockenimpfung ist nach den in Afrika gesammelten Erfahrungen in den Tropen von derselben Sicherheit als bei uns, aber die erzielte Immunisirung sowohl gegen die Pocken selbst als gegen wiederholte Impfung soll von kürzerer Dauer sein, ebenso wie auch die durch die Pocken selbst hervorgerufene Immunisirung. Bei den Negern der afrikanischen Westküste ist nach A. Plehn auf die Wirksamkeit des Impfschutzes nach 12 Monaten nur noch in einem Bruchtheil der Fälle, nach Ablauf von zwei Jahren überhaupt nur ausnahmsweise zu rechnen.

Die Beschaffung wirksamen Impfstoffes ist vielfach mit Schwierigkeiten verbunden, da die Lymphe durch den Transport nach den Tropen leidet. Passirt dieselbe während der heissen Sommermonate das rothe Meer, so kann sie ihre Wirksamkeit grösstentheils oder ganz einbüssen. Aber auch bei Ueberimpfungen von Kalb zu Kalb tritt schon nach einigen Generationen Abschwächung der Virulenz der Lymphe ein, und dasselbe ist auch bei fortdauernder Ueberimpfung von Arm zu Arm der Fall (Schön). Die Büffellymphe hat sich in Britisch-Indien von erheblich grösserer Haltbarkeit und Wirksamkeit erwiesen als die Kälberlymphe.

Mit der Besprechung der Schutzpockenimpfung habe ich bereits das Gebiet der Tropenhygiene berührt. Die Aufgabe dieser ist, die Lebensbedingungen des menschlichen Organismus in den Tropen zu verbessern. Obwohl die Forderungen derselben sich im wesentlichen nicht von denen der allgemeinen Hygiene unterscheiden, sind sie doch durch die besonderen in den Tropen gegebenen Schädlichkeiten abgeändert und ihnen angepasst und gründen sich auf eine genaue Kenntniss der Tropenphysiologie und -Pathologie. Man hat daher mit Recht die Tropenhygiene als einen besonderen Zweig von der allgemeinen Hygiene abgetrennt.

Eine der wichtigsten Aufgaben der Tropenhygiene ist die richtige Auswahl von Siedelungsplätzen, denn von grosser Bedeutung sind die Höhenlage und der Untergrund derselben.

Hochgelegene Tropengebiete sind wegen der auf diesen herrschenden niederen Temperatur und geringeren Feuchtigkeit sowie des Fehlens oder doch wenigstens bedeutenden Zurücktretens der Malaria in denselben für Ansiedelungen weit geeigneter als das Tropentiefland; eine Acclimatisation des Europäers ist in ersteren viel leichter möglich als in letzterem. Wenn irgend möglich, sollte derselbe daher seine Niederlassungen nach den kühleren, gesünderen Bergregionen, welche durch die modernsten Verkehrsmittel mit der Küste verbunden werden könnten, verlegen. Bei der Auswahl der Orte für die Anlage derselben überwiegen aber häufig politische, militärische, commercielle, industrielle und andere Interessen die hygienischen. Vielfach lässt man sich bei der Wahl der Ansiedelungen von den Verkehrs- und Handelsstrassen der Eingeborenen leiten, die gewöhnlich durch die Flussläufe bezeichnet zu werden pflegen. Es sind deshalb oft gerade die sumpfigen, Malaria erzeugenden Küstenniederungen, auf denen die Niederlassungen errichtet werden. Ist man auf das Tiefland angewiesen, so muss man, wenn möglich, einen erhöhten, den Winden zugängigen Ort, von dem in einer Entfernung von 1—2 Km. in der Windrichtung keine Sümpfe sich befinden, aussuchen, ohne jedoch gerade einen windigen Gipfel zu wählen. Nöthigenfalls sucht man sich gegen die von in der Nähe gelegenen Sümpfen ausgehenden Miasmen durch eine Wand von Bäumen, die man beim Abholzen stehen lässt, oder, falls kein Hochwald vorhanden ist, unter Benutzung rasch wachsender Holzarten anpflanzt, zu schützen. Im übrigen ist aber die Umgebung der Häuser nach Möglichkeit von dichterem Wald und Gestrüpp zu säubern, damit dieselben von allen Seiten ungehinderten Zugang von Licht und Luft haben. Je weiter die einzelnen Häuser von einander stehen, desto besser ist es daher.

Was den Untergrund betrifft, so eignen sich als solcher am besten die primitiven Gesteine, wie Gneis, Granit, Porphyr, Thonschiefer u. s. w., welche compact und undurchlässig das Oberflächenwasser leicht fortleiten. Günstig ist auch durchlässiger Kies- oder Sandboden, der das Wasser nach der Tiefe filtriren lässt, vorausgesetzt, dass derselbe eine genügende Dicke besitzt. Bedenklich sind dagegen stets Thon, Lehm, Mergel und Alluvium, indem durch diese die Sumpfbildung begünstigt wird.

Bei der Beurtheilung, ob ein Ort als Siedelungsplatz für Europäer geeignet ist, ist endlich auch der Gesundheitszustand der Eingeborenen zu berücksichtigen. Schellong hat besonders auf das Verhalten der Milz bei denselben sein Augenmerk gerichtet. Die Eingeborenen mancher als Malariaherde besonders bekannter Gegenden weisen einen erstaunlich hohen (50%) Procentsatz an palpablen Milztumoren als sicheren Beweis für häufig durchgemachte Malariaerkrankungen auf. Koch empfiehlt die Untersuchung des Blutes der für Malaria besonders empfänglichen Kinder in den beiden ersten Lebensjahren.

Hat aus irgend welchen Gründen ein ungünstiger Siedelungsplatz gewählt werden müssen, so erscheint als weitere Aufgabe der Tropenhygiene die Assanirung des Bodens. Diese kann je nach der Oertlichkeit erfolgen durch Trockenlegung von Sümpfen, gründliche und andauernde Drainage des Landes und fortgesetzte Cultur, Correction von Flüssen, Eindämmung ihrer Ufer zur Verhütung von Ueberschwemmungen, ferner Terrainerhöhung. Bedeckung des Malariabodens mit gesunder Erde, wie sie in Rom und Wilhelmshaven zur Melioration sumpfigen Terrains mit günstigem Erfolge zur Anwendung gekommen ist, bei kleinen Malariaherden auch durch andauernde Ueberflutung derselben. An verschiedenen Punkten der Erdoberfläche hat weiter die Anpflanzung Wasser stark absorbirender Pflanzen zu günstigen Erfolgen geführt. Solche Pflanzen sind: die Sonnenblume (Helianthus annuus), verschiedene Eucalyptusarten, namentlich Eucalyptus globulus und E. rostrata, das Wasserreis (Zizania aquatica), der Kalmus (Acorus Calamus aromaticus), die Wasserpest (Anacharis alsinastrum), die Banane (Musa paradisiaca), der Melonenbaum (Carica Papaya), der japanische Kiri-Baum (Paulownia imperialis). An der deutsch-ostafrikanischen Küste hat sich zur Austrocknung feuchter Erdstellen am besten die Cocospalme bewährt, welche auch verhältnissmässig billig ist, indem der einmalige Jahresertrag des gross gewordenen Baumes an Früchten annähernd die Anpflanzungskosten deckt. In Surinam hat man mit der Anpflanzung des Parwabusches (Avicenna nitida) gute Erfahrungen gemacht, indem durch diese das Uebertreten von Seewasser bei Hochflut und die Bildung von Brakwassersümpfen, die bekanntlich besonders gefährliche Brutstätten für Malaria darstellen, beschränkt wurde.

Ist es erst endgiltig festgestellt, dass die Mosquitos die Ueberträger der Malaria bilden, so wird die directe Vertilgung dieser Insecten, bezw. deren Brut eine der Hauptaufgaben der Tropenhygiene werden. Zu diesem Zwecke ist empfohlen worden, Petroleum auf das Mosquitolarven enthaltende Wasser zu giessen (nach den Untersuchungen von Celli und Casagrandi wenigstens 0,1 Ccm. auf je 100 Qcm. Oberfläche), womit man in Amerika gute Erfolge erzielt hat, oder demselben Anilinfarben oder Insectenpulver zuzusetzen.

Die angeführten Massnahmen der öffentlichen Hygiene sind häufig, namentlich in jungen Colonien, unmöglich durchzuführen. Von umso grösserer Wichtigkeit ist daher die Hygieue des privaten Lebens. In Betracht kommen namentlich Wohnung, Kleidung, Trinkwasser, Ernährung und überhaupt die Lebensweise.

Die Forderungen, welche man an eine Tropenwohnung stellen muss, sind folgende: sie muss gegen die Bodenausdünstungen abgeschlossen sein, sie muss Schutz gegen die Sonnenglut bieten, und sie muss der frischen bewegten Luft freien Zutritt gewähren. Um die erste Bedingung zu erfüllen, wird der Boden in grösserer räumlicher Ausdehnung, als das Haus und die Nebengebäude einnehmen, $^1/_2$—1 Meter hoch mit festgestampftem Kies bedeckt oder noch besser cementirt oder asphaltirt. Letzteres ist namentlich dann nöthig, wenn unmittelbar auf den Erdboden gebaut wird. Meist lässt man aber das Haus auf einem 1—3 Meter hohen Unterbau aus Pfeilern, bogenförmigen Stützmauern oder eisernen Säulen ruhen, derselbe darf aber nicht, wie es häufig geschieht, als Magazin oder gar zur Ablagerung von Abfällen, welche die Luft verderben, benutzt werden. Das Haus muss ringsum oder doch wenigstens an zwei Seiten von einer etwa 3 Meter breiten, von dem weit vorspringenden Dache bedeckten Veranda umgeben sein. Die letztere ist von grosser Wichtigkeit: sie dient vorzugsweise zum Aufenthalte am Tage, auch bei Regen, indem sie gestattet, bei Wechsel der Windrichtung und je nach dem Sonnenstande sich bald hier, bald dort aufzuhalten, sie schützt ferner die Wände des Hauses vor der Einwirkung der strahlenden Wärme und verhindert so die nächtliche Erwärmung des Innern durch Wärmestrahlung von Seiten der Wände. Die Längsfronten des Hauses werden am zweckmässigsten so gestellt, dass die vorherrschend wehenden Winde ungehindert auf dieselben einwirken können. Am vortheilhaftesten ist es, wenn sie nach Norden und Süden gerichtet sind, wodurch eine möglichst geringe Bestrahlung des Gebäudes durch die Sonne erzielt wird. Das Haus ist am besten nur einstöckig. Besteht es aus zwei Stockwerken, so ist das trockenere und luftigere Obergeschoss zum Wohnen und namentlich zum Schlafen vorzuziehen. Dieselben dürfen nur ein Zimmer Tiefe haben, damit auf beiden Seiten nach der Veranda Ventilation möglich ist.

Das Material, aus welchem die Häuser gebaut werden, richtet sich natürlich nach den örtlichen Verhältnissen; namentlich kommen Steine, Ziegel — am besten sind glasirte Hohlziegel — und Holz zur Verwendung, letzteres, unter Bevorzugung der härteren Holzarten, hauptsächlich da, wo häufig Erdbeben vorkommen. Dasselbe hat aber den Nachtheil, dass es unter dem Einflusse der Hitze und Feuchtigkeit des Klimas schnell verrottet und der Zerstörung durch gewisse Insecten, namentlich Termiten (weisse Ameisen), in hohem Grade preisgegeben ist. Zum Schutze gegen letztere bringt man an dem Unterbaue Termitenfallen an, deren es von verschiedener Construction giebt. Sehr einfach und praktisch ist die von Kohlstock angegebene Methode, welche darin besteht, dass zu ebener Erde rings um die einzelnen Träger aus Stein und Cement eine Art Schüssel gemauert wird, welche man mit Wasser oder Theer füllt.

In vielen Tropengegenden haben sich auch die sogenannten Monier-Bauten bewährt, deren Wände aus Gipsdielen bestehen, welche durch ein Stützwerk von starkem Drahtgeflecht Halt bekommen.

Im Congostaat hat man nach F. Plehn gute Erfahrungen mit Eisenconstructionen gemacht, bei denen die Nachtheile, welche das Eisen sonst als guter Wärmeleiter darbietet, auf zweckmässige Weise paralysirt sind. Die Eisenwände erhalten im Innern in einem Abstande von einigen Centimetern eine dichte Holzverschalung, wodurch ein das Haus umgebender Luftraum gebildet wird, der durch Oeffnungen am Boden mit den Innenräumen, durch Oeffnungen am oberen Rande der Eisenwände mit der Aussenluft communicirt. Es entsteht so tagsüber ein beständiger Luftstrom in dem Ventilationsschachte, welcher wie ein Ofen wirkt, das Eindringen der warmen Luft ins Innere der Häuser unmöglich macht und durch dauernde Aspiration der Innenluft für stete Erneuerung derselben sorgt. Ueberhaupt empfehlen sich für die Tropenhäuser doppelte Wände mit einem Luftraum dazwischen, der durch Hohlziegel ventilirt wird, da die Luft ein schlechter Wärmeleiter ist. Die unangenehme Eigenschaft des Eisens, im Tropenklima sehr leicht zu oxydiren, vermag leider kein Anstrich zu beseitigen.

Als Bedachung kommen Ziegel, Cementplatten, Dachpappe, gepresste und gefirnisste Palmblätter, vielfach auch Wellblech zur Verwendung. Bei letzterem ist aber, um die strahlende Hitze abzuhalten, eine Holzverschalung dringend nöthig. Man erhält dann gleichzeitig zwischen beiden einen Raum, der zweckmässig als Bodenraum benutzt werden kann. Da das von der Sonne durchhitzte Wellblech eine bedeutende Wärmenge in diesen Raum abgiebt, so hat derselbe den Vorzug, recht trocken zu sein, und eignet sich zur Aufbewahrung von Stiefeln, Kleidungsstücken und Gegenständen aller Art, die leicht Feuchtigkeit anziehen und schimmeln (SCHELLONG). Besser als die grossen Wellblechplatten haben sich nach F. PLEHN die kleinen Göppinger sogenannten Wellblechziegel bewährt.

Als Anstrich für das Dach passt am besten weisse Farbe, von welcher die Sonnenstrahlen am stärksten reflectirt werden. Für die Wände des Hauses sind dagegen graue oder grünliche Farbentöne vorzuziehen, weil eine weisse Wand, wenn sie grell von der Sonne beschienen wird, einen starken Reiz auf das Auge ausübt.

Der Fussboden wird am besten aus Stein (Marmor, Eskozijn'sche Steine, eine Art Granit, nach ihrem hauptsächlichsten Fundorte, Eskozijn bei Lüttich in Belgien, benannt, die in Niederländisch-Indien vielfach zur Verwendung kommen) oder aus Fliessen (Mettlacher Platten), die durch Cement vereinigt werden, hergestellt. Von Holzfussböden gilt dasselbe, was oben über Holzbauten im allgemeinen gesagt wurde, auch können sich in dem feuchten Holze leicht Krankheitskeime einnisten. Linoleum ist gleichfalls zu wenig haltbar.

Die Innenwände des Hauses werden zweckmässig nicht bis zur Decke emporgeführt, sondern man lässt zwischen beiden einen $^1/_4$—$^1/_2$ Meter hohen Zwischenraum für die Ventilation. Wände und Decke, welche am besten aus Gips hergestellt werden, empfiehlt es sich, mit einem Kalkanstrich zu überziehen. Tapeten sind, weil sie die Ventilation stören und einen Schlupfwinkel für allerlei Insecten (Mosquitos, Spinnen, Tausendfüsse u. s. w.) bilden können, zu verwerfen.

Die Fenster, welche in genügender Zahl vorhanden sein müssen, werden mit verstellbaren Jalousien versehen, desgleichen die nach der Veranda sich öffnenden, vom Fussboden bis zur Decke reichenden Fensterthüren. Glasscheiben sind unter Umständen entbehrlich. Thüren und Fenster sind zum Abhalten der Mosquitos während der Nachtzeit zu schliessen oder mit Drahtgazeeinsätzen zu versehen.

Küche, Abort, Badezimmer, das in keinem Hause fehlen darf, und Waschhaus sind möglichst in einen besonderen Anbau zu verlegen, welcher so dem Hause anzufügen ist, dass Küchenrauch und Abortdünste nicht durch den Wind nach der Wohnung zu getrieben werden.

Für die Aborte eignet sich am besten das Tonnensystem. Die Tonnen müssen täglich, sei es ins Meer oder in ausserhalb der Niederlassung anzulegende Gruben, welche man, wenn sie zu zwei Drittel gefüllt sind, mit Erde bedeckt, entleert und häufig desinficirt werden. In Küstenorten lassen sich auch leicht Latrinen mit Wasserbespülung einrichten. Diese stehen mit cementirten Canälen in Verbindung, welche die Fäcalien ins Meer ableiten und so weit in dieses hineinragen müssen, dass sie auch bei tiefster Ebbe nicht trocken gelegt werden und ihre Umgebung mit Gestank verpesten.

Empfehlenswerth ist, den Platz rund um das Haus herum in schräg abfallender Fläche zu cementiren, um dem vom Dache abtropfenden Regenwasser besseren Abfluss zu verschaffen, oder, wie Martin räth, um das Gebäude zum Auffangen des Regenwassers einen etwa 1 Meter tiefen, nach dem nächsten Wasserlaufe abfliessenden Graben zu ziehen, welcher zugleich dazu dient, das unter dem Hause befindliche Terrain trocken zu legen. Der Graben ist natürlich ständig rein und frei von Mosquitobrut zu halten.

In den verschiedenen Tropenländern haben sich im Laufe der Zeit bestimmte Haustypen ausgebildet. Nach dem oben geschilderten werden z. B. im allgemeinen die Häuser an der westafrikanischen Küste gebaut. Einen anderen Typus findet man in Niederländisch-Indien. Hier haben die Häuser in der Regel nur vorn und hinten eine Veranda. Von vorn nach hinten läuft durch das Gebäude ein Corridor, auf welchen beiderseits eine Reihe von Zimmern mündet, deren Fenster sich nach aussen öffnen, so dass dieselben also Licht und Luft direct erhalten. Das Haus pflegt so gestellt zu sein, dass die Veranden nach Norden und Süden gerichtet sind. In Ostafrika haben die Europäer vorzugsweise die aus dem Orient stammende arabische Bauart adoptirt. Die Häuser entbehren ganz der Veranda und haben flache, cementirte Dächer. In der Mitte derselben befindet sich ein offener Hofraum, durch den das innere Haus ventilirt wird, indem sich nach demselben die Fenster öffnen.

Als erste Unterkunftsräume in jungen Niederlassungen empfehlen sich am meisten Döcker'sche Baracken, welche auf einen Unterbau von Steinen oder Holzstämmen gestellt werden. Das Dach bedeckt man, um die Einwirkung der Sonnenstrahlen abzuschwächen, mit Bananenblättern. Noch besser ist eine doppelte Bedachung mit Luftzwischenraum.

Im Innern des Hauses muss für viel Licht und Luft gesorgt sein und überall die grösste Reinlichkeit herrschen. Das Mobiliar sei möglichst einfach.

Zum Schlafzimmer wird das luftigste Zimmer im Hause gewählt. Am besten sind grosse eiserne Betten, deren Füsse in Näpfen mit Wasser stehen, um Insecten den Zugang zu verwehren, mit Springfedermatratze, beziehungsweise Metallnetz, harten Rosshaar-, Stroh- oder Seegrasmatratzen und -Kopfkissen und Wolldecke für kühle Nächte. Däubler empfiehlt Korkmatratzen oder feingeflochtene Matten zwischen senkrecht stehende Bettpfosten befestigt, so dass sie sich in der Schwebe befinden, ähnlich wie Hängematten. Sehr zweckmässig ist auch das unter dem Namen »Dutch wife« bekannte Rollkissen der Holländer, welches zwischen die Beine gelegt wird, damit diese einander nicht berühren und die Luft zwischen ihnen hindurchstreichen kann. Baumwollene Ueberzüge sind leinenen vorzuziehen, weil erstere den Schweiss rascher verdunsten lassen als letztere. Wo es Mosquitos giebt, dürfen natürlich Mosquitonetze nicht fehlen.

In den Speisezimmern pflegen in Britisch-Indien über den Esstischen grosse Fächer, Punka genannt, angebracht zu werden, welche während der Mahlzeiten gewöhnlich durch farbige Diener in Bewegung gesetzt werden und angenehme Kühlung schaffen. Vielfach kommen dieselben auch Nachts über den Betten zur Anwendung. Bei den Holländern sind sie nicht beliebt, weil sie Rheumatismus erzeugen sollen, und auch in den deutschen Colonien haben sie bis jetzt noch keinen Eingang gefunden.

Von einer Tropenkleidung muss man verlangen, dass sie den Körper vor der Wirkung der äusseren Hitze und den directen Strahlen der Sonne schützt und die Verdunstung des Schweisses und so die Wärmeabgabe nach Möglichkeit begünstigt.

Als Unterkleider entspricht diesen Forderungen am meisten feiner, glatter Baumwollentricot, wie der der sogenannten Singlets. Wolle saugt zwar den Schweiss noch besser auf als Baumwolle, aber sie reizt durch ihre feinen Härchen die Haut und begünstigt so die Entstehung des rothen Hundes, jener die Europäer in den Tropen so belästigenden Ekzemform, ferner schrumpft sie bei der Wäsche und wird hart, weshalb Baumwolle im allgemeinen den Vorzug verdient. Empfehlenswerth sind auch nicht zu grossmaschige Netzhemden. Uebrigens spielen bei der Wahl der Unterkleider persönliche Angewöhnung und die grössere oder geringere Empfindlichkeit der Haut eine wesentliche Rolle. Häufiges Wechseln der Leibwäsche ist unerlässlich.

Vollkommen zu verbannen sind alle Kleidungsstücke, durch welche die Hautventilation stark beeinträchtigt wird. Hierher gehören steif gestärkte Hemden und Vorhemdchen, Kragen, Manschetten. Hals und Handgelenke müssen frei bleiben, die Aermel der Unterkleidung daher kurz sein.

Bei Unterleibsleiden ist eine Leibbinde unentbehrlich. Auch empfiehlt sich das Tragen einer solchen für die erste Zeit des Tropenaufenthaltes, bis man sich an das Klima gewöhnt hat.

Die Oberkleidung muss weit sein und besteht in der Regel nur aus Rock und Hose; die Weste ist für die Tropen ein unzweckmässiges und überflüssiges Kleidungsstück. Am geeignetsten ist auch für die Oberkleidung wieder Baumwollstoff. Doch werden vielfach auch Anzüge aus weichem, losem Wollenzeug, Flanell, Serge, Leinen, Drillich, Seide getragen. Immer wählt man aber weisse oder hellfarbige Stoffe, da solche weniger Wärme absorbiren als dunkle.

Der Rock hat zweckmässig einen aufstehenden Kragen, in welchen beliebig Hemdkragen eingeknöpft werden können.

Die Hosen werden praktischer durch einen Gürtel als durch Hosenträger gehalten. Derselbe darf aber keinen starken Druck auf den Leib ausüben und die Athmung nicht behindern. F. Plehn empfiehlt besonders die aus federnden Messingspiralen hergestellten Springbelts.

Die Fussbekleidung besteht am besten aus leichten kurzen Strümpfen aus Baumwolle oder Hanf und mittels Kreide geweissten Segeltuchschuhen, die aber nicht während der Regenzeit getragen werden können, oder aus weichen, naturledernen Schnürschuhen ohne Haken. Bei Excursionen durch den Busch werden ausserdem Gamaschen aus starkem Drillich oder dünnem Leder getragen, welche die Beine vor Insulten durch Dornen, Insecten oder Schlangen schützen. Zu gleichem Zwecke hat sich auch das Umwickeln der Beine mit wollenen Binden als praktisch bewährt.

Die Kopfbedeckung muss leicht sein, Augen, Ohren und Nacken schützen und eine freie Luftcirculation rund um den Kopf herum gestatten. Diesen Forderungen entspricht am besten der mit weissem Kattun oder weisser Seide überzogene Tropenhelm aus Kork oder Pith, einem leichten, indischen Pflanzenmark. In den Abendstunden kann an dessen Stelle ein kleiner, leichter Filzhut oder eine Mütze treten. In der Sonne empfiehlt es sich, ausser dem Tropenhelm sich noch eines leichten weissen Sonnenschirms zu bedienen.

Bei Regenwetter ist es nicht rathsam, wasserdichte Regenmäntel, durch welche die Hautventilation stark beeinträchtigt wird, zu tragen, sondern man schützt sich, so gut es geht, durch einen Regenschirm. So lange man sich auf dem Marsche befindet, hat man, wenn man auch vollkommen durchnässt ist, nicht zu fürchten, sich zu erkälten. Ist man aber am Ziele angekommen, so muss man sofort die nasse Kleidung ablegen und nach einem heissen Bade oder einer heissen Abwaschung, durch welche die Hautgefässe erweitert werden und so ein Zudrängen des Blutes nach den inneren Organen verhütet wird, trockene Kleider anziehen.

In den Tropen empfiehlt es sich, zur Vermeidung von Erkältungen auch während der Nacht sich zu bekleiden. Als Schlafanzüge haben sich allgemein die sogenannten **Pajamas**, bestehend aus weiter Hose und Jacke aus Baumwollstoff, Flanell oder chinesischer Seide, eingebürgert.

Was die **Nahrung** betrifft, so ist die früher allgemein herrschende Ansicht, dass der Mensch in den Tropen zur Erhaltung seines Stoffwechselgleichgewichtes einer geringeren Nahrungsmenge bedürfe als im gemässigten Klima, verlassen, denn es sind, wie wir oben gesehen haben, in den Tropen für denselben Körperzustand und die gleiche Grösse der Arbeitsleistung ebensoviel Nährstoffe (nach Calorien berechnet) nöthig als in der Heimat. Wie hier während der Sommerhitze besteht aber in den Tropen ein geringeres Verlangen nach Fleisch und Fett, infolgedessen werden mehr Kohlehydrate genossen, wodurch die Nahrung reicher an Vegetabilien wird und in der Zusammensetzung sich etwas der der Eingeborenen der Tropenländer nähert, welche durchwegs vorzugsweise aus Vegetabilien besteht, mag nun Reis oder mögen Bananen, Yamswurzeln u. s. w. den Hauptbestandtheil derselben ausmachen. Von grosser Wichtigkeit ist es, den Appetit durch geeignete Auswahl und angenehmen Wechsel anzuregen, um dem Körper die nöthige Menge von Nährstoffen in möglichst leicht verdaulicher Form zuzuführen.

Wo es an Jagd fehlt, kein Schlachtvieh gezogen und nicht wie in hochgelegenen Gegenden die heimischen Gemüse gebaut werden können, ist es rathsam, mehr oder weniger dem bewährten Gebrauche der eingeborenen Bevölkerung zu folgen und die Conservenkost, welche auf die Dauer nicht schmeckt und auch nicht bekömmt, auf ein Minimum einzuschränken. Für nachahmenswerth halte ich die allgemein von den Europäern in Niederländisch-Indien angenommene Lebensweise, bei welcher die Mittagsmahlzeit (Reistafel) aus inländischen, die Abendmahlzeit aus europäischen Speisen sich zusammensetzt. Bei derselben wird auch dem Bedürfnisse nach einem regelmässigen, aber nicht übertriebenen Genusse reizender Mittel, welches nach dem Urtheile erfahrener Aerzte in den Tropen zweifellos besteht und wohl dadurch zu erklären ist, dass die infolge des starken Blutzuflusses nach der Haut anämische Magenschleimhaut stärkerer Reizmittel bedarf als im gemässigten Klima, Rechnung getragen. Der zur javanischen Reistafel gehörige Curry stellt ein Gemisch verschiedener Gewürze dar, von welchen der spanische Pfeffer (Capsicum annuum) das wichtigste ist. Es ist gewiss kein Zufall, dass alle Eingeborenen tropischer Länder ohne Rücksicht auf Abstammung und Religion sich bei ihren Speisen reichlich gerade dieses Gewürzes bedienen. Ein übermässiger Genuss von Gewürzen kann natürlich auch in den Tropen von schädlicher Wirkung sein und zur Entstehung von chronischen Dyspepsien führen, auch das Auftreten tropischer Aphthen begünstigen. Mit Mass genossen erweisen sich ferner auch die Früchte, welche in den Tropen so reichlich und mannigfaltig vorhanden sind, nützlich, indem sie den Appetit und die Absonderung des Magensaftes anregen und die Verdauung befördern. Ein Uebermass ist aber auch hier nachtheilig und kann Veranlassung zu Indigestion und diarrhoischen und dysenterischen Erkrankungen geben.

Von grosser Bedeutung ist die Fürsorge für gutes **Trinkwasser**, dessen Beschaffung nicht selten grosse Schwierigkeiten macht. Lassen sich artesische Brunnen anlegen, so geben diese gewöhnlich reines, klares Wasser. Häufig ist man aber auf Fluss- und Regenwasser angewiesen. Letzteres kann man nur dann ohne weiteres in Gebrauch nehmen, wenn es völlig reinlich und unter allen Cautelen aufgefangen worden ist. Ersteres muss wegen der Gefahr, welche besteht, dass durch dasselbe verschiedene Infections- und parasitäre Krankheiten übertragen werden können, auf jeden Fall vorher gereinigt, beziehungsweise sterilisirt werden. Dies kann durch Filtriren, Kochen oder Zusatz von Chemikalien geschehen.

Was die erste Methode betrifft, so haben sich im allgemeinen die verschiedenen **Filter** aus Thierkohle, Infusorienerde, Asbest, unglasirtem Porzellan u. s. w. nicht bewährt, indem dieselben, um wirksam zu bleiben, sehr häufig gereinigt werden müssen, was praktisch schwer durchführbar ist.

Das Kochen hat den Nachtheil, dass durch dasselbe die Luft aus dem Wasser ausgetrieben wird und dies infolge dessen den Geschmack verliert, und dass, was namentlich auf Expeditionen recht unangenehm ist, die Abkühlung des gekochten Wassers geraume Zeit in Anspruch nimmt. Ersterem Uebelstande kann dadurch abgeholfen werden, dass man dem Wasser nach dem Kochen durch Filtriren durch mit Sand gefüllte thönerne Gefässe, in Britisch-Indien »Chatties« genannt, wieder Luft zuführt. Natürlich muss der Sand rein sein, auch Filter und filtrirtes Wasser vor Verunreinigungen geschützt werden.

F. Plehn empfiehlt, beide Methoden mit einander zu verbinden, zuerst das Wasser durch kleine Kohlenfilter zu filtriren, um die gröberen Verunreinigungen zu entfernen, und dann dasselbe einige Minuten aufzukochen.

In Anbetracht der Mängel, welche den besprochenen Methoden anhaften, verdienen die neuerdings von M. Traube und Schumburg angegebenen Verfahren zur Herstellung keimfreien Trinkwassers volle Beachtung.

Bassenge, welcher die Traube'sche Methode modificirt hat, räth, dem zu sterilisirenden Wasser Chlorkalk hinzuzufügen, und zwar auf 1 Liter 0,15 Grm., entsprechend 0,0978 Grm. activen Chlors, ein Zusatz, welcher genügt, sehr stark mit pathogenen Bakterien verunreinigtes Wasser bei einer Einwirkungsdauer von 10 Minuten schon keimfrei zu machen. Bei längerer Einwirkungsdauer vermindert sich die dazu nöthige Chlormenge entsprechend, z. B. bei 2 Stunden auf 0,0108 Grm. Das zur Desinfection nicht verbrauchte Chlor, bezw. die unterchlorige Säure wird darauf durch Calciumbisulfid reducirt, wobei ein Niederschlag von schwefelsaurem Kalk entsteht. Die Prüfung, ob alles überschüssige Chlor reducirt ist, bedarf keines chemischen Nachweises, sondern kann mit Leichtigkeit durch Geschmack und Geruch erfolgen. Das so behandelte Wasser ist unschädlich, bekommt keinerlei Beigeschmack und gewinnt an Härte.

Das Schumburg'sche Verfahren besteht darin, dass das zu sterilisirende Wasser mit Brom, durch welches bei 5 Minuten langer Einwirkung sämmtliche bisher im Wasser nachgewiesenen pathogenen Keime mit Sicherheit getödtet werden, versetzt und dann das Brom gebunden wird. Das Brom wird in einer Lösung von 21,91 Grm. freien Broms und 20 Grm. Bromkalium auf 100 Grm. verwendet, von welcher 0,2 Ccm. ausreichen, um 1 Liter Wasser keimfrei zu machen. Zur Bindung des Broms setzt man auf 1 Liter Wasser 1 Tablette aus Natr. sulfuros. 0,05, Natr. carbon. sicc. 0,04 und Mannit 0,025 zu, wodurch sich Bromnatrium und schwefelsaures Natron unter Freiwerden von Kohlensäure bilden. Das Trinkwasser, welches auf diese Weise gewonnen wird, soll in Bezug auf Klarheit und Geschmack den höchsten Ansprüchen genügen. F. Plehn hat die Schumburg'sche Methode geprüft und dessen Angaben in vollem Umfange bestätigen können.

Ein noch einfacheres und bequemeres Verfahren, Wasser zu sterilisiren, giebt Poskin an. Dasselbe besteht darin, dass auf 1 Liter Wasser 4 Tropfen Jodtinctur zugesetzt werden, und soll in einigen Minuten keimfreies Wasser liefern. Schumburg fand es jedoch unwirksam.

Auch aus Meerwasser kann genussfähiges Wasser durch Destillation mit künstlicher Luftzuführung und sich anschliessender Filtration, die sofort gebrauchsfähiges Wasser liefert, hergestellt werden. Die besten Apparate sind nach Huber der Normandy'sche und der Henneberg'sche.

Ein weiterer Uebelstand ist die hohe Temperatur, welche das Wasser durchweg in den Tropen hat (etwa 25° C.). Um dasselbe zu einem erfrischenden, wirklich empfehlenswerthen Trank zu machen, muss es daher abgekühlt werden. Wo Eisfabriken vorhanden sind, geschieht dies durch Zusatz von Eis. Die Gründung von solchen hat, wie van der Burg berichtet, in Niederländisch-Indien sehr segensreich gewirkt. Zweifellos ist seitdem eine Besserung im allgemeinen Gesundheitszustande der Europäer daselbst eingetreten, und der früher bei der schlechten Beschaffenheit des Trinkwassers einigermassen berechtigte übermässige Genuss von Spirituosen hat abgenommen. Wo es, wie in jungen Colonien, noch keine Eisfabriken giebt, empfiehlt sich die Benutzung der KADE'schen Kühlapparate, welche ohne Anwendung von Eis dieselben Dienste verrichten wie ein Eisschrank und sich nach F. PLEHN vollkommen bewährt haben. Das Princip derselben beruht darauf, dass durch die schnelle Auflösung von Salzen, namentlich von salpetersaurem Natron, in Wasser Kälte erzeugt wird. In Afrika sind vielfach auch die porösen Thongefässe der Eingeborenen in Gebrauch, in denen das Wasser dadurch, dass an der Aussenfläche fortwährend eine Durchsickerung und Verdunstung stattfindet, abgekühlt wird.

Wenn ein brauchbares Trinkwasser sich nicht beschaffen lässt, müssen oft natürliche oder künstliche Mineralwässer aushelfen. Sehr empfehlenswerth ist auch, in solchen Fällen statt Wasser Thee oder Kaffee zu trinken.

Gegen den mässigen Genuss von leichten *Weinen* und *Bieren*, welche am besten pasteurisirt werden, ist nichts einzuwenden. Die Erfahrung hat gelehrt, dass völlige Abstinenz von Alkoholicis keinen zweifellosen Schutz gegen Erkrankung gewährt. Aber es ist keine Frage, dass das noch dem mässigen Genusse entsprechende Alkoholquantum in den Tropen geringer zu bemessen ist als in höheren Breiten, denn der Alkohol ist dort von weit deletärerer Wirkung als hier. Schon die geringste Unmässigkeit rächt sich in den Tropen in sehr empfindlicher Weise, indem ganz gewöhnlich durch allzureichliche Gelage Malariaerkrankungen zum Ausbruche gebracht werden, und der chronische Alkoholismus pflegt einen rapideren Verlauf zu nehmen.

Ueberhaupt muss die *Lebensweise* nach jeder Richtung hin eine *geregelte* sein und jeder Excess streng vermieden werden. Was Körperbewegung betrifft, so ist Unthätigkeit ebenso nachtheilig als Ueberanstrengungen. Wenn auch der Weisse andauernde schwere Arbeiten, wie sie z. B. der Feldbau mit sich bringt, im Tropenklima unmöglich leisten kann, ist doch ausgiebige körperliche Bewegung auch dort zum Wohlbefinden unbedingt nöthig. Gymnastik und jede Art von Sport, wie Reiten, Radfahren, Rudern, Kegelschieben, Lawn Tennis, Fussball u. s. w., ist in diesem Sinne nützlich. Wir können uns in dieser Beziehung entschieden die Engländer zum Muster nehmen. Charakteristisch für die englischen Tropenstädte sind die grossen Spielplätze, auf denen man regelmässig in den Abendstunden Herren wie Damen sich beim Spiele tummeln sieht.

Ebenso ist Reinhaltung und Pflege der Haut durch häufige *Bäder* in heissen Klimaten zur Erhaltung der Gesundheit dringend erforderlich. Die gebräuchlichsten Badearten sind Uebergiessungen, Douchen und Abwaschungen mit einem grossen Schwamm. Die mittlere Temperatur des Badewassers pflegt nicht unter 26—27° C. zu sein.

Viel kommt auf eine richtige *Tageseintheilung* an. Man steht früh mit Anbruch des Tages auf, nimmt ein kaltes Bad und frühstückt dann. Die folgenden Stunden bis 10 oder 11 Uhr gehören den Berufsarbeiten, namentlich wenn diese im Freien zu verrichten sind. Nach dem gewöhnlich um 1 Uhr eingenommenen Mittagessen wird 1 bis 2 Stunden geruht. Statt des üblichen Schlafes, durch welchen der Nachtschlaf gestört zu werden pflegt, räth F. PLEHN, sich nicht hinzulegen, sondern in sitzender Haltung bei Lectüre und schwarzem Kaffee auszuruhen. Von 3—5 Uhr wird wieder gearbeitet. Die Zeit bis zur Abendmahlzeit, die meist um 7 Uhr eingenommen wird, wird am besten zu einem Spaziergange verwendet oder allerlei Körperübungen gewidmet. Dem Abendessen geht nochmals ein kühles Bad voraus. Um 10 oder 11 Uhr wird schlafen gegangen. Das

Schlafbedürfniss ist natürlich individuell verschieden, im allgemeinen in den Tropen aber grösser als im gemässigten Klima, so dass man einen Schlaf von 8 Stunden für einen arbeitenden Mann als nöthig ansehen muss.

Zwei wichtige Erfordernisse einer Tropenniederlassung sind ein Krankenhaus in unmittelbarer Nähe derselben und ein Sanatorium in hochgelegener Gegend. Bei der Häufigkeit von Erkrankungen und bei dem Mangel von Pflege, welchem die meist unverheiratheten Kranken in ihren oft jeglichen Comforts entbehrenden Wohnungen preisgegeben sind, ist ersteres ein grosser Segen. Dasselbe darf aber nicht zu weit von der Ansiedelung entfernt sein, damit auch Schwerkranke es leicht erreichen können. Bei der Auswahl des Platzes für das Krankenhaus, sowie beim Baue desselben muss selbstverständlich streng nach den für den Hausbau im allgemeinen geltenden, oben besprochenen Grundsätzen verfahren werden. Die zweckmässigste Bauart für ein Tropenhospital ist zweifellos das Barackensystem. Däubler empfiehlt, wie es Lind schon im vorigen Jahrhunderte gethan hat, die Errichtung von Seekrankenhäusern auf weit auf der Rhede im Meere verankerten Schiffen, welche sich den Holländern gut bewährt haben. Für Küsten mit stark bewegter und von häufigen Stürmen heimgesuchter See sind solche natürlich nicht geeignet. Die Leitung des Hospitals muss in den Händen eines in der Tropenpathologie erfahrenen Arztes liegen. In Deutschland ist bis jetzt den Aerzten noch keine Gelegenheit geboten, sich tropenpathologische Kenntnisse zu verschaffen, sondern diese können nur durch Literaturstudien und Sammlung persönlicher Erfahrungen in den Tropen erworben werden. Bei der Ausdehnung, welche unsere colonialen Unternehmungen erlangt haben und hoffentlich noch weiter erlangen werden, ist es geboten, dass auch Deutschland dem Beispiele anderer Colonialmächte folgt und für die Ausbildung von Colonialärzten Sorge trägt. Da in unseren grossen Hafenstädten immer tropenpathologisches Material sich zusammenfindet, könnte in Verbindung mit den dortigen grossen Hospitälern leicht eine Tropenabtheilung errichtet und mit dieser ein Laboratorium verbunden werden, wo für Aerzte, welche nach den Tropen gehen wollen, um hier ihren Beruf auszuüben, unter Verwerthung des vorhandenen Materials Curse über Tropenmedicin und die verschiedenen tropenpathologischen und -hygienischen mikroskopischen, bakteriologischen und chemischen Untersuchungsmethoden abgehalten werden könnten.

Nicht minder wichtig als ein Krankenhaus ist ein in den kühleren und gesünderen Bergregionen gelegenes Sanatorium für Reconvalescenten und Erholungsbedürftige. Ist ein solches vorhanden, so kann in vielen Fällen die sonst nöthige Heimsendung von Kranken unterbleiben, und dadurch, dass auch die Gesundbleibenden sich von Zeit zu Zeit dort dem schädlichen Einfluss des Tieflandsklimas entziehen können, wird ein längerer Aufenthalt in den Tropen ermöglicht, was natürlich in verschiedener Hinsicht von grossem Vortheile ist. Von besonderer Bedeutung sind die Sanatorien für Frauen und Kinder, auf welche die rein meteorologischen Factoren des tropischen Tieflandes viel ungünstiger einwirken als auf die Männer. In Indien werden die Kinder vielfach dauernd dem Einflusse des Tieflandklimas entzogen und in von staatlich angestellten Lehrern geleiteten Internaten in Gesundheitsstationen erzogen, wo sie vorzüglich gedeihen. Es empfiehlt sich, die Sanatorien in einer Höhe von 500—1000 Meter zu errichten. Eine allzu beträchtliche Höhenlage ist nicht rathsam, da, wie die von den Engländern in ihren bis zu 2000 bis 3000 Meter hoch gelegenen Hillstationen in Indien gemachten Erfahrungen lehren, ein solches Höhenklima von Herz-, Lungen-, Rheumatismus- und Dysenteriekranken nicht gut vertragen zu werden pflegt und oft auch Veranlassung zu Erkrankungen des Darmcanals (Hill diarrhoea) giebt. Stehen malariafreie Inseln zur Verfügung, so ist auch die Küste dieser zur Errichtung von Sanatorien geeignet.

Zum Schlusse möge noch eine Frage gestreift werden, die zwar eigentlich nicht zur Tropenhygiene gehört, aber von grosser Bedeutung ist, indem von ihr nicht nur das Wohl und Wehe des einzelnen, sondern unter Umständen sogar das Gedeihen einer ganzen Colonie abhängt. Es ist dies die **Auswahl der für das Leben und den Dienst in den Tropen geeigneten Personen.** Erstens kommt das Alter derselben in Betracht: sie dürfen nicht zu jung und nicht zu alt sein; das Alter von 25—40 Jahren ist das passendste. Zweitens müssen sie gesund sein, insbesondere dürfen sie nicht blutarm, nicht zu fettleibig, nicht mit Lungen-, Herz-, Nierenleiden behaftet sein, nicht zu Magen- und Darmkatarrhen und Rheumatismus neigen, keine nervöse Veranlagung besitzen und nicht dem Alkoholismus ergeben sein. Ferner sind solche Individuen auszuschliessen, die früher an Malaria, Dysenterie oder Hitzschlag gelitten haben. Ausser der Körperbeschaffenheit muss aber auch berücksichtigt werden, ob die für den Tropendienst Bestimmten im Besitze der nöthigen geistigen und moralischen Eigenschaften sind, um der ihnen gestellten Aufgabe gewachsen zu sein. Gerade darauf, dass dies Moment nicht immer gehörige Berücksichtigung gefunden hat, ist mancher Misserfolg, den die Colonialgeschichte aufzuweisen hat, zurückzuführen. Auf der anderen Seite muss sich aber auch jeder, der sich in den praktischen Colonialdienst begiebt, der Uebernahme eines gewissen gesundheitlichen Risicos bewusst sein. Manche Enttäuschungen und Misserfolge beruhen darauf, dass diejenigen, welche in den activen Colonialdienst eintreten, häufig sich über diesen Punkt nicht völlig im Klaren sind.

Literatur: Richard Assmann, Das Klima. Theodor Weyl's Handb. d. Hygiene, Jena 1894, I, 1. Abth., 3. Lief. — Bassenge, Zur Herstellung keimfreien Trinkwassers durch Chlorkalk. Zeitschr. f. Hygiene und Infectionskh. 1895, XX, pag. 227. — E. Below, Die Ergebnisse der tropenhygienischen Fragebogen. Leipzig 1892. — Bericht über die Verhandl. der Section für med. Geogr., Klimatolog. und Tropenhygiene auf der 60. Versammel. deutscher Naturf. und Aerzte zu Wiesbaden 1887. Deutsche Colonial-Ztg. 1887, pag. 607. — van der Burg, De Geneesheer in Nederlandsch Indië. 1, 2. Aufl. Deutsche Bearbeitung unter dem Titel: Das Leben in der Tropenzone, speciell im Indischen Archipel von L. Diemer. Hamburg 1887. — van der Burg, Bijdrage tot de kennis der pathologie van de menschenrassen. Ned. Tijdschr. voor Geneesk. 1890, I, Nr. 11. — Carl Däubler, Ueber die Wirkungen des Tropenklimas auf den menschlichen Organismus und über die Errichtung von Krankenhäusern in Tropenländern. Berliner klin. Wochenschr. 1888, pag. 428. — Carl Däubler, Die Grundzüge der Tropenhygiene. München 1895. — Carl Däubler, Die französische und niederländische Tropenhygiene. Berlin 1896. — Carl Däubler, Ueber den gegenwärtigen Stand der medicinischen Tropenforschung (Acclimatisation und Physiologie des Tropenbewohners). Deutsche med. Wochenschr. 1896, Nr. 8 und 9. — Carl Däubler, Tropenkrankheiten. Sep.-Abdr. aus Drasche's Bibl. d. ges. med. Wissensch. — Carl Däubler, Tropenhygiene. Ebenda. — Andrew Davidson, Hygiene and diseases of warm climates. Edinburgh and London 1893. — Le Dantec, Climats en général, climats chauds en particulier. Arch. de méd. nav. 1898, LXIX, pag. 401. — Deutsche Colonial-Ztg. 1886; Specialheft f. med. Geogr., Klimatolog. und Tropenhygiene. — C. Eijkman, Bijdrage tot de kennis van de stofwisseling bij de bewoners der tropen. Geneesk. Tijdschr. voor Nederl.-Ind. 1891, XXXI, Heft 4. — C. Eijkman, Blutuntersuchungen in den Tropen. Virchow's Archiv. 1891, CXXVI, pag. 113. — C. Eijkman, Blutuntersuchungen in den Tropen. Ebenda. 1892, CXXX, pag. 106. — C. Eijkman, Ueber den Eiweissbedarf der Tropenbewohner. Ebenda. 1893, CXXXI, H. 1. — C. Eijkman, Beitrag zur Kenntniss des Stoffwechsels der Tropenbewohner. Ebenda. 1893, CXXXIII, H. 1. — C. Eijkman, Vergleichende Untersuchung über die physikalische Wärmeregulirung bei dem europäischen und dem malayischen Tropenbewohner. Ebenda. 1895, CXL, pag. 125. — C. Eijkman, Ueber den Gaswechsel der Tropenbewohner, speciell mit Bezug auf die Frage von der chemischen Wärmeregulirung. Arch. f. d. ges. Physiol. 1896, LXIV, pag. 57. — C. Eijkman, Over Gezondheid en Ziekte in heete Gewesten. Utrecht 1898. — Falkenstein, Ueber das Verhalten der Haut in den Tropen, ihre Pflege und Krankheiten. Virchow's Archiv. 1877, LXXI, pag. 421. — M. Glogner, Ueber eine physiologische Abweichung bei dem unter den Tropen lebenden Europäer. Ebenda. 1889, CXV, pag. 345. — M. Glogner, Beiträge zu den Abweichungen vom »Physiologischen« bei den in den Tropen lebenden Europäern. Ebenda. 1896, CXIX, pag. 254. — M. Glogner, Ueber das specifische Gewicht des Blutes der in den Tropen lebenden Europäer. Ebenda. 1891, CXXVI, pag. 109. — M. Glogner, Blutuntersuchungen in den Tropen. Ebenda. 1892, CXXVIII, pag. 160. — M. Glogner, Blutuntersuchungen in den Tropen. Ebenda. 1893, CXXXII, H. 2. — G. Grijns, Het soortelijk gewicht van het bloed der Europeanen in de tropen. Jaarsverl. v. h. Lab. v.

path. anat. en bakt. te Weltevreden v. h. j. 1893. Batavia 1894. — G. Gaine, Blutunter- suchungen in den Tropen. Virchow's Archiv. 1895, CXXXIX, pag. 97. — J. A. B. Horton, The diseases of tropical climates and their treatment. London 1879. — Harms, Ueber die Herstellung genussfähigen Wassers aus Meerwasser. Marine-Rundschau. 1898, Nr. 7—12. — Köhler, Die Acclimatisation des Europäers in den Tropen. Deutsche med. Wochenschr. 1898, pag. 430, 449. — V. Lehmann, Ueber Chlorausscheidung durch den Harn bei Europäern in den Tropen. Virchow's Archiv. 1889, CXV, pag. 552. — V. Lehmann, Die Physiologie des Tropenbewohners. Berliner klin. Wochenschr. 1893, pag. 518. — A. Lode, Weitere Studien über die Sterilisirung des Wassers durch Zusatz von Chlorkalk. Hyg. Rsch. 1899, IX, Nr. 17, pag. 159. — Markstang, Hématimétrie normale de l'Européen aux pays chauds. Arch. de méd. nav. 1889, Nr. 12. — L. Martin, Aerztl. Erfahrungen über die Malaria der Tropenländer. Berlin 1889. — L. Martin, Die schädigenden Einflüsse des Tropenklimas, besonders auf den Körper des Europäers. Deutsche med. Wochenschr. 1890, pag. 792. — Mittheilungen aus deutschen Schutzgebieten. Arbeiten aus dem Kaiserl. Gesundheitsamte. 1896, XIII, 1, pag. 1. — van Overbeek de Meyer, Ueber den Einfluss des Tropenklimas auf Eingewanderte aus höheren Breiten etc. Verhandl. des I. internat. med. Congr. Berlin 1890, V, Abth. 16. — Fisch, Tropische Krankheiten. Basel 1894. — A. Plehn, Die Dauer der Immunität nach Variola und Vaccination bei Negern der afrikanischen Westküste. Arch. f. Schiffs- und Tropenhygiene. 1899, III, pag. 73. — F. Plehn, Beitrag zur Pathologie der Tropen. Virchow's Archiv. 1892, CXXIX, pag. 285. — F. Plehn, Ueber die Haltbarkeit thierischer Schafpockenlymphe auf dem Transport nach Deutsch-Ostafrika. Arb. aus dem Kaiserl. Gesundheitsamte. 1897, XIII, 3, pag. 350. — F. Plehn, Die physikalischen, klimatischen und sanitären Verhältnisse der Tangaküste etc. Ebenda 1897, XIII, 3, pag. 359. — F. Plehn, Die Kamerunküste. Berlin 1898. — A. Poskin, L'Afrique Equatoriale. Bruxelles 1897. — G. A. Reynaud, Considérations sanitaires sur l'expédition de Madagascar. Paris 1898. — Luigi Sambon, Remarks of the Possibility of the Acclimatisation of Europeans in Tropical Regions. Brit. Med. Journ. 9. Jan. 1897, pag. 61. — van der Scheer, Over tropische Anämie. Geneesk. Tijdschr. voor Nederl.-Ind. 1890, XXX, Heft 4 und 5. — Eduard Schaible, Die auf dem Gebiete der Tropenausrüstungen in den letzten zwei Jahren gemachten Erfahrungen. Deutsche Colonial-Ztg. 1890, pag. 299. — O. Schellong, Tropenhygienische Beobachtungen. Ebenda. 1888, pag. 341, 363, 368. — O. Schellong, Die Malariafrage von tropenhygienischen Gesichtspunkten. Ebenda. 1889, pag. 273. — O. Schellong, Die Klimatologie der Tropen. Berlin 1891. — O. Schellong, Acclimatisation und Tropenhygiene. Theodor Weyl's Handbuch der Hygiene. Jena 1894, I, 1. Abth., 3. Lief. — B. Scheube, Die Krankheiten der warmen Länder. Jena 1896. — Ernst Schön, Die Blattern in Afrika und die Schutzpockenimpfung daselbst. Centralbl. f. Bakteriol. 1896, XX, pag. 64. — Ernst Schön, Ergebnisse einer Fragebogenforschung auf tropenhygienischem Gebiete. Arbeiten aus dem Kaiserl. Gesundheitsamte. 1897, XIII, 2, pag. 170. — Ernst Schön, Ueber Tropenhygiene. Berlin 1897. — Schumburg, Ein neues Verfahren zur Herstellung keimfreien Trinkwassers. Deutsche med. Wochenschr. 1897, pag. 145. — Schumburg, Zusatzbemerkungen zu meinem »Verfahren zur Herstellung keimfreien Trinkwassers«. Ebenda. 1897, pag. 407. — Stoavis, La colonisation et l'hygiène tropicale. Paris 1896. — C. H. Stratz, Die Frauen auf Java. Stuttgart 1897. — G. Treille, De l'acclimatisation des Européens dans les pays chauds. Paris 1888. — G. Treille, Des variations de composition de l'atmosphère des régions intertropicales, dans leurs rapports avec la pathologie générale de ces régions. Janus 1897, II, pag. 233.

B. Scheube.

Tropfen, guttae. Diejenigen Flüssigkeiten, welche in geringen Mengen gegeben werden sollen, werden in Tropfen abgezählt. Es sind vor allem Tincturen, Lösungen differenter Stoffe, in Wasser oder Alkohol, seltener schon Oele und Balsame. Die hier in Betracht kommenden Arzneien können von feinen Niederschlägen getrübt sein, dann müssen sie vor dem Gebrauch geschüttelt werden. Solche Trübungen entstehen, wenn Tincturen mit Wasser gemischt werden oder Extracte in Tincturen gelöst werden. Als Geschmackscorrigentien verwendet man bei Tropfen Zucker, Syrupe, ätherische Oele oder aromatische Tincturen.

Ein Uebelstand bei dieser Art der Verordnung ist, dass die Masse des einzelnen Tropfens verschieden gross ist, abhängig von äusseren Umständen und von der Natur der Flüssigkeit. Von äusseren Umständen hat den grössten Einfluss Dicke und Grösse des Randes, so dass die Tropfen derselben Flüssigkeit in ihrem Gewicht um das Doppelte differiren können. Um für praktische Zwecke einen ungefähren Massstab zu haben, nimmt man im allgemeinen folgende Zahlen an: 1 Grm. Syrup sind 15 Tropfen; 1 Grm. von wässerigen Flüssigkeiten, Säuren, fetten und schweren ätherischen Oelen, sowie Tincturen gleich 10 Tropfen; 1 Grm. Chloroform, Aether acet., Spiritus Aethereus und ätherische Oele gleich 25 Tropfen; 1 Grm. Aether gleich 50 Tropfen.

Das Tropfen geschieht am besten aus einem Tropfglas.

Man beachte, dass, namentlich bei Tincturen oder sonstigen äther- oder alkoholhaltigen Flüssigkeiten, langsam eine Verdunstung stattfindet, so dass späterhin ein Tropfen mehr wirksame Substanz enthält als im Anfang.

Geppert.

Trophoneurosen, Erkrankungen durch trophische Innervationsstörung; vergl. Atrophie, Hypertrophie und die Specialartikel.

Tropon, eine zur Ernährung von Kranken und Reconvalescenten bestimmte, aus 90% animalischen und vegetabilischen Proteinstoffen bestehende Substanz, welche durch Salzsäure und Pepsin vollkommen peptonisirbar ist, also kein Nuclein enthält. Der animalische Eiweissantheil beträgt mindestens 30%. Das Tropon bildet ein hellbraunes, sandiges Pulver, in Wasser unlöslich, nicht hygroskopisch und haltbar. Der Geschmack ist nicht abstossend und die Ausnützung eine vorzügliche. 150 Grm. Tropon täglich wurden ohne geringstes Unbehagen, auch ohne dass sich Diarrhoe einstellte, von Gesunden vertragen. Bei Erkrankungen des Magens, Fettsucht, Diabetes, Anämie, überhaupt zum Ersatz grosser Eiweissverluste wird es als compendiöses, leicht verdauliches Nährmittel zu 5,0—20,0, also ein Thee- bis Esslöffel voll zu jeder Mahlzeit verabreicht.

Literatur: Finkler, Deutsche med. Wochenschr. 1898, Nr. 17 und Berliner klin. Wochenschrift, 1898, Nr. 30—33. — Th. Plaut, Zeitschr. f. phys. und diätet. Therap. 1898, Heft 1. — H. Schmilinsky und G. Kleine, Münchener med. Wochenschr. 1898, Nr. 31. — Strauss, Therap. Monatshefte. 1898, Nr. 5. — Frentzel, Berliner klin. Wochenschr. 1898, pag. 1105. *Loebisch.*

Troutbeck, Yorkshire, unweit Leeds. Wasserheilanstalt. *J. Beissel.*

Trouville, Stadt von 7000 Einwohnern, am Aermelcanal, Departement Calvados, eines der namentlich von der eleganten Welt Frankreichs besuchtesten Seebäder mit entsprechenden Einrichtungen für gesellschaftliche Vergnügungen. Die freundliche landschaftliche Umgebung und der gut zu begehende feinsandige Strand haben dem Bade zu raschem Aufschwunge verholfen. *Edm. Fr.*

Trunksucht. Wenn wir auch dem Bedürfnisse nach dem Genusse geistiger Getränke bei den Völkern aller Zeiten und Länder so sehr begegnen, dass wir es als ein allgemein menschliches ansprechen dürfen, so hat es doch den Anschein, als ob die Gefahren, die aus einem Missbrauche der Spirituosen hervorgehen, erst in der neuesten Zeit eine besonders beunruhigende Ausdehnung angenommen hätten.

Nicht als ob dieser Missbrauch eine Errungenschaft der Neuzeit wäre. Schon früher sind ähnliche Klagen laut geworden und die Geschichte aller Zeiten bringt Beispiele dafür bei, dass Mass und Ziel im Genusse geistiger Getränke nicht immer eingehalten wurden. Vor allem ist es unser deutsches Vaterland, das von der Untugend des Trinkens bekanntlich nicht freigesprochen werden kann. Immerhin aber war das Trinken an einen gewissen Wohlstand gebunden und daher mehr ein Vorrecht der höheren Stände, so lange als der verhältnissmässig höhere Preis der gegohrenen Getränke einer Ausbreitung nach unten weniger günstig war.

Dies hat sich mit den Fortschritten der Brantweinindustrie geändert, und wenn man auch zugeben muss, dass sich die Verhältnisse in den besseren Classen gegen früher ganz ausserordentlich gebessert haben und ein so wüstes Saufen wie vor Zeiten hier nicht mehr möglich ist, so hat sich die Trunksucht in den unteren Schichten der Bevölkerung dagegen massenhaft ausgebreitet und die Schäden treten weit vernichtender zutage, als dies früher zu irgend einer Zeit der Fall gewesen ist.

Aber auch noch nach einer anderen Seite hin haben sich die Verhältnisse geändert.

Grotjahn* hat darauf hingewiesen, wie sich das Bedürfniss nach dem Genusse alkoholischer Getränke individuell nach zwei Richtungen hin äussere, und zwar in der Neigung zum gewohnheitsmässigen Genusse kleinerer Mengen, sowie als eigentliches Rauschbedürfniss.

Während man nun bisher diesem doppelten Bedürfnisse entweder bei den Mahlzeiten oder bei gelegentlichen geselligen Zusammenkünften entsprach, gesellte sich im Laufe der Zeiten eine dritte Form hinzu, die sich mehr auf die körperlich arbeitende Bevölkerung beschränkt und das gewohnheitsmässige Trinken bei der Arbeit und in den Arbeitspausen betrifft.

Bei allen drei Formen kann selbstverständlich das physiologisch zulässige Mass überschritten werden, bei keinem aber liegt die Gefahr so nahe, dass der Genuss zu einem missbräuchlichen werde, wie bei der letzten, dem Trinken bei der Arbeit. Hier erreicht der Missbrauch der geistigen Getränke seinen höchsten Grad in der ausgeprägtesten Art der Unmässigkeit im Trinken, in der Trunksucht, wo das Bedürfniss nach Berauschung zu einem unabweisbaren geworden ist, das in stets kürzeren Zeiträumen Befriedigung erheischt.

Von dieser Zunahme der Trunksucht werden so ziemlich alle Länder der Erde in Mitleidenschaft gezogen, wenn auch nicht alle in gleichem Masse. Man will vielmehr hierin eine gewisse Gesetzmässigkeit herausgefunden haben, und Bowditch kommt auf Grund ausgedehnter statistischer Untersuchungen zu dem Schlusse, dass die Trunksucht mit den Breitegraden zunehme. Während man sie in den Tropen nur selten und in geringem Grade antrifft, nimmt sie zu, je mehr man sich den nördlichen Regionen nähert, und in gleichem Masse wird sie häufiger, brutaler und verderblicher in ihren Wirkungen auf den Einzelnen wie auf die Gesellschaft.

Man kann nun die Trunksucht und ihre Zunahme beurtheilen nach der Grösse des Consums und nach den verderblichen Folgen des Trinkens. Für beides steht uns ein nur unvollständiges Material zur Verfügung und die einzelnen Schätzungen sind grossen Schwankungen unterworfen.

Nach Bär, der in seinem vortrefflichen Buche über den Alkoholismus überhaupt alle hier einschlägigen Verhältnisse in der erschöpfendsten Weise behandelt hat, stellt sich das Verhältniss für einzelne Länder so, dass Schweden in der Besserung, Russland dagegen im vollsten Niedergange begriffen ist. In Italien verbreitete sich das Trinken in den letzten Jahren, während es in Frankreich schon zu lebhaften Klagen Veranlassung giebt.

Nach einer Zusammenstellung von Gustav Sundbong gestaltet sich der Verbrauch an Alkohol (nach dem Verbrauch an Brantwein zu 50% Alkohol, Bier zu 4% und Wein zu 10%) wie folgt:

Land	Brantwein	Bier	Wein	Gesammtverbrauch in absolut. Alkohol
Frankreich	8,54	22,5	107,0	15,87
Belgien	9,70	183,6	3,9	12,58
Spanien	?1,0	1,3	115,0	12,05
Dänemark	14,40	87,7	1,8	10,87
Schweiz	6,12	40,0	60,7	10,73
Italien	1,25	0,4	96,5	10,30
Portugal	?1,0	1,0	95,0	10,10
Rumänien	?0,0	2,0	51,6	9,74?
Deutschland	8,80	106,9	5,7	9,25
Serbien	?0,0	4,1	38,0	8,46?
England	5,20	135,0	1,7	8,17
Oesterreich-Ungarn	9,0	32,0	22,1	7,09
Niederlande	9,40	34,6	2,2	6,30

* Grotjahn, Der Alkoholismus nach Wesen, Wirkung und Bedeutung. Leipzig G. Wigand, 1898.

Land	Brantwein	Bier	Wein	Gesammtverbrauch in absolut. Alkohol
Vereinigte Staaten	5.95	64.6	1.5	5.71
Russland	9,40	4.6	8 3	5,21
Schweden	6.67	26.0	0,9	4.43
Norwegen	3.54	20,1	0.9	2.66
Finnland	2,86	8,8	0,6	1,84

In Deutschland betrug demnach im Jahrzehnt 1885—1895 der durchschnittliche Verbrauch an Wein 5,7 Liter, Bier 106,9 Liter und Brantwein 8,80 Liter für den Kopf der Bevölkerung, also etwa 40 Liter Trinkbrantwein auf die erwachsene männliche Person. Der Verbrauch alkoholischer Getränke ist nach Beschaffenheit und Menge in den einzelnen Landestheilen sehr verschieden. Nach Lawes wurde pro Kopf der Bevölkerung in Litern verbraucht:

	Brantwein	Bier	Wein
Posen	13,0	24	—
Schlesien	13.0	57	—
Brandenburg und Berlin	12,8	84	—
Pommern	10,8	35	—
Ost- und Westpreussen	9.2	36	—
Hannover, Braunschweig, Oldenburg	7.8	47	—
Provinz Sachsen und Thüringen	7.4	115	—
Westfalen und Lippe	7.2	68	—
Mecklenburg	6.4	54	—
Königreich Sachsen	6.4	120	—
Schleswig Holstein	5.1	50	—
Elsass-Lothringen	4.8	45	79
Hessen	4.5	84	14
Rheinprovinz	4.0	65	8
Baden	2.8	78	41
Bayern	2.7	200	9
Württemberg	1,8	144	23

Im letzten Jahrzehnt hat der Bierverbrauch eine erhebliche Steigerung erfahren und ist von 81 Liter im Jahre 1888-89 auf 97 Liter im Jahre 1896 gestiegen.

Für den Alkoholconsum kommen übrigens nicht sowohl die Zahlen des Verbrauchs in Betracht, als vielmehr die Art des Verbrauchs, und demnach gestalten sich die Verhältnisse wesentlich anders. So ist Dänemark das schnapstrinkendste Land, Belgien das erste für Bier, Spanien für Wein. Frankreich, das in der Liste obenan steht, geniesst 10,7 Liter Alkohol in der Form von Wein, Belgien, das ihm folgt, 7,32 Liter als Bier, während Russland, das so tief unten steht, thatsächlich den meisten anderen Ländern im Schnapsconsum überlegen ist.

Um welche Zahlen es sich hier handelt und in einer wie einschneidenden Weise das Nationalvermögen in Mitleidenschaft gezogen wird, mögen einige kurzen Angaben beweisen.

Nach Sidney Weitman (Preuss. Jahrb., December 1897) erreichte in den letzten Jahren der Getränkeverbrauch in England die Summe von 2800 Millionen Mark für das Jahr. In Edinburgh allein werden täglich 10.000 Mark für geistige Getränke ausgegeben. Brüning berechnet die Ausgaben für Schnaps in Preussen auf 261 Millionen Mark pro anno oder 71 Millionen Mark mehr, als die sämmtlichen directen Staatssteuern betragen.

Amerika versteuerte 1877/78 1.428,595.000 Liter spirituöser Getränke oder 31,5 Liter pro Kopf; verausgabt wurden dafür 2633 Millionen Mark oder 56,40 pro Kopf, und selbst die kleine Schweiz verausgabt jährlich 120 Millionen Mark für Alkohol.

Und doch bilden diese directen Ausgaben nur einen kleinen Theil derjenigen Schäden, die dem Nationalwohlstande durch den Alkohol zugefügt werden.

Ein Mitglied der französischen Akademie, ROCHARD, hat in einem Aufsatz »Der Alkohol und seine Rolle in der menschlichen Gesellschaft« eine interessante Berechnung über die Schäden des Alkohols in Frankreich angestellt. Darnach werden in Frankreich jährlich etwa 450 Millionen Liter Schnaps verzehrt, ohne Wein, Bier und Cider, was ungefähr 150 Millionen Liter Alkohol ausmachen würde. Rechnet man den Schnaps auf 33$^1/_3$% und nimmt man den mittleren Preis des Hektoliters Brantwein auf 50 Mark an, so würden als erste Ziffer auf das Verlustconto des Alkohols 75 Millionen Mark kommen. Zieht man ferner etwa ein Drittel von dem ganzen Brantweinconsum ab, als von Leuten getrunken, die nicht eigentlichen Missbrauch mit dem Brantwein treiben, so würden immerhin noch etwa 250 Millionen Liter für die Gewohnheitstrinker übrig bleiben, und wenn man ferner als richtig annimmt, dass ein halbes Liter zum Betrinken nothwendig ist, so würden sich die Gewohnheitssäufer an 500 Millionen Tagen betrinken können. Diese 500 Millionen sind verlorene Arbeitstage, und den Tag zu nur zwei Mark berechnet, würden diese einen Netto-Arbeitsverlust von 1000 Millionen Mark ausmachen. Setzt man nur ein Zehntel der Verwundungen und Krankheiten auf Rechnung des Schnapses, so würden für die Behandlung und den Arbeitsverlust wieder 70 Millionen zu rechnen sein, dazu für Geisteskranke die Summe von 2$^1/_2$, für Selbstmord 3, wenn man den Mann zu 3000 und die Frau zu 1500 Mark annimmt, ferner für Gerichtskosten noch 80 Millionen, so dass sich eine Schadenrechnung von jährlich 1158 Millionen Mark ergeben würde. In Deutschland werden, wie schon erwähnt, jährlich 750 Millionen Liter Schnaps verbraucht, im Verhältniss der Grösse beider Länder also ergiebt sich für Deutschland noch etwas mehr. Für Deutschland wäre hiernach der Schaden, welcher dem Gemeinwohl jährlich durch den Missbrauch alkoholischer Getränke erwächst, auf 1500 Millionen Mark zu veranschlagen. ROCHARD schliesst mit den Worten: »Frankreich steht unter der Herrschaft der Schnapsfabrikanten und der Trinker. Alle Welt beugt sich vor dem Alkohol, die einen, weil sie davon leben, die anderen, weil sie daran sterben. Er hat das grosse Wort bei den Wahlen, er führt den Reigen bei den Emeuten, und in den Bürgerkriegen war es der Brantwein, der das Feuer entfachte.«

Für England berechnete man den Gesammtschaden einschliesslich des durch Krankheit und Unglück in nachweisbarer Folge der Trunksucht entstandenen auf eine Summe, die man auf $^1/_4$ des Gesammteinkommens der Handarbeiter der vereinigten Königreiche veranschlagen kann.

Unter diesen Folgen des übermässigen Alkoholgenusses steht die sittliche Verkommenheit und der wirthschaftliche Ruin des Trinkers obenan. Aber auch eine Nation, und sei sie übrigens noch so sehr bevorzugt, deren Arbeiter zum Trunke neigen, kann auf die Dauer nicht mit anderen Ländern auf dem Weltmarkte concurriren, deren Arbeiter mässig und sparsam sind.

Allgemein gilt die Ueberzeugung, dass die Zunahme der Verbrechen und der Geisteskrankheiten, der Selbstmorde und des Armenbudgets zum grossen Theile auf Rechnung der Trunksucht zu stellen sei, und man hat vielfach den Nachweis versucht, wie Verbrechen, Irrsinn, Selbstmord und Unglücksfälle in demselben Verhältnisse zunehmen wie der Genuss des Brantweins.

So wahrscheinlich dies auch ist, so schwer ist es gerade hier, einen Nachweis zu führen, und die Statistik wird für den Einfluss des Alkoholmissbrauches auf das physische Leben, auf Geistesstörung und Selbstmord, Morbilität und Mortalität, Lebensdauer des Individuums und Entartung der Race nur in bedingtem Grade heranzuziehen sein, da der Alkohol am Ende doch nur ein einzelner Factor unter einer ganzen Menge von Ursachen ist, dessen Antheil sich kaum herauslösen und für sich berechnen lassen wird.

Hierbei kommt noch ein anderer und sehr wichtiger Punkt in Betracht. Mit der zunehmenden Erkenntniss der sogenannten Entartungszustände haben wir auch ganz andere Anschauungen über das Wesen der psychopathischen Constitution gewonnen und damit auch über den Einfluss, den der Genuss geistiger Getränke gerade auf diese Individuen ausübt.

Einmal nämlich sind sie besonders dazu geneigt, sich dem Alkoholmissbrauche hinzugeben, und oft genug sind Excesse im Trinken das erste Zeichen einer beginnenden Geistesstörung.

Ferner, und das ist wohl das Wichtigere, zeichnen sich diese Personen durch eine weitgehende Intoleranz gegen Alkohol aus. Schon innerhalb der normalen Breite ist die Widerstandsfähigkeit gegen Spirituosen bei verschiedenen Personen eine sehr verschiedene, der eine kann eben viel, der andere wenig vertragen.

Bei den psychisch Minderwerthigen dagegen finden wir durchweg, dass sie das Trinken überhaupt nicht vertragen können, und dass bei ihnen schon durch den Genuss geringer Mengen geistiger Getränke Rauschzustände ausgelöst werden können, die einen besonders schweren und von dem gewöhnlichen abweichenden, einen atypischen Charakter tragen.

In gleicher Weise unterliegen sie den Gefahren in ganz besonderem Grade, sehr rasch in wirkliche Trunksucht zu verfallen, und auf diese Weise können sich beide Umstände gegenseitig in die Arme arbeiten, ohne dass man den jeweiligen Antheil besonders auseinanderhalten könnte.

Haben doch einzelne Schriftsteller* daraus die Schlussfolgerung gezogen, dass es besonders diese psychopathisch Minderwerthigen seien, die dem Alkoholgenusse zuneigten und daran zugrunde gingen, so dass ihm gewissermassen die Bedeutung einer hygienischen Schutzmassregel und eines Heilmittels gegen das Ueberwuchern der erblichen Entartung zukomme.

Mit diesen Einschränkungen werden wir daher an einige statistische Angaben herantreten, die allerdings geeignet sind, die vorhin erwähnten Schäden in ein grelles Licht zu setzen. Eine statistische Aufstellung der schweizerischen Temperenzgesellschaft ergiebt, dass in der Schweiz jährlich durch den Alkoholmissbrauch an 8000 Personen zu Schaden kommen. Die Hälfte der in den Strafanstalten Befindlichen war früher dem Trunke ergeben und 25% davon hatten Väter, die Trinker waren. In den 8 Rettungsanstalten für jugendliche Verbrecher stammten 45% der Knaben und 50% der Mädchen von trunksüchtigen Eltern ab. In den letzten 25 Jahren hatte der Alkohol der Schweiz mehr als 3000 Millionen Mark und 71.000 Menschenleben entzogen, ganz abgesehen von allen anderen materiellen und sittlichen Einbussen. Nach den Todesanzeigen in Basel während des Jahres 1878 musste der Alkoholgenuss bei 11% aller zwischen dem 30. und 60. Jahre gestorbenen Männer als direct alleinige oder indirect mitwirkende Todesursache betrachtet werden. Innerhalb 30 Jahre sind in dem Staate New-York 90.000 Menschen und in den Vereinigten Staaten von Nordamerika in 8 Jahren über 300.000 Menschen an den Folgen von Alkoholmissbrauch zugrunde gegangen. In Preussen waren unter 33.928 Selbstmördern 3063, die innerhalb der 10 Jahre 1869 bis 1878 durch den Alkohol zum Selbstmorde gekommen sind.

In einer Veröffentlichung über die Ergebnisse der Lebensversicherungen stellt J. WHITE die vollständig Enthaltsamen den Alkoholtrinkern — nicht Potatoren im engeren Sinne — entgegen. In 29 Jahren starben von den ersteren 4368, von den letzteren 8617, während die nach Berechnung gewonnenen Zahlen 6187, beziehungsweise 6836 gewesen wären.

Ebenso war die Lebensdauer der Enthaltsamen höher, die Kindersterblichkeit geringer.

---

* HAYCRAFT, Natürliche Auslese und Rassenverbesserung. Bibl. f. soc. Wissensch.

Am schlimmsten gestalteten sich die Verhältnisse bei den Gewerben, die vorzugsweise mit Alkohol zu thun hatten. Es starben auf 1000 berechnet:

Geistliche	8	Anstreicher	18
Landleute	9	Brauer	21
Bergleute	13	Wirthe	24
Maurer	14	Kellner	35

Das preussische statistische Amt hat in den 10 Jahren 1884—1893 aus den Sterbekarten diejenigen ausgesondert, wo der Verstorbene in Brau- oder Brennereien, Wein- und Bierhandlungen, im Gast- und Schankwirthschaftsgewerbe thätig war. Es waren dies 28.995 Personen und von diesen starben

2167 an Apoplexie,
359 an Delirium tremens.
807 an Selbstmord.

Bei den Gastwirthen allein	Schankwirthe	Kellner	Brauer und Brenner
1610 an Apoplexie	211	59	114
258 an Delirium tremens	50	15	20
405 an Selbstmord	96	159	62

Noch enger ist der Zusammenhang zwischen Alkoholmissbrauch und Geistesstörung. In den nordamerikanischen Staaten fand Kirkbride 22.5% der männlichen Geisteskranken infolge von Alkoholmissbrauch erkrankt. Stark giebt für das Elsass bei 34% der Männer und 15% der Frauen Trunksucht als Ursache des Irrsinns an, und nach Nasse war dies für die Rheinprovinz bei 27,7% der Männer der Fall.

Der Lord-Oberrichter Coleridge äusserte bei der Eröffnung einer Gross-Jury im Jahre 1877, dass die Verbrechen aus Gewaltthätigkeit mit sehr geringen Ausnahmen im Wirthshause entständen und durch Trunksucht bedingt seien. Man könne $^4/_5$—$^3/_4$ aller Verbrechen hierher rechnen. Bär fand unter 32.837 Gefangenen des Deutschen Reiches 13.706 oder 41,6%, die unter dem Einflusse des Alkohols ihre Verbrechen begangen hatten, und zwar war Mord in 46%, der Todtschlag in 63, Körperverletzung in 74, Nothzucht in 60 und Vergehen gegen die Sittlichkeit in 77% im Zustande der Trunkenheit verübt worden.

Von 5165 schweren Verbrechen waren 26% in der Nacht von Samstag auf Sonntag und volle 50% am Samstag Abend, Sonntag und Montag begangen worden, also an den Tagen, die mit Vorliebe in Wirthshäusern zugebracht werden. Der Congress der deutschen Strafanstaltsbeamten von 1880 konnte daher mit Recht erklären, dass nach ihrer Erfahrung der grössere Theil der zur Untersuchung kommenden Vergehen und Verbrechen eine directe oder indirecte Folge des Genusses geistiger Getränke sei.

Obige Zahlen besagen jedenfalls so viel, dass das Los des Gewohnheitstrinkers nur zu oft Siechthum und Elend ist, und er durch Selbstmord, in der Irrenanstalt oder im Gefängnisse sein Ende findet.

Insbesondere hat das Verhältniss der Trunksucht zum Irrsinn die Aufmerksamkeit der Irrenärzte auf sich gezogen, und nach dem, was wir von den Folgen des gewohnheitsmässigen Alkoholgenusses, dem Delirium tremens und dem chronischen Alkoholismus wissen (vergl. den betreffenden Artikel), kann uns dieser Zusammenhang nicht befremden. So finden wir unter anderem, wie sich Trunksucht und Geistesstörung vertreten und ersetzen können. Die Trunksucht der Eltern führt ebenso oft zur wirklichen Geistesstörung bei den Kindern, wie umgekehrt psychische Erkrankung der Eltern in den Kindern einen krankhaften Hang zum Trinken hervorrufen kann, und ebenso oft beobachten wir bei den Kindern allerhand körperliche und nervöse Störungen.

Ein einziges Trinkerpaar hatte 7 idiotische Kinder in eine englische Anstalt geliefert, und ich selber kann von einem Falle berichten, wo vier idiotische Geschwister ihren trunksüchtigen Vater, der sie auf das empörendste misshandelte, mit einem Steine erschlugen.

Sullivan (Journ. of ment. sc., July 1899) untersuchte den Einfluss der mütterlichen Trunksucht auf die Nachkommenschaft.

Schon früher hatten Bourneville bei 1000 Idioten in 62% trunksüchtige Eltern gefunden, Marro bei 46% der Verbrecher, Tarnowski bei 82% seiner russischen Prostituirten.

Sullivan untersuchte die weiblichen Insassen der Liverpooler Gefängnisse, und zwar nur solche Mütter, die chronische Trinkerinnen, im übrigen aber psychisch gesund und nicht erblich entartet waren.

Von 120 solcher trunksüchtigen Weiber stammten 600 Kinder ab, von denen 335 vor Vollendung des zweiten Lebensjahres starben; nur 44,2% erreichten ein höheres Alter.

Je länger die Mutter vor der Geburt getrunken hatte, umso grösser war die Zahl der Todtgeborenen. Sie betrug bei den Zweitgeburten 11.2%, bei der sechsten und späteren Geburt 17,2%. Dabei machte es keinen Unterschied, ob der Vater trank oder ob er ein nüchterner Mensch war.

Bei 7 Geburten, wo die Conception in der Trunkenheit stattgefunden hatte, starben 6 im ersten Lebensjahre an Convulsionen, das 7. war todtgeboren.

4% aller Kinder waren epileptisch, und von den 231 unter 2 Jahren verstorbenen Kindern gingen 60,6% an Krämpfen zugrunde.

Legrain (Dégénérescence sociale et alcoolisme) ermittelte aus 215 Trinkerfamilien diese Verhältnisse.

In der ersten Generation fanden sich 508 Individuen mit einem abnormen Gesundheitszustande in Nerven- und Geistesthätigkeit, darunter 168 im eigentlichen Sinne Entartete — Krämpfe, Trunksucht, Idiotie, Moral insanity, der Rest waren Trinker, Prostituirte, Verbrecher, Todtgeburten und frühzeitiger Tod. In der dritten Generation waren sie meist impotent. Die Trinker hatten meist Trunksüchtige erzeugt, die Absynttrinker Epileptiker. Noch eingehender finden wir die erblichen Folgen der Trunksucht in einer kleinen Schrift behandelt: The Juke's, a study in Crime, pauperism, disease and heredity, die Dugdale im Jahre 1877 bei Putnam in New-York veröffentlicht hat.

Der Verfasser hatte im Juli 1874 den Auftrag erhalten, eine Reihe von Strafanstalten zu besuchen. In einem Gefängnisse fand er 6 Verwandte, und dies bewog ihn, der Verwandtschaft näher nachzuforschen. Was er dort fand, war über die Massen schauerlich. Von einer Person, der Ada Jucke, die 1740 geboren und noch zu Anfang des Jahrhunderts als Trinkerin, Diebin und Vagabundin gelebt hatte, konnte eine directe Nachkommenschaft von 834 Individuen nachgewiesen und bei 709 derselben die Verhältnisse genau ermittelt werden.

Von diesen 709 waren:

- 106 unehelich
- 181 Prostituirte
- 142 Bettler
- 64 in Armenhäusern und
- 76 Verbrecher (mit 7 Mordthaten).

Die Zahl der Jahre, welche diese Familie im Gefängniss zugebracht, belief sich auf 116, und 734 Jahre war sie aus öffentlichen Mitteln unterstützt worden.

In der fünften Generation waren nahezu alle Frauen Prostituirte und die Männer Verbrecher, von der sechsten war der älteste erst 7 Jahre alt, aber schon 6 waren in Armenhäusern, und diese einzige Familie hatte dem Staate im Laufe von 75 Jahren an Gefängnisskosten, Unterstützungen und an directem Schaden einen Aufwand von 5 Millionen Mark verursacht. Ein furchtbareres Beispiel für die Folgen des Trinkens und des von den Eltern übertragenen Verbrecherthums ist wohl nicht denkbar.

Man ist noch weiter gegangen, indem man die Trinker kurzweg den Geisteskranken zuweisen wollte. Für einen gewissen Bruchtheil der Trinker, die periodisch Trunksüchtigen, mag dies auch unzweifelhaft richtig sein. Doch verhält es sich mit dieser periodischen Trunksucht, der sogenannten Dipsomanie, insofern anders, als sie im wesentlichen auf periodischen Erregungszuständen beruht und sich hauptsächlich in der krankhaften Sucht nach Reiz- und Betäubungsmitteln geltend macht. Hier greift das Individuum nur aus dem Grunde zur Flasche, weil es geisteskrank ist, und wenn Rausch und Delirium tremens vorüber sind, tritt der krankhafte Grundzustand, der vorher durch jene bis zur Unkenntlichkeit verdeckt war, offen zutage.

Die gewöhnlichen Trinker verlangen jedoch eine hiervon abweichende Beurtheilung. Nach dem Vorschlage des Vereines deutscher Irrenärzte sind unter Gewohnheitstrinkern solche Personen zu verstehen, die sich dem Trunke notorisch in solchem Masse ergeben haben, dass sie ihre Selbstbeherrschung und die Fähigkeit, ihre Geschäfte zu besorgen, mehr oder weniger verloren haben, ihre Pflichten vernachlässigen und sich und ihrer Umgebung gefährlich werden.

Auch in dieser Definition ist eine leise Hinneigung zu jener oben erwähnten Anschauung nicht zu verkennen, und thatsächlich bieten Trinker und Geisteskranke manche Anhaltspunkte für eine gemeinsame Beurtheilung, ohne dass man deshalb die Trunksucht so ohne weiteres zu den Geistesstörungen rechnen darf. Jedenfalls ist dies im Beginne nicht der Fall, und in jedem Trinker von vornherein einen Geisteskranken zu sehen, der für sein Thun und Treiben nicht verantwortlich gemacht werden könne, wäre verkehrt.

Wohl aber ruft die Trunksucht im Körper des Menschen dauernde krankhafte Veränderungen hervor, und die Summe der psychischen und somatischen Erscheinungen, die sich auf Grund der krankhaften Gewebsstörungen entwickeln, bezeichnen wir als Alkoholismus chronicus (vergl. den betreffenden Artikel).

Man muss hier Ursache und Wirkung strenge auseinander halten, und dass die Trunksucht eine Ursache für viele Krankheiten und sogar eine der ergiebigsten Quellen für die Entstehung von Geisteskrankheiten bildet, soll nicht bestritten werden.

An sich aber ist sie zunächst ein Laster und erst in ihrem weiteren Verlaufe führt sie zu einer Abschwächung der Willenskraft und zu einem derartigen körperlichen und geistigen Verfalle des Trinkers, dass an seiner wirklichen Geistesschwäche nicht mehr zu zweifeln ist. An das Laster schliesst sich die Krankheit an, ohne dass eine genaue Grenze festgestellt werden kann.

Im ganzen und grossen aber gehören die Gewohnheitstrinker zu jener grossen Gruppe von Individuen, bei denen die Grenze der geistigen Gesundheit bereits überschritten ist, ohne dass man sie deshalb schon zu den unbedingt Geisteskranken rechnen darf.

Und diesen Standpunkt müssen wir namentlich dann im Auge behalten, wenn von einer Behandlung der Trinker oder von ihrer Bestrafung die Rede ist.

Wir sehen nämlich, wie sich überall ein lebhafter Kampf gegen den Alkoholmissbrauch erhebt und wie sich in den verschiedenen Ländern die Versuche folgen, durch mehr oder minder einschneidende Massregeln der überhandnehmenden Trunksucht entgegenzutreten.

Und hierzu zwingt uns sowohl die Grösse der Schäden, die dem allgemeinen Volkswohle tagtäglich durch dieses Laster geschlagen werden, als auch die Ueberzeugung, dass der Trinker, sich selber überlassen, nicht zu heilen ist.

Soll aber das Uebel mit Erfolg bekämpft werden, so muss man es an der Wurzel angreifen und, wenn irgend möglich, die Ursachen aus dem Wege räumen, die zu seiner so grossen und so allgemeinen Verbreitung geführt haben.

Diese Ursachen aber liegen in der Ungunst der socialen Verhältnisse, unter der der grösste Theil der arbeitenden Bevölkerung zu leben gezwungen ist. Wie dies GROTJAHN* in vortrefflicher Weise ausführt, wird das Alkoholbedürfniss am meisten durch die Unterernährung gesteigert, und die entweder nicht zureichende oder nicht befriedigende Nahrung drängt gebieterisch zu einem Ausgleich, den sie im Alkohol findet. Zeitmangel, Wohnungselend, Unzulänglichkeit anderer Genüsse zwingen den Proletarier, in seinem Genussleben die alkoholischen Getränke in den Vordergrund zu stellen. Wollen wir somit in die Bekämpfung des Missbrauches eintreten, dann kann dies mit Erfolg nur durch eine Besserung der socialen Verhältnisse geschehen, und in der That sehen wir, dass dort, wo sich die socialen Verhältnisse gebessert haben, der Verbrauch an berauschenden Getränken zurückgegangen ist oder doch eine andere und bessere Form angenommen hat. Der besser situirte Arbeiter wird das Bier dem Brantwein vorziehen.

In dem Verkennen dieser socialen Grundlage liegt wohl auch die Ursache, dass die bisherigen Versuche, den Missbrauch der geistigen Getränke zu bekämpfen, nicht zu dem angestrebten Ziele geführt haben und hinter den erwarteten Erfolgen zurückgeblieben sind.

Ein Theil dieser Versuche gehört der Geschichte an, und zu den Ekelcuren, Mässigkeitsvereinen u. dergl. wird man trotz der unleugbaren Verdienste der letzteren heute kaum wieder zurückkehren wollen.**

Das Ziel, das man damals für erreichbar hielt, den Alkoholgenuss ganz und gar auszurotten, hat sich für ebenso unerreichbar wie auch als verkehrt erwiesen, und so wird es sich hauptsächlich darum handeln, den Alkoholmissbrauch durch Bekämpfung der Ursachen möglichst beschränken und den Brantwein selber durch weniger schädliche Genussmittel zu ersetzen.

In letzterer Richtung sucht man das Bier dem Brantwein entgegenzustellen, dessen nachtheilige Folgen es kaum oder doch nur in geringem Grade theilt, und man errichtet Kaffee- und Theeküchen, wo den arbeitenden Classen warmer Kaffee und Thee unentgeltlich oder gegen eine nur geringe Bezahlung verabreicht werden. In ersterer strebt man nach einer höheren Besteuerung des Brantweins, sowie nach einer Beschränkung seiner Verkaufsstellen.

Namentlich war es die Gewerbeordnung von 1869, der man mit Recht die Schuld gab, eine ganz unverhältnissmässige Vermehrung der Schenken

---

* GROTJAHN, a. a. O. pag. 307.

** Trotzdem bestehen derartige Mässigkeitsvereine auch heute noch, so u. a. die 1853 in Amerika gestiftete »Gut Templer Loge«, die ihre Wirksamkeit besonders in Schleswig entfaltet, und der 1877 in Genf begründete »Verein zum blauen Kreuz«. Diese Temperenzvereine haben unleugbare Erfolge aufzuweisen und zwei Thatsachen unwiderruflich festgestellt, dass nämlich der Mensch bei völliger Enthaltung von Alkohol arbeitstüchtiger ist, als wenn er Alkohol geniesst, und dann, dass die Prognose der Trunksucht ganz erheblich gebessert werden kann, wenn man sich die Mühe giebt, aus dem Trinker durch Zuziehung zu dem Vereine einen Abstinenten zu machen.

und damit auch eine Zunahme des Brantweingenusses hervorgerufen zu haben. In den zwei Jahren von 1869—1871 war die Zahl der Schenken in Preussen um 10.5%, gewachsen und sie erreichte in den sieben ersten Jahren überhaupt eine Zunahme von 22%, während die Bevölkerung in derselben Zeit um circa 7% gestiegen ist.

In der Rheinprovinz hatte die Zahl der Verkaufsstellen für geistige Getränke in den Jahren 1870—1876 um 5554 oder um 24,77%, zugenommen, und in Westfalen war dasselbe gar um 46,11% der Fall, während die Bevölkerung in demselben Zeitraume nur um 6,36, beziehungsweise 7,44% zugenommen hatte.

Diese abnorme Vermehrung der Schenkwirthschaften hat eine entsprechende Verbreitung der Trunksucht nach sich gezogen und bereits eine Veränderung dieses Theiles der Gewerbeordnung nothwendig gemacht. Gleichwohl ist die Zahl der Verkaufsstellen noch eine ganz abnorm grosse und eine weitere Einschränkung derselben geboten.*

Dass man die mächtige Hand des Staates um Hilfe anging, kann nicht befremden, und eine Zeitlang stellte man an seine gesetzgeberische Thätigkeit recht weitgehende Anforderungen.

Ob aber strafgesetzliche Bestimmungen dem Missbrauch der geistigen Getränke einen wirksamen Einhalt gebieten können, erscheint fraglich, und wenn auch ihr Einfluss auf einzelne Symptome der Trunksucht nicht in Abrede gestellt werden soll, so wird man doch bezweifeln müssen, dass dem Alkoholmissbrauch durch strafrechtliche Bestimmungen beizukommen wäre.

Die Wege, auf denen der Staat einwirken kann, sind:

1. Durch Vertheuerung des zum Consum gelangenden Brantweins (hohe Besteuerung) und mässige Besteuerung der minder alkoholhaltigen Getränke — also finanzpolitische Reformen.

2. Durch Verminderung der Brantweinverkaufsstellen (strenger Bedürfnissnachweis), Festsetzung der Polizeistunde — gewerberechtliche Reformen.

3. Durch wirksame Beaufsichtigung der Schankstellen und Sorge für Reinheit des zum Genusse bestimmten Brantweins (Entfuselung) — also sanitätspolizeiliche Massregeln.

4. Durch Bestrafung der Schankwirthe, welche die Trunksucht irgendwie begünstigen, durch Bestrafung der öffentlichen Trunkenheit — also strafrechtliche Bestimmungen und endlich

5. durch zwangsweise Unterbringung der Gewohnheitstrinker in eigens eingerichtete staatliche Anstalten.

Bisher ist bei uns, eigentlich noch nichts in dieser Beziehung geschehen. Die einzige dahin bezügliche Bestimmung des deutschen Strafgesetzbuches (§ 361, 5) richtet ihre Schärfe weniger gegen den Gewohnheitstrinker als solchen, als vielmehr gegen die infolge des Trinkens eingetretene Erwerbsunfähigkeit. Der Staat tritt somit erst dann ein, wenn das Verderben des Trinkers und seiner Familie unwiderruflich vollendet ist, bis dahin aber überliess er ihn unbehelligt seinem Schicksale.

Die Erkenntniss, dass hier eine Lücke der Gesetzgebung vorhanden sei, die es auszufüllen galt, war eine ebenso allgemeine wie die Entscheidung schwer, welcher Art diese Ergänzung sein soll. Andere Länder waren uns in dieser Richtung vorangegangen, und in verschiedenen Culturstaaten wird die Trunkenheit als eine gesetzwidrige Handlung bezeichnet und als solche bestraft, sobald sie in die Oeffentlichkeit tritt.

* In Belgien kommt auf 43 Einwohner eine Kneipe, in Paris auf je 88 Einwohner und der Verbrauch an Spirituosen war in Frankreich von 2.72 Liter pro Kopf im Jahre 1873 auf 3.83 im Jahre 1887, in Belgien von 5,87 Liter im Jahre 1857 auf 0,75 im Jahre 1881 gestiegen.

In Frankreich straft das Gesetz vom 23. Januar 1873 jeden Fall öffentlicher Trunkenheit mit einer geringen Geldstrafe und im Wiederholungsfalle mit einer schwereren Geldbusse oder mit Gefängniss. Auch kann auf Verlust gewisser bürgerlicher Ehrenrechte erkannt werden.

Diesem Beispiele sind 1877 Galizien und 1881 Holland gefolgt. Trotzdem die Erfolge gelobt werden, werden wir uns von einer Bestrafung der Trunkenheit für die Trunksucht kaum viel versprechen dürfen.

Die Strafe wird selbstverständlich eine leichte sein, zur Heilung der Trunksucht dagegen, und nur diese kommt für uns in Frage, wird es einer längeren Zeit bedürfen, und würde man auf eine Bestrafung der Trunkenheit überhaupt eingehen, dann müsste sich an sie folgerichtig eine gesetzliche Massregel anreihen, wonach diejenigen, welche der Trunksucht verfallen und die, wie früher schon erwähnt, sich selber überlassen, nicht zu bessern sind, entmündigt und auch gegen ihren Willen einem Curverfahren unterzogen werden können.

Bis vor kurzem bestand in den massgebenden Kreisen nur wenig Geneigtheit zu derartigen einschneidenden Massregeln, und es darf wohl als eine der Haupterrungenschaften des »Deutschen Vereins gegen den Missbrauch geistiger Getränke« bezeichnet werden, wenn es gelungen ist, einen Umschwung in der allgemeinen Meinung herbeizuführen.

Dass ein solcher Umschwung thatsächlich vor sich gegangen ist, beweist das neue bürgerliche Gesetzbuch für das Deutsche Reich, wonach wenigstens die Entmündigung eines Trinkers in die Wege geleitet werden kann.

Allerdings nicht auf Grund der Trunksucht allein, da der § 6, 3 lautet:

»Entmündigt kann werden, wer infolge von Trunksucht seine Angelegenheiten nicht zu besorgen vermag oder sich oder seine Familie der Gefahr des Nothstandes aussetzt oder die Sicherheit anderer gefährdet. Die Entmündigung ist wieder aufzuheben, wenn der Grund der Entmündigung wegfällt.«

Wie hieraus ersichtlich, liegt die wesentliche Wirkung des Gesetzes auf socialem Gebiete, und das Gesetz gewährt in dieser Weise einen nicht zu unterschätzenden socialen, wirthschaftlichen und sittlichen Schutz, der allerdings in erster Linie der Familie des zu Entmündigenden zugute kommt.

Für die medicinische Seite dagegen, für das Bestreben, die Trunksucht im allgemeinen zu bekämpfen, im einzelnen zu bessern und zu heilen, gewährt das Gesetz keine Handhabe. Doch wäre es unbillig, eine Gabe nicht freudig zu begrüssen, lediglich aus dem Grunde, weil nicht alle unsere Wünsche dadurch befriedigt wurden.

Wir werden zunächst abzuwarten haben, wie sich die Entmündigung in der Ausführung gestalten und bewähren wird, ob sie uns die Möglichkeit gewähren wird, den entmündigten Trinker einer Trinkerheilanstalt zu übergeben, wie die einen meinen, oder ob dies nicht der Fall ist, wie dies die anderen bezweifeln.

Das Eine wenigstens ist damit erreicht, dass der Trunksüchtige auf seinem verderblichen Wege aufgehalten werden kann, bevor er Hab und Gut vertrunken und seine Familie zugrunde gerichtet hat.

Dass die Behandlung der Trunksüchtigen nur dann eine Aussicht auf Erfolg haben kann, wenn es gelingt, aus dem Trinker einen Enthaltsamen zu machen, der dauernd dem Alkoholgenusse entsagt, darüber kann kein Zweifel mehr bestehen, und ebensowenig wohl darüber, dass dieses Ziel sich ausserhalb einer Anstalt kaum wird erreichen lassen.

Wollen wir daher in eine erfolgreiche Behandlung der Trinker eintreten, so wird dies ohne Trinkerheilstätten nicht gehen, und in der Errichtung dieser besonderen Heilstätten werden wir eine Hauptaufgabe der nächsten Zukunft zu erblicken haben. Auf diesem etwas eingeschränkteren Felde wird auch die Wirksamkeit jener vorhin erwähnten Enthaltsamkeitsvereine zu suchen sein.

Literatur: Aus der sehr reichen Literatur (cf. auch die Artikel Alkoholismus und Delirium tremens) nenne ich nur einige neuere. Am wichtigsten ist: Baer, Der Alkoholismus, seine Verbreitung und seine Wirkung, sowie die Mittel, ihn zu bekämpfen. Berlin 1878. — Baer, Alkoholgenuss und Alkoholmissbrauch. Deutsche Vierteljahrschr. f. öffentl. Gesundheitspfl. XIV, 1. — Nasse, Wie können die deutschen Irrenärzte zur Beseitigung des Schadens, den der Alkoholmissbrauch in unserem Volke anrichtet, mitwirken? Zeitschr. f. Psych. XXXIII. — Strassmann, Die Bekämpfung der Völlerei, insbesondere auf dem Wege der Gesetzgebung. Düsseldorf 1878. — Pelman, Die schädlichen Folgen der Trunksucht und die Bekämpfung derselben auf dem Wege der Gesetzgebung. Correspondenzbl. d. niederrheinischen Vereins f. öffentl. Gesundheitspfl. 1879. — Verhandlungen des internationalen Congresses über die Alkoholfrage. Paris 1879. — Binz, Alkoholgenuss. Wien 1881. — Rosenthal, Bier und Branntwein und ihre Bedeutung für die Volksgesundheit. Berlin 1881. — Lammers, Bekämpfung der Trunksucht. Deutsche Zeit- und Streitfragen. — Rose, Delir. tremens und Delir. traumaticum. 1884. — Stark, Der Kampf wider die Trunksucht. 1885. — Mitth. d. deutschen Vereins g. d. M. g. G. — Baer, Die Trunksucht und ihre Abwehr. Wien und Leipzig 1890. — Normann Kerr, Inebriety, its etiology, pathology, treatment and jurisprudence. London 1889. — Martius, Handbuch der deutschen Trinker- und Trunksuchtsfrage. Gotha 1891. — A. Grotjahn, Der Alkoholismus nach Wesen, Wirkung und Verbreitung. Leipzig 1898, G. Wigand. — Baer, Böhmert, v. Strauss und Torney, Der Alkoholismus. Vierteljahrsschrift zur wissenschaftl. Erörterung der Alkoholfrage. Dresden 1900. Waldschmidt. — Vergl. auch Alkoholismus, I, pag. 441. *Pelman.*

Truskawice in Galizien, hat 15°/₀ige Solquellen, welche zu Badecuren gebraucht werden. Zum Trinken verwendet man daselbst eine salinische schwefelwasserstoffhaltige Quelle und ein Bitterwasser. *Kisch*

Trypsin, s. Bauchspeichel, III, pag. 46.

Tuba Eustachii, s. Ohrtrompete. Gehörorgan, anatomisch, IX, pag. 45.

Tubage, s. Larynxintubation, XIII, pag. 243.

Tubarschwangerschaft, s. Extrauterinschwangerschaft, VII, pag. 131.

Tubendurchschneidung, s. Sterilität, künstliche, XXIII, pag. 380.

Tubenkrankheiten.* Die Tuben, Eileiter, Eiröhren, liegen an der Seite des Uterus. Sie sind die oberen Enden der Müller'schen Gänge, die unteren verschmelzen zum Uterus. Demnach steht ihr Lumen ebenso mit dem des Uterus in unmittelbarer Verbindung wie mit der Bauchhöhle. Durch das Lumen der Tube gelangen die Ovula in die Uterushöhle, ebenso wie umgekehrt das Sperma virile von hier aus in die Bauchhöhle, beziehungsweise bis zum Ovarium gelangen kann.

Die Tuben entspringen aus den beiderseitigen Uterushörnern. Sie verlaufen eine Strecke weit seitlich und horizontal und liegen im oberen Theile der Bauchfellduplicatur, welche das Lig. latum überzieht. Sie enden in der trichterförmigen Ampulle, welche sich in 6—8 Fransen — Fimbrien — theilt, von denen eine auf der Kante des Lig. infundibulo-ovaricum nach dem Ovarium hinzieht, Fimbria ovarica (Henle). Die Tuben umziehen also den oberen Rand des Douglas'schen Raumes (Fig. 75) und verlaufen demnach seitlich nach hinten vom Uterus. Ihre Länge beträgt 10—16 Cm., doch sind grosse Verschiedenheiten auch ohne pathologische Voraussetzungen in der Längsentwicklung zu bemerken. Am uterinen Ende gänsefederkieldick, schwillt die Tube lateralwärts zu dem Mehrfachen dieser Stärke an.**

* Ueber die Literatur vergleiche A. Martin, Handbuch der Adnexerkrankungen. I, Leipzig 1895.

** Nach Orthmann's Untersuchungen meiner Präparate: Virchow's Arch. 1887, CVIII.

Die am unteren Ende 0,3—0,4 Cm., am abdominalen 0,9—1,2 Cm. dicke **Tubenwand** besteht* aus 3 Schichten, der **Schleimhaut**, der **Muskel-** und der **Bindegewebsschicht**. Am uterinen Ende ist die Schleimhaut zart, die Muskelschicht überwiegt. In dieser lässt sich hier eine innere aus Ringfasern bestehende und eine äussere longitudinal angeordnete Schicht unterscheiden. Nach dem abdominalen Ende wird die Muskelschicht dünner, während die Schleimhautschicht den grössten Theil der Wandung einnimmt. Die äussere bindegewebige Hülle (welche das glatte einschichtige Epithel des Peritoneum trägt) bleibt sich vom uterinen Ende zum abdominalen fast gleich, sie wird nur lockerer und gefässreicher bis zur Grenze nach der Schleimhaut der Tuben (Fig. 76 und 77).

Die **Schleimhaut der Tube** hat ein bindegewebiges, mit Flimmerepithel bedecktes Stratum, welches in Längsfalten angeordnet ist. Das

Fig. 75.

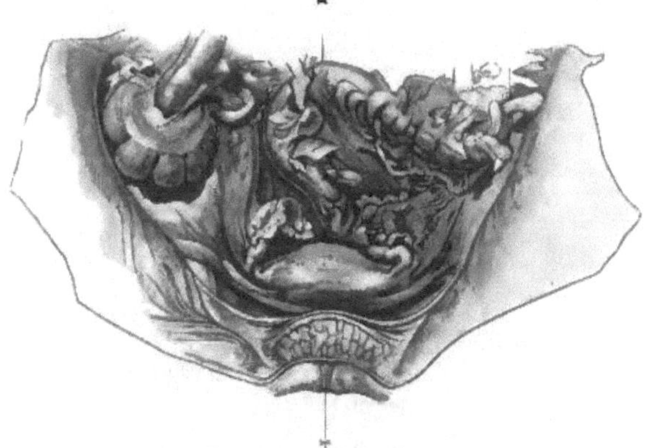

Situs der normalen Beckenorgane einer [illegible]jährigen Frau. (Nach A. MARTIN, CARL RUGE's Festschrift.)

Flimmerepithel ist einschichtig (s. a. FROMMEL, Verhandlungen der 1. Versammlung der deutschen Gesellschaft für Gynäkologie; Centralbl. f. Gynäk. 1886, Nr. 28, pag. 442). Die Höhe der Epithelien nimmt gegen das abdominale Ende zu, die Kerne befinden sich in dem unteren Ende der Zellen. Die Richtung des Cilienstromes geht vom abdominalen zum uterinen Tubenende und unterhält in dieser Richtung einen fortwährenden Strom.

Die **Faltenbildung** entwickelt sich aus 4—6 kleinen Erhebungen im uterinen Theile, von denen in der Regel zwei als Hauptfalten besonders hervortreten, durch Zunahme der Höhe und Breite der Falten und Entsendung von secundären grösseren und kleineren Nebenfalten zu dem wirren Bild, welches der Querschnitt des abdominalen Endes zeigt (Fig. 77). Die hier sichtbaren zackenartigen Gebilde sind nur die quer eingeschnittenen Längsfalten. Die namentlich im abdominalen Ende vorkommende Mannigfaltigkeit und die Abgrenzungen der Falten täuschen Drüsen vor (HENNIG, Der Katarrh der inneren weiblichen Geschlechtstheile. Leipzig 1862, pag. 8).

* Vergl. auch A. MARTIN in C. RUGE's Festschrift. 1896.

Wie schon HENLE (Lehrbuch der Anatomie des Menschen. Braunschweig. II, pag. 493) hervorhebt, hat die Schleimhaut der Tube keine Drüsen; die drüsenähnlichen Bildungen, mit Cylinderepithel ausgekleidete Hohlräume, sind das Product einer Verschmelzung benachbarter Falten.

Gegen das **abdominale Ende** wird das bindegewebige Gerüst der Schleimhaut weitmaschiger und gefässreich, so dass die Falten hier fast nur aus Gefässschlingen bestehen, welche von lockerem Bindegewebe umschlossen sind.

In den meisten Schleimhautfalten liegen in der Regel genau in der Mitte langgestreckte Spalträume, die sich theilweise auch in den Nebenfalten verzweigen und mit einem flachen einschichtigen Endothel ausgekleidet sind, also als Lymphräume angesprochen werden müssen.

Die **Falten** liegen ziemlich dicht an einander, nur in der Mitte der Tube bleibt ein kleines sternförmiges Lumen.

Fig. 70.

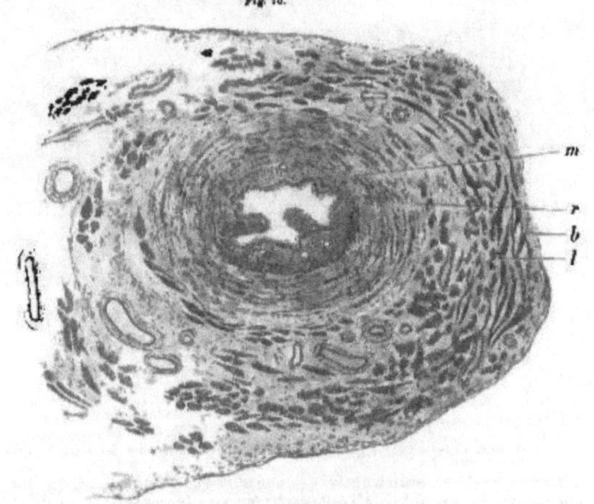

m = Flimmerepithel tragende Schleimhaut; *r* = Ringmusculatur; *l* = Längsmusculatur; *b* = äussere Bindegewebsschicht. (Nach ORTHMANN. VIRCHOW's Archiv, Bd. CVIII.)

Ohne bindegewebige Submucosa legen sich die Ringfasern der **Muscularis tubae** der Schleimhaut an. Die Bündel derselben liegen am Uterus dicht zusammen; sie erscheinen nach dem abdominalen Ende zu aufgelockert und gefässreicher. Der Ringfaserschicht liegt eine Lage longitudinal angeordneter glatter Muskelfasern an; dieselben sind durch breite fibrilläre Bindegewebszüge und zahlreiche zum Theil geschlängelte Gefässe auseinander gedrängt. Nach dem abdominalen Ende zu nehmen die Muskelschichten an Stärke bedeutend ab.

Der **Muscularis** liegt die **Serosa** auf, welche lockere fibrilläre Faserzüge mit oft welligem Verlauf und, besonders am abdominalen Ende, reichliche Gefässe enthält. Sie fehlt nur an dem schmalen, dem Bindegewebe des Lig. latum zugekehrten Raume.

Im postklimakterischen Alter geht auch die Tube eine senile Involution ein, indem besonders die longitudinale Musculatur unter starker Zunahme des Bindegewebes schwindet. Die Schleimhautfalten flachen sich mehr und mehr ab, im uterinen Theil können sie ganz schwinden, auch das Cylinderepithel erfährt eine Abflachung, es wird cubisch, stellenweise pflasterepithelähnlich.*

In der Tube findet sich unter normalen Verhältnissen ausserhalb der Zeit der Menses kein Secret oder doch nur soviel, um die Schleimhaut eben feucht zu erhalten. Dagegen tritt zur Zeit der Menses eine geringe blutige Ausscheidung auf der Innenfläche der Tube auf, wie dies gelegentlich bei Operationen zur Zeit der beginnenden Menstruation von verschiedenen Autoren beobachtet ist. Der von HENNIG** gefundene Körper, das Hyalin, kann nicht constant nachgewiesen werden.

Ueber die **Physiologie** der Tube gehen die Ansichten der Autoren noch sehr auseinander. Während die einen *nur* den Wimperstrom der Epi-

Fig. 77.

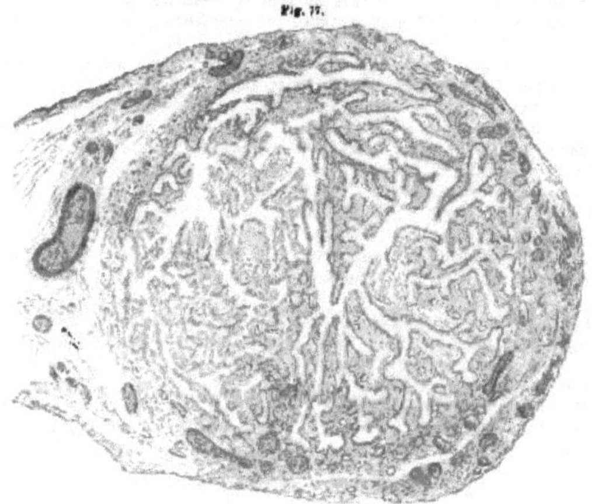

Querschnitt der Tube am Ostium abdominale. (HARTNACK, Oc. 2, Obj. 2 [ORTHMANN].)

thelien, andere *nur* die peristaltische Bewegung der Musculatur vom abdominalen nach dem uterinen Ende für die Beförderung des Eies verantwortlich machen, glauben wieder andere, dass beide Momente an diesem Vorgang betbeiligt seien. Höchst wahrscheinlich ist es (nach Analogie der Vorgänge bei den Säugethieren), dass die Befruchtung des Eies durch die eingedrungenen Spermatozoen etwa im abdominalen Drittel der Tube erfolgt. Die Art der Weiterbeförderung des Eies muss nach dem oben Gesagten zur Zeit noch zweifelhaft bleiben.

Die klinische Untersuchung der Tuben an der Lebenden ist erst durch die Ausbildung des combinirten Untersuchungsverfahrens möglich

* WENDELER in A. MARTIN, Handbuch der Adnexorgane. I. pag. 33.

** HENNIG, Der Katarrh der inneren weiblichen Geschlechtstheile. Leipzig 1870, pag. 29 ff.

geworden. Bei entsprechender Lagerung der entkleideten Frau, auf dem Rücken mit erhöhtem Steiss und mässig erhöhter Unterstützung der Füsse, kann man die Tuben auch ohne Narkose tasten, wenn nicht absonderlich fettreiche Bauchdecken oder eine übertriebene Empfindlichkeit derselben diesen Theil der combinirten Untersuchung, sowie diese überhaupt, unausführbar macht. Man legt die in die Scheide eingeführten Finger unter den Uterus, bis man mittels der den Bauchdecken aufliegenden Hand das Corpus genügend genau tastet. Dann werden die Fingerspitzen in der Scheide ebenso wie die aussen liegenden an der Seite des Corpus bis zur Insertionsstelle der Tube geschoben und hier das uterine Ende zwischen beiden Händen umfasst. Von da aus rücken beide Hände gleichmässig an der Tube entlang seitwärts. Auf diese Weise wird das Anschwellen der Tube, ihr abdominales Ende und oft auch ihre Beziehung zum Ovarium erkennbar. Auch vom Rectum kann man die Tube bei combinirter Untersuchung tasten.

Namentlich im Hinblick auf die Untersuchung pathologischer Veränderungen an der Tube ist die Uebung im Tasten dieses Abschnittes der Genitalorgane bei gesunden Frauen dringend zu empfehlen; sie setzt nur eine gewisse Zartheit der tastenden Finger voraus, wo die oben genannten Schwierigkeiten nicht dazwischen treten. Die Narkose ist dazu erst dann nothwendig, wenn diese Hindernisse oder pathologische Veränderungen vorliegen.

Die **Sondirung der Tuben*** ist vom Uterusinnern mit wie immer gearteten Instrumenten unter normalen Verhältnissen nicht möglich. In der grossen Mehrzahl der Fälle, in welchen die Sonde durch die Tube geschoben worden sein soll, ist dieses Instrument zuversichtlich durch die Wand des Uterus gedrungen. Da, wo die Sondirung der Tube wirklich gelungen ist, haben **pathologische Verhältnisse** vorgelegen. Unzweifelhaft kann **Flüssigkeit vom Uterus aus in die Tuben eindringen**, wie dies schon das Eindringen von Sperma in die Tuben beweist. In der Regel ist aber das Vorschieben von anderen Flüssigkeiten irgend welcher Art vom Uterus aus doch ebenfalls von pathologischen Voraussetzungen abhängig. — Verfasser selbst hat in einer viele Tausende von Fällen umfassenden Beobachtungsreihe, in denen ohne oder mit entsprechender Uterushalsdilatation Flüssigkeiten in die Uterushöhle eingespritzt worden sind, nur in seltenen Ausnahmefällen ein solches Uebertreten der Injectionsmassen gesehen. — In einzelnen Fällen von Vordringen der Flüssigkeit in die Tube, respective die Bauchhöhle sind schwere Zufälle, ja letale Peritonitis die Folge gewesen (Haselberg).**

Pathologie der Tuben.

1. **Vollständiger Mangel der Tuben** findet sich bei dem Fehlen des einen Müller'schen Ganges; rudimentäre Entwicklung mit völlig solider Gestaltung dieses Stranges hat keine klinische Bedeutung. Partielles Vorhandensein eines Canallumen bringt die **Möglichkeit** einer Ansammlung von Flüssigkeit oder Blut mit sich.

2. Es erscheint sehr erklärlich bei einem an den beweglichen Uterus und die so veränderbaren Ligamenta lata gebundenen Organe, dass seine **Lage** vielerlei Schwankungen unterworfen ist, ebenso wie seine **Gestalt** und **Länge** grosse Verschiedenheiten zeigt.

3. Die Länge der Tube schwankt zwischen 5—19 Cm., meist ist sie etwa 10—16 Cm. lang. Neubildungen in der Tube und in ihrer Nachbar-

* Tyler Smith, Lancet. 1844, 19. Mai und 9. Juni, und Matthews Duncan, Edinburgh Med. Journ. 1858.

** Monatschr. f. Geburtsh. 34. pag. 162. — Vergl. Comstans. Beiträge zur Therapie der chronischen Metritis. Berlin 1868 und Fischer, Dissert. inaug. Halle 1879 und Schwarz, Centralbl. f. Gyn. 1882, pag. 2.

schaft, besonders in den Ovarien, führen oft genug ungeheuerliche Ausdehnungen herbei. Dann ist die Tube oft vielfach verschlängelt, so dass ein Querschnitt das Lumen mehrfach trifft: Bilder, welche oft zu Missdeutungen führen. Eine bemerkenswerthe Abweichung in der Gestalt der Tube besteht in einer Mehrzahl ihrer Ostien, zwei, auch drei accessorische Tubarostien (Rokitansky), manchmal ein wirklicher Nebeneileiter (Hennig) werden dargestellt und beschrieben. Neuerdings hat Kossmann* auf die früher zum grossen Theil als Morgagni'sche Hydatiden beschriebenen cystischen Anhänge aufmerksam gemacht und dieselben als Nebenostien mit verklebtem Fimbrienende und consecutiver Flüssigkeitsansammlung (Hydroparasalpinx) oder auch als Cystchen des Wolff'schen Ganges erklärt.

4. In abnormer Lage findet man die Tube bei Bildungsfehlern der Genitalien; von besonderem Interesse sind die Fälle, in welchen die Tube mit oder ohne Ovarium durch den einen Leistenring sich hinzieht und hier zu herniösen Bildungen führt.

Mit Ovarium und Uterus verschiebt sich auch die Lage der Tube sowohl bei der normalen Schwangerschaft als bei pathologischen Veränderungen. Dann trifft man die Tube bald gewaltig ausgedehnt und regellos verlagert, bald zusammengedrängt. Namentlich bei Entzündungszuständen im Beckenperitoneum wächst die geschlängelte Tube in ihren einzelnen Windungen zusammen und kann in ihrer weiteren Verwachsung mit der Nachbarschaft zu ganz unregelmässigen Klumpen verkrüppeln.

Lage und Gestalt verändern sich besonders bei den Erkrankungen der Tube selbst.

Einen sehr interessanten Beitrag zur Pathologie der Tube giebt A. W. Freund**, indem er auf die Gestaltveränderung hinweist, welche die Tube in ihrer Entwicklung aus dem fötalen zum Zustand der Geschlechtsreife durchläuft. Die infantile Tube ist stark geschlängelt und gewunden. Diese Windungen gleichen sich im Verlauf der Entwicklung aus. Freund führt aus, dass bei solchen Frauen, deren Tuben schliesslich normal gestreckt verlaufen, alle Erkrankungen relativ leichter, glatter sich abspielen als bei denen, die mit mangelhaften Entwicklungsverhältnissen in verschiedenen Organen auch an der Tube jene infantile geschlängelte Gestalt in das spätere Leben mit hinübernehmen. Gegen diese Hypothese spricht u. a. der Umstand, dass Tubengravidität häufiger bei Pluri- als bei Nulliparen vorkommt.

Die Tube erkrankt verhältnissmässig selten idiopathisch, primär. Primäre Tubentuberkulose, primäre Neubildungen sind unzweifelhaft und gar nicht so selten beobachtet worden. (Orthmann nach Beobachtungen des Verfassers) In der grossen Mehrzahl allerdings tritt die Erkrankung als Folge von uterinen oder peritonealen, respective ovarialen Erkrankungen auf.

Die Häufigkeit tubarer Erkrankung ist klinisch nur schwer festzustellen, da sich die verschiedenen Processe, besonders der Schleimhaut, lange jeder physikalischen Feststellung entziehen. Wenn nun nach dem poliklinischen Material des Verfassers unter 20.605 geschlechtskranken Frauen 1363mal Tubenerkrankungen nachweisbar waren**, während Winckel*** bei 500 Frauenleichen mehr als 300mal die Tuben pathologisch verändert fand, so beweist dies einerseits gewiss eine überraschende Häufigkeit der Erkrankung dieses Organes, anderntheils die Schwierigkeit des Nachweises an den Lebenden. Weiter wird damit erhärtet, dass die Tube sehr disponirt erscheint, bei den verschiedenartigsten Erkrankungen der Frau, nicht blos des Genitalapparates, in der einen oder anderen Form an dem pathologischen Processe theilzunehmen.

* Sammlung klinischer Vorträge von Rich. v. Volkmann, Nr. 323. Ueber die Indicationen zur operativen Behandlung der erkrankten Tube.

** Kossmann in A. Martin, Handbuch der Adnexerkrankungen. I, pag. 63 ff.

*** Lehrbuch der Frauenkrankheiten. 1886, pag. 567.

37*

Jedenfalls finden wir in der Regel die Tuben nicht allein erkrankt, Uterus und Peritoneum zeigen die analogen Veränderungen. Ganz besonders trifft dies für den Uterus zu, der unter 287 Fällen tubarer Erkrankung bei mehr als $^{2}/_{3}$ in Schleimhaut oder Parenchym oder Perimetrium pathologisch verändert gefunden wurde.

Die **Aetiologie der Tubenerkrankungen** ist ziemlich schwer zu diagnosticiren, jedoch hat man in neuerer Zeit besonders durch die vorgeschrittene bakteriologische Forschung für viele Fälle sichere Anhaltspunkte, für andere (z. B. Graviditas tubaria) kann man oft die Art der Erkrankung mit einer an Sicherheit grenzenden Wahrscheinlichkeit bestimmen. Gerade der exacte Nachweis pathogener Mikroorganismen gelingt in neuerer Zeit immer häufiger, jedoch drängen sich naturgemäss mit der fortschreitenden Erkenntniss auf diesem Gebiete auch immer neue Fragen dem Beobachter auf, vor allem bezüglich der sogenannten Symbiose, d. h. des gleichzeitigen Vorkommens verschieden gearteter Mikroorganismen.

Die Erkrankung fand sich in 525 Fällen beiderseitig, 548mal links, 14mal rechts. Bemerkenswerth ist, dass die Affectionen der beiden Tuben nicht stets die gleichen sind, so dass man in der einen Seite eiterige oder blutige Ausscheidungen finden kann, während in der anderen nur seröser Inhalt liegt.

Soweit bis jetzt die Durchforschung der entzündlichen Tubenerkrankungen reicht, müssen wir für die pathologische Anatomie derselben folgende Eintheilung festhalten.

1. **Salpingitis catarrhalis** (Sactosalpinx serosa) und deren Unterabtheilungen, respective Folgezustände:

a) Salpingitis simplex;

b) Salpingitis diffusa, s. interstitialis (pseudofollicularis und haemorrhagica).

2. **Salpingitis purulenta** (Sactosalpinx purulenta):

a) septica (puerperalis, non puerperalis),

b) gonorrhoica,

c) tuberculosa.

1. Salpingitis catarrhalis (MARTIN*).

Als Salpingitis catarrhalis können nur solche Fälle bezeichnet werden, in denen die Einwirkung irgend welcher pathogener Mikroorganismen als Erreger ausgeschlossen ist.

Nur selten ist die Schleimhaut dabei allein ergriffen.

a) **Endosalpingitis, Salpingitis catarrhalis simplex.** In der Regel ist die Wand mehr oder weniger betheiligt.

b) **Salpingitis diffusa s. interstitialis.** Eine eigenartige Unterart dieser Erkrankungsform ist die Salpingitis haemorrhagica und die Salpingitis pseudofollicularis.

a) Salpingitis catarrh. simpl.

Die Epitheldecke der Schleimhautfalte fällt auch bei **intensiver Schwellung** nicht constant ab; erst wenn die Falten infolge ihrer Schwellung innig aneinander gepresst werden, fallen die Flimmerhaare ab, die Cylinderzellen werden abgeplattet und schrumpfen.

Unabhängig vom Druck der Falten gegeneinander zeigen die Flimmerzellen unter Verlust der Haare fettige, schleimige oder die von HENNIG (a. a. O.) beschriebene Degeneration oder die auch sonst auftretenden entzündlichen Umwandlungen.

* Ueber Tubenerkrankung. Zeitschr. f. Geburtsh. u. Gyn. 1881, XIII. — ORTHMANN, VIRCHOW's Archiv. 1887, 108.

b) *Salpingitis interstitialis.*

Der **bindegewebige Theil der Schleimhautfalten** zeigt in den Anfangsstadien der Entzündung eine kleinzellige Infiltration auf der Höhe der Falten; diese Infiltration pflanzt sich allmählich in die Tiefe fort. Dem entspricht die kolbige Anschwellung der Falten bis zur allgemeinen Hypertrophie der Schleimhaut. Die durch diese Schwellung bedingte innige Berührung der benachbarten Falten führt zur Druckatrophie, zum Schwund des Oberflächenepithels oder zur allgemeinen Rundzelleninfiltration (Fig. 78 und 79). Dabei entwickelt sich oft im Centrum eine Verschmelzung der Falten, deren 3 und 4 zu dicken, breiten Wülsten zusammenwachsen oder sich zu einem bindegewebigen Strang umbilden, der das Lumen der Tube durchzieht.

Auf diese Weise werden die Buchten der Schleimhaut in abgesackte, gelegentlich noch mit Flimmerepithel ausgekleidete Hohlräume umgestaltet,

Fig. 78.

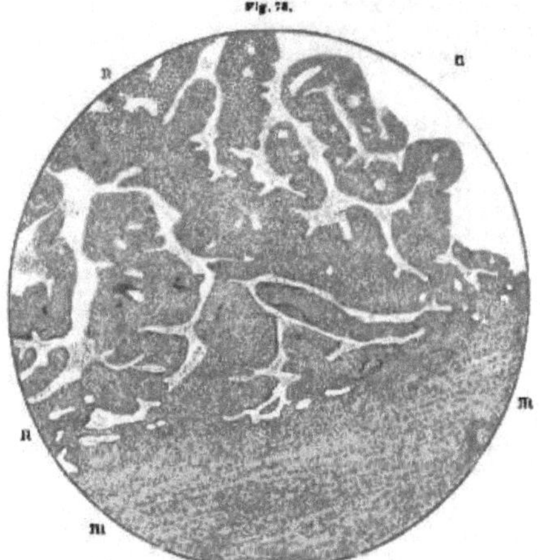

Salpingitis catarrhalis chronica.
m Muscularis tubae; n Mucosa tubae. (HARTNACK, Oc. 2. Obj. 2. Nach ORTHMANN.)

die durch Wucherung und Schmelzung ihrer Wand in weitere kleinere Hohlräume mit einem aus Fibringerinnsel, weissen Blutkörperchen und abgefallenen Epithelien bestehenden Inhalt sich umbilden.

Im Verlauf dieser Umbildung, bei der die Gefässe von Anfang an stark betheiligt erscheinen, finden sich infolge von Zerreissungen der Gefässwandungen grössere oder kleinere Extravasate, welche einen Theil des Lumens der Hohlräume völlig ausfüllen und zur Zerstörung der umliegenden Schleimhaut beitragen — Anfangsstadium der **Salpingitis catarrhalis haemorrhagica.**

In selteneren Fällen erscheinen diese Hohlräume völlig abgeschnürt, in wirkliche cystische Räume umgebildet, mit reichlichem Secret, durch dessen Inhaltsdruck die cystischen Räume bis in die Muscularis hineingedrängt werden. **Salpingitis catarrh. pseudofollicularis** (Fig. 80).

Die Wandschichten der Tube zeigen eine kleinzellige Infiltration, die bald streifen- und bordweise, meist wurzelartig, zwischen den Muskel- und Bindegewebsbündeln liegt, bald dem Lauf der Gefässe folgt. Die Muskelschichten selbst und das Bindegewebe zeigen selten eine Hypertrophie, ja häufiger sind sie sogar atrophisch. Die Verdickung der Wand der Tube ist mehr durch die Hyperplasie des Bindegewebes als durch die der Muskelbündel entstanden.

Kaltenbach* hat auf eine musculäre Hypertrophie als Arbeitshypertrophie bei Stenosen der Tube hingewiesen. Nach Orthmann** sind die Muskelelemente seltener an der Wandverdickung betheiligt als das Bindegewebe. Die Verdickung findet sich aber auch ohne Stenose im Ostium abdominale, worauf Kaltenbach seinerseits besonderes Gewicht gelegt hat, so dass es zweifelhaft erscheint, ob eine solche Deutung der Hypertrophie als das Product der Arbeit zutreffend ist.

Fig. 70.

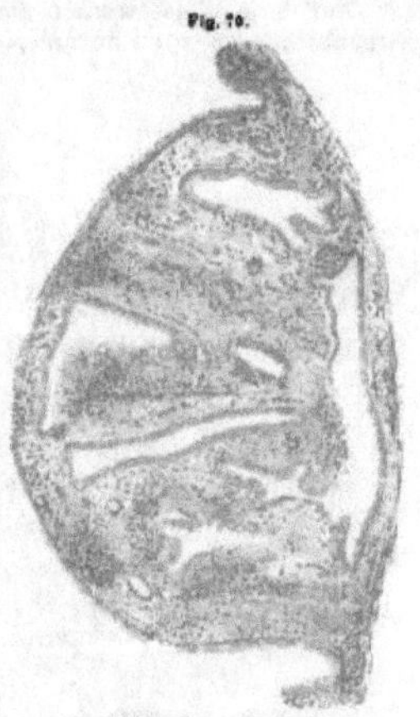

Salpingitis catarrhalis.
Nach Orthmann in Virchow's Arch., Bd. CVIII.

Eine besondere Form der Salpingitis interstitialis ist die von Chiari und Schauta beobachtete Salpingitis isthmica nodosa, welche in Form von bis bohnengrossen soliden Verdickungen im uterinen Tubenende auftritt und auf einer chronisch-entzündlichen Hyperplasie der Wandung beruht, in welcher zahlreiche abgeschnürte Buchten der Tubenschleimhaut gefunden werden, ähnlich wie bei Salpingitis pseudofollicularis.

2. Salpingitis purulenta.

Nach dem heutigen Stande der bakteriologischen Wissenschaft müssen alle eiterigen Tubenerkrankungen auf das Eindringen von Mikroorganismen zurückgeführt werden, und in der That gelingt der exacte Nachweis der verschiedenartigsten Eitererreger in einer grossen Zahl aller Fälle. Weitaus am häufigsten finden sich einerseits Strepto-, andererseits Gonokokken und Bacterium coli commune, aber auch der Tuberkelbacillus ist nicht selten und in einer geringen Anzahl von Fällen sind Pneumococcus Fränkel, Bacillus typhi abdominalis mit voller Sicherheit festgestellt. In den Fällen, in welchen der Nachweis irgend welcher Keime im Eiter nicht gelingt, handelt es sich meist um lange Zeit völlig in sich abgeschlossene Eitersäcke, in denen die unzweifelhaft vorhanden gewesenen Mikroorganismen unter der Einwirkung ihrer eigenen Toxine zugrunde gegangen sind. Dies erklärt auch die oft beobachtete Thatsache, dass solcher Eiter selbst bei ausgiebiger Berührung mit dem Peritoneum eine infectiöse Wirkung nicht bethätigt.

In den meisten Fällen schwindet bei Salpingitis purulenta das Oberflächenepithel; nur an geschützten Stellen finden sich Spuren als niedrige Cylinderepithelzellen, baar der Flimmerhaare (Fig. 81).

Die Schleimhautfalten sind in der Regel theilweise zu dicken Wülsten von wechselnder Höhe verschmolzen. In ihrem Innern trifft man auf einige

* Centralbl. f. Gyn. 1885, Nr. 43, pag. 677.
** A. a. O. pag. 146.

drüsenähnliche Hohlräume, ihre Wand ist von einer starken kleinzelligen Infiltration durchsetzt.

In vorgeschrittenen Stadien schmilzt die Oberfläche eiterig, die obersten Schichten werden auch wohl in circumscripter Nekrose abgestossen, bis nur noch eine schmale Schicht von Granulationszellen die Musculatur von dem mit Eiter gefüllten, klaffenden Lumen trennt. Hohlräume und Blutgefässe gehen meist bald infolge der Rundzelleninfiltration zugrunde. Andererseits sieht man auch die Falten zu breiten Wülsten zusammenschrumpfen; breite Streifen fibrillären Bindegewebes ziehen sich dann am Rand der Wülste hin, während im Inneren kleinere und grössere Blutgefässe liegen.

Die **Tubenwand** erscheint in der Regel stark verdickt; durchgehends infolge kleinzelliger Infiltration der gesammten Wand, die streifenartig zwischen

Fig. 86.

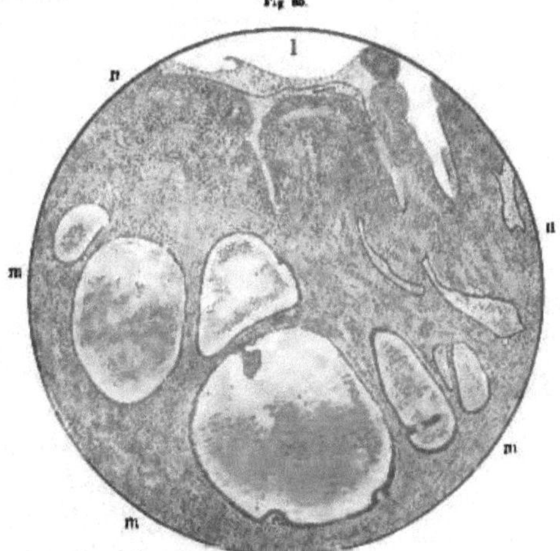

Salpingitis pseudofollicularis.

m Muscularis tubae, n Mucosa tubae; l Tubenlumen. (HARTNACK. Oc. 3, Obj 8. Nach ORTHMANN.)

den Muskelbündeln sich ausbreitet oder herdweise zusammenliegt, besonders in der Umgebung der Gefässe. Die intermusculären Bindegewebszüge sind erheblich vermehrt, eine analoge Vermehrung der Musculatur ist selten (Fig. 82).

Die **Blutgefässe** sind deutlich vermehrt, zum Theil mit erheblicher Verdickung der Gefässwände.

An Stelle der **peritonealen Hülle** der Tube tritt oft ein neugebildetes Bindegewebe, aus gefässhaltigen fibrillären Faserzügen gebildete Auflagerungen, welche dadurch eine besondere Bedeutung gewinnen, dass sie zur Verklebung und innigen Verwachsung der Windungen der Tube führen und somit jenes unentwirrbare Bild erzeugen, welches die Tuben bei vorgeschrittenen Processen in der Regel bieten. Zudem sind diese peritonealen Entzündungsvorgänge die Einleitung zu den so häufigen Verwachsungen der Tube mit allen Organen, die in dem Becken mit ihnen in Berührung kommen.

Eine sehr häufige Complication der entzündlichen Zustände an der Tube ist die **Verlegung ihres Lumens** — **Stenose** — bis zur **Atresie**. Die **Stenosen** können in mehrfachen Wiederholungen den ganzen Innenraum der Tube in eine vielkämmerige Höhle absetzen. **Atresien** finden sich selten im Verlaufe der Tube, häufig am abdominalen Ende. Die oben beschriebenen Schwellungszustände bringen die Tubenwandungen in einen so innigen Contact miteinander, dass die Falten untereinander und mit ihrem Gegenüber verwachsen; dadurch kommt es zu Stenosen, respective Atresiebildung. Am abdominalen Ende entstehen Atresien ausserdem noch durch die Verwachsung des peritonealen Saumes der Fransen oder durch die Verlöthung des Ostium abdominale mit den benachbarten Organen, die alle in dem gemeinsamen peritonitischen Process hineingezogen werden.

Fig. 61.

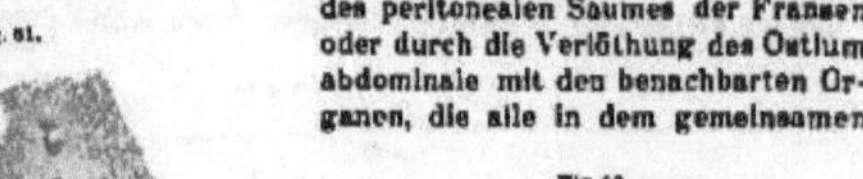

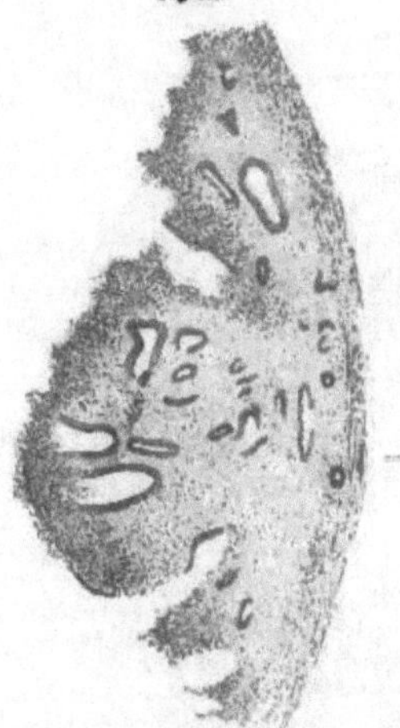

Nach Orthmann a. a. O.

Fig. 62.

Nach Orthmann.

Die stenosirten und die atretischen Tuben sind stets in ihrem Verlauf entzündet oder entzündet gewesen, so dass diese Veränderungen eine der Endformen dieser Entzündungsprocesse darstellen. Am häufigsten schwillt das periphere Ende der Tube an, die Ausdehnung kann aber auch am uterinen allein und vorwiegend bestehen; Abknickungen der Tube, Verlegung durch äussere Umstände spielen dabei eine grosse Rolle.

Der Inhalt der atretischen Säcke ist entweder serös — **Sactosalpinx serosa**, oder eiterig — **Sactosalpinx purulenta**.

In manchen Fällen ist der Inhalt einer Sactosalpinx serosa mit Blut vermischt oder besteht gar ganz aus Blut — **Sactosalpinx haemorrhagica**. Die Beobachtung des Tubeninhaltes bei Gelegenheit von Laparotomien aus den verschiedensten Ursachen lässt mich nicht zweifeln, dass zur Zeit der Menstruation und unter dem Einfluss anderweiter Erkrankungen des Genitalapparates nicht selten Blut in das Lumen der Tube austritt. Ob dasselbe physiologisch abfliesst und wohin, vermag ich nicht mit Sicherheit zu bestimmen. Zu beachten ist, dass der Inhalt einer wahren Sactosalpinx haemorrhagica stets flüssig ist, während eine Ausfüllung des Tubensackes mit dicken geronnen Blutmassen immer auf Tubenschwangerschaft schliessen lässt.

Der Inhalt der Sactosalpinx serosa besteht aus einem entzündlichen Exsudat, in welchem zahlreiche Leukocyten, rothe Blutkörperchen und degenerirte Epithelzellen gefunden werden, die in manchen Fällen als weichkörniger Belag sich an den Wänden niederschlagen.

Die Eiterentwicklung ist stets auf pathogene Mikroorganismen zurückzuführen, die Veränderungen der Wand hierbei sind oben beschrieben.

Der Eiter wird nicht selten in Eintrocknung und beginnender Resorption angetroffen. Dass dabei die erregenden Mikroben häufig gleichfalls dem Untergang verfallen, ist bereits oben erwähnt.

Der Inhalt der Tuben wächst nicht selten zu ganz erstaunlicher Menge an. Sehen wir von den alten Literaturangaben ab, so werden Mengen bis zu $^1/_2$ Liter angetroffen, selten darüber. Bei dieser Ansammlung weicht in der Wand des Sackes die Muskelschicht vergleichsweise früh auseinander, während die Schleimhaut länger Widerstand leistet. Die Muskelbündel atrophiren oder schwinden, das intermusculäre Bindegewebe hält sich länger; die Blutgefässe werden comprimirt und scheinbar an Zahl verringert.

Fig. 82.

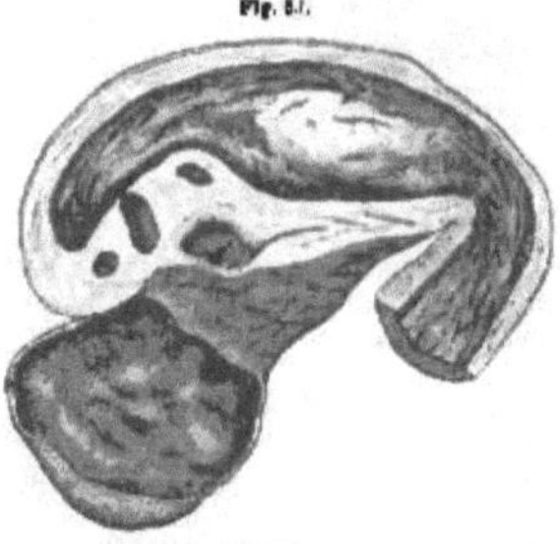

Pyosalpinx, Atresia tubae, Ooph. chron., Cyst. parovarii. (Fr. 6.) Nat. Grösse (OSTERMANN).

Dem Schwund der Wand gegenüber kommen auch Beispiele von Hypertrophie der Wand bei der Entwicklung atretischer Tubensäcke vor. Muskel- und bindegewebige Elemente hypertrophiren, die Gefässe sind stark entwickelt, mit dicken Wandungen versehen.

Wenn die Tube so gedehnt wird, nimmt sie meist infolge des Widerstandes ihrer Wand und der Verwachsung der peritonealen Hülle mit den in den Wandungen der Tube aneinander sich legenden Abschnitten der Tube selbst oder sonstigen Nachbarorganen, besonders dem Uterus und dem Ovarium, den Därmen und den Wandungen des kleinen Beckens eine eigenthümliche Wulst- oder Wurstform an. Nur das uterine Ende bleibt in der Regel intact und erscheint wie ein derber Stiel der Geschwulst. Bei sehr grosser Ausdehnung und ausgedehnter peritonitischer Verwachsung verschwindet dieser Stiel für das Auge und die tastende Hand hinter der Wandung der Tube und den peritonitischen Schwielen.

Je nach den Veränderungen der Wand kommen dann die Hohlräume der Tubensäcke mit denen der Nachbarorgane in Verbindung.

Am eigenartigsten erscheinen die Folgezustände der Verwachsung mit dem Ovarium. Unter Schmelzung der Zwischenwand confluiren die Höhlen des Pyosalpinx und der Ovarialabscesse. Beistehende Fig. 83 und 84 geben über diesen Vorgang genügende Auskunft. Einen anderen Modus des Confluirens von Tube und Ovarium zeigt das von BLASIUS 1834 und von BURNIER neuerdings wieder beschriebene Vorkommen, über das die folgenden Figuren (Fig. 85, 86 und 87) das Wesentliche besagen.*

Dem Vorgang der Schmelzung der Tubenwand geht in der Regel ein peritonitischer Process voraus, der die Tube mit der Nachbarschaft innig verschmilzt. Kommt es dann zur Berstung, so entleert sich der Inhalt der Tube am häufigsten in das Darmrohr, aber auch in die Blase, den Uterus,

Fig. 84.

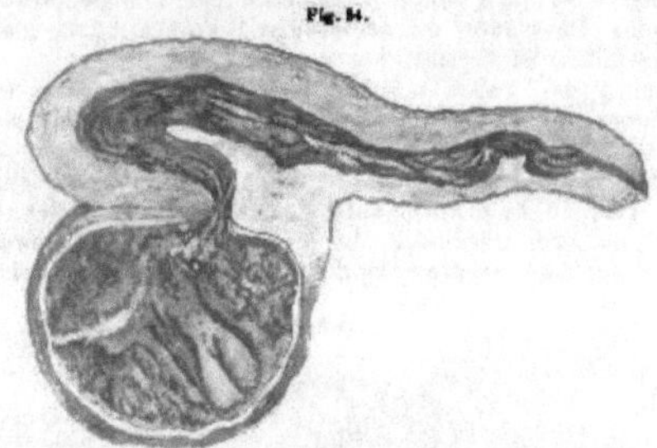

Pyosalpinx. Communication zwischen Tube und vereitertem Ovarium. (Fr. N.) Nat. Grösse (ORTHMANN).

die Scheide. Naturgemäss kommt bei einem solchen Schmelzungsvorgang auch Erguss in die Bauchhöhle selbst vor, mit allen den schlimmen Folgen, welche den Eintritt so virulenter Flüssigkeit in die Bauchhöhle zu begleiten pflegen.

Symptome der Tubenentzündung.

Unter den an sich noch wenig charakteristischen Symptomen der Tubenentzündung ist in erster Linie der Schmerz zu nennen, welchen diese

Fig. 85.

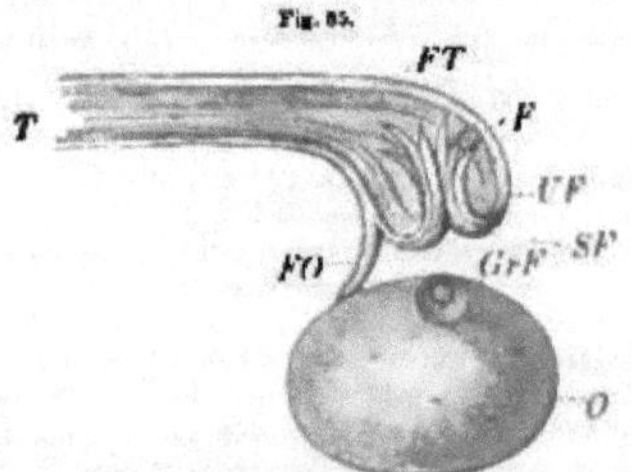

T Tube, FT Falten der Tubenschleimhaut, F Fimbrien, FO Fimbr. ovarica, O Ovarium, UF Umgestülpte Fimbrie, SF seröse Fläche der Fimbrie, GrF GRAAF'scher Follikel. (BURNIER, Zeitschr. f. Geb. u. Gyn. V.)

Kranken in der betreffenden Seite empfinden. Derselbe tritt bei der Erkrankung der Tube in der Regel im Anschluss an die entsprechenden Erkrankungen der äusseren Genitalien, ganz besonders aber des Uterus, hervor.

* Cf. auch ORTHMANN, VIRCHOW's Archiv. CLV, 1899. — ZAHN, Ebenda. CLI. Siehe auch GOTTSCHALK, Internat. Congress. Berlin 1890.

Selten erfolgt die Betheiligung der Tube an der Entzündung des Uterus unmittelbar in den ersten Tagen. Häufiger vergehen Wochen, ja selbst mehrere Wochen, der Zustand des Uterus ist schon der Heilung nahe, und alle seine

Fig. 56.

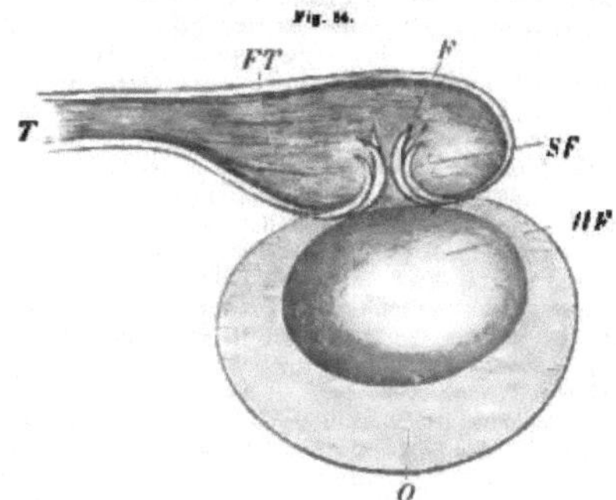

HF Hydropischer Follikel. (Nach BURNIER.)

Symptome scheinen geschwunden. Da, plötzlich, entweder ohne nachweisbare Ursache, oft aber auch im unmittelbaren Anschluss an irgend eine äussere Schädlichkeit (Ueberanstrengung, Excesse in Venere, brüske gynä-

Fig. 57.

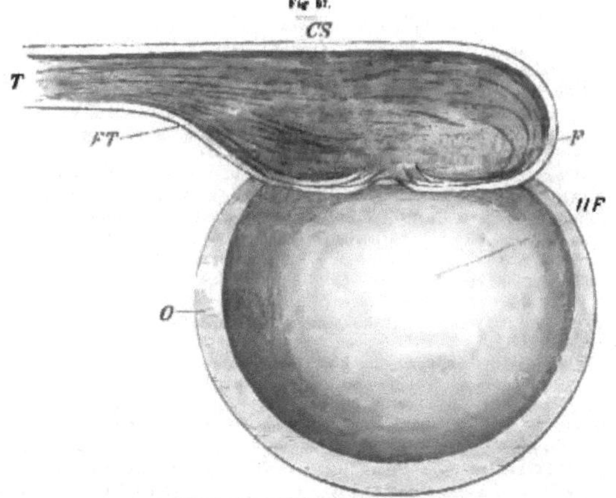

CS Communicationsstelle. (Nach BURNIER.)

kologische Untersuchung, unvorsichtige therapeutische Eingriffe) erkranken die Patienten unter heftigen Schmerzen meist der einen (und zwar vorwiegend der linken) Seite, unter oft nicht zu verkennenden Reizerscheinungen auch des Peritoneums. Als Quelle dieser schmerzhaften Erkrankung ist die Tube zu erkennen.

Häufig kommt es überhaupt nicht zu solchem acuten Stadium der Schmerzempfindung; die Patienten klagen über einen dumpfen Schmerz, der im Anschluss an mehr oder weniger heftige anderweite Entzündungsvorgänge in den äusseren Geschlechtstheilen, respective im Uterus sich entwickelt hat und nach Heilung dieser zurückbleibt. Der Schmerz wird in die eine oder beide Seiten verlegt, er verschwindet zeitweise, wenn auch nicht gänzlich, bei anderen ist er vom Anfang an gleichmässig. Es bleibt oft lange Zeit kaum beachtet, nimmt gelegentlich, z. B. bei körperlichen Anstrengungen, zu, exacerbirt bei Störungen in der Darmthätigkeit. Oft tritt er nach körperlichen Anstrengungen auf; in anderen Fällen kommt er zur Zeit der Menstruation besonders zum Ausbruch und hält während der ganzen Dauer derselben an; oft tritt er nach jeder Cohabitation hervor. Dann kommen auch wohl »anfallsweise« peritonitische Symptome vor. Diese schwankenden Schmerzen trotzen nicht selten jeder Localtherapie der uterinen Veränderungen. Nach jahrelangem Leiden, durch welches die Frauen in hohem Grade entkräftet und nervös werden, so dass sie als »hysterisch« gelten, kann der Schmerz sich allmählich verlieren und eine Heilung eintreten, für welche sehr häufig mehr das Abklingen der Reize in dem erkrankten Organ als die angewandte Therapie verantwortlich zu machen ist. Häufig bringt erst die eintretende Menopause mit dem Aufhören des periodisch vermehrten Blutzuflusses zu den Genitalien und mit der eintretenden senilen Involution derselben endlich Heilung.

Kommt es im Verlauf der Tubenerkrankung zur Eiterbildung, so pflegen damit Zunahme der Schmerzen und entsprechende Temperaturschwankungen einzutreten. Der Schmerz nimmt zu, Fröste und hohe Temperaturen bleiben nicht aus.

Die Blutergüsse in die Tuben machen ebenfalls heftige Schmerzen; dieselben können das Gefühl der Spannung hervorrufen und diejenigen Empfindungen, welche für das Bersten der schwangeren Tubensäcke so charakteristisch sind.

Kommt es zur Berstung der Tube, mag ihr Inhalt Eiter und Blut sein, so erfolgt in der Regel eine so heftige Peritonitis, dass deren Schmerz den der Tube völlig verdeckt.

Wenn wir annehmen müssen, dass das Secret der Tubenschleimhaut unter gesunden Verhältnissen nur sehr geringfügig ist und entsprechend seinem indifferenten Charakter ohne wahrnehmbare Erscheinungen aus dem Ostium abdominale abfliesst und von dem Peritoneum resorbirt wird, so erfolgt bei krankhafter Veränderung dieses Secretes gewiss sehr bald eine solche Reaction von Seiten der Umgebung des Ostium abdominale in Form von Verwachsungen, dass dieser Weg für das Secret verschlossen bleibt. Dann kommt es wahrscheinlich zuweilen zur Entleerung desselben nach dem Cavum uteri hin.

Das plötzliche absatzweise Abfliessen grosser Menge Tubeninhaltes nach dem Cavum uteri hin hat man Salpingitis profluens genannt.* Das Vorkommen einer periodischen Entleerung des Tubeninhaltes durch den Uterus nach aussen ist immerhin selten; ich habe unter circa 1500 Fällen von Salpingitis ein prägnantes Bild von Salpingitis profluens nur achtmal gesehen. Diese 8 Fälle sind ohne Operation und ohne bis in die Tubenhöhle übertragene Behandlung geheilt. Die Ansammlung des Secretes vor dem Abfluss erfolgt unter spannenden Schmerzen in der betreffenden Seite des Unter-

* Vergl. Hartmann, Die Retentionsgeschwülste schleimigen Inhaltes in den weiblichen Genitalien. Dissert. inaug. Zürich 1886. Scanzoni, Krankheiten der weiblichen Sexualorgane. 4. Auflage, II, pag. 75.

bauches. Die Entleerung erfolgte meist ohne nachweisbare Veranlassung und führte, nachdem der Schreck über das plötzliche Abfliessen der grossen Menge übelriechender Flüssigkeit (die ich übrigens in keinem Fall zur Untersuchung bekommen konnte) überstanden war, zu einer relativen Euphorie.

Der Einfluss der Salpingitis auf die **Menstruation** ist durchaus inconstant. Unregelmässiges, profuses und schmerzhaftes Menstruiren, bei nachgewiesen gesunder Beschaffenheit des Uterus habe ich allerdings öfter gesehen, als völlig beschwerdefreies. Sehr häufig ist jedoch die Salpingitis durch Fortleitung der Entzündung vom erkrankten Endometrium aus verursacht und so dürfte ein krankhaftes Verhalten des Uterus schon dadurch erklärt werden. Wichtig erscheinen auch für diese Frage die Beobachtungen, welche CZEMPIN* aus meinem Material gesammelt, wonach bei Tubenerkrankungen secundär die Uterusschleimhaut von neuem erkrankte und unverkennbar weiter durch die Tubenerkrankung starke menstruelle und unregelmässige Blutungen veranlasst wurden. Schliesslich kann auch die Erkrankung des Endometriums überhaupt erst secundär von den Tuben aus erfolgen, wie das z. B. bei der descendirenden Tuberkulose der Fall ist, bei welcher gleichfalls Menstruationsanomalien die Regel bilden.

Salpingitis duplex verhindert jedenfalls im acuten Stadium das Zustandekommen einer **Conception**. Einseitige Erkrankung dürfte kaum an sich als Ursache der Sterilität gelten. Atresien der Tube haben naturgemäss eine andere Bedeutung. Immerhin wird die Ursache der Tubenerkrankung dabei mit ins Gewicht fallen, besonders wenn es sich um eine von dem Ehemann eingebrachte Infection handelt.

Die Diagnose der Tubenerkrankungen.

Eine Diagnose tubarer Erkrankung kann nur dann gestellt werden, wenn man das veränderte Organ selbst tastet. Ob das zwischen den in die Scheide oder in den Mastdarm eingeführten Fingern und der aussen aufliegenden Hand geschieht, ist irrelevant. Man muss jedenfalls so viel Uebung in diesen Palpationen zu erwerben suchen, dass man für gewöhnlich ohne Narkose die Veränderung wahrnimmt. Zur genaueren Feststellung wird man allerdings dann ebensowenig die Narkose entbehren können als da, wo entweder ein Widerstreben von Seiten der Patientin oder complicirte Verhältnisse im Becken selbst vorliegen.

Die **erkrankten Tuben** sind in der Regel **empfindlich gegen Druck**, meist erscheinen sie verdickt und legen sich deutlich differenzirbar gegen das Ovarium und oft auch gegen das Ligam. rotundum, im Bogen um das erstere, an der Seite der DOUGLAS'schen Tasche, bis hinab in den Boden derselben. Sie umkränzen den Uteruskörper seitlich. Grössere Anschwellungen führen zur Ausfüllung des DOUGLAS'schen Raumes. Die erkrankte Tube schwillt nach den abdominalen Enden kolbenartig an; bei weiterer Ausdehnung gewinnt die Masse durch die Biegung und die von peritonitischen Schwielen und circumscripten Verwachsungen bedingten partiellen Einziehungen die Gestalt einer Wurst. Die fast regelmässig vorhandenen Verwachsungen bedingen eine oft absolute Unbeweglichkeit des erkrankten Organs, besonders bei grösserer Ausdehnung. Verhältnissmässig selten legt sich die Tube dem Uterusfundus selbst auf, so dass sie wie ein rundlicher Tumor diesen vergrössert, als ein Theil desselben erscheint.

Sehr häufig gelingt es, das **uterine Ende** auch der weiterhin sehr stark vergrösserten Tube als einen **bleistiftdicken Strang vom Fundus uteri** aus, hinter und über dem Lig. rotundum zu tasten; nur wenn das möglich, halte ich eine exacte Diagnose der Vergrösserung der Tube für ausführbar.

---

* Naturforscherversammlung, Berlin 1886, Zeitschr. f. Geburtsh. u. Gyn. XII.

Grosse Geschwülste der Tube, mit denen eine Vergrösserung des Ovarium, Verwachsung mit den Därmen, peritonitische Schwielen und Exsudate verbunden sind, halte ich ohne die Tastung dieses gewissermassen als Stiel fühlbaren uterinen Tubenendes als solche nicht für erkennbar. Geringere Anschwellungen, besonders des abdominalen Endes, entziehen sich nicht selten der Palpation.

Die **Palpation der Tube** erheischt stets grosse Vorsicht. Die Berstung derselben, die Sprengung ihres atretischen abdominalen Ostiums, die Entleerung des Inhaltes in die Bauchhöhle sind schwere Complicationen, besonders wenn dabei Zerreissung der peritonitischen Schwielen eintrat.

Den Versuch, den Inhalt der Tube nach dem Cavum uteri auszudrücken, halte ich für an sich nur ausnahmsweise erfolgreich, im übrigen aber **für so gefährlich, dass ich davon auf das Bestimmteste abrathe.**

Am häufigsten stellt sich die Frage einer **diagnostischen Differenzirung** erkrankter Tuben gegenüber kleinen **Ovarialtumoren, subserösen Myomen, parametritischen Exsudaten** und **extraperitonealen Hämatomen.**

Bei kleinen **Ovarialtumoren ohne gleichzeitige Tubenerkrankung** habe ich sehr oft die Tube deutlich heraustasten können; sehr häufig ist aber die Tube selbst gleichzeitig verändert und giebt dann die Form und Consistenz der einzelnen Abschnitte, besonders aber das uterine Ende die Aufklärung des verwirrten Bildes. **Subseröse Myome** folgen den Bewegungen des Uterus vollständiger, als die Tuben es thun. Gleichzeitige mehrfache Myomkeime und die Insertion derselben in der Substanz des Corpus ermöglichen oft die Unterscheidung gegenüber den Tuben.

Gegenüber den **parametritischen Exsudaten** ist mir stets der Umstand differentiell diagnostisch wichtig erschienen, dass diese Exsudate gewöhnlich viel tiefer im Lig. latum liegen, das Scheidengewölbe herabdrängen und darüber sich flacher ausbreiten als die tubaren Geschwülste. Zudem ist auch im Stadium der Eintrocknung die Verbindung der Exsudate mit dem Uterus unterhalb der Tubeninsertion nachweisbar. Den gleichen Unterschied betone ich gegenüber den **extraperitonealen Hämatomen,** deren Anamnese auch ohnehin gegen die Verwechslung mit tubaren Geschwülsten sichert.

Die Differentialdiagnose gegenüber der Tubargravidität ist in dem betreffenden Artikel gesondert besprochen und sei darauf verwiesen. Es ist jedenfalls daran festzuhalten, dass gegenüber frisch entzündlichen Processen die Unterscheidung mit annähernder Sicherheit möglich ist, dass dagegen chronisch entzündliche Processe in den Tuben und Tubargravidität in vielen Fällen nicht mit absoluter Gewissheit gegeneinander abzugrenzen sind, wie das durch zahlreiche Beobachtungen erwiesen ist. Ebenso unsicher ist die Unterscheidung der einzelnen Salpingitisformen, ob der Inhalt der Tube **eiterig und different** für die Umgebung oder serös, respective blutig und indifferent ist. Tiefgreifende Störung des Allgemeinbefindens muss allerdings die Vermuthung eines eiterigen Inhaltes der Tuben nahelegen, wenn nur hier die Quelle der Erkrankung nachweisbar ist.

Die Anamnese giebt uns werthvolle Anhaltspunkte, der Nachweis specieller Krankheitserreger in den äusseren Genitalien (Gonokokken, Tuberkelbacillen), die Symptome selbst und der Befund lassen uns vermuthen, eine sichere Diagnose der einzelnen Formen tubarer Erkrankung oder auch nur der Ausdehnung der Tube ist zur Zeit noch nicht möglich, wie ich auf Grund der sehr ausgedehnten Beobachtungen der Tuben mit und ohne Freilegung derselben durch Laparotomie behaupten muss.

Eine weitere Schwierigkeit für die Diagnose der tubaren Erkrankungen besteht in der **Vorsicht, welche für die Betastung durch die Gefahr** der Berstung der Geschwulst geboten ist. So einfach unter Umständen die Abtastung ist und die Erkenntniss der Tubenerkrankung, so complicirt ist sie in anderen, ja in der Mehrzahl der Fälle.

Vorausgegangene schwere Wochenbetten, gonorrhoische Infection, Tuberkulose, Sterilität, langdauerndes Siechthum bei nur undeutlich ausgesprochenen Symptomen, müssen unsere Aufmerksamkeit ganz besonders auch auf die Tuben hinlenken, wenn Schmerzen im Becken, Menstruationsstörungen und sonstige Beschwerden in den Genitalien geklagt werden. Ausgedehnte Verwachsungen, Complicationen mit Ovarialerkrankungen, peri- und parametritische Exsudate können die Diagnose bis zur Undurchsichtigkeit verschieben, wenn dabei das uterine Ende der Tube nicht mehr deutlich zu tasten ist.

Sehr häufig liegen die kolbig angeschwollenen Tubarsäcke hinter dem Uterus, füllen den DOUGLAS'schen Raum aus und drängen auch wohl das Scheidengewölbe herab. In solchen Fällen ergiebt sich die Diagnose aus dem verjüngten Ende dieser Masse, das in das Uterushorn ausläuft und in seinen Schlängelungen bis an die Seite des Uterus zu verfolgen ist.

Die **Prognose** der Erkrankungen des in dieser Tiefe gelegenen, schwer zugänglichen Organs erschien früher ganz ungünstig. Jetzt können wir sie entschieden besser stellen, denn wir sehen in einer ganzen Anzahl von Fällen **frisch** entzündliche, auf gonorrhoischer oder septischer Infection beruhende Tubenaffectionen bis zur völligen Restitutio ad integrum ausheilen, während einmal chronisch gewordene Zustände für spontane Rückbildung wesentlich ungünstigere Aussichten darbieten.* Bei der Unmöglichkeit, mit unseren heutigen Hilfsmitteln den Charakter des Leidens von vornherein exact zu diagnosticiren, können wir die Prognose erst aus dem Verlauf der Entzündung feststellen. Unter diesen Umständen erscheint es geboten, die **Prognose der Tubarentzündungen stets als eine dubia** zu bezeichnen, zumal das Weitergreifen der Entzündung auf die Umgebung einerseits, andererseits die Bildung von Stenosen und Atresien in der Tuba durch unsere Therapie nicht mit Sicherheit verhindert werden können.

Eine Ausheilung selbst grosser Eiteransammlungen kommt vor durch Entleerung auf dem Wege des Uteruscanals (Salpingitis profluens), durch Eindickung und Resorption, durch Verödung der Tube. Aber andererseits kann es auch zu plötzlicher Entleerung in die Bauchhöhle und allgemeiner Peritonitis kommen, so dass wir erst aus dem Verlauf selbst die Prognose feststellen dürfen.

Mit Rücksicht auf die Bedeutung der Eileiter für die Conception ist **die Prognose** der tubaren Entzündungen für das **Fortpflanzungsgeschäft immerhin zweifelhaft**. Aber **Sterilität** ist doch nicht so unmittelbar die Folge dieser Entzündungen, dass wir auch darin die Prognose nur als dubia, nicht als absolut schlecht bezeichnen dürfen. Ich habe in sieben Fällen Conception nach Salpingitis bisher beobachtet, zweifle aber nicht, dass sie öfter auch unter meinem Material vorgekommen ist, entsprechend der mangelhaften Controle, welche wir über die späteren Schicksale unserer Clienten besitzen.

Therapie.

Eine **Therapie der Salpingitis** im Sinne unmittelbarer Einwirkung besitzen wir nicht.

Die **frisch-entzündlichen Stadien** werden durch strenge Antiphlogose oft überraschend schnell beseitigt. Ruhe, Eis, locale Blutentziehung

* Cf. A. MARTIN, Pathologie und Therapie der Frauenkrankheiten. 3. Auflage, 1895.

(Hirudines dicht über der Leiste der betreffenden Seite), eventuell Narcotica versagen selten ihre Wirkung.

Ist der Schmerz beseitigt oder wenigstens so weit eingeschränkt, dass er nur noch z. B. bei kräftigen Körperbewegungen hervortritt, darf man annehmen, dass die Entzündung ihre Akme überschritten hat; dann ist die ganze Menge der Mittel am Platze, welche erfahrungsgemäss gerade in der Genitalphäre zur Resorption von Exsudaten und der Residuen entzündlicher Vorgänge führt: bei entsprechender Allgemeinpflege kommen die Priessnitz-schen Umschläge, die Jod-, Moor-, Schlamm- und Mercurialpräparate, die heissen Vaginaldouchen und alle verwandten Mittel zur Geltung. Sehr wichtig erscheint dabei sexuelle Ruhe.

Bei consequenter Anwendung einer solchen Therapie gelingt es besonders in den Fällen, welche frühzeitig zur Diagnose und Behandlung kommen, die Tubenentzündungen zu heilen, so dass, wenn auch nicht Restitutio ad integrum, doch ein erträgliches Wohlbefinden und eine gewisse Arbeitsfähigkeit sich einstellt. Selbst bei ausgesprochen gonorrhoischem und septischem Charakter des Uebels habe ich prompte Heilung bis zur normalen Conceptionsfähigkeit beobachtet. Recht ungünstig sind die Erfolge bei den tuberkulösen Formen, bei welchen Spontanheilung selten zu erreichen ist.

In den meisten Fällen dieser Art fällt ihre Therapie zusammen mit der der complicirenden anderweitigen Erkrankungen. Bei Rupturen der Tube und Erguss von Eiter oder Blut in die Bauchhöhle hat man früher fast nur die zuwartende Behandlung der dann resultirenden Peritonitis oder Anämie empfohlen. Neuerdings ist man jedoch auf eine chirurgische Behandlung dieser Peritonitis zurückgekommen. Was den Austritt von Blut und consecutive Anämie betrifft, so haben solche Fälle ihren Ursprung immer in Tubargravidität und ist darüber in dem betreffenden Artikel nachzulesen. Bei acuter eiteriger Peritonitis nach Berstung von Sactosalpinx purulenta hat besonders v. Winckel* die Cöliotomie empfohlen und mehrere sonst sicher verlorene Fälle geheilt. Von anderen Seiten sind wiederum häufigere Misserfolge berichtet worden, so dass die ganze Frage zur Zeit noch nicht spruchreif ist.

Widersteht die Erkrankung der Tube allen anderen Heilversuchen, kommt die Kranke durch Schmerz und Fortdauer des Processes von Kräften, wird sie arbeits- und genussunfähig, so halte ich die operative Behandlung für indicirt.

Die operative Behandlung besteht bei den vollständig entfernbaren Tubenerkrankungen in der Exstirpation des Eileiters — Salpingotomie; nur selten genügt bei den allseitig verwachsenen, durch Schmelzung der Zwischenwände fistulös mit der Umgebung verbundenen Formen die breite Eröffnung eines Abflussweges nach aussen mit ausgiebiger Drainage und Offenhalten des secernirenden Hohlraumes durch Jodoformgaze bis zur völligen Schrumpfung. Jedoch hat man vielfach in neuerer Zeit auf eine derartige palliative Behandlung überhaupt verzichtet und hält, wenn überhaupt eine Operation, die Salpingotomie für indicirt.

Die Salpingotomie hat Hegar** zuerst in zielbewusster Weise unternommen, nach ihm Lawson Tait*** und ich.† Die Operation hat zur Zeit

* v. Winckel, Behandlung der von den weiblichen Genitalien ausgehenden Entzündungen des Bauchfells und des benachbarten Zellgewebes. (Specielle Therapie innerer Krankheiten, v. Penzoldt und Stintzing.) Jena 1897.

** Castration der Frauen 1878; Centralbl. f. Gyn. 1876, Nr. 2; Wiedow, Centralblatt für Gyn. 1885.

*** Brit. med. Journ. 2. Mai 1877.

† Erste Operation am 1. November 1877, referirt in der Gesellsch. f. Geburtsh. u. Gyn. Berlin am 25. November 1879; Bertram, Berliner klin. Wochenschr. 1883, Nr. 4; Zeitschr. f. Geburtsh. u. Gyn. 1886, X u. a. O.

volles Bürgerrecht gewonnen* und erscheint unter der obigen Indication als eine eminent lebensrettende. Liegt auch nur ein begründeter Verdacht auf primäre Tuberkulose der Tube vor, so hält man allgemein die Exstirpation nach dem Vorgange von HEGAR für unmittelbar indicirt.

Nur selten gehört diese Operation durch vollständiges Freiseln der Geschwulstmasse von allen Adhäsionen zu den einfachen. In der Regel muss man mit der Tube auch das Ovarium entfernen, da sie beide innig aneinanderhängen. Die Bedeutung einer solchen Entfernung der Keimdrüse mit dem Eileiter wird erst dann ernst, wenn beide Tuben erkrankt sind und entfernt werden müssen.

Auf die von mir bis 1895 ausgeführten 620 Tubenexstirpationen kommen** 344 einseitige, 276 doppelseitige. Bei diesen letzteren hat es keine Bedeutung, die Keimdrüse zurückzulassen: ja dieselbe kann, auch wenn sie ganz gesund ist, nur zu bedenklichen Folgen Veranlassung geben. Bei einseitigen Operationen wird man nur kranke Ovarien mit der Tube entfernen, gesunde wenn möglich ganz oder theilweise zurücklassen.

Fig. 88.

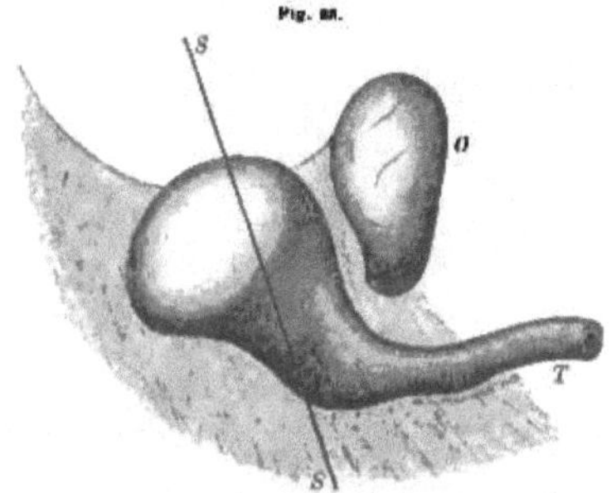

SS Schnittführung. O Ovarium, I Lig. infundibulo pelvicum, T atretische Tube.

Wie ich in einer eingehenden Beschreibung meiner einschlägigen Beobachtungen (VOLKMANN'S Sammlung Nr. 343: Ueber partielle Tuben und Ovarienexstirpationen) gezeigt habe, kann man auch atretische Tuben öffnen, den Rand umsäumen und die Tube versenken, ohne dass dadurch die Heilung erschwert wird. Die so operirten Frauen menstruiren schmerzlos weiter, concipirt haben bis 1895 zwei der auf diese Weise Operirten (vergl. Fig. 88 und 89).***

Bei Sactosalpinx purulenta ist früher häufig die Entleerung der Säcke in situ mittels eines Aspirationsapparates geübt worden, um bei eventueller Berstung der Bauchhöhle vor der Ueberschwemmung mit infectiösem Material zu schützen. Jedoch hat dieses Verfahren keine sehr glücklichen Erfolge gehabt und ist daher fast völlig wieder verlassen worden, da es meist nicht gelingt, den Inhalt ganz zu entfernen und derselbe dann bei Auslösung des Sackes doch in der Bauchhöhle verschmiert wird. Sicherer und deshalb vorzuziehen ist die Ausschälung und Entfernung des unverletzten Sackes, wobei durch um das Operationsgebiet herumgelagerte sterile Ser-

* Vergl. Lehrbücher.

** Cf. A. MARTIN, Handbuch der Adnexerkrankungen. I, pag. 280.

*** Cf. A. MARTIN, Handbuch der Adnexerkrankungen. I, pag. 215.

vietten eine möglichst vollkommene Trennung desselben von der übrigen Bauchhöhle angestrebt werden muss.

Grosse Schwierigkeiten können die innigen Verwachsungen mit dem Darm bereiten. Doch gelingt es bei einiger Vorsicht in der Regel, dieselben stumpf zu lösen, andernfalls trennt man die Adhäsionen mit der Schere und lässt dabei ein Stück des Tubensackes am Darm hängen. Entstandene Verletzungen werden sofort exact vernäht, grössere Defecte im Rectum kann man nach der Vernähung vortheilhaft auf die Hinterwand des Uterus aufheften und dadurch aus der Bauchhöhle ausschalten.

Die Loslösung vom Uterus erfolgt sehr häufig auf Kosten des brüchigen Uterusgewebes. Der dadurch entstandene Defect ist nicht immer leicht durch die Verziehung der Nachbarschaft mittels der Naht zu decken. Das Uterusgewebe ist an diesen Stellen so brüchig, dass die Naht darin nicht haftet. Immerhin stand die Blutung aus diesen Defecten der Uteruswand. Die Ver-

Fig. 89.

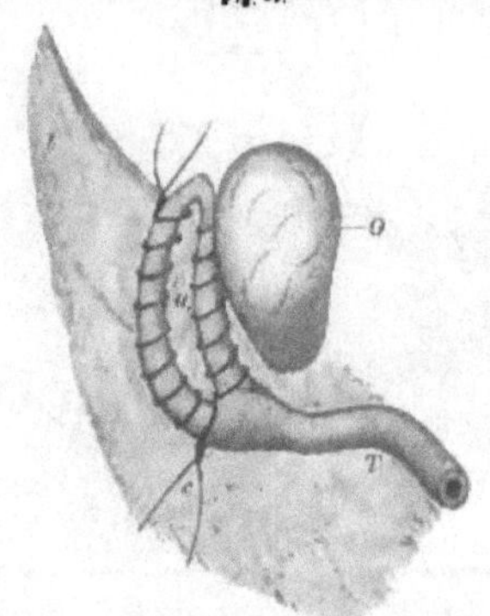

u Das neugebildete Lumen der Tube. c Ende des fortlaufenden Catgutfadens.

heilung erfolgte reactionslos, unzweifelhaft nicht ohne neue Verwachsungen, die aber eine normale Reconvalescenz und andauernde Euphorie nicht hinderten.

Ganz besondere Vorsicht erfordert das Durchschneiden der Tube, damit Tubeninhalt nicht in das Peritoneum austritt. Die Tube selbst, also das laterale Stück, klemme ich in der Regel mit einer Unterbindungsklemme ab. Den Stumpf am Uterus muss man sehr sorgfältig excidiren und mit fortlaufendem Faden das benachbarte Peritoneum, welches rasch sich zurückzieht, darüber fixiren. Den Rath, diesen Durchschnitt mit dem Glüheisen zu verschorfen, habe ich nicht befolgt, da ich Schorfe aller Art in ihrer Berührung mit dem Peritoneum scheue.

Solche Fälle von Salpingitis und Sactosalpinx, von denen man sich bei genauer Untersuchung (eventuell in Narkose) überzeugt hat, dass sie keine bedeutenderen Verwachsungen mit den übrigen Organen der Bauchhöhle eingegangen sind, operirt man vortheilhaft anstatt durch die abdominale durch die vaginale Cöliotomie.* Gerade in neuerer Zeit ist das Ver-

* C. Dührssen, Centralblatt. 1892, pag. 934. — A. Martin, Ueber die Behandlung der Pelveoperitonitis. Gynäkologen-Congress. Wien 1895.

fahren von einer grossen Anzahl der Gynäkologen in weitgehendem Masse geübt worden, da es in geeigneten Fällen bei gleicher Sicherheit des Erfolges die viel grösseren Gefahren der abdominalen Cöliotomie vermeidet. In allerjüngster Zeit hat sich von Frankreich ausgehend (DOYEN, PÉAN-SEGOND) die vaginale Totalexstirpation des Uterus sammt den entzündlich veränderten Adnexen gleichfalls Bürgerrecht in der deutschen Gynäkologie erworben und wird besonders von LANDAU, neuestens von BRÖSE* und besonders von SCHAUTA** warm empfohlen.

Die **Eröffnung der Sactosalpinx** ohne Laparotomie kann am besten von da aus vorgenommen werden, wo sie sich zugänglich erweist, also in der Regel im **Scheidengewölbe**. Man punctirt sie mit einem grossen, gebogenen Troicart. Nachdem der Inhalt abgeflossen, schiebt man ein geknöpftes Messer an der Troicartcanüle ein und erweitert die Oeffnung nach beiden Seiten bis zu dem Grade, dass entlang ein dickes Gummidrainrohr mit einem oben befestigten Querbalken eingelegt werden kann. In der Regel genügt die einmalige Ausspülung der Höhle mit einem Desinficiens; doch steht der Wiederholung, ja eventuell der täglichen Ausspülung nichts im Weg. Die Ausheilung erfolgt in 6—8 Wochen, die Höhle wird sofort durch den Druck der Nachbarschaft verlegt. Die Schrumpfung des Restes der Abscesswand vollzieht sich unter der üblichen Behandlung mit Moor, Sole, Jod (vergl. auch VEIT, Gesellsch. f. Geburtsh. u. Gyn. zu Berlin, 28. Februar 1889).

Eine andere **Bedeutung haben diejenigen Fälle, in denen der Inhalt des Tubensackes in die Nachbarorgane perforirt, aber nicht vollständig abfliesst,** so dass eine **Tubenfistel** besteht, zu der man von der Entleerungsstelle aus in der Regel nicht heran kann. Ist es möglich, unmittelbar vom Scheidengewölbe aus die Höhle zu erreichen, so ist die Eröffnung in der oben beschriebenen Weise auszuführen.

In seltenen Fällen liegen diese mit den communicirenden Säcken so hoch über dem Scheidengewölbe, dass die Gefahr einer Verletzung des Darmes eine naheliegende ist; dann habe ich einen anderen Weg eingeschlagen. Ich habe die Laparotomie gemacht und nach möglichster Isolirung des Eitersackes, besonders nach unten hin, unter der Controle der in die Bauchhöhle eingeführten Hand vom Scheidengewölbe aus jenen Troicart eingestossen. Sobald ich mich von der entsprechend sicheren Lagerung des Troicart überzeugt, habe ich die Bauchhöhle geschlossen und nun in derselben Narkose, die Einflussöffnung in der Scheide durch ein gedecktes Messer gespalten, bis ich einen dicken Drain einschieben konnte. Von vier so operirten Fällen ist einer, der schon vorher septisch war, auch durch diese Operation nicht mehr zu retten gewesen und gestorben; die andern sind genesen und unter rascher Resorption der Eitersäcke erstarkt.***

Erkrankungen der Tubenwand.

Primäre Erkrankungen der Tubenwand scheinen sehr selten vorzukommen. Ich habe oft verdickte Tuben entfernt, mit gewaltiger Zunahme der Tubenwand. Die Muskelschicht war schwielig verdickt, von Eiterherden und hypertrophischen Bindegewebszügen durchsetzt und spärlichen oder zahllosen bluterfüllten Räumen.

Dabei war die Schleimhaut aber nie intact, oft verödet und defect. Nach dem oben Gesagten muss ich diese Erkrankungen mit den Schleimhautentzündungen in Verbindung bringen.

* BRÖSE, Ueber die vaginale Radicaloperation bei Beckenabscessen und entzündlichen Adnexerkrankungen. Zeitschr. f. Gyn. XLI, pag. 175.

** SCHAUTA, Ueber die Einschränkung der abdominalen Adnexoperationen zu Gunsten der vaginalen Radicaloperationen. Arch. f. Gyn. LIX, pag. 49.

*** H. BIGELOW hat drei meiner Fälle im Americ. Journ. of Obstetr., März 1888, beschrieben.

Betreffs der von KALTENBACH (a. a. O.) beschriebenen Muskelhypertrophie siehe oben pag. 582.

Neubildungen der Tube.

Die meisten in der Tube vorkommenden Neubildungen sind **secundäre**, von den Nachbarorganen übergreifende und demgemäss ausnahmslos maligner Natur. Besonders häufig wuchern Carcinome des Corpus uteri, nächstdem solche des Ovariums continuirlich auf die Tube über. Auch Sarkome können naturgemäss in dieser Weise das Organ in Mitleidenschaft ziehen, einen besonders prägnanten Fall letzterer Art veröffentlicht ORTHMANN.* Es handelte sich dabei um ein Rundzellensarkom des linken Ovariums bei einem neunzehnjährigen Mädchen, welches die ganze Wand der linken Tube, jedoch unter Erhaltung des Epithels, durchsetzt hatte.

Fig. 90.

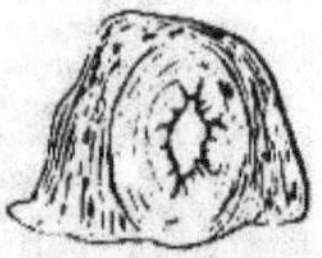

Primäres Tubencarcinom.
(Nach ORTHMANN.)
Querschnitt durch das erste Drittel der Tube, 5 Cm. vom Ostium internum entfernt, vom gehärteten Präparat, in natürlicher Grösse. — Die Wandung ist stark hypertrophisch; das Lumen erweitert und durch beginnende Carcinomentwickelung zerklüftet.

Die **primären** Neubildungen der Tube müssen zu den sehr seltenen Vorkommnissen gerechnet werden. Auch sie sind in der Mehrzahl der Fälle maligner Art, doch sind auch gutartige Tumoren mit Sicherheit beobachtet worden.

An Zahl am häufigsten sind von **benignen** Geschwülsten die reinen **Papillome** der Tube, von welchen SÄNGER** sechs zusammengestellt hat. Bei diesen werden zwei Formen unterschieden, die einfach **cystische** und die **hydropische**.

Fig. 91.

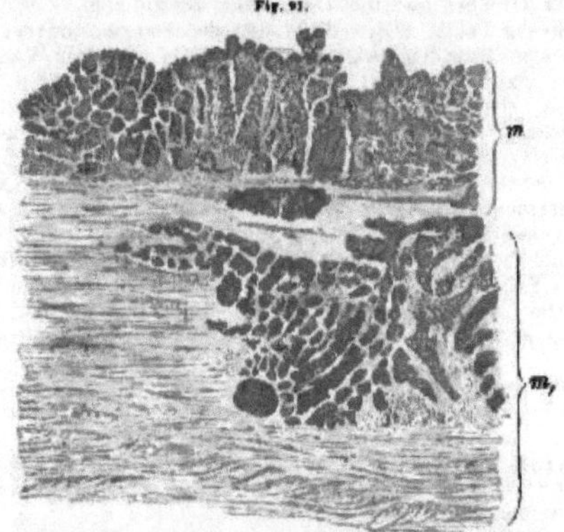

Primäres Tubencarcinom.
Querschnitt durch einen Theil der Wandung aus dem mittleren Theil der Tube. — m = Mucosa, m_1 = Muscularis. Die Schleimhaut ist hier schon in ihrer ganzen Dicke in Carcinomgewebe umgewandelt; die Epithelwucherungen fangen ausserdem an, sich in die Tiefe zwischen die Muskelbündel hinein zu erstrecken. (HASENBACH: [illegible])

Ferner sind von gutartigen Tubengeschwülsten beschrieben: fünfmal **Fibromyome** (s. SIMPSON, SPÄTH, FABRICIUS, SCHWARZ, PILLIET); zweimal

* Monatsschr. f. Gyn. 1899, IX, pag. 771.
** Handbuch der Adnexerkrankungen. I, pag. 248 (A. MARTIN).

Dermoide (RITCHIE, POZZI); einmal Fibromyxoma cysticum der Tubenfimbrien (SÄNGER-BARTH).

Die nicht selten beobachteten Lipome liegen meist intraligamentär zwischen den Blättern des Lig. latum und müssen daher als Tumoren der letzteren angesehen werden.*

Polypen der Tubenschleimhaut, welche gleichfalls in einer Anzahl von Fällen beobachtet sind, sollen in manchen Fällen durch Verlagerung des Lumens zu Tubengravidität Veranlassung gegeben haben, doch ist nur ein solcher Fall mit Sicherheit beobachtet von WYDER.**

Unter den primären malignen Neubildungen nimmt das Carcinom die erste Stelle ein. Der erste sicher beobachtete solche Fall ist der von ORTHMANN*** aus dem Material von A. MARTIN.

Im ganzen stellt SÄNGER 17 solche Fälle zusammen.† Nach ihm tritt das Carcinom der Tube stets als papilläres auf, solche von scheinbar alveolärem Bau lassen sich bei genauerer Untersuchung stets in papilläre auflösen.

Aetiologisch scheinen stets vorausgegangene entzündliche Veränderungen eine Rolle zu spielen, am häufigsten wird das klimakterische Alter befallen.

Fig. 92.

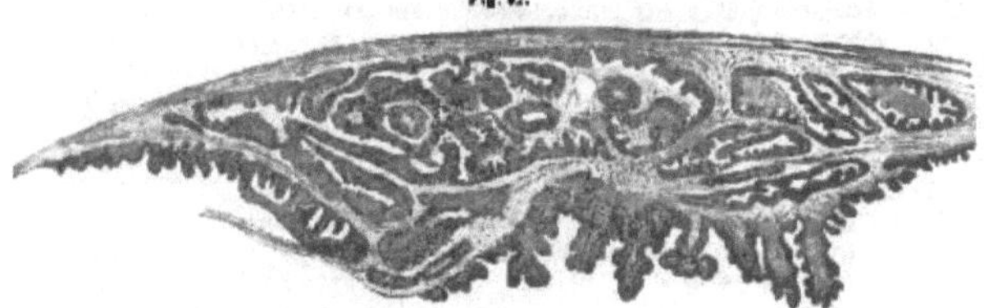

Secundäres Tubencarcinom

Querschnitt aus der Mitte der Tube. Starke papilläre Wucherungen des Epithels; die Wandung ist mit derartigen Herden ganz durchsetzt. (HARTNACK; Oc. 2, Obj. 2.)

Sarkom der Tube ist bisher nur fünfmal beobachtet (GOTTSCHALK, SÄNGER, E. SENGER, KAHLDEN und JANDRIN). Auch hier scheint vorausgegangene entzündliche Tubenerkrankung eine Rolle zu spielen.††

Eine Diagnose der Tubentumoren wird kaum jemals möglich sein, die Therapie kann natürlich nur in Exstirpation des erkrankten Organes bestehen.

A. Martin, P. Jung

Tubenmuskeln, s. Gehörorgan, anatomisch, IX, pag. 48.

Tuberkel, s. Lungenschwindsucht, XIV, pag. 19 und Tuberkulose, XXIV, pag. 612.

Tuberkelbacillus, s. Bacillus, II, pag. 590; Lungenschwindsucht, XIV, pag. 31; Tuberkulose, pag. 598.

Tuberkelkörperchen, s. Lungenschwindsucht, XIV, pag. 25.

Tuberkulin, Tuberkulocidin, s. Lungenschwindsucht, XIV, pag 116 und Tuberkulose, XXIV, pag. 646.

* VEIT, Handbuch der Gynäkologie. III, pag. 745. — Cf. auch MITTELSCHULTE, Dissertat. inaug. Gryph. 1884 (Fall von PERNICE).

** WYDER, Arch. f. Gyn. XXVIII, pag. 364.

*** ORTHMANN, Centralbl. f. Gyn. X, pag. 816.

† In A. MARTIN, Handbuch der Adnexerkrankungen. I, pag. 258 ff.

†† Cf. VEIT, Handbuch der Gynäkologie. III, pag. 743.

Tuberkulose. Die Tuberkulose ist eine Infectionskrankheit, welche durch einen Spaltpilz verursacht wird und anatomisch vornehmlich durch die Bildung zelliger Knötchen charakterisirt ist, welche theils der käsigen Nekrose verfallen, theils eine Ausgestaltung im Bindegewebe erfahren. Die zelligen Knötchen, welche als Tuberkel bezeichnet werden, stellen eine umschriebene gefässlose Granulationswucherung dar, deren Besonderheit von der specifischen Wirkung des Krankheitserregers abhängig ist. Sie treten zunächst als wohl abgegrenzte graue und weisse Knötchen in Geweben auf, die im übrigen wenig oder gar nicht verändert erscheinen, kommen sodann aber auch oft in Geweben vor, welche die Merkmale einer diffus ausgebreiteten entzündlichen Erkrankung tragen, oder stellen auch nur besondere, mehr oder weniger deutlich abgrenzbare Herde innerhalb grösserer Granulationswucherungen dar. Zuweilen treten die Wucherungen auch in Form grösserer, gegen die Umgebung abgegrenzter, geschwulstartiger Knoten auf.

Die Bacillen, welche die Ursache der Tuberkulose sind, sind von R. Koch im Jahre 1882 entdeckt, cultivirt, allseitig genau untersucht und ihre Beziehung zur Tuberkulose durch Experimente festgestellt worden. Gleichzeitig mit Koch sah auch Baumgarten in Tuberkeln Bacillen, konnte aber Bestimmtes über die ätiologische Bedeutung nicht angeben. Die Bacillen finden sich sowohl bei der Tuberkulose des Menschen, als auch bei der Tuberkulose der Thiere, z. B. des Rindes (Perlsucht), des Schweines, des Schafes, des Pferdes, der Ziege, der Affen etc. Bei Tuberkulose des Geflügels, insbesondere der Hühner, beobachtete Bacillen besitzen grossentheils die nämlichen Eigenschaften wie die Bacillen der Säugethiertuberkulose, doch zeigen die Culturen, sowie auch die Virulenz der cultivirten Bacillen gegenüber bestimmten Thieren nicht unerhebliche Verschiedenheiten, so dass die Autoren (Maffucci, Koch, Straus, Gamaleia u. a.) der Ansicht zuneigen, dass die Bacillen der Hühnertuberkulose eine von den Bacillen der Säugethiertuberkulose verschiedene, jedoch ihnen nahe verwandte Art darstellen. Endlich ist zu erwähnen, dass auch verschiedene andere Bakterien und auch Hyphomyceten der Tuberkulose ähnliche Gewebsveränderungen erzeugen können. Erkrankungen, die gewöhnlich unter dem Namen Pseudotuberkulose (s. unten) zusammengefasst werden.

Die Tuberkelbacillen sind schlanke Stäbchen von 1,6—4,0 μ Länge, welche bei Färbungen oft aus einzelnen kurzen Gliedern zusammengesetzt erscheinen, indem gefärbte und ungefärbte Stellen abwechseln. Im mikroskopischen Präparat zeigen sie sehr oft Biegungen und Krümmungen. Im lebenden Gewebe liegen sie meist vereinzelt, im abgestorbenen verkästen Gewebe bilden sie oft dichtgedrängte Gruppen und Haufen, ähnlich wie in Reinculturen ausserhalb des Organismus.

Die Cultivirung der Tuberkelbacillen auf künstlichen Nährböden ist mit gewissen Schwierigkeiten verbunden, indem dieselben nur langsam und bei Temperaturen zwischen 29 und 42° C. wachsen und sehr leicht von anderen, schneller wachsenden Bakterien überwuchert werden. Am leichtesten gelingt die Cultur, wenn man das Material noch wenig verkästen tuberkulösen Herden, mit tuberkulösem Material geimpften Meerschweinchen, die für Tuberkulose ausserordentlich empfänglich sind, entnimmt; doch kann man auch Culturen aus tuberkulös erkrankten menschlichen Organen oder aus dem Sputum von Schwindsüchtigen erhalten.

Sehr geeignet zur Cultur ist, wie schon Koch angegeben hat, erstarrtes Blutserum (von Hammel, Rind, Kalb), auf dem mit einem sterilen Platindraht das bacillenhaltige Impfmaterial ausgestrichen und eingerieben wird. Werden so behandelte, zur Vermeidung der Eintrocknung durch eine Gummikappe luftdicht abgeschlossene Reagenzröhrchen bei 37—38° im Brutschrank gehalten, so erscheinen an den inficirten Stellen des fest bleibenden Serums nach 10—15 Tagen kleine, trockene, weisse Schüppchen, welche aus Bacillenhäufchen bestehen.

Die Tuberkelbacillen lassen sich auch auf Nähragar und in Bouillon züchten. Zusatz von 6—8% Glycerin (Nocard und Roux) befördert das Wachsthum sehr bedeutend. Nach Bonhoff lässt sich eine besonders zur Cultur geeignete Bouillon aus Kalbslunge mit 4% Glycerin herstellen. Pawlowsky züchtete die Bacillen auf Kartoffeln, Sander auf Kartoffelbrühe, der 4% Glycerin zugesetzt war. Nach Tomascewski kann in glycerinhältigen Kartoffelnährböden ein frühzeitiges und üppiges Wachsthum der Tuberkelbacillen eintreten, indessen ist dies eine Ausnahme, und es sind Glycerinagar und Glycerinbouillon jedenfalls bessere Nährböden für die Tuberkelbacillen.

Die Tuberkelbacillen sind sauerstoffbedürftig, wachsen demnach in flüssigen Nährmedien nur an der Oberfläche und bilden hier dicke, faltige Häute. Züchtung im Innern flüssiger Nährmedien gelingt nur (Aronson), wenn Sauerstoff durchgeleitet wird. Der Bacillus der Säugethiertuberkulose wächst bei einer Temperatur zwischen 29 und 42°, derjenige der Hühnertuberkulose gedeiht noch bei 25, respective 45°. Das Temperaturoptimum bei ersterem ist 37—38°, bei letzterem 39°. In Serumculturen halten sich die Bacillen circa 6 Monate, in Glycerinagarculturen sterben sie oft schon nach 6—8 Wochen ab. Nach Maffuci sind die Bacillen der Hühnertuberkulose haltbarer.

In Culturen bilden die Tuberkelbacillen ebenfalls einfache Stäbchen, doch kommen auch Faden- und Zweigbildungen (Klein, Fischel, Coppen-Jones u. a.), auch knospen- und keulenförmige Anschwellungen (Roux und Nocard, Metschnikoff), die wohl als Involutionserscheinungen anzusehen sind, zur Beobachtung, so dass manche Autoren geneigt sind, die Tuberkelbacillen den Fadenpilzen anzuschliessen. Lehmann und Neumann bezeichnen den Tuberkelbacillus als Mykobacterium tuberculosis, Coppen-Jones als Tuberculomyces.

Nach Untersuchungen von Babes, Levaditi, Friedrich, Schulze und Lubarsch treten nach directer Injection von Tuberkelbacillen in das Parenchym des Gehirns, der Niere, der Brustdrüse und des Hodens, sowie nach intraarterieller Injection grösserer Mengen von Bacillen neben gewöhnlichen Bacillenherden auch aktinomycesartige Pilzrasen in den Geweben auf, d. h. Bacillenhaufen, an deren Aussenfläche radienförmig angeordnet kolbenartige Gebilde in die Umgebung ausstrahlen. Nach Friedrich und Nösske entwickeln sie sich am besten, wenn virulente Bacillen in die Blutbahn eingespritzt werden, sind etwa vom 10. Tage an nachzuweisen und vom 23. bis 26. Tage am schönsten entwickelt, sind aber auch noch bis zum 52. Tage vorhanden.

Am reichlichsten sind sie in den Nieren zu finden; in ihrer Umgebung ist das Gewebe in Wucherung. Um die Kolben sichtbar zu machen, sind besondere Färbeverfahren nöthig.

Babes, Levaditi, Schulze und Lubarsch sind der Ansicht, dass das Centrum der Pilzrasen aus einem mycelartigen Geflecht von verzweigten Fäden bestehe, und es zählt Lubarsch den Tuberkelbacillus danach zu den Aktinomyceten oder Strahlenpilzen, die er als eine Unterart der Streptotricheen, einer Uebergangsform zwischen Spaltpilzen und Hyphomyceten, betrachtet, welche sich durch Keulen- und Kolbenbildungen auszeichnen. Zu dieser Gruppe rechnet er neben dem Tuberkelpilz den Actinomyces bovis, auch Moeller's Mistpilz, Moeller's Timotheuspilz (aus Timotheusgras [Phleum pratense] isolirt) und Moeller's Graspilz II, Rabinowitsch's Butterpilz (siehe unten) und EPINGER's Streptothrix der Pseudotuberkulose (s. unten). Dem gegenüber ist indessen zu bemerken, dass FRIEDRICH und NÖSSKE versichern, dass die erwähnten aktinomycesähnlichen Rasen des Tuberkelbacillus nur aus schlanken Stäbchen, nicht aus einem mycelähnlichen Geflecht bestehen. Wie die keulenförmigen Strahlen entstehen, lässt sich nicht sicher erkennen, doch handelt es sich sehr wahrscheinlich um eine Degenerationserscheinung.

Ob die den Tuberkelbacillen ähnlichen alkohol- und säurefesten Bacillen, die MOELLER'schen Grasbacillen, die Mistbacillen und die Butterbacillen eigene Species darstellen, oder ob sie nur Abarten des Tuberkelbacillus sind und in letzteren übergehen können, ist zur Zeit nicht zu entscheiden. MOELLER hält letzteres für möglich. FERRAN giebt an, dass der Tuberkelbacillus an einfache, d. h. von Pepton, Glukose und Glycerin freie Bouillon gewöhnt und in derselben gezüchtet werden kann und dabei seine Virulenz allmählich verliert und auch seine färberischen Eigenschaften ändert. Durch Züchtung in Hammelblut soll er alsdann wieder seine Fähigkeit, Tuberkulose zu erzeugen, erlangen können. Die nicht oder nur wenig pathogene Varietät des Tuberkelbacillus bezeichnet FERRAN als Bacillus spermogenes, indem dieser Spaltpilz in Serumreinculturen einen starken Geruch nach Sperma verbreitet. Er giebt an, dass sich dieser Bacillus auch aus dem Sputum Tuberkulöser und aus tuberkulösen Rinderlungen gewinnen lasse. HUEPPE ist der Ansicht, dass die von FERRAN untersuchten Bacillen Pseudotuberkelbacillen (s. unten) gewesen seien, doch hält auch er den Tuberkelbacillus nicht für einen unabänderlichen Organismus, da es ihm und FISCHEL gelang, den Erreger der Säugethiertuberkulose durch Thierpassage und Aenderung der Culturmedien in Formen überzuführen, welche denen der Hühnertuberkulose gleichen. Es gelang ihnen auch, Infectionen von Säugethieren mit Hühnertuberkulose und von Geflügel mit Säugethiertuberkulose zu erzielen.

Sowohl die in Culturen gezüchteten, als auch die in den Geweben des menschlichen und thierischen Organismus gewachsenen Bacillen lassen sich durch geeignete Färbeverfahren sehr gut sichtbar machen. Mit bestimmten Anilinfarben gefärbt, zeigen sie die Eigenthümlichkeit, dass sie diese Färbung bei Behandlung mit Säuren und Alkohol hartnäckiger zurückhalten als andere Bakterien, dass sie, wie man sich auszudrücken pflegt, säure- und alkoholbeständig sind.

Ursprünglich war man der Meinung, dass sie in dieser Hinsicht eine Sonderstellung einnehmen, doch haben weitere Untersuchungen ergeben, dass auch andere, theils im menschlichen Organismus, theils in der Aussenwelt vorkommende Bakterien diese Eigenschaft besitzen.

Unter den ersteren zeigen zunächst die Leprabacillen, die Bacillen des Aussatzes, sodann auch die sogenannten Smegmabacillen, welche an den äusseren Genitalien, insbesondere an der Corona glandis, zwischen Scrotum und Oberschenkel und in den Falten zwischen Labium majus und minus sehr häufig vorkommen, diese Eigenthümlichkeit. Unter den in der Aussenwelt vorkommenden Bakterien sind ein Bacillus aus der Butter, welcher von L. RABINOWITSCH und von PETRI genauer untersucht ist, ein von diesem verschiedener, von KORN beschriebener Butterbacillus, sowie drei verschiedene, von MOELLER aus Gräsern (Timotheusgras) und aus Kuhmist gezüchtete Bacillen zu nennen.

KOCH hat die Tuberkelbacillen ursprünglich mit alkalischem Methylenblau gefärbt. Von EHRLICH wurden sodann Färbungen mit einer Mischung von gesättigter alkoholischer Farbstofflösung mit einer gesättigten wässerigen Anilinlösung angewendet, und es geben dieselben auch sehr gute und sichere Resultate. Anilinwasser wird dadurch hergestellt, dass man 100 Ccm. destillirtes Wasser mit 4 Ccm. Anilinöl schüttelt und danach durch ein mit Wasser angefeuchtetes Filter filtrirt. Zu diesem Anilinwasser werden 11 Ccm. gesättigte alkoholische Fuchsin- oder Gentianalösung hinzugesetzt und die Mischung geschüttelt. Die so hergestellten Färbeflüssigkeiten sind erst etwa nach 12—24 Stunden brauchbar, da sie, frisch zubereitet, Niederschläge bilden. Sie halten sich auch nur wenige Wochen, indem mit der Zeit Farbstoffniederschläge entstehen; sie müssen danach von Zeit zu Zeit neu hergestellt werden.

Vielfach wird auch das sogenannte ZIEHL'sche Carbolfuchsin, d. h. eine Mischung von 10 Ccm. einer gesättigten alkoholischen Fuchsinlösung mit 100 Ccm. eines 5%igen Carbolwassers gebraucht, und es hat diese Lösung vor der EHRLICH'schen den Vortheil, dass sie unbegrenzt haltbar ist.

Mit solchen Farblösungen gefärbte Tuberkelbacillen halten den Farbstoff bei Entfärbung durch Säuren und Alkohol energisch zurück. Wahrscheinlich beruht diese Eigenschaft darauf (HAMMERSCHLAG, KOCH, DE SCHWEINITZ und DORSET, UNNA, TAVEL), dass die Tuberkelbacillen reichlich Fett enthalten (nach DE SCHWEINITZ und DORSET enthält die Trockensubstanz der Tuberkelbacillen 37% Fett, hauptsächlich Palmitinsäureglycerid), welches ihm einen gewissen Schutz gegen die Entfärbungsflüssigkeiten gewährt.

Empfehlenswerth ist (GÜNTHER) folgendes Verfahren: Getrocknete und dreimal durch die Flamme gezogene Deckglaspräparate der zu untersuchenden Substanz (in Culturen gewachsene Bacillen, Gewebssaft oder Bröckel aus tuberkulösen Herden, Sputum von Phthisikern) werden in Anilinwasserfuchsin (oder Carbolfuchsin) gelegt und die Flüssigkeit bis zur Blasenbildung erhitzt. Entsprechend vorbereitete Objectträgerpräparate können mit der Farblösung übergossen und danach der Objectträger erhitzt werden. Nach etwa einer Minute wird das Präparat mit 3%igem Salzsäure-Alkohol (100 Ccm. Alkohol absol. und 3 Ccm. Salzsäure) begossen oder in denselben eingelegt, hin und her bewegt und alsdann nach Ablauf einer Minute mit reichlich Wasser gründlich abgespült. Durch Aufträufeln einer verdünnten wässerigen oder alkoholisch-wässerigen Lösung von Methylenblau wird sodann das Präparat blau grundirt und danach wieder in Wasser abgespült. Durch Trocknen des Präparates, wobei das anhaftende Wasser mit Filtrirpapier sorgfältig weggenommen und das lufttrocken gewordene Präparat wiederholt durch die Flamme gezogen wird, erhält man ein Präparat, das man nunmehr direct in Xylolbalsam einlegen kann.

Zur Entfärbung wird vielfach auch 20%ige wässerige Salpetersäure oder auch Schwefelsäurelösung angewendet, doch sind die damit gewonnenen Präparate im allgemeinen weniger haltbar. Benutzt man statt Fuchsin EHRLICH'sche Violettlösung, so ist es zweckmässig, das Präparat mit Bismarckbraun zu grundiren.

Zum Nachweis der Tuberkelbacillen in Schnitten an Tuberkulose erkrankter Gewebe sind die EHRLICH'schen Anilinfarbstofflösungen ebenfalls besonders geeignet. Die Schnitte verbleiben 12—24 Stunden in der Farblösung. Durch Erwärmen der Farblösung kann die Färbung beschleunigt werden. Zur Entfärbung werden die Schnitte einige Secunden mit 3%igem Salzsäurealkohol oder 25%igem Salpetersäurewasser und sodann mit 60%igem Spiritus behandelt. Zur Contrastfärbung der Gewebe dient verdünnte Methylenblau- oder Bismarckbraunlösung, wonach die Schnitte in 60%igem Spiritus und weiterhin in absoluten Alkohol, Cedernöl oder Xylolbalsam kommen.

Verzichtet man auf gute Structurbilder der Gewebe und will man lediglich den Gehalt der Gewebe an Bacillen bestimmen, so empfiehlt sich ein von UNNA angegebenes Verfahren, wonach die mit Anilinwasserfarblösung oder mit Carbolfuchsin gefärbten Schnitte in der oben angegebenen Weise entfärbt, gut in Wasser ausgewaschen, direct auf den Objectträger verbracht und hier mit Filtrirpapier abgetrocknet werden. Wird danach über einer Flamme das

Wasser so lange verjagt, bis der Schnitt anfängt glänzend zu werden, so kann man denselben direct in Canadabalsam einschliessen und erhält ein Präparat, in dem die Bacillen sehr gut hervortreten und auch haltbar gefärbt sind.

Von Gabbet ist sowohl für Ausstrichpräparate, als auch für Schnitte eine Färbemethode angegeben worden, welche sich durch Einfachheit und Kürze auszeichnet, indem die Objecte zwei Minuten in eine Fuchsinlösung (Fuchsin 1,0, Alkohol 10,0, 5%iges Carbolwasser 100), dann in Wasser und von da für eine Minute in eine Mischung von 2,0 Methylenblau und 100,0 25%ige Schwefelsäure kommen, wonach sie ausgewaschen und in der üblichen Weise zum Einschluss in Balsam vorbereitet werden. Es ist indess zu bemerken, dass diese Methode namentlich in Schnitten die Bacillen nicht so distinct und vollkommen färbt wie die Ehrlich'sche Methode, und dass die Präparate leicht abblassen.

Zur Färbung der Tuberkelbacillen eignet sich endlich auch das bekannte Gram'sche Verfahren.

Da die gefärbten Tuberkelbacillen in ihrem Innern oft ungefärbte Stellen zeigen, so war man lange Zeit der Meinung, dass diese hellen Stellen Sporen entsprächen; doch lassen sich diese als Sporen angesehenen Stellen mit keinen Methoden färben, und es ist sehr wahrscheinlich, dass es sich nur um Lückenbildungen, die als Degenerationserscheinungen zu deuten sind, handelt. Bei starker Färbung mit Fuchsin findet man bei der Entfärbung in einzelnen Bacillen kleine, runde, dunkle Körperchen (Metschnikoff, Nocard, Roux, Czaplewsky), welche die Farbe hartnäckiger zurückhalten als die übrigen Theile. Auch in diesen Körperchen sind Sporen vermuthet worden, doch ist der Nachweis, dass es sich um auskeimungsfähige Gebilde handelt, nicht geleistet.

Obgleich also die Tuberkelbacillen Dauersporen, die sich durch Widerstandsfähigkeit gegen äussere Einwirkungen auszeichnen, nicht bilden, so sind doch die Tuberkelbacillen verhältnissmässig resistent und behalten zugleich auch ihre Virulenz ziemlich hartnäckig bei. So vertragen sie z. B. die Austrocknung sehr wohl, so dass getrocknetes, bacillenhaltiges Sputum seine Virulenz erst nach 3—6 Monaten einbüsst, und sie verlieren auch auf ihnen zusagenden Nährböden ihre Virulenz, so lange sie sich vermehren, nicht. In faulenden Flüssigkeiten und im Erdboden halten sich die Bacillen verschieden lange Zeit. Immerhin kann man sie durch manche Einflüsse leichter schädigen oder tödten, als dies bei Sporen der Fall ist. Directes Sonnenlicht tödtet Tuberkelbacillen in wenigen Stunden, und zwar um so rascher, je dünner die Bacillenschicht oder die sie einschliessende Substanz ist. Selbst diffuses Tageslicht kann sie im Verlaufe von 5—7 Tagen tödten (Koch). Durch 10 Minuten langes Erhitzen auf 70° C. werden sie ebenfalls getödtet, ebenso durch 5 Minuten langes Kochen; bei 55° sterben sie nach etwa 6 Stunden. Kälte können sie sehr lange vertragen, ohne ihre Virulenz zu verlieren.

Gegen chemische Agentien, Sublimat, Carbolsäure etc. sind sie resistenter als viele andere Bakterien.

Nach Untersuchungen von Hammerschlag enthalten die Tuberkelbacillen 27% in Alkohol und Aether löslicher Stoffe (Fette, Lecithin, giftige Substanzen), während andere Bakterien davon nur 1,7—10% enthalten. Der in Alkohol und Aether unlösliche Theil enthält Eiweisskörper und Cellulose. Nach Viquerat soll das Innere des Bacillus auch Bernsteinsäure enthalten. In der bacillenfreien Nährflüssigkeit fand Hammerschlag als Stoffwechselproduct ein Toxalbumin, welches in Dosen von 0,2—0,4 bei Kaninchen etwas Temperatursteigerung hervorrief.

Ruppel stellte Massenculturen von Tuberkelbacillen her, filtrirte die Culturen nach 4wöchentlichem Wachsthum durch Porzellannutschen und erhielt durch Trocknen der im sterilisirten Wasser gereinigten Bacillen eine schwach grau gefärbte spröde Masse. Kalter Alkohol extrahirte aus dieser Masse 8% Fettsäure, Fett und einen höheren Alkohol. Heisser Alkohol und Aether zogen wachsartige Substanzen aus. Die Gesammtmenge dieser Auszüge betrug 8—26%. Von zerkleinerten Bacillen ging bei Zusammenreiben mit Wasser die Hälfte des Gewichts in Lösung über. Die Lösung enthielt keine coagulirbaren Eiweisskörper und lieferte von allen Färbereactionen der Proteine nur die Biuretreaction. Essigsäure erzeugte einen Niederschlag, der mehr als 4% Phosphor enthielt. Durch Ausschütteln dieses Niederschlages mit verdünnter Schwefelsäure und Fällen der Lösung mit Alkohol wurde das schwefelsaure Salz einer Base erhalten, welche augenscheinlich in die Reihe der Protamine gehört und von Ruppel Tuberkulosamin genannt wird. Fällte er das Filtrat vom Essigsäureniederschlag mit salzsäurehaltigem Alkohol, so erhielt er eine Nucleinsäure (Tuberkulinsäure) mit 9,42% Phosphorgehalt.

Die Tuberkelbacillen gelangen in der Aussenwelt, von den künstlichen Züchtungen abgesehen, nicht leicht zur Vermehrung. Am ehesten dürfte dies noch in Geweben geschehen, die während ihres Lebens der Sitz tuberkulöser Erkrankungen waren, vorausgesetzt, dass die zum Wachsthum nöthige Temperatur vorhanden ist und Sauerstoff zu den Infectionsherden Zutritt hat. Gleichwohl sind die Tuberkelbacillen in der Aussenwelt sehr verbreitet, und zwar namentlich in bewohnten Gebieten, indem nahezu überall ein mehr oder minder grosser Procentsatz der Bevölkerung an Tuberkulose leidet und zum Theil Tuberkelbacillen in die Aussenwelt abgiebt. Ferner ist die Tuberkulose auch unter den Hausthieren sehr verbreitet, und es können auch von diesen aus Tuberkelbacillen in die Aussenwelt gelangen.

Eine Gefahr der Abgabe von Bacillen an die Aussenwelt besteht zunächst in allen jenen Fällen, in denen an Tuberkulose erkrankte Gewebe an irgend einer von aussen zugänglichen Stelle des Körpers liegen, so dass bei eintretendem Gewebszerfall bacillenhältige Zerfallsproducte nach aussen abgestossen und weitergeschleppt werden können. In erster Linie vollzieht sich dieser Vorgang in tuberkulös erkrankten Lungen, wenn Zerfallsprocesse im Lungenparenchym sich einstellen und auf Bronchien übergreifen, oder wenn die Bronchien selbst der Sitz tuberkulöser Verschwärung werden. Das Sputum mit tuberkulösen Lungencavernen behafteter Individuen pflegt Tuberkelbacillen in wechselnder Menge zu enthalten, und es können bei reichlichem Auswurf Tag für Tag unzählbare Mengen von Tuberkelbacillen mit dem Sputum in die Aussenwelt gelangen. Auch beim Husten, Niesen und lebhaften Sprechen werden oft bacillenhaltige Schleimtröpfchen in grösserer Menge in die Luft geschleudert, wo sie eine Zeit lang sich schwebend erhalten und von Luftströmen fortgetragen werden können, schliesslich aber an irgend einem Gegenstand oder am Boden haften bleiben.

Tuberkulose der Nasen-, Rachen- und Mundschleimhaut kann dem Nasen-, Rachen- und Mundsecret Tuberkelbacillen beimischen. Bei tuberkulösen Darmverschwärungen können die Dejectionen mehr oder weniger Bacillen enthalten. Bei Tuberkulose der Nieren und der ableitenden Harnwege können dem Urin, bei Tuberkulose der Geschlechtsgänge dem Secret der Geschlechtsdrüsen und Gänge mehr oder weniger bedeutende Mengen von Bacillen beigemengt sein. Endlich können auch von tuberkulösen Hautgeschwüren oder von tiefer sitzenden Lymphdrüsen- oder Knochen- und Gelenktuberkulosen Tuberkelbacillen nach aussen abgegeben werden, falls Zerfalls- oder Verflüssigungsprocesse sich einstellen und zum Durchbruch nach aussen führen.

Wie vom Menschen, so können auch von tuberkulös erkrankten Thieren Tuberkelbacillen in die Aussenwelt übergehen, doch kommt dies insofern weit seltener vor, als die an Tuberkulose leidenden Hausthiere meist zu einer Zeit getödtet werden, in der die Tuberkulose noch nicht sehr weit vorgeschritten ist und keine Zerfallsherde bestehen, von denen aus bacillenhaltige Gewebspartikelchen abgestossen werden.

Von Seiten der Hausthiere droht aber insofern eine nicht geringe Gefahr, als nicht selten Milch und Milchproducte, sowie Fleisch und Drüsen von tuberkulösen Thieren als Nahrung genossen werden. Die grösste Gefahr bildet jedenfalls die Milch kranker Thiere, die ungekocht genossen wird, indem sie zweifellos zunächst dann infectiös ist, wenn das Euter an Tuberkulose erkrankt ist. Experimentaluntersuchungen haben sodann ergeben (Bollinger, Hirschberger, May, Rabinowitsch, Kempner), dass auch die Milch tuberkulöser Kühe, deren Euter nicht tuberkulös erkrankt ist, in vielen Fällen (in der Hälfte der untersuchten Fälle) infectiöse Eigenschaften besitzt. Nach Rabinowitsch und Kempner kann sie auch schon dann Bacillen enthalten, wenn die Tuberkulose noch latent ist und nur durch Tuberkulinreaction nachgewiesen werden kann. Entsprechend der Verunreinigung der Milch kann auch die Butter virulente Tuberkelbacillen enthalten. Ueber die Häufigkeit, in der dies vorkommt, lassen sich sichere Angaben nicht machen, indem dies örtlicher Schwankung unterworfen ist. Jedenfalls sind aber Angaben, dass 80% (Hermann, Morgenroth, Obermüller) der Marktbutter Tuberkelbacillen enthalten, zu hoch gegriffen und auf ungenaue Untersuchungen zurückzuführen, indem in der Butter sehr oft säurefeste, den Tuberkelbacillen ähnliche Bacillen (L. Rabinowitsch, Petri, Korn) vorkommen, welche für Meerschweinchen, respective für weisse Mäuse (Korn) pathogen sind und bei denselben der Tuberkulose ähnliche Veränderungen hervorrufen (vergl. unten Pseudotuberkulose). Rabinowitsch fand unter 13 Butterproben aus 13 verschiedenen Berliner Geschäften keine Tuberkelbacillen, während von zahlreichen Proben aus einem bestimmten Geschäft, zu verschiedenen Zeiten bezogen, fast alle Tuberkelbacillen enthielten. Baumgarten, in dessen Institut in Tübingen Butterproben untersucht wurden, hatte nur negative Resultate zu verzeichnen.

In Quarkkäse aus bacillenhaltiger Milch können nach Untersuchungen von Heim Tuberkelbacillen sich mindestens 14 Tage entwicklungsfähig erhalten.

Geringere Gefahr als die Milch bieten das Fleisch und die Drüsen tuberkulöser Thiere, indem einerseits die tuberkulöse Erkrankung derselben leicht erkannt werden kann, andererseits durch Kochen und Braten die Tuberkelbacillen getödtet werden.

Die von tuberkulösen Menschen oder Säugethieren abgegebenen Bacillen können sich in der Aussenwelt zweifellos eine gewisse Zeit lang erhalten, und zwar sowohl in feuchtem, als auch in trockenem Zustande. Wie lange dies jeweilen der Fall ist, hängt von den Umständen ab und kann sich auf Stunden beschränken oder auch Wochen und Monate dauern.

Sehr lang (im Maximum 6 Monate) können Tuberkelbacillen sich auch in eingetrocknetem Sputum von Phthisikern erhalten, falls es nicht dem Sonnenlicht ausgesetzt ist. Dass letzteres die Bacillen zu tödten imstande ist und dadurch für Desinfection von Phthisikern bewohnter Häuser, Dörfer und Städte bis zu einem gewissen Grade sorgt, geht aus den bereits erwähnten Beobachtungen hervor.

Für Säugethiertuberkulose empfänglich sind neben dem Menschen alle Haussäugethiere, am wenigsten der Hund, so dass Spontanerkrankungen der Hunde an Tuberkulose zu den Seltenheiten gehören. Von den gewöhnlichen Versuchsthieren ist das empfänglichste das Meerschweinchen, welches nach Einimpfung von tuberkelbacillenhaltigem Material oder von Reinculturen von Bacillen in 4—11 Wochen zugrunde geht; ihm folgen Kaninchen, Katzen und Feldmäuse. Wenig empfänglich sind weisse Mäuse, Ratten und Hühner. Bei letzteren kann also neben der Geflügeltuberkulose, die durch einen besonderen Bacillus verursacht wird (Maffucci, Rivolta, Ribbert, Lubinski,

MATZUSCHITA), noch eine Säugethiertuberkulose durch Impfung erhalten werden, ebenso auch bei Kanarienvögeln. Nach EBERLEIN und STRAUSS gehört die bei Papageien häufig vorkommende Tuberkulose zur Säugethiertuberkulose und die Ansteckung erfolgt von inficirten Menschen aus. Nach PANSINI und NOCARD kommt es auch vor, dass bei Menschen und Säugethieren Geflügeltuberkulose sich entwickelt. NOCARD vertritt danach die Ansicht, dass die verschiedenen Tuberkelbacillenculturen von Säugethier- und Geflügeltuberkulose nur Varietäten einer Art sind.

Die *Ansteckung mit Tuberkulose* kann an allen von aussen zugänglichen Stellen des Körpers erfolgen, doch spielt wohl zweifellos die Ansteckung von der Lunge aus die wichtigste Rolle. Zu diesen äusseren Infectionen kommt alsdann noch die Uebertragung der Tuberkulose von der Mutter auf den Fötus, doch spielt sie eine untergeordnete Rolle.

Die *Infection der Lunge* durch die Athmungsluft kann sowohl durch trockene, in der Luft enthaltene Bacillen, als auch durch Flüssigkeitströpfchen, welche Bacillen einschliessen, erfolgen. Zur ersteren Form der Infection führen namentlich Zerstäubung und Aufwirbelung auf dem Fussboden und auf den Strassen, sowie auch an Taschentüchern und Kleidern eingetrockneten Sputums von Phthisikern, unter Umständen auch Zerstäubung mit Koth oder Urin verunreinigten Erdreichs oder auch von eingetrocknetem Secret tuberkulöser Haut oder Knochenherde etc. Inficirte Wassertröpfchen können eingeathmet werden, wenn Phthisiker beim Niesen und Husten eine Wolke von bacillenhaltigen Wassertropfen aus Mund und Nase hinausschleudern und man im Bereiche einer solchen Wolke sich befindet.

Dass Staub der genannten Art infectiös wirkt und auch durch die Lungen aufgenommen werden kann, lässt sich durch Impfungs- und Inhalationsversuche bei Thieren nachweisen. Dass mit einem Dampfspray zerstäubte und eingeathmete Sputa an tuberkulöser Lungenphthise Leidender Tuberkulose zu erzeugen vermag, ist schon in einer Zeit experimentell festgestellt worden, als man die Tuberkelbacillen noch nicht kannte. Neuerdings ist in dem Laboratorium von FLÜGGE nachgewiesen worden, dass Versuchsthiere, welche wiederholt von Phthisikern aus geringer Entfernung angehustet werden, inficirt werden können. MOELLER wies Tuberkelbacillen auch auf Objectträgern nach, die er in der Nähe von Phthisikern aufgehängt hatte, so dass bei Eintritt von Husten Flüssigkeitströpfchen gegen dieselben geschleudert werden konnten.

Von *Schleimhäuten*, welche mit Substanzen aus der Aussenwelt in Berührung kommen, sind diejenigen der *Respirationswege* und des *Darmtractus* am meisten der Infection ausgesetzt, und es kommen hier auch thatsächlich primäre Infectionen öfters vor. Daneben kommen auch noch die *Conjunctiva* und die *Schleimhäute des Urogenitalsystems* in Betracht. Die Bacillen werden diesen Schleimhäuten vornehmlich durch die Luft, im Darmtractus auch durch Speisen und Getränke zugeführt. Von zufälligen Verunreinigungen abgesehen, die z. B. dadurch zustande kommen können, dass Fliegen, welche sich mit ausgehustetem Phthisikersputum verunreinigt haben, sich später auf irgend ein Nahrungsmittel setzen (MOELLER), kommen namentlich ungekochte Milch tuberkulöser Haussäugethiere, besonders Kühe, sowie die Butter, sodann auch rohes Fleisch kranker Thiere in Betracht.

Ueber die Häufigkeit *ektogener Infectionen der von aussen zugänglichen Schleimhäute* lassen sich kaum bestimmte Angaben machen, doch ist nicht zu bezweifeln, dass sie hinter den primären Lungeninfectionen zurückstehen und dass ihre Erkrankung häufig erst secundär infolge bereits bestehender Lungentuberkulose auftritt. So ist z. B. die Tuberkulose des Darmtractus meistens die Folge einer bereits vorgeschrittenen Lungentuberkulose, indem verschluckte bacillenhaltige Sputa die Infection vermitteln.

Der Kehlkopf und die Luftröhre erkranken fast nur secundär nach Lungentuberkulose und auch die so häufige Tuberkulose der Mandeln stellt in der grossen Mehrzahl der Fälle nicht eine primäre, sondern eine secundäre Erkrankung, die sich am häufigsten an Lungentuberkulose anschliesst, dar. Im übrigen wechselt die Häufigkeit der primären Erkrankung des Darmtractus und der Respirationswege nach den jeweiligen Lebensbedingungen.

Wie oft die *Schleimhäute des Urogenitalsystems* durch äussere Infection erkranken, steht noch in Discussion. Die Tuberkulose des Vas deferens und des Nebenhodens wird mit Vorliebe auf ektogene Infection zurückgeführt und es wird von vielen Autoren angenommen, dass auch die Tuberkulose des weiblichen Geschlechtsapparates sowie der ableitenden Harnwege zu einem mehr oder minder grossen Theil auf directe ektogene Infection zurückzuführen sei.

Eine Einfuhr von Tuberkelbacillen in die Scheide kann zweifellos durch bacillenhaltiges Sperma von Männern, die an Tuberkulose des Geschlechts- oder des Harnapparates leiden, sodann auch durch Einführung irgendwelcher mit Bacillen verunreinigter Gegenstände in die Scheide vermittelt werden. Bei Männern ist ektogene Infection der ableitenden Harn- und Geschlechtswege namentlich bei gestörter Harnentleerung, Harnverhaltung und Harnträufeln denkbar. Gleichwohl ist eine ektogene Infection der Geschlechtswege und der Harnwege ein sehr seltenes Ereigniss. Den Bacillen fehlt das Vermögen, sich zu bewegen, und es existiren an den genannten Schleimhäuten auch keine Vorrichtungen, um die Bacillen nach oben, d. h. nach dem Uterus, den Tuben, dem Samenleiter, dem Nebenhoden und Hoden, respective nach den Nieren zu schaffen. Die Bacillen wachsen ferner langsam und ihre Anwesenheit an der Oberfläche verursacht keine Entzündung und Exsudatansammlung, die ihrer Verbreitung, wie dies z. B. bei Tripperinfection geschieht, die Wege ebnet, und ein Eindringen in die Gewebe ist nur von einer örtlichen Veränderung gefolgt, von der aus die Verbreitung auf dem Lymph- oder Blutwege unter Einhaltung bestimmter erkennbarer Stationen erfolgt. Endlich tragen die tuberkulösen Erkrankungen der genannten Gänge meist in ausgesprochenster Weise den Charakter absteigender Erkrankungen (s. unten).

Die mit Schleimhäuten in Berührung kommenden Bacillen gelangen zweifellos nicht immer zur Ansiedelung, ja wir müssen annehmen, dass dies nur in einem geringen Percentsatz der gegebenen Möglichkeiten geschieht. Selbst in dem respirirenden Parenchym der Lunge dürfte ein Theil der eingeathmeten Bacillen zugrunde gehen oder nach aussen geschafft werden. Viel häufiger noch ist dies zweifellos auf Schleimhäuten der Fall, eine Annahme, die schon dadurch sicher bewiesen wird, dass lange Zeit sich wiederholende Verbreitung bacillenhaltiger Sputa im Darmtractus durchaus nicht immer von Tuberkulose des Darmtractus gefolgt ist. Auch zeigt sich, dass manche Schleimhäute trotz häufiger Ansteckungsgefahr sehr selten erkranken, und dass auch da, wo die Schleimhäute häufiger erkranken, fast ausschliesslich bestimmte Stellen der Schleimhäute den Ausgangspunkt der Infection bilden. Oesophagus- und Magentuberkulose sind Seltenheiten und treten nur unter besonderen Bedingungen ein. Im Darm beschränken sich die Infectionen im allgemeinen auf jene Theile, wo die lymphadenoiden Apparate sich befinden, und es sind auch in der Mund- und Rachenhöhle nur diese Gebiete, insbesondere die Gaumenmandeln, häufiger der Sitz tuberkulöser Erkrankung. Die Scheide, welcher Tuberkelbacillen aus den tuberkulösen Tuben und dem Uterus in Menge zugeführt werden können, erkrankt selten an Tuberkulose. Ebenso verhält es sich mit der Harnröhre, welche bei Tuberkulose der Nieren und des oberen Theiles der ableitenden Harnwege jahrelang von bacillenhaltigem Urin bespült werden kann, ohne zu erkranken.

Die äussere Haut ist gegen Infection durch Tuberkelbacillen im allgemeinen durch die Hornschicht der Epidermis geschützt, doch genügen offenbar geringfügige Verletzungen, um gegebenenfalls eine Infection zu ermöglichen. Durch mechanische Verletzungen oder auch durch voraufgegangene Entzündungen entstandene Epithelverluste, kleine Stiche oder auch grössere Wunden bilden die Eintrittspforte für die Bacillen, so dass also die ektogene Hauttuberkulose den Charakter einer Wundinfection oder einer Secundärinfection trägt. Unter Umständen können Bacillen auch in die normalen Poren der Haut, z. B. in Haarbälge und Talgdrüsengänge, eingerieben werden und so in die Tiefe gelangen.

Die in der Tiefe gelegenen, von aussen nicht direct zugänglichen Gewebe und Organe erkranken, von Infection durch Verletzungen abgesehen, im allgemeinen durch lymphogene und hämatogene Infection, d. h. es wird ihnen der Bacillus durch die Lymphe oder durch das Blut zugeführt.

Sehr oft tragen diese Erkrankungen die Charaktere einer Metastase, und es gelingt ohne Schwierigkeit nachzuweisen, dass an irgend einer Stelle des Körpers, z. B. in der Lunge, der primäre Erkrankungsherd sitzt, von dem aus die Lymphe oder auch direct das Blut inficirt wurde. Es kommen indessen auch sehr oft in den inneren Organen, in den Lymphdrüsen, in den Knochen, in den Gelenken, in den Sehnenscheiden, im Gehirn, in Gehirn- und Rückenmarkshäuten, im Bauchfell, in den Eileitern, in den Nebenhoden etc. tuberkulöse Herde vor, ohne dass man die Eintrittspforte der Bacillen nachweisen kann, so dass man die Erkrankung als eine kryptogenetische Infection bezeichnen muss. Für ihre Entstehung kommen drei Möglichkeiten in Betracht. Zunächst kann an der Eintrittspforte, z. B. in der Lunge oder in den Respirationswegen, in der Conjunctiva, im Darmtractus, die primäre Erkrankung so abgeheilt sein, dass die Eintrittsstelle nicht mehr kenntlich ist. Sodann ist es auch möglich, dass Bacillen z. B. in die Lunge, in die Lymphbahnen und von da in die Lymphdrüsen gelangen, ohne in der Zeit der Aufnahme und des Transportes erkennbare Veränderungen herbeizuführen. Endlich besteht auch die Möglichkeit, dass es sich um eine sogenannte vererbte Tuberkulose, das heisst um eine Infection, die schon bei der Geburt bestand, handelt.

Ehe man die specifische Krankheitsursache der Tuberkulose kannte, hat man der Vererbung bei der Entstehung der Tuberkulose eine massgebende Bedeutung zuerkannt, jedoch nicht so, dass man dabei an eine conceptionelle oder placentare Uebertragung eines specifischen Giftes dachte, sondern vielmehr an die Vererbung einer besonderen mangelhaften Constitution, die es bedingen sollte, dass der Organismus gegenüber äusseren Schädlichkeiten sehr empfindlich war, so dass irgendwie ausgelöste Entzündungen, z. B. traumatische Knochen- und Gelenkentzündungen leicht einen chronischen Charakter annahmen, zur Bildung hinfälliger, theils verkäsender, theils zerfallender Granulationswucherungen, zu chronischen Lymphdrüsenschwellungen mit Neigung zu Verkäsung und Zerfall führten.

Mit der Kenntniss der Ursachen der Tuberkulose haben auch die Anschauungen über deren Genese eine Klärung erfahren, und man hat auch die Frage der Vererbung der Tuberkulose präciser und correcter zu beantworten versucht. Zunächst ist natürlich zu entscheiden, ob die Tuberkelbacillen von den Eltern auf die Kinder übergehen.

Manche Autoren, z. B. Baumgarten, glauben dieser Uebertragung eine grosse Bedeutung bei der Entstehung der Tuberkulose beimessen zu dürfen und nehmen an, dass dieselbe etwas sehr Häufiges sei. Von anderer Seite wieder wird ihre Bedeutung für sehr gering erachtet.

Nach den bisher vorliegenden Beobachtungen ist auch in der That anzunehmen, dass die intrauterine Uebertragung der Tuberkelbacillen von den Eltern auf die Frucht bei der Entstehung der Tuberkulose eine untergeordnete Rolle spielt. (Eine Uebersicht über die diesbezüglichen Beobachtungen giebt die unten citirte Abhandlung von HAUSER.) Eine Uebertragung der Bacillen vom Vater auf die Frucht, eine conceptionelle Infection des Eies, eine germinative Vererbung ist nicht nachgewiesen und es haben auch zur Lösung dieser Frage angestellte Experimente (GAERTNER, HAUSER, CORNET) kein positives Ergebniss gehabt. Die Uebertragung der Bacillen von einer kranken Mutter auf die Frucht im Uterus in den vier letzten Schwangerschaftsmonaten, die placentare Infection, ist dagegen durch klinische Beobachtung, durch Untersuchung an Leichenmaterial und durch Experimente (GAERTNER hatte positive Erfolge bei Mäusen, Kaninchen und Kanarienvögeln) an Thieren sichergestellt. Es ist für einige Fälle erwiesen, dass Neugeborene (Menschen und Rinder) in ihren Organen tuberkulöse Herde (CHARRIN, MERKEL, DEMME, LEHMANN, SABOURAUD, JOHNE, HONL) oder wenigstens Tuberkelbacillen (BIRCH-HIRSCHFELD, SCHMORL, LEHMANN, BANG, LANGWITZ, NOCARD, AUCHÉ et CHAMBRELENT u. a.) enthalten können, und es ist ferner festgestellt, dass die Placenta (SCHMORL, KOCKEL, LEHMANN, AUCHÉ und CHAMBRELENT) an Tuberkulose erkranken kann, so dass also auch der Weg der intrauterinen Infection gekennzeichnet ist. GAERTNER gelang es, auch experimentell durch intraperitoneale, intravenöse und intratracheale Impfung trächtiger Thiere den Uebergang von Bacillen auf einzelne Junge nachzuweisen. Gleichwohl ist daraus nicht zu entnehmen, dass diese placentare Infection ein häufiges Ereigniss ist. Sie ist von vornherein nur dann wahrscheinlich, wenn bei tuberkulösen Frauen in der Zeit der Schwangerschaft eine Verbreitung der Tuberkelbacillen auf dem Blutwege in grosser Menge stattfindet. Sodann ist auch die Zahl der sicher constatirten Fälle von congenitaler Tuberkulose bei Menschen und Thieren eine geringe und es ist auch in den ersten 3—4 Wochen des extrauterinen Lebens Tuberkulose sehr selten. Auch ist zu bemerken, dass bei congenitaler Tuberkulose meist nur die Leber und die periportalen Lymphdrüsen erkrankt waren, also nicht die Lungen und die mit inneren Organen in Verbindung stehenden Lymphdrüsen. Die Beobachtung, dass Kinder tuberkulöser, insbesondere phthisischer Eltern so häufig in den Kinderjahren an Tuberkulose erkranken, kann nicht für die Annahme einer placentaren oder gar conceptionellen Infection verwerthet werden. Sie erklärt sich sattsam dadurch, dass Kinder phthisischer Eltern in besonderem Masse der Infection ausgesetzt sind. Beim Stillen des Kindes durch die kranke Mutter ist die Möglichkeit der Uebertragung durch die Milch gegeben. Danach wird durch Küssen, durch probeweises Milchtrinken aus der Saugflasche von Seiten der Mutter, durch Verwendung des gleichen Taschentuches für Mutter und Kind, durch Husten, Niesen, durch Verunreinigung der Fussböden mit bacillenhaltigem Sputum etc. eine Fülle von Gelegenheiten der Uebertragung der Tuberkulose auf das Kind gegeben. Da zweifellos Kinder für Tuberkulose sehr empfänglich sind und namentlich leicht Tuberkelbacillen durch die Schleimhaut in das Lymphgefässsystem übertreten lassen, so kann man sich eher darüber wundern, wenn Kinder phthisischer Eltern, die keinerlei Vorsorge gegen eine Infection treffen, gesund bleiben.

Bei Erkrankung von Kindern tuberkulöser Eltern an Tuberkulose irgend eines Organes wird man sonach fast immer eine postembryonale ektogene Infection anzunehmen haben, und eine Vererbung kommt nur insoweit in Frage, als vielleicht Kinder tuberkulöser Eltern zu Tuberkulose nicht nur durch die Verhältnisse der Umgebung prädestinirt, sondern auch in besonderem Masse disponirt sind.

Einer solchen **ererbten Disposition zu Tuberkulose** wird von manchen Aerzten eine ganz besondere Bedeutung beigelegt, allein es ist das, was man darüber sagen kann, lediglich hypothetischer Natur, und es existirt keine Thatsache, welche beweisen würde, dass Kinder oder Enkel phthisischer Eltern leichter an Tuberkulose erkranken und schwerer unter einer eingetretenen Infection leiden als Kinder nicht tuberkulöser Eltern. Wenn in Krankengeschichten aus Kliniken so häufig steht Heredität nachgewiesen oder Ähnliches, so besagt eine solche Bemerkung nicht mehr, als dass in der Ascendenz Tuberkulose vorkam. Ob wirklich hereditäre Eigenart des betreffenden Individuums eine Rolle gespielt hat, das ist sicherlich meist nicht zu sagen, und selbst wenn vielleicht der bösartige Verlauf der Erkrankung für eine besondere Widerstandsunfähigkeit der Betreffenden zu sprechen scheint, so ist doch die Annahme einer hereditären Disposition eine willkürlich aufgestellte Hypothese.

Mit der Verwerfung der so vielfach angenommenen und als erwiesen erachteten hereditären Disposition der Kinder tuberkulöser Eltern soll aber nicht zugleich auch ausgesprochen sein, dass alle Individuen gleich leicht an Tuberkulose erkranken. Die gebräuchlichen Versuchsthiere zeigen ja auch eine verschiedene Empfänglichkeit für Tuberkulose, und während bei Meerschweinchen nach Impfung mit bacillenhaltigem Material regelmässig eine mit Tod endende Krankheit sich einstellt, kann beim Kaninchen Impftuberkulose heilen. Es ist danach auch anzunehmen, dass die einzelnen Individuen der varietätenreichen Species Homo sich nicht alle gegenüber dem Tuberkelvirus gleich verhalten. Es giebt sodann zweifellos Zustände, nach denen die Infection mit Tuberkelbacillen leichter eintritt als unter anderen Verhältnissen. Hierher gehören alle traumatischen, chemischen und infectiösen Schädigungen irgend eines oberflächlich gelegenen Gewebes, welche den Verlust der Epitheldecke oder auch tiefer gehende Verletzungen bewirken, indem danach eine **Wundinfection** mit Tuberkelbacillen eintreten kann. Manche Tuberkulosen, z. B. Hauttuberkulosen, sind unbeabsichtigte Impftuberkulosen, entstanden durch Verunreinigung von Wunden. In anderen Fällen schliesst sich Tuberkulose an infectiöse Entzündungen der Haut oder einer Schleimhaut an, in deren Verlauf Tuberkelbacillen an geschwürig veränderte Stellen gelangten und hier sich vermehrten oder mit dem Lymphstrom den nächstgelegenen Lymphdrüsen zugeführt wurden.

Man kann einen solchen prädisponirenden Einfluss verschiedenen Infectionen zuschreiben, allein es ist die Häufigkeit, in der sie thatsächlich die Infection mit Tuberkelbacillen vermitteln, nicht zu bestimmen. Wenn z. B. nach Masern oder nach Scharlach oder nach Keuchhusten Lungen- oder Lymphdrüsentuberkulose auftritt, so kann das auch darin seinen Grund haben, dass bereits bestehende, aber klinisch nicht erkennbare Tuberkulose im Anschluss an eine der genannten Infectionskrankheiten raschere Fortschritte machte und manifest wurde.

Man wird gerade dann, wenn sich Erscheinungen der Tuberkulose unmittelbar an eine andere Infection anschliessen, eher an letzteres zu denken haben, indem eine neu hinzugekommene tuberkulöse Infection längere Zeit latent verlaufen würde.

Wie weit ererbte oder erworbene **Aenderungen der Körperconstitution einen Einfluss auf den Verlauf der Tuberkulose** haben, lässt sich ebenfalls nicht näher bestimmen, und man kann danach nur hypothetisch sich darüber äussern. Die Tuberkulose verläuft, nachdem sie manifest geworden ist, bald rasch, bald langsam und trägt bald mehr einen käsigen, bald mehr einen indurativen Charakter. Man kann das erstere, sofern nicht etwa Misch- und Secundärinfectionen die Ursache sind, entweder durch eine besondere Virulenz der Bacillen oder aber durch eine besondere Empfindlichkeit und Widerstandsunfähigkeit der Gewebe erklären, während das letztere in geringerer Virulenz der Bacillen oder in einer besseren Widerstandsfähigkeit der Gewebe, vielleicht auch in der Anwesenheit baktericider Substanzen in der Gewebsflüssigkeit gelegen sein kann. Für einen massgebenden Einfluss der Gewebsbeschaffenheit spricht, dass bei Kindern die verkäsende, rasch fortschreitende Tuberkulose gegenüber der indurativen vorwiegt, während bei älteren Individuen das umgekehrte Verhältniss sich zeigt. Man kann auch anführen, dass an Diabetes Leidende auffällig häufig an rasch verlaufender Tuberkulose zugrunde gehen. Es lässt sich indessen mit der Annahme einer verschiedenen Widerstandsfähigkeit der Gewebe nicht alles erklären. In demselben Organismus, ja in demselben Organ, kommen verschiedene Formen tuberkulöser Processe vor, und während an einer Stelle der Process abheilt, kann er an einer anderen Stelle rasch weiterschreiten. Es üben danach örtliche Verhältnisse, die genau zu übersehen nicht möglich ist, einen bestimmenden Einfluss auf den Verlauf des tuberkulösen Processes aus.

Von Seiten der Kliniker wird vornehmlich die *Scrofulose* in nahe Beziehung zur Tuberkulose gebracht, und zwar vielfach in dem Sinne, dass scrofulöse Individuen sehr leicht an Tuberkulose erkranken sollen. Nun ist aber das, was man Scrofulose nennt, kein genau definirbarer krankhafter Zustand, es wird vielmehr eine Gruppe krankhafter Erscheinungen, die in den Jahren der Kindheit sich zeigen, als Scrofulose zusammengefasst. VIRCHOW nahm an, dass das Wesen der Scrofulose in einer Unvollständigkeit der Einrichtung der Drüsen, verbunden mit Unvollkommenheiten in der Einrichtung anderer Gewebe, wie der Schleimhäute, der Haut, gelegen sei, welche es bedingen, dass verhältnissmässig geringfügige schädliche Einwirkungen theils Entzündungen, theils hyperplastische Wucherungen auslösen, welche nur schwer sich wieder ausgleichen und Neigung zu regressiven Veränderungen haben.

Der Kliniker bezeichnet Kinder als scrofulös, welche andauernd oder wenigstens sehr häufig an Entzündungen der Schleimhäute, insbesondere des Rachens, der Nase und ihrer Nebenhöhlen, der Conjunctiva und des Ohres, ferner auch der äusseren Haut mit Bläschen-, Pustel-, Borkenbildung, mit kleineren und grösseren Hautabscedirungen etc. leiden, bei denen ferner mit oder ohne die genannten Schleimhaut- und Hautentzündungen lange dauernde Schwellungen der Lymphdrüsen, die mitunter bis zur Nekrose und Einschmelzung und zum Durchbruch nach aussen führen, auftreten. Sie zählen ferner der Scrofulose auch chronische Entzündungen der Gelenke und Knochen zu und finden eine Bestätigung ihrer Diagnose auf Scrofulose darin, dass die Kinder mit ihren Hautausschlägen und Drüsenschwellungen ein blasses, schlaffes, oft auch gedunsenes Aussehen bieten.

Untersucht man derartige Krankheitserscheinungen genauer, so findet man, dass meistens ätiologisch wohl bekannte Krankheiten, specifische Infectionen, unter dem angegebenen Bilde verlaufen, und zwar vornehmlich Infectionen mit *Streptokokken*, *Staphylokokken*, *Tuberkelbacillen* und *Syphilisvirus*. Die Scrofulose ist also keine besondere Krankheit, sondern nur eine besondere Erscheinungsform verschiedener Infectionen, und wenn man den Begriff der Scrofulose als Bezeichnung für einen besonderen pathologischen Zustand beibehalten will, so muss man ihn soweit einschränken, dass man der Scrofulose nur eine besondere Disposition zu den genannten und auch zu anderen mit Entzündung und Drüsenschwellung verbundenen Infectionen zuerkennt. Wie weit eine solche scrofulöse Diathese wirklich vorhanden ist, ist schwer zu bestimmen. Der kindliche Organismus wird durch die genannten Infectionskeime überhaupt leicht inficirt. Mangelhafte Ernährung mag diese Disposition erhöhen. Mangelhafte Reinlichkeit der Körperoberfläche, Verunreinigung der Kleidung, der in Gebrauch stehenden Geräthe und der Luft in bewohnten Räumen, häufige Verletzungen der Haut, Veränderungen der Gewebe durch andere specifische Infectionen des Kindesalters etc. steigern die Möglichkeit und Wahrscheinlichkeit der Infection und lassen danach meist die Annahme einer besonderen, in der Constitution oder in einer abnormen Beschaffenheit der Haut und der Schleimhäute begründeten Disposition entbehrlich erscheinen.

Im übrigen ist zu bemerken, dass man von Scrofulose meist erst dann spricht, wenn die betreffende Infection, insbesondere die tuberkulöse, schon eingetreten ist, so dass also die Scrofulose meist nur eine besondere Erscheinungsform der Tuberkulose ist.

Zum Studium der Tuberkulose hat man sich ausserordentlich häufig des Thierexperiments bedient, und zwar auch schon in einer Zeit, in der der Tuberkelbacillus nicht bekannt war. Es ist danach auch die Infectiosität der Tuberkulose lange vor der Entdeckung des Tuberkelbacillus festgestellt gewesen; es liessen die diesbezüglichen Experimente nur Zweifel darüber, ob es sich um die Wirkung eines einzigen infectiösen Agens handelt oder ob verschiedene schädliche Substanzen, dem Körper einverleibt, das klinisch-anatomische Bild einer Tuberkulose erzeugen können. Für letzteres liess sich anführen, dass den Tuberkeln ähnliche zellige Knötchen durch sehr verschiedene Schädlichkeiten erhalten werden, so z. B. in den Lungen durch Inhalation verschiedener in der Athmungsluft zerstäubter reizender Substanzen. Eine genauere Beobachtung des klinischen Verlaufs und der experimentell erhaltenen Krankheit, des Baues und der Lebensgeschichte der einzelnen Knötchen liess indessen schon vor der Entdeckung der Tuberkelbacillen erkennen, dass es eine specifische, eigenartige Knötchenkrankheit giebt, die einem besonderen Agens, das im Körper sich vermehrt und verbreitet und zu fortschreitender Bildung zelliger Knötchen von eigenartigem Bau und mit eigenartiger Lebensgeschichte führt, ihre Entstehung verdankt. Man suchte zwar die Eigenart des Processes vielfach durch eine Eigenart des erkrankten Individuums, durch eine besondere Diathese, durch eine scrofulöse Constitution zu erklären, allein die Anhänger dieser Anschauung waren doch nicht in der Lage, die experimentell gewonnenen Thatsachen hinlänglich zu erklären.

Die Erforschung der Tuberkulose hat einen langen Weg mit mannigfachen Irrgängen durchlaufen, bis das Gebiet der tuberkulösen Erkrankungen richtig begrenzt und der Gang der infectiösen Erkrankung richtig erkannt war, und es sind auch heute noch nicht alle Fragen erledigt. Die unten citirten Werke von Waldenburg (1869), Predöhl (1888) und Straus (1895) geben ein Bild von der Geschichte der Erforschung der Tuberkulose, das nicht nur für die Lehre von der Tuberkulose selbst, sondern auch für das Studium der Wandlungen der medicinischen Anschauungen von Interesse ist. Von älteren Autoren brachten Baillie, Portal, Bayle, Laënnec, Gendrin, Andral, Louis, Rokitansky, Vogel, Reinhardt, Virchow, Buhl u. a. Fortschritte in der Erkenntniss der Tuberkulose. Die experimentelle Untersuchung der Tuberkulose, die Ansicht, dass es sich um eine specifische Affection handelt, deren Ursache in einem überimpfbaren Agens liegt, knüpft sich an den Namen von Villemin (1865), doch sind auch schon vor ihm Impfversuche ausgeführt worden. Ihm schliessen sich Arbeiten von Lebert, Hérard, Cornil, Klebs, Langhans, Wyss, Cohnheim, Friedländer, Köster, Bollinger, Schüppel, Rindfleisch, Tappeiner, Ziegler, Baumgarten, Weigert, Orth, Arnold, Johne, Birch-Hirschfeld, Brodex, Cornet u. a. an, welche theils durch Experimente, theils durch histologische Untersuchungen der Producte der Tuberkulose die Kenntniss von dem Wesen der Tuberkulose förderten.

Die Thierversuche wurden vornehmlich an Meerschweinchen angestellt, doch wurden vielfach auch andere Thiere, Kaninchen, Ziegen, Affen etc. verwendet. Zuerst nahmen die Autoren namentlich subcutane Impfungen vor, sodann aber auch Injectionen ins Gefässsystem, insbesondere in Venen, Einführungen in die Luftwege, sowie Impfungen in die vordere Augenkammer, die Bauchhöhle, die Conjunctiva, die Cornea und die Vagina, ferner Fütterungs- und Inhalationsversuche mit feucht oder trocken zerstäubten infectiösen Massen, insbesondere mit zerstäubten Sputa von Schwindsüchtigen.

Subcutane Infectionen mit bacillenhaltigem Material führen bei Meerschweinchen zur Bildung käsig-eiteriger Hautgeschwüre, denen nach 2 bis 4 Wochen eine Schwellung und Verkäsung der zugehörigen Lymphdrüsen nachfolgt. Nach 30—40 Tagen treten in der Milz, nach 40—50 Tagen in der Leber und der Lunge Tuberkel auf (Cornet). Infection der Haut selbst führt zu Granulationswucherungen und Ulcerationen, die von verkäsender Schwellung der zugehörigen Lymphdrüsen begleitet sind.

Bei Infection der vorderen Augenkammer (Cohnheim, Baumgarten, Koch) bilden sich nach 1—2 Wochen Tuberkel in der Iris, denen weiterhin Tuberkulose der zugehörigen Lymphdrüsen, der Lungen und des Unterleibs nachfolgt. Infection der Conjunctiva führt zunächst zur Bildung von Conjunctivalgeschwüren, doch kann man es bei sorgfältiger Vermeidung von Verletzungen auch erreichen (Cornet), dass die Conjunctiva unverändert bleibt und die zugehörigen Lymphdrüsen primär erkranken.

Durch intravenöse Injection von Tuberkelbacillen kann man rasch eine ausgebreitete Eruption hämatogener Miliartuberkel erhalten.

Intraperitoneale Infection führt zur Bildung kleiner und grösserer Knötchen und Knötchengruppen, insbesondere im Netz, das dadurch hochgradig verdickt werden kann; Exsudationen können die Tuberkelentwicklung begleiten. Sodann treten Tuberkel auch in der Milz und der Leber, in den retroperitonealen und peribronchialen Lymphdrüsen, in der Pleura und der Lunge auf.

Fütterungsinfection führt zur Entwicklung tuberkulöser Herde und Geschwüre im Darm, besonders in Ileum, Cöcum und Colon, kann aber auch, ohne den Darm erkennbar zu verändern, zu verkäsender Schwellung der Mesenterialdrüsen führen, der zuweilen Tuberkulose von Leber und Lunge nachfolgt.

Inhalation von feucht zerstäubtem Phthisikersputum oder von zerstäubten Reinculturen von Tuberkelbacillen führt im Laufe von 2—3 Wochen zur Bildung kleiner grauer zelliger Knötchen und gleichzeitig auch zu Schwellung der Bronchialdrüsen. Mitunter bilden sich grössere verkäsende und zerfallende Knötchen, und es verkäsen auch die Bronchialdrüsen; nach 3—5 und mehr Wochen kann auch eine Miliartuberkulose der Milz und der Leber auftreten. Nach Untersuchungen von Cornet lässt sich auch durch Zerstäubung getrockneten Sputums eine Lungeninfection bei Versuchsthieren herbeiführen.

Impfung des Penis oder der Vagina kann zu örtlicher Tuberkulose an der Impfstelle führen, der inguinale und retroperitoneale Lymphdrüsentuberkulose und weiterhin auch Milz-, Leber- und Lungentuberkulose nachfolgt. Es kann indessen auch Lymphdrüsentuberkulose mit ihren Folgen ohne örtlicher Tuberkulose am Orte der Impfung eintreten.

Die Vermehrung von Tuberkelbacillen in einem lebenden Gewebe hat die Bildung einer Granulationswucherung zur Folge, und es ist als charakteristisch für Tuberkulose die Bildung zelliger Knötchen, die als Miliartuberkel bezeichnet werden, anzusehen. An dieser Wucherung können Epithelien sich betheiligen, doch geht der eigentliche Tuberkel aus einer Wucherung von Bindegewebszellen, zu der sich Leukocytenansammlung hinzugesellt, hervor.

Die durch die Bacillenvermehrung im Gewebe angeregte Wucherung der Gewebszellen vollzieht sich unter mitotischer Theilung der Zellen (ist etwa am 6. Tage nach der Impfung erkennbar) und führt zur Bildung grosser protoplasmareicher Zellen mit hellem bläschenförmigem Kern, welche oft als **epitheloide Zellen** bezeichnet werden, aber nichts anderes darstellen als die bei jeder Bindegewebswucherung auftretenden **Fibroblasten**. Gewöhnlich bilden sich auch eine oder mehrere mehrkernige Zellen, sogenannte **Riesenzellen**, und es lagern sich in kleinen Knötchen diese Zellen oft so, dass die Riesenzellen, von Fibroblasten umgeben, das Centrum des Knötchens einnehmen (Fig. 93 *a b*). Zu dieser Wucherung gesellt sich bald früher, bald später auch eine Ansammlung von Leukocyten *(c)*, die aus Blutgefässen stammen, im ersten Beginn mehr der polynucleären, später vorwiegend der mononucleären Form angehören und mit Vorliebe die peripheren Theile der Knötchen einnehmen.

Das durch Wucherung und Leukocytenansammlung entstandene Knötchen stellt eine miliare Granulationsbildung dar, welche für Tuberkulose

Fig. 93.

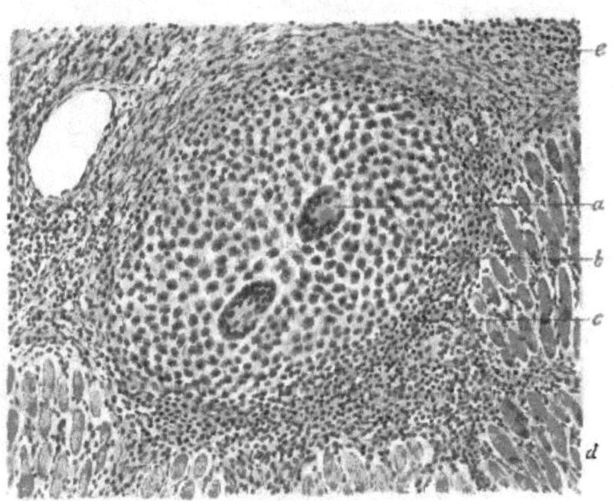

Tuberkel aus der Zunge.

a Riesenzellen, *b* Epitheloide Zellen oder Fibroblasten, *c* Leukocyten, *d* Muskelfasern, *e* zellreiches Bindegewebe. Alauncarminfärbung. Vergr. 214.

charakteristisch ist und auch in ihrem weiteren Lebenslauf sich eigenartig verhält.

Zunächst ist hervorzuheben, dass in diesem Knötchen **Blutgefässe sich nicht entwickeln** und dass auch die in dem Wucherungsgebiet präexistirenden Gefässe zugrunde gehen, so dass das Knötchen von den zuführenden Blutgefässen aus nicht injicirt werden kann. Weiterhin erfährt das zellige Keimgewebe gewöhnlich eine Umwandlung in dem Sinne, dass das **Centrum des Knötchens verkäst** (Fig. 94 *a* und 95 *a*), während an der **Peripherie sich Bindegewebe entwickelt** *(b)*, das zunächst noch zellreich ist und auch mehr oder weniger Riesenzellen (Fig. 94 c) enthalten kann, weiterhin aber oft auch ein derbes, rein fibröses Aussehen gewinnt (Fig. 95 *b*).

Die Veränderungen, welche das Gewebe des Tuberkels bei dieser Ausgestaltung in ein käsig-fibröses Knötchen erleidet, sind mancherlei Art. Zu-

Fig. 94.

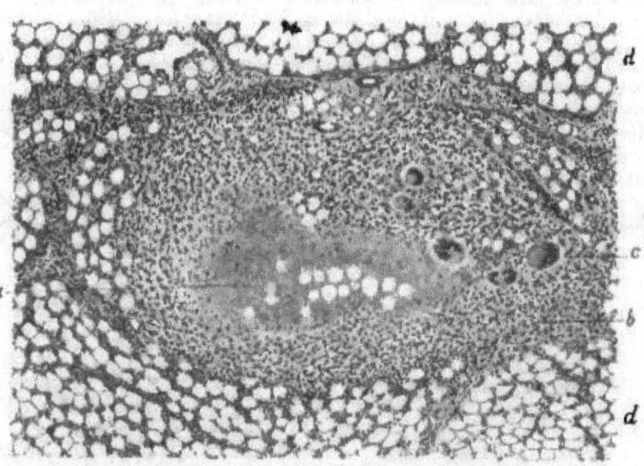

Zellig-fibröser Tuberkel des Netzes mit verkästem Centrum.
a Käsiges Centrum, in dem noch Fettzellen des Netzes erkennbar sind; b zellig-fibröse Peripherie; c Riesenzelle; d Fettgewebe in Wucherung. Färbung nach VAN GIESON. Vergr. 107.

Fig. 95.

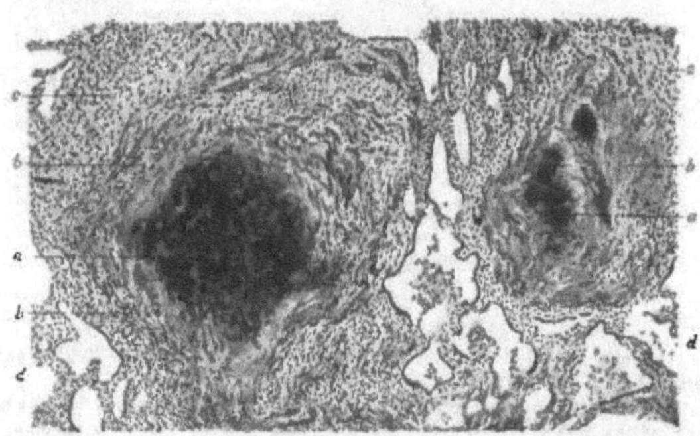

Käsig-fibröse Tuberkel aus der Lunge.
a Käsiges Centrum; b dichtes, homogen aussehendes, kernarmes Bindegewebe; c zellreiches Bindegewebe; d Lungengewebe mit verdickten Septen. Vergr. 56.

nächst zeigen schon die vielkernigen Riesenzellen ein eigenartiges Verhalten, indem ihre Kerne fast immer ungleichmässig vertheilt sind und bald als geschlossener oder offener Kranz die Peripherie der Zellen einnehmen, bald an einem Pol der Zellen, bald an zwei einander gegenüberstehenden Zellrändern, seltener in einem mehr central gelagerten Bezirk sich anhäufen. Geeignete Färbungen lassen alsdann auch erkennen, dass der kernlose Theil des Zellkörpers anders beschaffen ist als der kernhaltige und sich in einem Zustande der Degeneration befindet.

Sowohl diese Degenerationserscheinungen als auch die Bildung der Riesenzellen hängen mit der Anwesenheit von Tuberkelbacillen in den Zellen zusammen, wie man sich namentlich bei Untersuchung frischer Impftuberkel bei empfänglichen Thieren (Meerschweinchen), weniger gut bei Tuberkulose des Menschen überzeugen kann. Die Anwesenheit der Bacillen lässt zwar die Theilung der Kerne zu oder regt sie sogar an, allein die Protoplasmatheilung wird hintangehalten dadurch, dass die Bacillen degenerirend auf das Protoplasma einwirken und schliesslich dasselbe abtödten. Andererseits findet

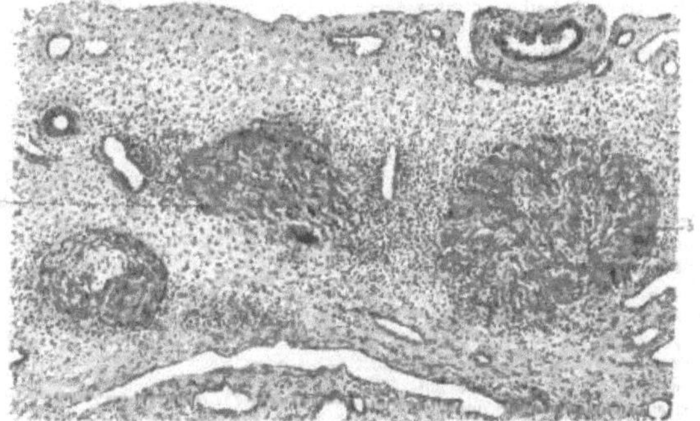

Fibröse Tuberkel in der Gelenkkapsel aus einem seit 4 Wochen mit Jodoform behandelten Kniegelenk.

a Bindegewebe, b c d fibröse Tuberkel. Färbung nach VAN GIESON. Vergr. 30.

aber auch wieder ein degenerirender Einfluss der Zellen auf die Bacillen statt, so dass man in den Riesenzellen ausgesprochene Degenerationsformen der Bacillen findet. Es kann danach in der Entwicklung von Riesenzellen zum Theil eine günstige Gegenwirkung des Organismus gegen die Verbreitung der Bacillen erkannt werden. In grossen Riesenzellen mit grossen kernfreien Bezirken liegen die Bacillen vornehmlich an der Grenze der kernlosen und kernhaltigen Theile, wohl deshalb, weil sie hier ihre günstigsten Ernährungsbedingungen finden. Oft sind in Riesenzellen indessen keine Bacillen nachzuweisen und es ist anzunehmen, dass sie zugrunde gegangen sind.

Die Verkäsung des centralen Theils, in welchem auch die Riesenzellen untergehen, vollzieht sich theils durch ein Absterben, eine Nekrobiose der Zellen, theils durch Einlagerung geronnener Massen zwischen die Zellen. Die absterbenden Zellen werden zu kernlosen Schollen und weiterhin durch Zerbröckelung zu körnigen Massen. Die sich zwischen die Zellen einlagernde Substanz ist theils netzartig angeordnetes Fibrin, das sich bei WEIGERT'scher

Fibrinfärbung blau färbt, theils eine dem Fibrin ähnliche körnige oder hyaline, in Netzen angeordnete fibrinoide Substanz. Beide zerfallen zu einer körnigen Masse, welche mit den Zelltrümmern verschmilzt, so dass schliesslich das Centrum aus einer schollig körnigen oder rein körnigen Masse besteht, die mit kernfärbenden Farben nur eine schwache verwaschene diffuse Färbung annimmt.

Die fibröse Peripherie des Tuberkels ist bald feinfaserig und zellreich (*Fig.* 94 *b*), bald mehr grobfaserig und zellarm, in älteren Tuberkeln oft auch mehr hyalin (Fig. 95 *b*). Käse und Fasergewebe gehen bald allmählich ineinander über, bald sind sie scharf voneinander getrennt.

Fig. 97.

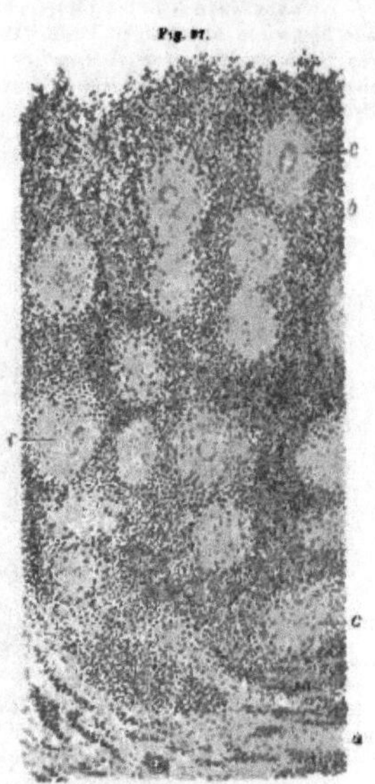

Tuberkulöse Granulationswucherungen aus der Synovialmembran eines Kniegelenks.
a Bindegewebe, b Granulationsgewebe, c Tuberkel. Färbung mit Hämatoxylinblau. Vergr. 50.

Das Mengenverhältniss zwischen käsigen Massen und Bindegewebe wechselt sehr erheblich und es kann der eine oder andere Bestandtheil vollkommen die Oberhand gewinnen.

Totale Verkäsung muss als ein ungünstiger Verlauf, die Umwandlung in reine fibröse Knötchen (Fig. 96 *bcd*) muss dagegen als ein günstiger Ausgang der Erkrankung angesehen werden.

Die tuberkulöse Infection kann auf die Bildung eines einzigen Tuberkels sich beschränken, die mit der Umwandlung desselben in ein fibröses oder käsig-fibröses Knötchen seinen Abschluss findet. Gewöhnlich entstehen indessen, wenigstens soweit dies durch Untersuchungen festgestellt ist, grössere Herderkrankungen, und zwar entweder dadurch, dass gleich von Anfang an mehrere Infectionsherde auftreten, oder aber dadurch, dass von dem ersten Infectionsherd aus Bacillen frei im Lymphstrom oder verschleppt durch Wanderzellen in benachbarte Gebiete übergehen. In beiden Fällen kommt es zur Bildung multipler Tuberkel, bei dichter Lagerung derselben zu einer Verschmelzung der einzelnen Erkrankungsherde untereinander. Sehr oft ist ferner auch die Bildung von Tuberkel mit starken Exsudationsvorgängen verbunden, so dass die Exsudation die Wucherung mehr oder weniger verdeckt.

Reichliche Tuberkelentwicklung im Bindegewebe der Synovialmembran der Gelenke, in Sehnenscheiden, in den Schleimhäuten und der äusseren Haut führt oft zu mehr oder weniger ausgebreiteten Granulationswucherungen, die sich von gesunden Wundgranulationen dadurch unterscheiden, dass sie die charakteristischen Tuberkel (Fig. 97 *c*) einschliessen.

In Gelenken liegen diese Wucherungen, die bei starker Entwicklung oft als **fungöse Granulationen** bezeichnet werden, frei zutage.

In der äusseren Haut und den Schleimhäuten sind sie zunächst von Epithel bedeckt und können auch lange Zeit als **subepitheliale Wuche-**

rungen bestehen bleiben. Doch treten sehr oft früher oder später Zerfall und Geschwürsbildung ein, insbesondere in Schleimhäuten.

Nicht selten nehmen diese tuberkelhaltigen Granulationswucherungen auch mehr Knotenform an, so namentlich im Innern der Lunge (s. Fig. 104, pag. 626), in der Niere, in der Leber, in der Zunge, zuweilen auch in der Dura, in der Pia und dem Gehirn, und es können gerade an den letztgenannten Stellen umfangreiche Knoten von Tauben- bis Hühnereigrösse entstehen, die wahren Geschwülsten gleichen.

Stärkere Exsudationsvorgänge, welche der bacillären Infection folgen und die Tuberkelentwicklung begleiten, können letztere mehr oder weniger verdecken, und es kann auch die Entwicklung typischer Tuberkel ausbleiben. In den Lungen trägt alsdann der Infectionsherd den Charakter einer umschriebenen Pneumonie mit zelligem oder zelligfibrinösem Exsudat in den Alveolen, in den zarten Hirnhäuten sammelt sich eiterig-seröses und eiterig-

Fig. 98.

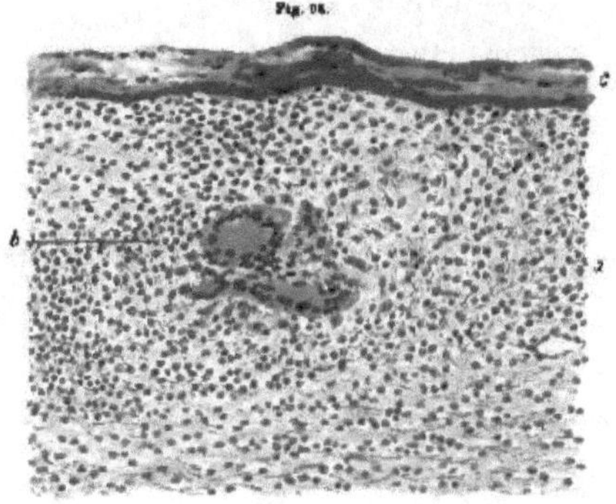

Tuberculöse Pleuritis.

a In Wucherung befindliche verdickte Pleura, b Tuberkel, c Fibrin. Färbung nach VAN GIESON. Vergr. 200.

fibrinöses Exsudat in den Maschenräumen des Gewebes an, Pleura (Fig. 98 a b). Perikard und Peritoneum überdecken sich mit mehr oder weniger Fibrin (c), während in der betreffenden Körperhöhle sich oft auch mehr oder weniger flüssiges Exsudat ansammelt. Ebenso kann sich auch die Tuberkulose der Synovialmembranen und der Sehnenscheiden mit entzündlicher Exsudation verbinden.

Das weitere Schicksal der einzelnen tuberkulösen Granulationsherde gestaltet sich in den einzelnen Fällen sehr verschieden, und man kann eine ganze Stufenleiter von bösartigen, mit Gewebszerfall endenden Formen zu gutartigen, in Stillstand und Heilung übergehenden Formen unterscheiden.

Rasche Verkäsung der tuberkulösen Erkrankungsherde ist als Zeichen einer ungünstigen Form der Tuberkulose anzusehen, doch kann auch in solchen Fällen noch Stillstand und Heilung eintreten.

Verkäsung und Erweichung mit Durchbruch nach aussen durch die Epitheldecke führt in Schleimhäuten und in der Haut zur Bildung von Geschwüren (Fig. 99 d).

Der Rand und der Grund der Geschwüre sind mit tuberkulösen Granulationswucherungen *(e)* besetzt, die bald noch gut erhalten, bald in Verkäsung und Zerfall begriffen sind. Ist ihre Nachbarschaft reich an Tuberkeln (Fig. 99 *f*), welche durch Verschleppung der Bacillen in den Lymphbahnen entstanden sind, so muss der tuberkulöse Herd als ein maligner, zu weiterer Verbreitung tendirender angesehen werden.

Verkäsung tuberkulöser Herde im Innern der Lunge, der Nieren, der Knochen etc. führt zunächst zur Bildung **käsiger Knoten** verschiedener Grösse. Erweichung und Verflüssigung der ursprünglich festen käsigen Nekrose führt zur Bildung von **Höhlen** oder **Cavernen**, welche bald einen dickflüssigen käsigen Brei, bald mehr eiterähnliche Massen (**kalte Abscesse**)

Fig. 99.

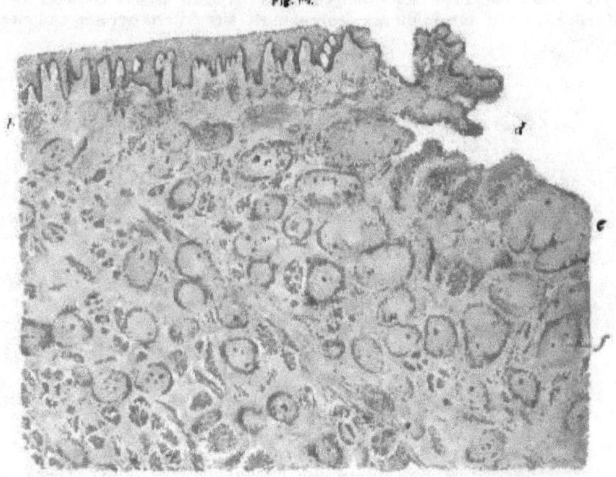

Tuberkulose der Zunge mit geschwürigem Zerfall des primären Granulationsherdes.

a Deckepithel. *b* Bindegewebe der Mucosa. *c* Musculatur. *d* Geschwür am Zungenrand. *e* tuberculöses Granulationsgewebe. *f* Miliartuberkel. Färbung mit Alaunkarmin. Vergr. 15.

enthalten, in denen körnige Zelltrümmer, bei weiterer Secretion der Granulationen auch verfettete Eiterkörperchen enthalten sind.

Bindegewebsentwicklung im Gebiete tuberkulöser Herde kann zu fibröser Umwandlung der gesammten tuberkulösen Wucherung führen, so dass sich ein **Indurationsherd** entwickelt der ganz aus derbem, dichtem, zellarmem Bindegewebe besteht (Fig. 100) und nur dadurch noch seine tuberkulöse Natur erkennen lässt, dass das Bindegewebe zum Theil noch eine Zusammensetzung aus knotenförmigen Herden *(a)* erkennen lässt.

Enthält ein solcher Indurationsherd keine zelligen Tuberkel mehr, so ist der Process als völlig abgelaufen anzusehen und man findet auch in dem Herde keine Bacillen mehr. Trägt dagegen das indurirte Gewebe zum Theil noch den Charakter des Granulationsgewebes (Fig. 101 *b*) und enthält es auch noch charakteristische Tuberkel mit Riesenzellen *(c)*, so ist der Process noch nicht zum Abschluss gelangt, die Infection noch nicht erloschen, wohl aber ist die Erkrankung, sofern nicht anderswo anders beschaffene Herde vorhanden sind, als eine gutartige anzusehen, indem solche Tuberkulosen, die in fibröse Gewebsinduration ausgehen, erfahrungsgemäss sehr langsam verlaufen und oft lange Zeit keine weitere Verbreitung erkennen lassen.

Die **Combination von Gewebsverkäsung und Gewebsinduration**, die häufigste Form localer chronischer Tuberkulose, nähert sich bald mehr der reinen Verkäsung, bald mehr der reinen Induration.

Einschluss käsiger Massen durch indurirtes Bindegewebe, wie man dies so häufig in der Lunge trifft, verträgt sich auch noch mit einem gutartigen langsamen Verlauf der Tuberkulose und schliesst auch völligen Still-

Fig. 100.

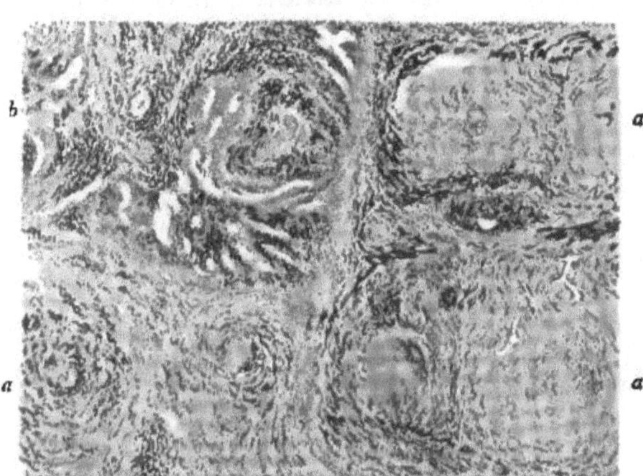

Käsig-fibröse Induration des Lungengewebes, verursacht durch Tuberkulose.
a Käsige, aus dichtem, zellarmem Bindegewebe bestehende Herde; b diffuse Lungeninduration. Färbung mit Hämatoxylin-Eosin. Vergr. 30.

stand und Heilung nicht aus. Derbe Lungenindurationen enthalten oft kleine Käseherde, in denen Tuberkelbacillen fehlen und in deren Nachbarschaft auch keine Erscheinungen fortschreitender Tuberkulose zu sehen sind. Aber auch grössere Käseherde, und zwar sowohl solche, welche aus Tuberkeln, als auch solche, welche wesentlich aus entzündlich infiltrirtem Gewebe, z. B. aus einem pneumonischem Herd der Lunge (Fig. 102 *a*) hervorgegangen sind, können ihre Virulenz vollkommen verlieren und von einer bindegewebigen Wucherung (*b*) abgekapselt werden, welche keinerlei Anzeichen bietet, dass der Process noch weiter geht, welche sonach keine Granulationsherde und keine Tuberkel enthält, und in deren Nachbarschaft Tuberkel ebenfalls vollkommen fehlen. Verkalkung der Käsemassen kann alsdann auch für das unbewaffnete Auge auf den Ablauf der Erkrankung hinweisen.

Gelangt durch die fibröse Induration in der Umgebung eines Käseherdes (Fig. 103 *a*) der Process nicht zum Abschluss, erhalten sich im Erkrankungsgebiet virulente Bacillen, so giebt sich dies im Laufe der Zeit dadurch zu erkennen, dass sich in der Kapsel des Käseherdes oder auch in weiterer Entfernung von demselben Tuberkel (Fig. 103c) entwickeln. So lange dies der Fall ist, kann natürlich der Process nicht als abgeheilt angesehen werden, doch handelt es sich bei Vorwiegen des indurativen Charakters im Gebiet der Granulationswucherung um gutartige Formen der Tuberkulose, deren Fortschritte so langsam sind, dass klinisch der Process zum Stillstand gekommen zu sein scheint.

Die Tuberkulose ist in ihrem Beginn eine exquisit örtliche Erkrankung, die auf eine örtliche Bakterienansiedlung zurückzuführen ist, und es hängen die Gewebswucherung und die entzündliche Exsudation von der Anwesenheit der Bakterien ab. Es ist möglich, dass die Erscheinungen zum Theil auf die Wirkung von Substanzen zurückzuführen sind, welche sich unter dem Einfluss der Bakterien in der Gewebsflüssigkeit bilden, allein es scheinen nach Untersuchungen von Koch, Prudden, Hodenpyl, Straus,

Fig. 104.

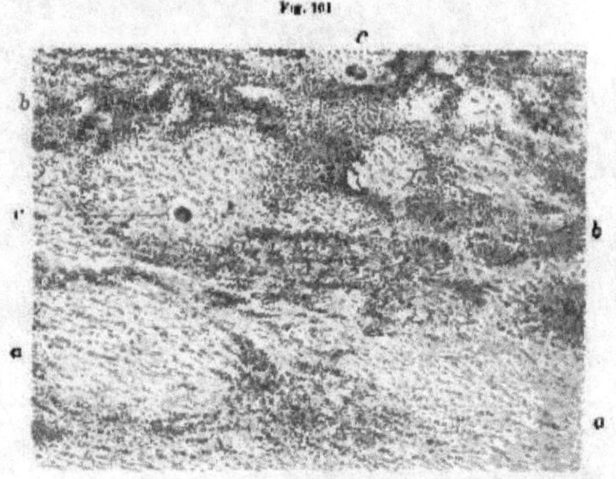

Tuberkulose Lungeninduration mit Tuberkel.

a Derbes fibröses Gewebe, b zellreiches Granulationsgewebe, c Riesenzelle. Hämatoxylin-Eosin. Vergr. 40.

Gamaleia, Vissmann, Kockel u. a. bei der Auslösung der Granulationswucherung in den Zellleibern selbst vorhandene Substanzen, die vielleicht zum Theil erst beim Absterben der Bacillen in das umgebende Gewebe gelangen, besonders wirksam zu sein. Abgetödtete Culturen erzeugen zerrieben und in Wasser aufgeschwemmt, Meerschweinchen unter die Haut gespritzt, Eiterung. Intravenöse Injection grösserer Mengen todter Bacillen verursacht in der Lunge, Leber und Milz die Bildung von Knötchen, welche wie infectiöse Tuberkel, aus einkernigen Fibroblasten, Riesenzellen und Leukocyten sich zusammensetzen und auch makroskopisch das Bild von Miliartuberkeln bieten. Ein Unterschied gegenüber der Infection mit lebenden Bacillen besteht aber darin, dass diese Knötchen meist nicht verkäsen, sondern mehr ein fibröses Aussehen gewinnen, und dass der Process nicht progressiv ist, respective keine Metastasen macht. Die Bacillen lassen sich in den zelligen Knötchen noch nach Wochen nachweisen, können sich also im todten Zustande lange erhalten. In ähnlicher Weise lassen sich auch durch Intratracheale Injection abgetödteter Bacillen bacillenhaltige Granulationsknötchen in der Lunge erhalten, die später eine fibröse Beschaffenheit annehmen.

AUCLAIR ist der Ansicht, dass die Verkäsung und die Induration durch zwei verschiedene Gifte verursacht werden. Zu Gunsten einer solchen Anschauung kann man anführen, dass im Nachbargebiete tuberkulöser Herde Bindegewebswucherungen ohne jegliche Verkäsungsvorgänge auftreten können.

Neben dieser örtlichen Wirkung kann die Substanz, die in den Zellleibern der Bacillen enthalten ist, auch Allgemeinerscheinungen hervorrufen, die in einer raschen **Abmagerung** der Versuchsthiere ihren Ausdruck

Fig. 109.

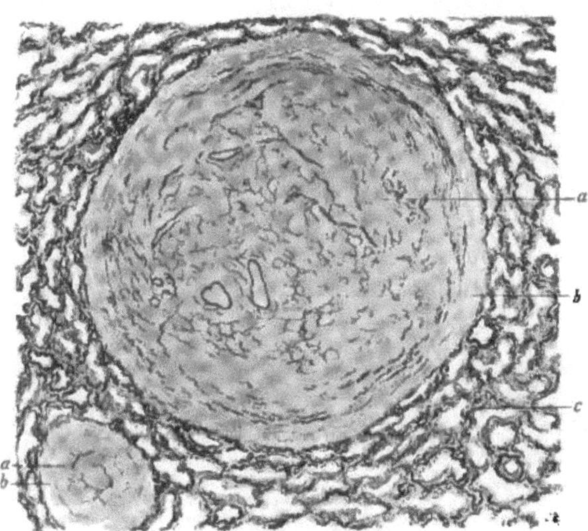

Durch Einkapselung abgeheilte tuberculöse verkäste pneumonische Herde.

a Käseknoten, in dem noch Reste des Lungengewebes, elastische Fasern, erkennbar sind; *b* fibröse Kapsel des Käseherdes; *c* verdichtetes Lungengewebe mit elastischen Fasern. Orceinfärbung. Vergr. 25.

finden, so dass die Thiere nach reichlicher Bacilleninjection in wenigen Tagen oder auch erst nach 3—4 Wochen zugrunde gehen. Bei sehr geringen Dosen kann der Tod auch noch später eintreten. Werden die Bacillen sehr fein vertheilt ins Blut injicirt, so vermisst man bei den an Kachexie zugrunde gehenden Thieren knötchenförmige Herde in der Lunge (STRAUS und GAMALEIA).

Die **wirksame Substanz der Zellleichen** lässt sich aus abgetödteten Culturen durch Glycerin extrahiren. KOCH hat dieses Gift, das er als **Tuberkulin** bezeichnet, zuerst (1890) aus 6—8 Wochen alten Culturen in schwach alkalischem Kalbfleischinfus, dem 1% Pepton und 4—5% Glycerin zugesetzt war, durch Eindampfen auf ein Zehntel des ursprünglichen Volumens und durch Filtration durch Thon- oder Kieselgurfilter dargestellt. Später hat er (1897) hochvirulente Tuberkelbacillenculturen im Vacuumexsiccator getrocknet und dann zerrieben, das Verreibungsproduct in destillirtem Wasser vertheilt und centrifugirt. Die wirksame Substanz ist in dem hierbei sich bildenden schlammigen Bodensatz enthalten, welcher wieder getrocknet und zerrieben, in Wasser gelöst, behufs Conservirung mit einem Zusatz von 20% Glycerin versehen wird. Die Flüssigkeit (von Koch als T. R. bezeichnet) wird in den Farbwerken von **Meister, Lucius und Brünning** in Höchst a. M. fabrikmässig hergestellt und soll im Cubikcentimeter 10 Mgrm. feste Substanz enthalten.

Das Tuberkulin lässt sich durch geeignete Manipulationen (Fällung mit 60%igem Alkohol) reinigen und bildet dann eine weisse Masse, welche

Fig. 103.

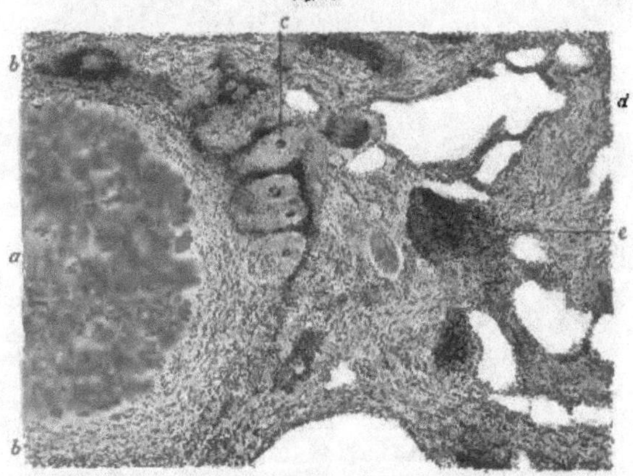

Tuberculöser Käseherd der Lunge mit tuberkelhaltiger indurirter Umgebung.
a Käseknoten, *b* fibröse Kapsel, *c* Tuberkel, *d* indurirtes Lungengewebe, *e* Granulationsherd. Hämatoxylin-Eosinfärbung. Vergr. 45.

wahrscheinlich ein Eiweisskörper (Koch) ist, der jedoch weder den Toxalbuminen, noch den Peptonen zugezählt werden kann, indem er gegen hohe Temperaturen sehr beständig ist und durch Eisenacetat gefällt wird. Viquerat glaubt, dass die wirksame Substanz in dem Tuberkulin Bernsteinsäure sei.

Dem Organismus in steigenden Dosen einverleibt, soll das Tuberkulin eine Immunisirung gegen Tuberkulose bewirken (vergl. unten).

Yabe erhielt durch Behandlung von Tuberkelbacillen, die er durch Hitze getödtet hatte, mit Alkohol, Aether, Kalilauge und dem Schweizer'schen Reagens (Kupferoxydammoniak, Lösungsmittel für Cellulose) drei Substanzen, nämlich Fett, einen Eiweisskörper, den er Tuberculo-Mykoprotein, und eine chemisch nicht genauer bestimmte Substanz, die er Tuberculo-Bactericidin nennt. Das Mykoprotein bewirkt subcutan eingespritzt eine Leukocytenansammlung. Grössere Dosen tödten Meerschweinchen in 2—4 Tagen, durch kleine Dosen kann man Marasmus und Kachexie herbeiführen. Das Tuberculo-Bactericidin bewirkt örtlich ebenfalls Entzündung, ist aber für den Gesammtorganismus weniger giftig und soll sich zur Immunisirung gegen Tuberkulose verwerthen lassen.

Cultivirt man Tuberkelbacillen in Bouillon, so lässt sich nach Merck sowohl aus der Bouillon als auch aus den Bakterien ein Gift (Tuberkulol) gewinnen. Ein Gramm des ersteren tödtet 5000 und mehr Gramm gesunde Meerschweinchen, ein Gramm des zweiten 7500 Grm. und mehr.

Nach den Experimenten über die Wirkung der todten Tuberkelbacillen und der Bacillenextracte muss man bei localisirter Tuberkulose eine örtliche und eine allgemeine Wirkung unterscheiden. Nach den klinischen Erfahrungen ist indessen letztere oft sehr gering oder fehlt ganz. Bei Localtuberkulose der Haut und der Lymphdrüsen etc. kann der Gesammtorganismus in vollkommen normalem Ernährungszustand sich befinden, und es können die betreffenden Individuen ein blühendes Aussehen zeigen. Soweit sich dies übersehen lässt, sind es Fälle, in denen die Tuberkulose langsam sich ausbreitet, mehr einen fibrösen Charakter trägt, wenig käsige und, soweit solche vorhanden, nur feste, nicht erweichende Producte liefert, während bei ausgedehnter Verkäsung, bei Erweichung und Zerfall der tuberkulösen Herde eher die Erscheinungen der Kachexie, zu Zeiten auch Fieber sich einstellen. Es bestehen indessen auch hier Verschiedenheiten, die wahrscheinlich theils in der Verschiedenheit der Bildung schädlicher Substanzen, theils in der Verschiedenheit der Resorption derselben, theils auch in dem Sitz der Veränderungen begründet sind.

Verschlimmernd auf den Verlauf wirken im allgemeinen auch Secundärinfectionen, indem bei vielen derselben giftige Producte entstehen, deren Resorption auf den Gesammtorganismus schädlich einwirkt.

Die Gefahr der Tuberkulose beruht danach bei beschränkter Erkrankung nicht auf der Intoxication, sondern in der Propagation, in der Weiterverbreitung des Processes im Körper. Die Verbreitung erfolgt zunächst in der Continuität und auf dem Wege der Lymphbahnen und Lymphgefässe und es findet sich danach in der Umgebung grösserer tuberkulöser Herde sehr oft eine mehr oder weniger verbreitete Eruption von grauen, weiterhin verkäsenden Tuberkeln (Fig. 99 *f*). Gewöhnlich erfolgt diese Verbreitung in der Richtung des Lymphstromes, kann aber auch bei Verlegung der Lymphbahnen, z. B. in veränderten Lymphdrüsen, retrograd erfolgen.

Der Eruption der Tuberkel längs der Lymphgefässe schliesst sich früher oder später eine tuberkulöse Erkrankung der Lymphdrüsen an, oder es erfolgt letztere wohl auch sprungweise, d. h. unter Freilassung der zuführenden Lymphgefässe. In den Lymphdrüsen macht der Process zunächst gewöhnlich halt, indem die Bacillen in denselben zurückgehalten werden. Oft wird auch auf die Dauer diese Grenze nicht überschritten, doch kann von den nunmehr selbst an Tuberkulose erkrankenden Lymphdrüsen der Process auch weitergehen und so schliesslich den Ductus thoracicus ergreifen, von da in den venösen Blutstrom übergehen.

Ein zweiter Weg der Verbreitung der Tuberkulose im Körper ist durch den directen Einbruch der tuberkulösen Erkrankungsherde in die Blutbahn, am häufigsten in Venen gegeben. Nicht selten vollzieht sich dies an Gefässen, deren Verlauf mit der Schere verfolgt werden kann. So kann z. B. eine tuberkulöse Bronchialdrüse mit einer an sie angrenzenden Lungenvene verwachsen, worauf die Wand der Sitz einer verkäsenden tuberkulösen Erkrankung werden kann, so dass von da aus ein Eintritt von Tuberkelbacillen in den Blutstrom möglich ist. Ebenso können auch tuberkulöse Herde in den Geweben direct auf grössere Gefässe übergreifen und schliesslich bis zur Intima vordringen. Sodann kommt es aber auch sehr oft vor, dass im Gebiet tuberkulöser Herde oder auch in der Nachbarschaft von solchen, z. B. von tuberkulösen Lymphdrüsen, *kleine Venen*, die nicht mehr mit Messer und Schere verfolgbar sind, in grosser Zahl der Sitz tuberkulöser Erkrankung werden, so dass in deren Wänden Granulationswucherungen mit typischer Tuberkelbildung auftreten. Auch hier kann natürlich früher oder später, falls nicht rechtzeitig ein Verschluss der Gefässe durch Thromben oder durch die Wandwucherung selbst eintritt, eine Abgabe von Bacillen an den Blutstrom stattfinden.

Die Folge der auf diese oder jene Weise erfolgten *Blutinfection* ist, sofern die Bacillen nicht zugrunde gehen (was wahrscheinlich sehr oft geschieht), sondern sich vermehren, eine *hämatogene Tuberkulose*, die zunächst durch Bildung typischer *Miliartuberkel* ausgezeichnet ist. Ort, Ausbreitung und Menge dieser hämatogenen Eruption wechseln je nach dem Ort des Einbruches und der Zahl der eintretenden Bacillen. Einbruch der Bacillen in die Venen des grossen Kreislaufs führt zunächst zur Lungeninfection, doch können die Bacillen, ähnlich wie dies z. B. bei Verschleppung von Fett durch den Blutstrom geschieht, auch die Lungen passiren und in den grossen Kreislauf gelangen. Einbruch in Lungenvenen hat zunächst eine Infection im Gebiete des grossen Kreislaufes zur Folge. Einbruch in Arterien, z. B. in Lungenarterien, kann zu einer Infection des betreffenden Arteriengebietes führen.

Eintritt spärlicher Bacillen in die Blutbahn hat auch eine *geringe hämatogene Tuberkeleruption* zur Folge, die sich auf ein Organ oder einen Theil eines solchen beschränken kann. Reichliche Bacillenzufuhr kann zu ausgebreiteter, ja sogar zu *allgemeiner hämatogener Miliartuberkulose* führen, wobei freilich die Zahl der Tuberkel in den einzelnen Organen meist eine verschiedene ist. Reichliche Tuberkeleruption kann in kurzer Zeit zum Tode führen, insbesondere bei vorwiegender Betheiligung der Lungen oder der Meningen, in denen die Eruption von erheblicher exsudativer Entzündung begleitet zu sein pflegt. Nach beschränkter Tuberkeleruption, welche das Leben nicht gefährdet, kommt es, falls nicht Heilung eintritt, an der betreffenden Stelle zu einer *hämatogenen Localtuberkulose*, die in der früher beschriebenen Weise bald rasche, bald langsame Fortschritte macht.

Es ist von verschiedener Seite (RIBBERT, WILD) bezweifelt worden, dass die nachweisbaren Einbruchsstellen in die Blutbahn genügen, um die massenhafte Eruption von Tuberkeln in den verschiedenen Organen zu erklären. Wenn man nur die mit Messer und Schere nachweisbaren Einbruchsstellen berücksichtigt, so mag dies richtig sein. Auch ist zuzugeben, dass man in manchen Fällen von ausgebreiteter Miliartuberkulose einen alten Herd, von dem aus die Blutinfection erfolgte, nicht auffindet. Gleichwohl lässt sich daraus nicht schliessen, dass etwa die Tuberkelbacillen sich im circulirenden Blut vermehren. Es ist zur Erklärung der Erscheinung vielmehr zu berücksichtigen, dass im Gebiete tuberkulöser Erkrankungsherde oft ausserordentlich zahlreich kleinste Venen der Sitz von Tuberkulose sind, und dass von da aus successive sicherlich grosse Mengen von Bacillen abgegeben werden können. Ist gar kein primärer Herd nachzuweisen, so besteht doch immer noch die Möglichkeit seines Bestehens, denn es ist ja jeweils eine vollständige Durchsuchung des ganzen Körpers, der Knochen insbesondere, unausführbar. Die ungenügende Aufklärung eines gegebenen Falles bietet danach kein Argument gegen die Richtigkeit der gegebenen Darstellung. Eher könnte man sich darüber wundern, dass bei der Häufigkeit der Betheiligung der Gefässe an den tuberkulösen Processen die Verbreitung der Tuberkulose auf dem Blutwege nicht noch häufiger ist. Eine Erklärung hiefür giebt indessen die Thatsache, dass an die Tuberkulose der Gefässwand häufig eine *Thrombose* sich anschliesst und dass diese sowie die *proliferirende Vasculitis* selbst sehr oft rechtzeitig einen *Verschluss des Gefässes* und damit eine Ausschaltung desselben aus dem Blutstrom herbeiführen.

Die Tuberkulose kann in der ganzen Zeit ihres Bestehens als reine bacilläre Infection verlaufen, allein es kommt sehr oft auch vor, dass *Secundärinfectionen* hinzukommen und nunmehr der Process eine *Mischinfection* darstellt, bei welcher bald mehr die Wirkung der Tuberkelbacillen, bald mehr diejenige der anderen Bakterien sich geltend macht. Als Bakterien dieser Secundärinfection kommen vornehmlich Streptococcus pyogenes, Staphylococcus pyogenes aureus und albus, Diplococcus pneumoniae, Mikrococcus tetragenes, Bacterium coli, Bacillus influenzae in Betracht. Am häufigsten kommen diese Mischinfectionen in der Lunge vor, wo auch noch andere Mikroorganismen, insbesondere verschiedene Bacillenarten, unter Umständen auch Schimmel- und Hefepilze in den erkrankten Geweben auftreten. Sie kommen sodann aber auch nicht selten bei Darmtuberkulose, Bauchfelltuberkulose, Tuberkulose der ableitenden Harnwege und der Geschlechtsgänge, seltener bei Tuberkulose der anderen Organe vor. Findet bei bestehender Mischinfection eine Metastasenbildung auf dem Lymph- oder Blutwege statt, so kann auch diese den Charakter einer Mischinfection tragen. Ihre Bedeutung liegt im allgemeinen darin, dass der Process bösartiger wird und die Gewebszerstörung oft den Charakter der Vereiterung, der fauligen Zersetzung, die alsdann auch mit heftigeren exsudativen Entzündungen und mit Fieber verbunden sind, gewinnt.

Der häufigste Sitz der Tuberkulose ist die Lunge, indem dieselbe der Infection durch die Athmungsluft am meisten ausgesetzt ist. Es ist danach auch die Lungentuberkulose meist die Folge einer ektogenen Infection, doch kommen auch hämatogene und lymphogene Formen vor.

Ueber die ganze Lunge ausgebreitete hämatogene Miliartuberkulose kann unter Bildung zahlloser Tuberkel in kurzer Zeit zum Tode führen. In der Peripherie der Tuberkel findet sich mehr oder weniger ausgesprochene exsudative Entzündung, doch ist die Stärke derselben eine sehr verschiedene und sie kann auch auf die nächste Umgebung der Knötchen beschränkt sein. Secundär- oder Mischinfection mit Diplokokken oder mit Eiterkokken führt zu stärkeren pneumonischen Processen.

Beschränkte hämatogene Infection führt zu einer Localerkrankung der Lunge, die mit der Bildung mehr oder weniger zahlreicher Tuberkel beginnt, welche zunächst durch peripheres Randwachsthum und durch Verbreitung der Bacillen auf dem Lymphwege sich vergrössern und vermehren.

Lymphogene Lungentuberkulose schliesst sich am häufigsten an Bronchialdrüsentuberkulose an, kann aber auch von tuberkulösen Bronchial-, Pleural- und Wirbelsäuleerkrankungen ausgehen. Sie ist durch das Auftreten von Tuberkeln im Verlauf der Lymphgefässe charakterisirt und kann sich ebenfalls mit exsudativen Vorgängen verbinden. In Bronchien einbrechende verkäste Lymphdrüsen können auch zu einer Infection der Lunge durch Aspiration der käsigen Zerfallsmassen führen.

Die ektogene Inhalations- oder Aspirationstuberkulose der Lungen beginnt meist im respirirenden Parenchym, selten in den mittleren und kleinen Bronchien. Birch-Hirschfeld, der in neuester Zeit eine grössere Zahl beginnender Lungentuberkulosen untersucht und innerhalb des Lungengewebes käsige Knoten verschiedener Grösse, zum Theil bereits umgeben von Miliartuberkeln, gefunden hat, ist der Meinung, dass die Erkrankung mittlerer und kleiner Bronchien den weitaus häufigsten Beginn der Tuberkulose darstelle. Er erklärt sonach auch alle die gefundenen Käseknoten als tuberkulöse Bronchialaffectionen. Eine solche Betonung der bronchialen Entstehung der primären Lungentuberkulose entspricht indessen nach meiner Meinung nicht den thatsächlichen Verhältnissen. Primäre Bronchialtuberkulose kommt zwar vor, aber selten, **weit häufiger beginnt der Process im respirirenden Lungengewebe**, und zwar entweder in Form **verkäsender bronchopneumonischer, oft subpleural gelegener Herde** von etwa 0,5—2 und 3 Cm. Durchmesser, oder in Form kleiner **Knötchen** bis etwa von Erbsengrösse, die nach dem makroskopischen Aussehen sich als verkäsende Tuberkel präsentiren und auch histologisch den Charakter tuberkulöser Wucherungen zeigen.

Die grösseren verkäsenden Herde (Fig. 104 *a*) können aus Tuberkelconglomeraten hervorgegangen sein, lassen aber oft in ihrem Innern die Bildung typischer Tuberkel vermissen und präsentiren sich mehr als pneu-

Fig. 104.

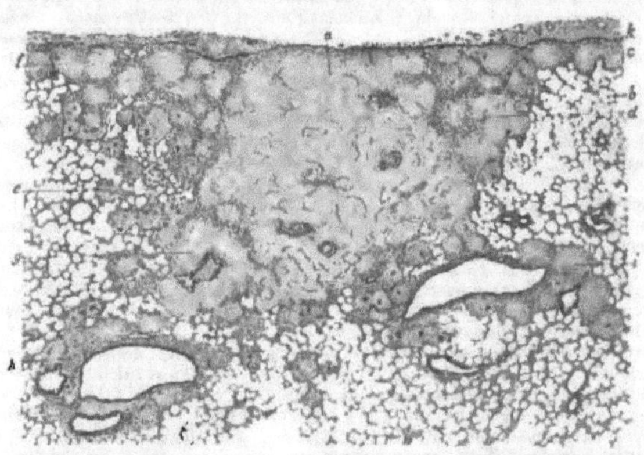

Primäre ektogene Lungentuberkulose in ihren ersten Entwicklungsstadien bei einem Kinde.

a Subpleuraler Käseknoten, in dessen Gebiet elastische Fasern der Lungenalveolen und Gefässe erhalten sind; *b* gesundes Lungengewebe; *c* Tuberkel in der Pleura; *d* verkäste, *e* frische Tuberkel im Lungengewebe; *f* verkäste Tuberkel in der Pleura; *g* von verkästen Tuberkeln umgebene Arterie; *h* peribronchiale, *i* perivasculäre Tuberkel; *k* Wucherungen auf der Pleura über der elastischen Grenzlamelle. Orceinfärbung. Vergr. 15.

monische Herde, in deren Gebiet das Exsudat sowohl als das infiltrirte Lungengewebe der Nekrose verfällt, so dass sich schliesslich eine gleichmässig beschaffene käsige Masse bildet und die Lungenstructur bei gewöhnlicher Behandlung nicht mehr erkennbar ist; doch lässt sich meistens durch Färbung der elastischen Fasern das früher vorhandene Lungengewebe *(a)* deutlich nachweisen, so dass man sicher erkennen kann, dass der Käseknoten nicht in einem Bronchus sitzt.

Wie früher bereits angegeben und abgebildet ist (Fig. 102), können solche Herde durch fibröse Einkapselung zum Stillstand und zur Abheilung gelangen.

Häufiger schliesst sich eine fortschreitende Tuberkulose an, wobei in der Umgebung des Käseherdes Tuberkel (Fig. 104 *d c*) auftreten und sich weiterhin, dem Verlauf der Lymphgefässe folgend, theils in der Pleura *(c f)*, theils im perivasculären *(gi)*, theils im peribronchialen *(h)* Gewebe verbreiten, so dass also Processe auftreten, die man als tuberkulöse Pleuritis, Perivasculitis und Peribronchitis bezeichnen kann. Bestehen in der Lunge multiple primäre (oder secundäre) Herde, so kann ein Theil abheilen, während von anderen aus die Infection weiter schreitet.

Wie oft in die Bronchien und in das Lungenparenchym gelangende Tuberkelbacillen zur Ansiedlung gelangen und eine tuberkulöse Erkrankung verursachen, lässt sich nicht bestimmen, doch tritt zweifellos nur in einem bestimmten Procentsatz eine Infection ein. Bei Kindern zeigt die primäre Infectionsstelle kein Vorwiegen einer bestimmten Localisation, bei Erwachsenen tritt die primäre Infection der Lungenspitzen stärker in den Vordergrund, wahrscheinlich deshalb, weil in den Spitzentheilen der Lungen mit der Athmungsluft aufgenommene Substanzen schwieriger wieder herausbefördert werden können als anderswo.

Die secundären Herde tragen im allgemeinen knötchenförmigen Charakter und es bilden sich Tuberkel oder Tuberkelgruppen *(cehi)*, die weiterhin im Centrum verkäsen *(dfg)*. Das dazwischen gelegene Lungengewebe ist theils der Sitz von pneumonischen Exsudationen theils von Wucherungen (Fig. 104). Der Endeffect dieses Vorganges ist eine mehr oder weniger verbreitete Lungeninduration mit Einschluss kleiner und grosser Käseherde und weiterhin oft auch von Zerfallshöhlen, die durch Einschmelzung und Verflüssigung der letzteren entstehen. Neben subpleuralen Herden treten auch eine Tuberkulose der Pleura *(c)* und eine entzündliche, zum Theil tuberkelhaltige Granulationswucherung *(k)* auf, welche zu einer Verdickung und einer Verwachsung der Pulmonalpleura mit der Costalpleura führen. Nicht selten tritt die Höhlenbildung schon sehr frühzeitig, schon im ersten Erkrankungsherd auf und gelangt auch bald mit dem Lumen eines Bronchus in Verbindung. Am häufigsten wird dies zunächst kleine Bronchien betreffen, doch werden sehr oft auch grössere Bronchien in Mitleidenschaft gezogen, so dass bei Eintritt des Gewebszerfalls die Zerfallsmassen in den Bronchus gelangen, und andererseits auch Luft in die Zerfallshöhlen eintreten kann. Da gerade in diesen zerfallenden Käseherden Bacillen sich reichlich entwickeln, so treten Bacillen auch in den Bronchialbaum über und können von da, insbesondere bei tiefen und rasch ausgeführten Inspirationen, in gesunde Lungentheile aspirirt werden, wonach eine tuberkulöse Aspirationsbronchopneumonie entsteht, welche zunächst meist einen knötchenförmigen zelligen Herd (Fig. 105 *a b*) darstellt, in dem auch flüssiges Exsudat enthalten sein kann. Gewöhnlich entstehen aus demselben weiterhin käsig-fibröse Knötchen, deren Umgebung zu Zeiten mehr oder weniger ausgebreitete pneumonische Infiltration zeigt.

Da in diesen Aspirationsherden vermehrungsfähige Bacillen enthalten sind, so kann von denselben wieder eine fortschreitende Infection ausgehen, die sich ähnlich verhält wie die in der Nachbarschaft primärer Herde auftretende.

Schon bei reiner bacillärer Infection kann das Bild der Lungentuberkulose sehr variiren dadurch, dass Verkäsung und Induration sich in der mannigfaltigsten Weise combiniren. In gutartigen Fällen tritt die Induration in den Vordergrund und man findet diffus und knotig indurirtes, meist schieferig gefärbtes Lungengewebe, das nur wenige und kleine Käseknoten einschliesst (vergl. Fig. 100). In bösartig und rasch verlaufenden Fällen tritt die Verkäsung in den Vordergrund und kann das Bild ganz beherrschen, wobei dann auch die Aspirationsherde käsige Beschaffenheit zeigen und zugleich grösser sind. Oft treten sodann auch lobuläre, zuweilen auch ganze Lappen einnehmende pneumonische Herde auf, die ihren Ausgang in Verkäsung nehmen.

In Fällen, in denen die Lungentuberkulose zum Tode geführt hat, findet sich am häufigsten eine **Combination beider Typen**.

Im allgemeinen kann man danach bei vorgeschrittener chronischer Tuberkulose unterscheiden:

1. Gewebsindurationen ohne grössere käsige Einschlüsse und ohne Tuberkel, 2. Indurationen mit Tuberkeln, 3. Indurationen mit Tuberkeln und grösseren käsigen Einschlüssen, 4. Cavernen, 5. miliare käsig-fibröse Tuberkel, 6. Gruppen von käsig-fibrösen Knötchen mit indurirter oder pneumonisch infiltrirter Umgebung, 7. käsige Knötchen und Knoten mit infiltrirter Umgebung, 8. lobuläre, eventuell auch lobäre verkäsende pneumonische Herde.

Die genannten Veränderungen können alle durch den Tuberkelbacillus verursacht werden, doch finden sich bei vorgeschrittener Lungenschwindsucht immer auch **andere Bakterien** (Streptokokken, Diplokokken, Staphylo-

Fig. 105.

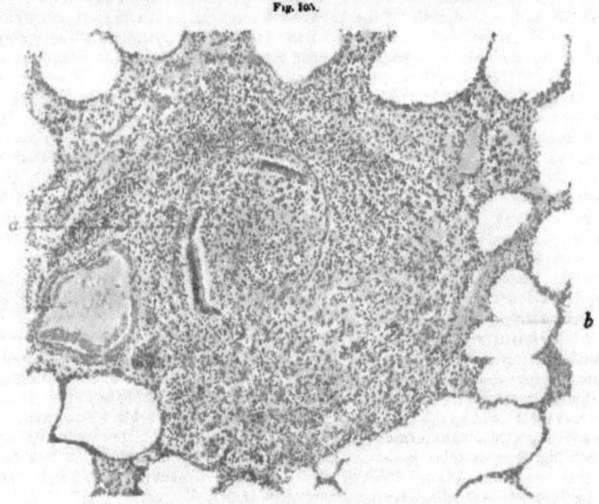

Tuberkulöse Aspirationsbronchopneumonie.

a Mit Exsudat gefüllter Bronchiolus respiratorius, b bronchopneumonischer Herd, c Lungenarterie. Hämatoxylin-Eosin. Vergr. 15.

kokken, verschiedene Bacillenformen) in der Lunge, und zwar namentlich in den von aussen zugänglichen Cavernen. Einem Theil dieser Bakterien kommt offenbar nur die Bedeutung von Saprophyten zu, auch sind manche erst kurz vor dem Tode in die Lunge gelangt, so dass da, wo sie gefunden werden, eine durch sie verursachte Gewebserkrankung fehlt. Manche von den Bakterien, insbesondere die **Streptokokken, Diplokokken** und **Staphylokokken**, haben indessen auch eine **Wirkung auf das Lungengewebe** ausgeübt und die anatomischen Veränderungen, die man findet, sind als Effect einer **Mischinfection** anzusehen. Auf ihre Rechnung sind namentlich hämorrhagische Entzündungen, Vereiterungen und Verjauchungen, zum Theil auch croupöse Exsudate zu setzen. (Weiteres enthält der Artikel **Lungenschwindsucht**, Bd. XIV, pag. 19.)

Die Respirationswege erkranken, von den kleinen Bronchien abgesehen, am häufigsten secundär im Anschluss an Tuberkulose der Lunge, und die Infection wird durch bacillenhaltiges Sputum vermittelt. Gelegentlich kann ein grösserer Bronchus auch von aussen, z. B. von einem tuberkulösen Lungenherd, von einer tuberkulösen Lymphdrüse aus inficirt werden. Es kommen ferner in den Respirationswegen auch hämatogene Tuberkel vor. Ektogene Infection localisirt sich am häufigsten in der Nase, ist aber auch hier ziemlich selten. Der Sitz der durch das Sputum vermittelten Infection ist am häufigsten der Kehlkopf (Stimmbänder, Hinterwand, Kehldeckel, Seitenwände), doch ist auch Tuberkulose der Trachea und der Bronchien nicht selten. Besteht an einer Stelle der Respirationswege Tuberkulose, so kann sie entweder auf dem Lymphwege oder durch Verschleppung der Bacillen an der Oberfläche auf andere Theile der Respirationswege übergreifen. Es kann ferner auch eine Infection von dem Rachen auf den Kehlkopf übergreifen. Der Process ist charakterisirt durch die Bildung subepithelialer, zuweilen auch tiefer, z. B. im Perichondrium, sitzender tuberkulöser Entzündungsherde, die oft typische, riesenzellenhaltige Tuberkel darstellen.

Rascher Zerfall der Herde führt zur Bildung kleiner Geschwüre, die durch fortschreitenden Zerfall sich vergrössern und mit benachbarten Geschwüren verschmelzen. Bei ausbleibendem Zerfall können sich grössere subepitheliale Granulationswucherungen mit Tuberkeln entwickeln, welche höckerige Prominenzen der Oberfläche und Verdickung der Mucosa bedingen. Späterer partieller Zerfall führt zu Geschwüren mit verdickten Rändern. In der Tiefe sich entwickelnde Granulationswucherungen, die verkäsen, führen zu tiefgreifenden Verschwärungen. Bei Tuberkulose des Perichondriums der Kehlkopf- und Trachealknorpel können Theile der Knorpel oder ganze Knorpel der Nekrose verfallen, und es kann der Process auch auf die Umgebung des Kehlkopfes und der Luftröhre übergreifen.

Der Darmtractus wird am häufigsten von der Lunge aus durch Sputa inficirt, doch ist auch alimentäre Tuberkulose nicht selten und es können auch aus der Athmungsluft Bacillen in Mund und Rachen sich niederschlagen und verschluckt werden. Endlich ist auch lymphogene und hämatogene Infection möglich.

Prädilectionsstellen der Infection sind die Gaumen- und Rachenmandeln, sowie die lymphoiden Apparate des Dünndarms und des Dickdarms. Erheblich seltener erkranken die Schleimhaut des Rachens, des Mundes und der Zunge, noch seltener Oesophagus, Magen und Duodenum.

An den genannten Schleimhautstellen charakterisiren verkäsende Knötchen und Geschwüre verschiedener Grösse die tuberkulöse Erkrankung. Grössere Geschwüre sind buchtig und unregelmässig gestaltet; im Darm haben sie die Neigung, sich circulär auszubreiten. Rand und Grund lassen oft da und dort verkäsende Knötchen erkennen und es enthält über Darmgeschwüren sehr oft die geröthete Serosa einzelne oder ganze Gruppen und Reihen von Miliartuberkeln, die sich im Verlauf der Lymphgefässe gebildet haben. Bei histologischer Untersuchung kann man namentlich in der Umgebung der Geschwüre, in der Submucosa, Muscularis und Serosa typische Tuberkel finden, während das zerfallende Granulationsgewebe am Rand und im Grund des Geschwüres solche oft vermissen lässt.

Mandeltuberkulose ist sehr oft nur mikroskopisch durch den Nachweis von Tuberkeln oder von Bacillen zu erkennen und es zeigt sich, dass bei vorgeschrittener Lungentuberkulose die Mandeln fast immer inficirt sind. Nach Beobachtungen an Kindern ist auch alimentäre Tuberkulose der Mandeln nicht so selten, wie man gewöhnlich annimmt, und führt alsdann oft zu weiteren Infectionen, namentlich der Lymphdrüsen, kann aber auch abheilen und vernarben. Reichliche Tuberkelentwicklung mit Verkäsung kann auch in den Mandeln zu Gewebszerfall führen. In Gebieten, welche zu Tuberkulose wenig disponirt sind, im Oesophagus, können vorausgehende Entzündungen, Verletzungen und Aetzungen eine vorübergehende Empfänglichkeit für Tuberkulose schaffen.

Die **Tuberkulose der Haut** ist meist eine ektogene Erkrankung, doch entstehen Hauttuberkel auch durch hämatogene und lymphatische Infection. So finden sich bei allgemeiner Miliartuberkulose Miliartuberkel auch in der Haut. Von tuberkulösen Herden in Knochen, Gelenken, Lymphdrüsen und Hoden aus wird nicht selten auch die benachbarte Haut inficirt.

Die ektogene Infection kann schon bei unverletzter Haut zustande kommen, wenn bacillenhaltiges Material, z. B. bei Vornahme von Sectionen an Tuberkulose Gestorbener, in die Haut eingerieben wird.

Im übrigen geht die Infection am häufigsten von kleinen, in irgend einer Weise zustande gekommenen Verletzungen, z. B. von Excoriationen oder Stichwunden aus oder schliesst sich auch an infectiöse Entzündungen anderer Art, an Ekzeme etc. an. Sie bleibt oft auf die Haut beschränkt, kann aber auch durch die Lymphbahnen sich auf die Lymphdrüsen verbreiten und zu Infectionen innerer Organe, insbesondere der Lungen führen.

Die häufigste Form der **Hauttuberkulose** ist die als **Lupus** bezeichnete Form, charakterisirt durch rothbraune Flecken und Knötchen mit schuppender Oberfläche, die in beschränkten Bezirken der Körperoberfläche, im Gesicht oder auch anderswo auftreten und sich im Laufe der Zeit radiär verbreiten. Zuweilen bilden sich auch stärkere diffuse oder knotige und papillare Hautverdickungen mit Schuppen und Borken an der Oberfläche. Die erkrankten Stellen können narbig schrumpfen, wobei die Oberfläche glatt wird, oder es bilden sich nach Zerstörung der Epitheldecke Geschwüre, die secerniren und sich mit Borken bedecken und später mit Hinterlassung von Narben heilen, während der Process peripher weiterschreitet.

Dem Process liegt eine Entwicklung theils diffus ausgebreiteter, theils umschriebener subepithelialer Granulationswucherungen zugrunde, welche typische Tuberkel enthalten können. Daneben können auch noch im cutanen sowie im subcutanen Gewebe zerstreute Miliartuberkel vorhanden sein. Geschwürsbildung kommt durch Nekrose und Zerfall des Granulationsgewebes und durch Durchbruch der Epitheldecke zustande. Stärkere Granulationswucherungen führen zu umschriebener ausgebreiteter Hautverdickung und es können durch letztere namentlich an den Extremitäten elephantiastische Verunstaltungen entstehen. Die umschriebenen Wucherungen führen zu papillaren und warzigen Erhebungen, die sich mit Schuppen oder mit Borken bedecken können. Greift der Process in die Tiefe und folgen Zerfall und narbige Gewebsschrumpfung nach, so können sehr hochgradige Verunstaltungen entstehen, so dass z. B. im Gesicht nach Zerstörung der Nase die ganze mittlere Gesichtspartie eine narbige Beschaffenheit zeigt; an den Extremitäten können ganze Finger verloren gehen etc.

Eine weitere Form der Hauttuberkulose ist eine Verletzungstuberkulose an den Fingern, die in Form warziger Wucherungen des Papillarkörpers (sogenannte Leichenwarzen) auftritt. Sodann kann die Tuberkulose auch in Form rundlicher und buchtiger Geschwüre mit leicht infiltrirten Rändern, ferner auch in Form vereinzelter knotiger Granulationsherde auftreten, die ihren Sitz vornehmlich im subcutanen Bindegewebe haben und Schwellung und bläuliche Färbung der Haut verursachen (Scrophuloderma), dann erweichen und durchbrechen und dünne gelbweisse Flüssigkeit entleeren und Geschwüre mit unterminirten lividen Rändern hinterlassen. Auch die als Lichen scrophulosorum oder Scrophuloderma miliare (Neisser) bezeichnete chronische Hauterkrankung, bei welcher sich weisse oder blassrothe bis braunrothe flache, meist am Rumpf sitzende Knötchen bilden, an deren Spitzen sich kleine Schüppchen finden, wird (JACOBI, HALLOPEAU, BOECK) als eine besondere Form der Hauttuberkulose angesehen, und es spricht für diese Anschauung, dass riesenzellenhaltige Granulationsherde in der Cutis die Knötchenbildung verursachen. Nach BESNIER und BOECK soll auch der Lupus erythematosus, der namentlich am Kopf, den Fingern, Zehen, Knieen und Ellbogen vorkommt und durch Bildung kleiner erhabener schüppchentragender rother Flecke, welche durch peripheres Fortschreiten rothe Scheiben bilden (Lupus erythematosus discoides) oder in zerstreuten Flecken auftreten (Lup. eryth. disseminatus et aggregatus), eine besondere Tuberkuloseform sein, welche durch Tuberkelbacillengift verursacht wird.

Endlich können auch bei allgemeiner Miliartuberkulose in der Haut kleine Papeln oder auch Bläschen auftreten (LEICHTENSTERN), welche Miliartuberkel des Papillarkörpers darstellen.

Die als Lupus und als Leichenwarzen bezeichneten Hauttuberkulosen, ferner auch knotige Herde, die sich an Verletzungen, z. B. an das Einziehen von Ohrringen in Ohrläppchen, anschliessen, sind meist gutartige Tuberkulosen, die Jahre und Jahrzehnte lang als locale Erkrankung verlaufen, ohne den Gesammtorganismus in Mitleidenschaft zu ziehen, doch kann von da aus auch eine Infection der Lymphgefässe und der Lymphdrüsen, auch eine Blutinfection erfolgen. Die als Scrophuloderma bezeichnete Form ist meist eine Theilerscheinung einer auch sonst, namentlich in den Lymphdrüsen oder auch im Knochensystem ausgebreiteten Tuberkulose.

Die Tuberkulose der Lymphdrüsen ist meist eine lymphogene, selten eine hämatogene Erkrankung. Die erstgenannte Form schliesst sich gewöhnlich an eine Tuberkulose des Organes an, aus dem die Lymphe stammt, doch kommt es nicht selten vor, dass in dem letzteren zur Zeit, in der die Lymphdrüsen erkranken, eine tuberkulöse Erkrankung nicht mehr nachweisbar ist oder auch gar nie in erkennbarer Form bestanden hat, so dass also die Lymphdrüsentuberkulose die erste nachweisliche Localisation der Infection bildet. So können z. B die peribronchialen und peritrachealen, die mesenterialen Lymphdrüsen (Tabes mesaraica) tuberkulös erkrankt sein, ohne dass man im Respirationsapparat oder in der Darmschleimhaut tuberkulöse Veränderungen findet. Am häufigsten erkranken die peribronchialen Drüsen und die Halslymphdrüsen, doch ist auch Tuberkulose der mesenterialen, retroperitonealen, axillaren, cubitalen und inguinalen Lymphdrüsen nicht selten. Kinder sind zu Lymphdrüsentuberkulose besonders disponirt.

Die Tuberkulose der Lymphdrüsen kennzeichnet sich zunächst durch dauernde Vergrösserung der erkrankten Lymphdrüsen, die danach als tuberkulöse Lymphome bezeichnet werden.

Nach dem Verhalten der erkrankten Lymphdrüsen kann man verkäsende und zur Induration führende Formen und Combinationen der beiden unterscheiden. Bei den erstgenannten schliesst sich die Verkäsung sehr rasch an die Vergrösserung an, so dass oft nur eine schmale periphere Zone noch festes graues Gewebe darstellt, während das Centrum völlig käsig ist. Erweichung und Verflüssigung der Käsemassen, Entzündung der Umgebung, Durchbruch der Erweichungsmassen nach der Umgebung können den Einschmelzungsprocess compliciren. Die nicht verkäsende indurative Form zeichnet sich dadurch aus, dass das Gewebe der mehr oder weniger, oft sehr bedeutend vergrösserten Lymphdrüsen fest bleibt und seine grau durchscheinende Beschaffenheit beibehält, oder dass wenigstens nur an vereinzelten Stellen Verkäsung ohne Neigung zu Erweichung, dem Hartkäse gleichend, eintritt. Betrifft die Erkrankung Bronchialdrüsen, denen stets Russ zugeführt wird, so zeigt die Drüse, soweit sie verhärtet ist, ein schieferiges Aussehen, während verkäste Theile mehr weiss aussehen.

Die Tuberkulose der Lymphdrüsen ist durch Bildung grosszelliger Knötchen, die sich namentlich an gefärbten Präparaten als hellere Stellen aus der Masse der dunkel gefärbten Lymphocyten heraushebeben, charakterisirt. Sie entwickeln sich zunächst vornehmlich in den Lymphknoten, nehmen aber durch successive Vermehrung allmählich die ganze Masse der Lymphdrüsen unter Verdrängung der Lymphocyten ein und verschmelzen untereinander. Sie können Riesenzellen enthalten, doch fehlen sie auch nicht selten, namentlich in Fällen, in denen die Verkäsung ganz ausbleibt. Der grosszellige Zustand kann sich sehr lange erhalten. Durch Bildung von Bindegewebsfibrillen entwickelt sich ein zellig-fibröses Gewebe, das in den Bronchialdrüsen auch das Kohlenpigment enthält. Bei Verkäsung geht die Structur des Gewebes verloren und es bildet sich eine homogene oder feinkörnige kernlose Masse. Käsiger Einschluss in indurirten Lymphdrüsen kann auch verkalken. Bei sehr rascher Verkäsung vermisst man sehr oft die Bildung eigentlicher Tuberkel, indem an die Wucherung sich alsbald die käsige Nekrose anschliesst, so dass die käsigen Einlagerungen in den Lymphdrüsen nur von einem schmalen Wucherungssaum umgeben sind.

Nicht selten verläuft die Lymphdrüsentuberkulose unter dem Bilde einer **Pseudoleukämie** oder einer **pseudoleukämischen** (oder **aleukämischen**) **Adenie**, d. h. man findet in Fällen, die klinisch das Bild der pseudoleukämischen Adenie bieten, in den vergrösserten Lymphdrüsen tuberkulöse Veränderungen (Sternberg, Weishaupt, Baumgarten, Dietrich, Riecker, Askanazy, Courmont, Tixier et Bonnet, Ziegler). In einem Theil der Fälle lässt sich die Diagnose bei der Section schon makroskopisch stellen, indem man in den stark vergrösserten und verhärteten Lymphdrüsen käsige Einlagerungen verschiedener Grösse und Knötchen erkennt. In anderen Fällen fehlen diese Kennzeichen; es sehen die Lymphdrüsen mehr wie grauweisse oder röthliche Sarkomknoten aus und schliessen keine nekrotischen Herde oder wenigstens nur solche ein, die nicht wie gewöhnliche Verkäsung, sondern mehr wie eine trockene Nekrose aussehen.

Im übrigen kann man nach der Ausbreitung der Lymphdrüsenerkrankung und nach den sie begleitenden Organveränderungen verschiedene Formen erkennen, und zwar 1. lymphosarkomähnliche, auf eine bestimmte Drüsengruppe beschränkte Drüsenpakete ohne Complication, 2. Drüsenpakete wie bei 1., aber verbunden mit Tuberkulose der Umgebung, z. B. sarkomähnliche peribronchiale Drüsen gleichzeitig mit tuberkulöser Perikarditis, 3. über sämmtliche Drüsengruppen oder einen grossen Theil derselben sich ausbreitende Lymphombildung ohne Complication, 4. dieselben Drüsenveränderungen wie bei 3., aber verbunden mit Splenomegalie, verursacht durch grauweisse sarkomähnliche oder auch durch theilweise verkäsende knotige Wucherungen im Milzgewebe, 5. dieselben Veränderungen wie bei 3. und 4., aber verbunden mit frischeren tuberkulösen Veränderungen in anderen Organen, in den Lungen, der Leber, den Meningen etc.

Die histologische Untersuchung ergiebt in einem Theil der Fälle typische Tuberkulose ohne sonstige Veränderungen. In anderen Fällen finden sich neben Tuberkulose hyperplastische lymphadenoide Wucherungen, wie sie der eigentlichen leukämischen und pseudoleukämischen Adenie und Splenomegalie zukommen, so dass man den Eindruck hat, dass es sich um eine Combination zweier Erkrankungen handelt.

In einem dritten Fall ist die Wucherung vornehmlich durch den Befund grosser ein- und mehrkerniger protoplasmareicher Zellen mit grossen runden, intensiv sich färbenden Kernen charakterisirt, und Tuberkel sind nur spärlich nachzuweisen. Vielleicht handelt es sich im letzteren Falle um eine Infection mit abgeschwächten Bacillen. Courmont, Tixier und Bonnet führen für letztere Ansicht Ergebnisse von Impfexperimenten an.

Die **Tuberkulose der Milz** ist meist eine hämatogene Erkrankung, kann aber auch auf den Lymphwegen entstehen. Bei hämatogener Miliartuberkulose finden sich mehr oder weniger Miliartuberkel auch in der Milz. Bleibt nach Infection der Milz das betroffene Individuum noch längere Zeit am Leben, so können sich grössere käsige Knötchen und Knoten entwickeln, wobei die Milz im ganzen vergrössert ist, so dass man von einer *tuberkulösen Splenomegalie* sprechen kann; sie kann mit tuberkulöser Lymphombildung verbunden sein, die unter dem Bilde einer Pseudoleukämie verläuft.

Tuberkulose der Pleura schliesst sich meist an Tuberkulose der Lungen an, doch kann die Infection der Pleura auch von Bronchial- und Trachealdrüsen, vom Bauchfell, von der Wirbelsäule oder den Rippen oder endlich auch vom Blute aus erfolgen. Zuweilen sieht man eine reichliche Eruption von grauen Tuberkeln mit hyperämischer Umgebung. Häufiger ist die Tuberkulose durch Fibrinauflagerungen auf der Pleura verdeckt und es kann auch flüssiges Exsudat vorhanden sein.

Bestehen bereits ältere Pleuraverdickungen oder pleuritische bindegewebige Verwachsungen, so können auch in diesen Tuberkel vorhanden sein. Serös-fibrinösem Exsudat können auch rothe Blutkörperchen beigemischt sein.

Die Tuberkel zeigen im allgemeinen typische Formen, doch kommen auch nicht scharf abgegrenzte riesenzellenhaltige Granulationswucherungen vor. An Fibrinauflagerungen schliessen sich ausgebreitete Pleurawucherungen an, welche in das Fibrin eindringen und nur stellenweise Tuberkel enthalten.

Tuberkulose des Herzbeutels entsteht durch Infection von der Nachbarschaft, insbesondere von tuberkulösen Bronchialdrüsen aus, oder aber auf hämatogenem Wege. Auch hier kann man disseminirte Tuberkeleruptionen und tuberkulöse Perikarditis unterscheiden, indem die letztere meist unter dem Bilde einer fibrinösen oder fibrinös-serösen oder fibrinös-hämorrhagischen Entzündung verläuft. Bei reichlicher Fibrinauflagerung sind die Tuberkel oft ganz verdeckt und werden erst durch Abschaben des Fibrins oder auch erst durch die mikroskopische Untersuchung erkennbar. Charakteristisch für Tuberkulose ist, dass das unter dem Fibrin wuchernde Perikard Tuberkel und käsige nekrotische Herde einschliesst. Oft bilden sich auch grössere, für das blosse Auge erkennbare Käseherde.

Tuberkulose des Bauchfells kann sich zunächst an Tuberkulose von dem Bauchfell überdeckter Organe, des Darms, mesenterialer und retroperitonealer Lymphdrüsen, der Wirbelsäule, der Tuben anschliessen. Sodann ist auch eine hämatogene Infection möglich. Nicht selten ist auch anscheinend die Bauchfelltuberkulose die einzige tuberkulöse Erkrankung im Körper und es lässt sich alsdann nicht immer entscheiden, wie sie entstanden ist, ob eine Infection vom Darm aus erfolgte (alimentäre Infection), oder ob die Bacillen aus einem unentdeckt gebliebenen Herd, z. B. aus einer Lymphdrüse stammten oder mit dem Blutstrom zugeführt wurden. Die Tuberkeleruption ist bald nur umschrieben, z. B. auf das Becken beschränkt, bald über das ganze Bauchfell ausgebreitet. Meist sind die Tuberkel sehr deutlich zu sehen, doch kommen auch fibrinöse Ausschwitzungen vor, welche dieselben überdecken und Verklebungen der Bauchcontenta untereinander bedingen. Flüssiges Exsudat kann vollkommen fehlen; ist welches vorhanden, kann es serös-fibrinös oder eiterig getrübt oder auch hämorrhagisch beschaffen sein.

Die Tuberkel sind oft in ungeheurer Menge und in ziemlich gleichmässiger Grösse an der Oberfläche zu sehen, und es kann dadurch das Bauchfell ein feinkörniges Aussehen erlangen. Rothe Färbungen durch Gefässinjection oder schiefergraue Färbungen, herrührend von Blutungen, heben die grauen Knötchen noch besonders deutlich hervor.

Nach längerer Dauer sind oft alle Bauchcontenta fest untereinander verwachsen; die Darmschlingen bilden einen Klumpen, dessen einzelne Theile nicht voneinander zu lösen sind, das Netz ist in einen dicken, von Tuberkeln durchsetzten Strang umgewandelt, das Mesenterium der Darmschlingen ist verdickt; zwischen den verwachsenen Bauchorganen liegen speckiges Fibrin und käsige Einlagerungen und auch da, wo Flächen frei geblieben sind, findet man käsige Platten, entstanden aus Tuberkelconglomeraten und Fibrinauflagerungen. Bei Stillstand und Heilung der Erkrankung bilden sich Verdickungen des Bauchfells und fibröse Verwachsungen der Bauchorgane untereinander, welche Verdickungen und Verwachsungen, die nach anderen acuten Entzündungen zurückbleiben, ähnlich sehen oder aber fibröse knötchenförmige Herde oder auch käsige, zum Theil verkalkte Einschlüsse erkennen lassen.

Die *Leber* ist häufig der Sitz disseminirter hämatogener Miliartuberkulose. Grössere Knötchen sind im Centrum verkäst und oft gallig gefärbt, indem Gallengänge im Bereiche der tuberkulösen Herde liegen. Grosse Käseknoten (Orth, Hammond) sind sehr selten, doch sind solche bis zu Apfelgrösse beschrieben.

Schilddrüsentuberkulose kommt sowohl in Form disseminirter Knötchen, als in Form grösserer, localer, käsig-fibröser Herde vor und es können letztere zur Vergrösserung der Schilddrüse führen (Struma tuberculosa). Die Infection erfolgt meist auf dem Blutwege.

Nebennierentuberkulose ist ebenfalls meist eine hämatogene Erkrankung. Die Nebennieren werden dabei ganz oder theilweise in eine käsig-fibröse Masse, die zum Theil erweichen kann, umgewandelt. Diese Zerstörung des Nebennierengewebes verursacht eine schwere, meist mit Pigmentirung der Haut verbundene Kachexie (Morbus Addisonii).

Tuberkulose des Herzens tritt am häufigsten in Form disseminirter Tuberkeleruption bei allgemeiner hämatogener Miliartuberkulose auf, doch sind die Knötchen meistens nur spärlich zu finden. Grössere käsige und käsig-fibröse Knoten sind selten. Ihre Entstehung ist meist auf hämatogene Infection zurückzuführen, doch kann es auch vorkommen, dass von der Nachbarschaft, insbesondere von tuberkulösen Bronchialdrüsen aus das Perikard und weiterhin auch das Myokard inficirt wird. Neben den tuberkulösen Granulationswucherungen können sich auch fibröse Indurationen des Myocard entwickeln. Mehrfach sind auch Tuberkelbacillen in Herzthromben (Hirschfeld, Weichselbaum) und in endokarditischen Efflorescenzen (Kundrat, Heller) beobachtet, wohin sie aus dem Blute gelangen können. In sehr seltenen Fällen (Tripier, Etienne) können sie auch die Ursache einer verrucösen Endokarditis sein, wobei in den Wucherungen Tuberkel sich finden.

Tuberkulose der Blutgefässe ist eine überaus häufige Erkrankung und kommt, wie bereits früher erwähnt wurde, zunächst dadurch zustande, dass in der Nachbarschaft von Blutgefässen verlaufende tuberkulöse Processe auf die Blutgefässwände übergreifen. Die tuberkulöse Vasculitis tritt theils in umschriebenen, theils in ausgebreiteten Granulationswucherungen auf, welche in Verkäsung ihren Ausgang nehmen können. Wird das Gefäss nicht, was häufig geschieht, durch Thrombose verschlossen, so kann Infection des Blutes mit Tuberkelbacillen erfolgen. In Arterien erfolgt auch nicht selten Ruptur der Wand und es sind die massigen Blutungen im Verlaufe der Lungentuberkulose, die zuweilen sich schon in frühen Stadien einstellen, auf solche arteriitische Processe zurückzuführen.

Neben der verkäsenden Vasculitis kommt bei Tuberkulose sehr oft auch eine hyperplasirende fibröse Vasculitis vor, welche durch zellig-fibröse Verdickung der Intima, durch Arterio- und Phlebosklerose, zur Verengerung und zum Verschluss der Blutgefässe führt. In tuberkulösen, indurirten oder verkästen Lungentheilen sind solche verengte oder verschlossene Gefässe sehr oft in grosser Zahl zu finden. Sie kommen indessen auch bei Tuberkulose anderer Organe, z. B. bei Darmtuberkulose, in der Nachbarschaft der tuberkulösen Herde vor.

Die zweite Form der Gefässtuberkulose ist die hämatogene, die sich also an Blutinfection anschliesst. Bei hämatogener Miliartuberkulose sind zunächst die Capillaren an der Tuberkelbildung betheiligt. Oft gerathen aber auch die Wände kleiner Arterien oder Venen in Wucherung, so namentlich bei Infection der Blutgefässe der Pia, welche bei tuberkulöser Meningitis grossentheils erkrankt sind. Oft ist die ganze Wand in ein Granulationsgewebe umgewandelt, das weiterhin theils verkäsen, theils auch in fibröses Gewebe übergehen kann. Auch hier kann sich zur Arteriitis und Phlebitis Thrombose hinzugesellen.

Ganz grosse Gefässe, wie z. B. die Aorta oder die grossen Sammelvenen, erkranken nicht häufig durch Infection vom Blute aus an Tuberkulose, doch kommen umschriebene tuberkulöse Endovasculitiden in Form örtlicher tuberkulöser Granulationswucherungen vor.

Tuberkulose der Knochen und Gelenke ist meist eine hämatogene Erkrankung, doch kann die Infection auch von der Nachbarschaft auf dem Lymphwege auf einen Knochen oder ein Gelenk übergreifen und zwischen der Tuberkulose der Knochen und der Gelenke besteht zugleich sehr oft ein Zusammenhang, insofern als die letztere der ersteren nachfolgt und umgekehrt.

Die Tuberkulose kann an jedem Knochen und an jedem Gelenk, auch an den Synarthrosen vorkommen und beschränkt sich entweder auf einen einzigen Herd oder verbreitet sich von einer Stelle aus über mehrere Knochen und Gelenke oder tritt auch zugleich oder successiv an verschiedenen Knochen des Körpers auf (vergl. **Ostitis tuberculosa**, Bd. XVIII und **Gelenkentzündungen**, Bd. IX dieser Real-Encyclopädie).

Das Auftreten von Miliartuberkeln im Periost und Knochenmark, eventuell auch in den bindegewebigen Theilen der Gelenke bei allgemeiner Miliartuberkulose hat im allgemeinen geringe Bedeutung, indem die tuberkulöse Erkrankung anderer Organe klinisch in den Vordergrund tritt und zur Ursache des malignen Ausganges wird.

Locale Tuberkulose der Knochen ist durch die Bildung tuberkulöser Granulationsherde im Knochenmark und im Periost charakterisirt, in deren Gebiet der Knochen arrodirt und zerstört wird, so dass Zustände entstehen, welche als **tuberkulöse Knochencaries** bezeichnet werden. Der Rarefication des Knochens kann eine vollständige Zerstörung folgen, so dass centrale oder periphere Knochendefecte entstehen, an deren Stelle Käseherde oder, nach Verflüssigung derselben, Höhlen mit verflüssigten Zerfallsmassen oder degenerirten Eiterkörperchen, chronische Abscesse, liegen. An der Peripherie der Knochen gelegen, können diese Abscesse, die von tuberkulösen Granulationen und Bindegewebe umschlossen sind, eine bedeutende Grösse erreichen und sich nach der Tiefe senken, so namentlich an der Wirbelsäule und am Becken, wo die als Senkungs- oder Congestionsabscesse bezeichneten Eitersäcke z. B. von der Lendenwirbelsäule bis zum POUPART'schen Bande herab sich erstrecken und auch auf den Oberschenkel sich verbreiten können.

Bei langsamer Verbreitung der tuberkulösen Granulationen kann der Knochen successive vollkommen zerstört werden. Bei rascherer Ausbreitung mit nachfolgender Verkäsung bleiben mehr oder minder grosse Knochenstücke erhalten und verfallen mit der Verkäsung der Nekrose, es kommt zur **Caries necrotica**. Das nekrotische Knochenstück steht mit lebendem Knochen zunächst noch in Zusammenhang. Durch Wucherung des Knochenmarks und des Periosts an der Grenze von Lebendem und Todtem kann aber das Todte abgelöst werden und es entsteht dadurch ein **freier Sequestor**, der je nach dem Sitz der Erkrankung und dem Stadium, in dem sie sich befindet, bald innerhalb eines intraossären Käseherdes, bald in einer intraossären Abscesshöhle liegt, bald von dicken Käsemassen, bald von flüssigem Eiter umspült, der Oberfläche eines cariösen Knochens aufliegt.

Beiderlei Formen der Zerstörung können sich natürlich untereinander combiniren. Kleinere Knochen, wie z. B. Handwurzelknochen, Wirbelkörper, können durch diese Vorgänge ganz zerstört werden und es können auch grosse Bezirke grosser Knochen durch Caries und Nekrose zugrunde gehen.

Die Localtuberkulose der Gelenke trägt zunächst ebenfalls einen exquisit destructiven Charakter, indem die tuberkulösen Granulationswucherungen einmal zunächst die Synovialmembran verändern, respective in Granulationsgewebe umwandeln, andererseits sodann auch den Gelenkknorpel und schliesslich auch den angrenzenden Knochen zerstören. Es kommt also ebenfalls zu Knorpel- und Knochencaries und zu Knorpel- und Knochennekrose, und zwar dadurch, dass die Granulationen den Knorpel über- oder unterwachsen und weiterhin auch von oben oder von unten oder auch von den Seiten in denselben hineindringen.

Das wuchernde Gewebe ist meist charakteristisch tuberkulöses Gewebe, schliesst also Tuberkel ein, doch kommen daneben auch tuberkelfreie Wucherungen der Synovialis und auch des Knochenmarks vor, die ebenfalls zu Veränderungen des Knorpels führen.

Der Process verläuft theils mit, theils ohne freie Exsudatbildung in den Gelenken, wobei das Exsudat serös oder eiterig sein kann. Das Granulationsgewebe zeigt oft schon makroskopisch verkäsende Tuberkel und geht auch umfangreichere Verkäsungen und Zerfall ein; zuweilen bilden sich auch sogenannte Reiskörper, Corpuscula oryzoidea, feste Körper verschiedener Grösse, die aus nekrotischen scholligen Massen bestehen und ihre Entstehung der Loslösung umschriebener hyaliner Nekrosen des tuberkulösen Synovialgewebes verdanken.

Ob die Tuberkulose des Knochensystems häufiger an den Knochen oder häufiger an den Gelenken beginnt, darüber kann man streiten und lässt sich nicht sicher entscheiden. In der Zeit der Untersuchung hat die Erkrankung oft eine solche Ausbreitung gewonnen, dass der Ort des Beginnes nicht mehr zu erkennen ist. Sehr oft sind neben Knochen und Gelenken auch weitere angrenzende Theile in Mitleidenschaft gezogen. Die Gelenkkapsel und deren Umgebung sind nicht nur der Sitz diffuser, durch entzündliche Oedeme bedingter Schwellungen, es bilden sich oft auch in der Kapsel und deren Umgebung, in den Muskeln, im intramusculären Bindegewebe, im subcutanen und cutanen Bindegewebe tuberkulöse Granulationsherde, welche durch Verkäsung und Einschmelzung der nekrotischen Massen in tuberkulöse, von tuberkelhaltigen Granulationen und Bindegewebe umgrenzte Abscesse oder bei Durchbruch nach aussen oder in eine Körperhöhle oder den Darm in Fistelgänge sich umwandeln.

Der zerstörenden Wirkung, welche die tuberkulösen Granulationswucherungen auf Knochen, Knorpel, Synovialmembran, Gelenkkapsel, Wirbelbandscheiben etc. ausüben, stehen ebenso wie in anderen Organen auch Wucherungsvorgänge gegenüber, welche die Zerstörung auszugleichen und Heilung herbeizuführen suchen. Die Zerstörung von Knochen in Form der Caries oder der Nekrose hat in der Nachbarschaft Neubildung von Knochengewebe aus wucherndem Knochenmark und Periost zur Folge. Bei centraler Knochentuberkulose erfolgt diese oft so, dass bei innerem Knochenschwunde aussen periostale Knochenneubildungen sich auflagern. Von Seiten des Marks sich vollziehende Knochenneubildung kann in der Nachbarschaft von Knochendefecten zu Verdichtung des Knochens, zu Osteosklerose führen. Diese knochenbildende Thätigkeit des Periosts und des Knochenmarks kommt stets nur in der Nachbarschaft der tuberkulösen Infectionsherde zum Ausdruck; die eigentliche tuberkulöse Wucherung vermag, auch wenn sie vom

Periost oder vom Mark ausgeht, Knochen nicht zu produciren. Im übrigen stellen sich in der Umgebung der bacillenhaltigen Infectionsherde ausgedehnte bindegewebige Wucherungen ein, an denen sich sowohl Periost und Knochenmark, als auch Synovialmembran und Gelenkkapsel, benachbartes Bindegewebe, Fascien, Muskeln etc. betheiligen können. Auch der noch vorhandene Knorpel kann an der fibrösen Gewebsneubildung insofern einen gewissen Antheil nehmen, als er da, wo er von Bindegewebe, z. B. von wuchernder Synovialmembran überwachsen oder durchwachsen wird, in Bindegewebe metaplasiren kann. Wächst vom Knochen aus Markgewebe in den Knorpel, so kann er zum Theil auch durch metaplastische Vorgänge in Knochen übergehen.

Durch alle die genannten reparatorischen Wucherungsvorgänge kann selbst eine erheblich ausgebreitete Knochen- und Gelenktuberkulose zum Abschluss und zur Heilung gelangen. Als Residuen bleiben einestheils Knochen- und Gelenkdefecte, anderentheils Exostosen, Hyperostosen, Osteosklerosen, knöcherne und bindegewebige Ankylosen und Synostosen und schwielige Verdickungen des Periosts, der Gelenkkapsel und deren Umgebung zurück. Völlige Heilung setzt einen völligen Untergang der Bacillen voraus. Der Zeitpunkt, wann dies geschieht, lässt sich nicht bestimmen. Ganz zum Stillstand gekommene, scheinbar völlig abgeheilte Herde können doch noch Tuberkel und damit auch noch Bacillen einschliessen.

Tuberkulose der Muskeln ist häufig eine secundäre, von Knochen und Gelenken ausgehende Erkrankung, kann aber auch primär als hämatogene Infection auftreten. Die locale Muskeltuberkulose ist entweder durch verkäsende Granulationsherde, die durch Einschmelzung in kalte Abscesse übergehen, oder aber durch käsig-fibröse Wucherungen, die zuweilen einen grossen Theil eines Muskels einnehmen und sarkomatösen Wucherungen oder syphilitischen Gummabildungen ähnlich sehen, ausgezeichnet.

Tuberkulose der Schleimbeutel und der Sehnenscheiden kommt sowohl secundär im Anschluss an Knochen- und Gelenktuberkulose, als auch primär nicht selten vor und ist im letzteren Falle meist eine hämatogene Erkrankung. Sie kann mit oder ohne freie Exsudatbildung verlaufen. Die sich ansammelnde Flüssigkeit ist serös oder serös-fibrinös oder eiterig. In Schleimbeuteln kann die Ansammlung tuberkulösen Eiters zur Bildung umfangreicher Eitersäcke führen. Bildung von sogenannten Reiskörperchen, Corpuscula oryzoidea, aus nekrotischem Gewebe, das abgestossen wird, ist häufig. Die tuberkulöse Natur der Erkrankung ist oft durch Bildung typischer tuberkulöser Granulationen und oft auch durch knotenförmige Tuberkelconglomerate charakterisirt, doch kommt es nicht selten vor, dass in schwielig verdickten Schleimbeuteln das hyperplastische Bindegewebe nur sehr spärlich Tuberkel enthält.

Die Tuberkulose des Centralnervensystem hat ihren Sitz theils in den Meningen, theils in der Substanz des Gehirns und des Rückenmarks selbst. Sie ist meistens eine hämatogene Affection, doch kann auch Tuberkulose benachbarter Organe, z. B. der Knochen des Felsenbeins, der Wirbelkörper und der Wirbelbögen, seltener des Schädeldaches auf die Meningen sich verbreiten.

In der Dura mater kommt es am häufigsten zur Bildung umgrenzter Granulationswucherungen, die sich über die Oberfläche erheben und bald flächenhaft ausgebreitete, schwammige, weiterhin verkäsende Granulationen, bald auch wieder umschriebene, einer wahren Geschwulst ähnliche, käsig fibröse Knoten darstellen. Gleichzeitig können sich auch im Parenchym der Dura selbst verkäsende Tuberkel entwickeln; es kommt ferner auch in der Nachbarschaft fungöser Granulationen an der Innenfläche der Dura zur Bildung zarter, pachymeningitischer, vascularisirter Membranen, in denen graue Tuberkel sich entwickeln.

An der Dura cerebralis treten die tuberkulösen Wucherungen nach innen vor und verdrängen die Hirnsubstanz oder wachsen nach aussen in den Knochen. An der Dura spinalis ist sowohl an der Innenseite als an der Aussenseite Raum für die freie Entwicklung von Granulationen und es findet sich nicht selten die Aussenfläche der Dura da oder dort mit dicken verkäsenden Granulationsmassen bedeckt. Häufig besteht zugleich tuberkulöse Caries in angrenzenden Knochentheilen, an Wirbelbögen oder an Wirbelkörpern.

Die Schädigung der Nervensubstanz bei Duratuberkulose erfolgt theils durch das Uebergreifen des entzündlichen Processes auf Nervenwurzeln, auf die Pia und auf Rückenmark und Gehirn, theils durch Compression derselben von Seiten der tuberkulösen Neubildung, sowie der sich ansammelnden käsigen und käsig-eiterigen Massen. Am stärksten macht sich dies im Gebiet des Rückenmarks und des verlängerten Markes geltend. Sie wird gesteigert und kann zu plötzlich eintretenden totalen Leitungsunterbrechungen führen, wenn zufolge von Knochen- und Bänderzerstörungen die Wirbelkörper gegeneinander Verschiebungen erfahren oder wenn Knickungen der Wirbelsäule entstehen. Zerstörung der Fixationsbänder des Zahnfortsatzes kann auch dazu führen, dass durch Quetschung der Medulla oblongata bei starker Neigung des Kopfes nach vorn plötzlicher Tod eintritt.

Die Tuberkulose der Pia und der Arachnoidea stellt sich am häufigsten unter dem Bilde einer Meningitis dar. Den gewöhnlichen Typus bildet die basale hämatogene Meningitis mit Ansammlung eines trüben, gelblichweissen, sulzigen Exsudates in den Subarachnoidealräumen und der Pia an den basalen Theilen des Gehirn, insbesondere über dem Chiasma, in der sylvischen Grube, an der Brücke, in den einzelnen Fällen indessen an Stärke und Ausbreitung wechselnd. Zuweilen greift die Meningitis auch auf die Convexität über oder entwickelt sich wohl auch vornehmlich in den oberen Gebieten des Gehirns, einseitig oder doppelseitig; sie kann sich ferner auch auf die spinale Pia verbreiten oder auch auf dieses Gebiet beschränkt vorkommen.

Bei cerebraler Meningitis greift die infectiöse Entzündung sehr oft auch auf die Ventrikelplexus über und führt zu trüber Exsudatansammlung in den Ventrikeln des Gehirns, so dass dieselben sich ausweiten, die Hirnsubstanz comprimirt und dadurch die Gyri abgeflacht, die Flüssigkeit aus den Subarachnoidealräumen ausgepresst werden, oft so vollkommen, dass die Oberfläche des Gehirns, das heisst die Arachnoidea, trocken, matt aussieht.

Reichliche Ansammlung von eiterig-fibrinösem Exsudat kann die vorhandenen Tuberkel ganz verdecken. Bei geringerer Menge desselben sind graue oder weissliche Knötchen sichtbar, welche zum Theil deutlich bluthaltigen Gefässen angelagert sind. In seltenen Fällen kann auch Exsudat ganz fehlen, so dass man deutlich kleine, oft alsdann auch grössere Knötchen erkennen kann.

Die Hirn- und die Rückenmarkssubstanz können wenig verändert, blass, feucht, ödematös aussehen, doch zeigen sie oft auch Zustände von Erweichung, Blutungen und kleinere und grössere Tuberkel. Diffus erweicht ist oft die Wandsubstanz der erweiterten Ventrikel. Umschriebene Erweichungen, Blutungen und käsige Knötchen sieht man namentlich in der Hirnrinde, zuweilen auch in den Markleisten und im Innern des Gehirns und des Rückenmarks.

Bei ausgebreiteter disseminirter Tuberkulose der Meningen und der Hirn- und Rückenmarkssubstanz mit ausgesprochenen Entzündungserscheinungen pflegt der Tod einzutreten, ehe die einzelnen tuberkulösen Herde eine bedeutendere Grösse erreichen. Ist die Zahl der inficirten Stellen beschränkt und stellen sich auch keine heftigeren meningitischen Processe ein, so können sich grössere, käsig-fibröse Knoten, sogenannte Solitärtuberkel entwickeln und es erreichen einzelne zuweilen Haselnuss- bis Wallnussgrösse oder können sogar diese Grösse noch überschreiten. Diese

Knoten sitzen entweder in der Pia oder in der Hirn- oder Rückenmarkssubstanz oder in beiden Geweben zugleich, indem sie von der Pia aus in die angrenzende Hirnmasse eingewachsen sind. Sie bestehen aus einer käsigfibrösen Masse, die von einem grauen Granulationssaume umgeben ist. Durch Einschmelzungsprocesse können sich auch mit flüssiger Erweichungsmasse gefüllte Cavernen, tuberkulöse Abscesse bilden.

Das Wachsthum der Knoten verursacht eine Verdrängung und Compression der angrenzenden Nervensubstanz, die umso bedeutender wird, je weniger dieselbe ausweichen kann. Dazu kommen Störungen der Blut- und Lymphcirculation, die je nach dem Sitz und der Raschheit des Wachsthums mehr oder weniger sich geltend machen. Von den Solitärknoten ausgehende Infectionen der Nachbarschaft steigern die durch die Knoten bewirkten krankhaften Symptome.

Die **Tuberkulose des peripherischen Nervensystems** ist im Gebiete der Nervenwurzeln eine sehr häufige Erkrankung, indem bei basaler und spinaler tuberkulöser Meningitis der Entzündungsprocess, charakterisirt durch Hyperämie und Anhäufung von Exsudatzellen und wuchernden Bindegewebszellen, nicht nur in den pialen Scheiden der Nervenwurzeln, sondern auch im Endoneurium derselben auftritt und mehr oder weniger erhebliche degenerative Veränderungen an den Nervenfasern verursacht. Ferner können auch durch tuberkulöse Erkrankungen der knöchernen Wirbelsäule die Nervenwurzeln in Mitleidenschaft gezogen werden. Ausserhalb des Wurzelgebietes sind tuberkulöse Erkrankungen der Nerven nicht häufig, kommen aber sowohl auf hämatogenem Wege als auch lymphogen, durch Uebergreifen tuberkulöser Processe von der Nachbarschaft, z. B. von Lymphdrüsen oder von Knochen aus, zustande. In einem Theil der Fälle kommt es zur Entwicklung typischer tuberkulöser Granulationswucherungen im Innern der Nerven, wobei die Nervenfasern in mehr oder minder grossem Umfange zugrunde gehen. In anderen Fällen, z. B. wenn Nerven von tuberkulösen Lymphdrüsen umgeben sind und mit denselben verwachsen, können die Nerven auch durch Compression von Seiten der Umgebung sowie durch bindegewebige Wucherungen im Peri- und Endoneurium zur Atrophie gebracht werden.

Die **Tuberkulose des Sehapparates** kann sich bei ektogener Infection zunächst in der Conjunctiva localisiren und hier zu röthlichen fungösen Granulationswucherungen, durch deren Zerfall Geschwüre entstehen, oder auch zur Bildung grösserer Knoten führen. Corneal- und Skleraltuberkulose sind selten, ebenso sind auch die Thränendrüse und der Thränensack im ganzen selten der Sitz tuberkulöser Processe. In der Iris kann die Tuberkulose mit der Bildung grauer Knötchen beginnen und weiterhin zur Bildung einer höckerigen Granulationswucherung führen, welche sich nach der vorderen Kammer vordrängt. Diese Wucherung kann im Laufe von Monaten sich wieder zurückbilden und der Process zum Abschluss kommen, doch kann sie auch auf das Corpus ciliare und die Sklera übergreifen und nach aussen durchbrechen, verkäsen, zerfallen und eine Phthisis bulbi verursachen.

In der Chorioidea sind hämatogene Miliartuberkel sehr häufig und bilden eine Begleiterscheinung der cerebralen tuberkulösen Meningitis. Selten ist die Bildung grösserer verkäsender tuberkulöser Knoten, doch kommen solche von erheblicher Grösse vor und können die Sklera perforiren.

Die Netzhaut ist selten der Sitz von Tuberkulose. Im Opticus kommen sowohl Miliartuberkel als auch umfangreiche tuberkulöse Granulationswucherungen, welche den Nerven umwachsen und durchbrechen, vor, doch sind letztere selten.

Tuberkulose des Gehörorgans kommt am häufigsten im Gebiet des Mittelohres vor, und es gelangen die Bacillen entweder von dem Nasenrachenraum aus, so namentlich bei bestehender Lungenphthise, oder auf dem Blutwege in die betreffenden Theile. Sie verläuft zuweilen als Schleimhauttuberkulose oberflächlich, ergreift aber sehr leicht die knöchernen Theile des Gehörorgans und verursacht hier Caries und Nekrose. Sie kann auch zur Perforation des Trommelfells führen.

Das äussere Ohr erkrankt in ähnlicher Weise wie die übrige Haut an Tuberkulose. Durch Wundinfection bei der Perforation der Ohrläppchen zum Zweck der Einführung von Ohrringen können sich tuberkulöse Knoten entwickeln, die sehr bedeutende Grösse erreichen.

Die **Tuberkulose des Urogenitalapparates** ist meistens eine hämatogene, selten eine lymphogene oder eine ektogene Erkrankung. Ob von den äusseren Genitalien und der Scheide aus, die in ähnlicher Weise wie die Haut durch ektogene Infection erkranken, eine ascendirende Tuberkulose ausgeht, erscheint fraglich; jedenfalls ist sie selten. Es wird zwar von verschiedenen Autoren (Hegar, Cornet, Derville, Röckel u. a.) angenommen, dass Uterus und Tuben, Blase, Nierenbecken, Vas deferens und Nebenhoden meistens durch ektogene Infection erkranken, dass die Tuberkelbacillen sich ähnlich wie die Tripperkokken aufsteigend in den Harn- und Geschlechtswegen verbreiten. Es geht aber schon aus den biologischen Eigenschaften des Tuberkelbacillus hervor, dass dies nur unter besonderen Bedingungen möglich und denkbar ist. Der Trippercoccus verursacht eine acute Entzündung, welche den Charakter eines eiterigen Katarrhs trägt, und es können auf der mit Secret bedeckten und durch die Entzündung veränderten Schleimhaut die Kokken sich leicht nach oben verbreiten.

Der langsam sich vermehrende Tuberkelbacillus verursacht eine umschriebene Granulationswucherung, und es ist nicht recht einzusehen, welche Kräfte ihn, entgegen der Richtung der Flimmerbewegung und des Secretstromes, von der Scheide nach dem Uterus und den Tuben führen sollen. Ebenso geht auch in den Harnwegen und in den Geschlechtsgängen des Mannes der Secretstrom in der Richtung nach aussen. Eine Verschleppung der Bacillen nach oben durch den letzteren ist darnach nur bei Stauungen und rückläufigen Strömungen des Secretes, z. B. infolge irgend welcher Stenosen innerhalb der Harn- und Geschlechtswege, wahrscheinlich. Auch Mischinfection, z. B. gleichzeitige Infection mit Gonokokken, kann der Verbreitung der Bacillen nach oben förderlich sein. Es sind aber solche Verhältnisse bei vorhandener Urogenitaltuberkulose meist nicht nachweisbar. Auch für die Annahme, dass die Bacillen auf ihrem Wege nach oben die Lymphspalten und Lymphgefässe in der Mucosa oder Submucosa benutzen, lassen sich durch anatomische und histologische Untersuchungen keine Anhaltspunkte gewinnen, indem die Veränderungen in den höher gelegenen Theilen am stärksten ausgesprochen sind und nach aussen zu an Intensität abnehmen. Sie sprechen vielmehr dafür, dass der Process in absteigender Richtung verläuft.

Mit diesen Bemerkungen soll natürlich die Möglichkeit eines Ausgangs einer sich im Körper verbreitenden Tuberkulose von den äusseren Theilen des Geschlechtsapparates nicht ausgeschlossen sein. Primäre Penis-, Vulva- und Scheidentuberkulosen kommen vor, und es kann sich der Process auch von da aus verbreiten, wobei alsdann auch an den primären Infectionsstellen die stärksten Veränderungen zu finden sind. Gärtner, welcher die Genitalien weiblicher Meerschweinchen durch Böcke, deren Testikel tuberkulös gemacht war, inficiren konnte, beobachtete von da aus eine Verbreitung und Generalisation auf dem Lymphwege und auf dem Schleimhautwege nach dem Uterus. Im letzteren Falle fanden sich dann aber auch hochgradige Veränderungen der Scheide im continuirlichen Zusammenhang mit den Veränderungen des Uterus.

Die Tuberkulose des Harn- oder des Geschlechtsapparates kann der einzige nachweisbare Herd im Körper sein, doch besteht meist anderswo auch Tuberkulose, insbesondere in den Lungen oder in den Lymphdrüsen oder im Darm.

Am weiblichen Geschlechtsapparat sind die Tuben der häufigste Sitz der Tuberkulose und zeigen bei ausgedehnterer Verbreitung derselben meist auch die stärksten Veränderungen. Füllung derselben mit käsigen Massen als Folge der Entwicklung von verkäsenden tuberkulösen Granulationswucherungen in der Mucosa und Submucosa sind charakteristisch für die Erkrankung. Verschluss des abdominalen Endes durch Verwachsungen ermöglicht die Ansammlung bedeutender käsiger und käsig-eiteriger Massen in deren Lumen, so dass Tubensäcke von bedeutender Grösse entstehen. Die Wand der anfänglich noch geschlängelten, mit käsigen Massen sich füllenden Tuben ist bald wenig, bald erheblich verdickt und verhärtet, und es hängt dies davon ab, ob die Granulationswucherungen rasch verkäsend und hinfällig sind, oder ob der Process in der Tubenwand mehr den Charakter einer käsig-fibrösen Wucherung trägt, wobei dann auch in der Wand zerstreut, oft bis in die Serosa sich verbreitende riesenzellenhaltige Tuberkel auftreten.

Früher oder später kann sich der Process auch auf das Beckenperitoneum oder auch auf das ganze Bauchfell verbreiten und zu einer disseminirten Tuberkeleruption oder auch zu einer mit Exsudation und adhäsiven Wucherungen verlaufenden tuberkulösen Peritonitis führen. Zuweilen stellen sich auch eiterige Entzündungen des Bauchfells ein, insbesondere nach Perforation der Tubensäcke.

Der Eierstock ist an der Erkrankung oft wenig betheiligt, doch kann er auch bei makroskopisch normalem Befund Tuberkel einschliessen. Sie entwickeln sich nach stattgehabter Infection sowohl im Stroma als in der Wand geschlossener oder geplatzter Follikel und es können Corpora lutea ganz in tuberkulöse Granulationswucherungen übergehen. Im übrigen ist der Eierstock oft von Verwachsungen eingebettet und kann ferner auch durch verkäsende Granulationswucherungen und eiterige Einschmelzung theilweise oder ganz zerstört sein.

Der Uterus kann auch bei ziemlich vorgeschrittener Tubentuberkulose frei sein, doch findet man häufig mehr oder weniger ausgebreitete Geschwüre, entstanden durch Zerfall verkäsender Granulationswucherungen und es kann auch das Cavum uteri reichlich breiige käsige Massen enthalten. Die Geschwüre sitzen namentlich im Corpus uteri, können aber auch auf die Cervix sich verbreiten oder auch vornehmlich in der Cervix ihren Sitz haben. Neben den Geschwüren, denselben voraufgehend, findet man ausgebreitete und umschriebene knötchenförmige Granulationen, Tuberkel, die theils noch grau durchscheinend, theils schon gelblichweiss und verkäst sind. Das Mikroskop weist nach, dass oft auch neben den oberflächlichen Granulationswucherungen Tuberkel in den tieferen Gewebslagen sitzen.

Die Portio vaginalis und die Scheide sind bei Tuben- und Uterustuberkulose meist frei, können aber ebenfalls Tuberkel und tuberkulöse Verschwärungen zeigen, selten indessen in grösserer Ausdehnung.

Tuberkulose der Scheide ohne Tuben- und Uterustuberkulose ist sehr selten.

Tuberkulose der Labien und der Clitoris kommt in ähnlichen Formen vor wie die Hauttuberkulose und kann sich mit Tuberkulose der Scheide verbinden.

Ein Theil dieser Genitaltuberkulosen ist wohl auf hämatogene Infection zurückzuführen, wobei der Process sowohl in einer Tube als auch im Eierstock oder im Uterus, vielleicht auch in der Scheide beginnen kann. In anderen Fällen erfolgt die Infection wahrscheinlich vom Peritoneum aus, was natürlich zur Voraussetzung hat, dass zuvor Bacillen in die Bauchhöhle gelangten. Besteht vorgeschrittene Bauchfelltuberkulose mit beginnender Tubentuberkulose, so liegen die Verhältnisse klar, doch ist dies nicht häufig.

Weit öfter ist die Tubentuberkulose der Hauptbefund und das Peritoneum ist frei oder frisch afficirt.

Ob in solchen Fällen vom Darm aus Bacillen in die Bauchhöhle gelangten, ohne auf ihrem Wege charakteristische Veränderungen zu hinterlassen, ob inficirte Lymphdrüsen, die der Untersuchung entgingen, den Ausgangspunkt bildeten, ob Bacillen auf dem Blutwege in die Bauchhöhle geriethen, ist schwer zu entscheiden. Man kann nur sagen, dass alle kleinen Fremdkörper, welche auf irgend einem Wege in die Beckenhöhle gelangen, ausserordentlich rasch von den Tuben aufgenommen werden können, dass dies darnach auch mit Tuberkelbacillen geschehen wird, und dass offenbar die Tuben für die Entwicklung von Tuberkelbacillen einen günstigen Boden bilden.

Damit hängt denn auch zusammen, dass nach Infection einer Tube sehr bald auch die andere zu erkranken pflegt, indem der Uebertritt von Bacillen aus der zunächst noch offenen Tube in den Beckenraum zur Aufnahme von Bacillen von Seiten der noch gesunden Tube führt.

Primäre Tuberkulose der äusseren Genitalien und der Scheide ist wohl grossentheils durch Berührung der genannten Theile mit Fingern oder durch Einführung von Fremdkörpern, die mit Tuberkelbacillen (z. B. aus der Mundhöhle) verunreinigt sind, zu erklären. Unter Umständen, d. h. wenn ein Coitus mit einem äusserlich verunreinigten Penis ausgeführt wurde, oder wenn die Geschlechtswege des Mannes Tuberkelbacillen enthalten, ist auch eine Uebertragung durch den Coitus möglich. Denkbar ist, dass in letzterem Fall Tuberkelbacillen an Spermatozoen haftend auch in den Uterus und die Tuben gelangen.

Tuberkulose der Brustdrüsen ist im ganzen selten, kann aber sowohl im Gebiet der Läppchen als auch der Ausführungsgänge auftreten. Es bilden sich dabei disseminirte Tuberkelknötchen oder grössere käsige Knoten oder käsige Abscesse und Fistelgänge, umgeben von indurirtem Gewebe.

Der männliche Geschlechtsapparat wird gewöhnlich entweder auf dem Blutwege oder durch Fortleitung der Erkrankung von den ableitenden Harnwegen aus inficirt. Am Penis kommen auch ektogene Infectionen vor. Für die hämatogene Infection liegen, abgesehen von der Art des Auftretens der Tuberkulose selbst, auch Beweise darin, dass nach Untersuchungen von Jani, Jäckh, Nakarai und Kockel in den Hoden, Nebenhoden und Samenbläschen von Individuen, die an Lungentuberkulose leiden, nicht selten Tuberkelbacillen sich nachweisen lassen, und zwar auch solche, die noch virulent sind.

Die Erkrankung beginnt mit Vorliebe in den Nebenhoden oder in der Prostata und greift im ersteren Fall alsdann zunächst auf den Hoden und den oberen Theil des Vas deferens, im anderen dagegen auf den Ductus ejaculatorius und die Samenbläschen über. Sie kann aber auch im Hoden, besonders bei Kindern, oder in den Samenbläschen beginnen. Nicht selten ist zur Zeit der Untersuchung der ganze Geschlechtsapparat mit Ausnahme des Penis erkrankt.

Die tuberkulöse Erkrankung des Nebenhodens und Hodens, charakterisirt durch verkäsende Granulationswucherungen, oft mit typischer Tuberkelbildung, localisirt sich theils in der Wand der Canälchen, theils im Zwischengewebe. Sie ist darnach auch mit Ansammlung verkäsender Massen in den Canälchen verbunden. Mit der Zeit wird der sich verdickende Nebenhoden von verkäsenden und zum Theil auch erweichenden Herden durchsetzt und erleidet zugleich in den nicht verkäsenden Theilen eine fibröse Induration. Es treten ferner auch graue Tuberkel und weiterhin verkäsende oder käsig-fibröse Knötchen im Hoden selbst auf, indem die Infection auf dem Lymphwege oder auch durch die Canälchen vermittelt auf diesen übergreift.

Weiterhin kann die infectiöse Granulationswucherung, begleitet von exsudativer Entzündung, auch auf die Albuginea testis und auf das Scrotum übergreifen und schliesslich nach aussen durchbrechen. Aus den durch Zerfall der erkrankten Theile des Scrotums entstehenden Durchbruchsstellen treten zuweilen tuberkulöse fungöse Granulationswucherungen an die freie Oberfläche.

Die Tuberkulose der **Samenleiter** und der **Samenbläschen** ist wesentlich durch Ansammlung käsiger Massen im Lumen und durch Verdickung der Röhrenwände charakterisirt. Es kann die zellige und zelligfibröse Granulationswucherung eine sehr bedeutende Mächtigkeit erreichen und der Samenleiter in ein dickwandiges starres Rohr umgewandelt werden. In der **Prostata** führt die Infection zur Bildung verkäsender Granulationsherde, aus deren Zerfall mit tuberkulöser Wucherung ausgekleidete Abscesshöhlen oder Cavernen entstehen.

Der **Penis** ist an der tuberkulösen Erkrankung selten betheiligt, doch kommen in demselben sowohl ektogene als hämatogene und lymphogene Infectionen vor, und es kann die Eichel durch Zerfall tief oder oberflächlich sitzender tuberkulöser Herde ausgedehnte Zerstörungen erleiden. Es sind mehrfach Fälle bekannt geworden, bei denen die Infection durch die rituelle Beschneidung zustande kam.

Die **Nieren** erkranken fast nur auf hämatogenem Wege. Bei ausgebreiteter hämatogener Miliartuberkulose finden sich graue Tuberkel gewöhnlich auch in den Nieren. Lebt nach eingetretener Infection der Betroffene noch weiter, so entwickeln sich im Laufe von Monaten und Jahren grössere verkäsende Knoten und weiterhin aus deren Zerfall Cavernen, welche früher oder später nach Durchbruch in das Nierenbecken ihren Inhalt in die ableitenden Harnwege entleeren. Zahl und Verbreitung der Herde hängen zunächst von der Verbreitung der ersten hämatogenen Infection ab. Später können neue Herde durch Verschleppung der Bacillen auf dem Lymphwege und durch die ableitenden Harnwege entstehen. Es werden dadurch namentlich das Nierenbecken, die Ureteren und die Harnblase inficirt, und es stellen sich darnach in deren Mucosa und Submucosa erst umschriebene Granulationsknötchen, dann ausgebreitetere Granulationswucherungen, durch deren Zerfall Geschwüre entstehen, ein. Selbst in weit vorgeschrittenen Fällen ist der absteigende Verlauf des Processes meist deutlich erkennbar, indem die Nieren, die Nierenbecken und Ureteren meist stärker erkrankt sind als die Harnblase. Die mehr oder weniger, oft sehr stark vergrösserten Nieren sind von Cavernen, die grösstentheils mit dem Nierenbecken communiciren und eine dicke Wand aus verkäsendem Granulationsgewebe besitzen, durchsetzt, und es können dieselben so zahlreich und gross werden, dass vom Nierengewebe nur noch sehr wenig übrig bleibt. Nierenbecken und Ureteren bieten eine grosse Ulcerationsfläche auf verkäsendem Granulationsgewebe dar, und ihre Wandungen sind durch die tuberkulösen Wucherungen zugleich mehr oder weniger, oft sehr hochgradig verdickt.

In der **Blase** lassen sich noch kleinere und grössere tuberkulöse Geschwüre und graue und gelbe Tuberkel unterscheiden, doch können nach jahrelangem Bestande auch hier durch Verschmelzung der einzelnen Geschwüre unter einander grosse Geschwürsflächen entstehen.

In seltenen Fällen kommt Blasentuberkulose auch ohne Tuberkulose der höher gelegenen Harnwege vor. Sie schliesst sich alsdann am häufigsten an Tuberkulose des Geschlechtsapparates, namentlich der Prostata und des Nebenhodens an und ist darnach bei Männern weit häufiger als bei Frauen. In sehr seltenen Fällen kommt sie auch ohne Tuberkulose der Nachbarschaft vor, wobei ihre Entstehung entweder auf eine Ausscheidung von Tuberkelbacillen aus den Nieren oder auf hämatogene Infection oder vielleicht auch auf Zufuhr der Bacillen durch die Harnröhre zurückzuführen ist.

Die Harnröhre erkrankt selten an Tuberkulose und kann selbst nach sehr langer Dauer bei ausgedehnten Zerstörungen in den übrigen Theilen der Harnwege unverändert sich erhalten. Ein Uebergreifen der Verschwärung erfolgt am häufigsten vom Blasenhals aus in der Pars nuda. Bei Frauen kann eine Tuberkulose der Vulva auf die Harnröhre übergreifen.

Bei vorgeschrittener Tuberkulose des Harnapparates sind fast immer beide Nieren erkrankt, jedoch meist so, dass in einer Niere der Process bedeutend weiter vorgeschritten ist als in der anderen. Im Urin, finden sich bald mehr, bald weniger Tuberkelbacillen, durch deren Nachweis die Tuberkulose festgestellt werden kann. Es ist indessen zu berücksichtigen, dass der Harn sehr oft Smegmabacillen enthält, insbesondere bei Frauen, und dass durch diese Beimischung von Seiten der Genitalien leicht eine Irreleitung herbeigeführt werden kann, indem sich die Smegmabacillen bei Färbungen ähnlich verhalten wie die Tuberkelbacillen.

Die Tuberkulose kann in allen Organen, falls nicht intercurrente Krankheiten oder Steigerung der Entzündungsvorgänge im Erkrankungsgebiet oder rasche Verbreitung der Bacillen auf dem Lymph- und Blutwege den Tod herbeiführen, als eminent chronische, Jahre dauernde Erkrankung verlaufen und während grösserer Zeiträume stille stehen oder wenigstens nur unbemerkbare Fortschritte machen. Es hängt dies damit zusammen, dass auch die Vermehrung der Bacillen zu Zeiten eine sehr geringfügige ist. In zellig-fibrösen, ja auch in käsig-fibrösen Tuberkeln sind meist nur wenige Bacillen nachzuweisen und in manchen tuberkulösen Indurationsherden sucht man oft vergebens nach solchen. Es ist möglich, dass in bestimmten Entwicklungszuständen der Nachweis der vorhandenen Bakterien in den Geweben durch die üblichen histologischen Untersuchungsmethoden nicht gelingt und man kann dafür anführen, dass auch bei fehlendem mikroskopischem Nachweis der Bacillen das Gewebe bei Impfungen empfänglicher Thiere sich als infectiös erweist. Allein man kann doch aus diesen Befunden schliessen, dass die Zahl der Bacillen in den tuberkulös veränderten Geweben oft sehr gering ist, und zwar namentlich in zellig-fibrösen, fibrösen und käsig-fibrösen Tuberkeln.

Am reichlichsten finden sich Bacillen in grösseren erweichenden Käseherden und im käsigen Wandbesatz bereits eröffneter und von aussen zugänglichen Cavernen der Lunge oder auch anderer Organen, z. B. der Nieren.

Middendorp hat aus diesem Verhalten den Schluss gezogen, dass die Bacillen nur eine secundäre Bildung und nicht die Ursache der Tuberkulose seien. Es ist indessen dieser Schluss insofern nicht gerechtfertigt, als sich durch Impfung von Reinculturen von Bacillen bei empfänglichen Thieren eine progressive Tuberkulose erhalten lässt, bei welcher nachweislich die Vermehrung der Bacillen auch die Ursache der Tuberkelbildung ist, dass ferner auch in ganz frischen tuberkulösen Erkrankungsherden Bacillen in reichlicher Menge zu finden sind. Wohl aber lässt sich daraus schliessen, dass indurative Gewebswucherung ein Hemmniss für die Weiterentwicklung und Verbreitung der Bacillen ist. Erfahrungsgemäss verlaufen auch Tuberkulosen umso langsamer und günstiger, je mehr die Gewebswucherung einen indurativen Charakter trägt, und wenn gelegentlich Stillstand oder Heilung des Processes nach dem Eintritt ausgedehnterer käsiger Nekrosen erfolgt, so vollzieht sich dieses ebenfalls durch fibröse Abkapselung des nekrotischen Herdes gegen die Umgebung.

Welche Momente die massenhafte Entwicklung der Bacillen innerhalb tuberkulöser Herde bedingen, welche Momente der Bacillenentwicklung hinderlich sind, ist leider noch nicht bekannt. Grösserer Feuchtigkeitsgehalt und Zutritt von Luft scheinen nach dem Bacillenbefunde in tuberkulösen Lungencavernen, der Bacillenvermehrung günstig zu sein.

Für die Therapie der Tuberkulose lässt sich aus den anatomischen Befunden entnehmen, dass, wenn immer möglich, tuberkulöse Käseherde aus dem Organismus zu entfernen sind. Wo dies nicht möglich ist, sind zunächst alle diejenigen Massnahmen angezeigt, von denen man annehmen kann, dass sie den Eintritt bindegewebiger Induration fördern und die Vermehrung der Bacillen hindern oder wenigstens erschweren. In dieser Hinsicht darf man nach den vorliegenden Erfahrungen wohl zunächst von der Ruhighaltung des erkrankten Theiles und von einer guten Ernährung des gesammten Organismus einen günstigen Einfluss erwarten, und es werden auch bei manchen Tuberkulosen, z. B. bei Knochentuberkulosen, dadurch Heilerfolge erzielt. Auch die Behandlung der Lungenschwindsucht in Sanatorien erwartet im wesentlichen von der Hebung der Ernährung und der Kräftigung des Gesammtorganismus verbunden mit ruhiger Thätigkeit der Lunge einen günstigen Einfluss auf die Tuberkulose.

Wie weit daneben noch durch Medicamente eine Beeinflussung des Krankheitsverlaufes möglich ist, ist heute noch streitig. Man kann eine solche in verschiedener Richtung suchen. Zunächst kann man daran denken, den Organismus gegen die Toxine der Bacillen oder gegen die Bacillen selbst zu immunisiren, sodann kann man auch die Schwächung und Tödtung der Bacillen selbst versuchen, endlich ist anzunehmen, dass man örtlich den Verlauf der Krankheit dadurch beeinflussen kann, dass die fibröse Induration befördert, die Verkäsung hintangehalten und dadurch die Vermehrung und Verbreitung der Bakterien gehindert werden.

Das bisher in den verschiedenen Richtungen Erreichte hält sich noch in bescheidenen Grenzen, ist aber doch nicht ohne Belang, so dass zweifellos auch noch manche Fälle einer medicamentösen Therapie zugänglich sind, bei denen die Entfernung des tuberkulösen Herdes durch das Messer oder die Zerstörung desselben durch Caustica nicht angängig ist.

Gering sind wohl die Aussichten, den menschlichen Organismus gegen die Tuberkulose immun zu machen, durch ein Verfahren, wie es z. B. gegen bacilläre Diphtherie oder gegen Tetanus möglich ist. Bei letzteren handelt es sich um acute Krankheiten, bei denen der Organismus gegen die Wirkung der betreffenden Bakterientoxine geschützt werden kann. Bei der Tuberkulose beruht die Gefahr nicht in der Vergiftung des Organismus, sondern in der fortschreitenden Verbreitung der Bacillen im Körper. Es produciren die Tuberkelbacillen zwar auch schädliche Substanzen und es sind solche in den Bacillen enthalten. Es geht dies daraus hervor, dass man durch abgetödtete Bacillen, die man irgend einem Gewebe einverleibt, proliferirende Entzündungen, ähnlich den durch lebende Bacillen verursachten, hervorrufen (Maffucci, Koch, Prudden und Hodenpyl, Straus und Gamaleïa, Vissmann, Kelber, Stockmann u. a.) und bei Injection reichlicher Mengen auch eine Kachexie bei den Thieren herbeiführen kann, dass ferner auch aus Reinculturen von Bakterien verschiedene Extracte sich gewinnen lassen, die örtliche Entzündung erregen und in grossen Mengen einverleibt auch Fieber verursachen, endlich auch daraus, dass die Entzündung sich in rein tuberkulösen Herden nicht auf die unmittelbare Nachbarschaft der Bacillen beschränkt, sondern auch noch mehr oder weniger auf die weitere Umgebung übergreift. Allein diese toxische Wirkung ist meist eine örtlich beschränkte und zieht bei reiner Tuberkulose den Gesammtorganismus nur dann in Mitleidenschaft, wenn die örtliche Erkrankung sehr ausgedehnt und mit reichlicher Bacillenentwicklung in käsigen Herden verbunden ist, oder wenn die Zahl der im Organismus vorhandenen Herde sehr gross ist.

Die Bekämpfung der Giftwirkung auf den Gesammtorganismus ist danach bei örtlicher Tuberkulose kein dringliches Erforderniss, und man kann sich von der Aufhebung der Giftwirkung der Bakterien nur dann einen Erfolg versprechen, wenn man die Bacillen selbst so verändert, dass ihnen nur noch die Bedeutung lebloser und zerstörungsfähiger Fremdkörper im Organismus zukommt. Das ist aber gleichbedeutend mit einer baktericiden Wirkung der betreffenden Substanzen und es können auch bei der causalen Behandlung der Tuberkulose nur solche Heilmittel Erfolg versprechen, welche baktericid wirken oder wenigstens die Vermehrung der Bacillen unmöglich machen. Eine Aufhebung der Wirkung der in die Säftemasse diffundirenden Gifte würde bei der Tuberkulose die örtliche Vermehrung der Bacillen nicht hindern, es bliebe somit die Gefahr der Zunahme der örtlichen Gewebsveränderung und der Metastase.

Von aussen zugängliche tuberkulöse Herde wird man sicherlich durch die verschiedensten chemischen Agentien (Höllenstein, Jodpräparate, Pyrogallussäure, Zink), durch Wärme, durch concentrirtes Sonnenlicht, elektrisches Licht, Röntgenstrahlen, durch den galvanischen Strom etc. beeinflussen und dabei auch Bacillen tödten können. Es hat auch zweifellos in vielen Fällen diese Behandlung einen günstigen Einfluss und kann zur Heilung der Localerkrankung führen. Allein es ist diese Behandlung nur eine kaustische, man tödtet oder schädigt durch dieselbe nicht nur die Bacillen, sondern auch das Gewebe, in dem sie liegen. Ein Agens, welches sicher baktericid wirkt, das Gewebe aber intact lässt, haben wir bis jetzt nicht. Es gilt dies zunächst für die örtlich an von aussen zugänglichen Stellen zur Anwendung kommenden Heilmittel, sodann aber auch für solche, welche dem Organismus in irgend einer Weise, durch den Darm oder durch subcutane oder durch vasculäre Injection einverleibt, dem erkrankten Gewebe durch den Blutstrom zugeführt werden sollen. Dass z. B. Kreosot, Guajacol, Zimmtsäure, Extracte von Tuberkelbacillenculturen etc. dies bewirken können, das ist in keiner Weise nachgewiesen. Und selbst wenn wir solche baktericide Substanzen kennen würden, welche die Gewebszellen intact lassen, so besteht bei der Tuberkulose noch die Schwierigkeit, diese durch das Blut den Bacillen direct zuzuführen, indem die Tuberkel ja gefässlos sind und die Bacillen gerade in abgestorbenen gefässlosen Käseherden einen günstigen Entwicklungsboden finden. Es kann sonach der Versuch, die Bacillen durch eingeführte chemische Agentien zu tödten, wesentlich nur in jener Zeit vorgenommen werden, in denen die Bacillen in gefässhaltiges Gewebe verschleppt werden.

Die Hoffnung, dass es gelinge, den Gewebssäften des Organismus für ihn selbst unschädliche Substanzen dauernd einzuverleiben oder in ihm selbst zu erzeugen, welche der Bacillenvermehrung und Verbreitung hemmend entgegentreten und sie eventuell auch tödten, wird man zur Zeit nicht aufgeben, da es erfahrungsgemäss Infectionskrankheiten giebt, deren Parasiten ohne schwere Gefährdung der Zellen des Organismus geschwächt und getödtet werden können. So ist z. B. die besondere Wirkung des Chinins auf die Malariaparasiten in bestimmten Stadien ihrer Entwicklung bekannt. Allein bis heute steht uns ein solches Heilmittel bei der Tuberkulose noch nicht zur Verfügung.

Im Jahre 1890 hat Koch die Entdeckung gemacht, dass man aus Reinculturen von Tuberkelbacillen durch wässerige Glycerinlösung ein wirksames Gift, das Tuberkulin, gewinnen kann. Im Jahre 1897 hat er alsdann aus getrockneten und zerriebenen Bacillenculturen ein neues wirksames, wässeriges Extract (von Koch als T. R. bezeichnet) dargestellt, das auch jetzt noch in den Farbwerken von Meister, Lucius und Brüning in Höchst a. M. fabrikmässig hergestellt wird. Man hat sich sowohl von dem ersten als von dem zweiten Koch'schen Tuberkulin eine grosse Heilwirkung versprochen, indem man durch fortgesetzte Injection dieses Tuberkulins, erst in kleineren, dann in stärkeren Dosen (die Flüssigkeit soll im Cubikcentimeter 10 Mgrm. feste Substanz enthalten und wird für den Gebrauch mit Kochsalz verdünnt; zur Behandlung an Tuberkulose erkrankter Menschen beginnt man mit $^1/_{100}$ Mgrm. und steigert die Dose, indem man etwa jeden zweiten Tag einspritzt, bis zu 20 Mgrm.), Menschen und Thiere immunisiren zu können glaubte. Es ist möglich, dass bei den Behandelten, wie die Autoren angeben, durch dieses Verfahren eine Immunität gegen die Wirkung der Bacillentoxine eintritt, allein es ist dies für den Verlauf der Tuberkulose nicht massgebend, die Lebens- und Vermehrungsfähigkeit der Bacillen erhält sich und damit auch die Möglichkeit der Zunahme der örtlichen Erkrankung und der Metastasenbildung.

Die eigenartige Erscheinung, dass Tuberkulininjectionen bei Tuberkulösen in relativ kleinen Dosen Fieber erzeugen und dass zugleich in der Umgebung von tuberkulösen Herden, die sich in einem bestimmten Entwicklungsstadium befinden, stärkere Entzündungen auftreten, hat indessen dem Tuberkulin neben dem Versuch der Immunisirung noch eine andere therapeutische und sodann auch eine diagnostisch verwerthbare Bedeutung zugewiesen. Was zunächst die letztere anbelangt, so sind durch Tuberkulininjectionen in der Tiefe des Körpers gelegene Herde durch das der Injection folgende Fieber erkennbar, die sonst nicht erkennbar wären. Es kann diese frühzeitige Erkennung bei der Behandlung der Tuberkulose des Menschen sehr wünschenswerth und von Bedeutung sein. Noch grösser aber ist ihr Werth für die Erkennung der Tuberkulose der Hausthiere, insbesondere des Rindviehs, indem solche Thiere rechtzeitig als Milchkühe oder auch als Zuchtthiere ausgeschaltet werden können. Bei tuberkulösen Rindern tritt das Fieber etwa 6—15 Stunden nach der Tuberkulininjection ein, und man kann bei einer Temperaturerhöhung von mindestens 1,5° eine Tuberkulose als wahrscheinlich annehmen. Beeinträchtigt wird der diagnostische Werth der Probeinjection indessen dadurch, dass tuberkulöse Thiere zuweilen nur eine geringe Temperatursteigerung zeigen, und zwar gerade bei vorgeschrittener Tuberkulose, und dass andererseits auch nicht tuberkulöse, an Aktinomykose oder an Abscessen der Lunge oder der Leber, an Cutisentzündungen etc. leidende Thiere auf die Injection mit Fieber reagiren. Gleichwohl ist es geboten, Thiere, welche auf Tuberkulin reagiren, als tuberkuloseverdächtig zu behandeln und deren Milch jedenfalls nur im gekochten Zustande zu verwerthen, da nach Untersuchungen von Rabinowitsch und Kempner die Milch von Thieren, welche an latenter, nur durch Tuberkulinreaction angezeigter Tuberkulose leiden, Tuberkelbacillen enthalten kann.

Der im Gebiete tuberkulöser Herde auftretenden Hyperämie und Entzündung glaubte der Enthusiasmus, mit dem die Koch'sche Entdeckung aufgenommen wurde, glauben ferner manche Therapeuten auch heute noch eine grosse Bedeutung in der Behandlung der Tuberkulose zuerkennen zu dürfen. Es lässt sich nicht verkennen, dass unter besonderen Verhältnissen eine solche Entzündung günstig wirken kann, so zunächst dann, wenn etwa durch dieselbe ein oberflächlich gelegener Herd, z. B. in einer Schleimhaut, zur Ablösung gelangt, und damit auch die Bacillen aus dem Gewebe entfernt werden. Auch ist es denkbar, dass die Hyperämie und die entzündliche Exsudation von einer Gewebswucherung gefolgt sind, die günstig auf den Verlauf der örtlichen Infection einwirkt, indem sie die Bacillen an der Vermehrung hemmt und gegen die Umgebung abschliesst. Da aber das Tuberkulin die Bacillen nicht tödtet und auch nicht nachweislich schädigt, so können die nämlichen Vorgänge ebensowohl auch schädlich sein und den Verlauf der Erkrankung verschlimmern, so z. B. dann, wenn die örtlich einschmelzenden Gewebstheile nicht aus dem Körper entfernt werden können, oder wenn die Bacillen aus dem entzündeten Gewebe, frei in der Gewebslymphe, oder in Wanderzellen eingeschlossen, verschleppt werden.

Baumgarten und Walz haben bei Experimenten an tuberkulös inficirten Kaninchen und Meerschweinchen eine Heilwirkung des neuen Koch'schen

Tuberkulins nicht gesehen. Kleinere Dosen brachten keinen Vortheil, grosse Dosen verschlimmerten den Verlauf und beschleunigten das tödtliche Ende.

Huber hatte ebenfalls nur ungünstige Resultate zu verzeichnen.

Doutrelepont glaubt dagegen in Fällen von Lupus einen heilsamen Einfluss des Tuberkulins constatiren zu können.

Stroebe, der sehr eingehende experimentelle Studien über die Wirkung des neuen Koch'schen Tuberkulins (T. R.) angestellt hat, hat zwar an Meerschweinchen niemals eine Ausheilung der Tuberkulose erzielt, konnte aber doch einen günstigen Einfluss auf den Verlauf der Tuberkulose nachweisen, indem eine Verlangsamung im Fortschreiten des tuberkulösen Processes eintrat, so dass die Thiere erheblich länger am Leben blieben. Die Hemmung des Fortschreitens der Erkrankung ist wahrscheinlich durch eine Abnahme der Virulenz der Bacillen in dem mit T. R. behandelten Thierkörper bedingt, und es zeigen die Herde auch Rückbildungsvorgänge und narbige Schrumpfungen, doch findet ein Schwund der eigentlichen Tuberkel im allgemeinen nicht statt, und es werden auch die Bacillen nicht abgetödtet.

In der ersten Phase der Behandlung zeigen sich namentlich entzündliche Processe in der Umgebung der Tuberkel, charakterisirt durch Ansammlung von Leukocyten, die auch in das Innere der Tuberkel vordringen und zu eiteriger Einschmelzung derselben führen können, und durch Gewebswucherung, doch ist die Entzündung weniger stark als bei dem alten Tuberkulin. In der zweiten Phase wandelt sich das zellige Gewebe in Bindegewebe um, namentlich in der Umgebung der Tuberkel, so dass Verhärtungen entstehen, in denen aber die eigentlichen Tuberkel meist erhalten bleiben. Es stellen sich also dieselben Veränderungen ein, die man auch sonst im Verlaufe der Tuberkulose beobachtet, nur sind sie stärker ausgesprochen. Durch Vorbehandlung mit T. R. konnte Stroebe eine Immunisirung der Meerschweinchen gegen Tuberkulose nicht erzielen.

Ferran ist der Ansicht, dass die Toxine der Koch'schen Bacillen die Empfänglichkeit für Tuberkulose steigerten, glaubt dagegen, dass die Toxine des in flüssigem Serum bei Luftzutritt cultivirten Bacillus spermigenes, den er für eine weniger pathogene Varietät der Tuberkelbacillen hält, in richtiger Dosis angewendet, eine immunisirende und heilende Wirkung hätten.

Klebs suchte das Koch'sche Tuberkulin durch weitere Behandlung zu reinigen, d. h. die günstig wirkende Substanz rein zu gewinnen, und hat auch aus demselben zwei Präparate, das Tuberkulocidin und weiterhin das Antiphthisin, dargestellt. Er giebt an, mit diesen Präparaten günstige Erfolge erzielt zu haben, doch ist die Heilwirkung dieser Präparate nicht sichergestellt.

Maragliano suchte durch Substanzen aus virulenten Bakterienculturen Hunde, Esel und Pferde zu immunisiren und deren Blutserum als Heilserum zu benützen und will auch mit demselben beim Menschen günstige Erfolge erzielt haben, doch fehlen bis jetzt sicher bestätigende Beobachtungen.

Yabé, der, wie oben erwähnt, aus den Leibern der Tuberkelbacillen zwei Substanzen dargestellt hat, erklärt die eine derselben, das Mykoprotein, für antitoxisch wirksam, die andere, das Tuberculobactericidin, für baktericid und giebt an, dass er bei Meerschweinchen durch Injection dieser Substanzen sowohl vor als nach stattgehabter Infection günstige Resultate erzielt hätte. Die bis jetzt mitgetheilten Versuche sind indessen nicht hinreichend, um ein sicheres Urtheil zu gewinnen.

Landerer wendet zur Behandlung der Tuberkulose Zimmtsäure an, die er oberflächlich gelegenen Geweben durch directe Injection, tief gelegenen durch intravenöse Injection in Emulsion zuführt. Sie verursacht ähnlich wie das Tuberkulin in der Umgebung der käsigen Herde eine Entzündung mit Leukocytenanhäufung und soll Monate hindurch angewendet zu Bindegewebswucherung und zu einem Ersatz des käsigen Gewebes durch Bindegewebe führen. LANDERER berichtet über günstige Erfolge bei Lungen-, Darm-, Urogenital-, Serosen-, Knochen-, Lymphdrüsen- und Hauttuberkulose, nicht aber bei Gehirn- und Meningealtuberkulose.

Da wir bis jetzt sicher baktericid wirkende Substanzen, die wir den Tuberkelbacillen etwa in der Zeit, in der sie aus den abgestorbenen Entwicklungsherden in bisher gesunde Gewebe gelangen, auf dem Blutwege ohne Gefahr für den Organismus zuführen könnten, nicht kennen, so müssen wir diejenigen Heilkräfte des Organismus, die auch schon bei unbeeinflusstem Verlaufe dem Vordringen der Tuberkelbacillen gewisse Hemmnisse entgegensetzen, zu unterstützen suchen. Reichliche Circulation und gute Gewebsernährung im Erkrankungsgebiete, verbunden mit Ruhe, scheinen in diesem Sinne günstig zu wirken. So lässt sich die Thatsache, dass Bauchfelltuberkulose nach operativen Eingriffen in die Bauchhöhle nicht selten abheilt, wohl am ehesten dadurch erklären, dass der Eingriff eine längere Zeit andauernde Hyperämie (HILDEBRANDT) und Entzündung verursacht, unter deren Einfluss die Tuberkel in fibröses Gewebe umgewandelt werden. BUCHNER berichtete neuester Zeit über sehr günstige Wirkung der Behandlung der Gelenktuberkulose mit längere Zeit fortgesetzten Alkoholverbänden, durch deren Reiz in dem erkrankten Gliede andauernd eine reichliche Blutzufuhr und günstige Ernährungsbedingungen unterhalten werden. Wie weit dabei die reichliche Blutdurchströmung, wie weit energische Gewebsproliferation den Verlauf der Tuberkulose günstig beeinflusst, müssen weitere Untersuchungen zeigen.

Eine weitere Aufgabe bei der Behandlung der tuberkulösen Erkrankungen ist sodann die *Verhütung*, eventuell die *Beseitigung der Mischinfection*. Bei der Lungentuberkulose spielt zweifellos diese Secundär- und Mischinfection, wie schon früher erwähnt, eine ausserordentlich wichtige Rolle und ist die häufigste Ursache des malignen Verlaufes, d. h. der raschen käsig-eiterigen Einschmelzung der Gewebe. Aber nicht nur in den Lungen, auch in Lymphdrüsen, den Knochen, Gelenken, Harnwegen, im Genitalapparat spielt diese Secundärinfection eine wichtige Rolle und verschlimmert das Leiden.

Soweit örtliche Desinfection und Zerstörung, respective Entfernung des Krankheitsherdes nicht möglich sind, ist freilich eine causale specifische Behandlung der Secundärinfection meist ebensowenig möglich wie bei der reinen Tuberkulose, doch wissen wir, dass diese Bakterien in blutdurchströmten, gut ernährten Geweben leichter wieder zugrunde gehen als die Tuberkelbacillen, und es können danach auch die durch die Secundärinfection bewirkten Processe auch wieder abheilen. Förderung der Circulation durch Wärme dürfte auch hierbei von günstigem Einflusse sein.

Am schwierigsten gestalten sich die Verhältnisse bei Lungentuberkulose, indem hier, namentlich in dicht bewohnten Gegenden, sehr leicht stets von neuem Bakterien der erkrankten Lunge zugeführt werden, namentlich in den offenen Cavernen einen günstigen Entwicklungsboden finden und von da alsdann auch bisher gesunden Lungentheilen zugeführt werden können.

Im allgemeinen verschlimmern Secundärinfectionen den Verlauf der tuberkulösen Erkrankung, doch ist es denkbar, dass sie gelegentlich auch einen günstigen Einfluss ausüben. So wird z. B. eine raschere Einschmelzung eines tuberkulös erkrankten Gewebes durch Eiterkokkenwirkung eine Entfernung des bacillenhaltigen Gewebes aus dem Organismus bewirken können, und es ist auch denkbar, dass die secundäre Bakterienansiedelung die Vermehrung der Tuberkelbacillen hemmt. Mit der Abheilung der Secundärinfection kann alsdann zugleich auch der tuberkulöse Process sein Ende finden, vorausgesetzt, dass daneben nicht noch andere tuberkulöse Herde bestehen.

Die Verbreitung der Tuberkulose unter den Menschen ist eine ganz ausserordentliche und sie spielt danach unter den Infectionskrankheiten weitaus die wichtigste Rolle. Genaue Angaben über ihre Häufigkeit zu machen, ist nicht möglich, da sehr viele Menschen, welche an anderen Krankheiten sterben, eine tuberkulöse Infection, die zum Stillstand oder zur Heilung gekommen ist, durchgemacht haben, oder auch zugleich an einer noch frischeren fortschreitenden Tuberkulose leiden, ohne dass dem Arzte von diesem Leiden etwas zur Kenntniss kommt. Sodann sind selbst auch alle Statistiken über die Häufigkeit der durch die Tuberkulose verursachten Todesfälle ganz ungenau, indem auch hier viele Todesfälle unter anderer Diagnose in die Statistik eingetragen werden. Wenn danach angegeben wird, dass in einzelnen Gebieten Deutschlands oder auch anderer Staaten die Tuberkulose häufiger sei als in anderen, so kann das zwar in einem gegebenen Falle der Wirklichkeit entsprechen, kann aber ebensogut darauf zurückzuführen sein, dass die Aerzte in dem betreffenden Gebiete in der Erkenntniss der Tuberkulose besser geschult sind und danach in dieser Hinsicht richtigere Diagnosen stellen als in dem Vergleichungsgebiete.

Immerhin kann man aus den Statistiken ersehen, dass etwa 10 bis 15% aller Todesfälle auf Rechnung der Tuberkulose kommen, und dass an Tuberkulose mehr Menschen zugrunde gehen als an Diphtherie, Scharlach, Masern, Keuchhusten und Abdominaltyphus zusammengenommen.

Die Zahl derjenigen, welche tuberkulös inficirt werden, dürfte mit 25% wohl nicht zu hoch gegriffen sein, denn es ist eine ausserordentlich häufige Erscheinung, dass an anderen Erkrankungen gestorbene Individuen da oder dort im Organismus abgelaufene oder noch im Fortschreiten begriffene tuberkulöse Veränderungen zeigen.

Nach Birch-Hirschfeld hatten unter 3067 in den Jahren 1895—1897 im pathologischen Institut zu Leipzig ausgeführten Sectionen 41,86% tuberkulösen Lungenbefund. Bei 24,3% war Lungentuberkulose die Todesursache; bei 3,4% war vorgeschrittene Lungentuberkulose neben anderen Todesursachen vorhanden. Bei 11,97% wurden vernarbte Lungenherde nachgewiesen, bei 2,8% latente beginnende herdförmige Tuberkulose.

Unter 828 Fällen Verunglückter oder plötzlich an acuten Krankheiten Verstorbener hatten 20,7% Lungentuberkulose, davon 105 Fälle vernarbte, 31 Fälle erheblich vorgeschrittene und 35 Fälle beginnende Tuberkulose. Nach Köhler (Tuberkulose-Congress, Berlin 1899) starben im Deutschen Reich nach dem Durchschnitte der vier Jahre 1894—1897 jährlich 87.600 Menschen im Alter von 15—60 Jahren an Lungentuberkulose, d. h. 2,95 auf je 1000 Lebende dieser Altersclasse bei einer Gesammtsterblichkeit von 9,1.

Im Jahre 1893 waren im Deutschen Reiche von 1000 Todesfällen in der Altersstufe von 0—1 Jahr 10,8, im Alter von 1—15 Jahren 62,2, im Alter von 15—60 Jahren 322,3, im Alter über 60 Jahre 60 auf Tuberkulose zurückzuführen. Es stirbt also im Alter von 15—60 Jahren der dritte, der in diesem Alter das Leben beendet, an Tuberkulose.

Unter den Hausthieren ist die Tuberkulose ebenfalls sehr verbreitet, insbesondere beim Rind, beim Schwein und beim Geflügel, weniger beim Pferde, der Ziege und dem Schaf, doch ist sie auch bei diesen nicht selten. Wenig empfänglich ist der Hund.

Die Tuberkulose des Rindes ist namentlich bei Thieren, die in Ställen gehalten werden, sehr häufig; weniger verbreitet ist sie bei solchen, die meist im Freien leben. In den letzten 20 Jahren hat die Tuberkulose unter den Rindern sehr zugenommen, doch ist die Stärke der Seuche in den einzelnen Gegenden eine sehr verschiedene.

Nach den in verschiedenen städtischen Schlachthäusern gemachten Zusammenstellungen beträgt die Procentzahl der tuberkulösen Rinder im Jahre 1897 in Baden 3,56, in Leipzig 36,8, in Zwickau 45,0, in Chemnitz (1898) 25,2, und es lässt sich überall eine bedeutende Zunahme der erkrankten Rinder nachweisen. So waren 1888 in Baden nur 1,6%, in Leipzig 11,0% tuberkulös. Die Häufigkeit der Tuberkulose nimmt mit dem Alter der Thiere zu, betrug z. B. in Bayern (BOLLINGER) in den Jahren 1895 bis 1897 bei Kälbern 0,03%, bei Jungrindern 1,5%, bei Ochsen 4,0%, bei Kühen 11,0%. Es leiden sonach ganz besonders ältere Milchkühe an Tuberkulose, und es geht daraus hervor, dass der Genuss nicht gekochter Milch grosse Gefahren bietet.

Die Tuberkulose der Rinder zeigt einen sehr langsamen Verlauf und wenig Neigung zu acuter Generalisation. Am häufigsten erkranken die Lungen, die Lymphdrüsen und die serösen Häute. In den Lungen bilden sich sowohl grössere käsige und käsig-fibröse knotige Herde, als auch kleine, gelbweisse Knötchen und Knötchengruppen. Ebenso bilden sich Knötchen und käsige Herde in den sich vergrössernden peribronchialen Lymphdrüsen. Zerfall tritt in den käsigen Herden weniger häufig ein als beim Menschen, häufig stellt sich eine Verkalkung ein.

Die Tuberkulose des Brust- und Bauchfells, die oft als Perlsucht bezeichnet wird (vergl. WEHMER, diese Real-Encyclopäd., XVIII), beginnt mit der Bildung kleiner grauer Knötchen. Weiterhin gesellt sich dazu eine stärkere Bindegewebswucherung und es erheben sich auf der verdickten Serosa erbsen- bis bohnen-, ja hühnerei- bis faustgrosse Knoten, die anfangs weich, sarkomähnlich sind, später aber fester und derber werden und oft verkalkte Käseherde einschliessen. Die Form der Wucherungen ist bald zottig und warzig, bald maulbeerförmig oder traubig, blumenkohlartig, bald auch polypös.

Nicht selten verbreitet sich die Tuberkulose auch vornehmlich im Gebiete der verschiedenen Lymphdrüsengruppen und es können die betroffenen Drüsen zu Knoten von bedeutender Grösse heranwachsen. Auch in der Leber, der Milz, den Nieren, den Eierstöcken, den Hoden können sich graugelbe Knötchen und käsig-fibröse Knoten von ganz bedeutender Grösse entwickeln. Darm, Eileiter, Uterus, Scheide, Samenstrang, Prostata, Knochen, Muskeln erkranken in ähnlicher Weise wie beim Menschen. In der Haut können sich Knoten, Beulen und Geschwüre bilden. Im Centralnervensystem entstehen Knoten von Hirsekorn- bis Hühnereigrösse, insbesondere in der Pia; auch kann sich Meningitis einstellen. Im Euter bildet die Tuberkulose zunächst eine diffuse Vergrösserung und Verhärtung; weiterhin entstehen kleine und grosse Knoten. Die anatomische Untersuchung weist Bindegewebswucherung, sowie verkäsende Knötchen und Knoten nach. Die Wände der grossen Milchcanäle können mit Tuberkeln dicht durchsetzt sein, die Canäle selbst käsige Massen enthalten.

Bei Schweinen ist die Tuberkulose weniger häufig als bei Rindern, doch ist die Häufigkeit in den einzelnen Gegenden eine verschiedene. In Dänemark sind 10—14% der geschlachteten Schweine tuberkulös. Im Jahre 1892 betrug der Procentsatz der tuberkulösen Schweine in Berlin 2,7, in Lübeck 2,1, in Leipzig 2, in Dresden 1.

Neben der Infection durch die Athmungsluft und durch die Milch tuberkulöser Mutterschweine erfolgt nach Angabe der Autoren häufig eine Uebertragung durch Verfütterung von Milch oder Milchabfällen kranker Kühe, insbesondere durch Verfütterung des rohen Centrifugenschlammes der Molkereien.

Die Tuberkulose tritt sehr oft schon bei jungen Thieren auf und localisirt sich gerne im Gebiete des Darmtractus, der zugehörigen Lymphdrüsen und der Mandeln, sodann auch im mittleren und inneren Ohr, in der Lunge und den Bronchialdrüsen, seltener in anderen Organen.

Bei Pferden ist die Tuberkulose im ganzen selten: in Sachsen fand sie sich im Jahre 1894 bei 0,08% der geschlachteten Pferde. Das anatomische Bild ist ähnlich wie beim Rinde.

Die Tuberkulose wird beim Hunde für selten gehalten, doch scheint dies nicht überall der Fall zu sein. In Berlin waren in den Jahren 1886 bis 1894 0,05% der der Klinik zugeführten Hunde tuberkulös (FRIEDBERGER und FRÖHNER), in Paris 0,4, in Dresden 2,7%. Bevorzugt sind die Lungen und die Pleura, und es sind die Veränderungen ähnlich wie beim Menschen. Darmtuberkulose ist selten. Hämatogene Miliartuberkulose kommt in ähnlicher Verbreitung wie beim Menschen vor. Bei Katzen ist Tuberkulose nicht selten (in Berlin nach FRÖHNER bei 1%).

Schafe und Ziegen erkranken im ganzen selten an Tuberkulose, doch ist die Annahme, dass sie immun seien, irrig. In Sachsen waren 1894 unter 130.000 Schafen 0,15% tuberkulös.

Das Geflügel (Hühner, Tauben, Fasanen, Pfauen, Papageien) leidet sehr oft an Tuberkulose. Statistische Erhebungen über Hühnertuberkulose ergaben in der Leipziger Veterinärklinik 10%. Von 100 in der Berliner Klinik behandelten Papageien waren 25% tuberkulös (FRIEDBERGER und FRÖHNER). Am häufigsten handelt es sich um Darmtuberkulose, seltener um Lymphdrüsen-, Gelenk-, Knochen-, Haut- und Lungentuberkulose; bei Papageien ist auch die Localisation in den Lungen, in der Conjunctiva und in der Haut, wo die Tuberkulose festweiche Knoten verschiedener Grösse mit verhornter Bedeckung verursacht, häufig.

Wie schon früher bemerkt, ist die Tuberkulose des Geflügels wahrscheinlich durch eine Abart des gewöhnlichen Tuberkelbacillus (RIVOLTA, MAFFUCCI, BAUMGARTEN, STRAUS, GAMALEÏA, CADIOT, ROGER u. a.), welche für den Menschen nicht pathogen ist, verursacht, nur bei der Tuberkulose der Papageien soll es sich grossentheils um die gewöhnlichen Tuberkelbacillen handeln.

Von wilden Thieren erkranken Affen, Löwen, Tiger, Bären, Schakale, Panther, Jaguare, Giraffen und Dromedare, die in Thiergärten und Menagerieen gefangen gehalten werden, leicht an Tuberkulose. Von den gewöhnlichen Versuchsthieren ist das Meerschweinchen am meisten zu Tuberkulose disponirt und es stellt sich bei demselben nach subcutanen Impfungen eine fortschreitende Tuberkulose ein, welche das Thier etwa in 4—11 Wochen tödtet. Bei Kaninchen kann eine durch Impfung entstandene Tuberkulose wieder abheilen. Feldmäuse und weisse Mäuse sind für den Tuberkelbacillus nicht empfänglich oder wenigstens schwer zu inficiren.

BATAILLON, DUBARD und TERRE haben im Jahre 1897 in einem Tumor der Bauchwand eines Karpfens Mikroorganismen gefunden, die in ihren Eigenschaften grosse Aehnlichkeit mit dem KOCH'schen Bacillus hatten, jedoch bei niedrigerer Temperatur (am besten bei 22°) wuchsen, und sind der Ansicht, dass es sich um Tuberkelbacillen, die im Fischkörper modificirt waren, handelte. Da nach Untersuchungen von MOELLER Tuberkelbacillen auch in Blindschleichen sich vermehren und danach bei 20° in Culturen wachsen können, lässt sich eine solche Hypothese wohl aufstellen, doch haben HORMANN, MORGENROTH, NICOLAS und LESIEUR durch Verfütterung tuberkulösen Sputums an Karpfen und Goldfische keine Tuberkulose zu erzeugen vermocht. Es blieben nur die in den Darmcanal aufgenommenen Bacillen mehrere Wochen virulent, so dass Verimpfung von Darminhalt auf Meerschweinchen Tuberkulose erzeugte.

Als Pseudotuberkulose kann man alle jene Processe bezeichnen, bei denen Miliartuberkeln oder grösseren Tuberkelknoten ähnliche Herde auftreten, bei denen aber die Ursache der Knötchenbildung nicht in der Anwesenheit und der Vermehrung des KOCH'schen Bacillus gelegen ist. Die Abgrenzung des Gebietes der Pseudotuberkulose ist nach dieser Definition eine willkürliche, indem man den Begriff »tuberkelähnlich« verschieden weit fassen kann. Gewöhnlich werden diejenigen Knötchenformen, die nach ihrer Beschaffenheit und nach ihrem Lebensschicksal ohne besondere Hilfsmittel als nicht tuberkulös diagnosticirt werden können, und deren Aetiologie wohl bekannt ist, nicht der Pseudotuberkulose zugezählt. So werden z. B. durch Steinstaubinhalation verursachte fibröse Lungenknötchen, sowie durch Aktinomyces hervorgerufene, im Centrum eiterig einschmelzende Knötchen dieses oder jenes Organs nicht der Pseudotuberkulose zugezählt, wohl aber spricht man von Pseudotuberkulose, wenn sich im Centrum der Nekrose verfallende Knötchen durch Bacillen verursacht in einem Organ finden, deren Aetiologie erst durch das Mikroskop und durch Culturversuche festgestellt werden kann.

Nach den Ursachen dieser Knötchenbildungen kann man vier Gruppen von Pseudotuberkulose aufstellen, erstens eine durch leblose Fremdkörper, eine durch Bakterien, eine durch Schimmel- und Sprosspilze und eine durch thierische Parasiten verursachte. Auch ist zu erwähnen, dass unter Umständen miliare Geschwulsteruptionen, z. B. miliare Krebsknötchen des Bauchfells und der Pleura, Tuberkeln sehr ähnlich sehen.

Es ist indessen zu bemerken, dass nicht alle Autoren die Bezeichnung in gleicher Ausdehnung und in gleichem Sinne anwenden. So wollen z. B. manche Autoren (Arloing, J. Courmont, P. Courmont) die Bezeichnung Pseudotuberkulose auf Knötchenbildung durch leblose Fremdkörper beschränken und die durch pathogene Organismen verursachten als Varietäten der Tuberkulose ansehen, während die Mehrzahl den Begriff Pseudotuberkulose gerade dann angewendet sehen will, wenn Mikroparasiten, insbesondere Bakterien, die Ursache der Knötchenbildung sind.

Pseudotuberkulose durch todte Fremdkörper kann experimentell durch Injection von Lykopodiumsporen wie auch von Olivenöl und Quecksilber oder auch durch todte Tuberkelbacillen erzeugt werden.

Auch intraperitoneale Injection grösserer Mengen nicht vor Luftkeimen geschützter Milch kann in 3 bis 4 Wochen zur Bildung von herdförmigen Granulations- und Bindegewebswucherungen führen, die gelbliche ausgefällte Milchreste einschliessen und darnach tuberkulösen Herden ähnlich sehen, so dass man von einer Caseinpseudotuberkulose (Schmidt-Mülheim, Kitt) gesprochen hat.

Gelegentlich kommen auch spontan solche Fremdkörper in die Gewebe. So können z. B. in der Conjunctiva durch Haare von Raupen (Pagenstecher, Wagenmann, Weiss) tuberkelähnliche Knötchenbildungen verursacht werden. Das Verbleiben von kleinen Schwammstückchen oder Wattestückchen in der Bauchhöhle, von Seidenfäden in irgend welchen Wunden nach Operationen, führt ebenfalls zu örtlichen knötchenförmigen zellig-fibrösen Wucherungen.

Endlich können auch im Körper selbst gelegentlich Fremdkörper entstehen und unter Umständen auch verbreitet werden und zur Bildung zelliger Knötchen, die in gewissen Stadien Tuberkeln ähnlich sehen, führen. Es können z. B. kleine örtliche Nekrosen und Blutungen, ferner Auflagerung umschriebener Fibrinhäufchen auf einer Serosa, z. B. der Pleura, hierzu Veranlassung geben, ferner z. B. die Entleerung cholestearinkrystallehaltiger Flüssigkeit aus Ovarialkystomen oder auch von Mageninhalt in die Bauchhöhle (Meyer).

Bei allen diesen durch kleine Fremdkörper verursachten umschriebenen entzündlichen Wucherungen bilden sich ausserordentlich häufig an der Oberfläche der Fremdkörper mehrkernige Riesenzellen und es wird dadurch die Aehnlichkeit mit tuberkulösen Knötchen noch erhöht.

Durch monomorphe und polymorphe Bakterien verursachte Pseudotuberkulose kommt sowohl bei Menschen als bei Thieren vor und ist namentlich bei letzteren häufig beobachtet.

In vielen der zur Beobachtung gelangten Fälle sind die Krankheitserreger nicht näher untersucht, in anderen sind sie cultivirt und ihre Wirkung an Versuchsthieren geprüft worden.

Eppinger fand bei einem Mann, der an Hirnabscess zugrunde gegangen war, zugleich auch indurirte Partien in den Lungen mit miliaren weissen, zum Theil verkalkten Knötchen, sowie vergrösserte Bronchialdrüsen und konnte vermittels der Gram'schen Färbung sowohl in dem Hirnabscess als in den Bronchialdrüsen einfache und verzweigte schlanke Pilzfäden nachweisen. Die Mikroorganismen liessen sich auf verschiedenen Nährböden züchten und es zeigten die Pilzdrusen auf Agar sternförmige Ausläufer. Durch Impfung von Kaninchen und Meerschweinchen liess sich neben Eiterung an der Impfstelle eine progressive, durch Bildung weisser Knötchen charakterisirte Krankheit erzeugen, welche in ihrem Aussehen mit gewöhnlicher Tuberkulose übereinstimmte. Eppinger bezeichnet den Pilz als Cladothrix asteroides, die durch ihn verursachte Krankheit als Pseudotuberculosis cladothrichica.

Buchholtz fand in einer Lunge, welche Veränderungen zeigte, wie sie weit vorgeschrittener, durch Tuberkelbacillen und pathogene Kokken verursachter Phthise zukommen, einfache und verzweigte Pilzfäden, insbesondere in frischeren croupös-pneumonischen Herden mit centraler Nekrose. Er hält den betreffenden Pilz, den er als Streptothrix bezeichnet, für die Ursache der pneumonischen Veränderung und des nachfolgenden Lungenzerfalls und glaubt, den Fall dem Eppinger'schen an die Seite stellen zu dürfen.

Flexner beschrieb aus einer Lunge, welche das Bild einer tuberkulösen Phthise mit kleinen und grossen käsigen Herden und wenig tuberkelähnlichen Knötchen zeigte, verzweigte Pilzfäden. Er bezeichnet den Pilz als Streptothrix pseudotuberculosa und hält ihn für identisch mit dem von Buchholtz beschriebenen.

Es ist indessen nicht sichergestellt, dass bei dem betreffenden Falle keine Tuberkulose im Spiele war, indem im Bauchfell Knötchen vorhanden waren, die keine verzweigten Fäden, wohl aber Bacillen enthielten, die von Tuberkelbacillen nicht sicher zu unterscheiden waren. Culturversuche ergaben kein Resultat.

P. Courmont fand bei einer eigenartigen Arthritis des Ellbogengelenks in den tieferen Schichten der Synovialis typisch gebaute Tuberkel. Durch Impfung mit dem Gelenkerguss liess sich aber bei Meerschweinchen und Kaninchen eine progressive Tuberkulose erhalten, in deren Knötchen nirgends Koch'sche Bacillen, sondern kurze, an den Enden abgerundete, in Bouillon Ketten bildende Bacillen sich nachweisen liessen. Die der Tuberkulose sehr ähnliche Krankheit liess sich auch durch Impfung von Reinculturen erzielen. Die Impfkrankheit war namentlich dann der Tuberkulose sehr ähnlich, wenn das Impfmaterial nicht zu virulent war; bei starker Virulenz desselben gingen die Thiere zu rasch zugrunde. Auffällig war das häufige Auftreten starker Ergüsse in die serösen Körperhöhlen.

Courmont glaubt durch seine Untersuchungen eine neue Form menschlicher Tuberkulose festgestellt zu haben, die er als Tuberculose humaine streptobacillaire bezeichnet.

Unter den bei Thieren beobachteten infectiösen Pseudotuberkulosen hat zunächst jene ein besonderes Interesse, welche man nach Untersuchungen von Rabinowitsch, die auch Petri bestätigt hat, durch Injection jener oben erwähnten, in der Milch und der Butter vorkommenden, wahrscheinlich vom Kuhmist stammenden Bacillen in die Bauchhöhle von Meerschweinchen erhält, indem dieselbe eine der gewöhnlichen Impftuberkulose sehr ähnliche, mit Knötchenbildung im Peritoneum und Verkäsung der Lymphdrüsen, bei längerer Dauer auch mit Knötchenbildung in den Unterleibsorganen verlaufende Erkrankung darstellt. Da die Bacillen den Tuberkelbacillen sehr ähnlich sind und auch in ihrem tinctoriellen Verhalten mit denselben übereinstimmen, so können dadurch leicht Verwechslungen mit wahrer Tuberkulose entstehen, doch lassen sich die Bacillen von den Koch'schen Bacillen dadurch unterscheiden, dass sie auf den verschiedenen gebräuchlichen Nährböden und auch bei Zimmertemperatur rasch wachsen und gelbe bis kupferrothe Beläge bilden.

Es schliesst sich sodann auch der von KORN untersuchte säurefeste Butterbacillus an, der von dem RABINOWITSCH'schen sich durch verschiedenes Verhalten in Culturen unterscheiden lässt, dem KOCH'schen Bacillus in seinen Eigenschaften sehr nahe steht und bei weissen Mäusen, intraperitoneal injicirt, eine Krankheit hervorruft, die mit Tuberkulose fast vollkommen identisch ist.

Abgesehen von diesen Formen der Pseudotuberkulose sind seit dem Jahre 1883 eine grosse Reihe durch Bakterien verursachter Pseudotuberkulosen beschrieben worden, so zunächst von MALASSEZ und VIGNAL, dann von EBERTH, CHANTEMESSE, CHARRIN, ROGER, GRANCHER und LEDOUX-LEBARD, DOR, NOCARD, A. PFEIFFER, ZAGARI, HAYEM, PREISZ, KUTSCHER, DELBANCO, KLEIN, MUIR u. a. Da die Untersuchung der betreffenden Bakterien nicht immer eine vollkommene und allseitige war, so ist es nicht möglich, sicher zu bestimmen, inwieweit die beschriebenen Erkrankungsformen von einander verschieden sind, inwieweit sie untereinander übereinstimmen. Immerhin lassen sich die mitgetheilten Fälle in Gruppen gleichartiger oder einander nahestehender Fälle eintheilen.

Zunächst lässt sich eine bacilläre Pseudotuberkulose der Nagethiere (Pseudotuberculosis rodentium) unterscheiden, deren Erreger DOR als Streptobacillus pseudotuberculosis bezeichnet hat. Der Bacillus ist ein kurzer plumper Bacillus mit abgerundeten Enden, der sich im Gewebe am besten mit LÖFFLER'schem Methylenblau nachweisen lässt, durch die GRAM'sche Methode und die Tuberkelbacillenfärbung aber nicht gefärbt wird. Er wuchert leicht auf verschiedenen Nährböden: Gelatine, Agar-Agar, Kartoffeln und Bouillon und bildet in letzterer Ketten. Gelatine wird nicht verflüssigt. Er wächst bei Zimmertemperatur und ist pathogen für Meerschweinchen, Kaninchen, Hamster, Hausmäuse, Feldhasen, Vögel, junge Hunde (ZAGARI).

Genauere Untersuchungen über seine biologischen Eigenschaften und seine pathogene Bedeutung haben A. PFEIFFER, PREISZ, ZAGARI, NOCARD, BONOME und DELBANCO angestellt. Die durch subcutane oder intraperitoneale Impfung erzeugte Krankheit ist, abgesehen von den grösseren Entzündungsherden am Orte der Impfung, durch die Bildung disseminirter, grösstentheils aus Leukocyten bestehender Knötchen ohne Riesenzellen, deren Centrum rasch nekrotisch wird und zu einer rahmigen Masse mit Zelltrümmern einschmilzt, charakterisirt, während in der Peripherie eine Abkapselung gegen das umgebende Gewebe stattfindet. Die Entwicklung der Knötchen vollzieht sich weit rascher als bei wahrer Tuberkulose, es zeigt die Bildung mehr einen exsudativen Charakter, die Wucherung der fixen Zellen tritt ganz zurück. In frischen Knötchen sind Bacillen reichlich nachzuweisen, später verschwinden sie.

A. PFEIFFER erhielt die Bacillen aus Knoten der Lunge, der Lymphdrüsen, der Leber und der Milz eines rotzverdächtigen Pferdes. ZAGARI fand sie bei vier Meerschweinchen, die an einer Erkrankung eingegangen waren, die nach dem makroskopischen Aussehen mit der gewöhnlichen Tuberkulose übereinstimmte. PARIETTI erhielt sie nach Einspritzung von Milch bei einem Kaninchen. NOCARD gewann sie durch Impfung von Nasenschleim einer Kuh und beobachtete auch eine durch sie verursachte Stallepidemie unter Kaninchen und eine solche unter Geflügel. CHARRIN und ROGER cultivirten sie aus miliaren zelligen Knötchen, die sie in der Milz und der Leber eines spontan verendeten Meerschweinchens fanden, und verimpften sie mit Erfolg auf Kaninchen. DELBANCO erhielt sein Material aus einer Stallinfection unter Meerschweinchen, DOR von einem Kaninchen, BONOME von einer im pathologischen Institut in Padua ausgebrochenen Epidemie unter den Meerschweinchen. Es ist sehr wahrscheinlich, dass auch die Beobachtungen von

MALASSEZ und VIGNAL, welche (1883) durch Impfung von Kaninchen mit dem Material eines käsigen Hautknotens von einem an tuberkulöser Meningitis gestorbenen Rinde eine Pseudotuberkulose erhielten, hieher gehören. Sie geben zwar an, Mikrokokkenhaufen gefunden zu haben, und bezeichnen die Erkrankung als Tuberculose zoogléique, allein es ist doch möglich, dass sie kurze Bacillen in den Präparaten hatten. Es ist zu berücksichtigen, dass die Bacillen sehr kurz sind und in den Geweben ein wechselndes Aussehen bieten.

Hierher gehört wahrscheinlich auch die »Tuberculose zoogléique« von CHANTEMESSE, welcher Pseudotuberkulose durch Verimpfung von Watte, durch welche Luft aus einem mit Tuberkulosekranken besetzten Zimmer gesogen worden war, auf Meerschweinchen erhielt, ferner auch die Tuberculose zoogléique von GRANCHER und LEDOUX-LEBARD, die sie durch Verimpfung einer unreinen Flüssigkeit erhielten, welche sie durch Filtration einer aufgeschwemmten Cultur KOCH'scher Bacillen durch eine 15 Cm. dicke Erdschichte gewonnen hatten. Sodann gehört hierher wohl auch die von EBERTH beschriebene bacilläre Pseudotuberkulose des Kaninchens, die durch Knötchen in der Serosa des Colon und des Gekröses sowie in Milz, Leber und Nieren charakterisirt war. Endlich scheint auch eine von MUIR kürzlich beschriebene epidemisch unter den Zugvögeln Englands auftretende Krankheit, bei welcher gelbe Knötchen namentlich in der Milz und der Leber, seltener und spärlicher in der Lunge und im Darm auftreten, mit der Pseudotuberkulose der Nagethiere identisch zu sein. Es ist offenbar dieser Bacillus sehr verbreitet, auch in der Aussenwelt, z. B. im Futter der Thiere, in Canaljauche und verunreinigtem Flusswasser (KLEIN).

Neben diesen Bacillen giebt es aber auch noch andere Spaltpilze, welche bei Thieren der Tuberkulose ähnliche Krankheiten verursachen. So fand COURMONT in Pleuraknoten einer Kuh, die für tuberkulös gehalten wurde, eine leicht zu züchtende, bewegliche Stäbchensorte, welche bei Meerschweinchen (falls sie nicht zu rasch durch Septikämie den Tod herbeiführte) und bei Kaninchen Pseudotuberkulose verursachte. KITT berichtete über eine lobuläre käsige pseudotuberkulöse Bronchopneumonie vom Rinde, in deren Herden sich vermittels GRAM'scher Färbung massenhaft Bacillenhaufen nachweisen liessen.

PREISZ fand in den Nieren eines Schafes etwa haselnussgrosse, zum Theil verkalkte Knoten, die nach GRAM färbbare, sehr kleine Bacillen enthielten, welche in Culturen ein den Diphtheriebacillen ähnliches Aussehen zeigten und auf Kaninchen, Meerschweinchen und weisse Mäuse verimpft eine Pseudotuberkulose hervorriefen.

KUTSCHER fand bei einer spontan eingegangenen Maus Knötchen und grössere, grauweisse, bröckelige Massen, die eine Menge cultivirbarer, verschieden gestalteter, in Culturen oft hantel- und keulenförmiger Bacillen enthielten, welche nur für Mäuse, insbesondere für graue, pathogen waren.

Ob von den erwähnten Bacillenarten die eine oder die andere auch krankhafte Processe beim Menschen verursachen kann, bedarf noch der Feststellung.

HAYEM giebt an, in einem Fall ADDISON'scher Krankheit mit starker Nebennierenverkäsung einen Bacillus gefunden zu haben, der nicht der KOCH'sche war.

MOELLER erhielt durch Impfung von Reinculturen, der von ihm aus dem Mist der Hausthiere sowie der aus Thimoteusgras gezüchteten, den Tuberkelbacillen ausserordentlich ähnlichen Bacillen bei Meerschweinchen Erkrankungen, die der gewöhnlichen Impftuberkulose sehr ähnlich sahen.

Pseudotuberkulose verursacht durch Hyphomyceten kommt spontan nur selten vor, d. h. die durch Schimmelpilze, insbesondere Aspergillus fumigatus verursachten Erkrankungen, welche an verschiedenen von aussen zugänglichen Stellen des Körpers, im äusseren Ohr, in der Conjunctiva, im Respirationsapparat vorkommen, tragen nicht die Charaktere, welche zu einer

Verwechslung mit Tuberkulose Veranlassung geben. Am ehesten können noch Lungenherde eine gewisse, freilich nur oberflächliche Aehnlichkeit mit Tuberkulose zeigen, indem die Entwicklung des Pilzmycels eine örtliche Nekrose des Lungengewebes verursacht, in deren Umgebung eine Entzündung sich einstellt. Es ist indessen nicht nur die Beschaffenheit, sondern auch das weitere Schicksal dieser nekrotischen Herde von dem der Tuberkelherde verschieden, indem die Entzündung zu einer Sequestration des Todten von dem Lebenden und damit zu einer Höhlenbildung führt (SAXER). Auch die bei Thieren, namentlich bei Vögeln, nicht selten vorkommende Aspergillusmykose des Respirationsapparates zeigt ein Aussehen, dass nur selten eine Verwechslung mit Tuberkulose naheliegt. Eine tuberkuloseähnliche Erkrankung, die als Pseudotuberculosis aspergillina (mucorina) bezeichnet werden kann, kann man dagegen durch Injection von pathogenen Aspergillus- oder Mucorarten in die Blutbahn erhalten, indem die am Orte der Embolie auswachsenden Schimmelsporen Gewebsnekrose und Entzündung verursachen.

Pseudotuberkulose durch thierische Parasiten kann zunächst dadurch zustande kommen, dass kleine, im Gewebe vorhandene Parasiten, z. B. Pentastomeen, Cysticercus cellulosae, absterben und verkreiden, so dass abgekapselte Kreideherde im Gewebe stecken, die mit abgekapselten verkalkten Tuberkeln eine gewisse Aehnlichkeit haben.

Wichtiger ist das sehr verbreitete Vorkommen von verschiedenen Strongylusarten und von Pseudalius capillaris (MÜLLER) bei Hausthieren, insbesondere bei Schafen, Schweinen und Ziegen, sodann auch bei Katzen, Feldhasen, Rehen, Hirschen, Gemsen etc. Es kommen in den Respirationswegen sowohl geschlechtsreife Thiere als auch Eier und Embryonen vor, und sie können, abgesehen von Bronchitis und verschiedenen Formen herdförmiger Bronchopneumonieen, auch knotenförmige, Tuberkelknoten ähnliche Herde enthalten, welche durch eine Wucherung des Lungengewebes entstehen und theils Eier und Embryonen, theils auch ausgewachsene Thiere einschliessen. Man kann danach diese Form der Lungenwurmseuche als eine verminöse Pseudotuberkulose bezeichnen.

Literatur. *I. Monographieen, Zeitschriften und Congressverhandlungen:* ARLOING, Leçons sur la tuberculose. Paris 1892. — BAUMGARTEN, Pathologische Mykologie. Braunschweig 1890 und Jahresberichte I—XIII, 1885—1897, Braunschweig 1886—1899. — BOUCHARD, Revue de la tuberculose. Paris 1893—1900. — CORNET, Die Tuberkulose. Wien 1899. — FLÜGGE, Die Mikroorganismen. Leipzig 1899. — GERHARDT, FRÄNKEL, v. LEYDEN, Zeitschr. f. Tuberkulosen- und Heilstättenwesen, Leipzig 1900, I. — GÜNTHER, Einführung in das Studium der Bakteriologie. Leipzig 1898. — HÉRARD, CORNIL, HANOT, La Phthisie pulmonaire. Paris 1888. — KLEBS, Studien über die Tuberkulose. Berlin 1879. — JOHNE, Die Geschichte der Tuberkulose. Leipzig 1883. — KIRR, Die Schwindsucht (Statistik). Leipzig 1898. — NOCARD, Les Tuberculoses animales. Paris 1895. — PANNWITZ, Bericht über den Congress zur Bekämpfung der Tuberkulose als Volkskrankheit. Berlin 1899. — PREDÖHL, Die Geschichte der Tuberkulose. Leipzig 1888. — PÜTZ, Die Beziehungen der Tuberkulose des Menschen zur Tuberkulose der Thiere. Stuttgart 1883. — SATA, Die Bedeutung der Mischinfection bei der Lungenschwindsucht. Beitr. v. ZIEGLER. Suppl. Jena 1899. — v. SCHRÖTTER, Die Tuberkulose (Beiträge von SCHLESINGER, GUSSENBAUER, v. WEISMAYR, RABL, FREUND, CRONON). Wien 1898. — STRAUS, La Tuberculose et son Bacille. Paris 1895. — UHLWORM, Centralbl. f. Bakteriol. und Parasitenkunde. 1887—1900, I—XXVIII. Dazu Generalregister zu Bd. V—XXV, bearbeitet von LINDAU. Jena 1899. — VERNEUIL, Études expérimentales et cliniques sur la tuberculose. Paris 1887—1892, I—III. — Revue de la Tuberculose. 1893—1900, I—VIII. — WAGNER, Das tuberkelähnliche Lymphadenom. Leipzig 1871. — WALDENBURG, Die Tuberkulose, die Lungenschwindsucht und die Scrophulose. Berlin 1869. — ZIEGLER, Lehrbuch der allgemeinen Pathologie und der pathologischen Anatomie. Jena 1898.

II. In Zeitschriften publicirte Abhandlungen und kleinere Arbeiten über Tuberkulose: ALTERTHUM, Tuberkulose der Tuben und des Beckenbauchfells. Beitr. von HEGAR. 1898, I. — AMIEL, Tuberkulose der Conjunctiva. Inaug.-Dissert. Zürich 1897. — AQUILAR, Fibrinbildung in Producten der Tuberkulose. Arb. aus dem path. Inst. zu Tübingen. 1897, II. — ARLOING et COURMONT, Pouvoir agglutinant dans le sang des tuberculeux. Journ. de physiol. 1900, II. und Zeitschr. für Tuberkulose. Leipzig 1900, I. — ARNOLD, Ueber Lebertuberkulose. VIRCHOW's Archiv. 1880, LXXXII; Anatomie des miliaren Tuberkels. Ebenda. 1880, LXXXII; Ueber Nierentuberkulose. Ebenda. 1881, LXXXIII; Tuberkulose der Lymphdrüsen und der Milz. Ebenda. 1882, LXXXVII. — Ascher, Untersuchung von Butter und Milch auf Tuberkelbacillen. Zeitschr. f. Hygiene. 1899, XXXII. — Askanazy, Tuberkulöse Lymphome. Beitr. von Ziegler. 1888, III; Ueber tumorartiges Auftreten der Tuberkulose. Zeitschr. f. klin. Med. 1897, XXXII. — Aucmé et Chambrelent, Transmission à travers la placenta du bacille de la Tuberc. Arch. de méd. expérim. 1899. — Auclair, La tuberc. humain chez les pigeons. Ibid. 1897; Les poisons des bac. tuberculeux. Ibid. 1899; La sclérose pulmonaire d'origine tuberculeuse. Arch. de méd. expér. 1900, XII. — Babes, Tuberkelbacillen im Urin. Centralbl. f. d. med. Wissensch. 1883. — Babes et Levaditi, Sur la forme actinomycosique du bacille de la tuberculose. Arch. de méd. expérim. 1897. — Babes et Proca, Untersuchungen über die Wirkungen der Tuberkelbacillen und über gegenwirkende Substanzen. Zeitschr. f. Hygiene. 1897, XXIII. — Bang, Eutertuberkulose und tuberkulöse Milch. Deutsche Zeitschr. f. Thiermed. 1885, XI; La lutte contre la tuberculose en Danemark. Genève 1895. — Barié, Recherches sur la tuberculose senile. Revue de méd. 1895. — Barthel, Bakteriengehalt der Luftwege. Centralbl. f. Bakteriol. 1898, XXIV. — Bataillon, Dubard et Terre, Un nouveau type de tuberculose. Compt. rend. de la soc. de biol. 1897. — Baumgarten, Tuberkelbakterien. Centralbl. f. d. med. Wissensch. 1882 und 1883; Volkmann's Samml. klin. Vortr. Nr. 218; Berliner klin. Wochenschr. 1883; Uebertragung der Tuberkulose durch die Nahrung. Centralbl. f. klin. Med. 1884; Experimentelle und pathologisch anatomische Untersuchungen über Tuberkulose. Zeitschr. f. klin. Med. 1885, IX und 1886, X; Experimentelle congenitale Tuberkulose. Arbeiten a. d. path. Institut zu Tübingen. 1892, I; Käsige Pneumonie. Ebenda. 1892, I. — Baumgarten und Walz, Ueber den Heilwerth des neuen Koch'schen Tuberkulins. Centralbl. f. Bakteriol. 1898, XXIII. — Bäumler, Lungenschwindsucht und Lungentuberkulose. Deutsche med. Wochenschr. 1899; Die Behandlung der Tuberkulose im 19. Jahrhundert. Berliner klin. Wochenschr. 1900. — Beck, Tuberkulose des Oesophagus. Prager med. Wochenschr. 1884; Die diagnostische Bedeutung des Koch'schen Tuberkulins. Deutsche med. Wochenschr. 1899. — Béco, Fréquence des septicémies second. Revue de méd. 1899. — Behring, Tuberkuloseantitoxin. Deutsche med. Wochenschr. 1898. — Benda, Ueber acute Miliar-tuberkulose. Berliner klin. Wochenschr. 1899; Beziehung des Lupus vulg. zur Tuberkulose. Ebenda. 1888; Ueber Lupus der Schleimhäute. Vierteljahrschr. f. Dermat. 1888, XV. — Beselin, Cholesteatomähnliche Desquamation der Nierenbecken bei primärer Tuberkulose derselben Niere. Virchow's Archiv. 1885, XCIX. — Bie, Remarks on Finsens Phototherapy. Brit. Med. Journ. 1898, II, Nr. 2022. — Biedert, Tuberkulose des Darms und der lymphatischen Apparate. Jahrb. f. Kinderheilk. 1884, XXI. — Bionbi, Endokarditis bei Tuberkulose. Centralbl. f. path. Anat. 1890, VI. — Block, Aetiologie und Pathogenese des Lupus vulgaris. Vierteljahrschr. f. Dermat. und Syph. 1886, XIII. — Blumer, Tuberc. of the Aorta. Amer. Journ. of the Med. Sc. 1899. — Boeck, Die Exantheme der Tuberkulose. Arch. f. Dermat. 1898, XLII. — Bollinger, Identität der Perlsucht der Rinder mit der menschlichen Tuberkulose. Münchener med. Wochenschr. 1894 und 1895; Die Tuberkulose unter den Hausthieren etc. Bericht über den Congress zur Bekämpfung der Tuberkulose. Berlin 1899. — Borschke, Pathogenese der Peritonitis tuberculosa. Virchow's Archiv. 1892, CXXVII. — Borrel, Tuberc. pulm. expérim. Annal. de l'Inst. Pasteur. 1893; Tuberc. expér. du rein. Ibid. 1894. — Bossi, Bursitis tuberculosa. Beitr. v. Ziegler. 1896, XIX. — Brehmer, Die Aetiologie der chronischen Lungenschwindsucht. Berlin 1885. — Broder, Histog. de la tuberc. Arch. de méd. expérim. 1899, XI. — Brouardel, De la tuberc. des org. gén. de la femme. Thèse de Paris. 1865 und 1868. — Brocq, Tuberculosis verrucosa cutis. Virchow's Archiv. 1890, CXIX. — Birch-Hirschfeld, Tuberkel im Herzen. Centralbl. f. allg. Path. 1891, II; Ueber den Sitz und die Entwicklung der primären Lungentuberkulose. Deutsches Arch. f. klin. Med. 1899, LXIV. — Buchner, Natürliche Schutzvorrichtungen des Organismus und deren Beeinflussung für Zwecke der Abwehr von Infectionsprocessen. Münchener med. Wochenschr. 1899, Nr. 39 und 40. — Bucquoy, Etude sur la tuberculose de la bouche. Paris 1879. — Bugge, Angeborene Tuberkulose. Beitr. v. Ziegler. 1896, XIX. — Buhl, Lungenentzündung, Tuberkulose und Schwindsucht. München 1872. — Bunge und Trautenroth, Smegma- und Tuberkelbacillen. Fortschr. d. Med. 1896, XIV. — Cambournac, De la tuberculose des oudlettes. Revue de méd. 1899. — Carswell, Patholog. Anatomy. London 1883. — Chantemesse, La tuberc. zoogléique. Annal. de l'Institut Pasteur. 1887. — Charcot, Maladies des poumons et du syst. vascul. Paris 1888. — Cheyne, Tuberc. disease of bones and joints. London 1895. — Chiari und Riehl, Lupus des Kehlkopfes. Vierteljahrschr. f. Dermat. und Syph. 1882. — Choate, On the Pathol. of Phthisis pulm. Lect. to Practit. London 1888. — Cohnheim, Tuberkulose der Chorioidea. Virchow's Archiv. 1867, XXXIX. — Colpi, Sulla Tuberc. dei vasi pulm. Clin. Med. Ital. 1899, XXXVIII. — Cone, Tuberc. of the oesophagus. Bull. Johns Hopk. Hosp. 1897. — Conrath, Cöcumtuberkulose. Beitr. v. Bruns. 1898, XXI (Lit.). — Coppen-Jones, Morphologische und systematische Stellung der Tuberkelbacillen. Centralbl. f. Bakteriol. 1895, XVIII und 1896, XX. — Cordua, Tuberkulöse und lymphatische Veränderungen der Lymphknoten. Arbeiten aus dem path. Institut zu Göttingen. 1893. — Cornet, Die Verbreitung der Tuberkelbacillen ausserhalb des Körpers. Zeitschr. f. Hygiene. 1888, V; Die Scrophulose. Wien 1900. — Cornil, Sur la tuberc. des org. génitaux de la femme. Et. sur la tuberc. publ. par Verneuil. 1888, II. — Cornil et Leloir, Lupus. Arch. de phys. 1884, III. — Courmont, Nouvelle tuberc. bacillaire d'orig. bovine. Et. sur la tuberc. publ. par Verneuil. 1890, II. — Courmont et Dor, Tuberc. pulm. à bacille atténué. Revue de la Tub. 1894. — Courmont, Tixier et Bonnet, De la lymphadénie tuberculeuse ganglionnaire et viscérale. Journ. de phys. 1899, I. — Cullen, Tuberc. of the endometrium. Johns Hopk. Hosp. Rep. 1895, IV. — Demme, Bacillen in lupösen Herden. Berliner klin. Wochenschr. 1883 und Ueber tuberkulöse Ekzeme. XX. u. XXI. Jahresber. d. Jenner'schen Kinderspitals. Bern 1883 und 1884. — Dansac, Tuberkulose im Kindesalter. Leipzig 1896. — Derville, De l'infection tuberc. par la voie génit. chez la femme. Paris 1887. — Dietrich, Ueber die Beziehung der malignen Lymphome zur Tuberkulose. Beiträge von Bruns. 1896, XVI. — Dobroklowsky, Pénétr. du bac. tuberc. à travers la muqueuse intest. Arch. de méd. expérim. 1890, II; Développ. de la tuberc. expérim. Ibid. 1890, II. — Doutrelepont, Lupus und Miliartuberkulose. Deutsche med. Wochenschr. 1885; Lupus und Hauttuberkulose. Ebenda. 1887; Hauttuberkulose. Arch. f. Dermat. 1894, XXIX; Ueber Tuberkulinwirkung bei Lupus. Deutsche med. Wochenschr. 1899. — Dubreuilh et Auché, De la tuberc. cutanée. Arch. de méd. expérim. 1890, II. — Dürck, Tuberkulose. Ergebnisse der allgemeinen Pathologie. Wiesbaden 1897, II (Lit.). — Dubar, Tuberc. de la mamelle. Le Progrès méd. 1882, X. — v. Düring, Lupus. Eulenburg's Real-Encyclopädie. 1897. — Eber, Die Tuberkulose der Thiere. Ergebnisse der allg. Pathologie. Wiesbaden 1899, 4. Jahrgang. — Eberlein, Tuberkulose der Papageien. Monatsschr. f. pr. Thierhk. 1894, V; ref. in Centralbl. f. Bakteriol. 1895, XVII. — Ebstein, Symbiose bei diabetischer Lungentuberkulose. Münchener med. Wochenschr. 1897 (Lit.) — Eichhoff, Angeborene Tuberkulose der Mundschleimhaut. Deutsche med. Wochenschr. 1881. — Eichhorst, Tuberkulöse Perikarditis. Charité-Annal. 1875, II. — Ernst, How far may a cow be tuberc., bef. her milk becomes dang. as an art. of food. Amer. Journ. of Med. Sc. 1889. — Étienne, Des endocardites dans la tuberc. Arch. de méd. expérim. 1898, X. — Falk, Exsudative Vorgänge bei der Tuberkelbildung. Virchow's Archiv. 1895, CXXXIX. — Fedorow, Bindegewebstuberkulose. Ebenda. 1884, XCVIII. — Ferran, Neue Entdeckungen bezüglich des Bacillus der Tuberkulose und der Frage der Prophylaxe und Heilung dieser Krankheit. Wiener klin. Wochenschr. 1898, Nr. 38 u. 39. — v. Fetzer, Lungentuberkulose und Heilstättenbehandlung. Stuttgart 1900. — Finger, Lupus und Tuberkulose, zusammenfassende Darstellung. Centralblatt f. Bakteriol. 1887, II; Ueber die sogenannte Leichenwarze. Deutsche med. Wochenschrift. 1888. — Fischel, Untersuchungen über die Morphologie und Biologie des Tuberkuloseerregers. Wien 1893 und Fortschr. 1892, X. — Fischer, Uebertragung der Tuberkulose durch die Nahrung. Arch. f. experim. Path. 1886, XX. — Flügge, Die Verbreitung der Phthise durch staubförmiges Sputum und durch beim Husten verspritzte Tröpfchen. Zeitschr. für Hygiene. 1899, XXX. — A. Fraenkel, Mischinfection bei Lungentuberkulose. Berliner klin. Wochenschr. 1899. — Fraenkel und Troje, Pneumonische Form der Lungentuberkulose. Zeitschr. f. klin. Med. Berlin 1893 und 1894, XXIV. — Frank, Primäre tuberkulöse Geschwüre der Zungen und Mundschleimhaut. Heidelberg 1880. — v. Franqué, Tuberkulose der Ovarien. Zeitschr. f. Geburtsh. 1897, XXXVII. — Friedberger und Fröhner, Specielle Pathologie und Therapie der Hausthiere. Stuttgart 1896, II. — Friedmann, Ueber die Bedeutung der Gaumentonsillen als Eingangspforte für die tuberculöse Infection. Beiträge von Ziegler. 1900, XXVIII. — Friedrich und Nösske, Studien über die Localisirung des Tuberkelbacillus. Beiträge von Ziegler. 1899, XXVI. — Friedländer, Loc. Tuberculose. Volkmann's Sammlung klin. Vorträge Nr. 64; Lupus. Virchow's Archiv 1874, LX. — Frothingham, Impfversuche an Kälbern. Zeitschr. f. Thiermed. Jena 1897, I. — Ganiot, Gilbert et Roger, Inocul. aux gallinacés de la tuberculose des mammifères. Mém. de la Soc. de biol. 1891. — Gaiser, Identität von Perlsucht und Tuberkulose. Arbeiten aus dem path. Institut zu Tübingen. 1899, II. — Garré, Aetiologie der kalten Abscesse. Deutsche med. Wochenschr 1886; Primärer Lupus des Kehlkopfeinganges. Ebenda. 1889. — Gatti, Die Vorgänge bei der Rückbildung der Bauchfelltuberkulose. Langenbeck's Archiv. 1896, LIII; Sul proc. di regress. della perit. tuberc. per la laparotomia. Arch. p. le Sc. Med. 1897, XXI (Lit.). — Gaule, Hodentuberkulose. Virchow's Archiv. 1875 und 1877, LXIII und LXIX. — Gärtner, Ueber die Erblichkeit der Tuberkulose. Zeitschr. f. Hygiene. 1893, XIII. — Genoslet, La viande et le lait des animaux tuberculeux au point de vue de l'hygiène aliment. Bruxelles 1895. — Galand, De la tuberc. bucco-pharyngée. Paris 1878. — Gilbert et Roger, Inocul. de la tuberc. aviaire au cobaye. Mém. de la Soc. de biol. 1891. — Girode, Contrib. à l'étude de l'intestin des tuberculeux. Thèse de Paris. 1888. — Glockner, Oesophagustuberkulose (Muskeltuberkulose). Prager med. Wochenschr. 1896. — Goldmann, Die reiskörperchenhaltigen Hygrome der Sehnenscheiden. Beitr. v. Ziegler. 1890, VII; Tuberkulose der Scheidenhaut. Beitr. v. Bruns. 1895, XIII; Bildung der Reiskörper in tuberkulösen Gelenken, Sehnenscheiden und Schleimbeuteln. Ebenda. 1896, XV (Lit.). — A. Grancher, Ledoux-Lebard, Tuberc. zoogléique. Arch. de méd. expérim. 1889 und 1890. — Günther, Einführung in das Studium der Bakteriologie. Leipzig 1898. — Haab, Tuberkulose des Auges. Graefe's Archiv. XXV und Helmholtz'sche Festschr. Stuttgart 1891. — Habermann, Tuberkulose des Trommelfells. Zeitschr. f. Heilk. 1885. — Habermaas, Tuberkulose der Brustdrüse. Beitr. v. Bruns. Tübingen 1896. — Hahn, Tuberc. congen. et héréditr. Revue de la tub. 1895. — Hayem, Tuberc. de la moëlle épinière. Arch. de phys. 1882, XII. — Hayem et Tissier, Contr. à l'ét. de la pericard. tuberc. Revue de méd. 1889, IX. — Hamilton, Tuberc. ulcers of the stomach. Johns Hopk. Bull. 1897, VIII. — Hammerschlag, Bakteriologisch-chemische Untersuchungen über Tuberkelbacillen. Centralbl. f. klin. Med. 1892, XII. — Hanot,

Tuberculose cutanée. Arch. de phys. 1886, VII; Endocard. tuberc. Arch. gen. de méd. 1893. — Hansemann, Tuberkulose der Mundschleimhaut. Virchow's Arch. 1886, CIII. — Haug, Tuberkulose des Ohres. Beitr. v. Ziegler. 1894, XVI. — Hauser, Zur Histologie des Nierentuberkels. Deutsches Archiv für klin. Med. 1887, XL; Zur Vererbung der Tuberkulose. Ebenda. 1898, LXVI. — Hegar, Entstehung, Diagnose und Behandlung der Genitaltuberkulose des Weibes. Stuttgart 1886; Tuberkulose der Tube. Deutsche med. Wochenschr. 1897; Tuberkulose und Bildungsfehler. Münchener med. Wochenschr. 1899. — Heymann, Ausstreuung infectiöser Tröpfchen beim Husten der Phthisiker. Zeitschr. f. Hygiene. 1899, XXX. — Heiberg, Primäre Urogenitaltuberkulose. Internat. Beitr. Festschr. f. Virchow. 1891, II. — Heim, Verhalten von Krankheitserregern in Milch, Butter und Käse. Arbeiten aus dem k. Gesundheitsamte. 1889. — Heinze, Die Kehlkopfschwindsucht. Leipzig 1879. — Hektoen, The fate of giant cells in healing tuberculous tissue. Journ. of Experim. Med. 1898, III. — Heller und Hirsch, Tuberculosis verrucosa. Arch. f. Dermat. 1894, XXVI. — v. Hellens, Studien über die Marktbutter in Helsingfors. Helsingfors 1899. — Henke, Intrauterine Infection. Arb., herausgeg. von Baumgarten. 1897, II. — Hérard, Cornil et Hanot, La phthisie pulmon. II. édit. Paris 1888. — Hermann und Morgenroth, Bakterienbefunde in der Butter. Hygien. Rundschau. 1899. — Herxheimer, Ueber Bacillen in verkästen Darmfollikeln. Deutsche med. Wochenschr. 1885; Miliare Tuberkel in offenen Lungenarterien. Virchow's Archiv. 1887, CVII. — Hesse, Neues Verfahren zur Züchtung der Tuberkelbacillen. Zeitschrift für Hygiene. 1899, XXXI. — Hildebrandt, Die Ursache der Heilung der Tuberkulose nach Laparotomie. Münchener med. Wochenschr. 1898. — Himmel, Ueber die günstige Wirkung der Röntgenstrahlen auf den Lupus. Arch. f. Dermat. 1899, L. — Hirschberger, Experimentelle Beiträge zur Infectiosität der Milch tuberkulöser Kühe. Deutsches Arch. f. klin. Med. 1889, XLIV. — Hoche, Zur Lehre von der Tuberkulose des Centralnervensystems. Arch. f. Psych. 1887, XIX. — Hormann und Morgenroth, Ueber Fütterung von Fischen mit Tuberkelbacillen. Hygien. Rundschau. 1899. — Huber, Ueber Thierversuche mit dem neuen Tuberkulin Koch's (T. R.). Berliner klin. Wochenschr. 1898. — Hueppe, Ueber den gegenwärtigen Stand der Tuberkulosefrage. Wiener med. Wochenschr. 1897. — Hüttenbrenner, Veränderungen der Hirnrinde bei tuberkulöser Entzündung der Pia. Zeitschr. f. Heilk. 1887, VIII. — Hutyra, Tuberkulinversuche bei Rindern. Zeitschr. f. Thiermed. 1900, IV. — Jäckh, Bacillengehalt der Geschlechtsdrüsen Tuberkulöser. Virchow's Archiv. 1895, CXLII. — Jadassohn, Ueber Inoculationslupus. Ebenda. 1890, CXXI. — Jäger, Ueber die Möglichkeit der infectiösen Infection des Lymphsystems durch Milch- und Milchproducte. Hygien. Rundschau. 1899, ref. Centralbl. f. Bakt. 1900, XXVII. — Jakowski, Mischinfection der Phthisiker. Centralbl. f. Bakteriologie. 1893, XIV. — Jacobi, Pathogenese des Lichen scrofulosorum. Verhandl. d. dermat. Gesellsch 1892. — Jani, Tuberkelbacillen in gesunden Geweben bei Lungenschwindsucht. Virchow's Archiv. 1886, CIII. — Jensen, Tuberkulose beim Hund und bei der Katze. Deutsche Zeitschr. f. Thiermed. 1891, XVII. — Johne, Die Geschichte der Tuberkulose. Leipzig 1893; Hühnertuberkulose. Deutsche Zeitschr. f. Thiermed. 1885, X; Uebertragung der Tuberkulose von Mensch auf Hund. Ibid. 1889, XIV. — Jordan, Ueber Tuberkulose der Lymphgefässe der Extremitäten. Beitr. v. Bruns. 1898, XIX und XX. — Jonas, Tuberkulöse Kehlkopftumoren. Centralbl. f. allg. Path. 1895, VI. — Jousset, Transmission de la tuberculose. Ét. sur la tub. publ. par Verneuil. 1892, III. — J. Israel, Nerventuberkulose. Deutsche med. Wochenschrift. 1898. — Jürgens, Tuberkel in der grauen Substanz. Zeitschr. f. klin. Med. 1879, I. — Kälble, Keimgehalt normaler Bronchiallymphdrüsen. Münchener med. Wochenschr. 1899. — Kamen, Aortenruptur auf tuberkulöser Grundlage. Beitr. v. Ziegler. 1895, XVII. — Kastner, Beiträge zur Infectiosität des Fleisches tuberkulöser Rinder. Münchener med. Wochenschr. 1889 und 1892. — Kaposi, Miliartuberkulose der Haut. Arch. f. Dermat. 1898, XLIII. — Karg, Tuberkelbacillen in einem sogenannten Leichentuberkel. Centralbl. f. Chir. 1885. — Kaufmann, Tuberkulose des Herzmuskels. Berliner klin. Wochenschr. 1897; Tuberkulose der Cervix. Zeitschr. f. Geburtsh. 1897, XXXVII. — Kelber, Ueber die Wirkung todter Tuberkelbacillen. Arb., herausgeg. von Baumgarten. Braunschweig 1899. — Kiener, De la tuberc. dans les séreuses. Arch. de phys. 1880, VII. — Kiener et Poulet, De l'ostéo périostite tuberculeuse. Ibid. 1883, I. — Kikuzi, Tuberkulose der Nasenschleimhaut. Beitr. z. klin. Chir. von Bruns. 1888, III. — Kitt, Bakterienkunde. Wien 1899. — Klebs, Ueber die Entstehung der Tuberkulose. Virchow's Archiv. 1868, XLIV; Tuberkulose. Prager med. Wochenschr. 1877; Impfversuche, Virchow's Archiv. XLIV und XLIX; Prager med. Wochenschr. 1877; Arch. f. experim. Path. I, X und XVII; Weitere Beiträge zur Geschichte der Tuberkulose. Arch. f. experim. Path. 1883, XVII; Die causale Behandlung der Tuberkulose. Hamburg 1894. — Klein, Beitrag zur Aetiologie der Diphtherie. Centralbl. f. Bakteriol. 1890, VII. — Kley, Die Schwindsucht im Lichte der Statistik und Socialpolitik. Leipzig 1898. — [illegible], Tuberculosis verrucosa. Arch. f. Dermat. 1894, XXVI. — Koch, Die Aetiologie der Tuberkulose. Berliner klin. Wochenschr. 1882 und 1883; Verhandl. d. Congr. f. innere Med. Wiesbaden 1882 und Mittheil. a. d. k. Gesundheitsamte. Berlin 1884, II; Mittheilungen über ein Heilmittel gegen die Tuberkulose. Deutsche med. Wochenschr. 1890; Mittheilungen über das Tuberkulin. Ebenda. 1891; Neue Tuberkulinpräparate. Ebenda. 1897. — Kockel, Histogenese der Miliartuberkulose. Virchow's Archiv. 1896, CXLIII. — Koenig, Die Tuberkulose der Knochen und Gelenke. Berlin 1884. — v. Koranyi, Lungenschwindsucht. Eulenburg's Real-Encyclop. 1897. — Korkunoff, Entstehung der tuberkulösen Kehlkopfgeschwüre. Arch.

f. klin. Med. 1889, XLIII. — Koan, Zur Kenntniss der säurefesten Bakterien. Centralbl. f. Bakteriol. 1899, XXV und 1900, XXVII; Tuberkelbacillenbefunde in der Marktbutter. Arch. f. Hyg. 1899, LVI. — Kossel, Tuberkulose des frühen Kindesalters. Zeitschr. f. Hygiene. 1895, XXI. — Kossel und Lubowitz, Placentartuberkulose beim Rind. Beitr. v. Ziegler. 1894, XVI. — Kostenitsch, De l'évolution de la tuberc. par les bac. morts. Arch. de méd. expérim. 1893, V. — Kostenitsch und Wolkow, Recherches sur le développ. du tubercule. Ibid. 1892, IV; Tuberc. aviaire chez le lapin. Ibid. 1893, V. — Kotlar, Herzthrombentuberkulose. Prager med. Wochenschr. 1894. — Köster, Ueber fungöse Gelenkentzündung. Virchow's Archiv. 1869, XLVIII. — Kraske, Tuberkulose des Penis. Beitr. v. Ziegler. 1891, X. — F. Krause, Die Tuberkulose der Knochen und Gelenke. Leipzig 1891 und Stuttgart 1899. — Krause, Sechsjährige Erfahrung über die Behandlung der Tuberkulose nach Koch. Zeitschr. f. Hygiene. 1899, XXXII. — Kruse, Hühnertuberkulose beim Menschen und Säugethier. Beitr. v. Ziegler. 1893, XII. — v. Krzywicki, 29 Fälle von Urogenitaltuberkulose. Ebenda. 1888, III. — Kudrewetzky, Tuberkulose des Pankreas. Zeitschr. f. Heilk. 1895, XIII. — Kurlow, Ueber die Heilbarkeit der Lungentuberkulose. Deutsches Arch. f. klin. Med. 1889, XLIII. — Küss, De l'hérédité parasitaire de la tuberculose humaine. Paris 1898. — Küttner, Lupus der Finger und Zehen. Beitr. v. Bruns. 1897, XVIII (Lit.). — Laschtschenko, Ueber Luftinfection durch beim Husten, Niesen und Sprechen verspritzte Tröpfchen. Zeitschr. f. Hygiene. 1899, XXX. — Laennec, Traité de l'auscultation médiate. Paris 1841. — Lambert, Des ulcérations de la langue dans les cours de la tuberculose. Paris 1876. — Landerer, Die Behandlung der Tuberkulose mit Zimmtsäure. Leipzig 1898. — Landouzy, Hérédité tuberc. Revue de méd. 1891, XI; Prédispos. tuberc. Ibid. 1899. — Langerhans, Zur Aetiologie der Phthise. Virchow's Archiv. 1884, XCVII. — Langhans, Die Uebertragung der Tuberkulose auf Kaninchen. 1868; Riesenzellen mit wandständigen Kernen in den Tuberkeln. Virchow's Archiv. 1868, XLII. — Lannelongue, Tuberkulose vertébrale. Paris 1888. — Lanz und de Quervain, Hämatogene Muskeltuberkulose. Arch. f. klin. Chir. 1893, XLVI. — Lauth, Essai sur la cirrhose tuberc. Thèse de Paris. 1888. — Lebert und Wyss, Uebertragung der Tuberkulose. Virchow's Archiv. 1867, XL; Beiträge zur Experimentalpathologie der herdartigen, umschriebenen, disseminirten Lungenentzündung, sowie der Uebertragung der sogenannten Tuberkulose. Ebenda. 1867, XL. — Lehnerdt, Zwei Fälle von weit vorgeschrittener Tuberkulose im frühesten Kindesalter nebst literarischen Nachweisen über congenitale Tuberkulose. Arb. aus d. path. Inst. zu Tübingen 1899. III. — Ledoux-Lebard, Développ. et structure des colonies du bacille tuberculeux. Arch. de méd. expér. 1898. — Lehmann und Neumann, Atlas und Grundriss der Bakteriologie. München 1899. — Lejars, Tuberc. musculaire à noyaux multiples du biceps crural. Revue de la tuberc. 1899. — Leichtenstern, Miliartuberkulose der Haut. Münchener med. Wochenschr. 1897. — Leloir, Le lupus. Et. sur la tuberc. publ. par Verneuil. II et Arch. de phys. 1891, III. — Lerai, Tuberc. de l'homme et tuberc. aviaire. Arch. de méd. expér. 1895, VII. — Leyden, Diabetische Lungenphthise. Zeitschr. f. klin. Med. 1881, IV. — Lévi-Sirugue, Reproduction expérim. des différ. formes de la tuberc. péritonéale. Revue de méd. 1898. — Liouville, Méning. cérébrospinale tuberc. Arch. de phys. 1870, III; Nouveaux exemples de lésions tuberc. dans la moëlle épinière. Progrès méd. 1874. — Litten, Ulcus ventric. tuberc. Virchow's Archiv. 1876, LXVII; Tuberkulöse Darmstenose. Zeitschr. f. klin. Med. 1881, II. — Loomis, Primar. tuberc. of the Bronch.-Glands. Rec. of the Loomis Lab. New York 1892, II. — Lubarsch, Zur Kenntniss der Strahlenpilze. Zeitschr. f. Hygiene. 1899, XXXI. — Lyrimow, Histogenese der Riesenzellen bei Hodentuberkulose. Virchow's Archiv. 1879, LXXV. — Maffucci, Sulla infez. tuberc. degli embrioni di pollo, ref. in Centralbl. f. Bakteriol. 1889, V; Ueber die Wirkung der reinen sterilen Culturen des Tuberkelbacillus. Centralbl. f. allg. Path. 1890, I; Beiträge zur Aetiologie der Tuberkulose. Ebenda. 1890. I; Die Hühnertuberkulose. Zeitschr. f. Hygiene. 1892, XI; Sull' azione dei prodotti del bac. della tubercolosi. Roma 1892; Prod. tossici del Bac. tuberc. Policlinico II. Roma 1895; Ricerche sperimentali intorno al passagio del veleno tubercolare dei genitori alla prole. Rivista critica di Clinica. Firenze 1900, I. — de Magny, Contr. à l'ét. de l'inocul. tuberc. chez l'homme. Paris 1886. — Malassez, Siège et structure des granul. tuberc. du testicule. Arch. de phys. 1881, III. — Malassez et Vignal, Tuberculose zoogléique. Ibid. 1884, IV. — Malvoz et Brouvier, Deux cas de tuberc. congén. Annal. de l'Instit. Pasteur. 1889, III. — [illegible], Ueber die elephantiastischen Formen des Lupus an den Extremitäten. Greifswald 1885. — Manz, Tuberkulose der Chorioidea. Graefe's Archiv. IV und IX und Zehender's Klin. Monatsbl. 1881. — Maragliano, Heilung der Lungentuberkulose mittels des Tuberkuloseheilserums. Berliner klin. Wochenschr. 1895; Das antituberkulöse Heilserum und dessen Antitoxine. Ibid. 1896. — Marchand, Tuberkulose der Muskeln. Virchow's Archiv. 1878, LXXII. — Marwedel, Prostatatuberkulose. Beitr. v. Bruns. 1892, IX (Lit.). — Masur und Kockel, Wirkung todter Tuberkelbacillen. Beitr. v. Ziegler. 1894, XVI. — Matzuschita, Ueber die Wachsthumsunterschiede des Bacillus der Hühnertuberkulose und der menschlichen Tuberkulose auf pflanzlichen Gelatine- und Agarnährböden. Centralbl. f. Bakteriol. 1899, XXVI. — Mauranges, La péritonite tuberculeuse. Paris 1899. — May, Ueber die Infectiosität der Milch perlsüchtiger Kühe. Arch. f. Hygiene. 1883, I. — Mayer, Zur Kenntniss der säurefesten Bakterien aus der Tuberkulosegruppe. Centralbl. f. Bakteriol. 1899, XXVI; zur Pathologie der Miliartuberkulose. Münchener med. Wochenschr. 1900; Zur histologischen Differentialdiagnose der säurefesten Bakterien aus der Tuberkelgruppe. Virchow's Archiv. 1900,

CLX. — Maisel, Die Knochentuberkulose. Erlangen 1892. — Maestrier, Des anévrysmes et des lésions vascul. tuberc. dans les cavernes dans la phthisie pulm. Arch. de méd. expérim. 1890, II. — Marck, Tuberculose-Toxine, Bericht über 1898. Darmstadt 1900. — Menkel, Tuberkulöse Erkrankung siderotischer Lungen. Deutsches Arch. f. klin. Med. 1887, XXXII. — Metschnikoff, Ueber die phagocytäre Rolle der Tuberkelriesenzellen. Virchow's Archiv. 1888, CXIII. — Meyer, Ausscheidungstuberkulose der Nieren. Ebenda. 1895, CXLI. — Michaelis und Meyer, Bakterienbefunde im Blut bei Phthisikern. Charité-Annal. 1898, XXII. — Middendorp, La cause de la tuberculose. Groningen 1897. — Mitchell and Crouch, Influence of sunlight on tuberc. sputum. Journ. of Path. 1899, VI. — Möller, Ein Mikroorganismus, der sich morphologisch und tinctoriell wie der Tuberkelbacillus verhält. Deutsche med. Wochenschr. 1898; Mikroorganismen, die dem Tuberkelbacillus verwandt sind und bei Thieren eine miliare Tuberkelkrankheit verursachen. Ebenda. 1898; Zur Verbreitungsweise der Tuberkelpilze. Zeitschr. f. Hygiene. 1899, XXXII; ein säure- und alkoholfester Bacillus aus der Tuberkelbacillengruppe, welcher echte Verzweigungsformen bildet. Centralbl. f. Bakteriol. 1899, XXV. — Mögling, Ueber chirurgische Tuberkulose. Mittheil. a. d. chir. Klinik von Bruns. Tübingen 1884. — Moore, Scrofulous Lymphadenitis. Journ. of Path. 1899, XI. — Morel-Lavallée, Scrofulo-tuberc. de la peau. Ét. sur la tuberc. publ. par Verneuil. Paris 1888, II. — Morgenroth, Ueber das Verhalten der Tuberkelbacillen in der Margarine. Hygienische Rundschau, 1899, ref. im Centralbl. f. Bakteriologie. 1900, XXVII. — Mosler, Die Tuberkulose der weiblichen Genitalien. Inaug.-Dissert. Breslau 1883. — Mosny, Études sur les origines de la tuberculose. Revue de la tuberc. 1898, VI. und 1899, VII. — Mügge, Tuberkulose der Lungenvenen. Virchow's Archiv. 1879, LXXVI. — Müller, Ueber Muskeltuberkulose. Beitr. v. Bruns. 1888, II. — Nägeli, Ueber Häufigkeit, Localisation und Ausheilung der Tuberkulose. Virch. Arch. 1900, CLX. — Nakarai, Experimentelle Untersuchungen über das Vorkommen von Tuberkelbacillen in den gesunden Genitalorganen von Phthisikern. Beitr. v. Ziegler. 1898, XXIV. — Nasse, Arterientuberkulose. Virchow's Archiv. 1886, CV. — Nasse, Tuberkulose der Chorioidea. Arch. f. Augenheilk. XVI. — Nélaton, Recherches sur l'affection tuberc. des os. Paris 1837. — Nauwerck, Bronchialdrüsentuberkulose im Kindesalter. Deutsche med. Wochenschr. 1893; Wandung tuberkulöser Lungencavernen. Virchow's Archiv. 1896, CXLIV; Die klinische Diagnose der Scrophulose. Arch. f. Kinderheilk. 1898, XXIV. — Nicaise, Poulet et Vaillard, Nat. tuberc. des hygromes et des synov. tendin. à grains riziformes. Revue de chir. 1885. — Nicolas et Lesieur, Effets de l'ingestion de crachats tuberculeux humains chez les poissons. Compt. rend. de la soc. de biol. 1899. — Nocard, Sur les relations, qui existent entre la tuberculose humaine et la tuberc. aviaire. Annal. de l'Instit. Pasteur. 1898. — Nocard et Roux, Bacille de la tuberculose. Ibid. 1887, I; 1888, II. — Nedopil, Zungentuberkulose. Langenbeck's Archiv. 1876, XX und Wiener klin. Wochenschr. 1881. — Obermüller, Tuberkelbacillen in der Marktbutter. Hygien. Rundschau. 1897 und Centralbl. f. Bakteriol. 1897, XXVI. — Obolonsky, Rückenmarkstuberkulose mit Verbreitung des tuberkulösen Processes auf dem Wege des Centralcanals. Zeitschr. f. Heilk. 1888, IX. — Onnacker, Tuberkulose der Brustdrüse. Langenbeck's Archiv. 1882, XXVIII. — Oppel, Ependymveränderungen bei tuberkulöser Meningitis. Virchow's Archiv. 1897, CL. — Orth, Experimentelle Untersuchungen über Fütterungstuberkulose. Ebenda. 1876, LXXVI; Käsige Pneumonie. Festschr. d. Assist. v. Virchow. Berlin 1891; Ueber localisirte Tuberkulose der Leber. Virchow's Archiv. 1895, CXLIII. — Orthmann, Tuberkulose der Brustdrüse. Ebenda. 1885, C. — Ortner, Die Lungentuberkulose als Mischinfection. Wien 1893. — Ostertag, Handbuch der Fleischbeschau. Stuttgart 1899. — Ottolenghi, Sulla disinfectione degli sputi negli ambienti. Archiv. per le Scienze Med. 1899, XXIII. — Pansini, Geflügeltuberkulose bei Menschen und Säugethieren. Deutsche med. Wochenschr. 1894. — Paoli, Tuberculosi delle gland. salivari. Soc. Ital. Chir. Roma 1896. — Pawlowsky, Bacille tuberculeuse cultivé sur pomme de terre. Annal. de l'Instit. Pasteur. 1888, II; Entwicklungsgeschichte der Gelenktuberkulose. Centralblatt f. Bakteriol. 1890, III. — Penzoldt, Behandlung der Lungentuberkulose. Handb. der Therap. innerer Krankh. 1897, III. — Petit, Des longues trèves de la tuberculose. Revue de la tuberc. 1887. — Petri, Der Nachweis der Tuberkelbacillen in Butter und Milch. Arb. a. d. k. Gesundheitsamte. 1898, XIV. — Petruschky, Die specifische Behandlung der Tuberkulose. Centralbl. f. Bakt. 1900, XXVII. — A. Pfeiffer, Ueber die bacilläre Pseudotuberkulose bei Nagethieren. Leipzig 1889. — Pfeiffer und Pfannenstiel, Bacillen in lupösen Herden. Berliner klin. Wochenschr. 1883. — Pick, Ueber tuberkulöse Hautkrankheiten. Prager med. Wochenschr. 1889. — Pollack, Tuberkulose des Herzmuskels. Zeitschr. f. klin. Med. 1892, XXI (Lit.). — Prudden, A study of experim. pneumonitis in the rabbit induced by the inf. of dead tuberc. bac. New York Med. Journ. 1891. — Prudden und Hodenpyl, Studies on the action of dead bacteria in the living body. Ibid. 1891. — Pütz, Ueber die Beziehung der Tuberkulose des Menschen zur Tuberkulose der Thiere. Stuttgart 1883. — Rabinowitsch, Zur Frage des Vorkommens von Tuberkelbacillen in der Marktbutter. Zeitschr. f. Hygiene. 1897, XXVI und Deutsche med. Wochenschr. 1899; Befund von säurefesten Tuberkelbacillen ähnlichen Bakterien im Sputum bei Lungengangrän. Ibidem 1900. — Rabinowitsch und Kempner, Beiträge zur Frage der Infectiosität der Milch tuberkulöser Kühe, sowie über den Nutzen der Tuberkulinimpfung. Zeitschr. f. Hygiene. 1899, XXXI und Centralbl. f. Bakteriol. 1899, XXVI, Nr. 10. — Raymond, Des différ. formes des leptomyélites. Revue de méd. 1886, VI. — Raymond et Arthaud, Recherches expérim. sur l'étiol. de la tuberc. Arch. gén.

de méd. 1883. — v. Recklinghausen, Tuberkel des Myocardium. Virchow's Archiv. 1859, XVI. — Reclus, Du tubercule du testicule etc. Versailles 1876. — Ramann, Tuberkulose der Brustdrüse. Beiträge von Bruns. 1895, XIII. — Ribbert, Verbreitung der Bacillen bei Hühnern. Deutsche med. Wochenschr. 1883. — Riedel, Tuberkulose der Schleimbeutel. Deutsche Zeitschr. f. Chir. 1878 und 1879, X und XI. — Rieker, Beziehung zwischen Lymphosarkom und Tuberkulose. Langenbeck's Archiv. 1895, L. — Riehl, Tuberkelbacillen in einem sogenannten Leichentuberkel. Centralbl. f. Chir. 1885. — Riehl und Paltauf, Ueber Tuberculosis verrucosa cutis. Vierteljahrschr. f. Dermat. 1886, XIV. — Riese, Die Reiskörperchen in tuberkulösen Synovialsäcken. Deutsche Zeitschr. f. Chir. 1895, XLII. — Riffel, Die Erblichkeit der Schwindsucht. Karlsruhe 1890. — Rindfleisch, Der miliare Tuberkel. Virchow's Archiv. 1862, XXIV. — Röckl, Ergebnisse der Ermittlungen über die Verbreitung der Tuberkulose beim Rindvieh. Arb. a. d. k. Gesundheitsamte. VII. — Rona, Ueber das Verhalten der elastischen Fasern in Riesenzellen bei Lupus. Beiträge von Ziegler, 1900, XXVII. — Roth, Hornhauttuberkulose. Beitr. v. Bruns. 1896, XV (Lit.); Beziehungen des Lupus erythematosus zur Tuberkulose. 1900, LI. — Ruppel, Zur Chemie der Tuberkelbacillen. Zeitschr. f. phys. Chemie. 1898, XXVI. — Sabourin, Le foie tuberculeux. Arch. de phys. 1883, II. — Sachs, Solitärtuberkel des Halsrückenmarks. Neurol. Centralbl. 1887. — Sanchez-Toledo, Transmission de la tuberculose de la mère au foetus. Arch. de méd. expérim. 1889, I. — Sabrazès et Binaud, Tuberc. mammaire. Ibid. 1894. — Sata, Die Bedeutung der Mischinfection bei der Lungenschwindsucht. Beiträge von Ziegler. Supplem. 1899. — Sänger, Tuberkulose des Herzmuskels. Arch. f. Heilk. 1878, XIX. — Schabad, Mischinfection bei Lungentuberkulose. Zeitschr. f. klin. Med. 1897, XXXIII (Lit.). — Schalmack, Die pathologische Anatomie der tuberkulösen Peritonitis. Inaug.-Dissert. Kiel 1889. — Schech, Tuberkulose. Klin. Vortr. von Volkmann, 1883, Nr. 230. — v. Scheibner, Bilden die Tonsillen häufige Eingangspforten für die Tuberkelbacillen? Beitr. v. Ziegler. 1899, XXVI. — Schieck, Experimentelle Tuberkulose der Kaninchencornea. Ebenda. 1896, XX. — Schlenker, Menschliche Tuberkulose (Statistik). Virchow's Archiv. 1893, CXXXIV. — Schlesinger, Centrale Tuberkulose. Zeitschr. f. Nervenheilk. 1896, VIII. — Schliferowitsch, Ueber Tuberkulose der Mundhöhle. Deutsche Zeitschr. f. Chir. 1887, XXVI. — Schmaus, Verhalten der elastischen Fasern in tuberkulösen Lungenherden. Congr. f. innere Med. 1895, XIII. — Schmaus u. Albrecht, Die käsige Nekrose tuberkulösen Gewebes. Virchow's Arch. 1896, CXLIV, Suppl. — Schmorl und Birch-Hirschfeld, Uebergang der Tuberkelbacillen aus dem mütterlichen Blut auf die Frucht. Beitr. v. Ziegler. 1891, IX. — Schmorl und Kockel, Tuberkel der menschlichen Placenta. Ebenda. 1894, XVI. — Schneidemühl, Die Tuberkulose des Menschen und der Thiere. Thiermed. Vortr. Leipzig 1895, III, Heft 8 bis 10. — Schottländer, Ueber Eierstockstuberkulose. Jena 1897 (Lit.). — Schramm, Tuberkulose der Tuben. Arch. f. Gyn. 1882, XIX. — Schröder und Mennes, Ueber die Mischinfection bei der chron. Lungentuberkulose. Bonn 1898. — Schuchardt, Reiskörperbildungen in den Sehnenscheiden und Gelenken. Virchow's Archiv. 1888, CXIV; Tuberkulose und Syphilis der Sehnenscheiden. Ebenda. 1894, CXXXV. — Schuchardt und Krause, Tuberkelbacillen in tuberkulösen Lymphdrüsen. Fortschr. d. Med. 1883, I. — Schüller, Experimentelle und histologische Untersuchungen über die Entstehung der scrophulösen und tuberkulösen Gelenkleiden. Stuttgart 1880; Pathologie und Therapie der Gelenkentzündung. Wien 1887. — Schultze, Leptomening. tuberc. cerebrospinalis. Virchow's Archiv. 1876, LXVIII. — Schultze, Tuberkulose des cerebrospinalen Nervensystems. Deutsches Arch. f. klin. Med. 1879, XXV. — Schulze, Untersuchungen über Strahlenpilzformen des Tuberkuloseerregers. Zeitschr. für Hygiene. 1899, XXXI. — Schüppel, Untersuchungen über Lymphdrüsentuberkulose. Tübingen 1871. — Schcanoff, Pathologie der allgemeinen Miliartuberkulose. Centralbl. f. allg. Path. 1893, IV. — Schütz, Mischinfection bei Lungentuberkulose. Berliner klin. Wochenschr. 1898. — de Schweinitz and Dorset, Notes upon the Fats contained in the Tuberculosis Bacilli. Centralbl. f. Bakteriol. 1896, XIX. — Sée, La phthisie bacill. des poumons. Paris 1884. — Shirlaw, The nature of the giant cells of tubercle. Journ. of Anat. 1890, XXIV. — Simonds, Ueber localisirte Tuberkulose der Leber. Centralbl. f. allg. Path. 1898, IX. — Smith, A comparative study of Bovine Tubercle Bacilli and Human Bacilli. The Journ. of experim. med. 1898, III. — Spaeth, Ueber die Tuberkulose der weiblichen Genitalien. Inaug.-Dissert. Strassburg 1885. — Spengler, Lungentuberkulose und Mischinfection. Zeitschr. f. Hygiene. 1894, XVIII. — Ssalistscheff, Tuberkulose des männlichen Gliedes. Beitr. v. Ziegler. 1894, XV. — Steinthal, Tuberkulöse Erkrankung der Niere und des Urogenitalapparates. Virchow's Archiv. 1885, C. — Sternberg, Unter dem Bilde der Pseudoleukämie verlaufende Tuberkulose der lymphatischen Apparate. Zeitschr. f. Heilk. 1898, XIX. — Sticker, Ueber die Infectiosität des in die Luft übergeführten tuberkelbacillenhaltigen Staubes. Zeitschr. für Hygiene. 1899, XXIX und XXX. — Stiles, Tuberc. of the Tunica vaginalis. Virchow's Archiv. 1895, CXL (Lit.). — Still, Tubercular ulcer of the stomach in children. Trans. of the Pathol. Soc. of London. 1899, L. — Stockmann, The pathol. effects of dead tubercle bacilli. Brit. med. Journ. 1898, II. — Stolper, Untersuchung über Tuberkulose der weiblichen Geschlechtsorgane. Beiträge zur Geburtshilfe und Gynäkologie. Festschrift f. Schauta, Berlin 1900. — Stölting, Tuberkulose der Conjunctiva. Graefe's Archiv. XXXII. — Straus, Sur la présence du bac. de la tuberc. dans les cavités nasales de l'homme sain. Arch. de méd. expérim. 1894, VI; La tuberc. et son bacille. Paris 1895; Tuberc. par ingration. Annal. de méd. expérim. 1896, VIII; Sur la tuberculose du perroquet. Ibid. 1896, VIII. — Straus et Gamaleia, Recherches expérim. sur la tuberc.; la tuberc. humaine et sa distinction de la tuberc. aviaire. Ibid. 1891, III; Contrib. à l'étude du poison tuberculeux. Ibid. 1891, III. — Stroebe, Aortitis tuberculosa. Centralbl. f. allg. Path. 1897 (Lit.); Ueber die Wirkung des neuen Tuberkulins T. R. auf Gewebe und Tuberkelbacillen. Jena 1898. — Stschastny, Formation des cellules géantes etc. Annal. de l'Instit. Pasteur. 1888 und Virchow's Archiv. CXV. — v. Stubenrauch, Tuberkulöse Parotitis. Arch. f. klin. Med. 1894, XLVII. — Tappeiner, Inhalationstuberkulose. Virchow's Archiv. LXXIV und LXXXII. — Thomaszewski, Ueber das Wachsthum der Tuberkelbacillen auf kartoffelhaltigen Nährböden. Zeitschr. f. Hygiene. 1899, XXXII. — Troisier et Ménétrier, Ulcus tuberc. des lèvres. Et. sur la tuberc. publ. par Verneuil. 1891, III. — Trudeau and Baldwin, Experim. studies on the preparation and effects of antitoxins for Tuberc. Amer. Journ. of Med. Sc. 1898 and 1899. — Tschistowitsch, Contrib. à l'ét. de la tuberc. intest. Annal. de l'Instit. Pasteur 1889, III. — Turban, Beitr. zur Kenntniss der Lungentuberkulose. Wiesbaden 1899. — Uhland, Zur Kenntniss der Genitaltuberkulose des Weibes. Beitr. v. Ziegler. 1888, II. — Vagedes, Experimentelle Prüfung der Virulenz von Tuberkelbacillen. Zeitschr. f. Hygiene. 1898, XXVIII. — Veraguth, Experimentelle Untersuchungen über Inhalationstuberkulose. Arch. f. experim. Path. 1883, XVII. — Vierordt, Ueber die Tuberkulose der serösen Häute. Zeitschr. f. klin. Med. 1887, XIII. — Villemin, Cause et nature de la tuberculose. Gaz. hebdom. 1865; Compt. rend. 1866, LXI; Etude sur la tuberculose. Paris 1868; De la virulence et la spécificité de la tuberc. Acad. de méd. 1868; De la propagation de la phthisie. Ibid. 1869; Et. expérim. sur la tuberculose. Paris 1887—1889. — Viquerat, Beitrag zur Tuberkulosefrage. Centralbl. f. Bakteriol. 1899, XXVI. — Virchow, Die krankhaften Geschwülste. Berlin 1865, II und III. — Vissmann, Wirkung todter Tuberkelbacillen. Virchow's Archiv. 1892, CXXIX. — Vitrac, Tuberc. végétante du col utérin. Arch. de méd. expérim. 1898, X. — Volkmann, Gelenkkrankheiten. Chir. von Pitha und Billroth. 1872, II; Charakter und Bedeutung der fungösen Gelenkentzündung. Samml. klin. Vortr. 1879, Nr. 168—169; Tuberkulöse Anneliststein. Langenbeck's Archiv. 1885, XXXII. — Wagner, Ueber Tuberkulose der Leber. Arch. f. Heilk. 1861; Tuberkulose der Zunge. Ebenda. 1862. — Waldeyer, Tuberkulose des Myocardium. Virchow's Archiv. 1866, XXXV. — Walenstein, Tuberkulöse Erkrankung des Hodens. Ebenda. 1881, LXXXV. — Walther, Ueber das Vorkommen von Tuberkelbacillen im gesunden Genitalapparate bei Lungenschwindsucht. Beitr. v. Ziegler. 1894, XVI. — Wehmer, Perlsucht, diese Real-Encyclopädie, XVIII. — Weichselbaum, Tuberkulose des Oesophagus. Wiener med. Wochenschr. 1884; Bacillen im Blut bei allgemeiner Miliartuberkulose. Deutsche med. Wochenschr. 1884; Zusammenfassender Ber. über die Aetiologie der Tuberkulose. Centralbl. f. Bakteriol. 1888, III. — Weigert, Tuberkulose der Gefässe. Virchow's Archiv. 1879, LXXXVIII; Ueber Venentuberkel und ihre Beziehung zur tuberkulösen Blutinfection. Ebenda. 1882, LXXXVIII; Pathologie der Tuberc. Deutsche med. Wochenschr. 1883; Tuberkulose in Lungenarterien. Virchow's Archiv. 1886, CIV; Tuberkulöse Perikarditis. Deutsche med. Wochenschr. 1888; Entstehung der acuten Miliartuberkulose. Ebenda. 1897. — Weishaupt, Ueber das Verhältniss der Pseudoleukämie zur Tuberkulose. Arbeiten a. d. path. Institute zu Tübingen. 1891, I. — v. Weismayr, Zur Frage der Verbreitung der Tuberkulose (durch Husten, Niesen etc.). Wiener klin. Wochenschr. 1899. — Welker, Phagocytäre Rolle der Riesenzellen. Beitr. v. Ziegler. 1895, XVIII. — Wesener, Beitr. zur Lehre von der Fütterungstuberkulose. Freiburg 1884. — Wild, Entstehung der Miliartuberkulose. Virchow's Archiv. 1897, CXLIX. — Williams, Tuberkulose und eiterige Basilarmeningitis. Deutsches Arch. f. klin. Med. 1880, XXV; Tuberculosis. John Hopk. Hosp. Rep. 1892, III (Lit.). — Wilms, Miliartuberkulose des Magens. Centralbl. f. allg. Path. 1897, VIII (Lit.). — Wolff, Die Tuberkulose des Eierstocks. Arch. f. Gyn. 1896, LII (Lit.). — Wyssokowitsch, Ueber die Beziehungen der Scrophulose zur Tuberkulose. Wiesbaden 1890. — Yersin, Etude sur le développ. du tuberc. expérim. Annal. de l'Instit. Pasteur. 1888, II. — Yabé, Première mémoire sur l'Étude de l'immunité de la tuberculose. Paris 1900. — Zeddes, Ueber Tuberkulose der Leber. Centralbl. f. allg. Path. 1897, VII (Lit.). — Ziegler, Experimentelle Untersuchungen über die Herkunft der Tuberkelelemente. Würzburg 1875; Untersuchungen über pathologische Bindegewebs- und Gefässneubildung. Würzburg 1876; Ueber Tuberkulose und Schwindsucht. Volkmann's Samml. klin. Vortr. 1878, Nr. 151; Fibrinöse Entzündung. Beitr. v. Ziegler. 1897, XXI; Lehrb. der path. Anatomie. Jena 1898. — Zenker, Tuberkel in der grauen Substanz. Zeitschr. f. klin. Med. 1879, I; Tuberkulose der Speiseröhre (Strictur). Deutsches Arch. f. klin. Med. 1895, LXV. — Zwerbaum, Tuberkulöse Ulcerationen der Scheide. Berliner klin. Wochenschr. 1888.

III. Literatur über Pseudotuberkulose; Arestopulos, Histologie der Pseudotuberkulose. Arbeiten, herausgeg. von Bayngarten, Braunschweig 1896, II. — Bonome, Sulla Pseudotubercolosi microbica. Arch. par le Sc. Med. 1897, XXI. — Buchholz, Ueber menschenpathogene Streptothrix. Zeitschr. f. Hygiene. 1897, XXIV. — Chantemesse, La tuberculose zoogléique. Annal. de l'Instit. Pasteur. 1887; Mykotische Pseudotuberkulose. Verhandl. des X. internat. med. Congr. Berlin 1890 und Centralbl. f. Bakteriol. 1891, IX. — Charrin et Roger, Sur une pseudo-tuberculose bacillaire. Compt. rend. de l'Acc. Paris 1888, CVI. — J. Courmont, Nouvelle tuberculose bacillaire d'origine bovine. Et. sur la tuberc. publ. par Verneuil. 1890, II; Sur deux cas de tuberculose humaine atypique. Congr. de la tub. 1893. — P. Courmont, Tuberculose strepto-bacillaire. Arch. de méd. expérim. 1898, X. — Delbanco, Pseudotuberkulose der Nagethiere. Beitr. v. Ziegler. 1896, XX. — Eberth, Zwei Mykosen des Meerschweinchens. Virchow's Archiv. 1885, C; Pseudotuberkulose des Kaninchens. Ebenda. 1886, CIII. — Eppinger, Ueber eine neue pathogene Cladothrix und eine durch sie hervorgerufene Pseudotuberkulose. Beitr. v. Ziegler. 1891, IX. — Flexner, Pseudotuberculosis streptotrichica. Journ. f. experim. Med. 1898, III. — Grancher et Ledoux-Lebard, Tuberculose zoogléique. Arch. de méd. expérim. 1889 und 1890. — Hayem, Pseudotuberculose bacillaire chez l'homme. La Semaine méd. 1891. — Kitt, Bakterienkunde. Wien 1899. — Klein, Verbreitung des Bacillus pseudotuberculosus. Centralbl. f. Bakt. 1899, XXVI. — Kohn, Zur Kenntniss der säurefesten Bakterien. Ebenda. 1899, XXV und 1900, XXVII. — Kotljar, Contribution à l'étude de la Pseudotuberculose aspergillaire. Annal. de l'Instit. Pasteur. 1894. — Krückmann, Ueber Fremdkörpertuberkulose und Fremdkörperriesenzellen. Virchow's Archiv. 1894, CXXXVIII, Suppl. — Kutscher, Bacilläre Pseudotuberkulose der Nagethiere. Zeitschr. f. Hygiene. 1894, XVIII. — Malassez et Vignal, Tuberculose zoogléique. Arch. de phys. 1883, II; 1884, IV. — Meyer, Fremdkörperperitonitis mit Bildung riesenzellenhaltiger Knötchen durch Einkapselung von Cholesterintafeln. Beitr. v. Ziegler. 1898, XIII. — Moeller, Mikroorganismen, die den Tuberkelpilzen nahe verwandt sind und bei Thieren eine miliare Tuberkelkrankheit verursachen. Deutsche med. Wochenschr. 1898. — Muir, On Pseudotuberculosis. Journ. of Path. 1898, V. — Müller, Die Nematoden der Säugethierlungen und der Lungenwurmkrankheit. Deutsche Zeitschr. f. Thiermed. 1889, XV. — Parietti, Eine Form von Pseudotuberkulose. Centralbl. f. Bakteriol. 1890, VIII. — A. Pfeiffer, Ueber die bacilläre Pseudotuberkulose bei Nagethieren. Leipzig 1888. — Planchard, De Pseudotuberculose microbienne. Montpellier 1889. — Preisz, Recherches comparatives sur les pseudotuberculoses bacillaires et une nouvelle espèce de pseudotuberculose. Annal. de l'Instit. Pasteur. 1894. — Rabinowitsch, Tuberkelbacillen der Marktbutter. Zeitschr. f. Hygiene. 1897, XXVII. — Rénon, Étude sur l'aspergillose chez les animaux et chez l'homme. Paris 1897. — Saxer, Pneumonomycosis aspergillina. Jena 1899. — Schlegel, Die durch Strongylus capillaris verursachte Lungenwurmseuche der Ziege. Arch. f. wissenschaftl. Thierheilk. 1899, XXV. — Woodhead, Pseudotuberkulosis. Brit. med. Journ. 1899, I and Transact. of the Pathol. Soc. of London. 1900. — Zagari, Tuberculosis zoogloeica oder Pseudotuberkulose. Fortschr. d. Med. 1890, VIII.

Ziegler.

Tüffer in Oesterreich, Steiermark (Eisenbahnstation), 215 Meter hoch in sehr freundlicher Gegend gelegen, hat Akratothermen von 35—39° C., welche zu Bädern benützt werden, welche als restaurirend, »nervenstärkend« gelten. Die Badeanstalt, das Franz Josefs-Bad, hat sowohl Bassinbäder als Einzelbäder; auch ist daselbst eine Molkenanstalt. *Kisch.*

Tulipin, aus den Zwiebeln, Blättern und Blüten der Gartentulpe dargestelltes Alkaloid; scheint nach Thierversuchen von Sidney Ringer als Muskelgift, dem Veratrin ähnlich, jedoch schwächer als dieses zu wirken. Eine 5% Lösung von salpetersaurem Tulipin soll beim Menschen Prickeln auf der Zunge und im Rachen hervorrufen.

Verzeichniss

der im vierundzwanzigsten Bande enthaltenen Artikel.

Anmerkung. Ein ausführliches Sachregister folgt am Schlusse des Werkes.

Druck von [illegible] Gistel & Comp. in Wien.

UNIVERSITY OF CHICAGO
77 476 210

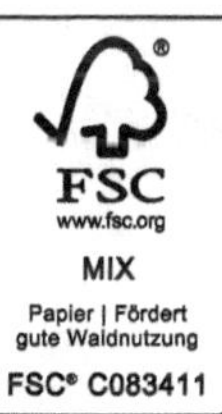

Zeitfracht Medien GmbH
Ferdinand-Jühlke-Straße 7
99095 Erfurt, Deutschland
produktsicherheit@kolibri360.de